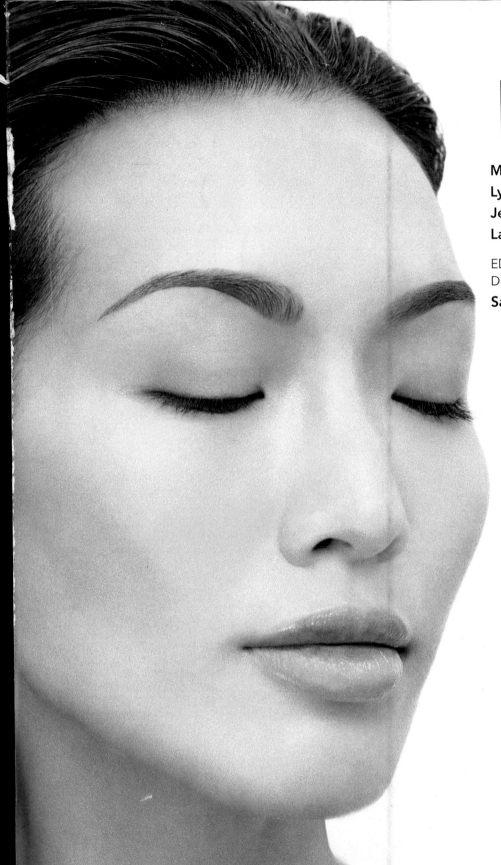

Mary Nielsen

Lydia Sarfati

Jean Schlaiss

Laura Todd

EDITORA
DE LA SERIE:

Sallie Deitz

ESTÉTICA
ESTÁNDAR

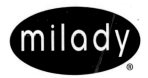

CENGAGE

Australia • Brasil • Japón • Corea • México • Singapur • España • Reino Unido • Estados Unidos

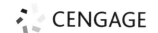
CENGAGE

Estética estándar de Milady: principios fundamentales, decimosegunda edición

Linda Amato, Helen Bickmore, Jeanna Doyle, Mary Nielsen, Lydia Sarfati, Jean Schlaiss, Laura Todd

Vicepresidente y gerente general, Milady: Sandra Bruce

Directora de producto: Kara Melillo

Gerente de producto: David Santillan

Gerente de diseño de aprendizaje: Jessica Mahoney

Gerente ejecutivo de contenido: Nina Tucciarelli

Gerente de contenido: Sarah Koumourdas

Diseñadora de aprendizaje: Beth Williams

Gerente de comercialización: Kim Berube

Director de Marketing: Slavik Volinsky

Director de diseño, estudio creativo: Jack Pendleton

Diseñador de portada: Joe Devine

© 2020, 2013, 2009, 2004, 1999, 1988, 1986, 1983, 1980, 1979 Milady, parte de Cengage Learning, Inc.

Para obtener información sobre productos y asistencia tecnológica, llame a nuestro **Servicio de atención al cliente y de ventas de Cengage, al 1-800-354-9706, o visite support.cengage.com.**

Si desea obtener autorización para utilizar material de este libro de texto o algún producto, envíe solicitudes en línea a **www.cengage.com/permissions.**

Número de control de la Biblioteca del Congreso: 2019932668

ISBN: 978-1-337-09503-7

Cengage
20 Channel Center Street
Boston, MA 02210
Estados Unidos

Cengage es proveedor líder de soluciones de aprendizaje personalizadas y cuenta con empleados en casi 40 países diferentes y puntos de venta en más de 125 países en todo el mundo. Encuentre su representante local en **www.cengage.com/global**.

En Canadá, Nelson Education, Ltd. representa los productos de Cengage.

Para acceder a soluciones de aprendizaje permanente, visite **www.milady.com**.

Para registrarse o acceder a la solución de aprendizaje en línea o comprar materiales para el curso, visite **www.cengage.com**.

Aviso al lector
La editorial no garantiza ni avala ninguno de los productos descritos en el presente, ni realiza análisis independiente alguno en relación con ningún tipo de información sobre los productos contenidos en el presente. La editorial no asume ningún tipo de obligación de obtener ni incluir información ajena a la brindada por el fabricante y renuncia de forma expresa a ella. Se aconseja expresamente al lector que tenga en cuenta y adopte todas las precauciones de seguridad que se indican en las actividades descritas aquí para evitar posibles peligros. El lector asume voluntariamente todos los riesgos relacionados con las instrucciones aquí mencionadas. La editorial no ofrece declaraciones ni garantías de ningún tipo como, entre otras, la garantía de que los bienes sean idóneos para los fines específicos o de que las condiciones sean aptas para la venta. Dichas declaraciones tampoco se infieren respecto del material expuesto aquí. La editorial no se responsabiliza por dicho material. La editorial no se responsabiliza por daños ni perjuicios especiales, indirectos o punitorios, ocasionados, en su totalidad o en parte, por el uso del material o la confianza del lector en este.

Impreso en los Estados Unidos de América
Número de impresión: 01   Año de impresión: 2019

Resumen de contenido

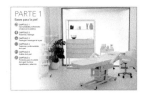

Parte 1 Bases para la piel   2

1 Oportunidades profesionales e historia en la estética   4

2 Anatomía y fisiología   26

3 Fisiología e histología de la piel   82

4 Trastornos y enfermedades de la piel   120

5 Análisis de la piel   162

6 Productos para el cuidado de la piel: Química, ingredientes y selección   196

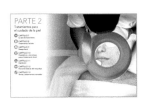

Parte 2 Tratamientos para el cuidado de la piel   260

7 La sala de tratamiento   262

8 Tratamientos faciales   296

9 Masaje facial   384

10 Dispositivos y tecnología para el tratamiento facial   410

11 Depilación   454

12 Nociones básicas del maquillaje   550

13 Temas y tratamientos avanzados   640

Apéndice A: Recursos   702

Apéndice B: Conversiones métricas   703

Glosario/Índice   705

Contenido

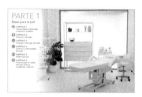

PARTE 1
Bases para la piel   /2

1 Oportunidades profesionales e historia en la estética   4

Explicar cómo las oportunidades y la historia de esta profesión son fundamentales para la estética   5

Describir las opciones profesionales disponibles para los esteticistas con licencia   6

Enumerar tipos de prácticas existentes para ayudar a proyectar su trayectoria profesional   16

Describir prácticas de cuidado de la piel de las culturas tempranas   18

Resumir los estados actuales y futuros de la industria estética   20

2 Anatomía y fisiología   26

Explicar por qué los esteticistas necesitan conocimientos de anatomía y fisiología   27

Describir las funciones y estructuras básicas de una célula   28

Describir los cuatro tipos de tejidos en el cuerpo humano   31

Definir las funciones de los sistemas y los órganos más importantes del cuerpo que se relacionan con el sistema integumentario y la estética   32

Nombrar los cinco órganos secundarios de la piel   34

Identificar las cinco funciones del sistema óseo   34

Reconocer los músculos que afecta el masaje estético   40

Describir las tres ramificaciones nerviosas de la cabeza, el cuello y el rostro que son importantes en los tratamientos faciales   48

Explicar cómo el sistema circulatorio afecta la salud de la piel   54

Explicar la interdependencia de los sistemas inmunológico, circulatorio y linfático   60

Identificar las glándulas que conforman el sistema endocrino   62

Describir cómo los cambios hormonales en el sistema reproductor pueden afectar la piel   64

Describir qué ocurre durante la inhalación y la exhalación   66

Explicar los cinco pasos de la digestión   67

Enumerar los cinco órganos que forman parte del sistema excretor   68

3 Fisiología e histología de la piel   82

Describir por qué aprender sobre la fisiología y la histología de la piel lo convierte en un mejor esteticista   83

Describir los atributos de una piel sana   85

Diferenciar las seis funciones principales de la piel   86

Explicar la función de cada capa de la piel, de la más profunda a la superficial   91

Identificar el folículo piloso como un apéndice de la piel   100

Identificar las uñas como un apéndice de la piel   102

Describir las funciones de los dos tipos de nervios   103

Explicar qué producen los dos tipos de glándulas de la piel   103

Diferenciar los factores que afectan la salud de la piel   105

4 Trastornos y enfermedades de la piel   120

Explicar por qué el conocimiento de enfermedades y trastornos es importante para un esteticista   121

Describir cómo un dermatólogo y un esteticista pueden trabajar juntos   122

Identificar las diferencias entre lesiones primarias, secundarias y terciarias de la piel   123

Reconocer los cambios en la piel que podrían indicar un tipo de cáncer de piel   128

Describir los diferentes tipos de acné   131

Describir los síntomas del síndrome de ovario poliquístico (SOP)   139

Identificar las afecciones y los trastornos vasculares comunes   140

Identificar los trastornos de pigmentación   142

Describir los distintos tipos de dermatitis   145

Identificar los tipos de hipertrofias   148

Definir nueve enfermedades contagiosas de la piel y las uñas   149

Identificar dos afecciones de salud mental que pueden manifestarse como afecciones de la piel   152

Reconocer afecciones comunes de la piel relacionadas con enfermedades y trastornos de la piel   153

Explicar cinco trastornos de las glándulas sudoríparas   154

 5 Análisis de la piel   162

Explicar el proceso de análisis de la piel   163

Identificar los cuatro tipos genéticos de piel por medio de la observación, la palpación y la consulta   164

Diferenciar los seis tipos de piel de la escala de Fitzpatrick e identificarlos con precisión   167

Distinguir las características de una piel sensible   169

Reconocer las complicaciones que se pueden producir al tratar la piel de color   170

Identificar las opciones de tratamiento para el cuello y el escote   171

Dar ejemplos de afecciones de la piel   172

Explicar las causas de las afecciones de la piel   174

Describir los hábitos saludables para la piel   177

Determinar las contraindicaciones de los tratamientos mediante la evaluación, el análisis y la consulta   177

Realizar un análisis de la piel   187

 6 Productos para el cuidado de la piel: Química, ingredientes y selección   196

Explicar cómo los productos para el cuidado de la piel y los ingredientes son importantes para los esteticistas   197

Describir las reglamentaciones en lo que respecta a los cosméticos, las leyes y la seguridad del producto   198

Distinguir las fuentes de los ingredientes de los cosméticos y los términos populares   201

Describir los tipos principales de ingredientes en la química cosmética   204

Identificar los ingredientes benéficos para los diversos tipos y afecciones de la piel   228

Seleccionar productos adecuados para los tratamientos faciales y el uso en el hogar   238

Recomendar productos para el cuidado en el hogar con confianza   248

Resumir los puntos que debe tener en cuenta al elegir una línea profesional para el cuidado de la piel   251

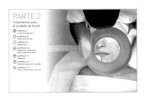

PARTE 2
Tratamientos para el cuidado de la piel   /260

 7 La sala de tratamiento   262

Explicar por qué la preparación de la sala de tratamiento es una parte integral del tratamiento que se brinda   263

Repasar los elementos de la apariencia profesional de un esteticista   264

Esbozar las características estructurales fundamentales de la sala y la estación   266

Describir la ambientación, los muebles y los equipos ideales para los tratamientos faciales   268

Administrar adecuadamente los insumos y productos de la sala de tratamiento   275

Ser capaz de organizar un área para tratamiento facial, como un mostrador o una estación facial   279

Preparar la sala de tratamiento para brindar servicios   280

Limpiar y desinfectar adecuadamente la sala de tratamiento   282

Realizar los procedimientos previos y posteriores al servicio   284

Realizar procedimientos previos y posteriores al servicio para cumplir con los requisitos de salud y seguridad   285–294

8 Tratamientos faciales 296

Explicar la importancia de los tratamientos faciales 297

Describir los beneficios de un tratamiento facial 298

Enumerar las destrezas esenciales necesarias para realizar un tratamiento facial 299

Llevar a cabo los procedimientos de preparación para los tratamientos 302

Explicar los pasos clave del tratamiento facial básico 304

Describir cómo se consulta a los clientes respecto de los cuidados que realizan en el hogar 319

Analizar las variantes del tratamiento facial básico 321

Definir los objetivos del tratamiento para los tipos o condiciones de la piel 323

Describir los tratamientos faciales para el acné 335

Realizar un procedimiento de tratamiento para el acné 340

Analizar las opciones de tratamiento para el cuidado de la piel masculina 344

Llevar a cabo los procedimientos de los tratamientos faciales 349–382

 9 Masaje facial 384

Explicar la importancia del masaje facial como servicio de estética 385

Describir los beneficios del masaje 387

Analizar las contraindicaciones del masaje facial 388

Describir los cinco tipos de movimientos de masaje que usan los esteticistas 389

Explicar cómo incorporar el masaje durante el tratamiento facial 393

Realizar un masaje facial básico 396

 10 Dispositivos y tecnología para el tratamiento facial 410

Explicar la importancia del uso de dispositivos y tecnología para el tratamiento facial 411

Identificar los conceptos básicos de la electroterapia 412

Explicar los beneficios del gabinete para toallas calientes 413

Analizar la lámpara con lupa y sus usos 416

Analizar la lámpara de Wood y sus usos 417

Demostrar cómo utilizar el cepillo giratorio de manera segura y eficaz 419

Demostrar cómo utilizar el vaporizador de manera segura y eficaz 421

Demostrar cómo utilizar la máquina de succión de manera segura y eficaz 424

Demostrar cómo utilizar la corriente galvánica de manera segura y eficaz 426

Demostrar cómo utilizar la máquina de alta frecuencia de manera segura y eficaz 430

Demostrar cómo utilizar la máquina rociadora de manera segura y eficaz 434

Mencionar el uso y los beneficios de la cera de parafina 435

Mencionar el uso y los beneficios de las botas y los mitones eléctricos 436

Identificar el motivo por el cual, como esteticista con licencia, debe tomar decisiones informadas al comprar un equipo 438

 11 Depilación 454

Explicar la importancia de la depilación 455

Describir la estructura del vello 456

Explicar el ciclo de crecimiento del vello 458

Identificar las causas del crecimiento excesivo del vello 460

Comparar los métodos de depilación y reducción temporales y permanentes 463

Explicar cuándo se deben utilizar métodos de depilación con cera blanda o dura 473

Brindar una consulta exhaustiva al cliente sobre los servicios de depilación 478

Enumerar los elementos necesarios de una sala de tratamiento de depilación con cera 483

Llevar a cabo una depilación con cera blanda y dura en todo el cuerpo 487

 12 Nociones básicas del maquillaje 550

Explicar las nociones básicas del maquillaje que se relacionan con las destrezas de un esteticista 551

Describir los principios sobre la teoría del color para los cosméticos 552

Utilizar la teoría del color para elegir y coordinar la selección de colores en el maquillaje 557

Identificar los tipos y proporciones del rostro para la aplicación de maquillaje 563

Describir los diferentes tipos de cosméticos y los usos 566

Preparar la estación de maquillaje y los insumos para el cliente 572

Cumplir con los requisitos del control de infecciones para los servicios de maquillaje 578

Realizar una consulta de maquillaje integral con un cliente 579

Practicar las técnicas de aplicación de maquillaje   583

Utilizar las técnicas de realce y contorno para lograr equilibrio y proporción   591

Crear estilos de maquillajes para ocasiones especiales   601

Aplicar maquillaje para sesiones fotográficas y eventos especiales   603

Reconocer los beneficios del maquillaje de camuflaje   605

Demostrar cómo aplicar las pestañas artificiales   606

Describir los tintes para pestañas y cejas en un cliente al que aplicará maquillaje   608

Definir la aplicación del maquillaje permanente   609

Describir los beneficios que brinda una carrera en maquillaje   611

Promover los servicios minoristas como artista del maquillaje   614

 13 Temas y tratamientos avanzados   640

Explicar temas y tratamientos avanzados para el cuidado de la piel para esteticistas con licencia y capacitados   641

Describir la limpieza y exfoliación química   642

Identificar cómo utilizar la exfoliación y la limpieza química de forma segura y efectiva   646

Analizar los beneficios de la microdermoabrasión por tipo de dispositivo   655

Explicar los beneficios de la tecnología láser   660

Explicar los tipos de terapias de luz y sus beneficios   662

Analizar los tratamientos con microcorriente   666

Analizar el ultrasonido   668

Analizar las inyecciones con microagujas y la nano infusión   669

Describir tratamientos corporales de spa   670

Analizar tratamientos comunes utilizados para tratar la celulitis   674

Explicar los beneficios del drenaje linfático manual   675

Describir el campo de la medicina estética   676

Apéndice A: Recursos   702

Apéndice B: Conversiones métricas   703

Glosario/Índice   705

Resumen de los procedimientos

5–1   Realizar un análisis de la piel   190

7–1   Preparación de la sala de tratamiento antes del servicio   285

7–2   Limpieza posterior al servicio y preparación para el próximo cliente   291

8–1   Antes del servicio: preparación del cliente para el tratamiento facial   349

8–2   Eliminación del maquillaje de los ojos y de los labios   353

8–3   Aplicación de un producto de limpieza   356

8–4   Eliminación de los productos   359

8–5   Realizar un tratamiento facial básico   362

8–6   Aplicación y eliminación de compresas de algodón   372

8–7   Realizar las extracciones   375

8–8   Aplicación de una mascarilla en hojas   379

9–1   Realizar un masaje facial básico   398

10–1   Uso y cuidado del vaporizador   439

10–2   Realizar la desincrustación y la iontoforesis con una máquina galvánica   443

10–3   Usar la máquina de alta frecuencia   448

10–4   Usar la máquina rociadora   450

11–1   Depilar las cejas con pinzas   496

11–2   Depilar las cejas con cera dura   499

11–3   Depilar las cejas con cera blanda   502

11–4   Depilación del labio superior (bigote) con cera dura   505

11–5   Depilación del labio superior (bigote) con cera blanda   507

11–6   Depilar el mentón con cera dura   509

11–7   Depilar las axilas con cera dura   510

11–8   Depilar las axilas con cera blanda   513

11–9   Depilar los brazos y las manos con cera dura   516

11–10 Depilar los brazos y las manos con cera blanda   520

11–11 Depilar el pecho masculino con cera dura   524

11–12 Depilar el pecho masculino con cera blanda   526

11–13 Depilar la espalda masculina con cera dura   528

11–14 Depilar la espalda masculina con cera blanda"   532

11–15 Realizar una depilación americana de la entrepierna con cera dura   536

11–16 Realizar una depilación americana de la entrepierna con cera blanda   539

11–17 Depilar las piernas con cera blanda   542

12–1   Aplicación profesional del maquillaje   616

12–2   Aplicación de pestañas artificiales   625

12–3   Tintura para cejas y pestañas   630

13–1   Realizar un servicio de mascarilla de enzimas   682

13–2   Realizar un facial de espalda con mascarilla de enzimas   686

13–3   Realizar exfoliaciones con glicólico suave   690

13–4   Realizar una microdermoabrasión sin cristales (punta de diamante)   694

Prefacio

Carta para nuestro increíble estudiante

¡Bien hecho! Tomó la excelente decisión de estudiar estética. Las oportunidades profesionales que tendrá como esteticista no dejarán de sorprenderlo y emocionarlo día tras día. Al igual que en muchas de sus decisiones, es importante que siga su instinto, no tome un camino que no desee. Naturalmente, habrá temas y aspectos del estudio que encontrará más interesantes que otros. No obstante, encontrará nuevas formas de aprender y crecer más allá de esas restricciones, y lo más importante es que se sorprenderá a usted mismo.

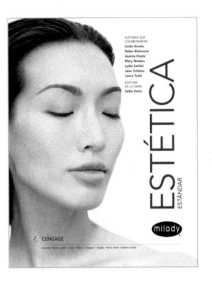

El equipo Milady

Con las décadas de escritura, investigación y conocimiento que ofrece este texto, los mentores, revisores, autores y educadores de Milady se anticiparon y saben lo que usted debe aprender. Dedicaron muchos años a prepararse para enseñarle todo lo que saben y están aquí para ayudarlo no solo a obtener su licencia, sino a convertirse en su mejor versión como esteticista.

Los compañeros de clases

Una observación acerca de sus colegas. Sus compañeros de clase serán importantes durante el estudio, pronto aprenderá que se necesitarán unos a otros. Para algunos, esta experiencia en la escuela puede ser su primera carrera. Para otros, puede ser la cuarta o quinta que emprenden, la carrera que usted siempre soñó. Tenga paciencia con ellos, pero principalmente con usted. Se utilizarán de modelo entre ustedes para practicar técnicas e interpretar roles con el fin de aprender a presentar ingredientes y productos a los futuros clientes. Tal vez se conviertan en buenos amigos.

Lo que aprenderá

En la decimosegunda edición de *Estética estándar de Milady: principios fundamentales*, el equipo ofrece la información más actual sobre ciencia, tratamientos faciales, tipos de piel, productos y maquillaje. Aprenderá sobre temas avanzados como la exfoliación, la microdermoabrasión, los láseres y las terapias de luz. Además, recibirá información sobre formularios y documentos de admisión de clientes, que están entre los detalles de mantenimiento más importantes de la práctica.

El futuro

En cuanto a la práctica, una vez que se haya graduado y tenga la licencia en sus manos, tendrá motivos para ser optimista respecto de su crecimiento en la industria. Según la Oficina de Estadísticas Laborales de los Estados Unidos, el crecimiento proyectado para los esteticistas es del 14 % entre 2017 y 2026. Este crecimiento es mayor que en otras industrias, lo que ha estado a nuestro favor por más de dos décadas.

Tiene un futuro brillante. Estudie mucho, utilice la creatividad, no se rinda y permítase crecer.

"El mundo lo espera... Créalo"

—Sallie Deitz. LME
Reconocida autora y magíster en estética de Milady

Los estándares de la industria

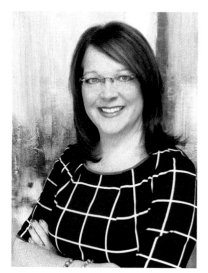
Sandra Bruce

Desde 1927, Milady se ha comprometido con la calidad en la educación para los profesionales de la belleza. A lo largo de los años, decenas de millones de profesionales con licencia comenzaron su carrera estudiando de los libros de texto de Milady, líderes en la industria.

En Milady, nos dedicamos a brindar las soluciones de aprendizaje más completas, en la mayor variedad de formatos, para serle de utilidad a usted, el estudiante moderno. La última edición de *Estética estándar de Milady: principios básicos* está disponible en diversos formatos, incluidas la versión impresa tradicional, el libro digital y MindTap, que ofrece una experiencia de aprendizaje interactivo con actividades, herramientas de aprendizaje y videos nuevos.

Milady quiere agradecer a los educadores y profesionales que participaron en las encuestas y reseñas que nos ayudaron a identificar qué debía cambiarse para esta nueva edición. También nos gustaría agradecerles a los estudiantes, del pasado y actuales, por ser claros en cuanto a sus necesidades y por darle la oportunidad a Milady de ofrecerles lo mejor en educación estética.

Gracias por confiar en Milady, como fuente de información valiosa que lo ayudará a construir las bases de su carrera. Nuestro contenido, junto con su pasión, creatividad y devoción al trabajo y a los clientes, lo encaminarán hacia el éxito de por vida. ¡Felicitaciones por dar el primer paso hacia su futuro como esteticista y profesional de la belleza!

Sandra Bruce
Vicepresidente y gerente general, Milady

El parámetro para la educación estética

El libro *Milady's Standard Textbook for Professional Estheticians*, escrito por Joel Gerson, fue publicado por primera vez en 1978. Muy pronto, se convirtió en el libro de texto elegido por los instructores de estética y ya lleva 12 revisiones. Desde su publicación, ha sido el libro de estética más utilizado del mundo. A medida que la ciencia y la industria del cuidado de la piel evolucionan, es necesario publicar nuevas ediciones del texto con regularidad. Por tanto, Milady se dedica a ofrecer el mejor material educativo sobre estética. Hemos actualizado íntegramente el contenido y el diseño de este libro de texto con el fin de ofrecer el recurso educativo más valioso y efectivo del mercado. Antes de comenzar y con el fin de obtener el mayor beneficio posible del tiempo que pasará estudiando, tómese unos minutos para conocer el libro y saber cómo utilizarlo.

Esta decimosegunda edición de *Estética estándar de Milady: principios fundamentales* junto con *Bases para el estándar de Milady* le ofrecen la información básica que necesita en un curso de capacitación en estética de hasta 600 horas. Mientras que *Bases para el estándar de Milady* se centra en las destrezas interpersonales y en mantener seguros tanto a usted como al cliente, *Estética estándar de Milady: principios fundamentales* incluye información integral que lo ayuda a desarrollar las destrezas técnicas que necesitará como esteticista y lo prepara para el empleo.

Estética estándar de Milady: principios fundamentales, decimosegunda edición, incluye información exhaustiva sobre muchos temas, como preparación de la sala de tratamiento, tratamientos faciales, dispositivos y muchos más. Como parte de su capacitación en estética, este libro le ofrece una guía valiosa para aprender las técnicas que utilizará. Independientemente del camino que siga en el campo de la estética, consultará este libro una y otra vez, ya que le servirá de base para lograr el éxito.

In memóriam

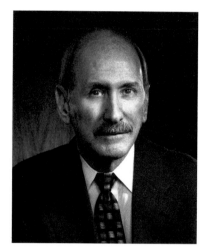

Joel Gerson

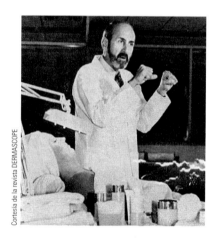

El Dr. Joel Gerson fue un ícono en la industria de la capacitación en estética ya que sentó las bases para el desarrollo de la industria estética de los Estados Unidos. Con un doctorado en ciencias de la salud de la Universidad de Nueva York, los créditos profesionales del Dr. Gerson también incluyen: especialista interno en maquillaje de House of Revlon; vocero de Lever Brothers; vicepresidente de educación de Christine Valmy, Inc. y director técnico de la escuela International School for Estheticians and Makeup Specialists. El Dr. Gerson fue cosmetólogo con licencia y obtuvo una licencia de instructor en estética, tratamientos faciales científicos y maquillaje de la Universidad del estado de Nueva York. Asimismo, se desempeñó como examinador de estética para el Departamento de Estado de Nueva York.

Breve reseña

Cuando Joel Gerson se graduó de la escuela secundaria en Detroit, no tenía planes de seguir una carrera. Al principio, quiso ser camionero y formó parte de la Armada estadounidense por dos años. Al regresar, siguió teniendo dudas acerca de qué hacer.

Un amigo de su familia tenía un salón de belleza y le sugirió a Joel que asista a la escuela de cosmetología. Cuando comenzó el programa, no sabía la diferencia entre una horquilla y un pasador para el cabello. Después de tres meses, le dijo a su padre que la peluquería no era para él y que iba a dejar la escuela. Pensó: "Un día tenía en mis manos un rifle M-1 y al día siguiente una horquilla Lady Ellen" y su padre le dio el siguiente consejo: "Termina la escuela, obtén la licencia y no importa lo que hagas, siempre podrás conseguir un trabajo". Su padre tenía razón y de no haber escuchado este sabio consejo, el mundo se hubiera perdido el gran espíritu, el amor y los diversos talentos del Dr. Gerson.

Primeros encuentros y galardones

Conocí al Dr. Gerson en 1974 cuando impulsó el primer espectáculo de cuidado de la piel con Robert Opennheim y Ann Kean. Fue nombrado "leyenda" por la revista *Dermascope* y recibió el premio Crystal de Les Nouveau Esthétiques. En 2016, el Dr. Gerson recibió su galardón más preciado: un certificado de mérito del CIDESCO (Comité International d'Esthétique et de Cosmétology) de Estados Unidos. Recientemente, tuve el honor de viajar a Dublín con Paul Dyskstra, CEO de CIDESCO de Estados Unidos y recibir el galardón en su nombre.

Uno de los mayores logros de Joel tuvo un impacto duradero en el mundo de la estética. Este logro fue el desarrollo y la escritura de *Milady's Standard Textbook for Professional Estheticians*. Joel entendía el cuidado de la piel y la estética a través de la cosmetología y es por eso que pudo imponer una vara alta respecto de los estándares estéticos. Erica Miller, amiga, colega esteticista y diplomada de CIDESCO International, dijo:

"En una oración, este libro es la respuesta a las plegarias de los esteticistas y hace que Estados Unidos se destaque en el campo de la estética. Ya sea para los futuros estudiantes de estética o para los cosmetólogos expertos, esta es una lectura obligada para quienes estudian estética". En la actualidad, a partir de la gran cantidad de conceptos y necesidades originales de la capacitación en estética reconocidas por el Dr. Gerson, Milady sigue desarrollando material educativo en programas de estética, cosmetología y manicura para sus escuelas.

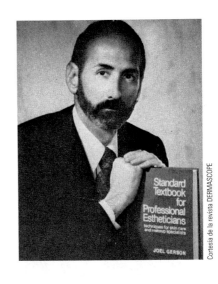

Cortesía de la revista DERMASCOPE

El Dr. Gerson era humilde con respecto a sus contribuciones y tenía un increíble sentido del humor. Para mí, él era Joel, mi amigo, mi campeón, un integrante de mi familia. Uno de mis recuerdos preferidos es lo orgulloso que se puso cuando le pidieron que haga un masaje facial para la ABA Beauty Ball de Nueva York frente a más de 800 personas y él lo hizo con movimientos tan hermosos como los de los dedos de un arpista. Fue fantástico, lloré.

Joel siempre me llamaba "niña" y me decía "eres mi familia". De hecho, con el tiempo se convirtió en parte de mi familia. Estuvo en mis momentos de alegría y tristeza, en el Bat Mitzvah de mi hija, en graduaciones, en bodas y en todas mis vacaciones, incluso en la cena de Acción de Gracias.

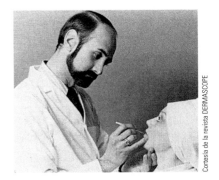

Cortesía de la revista DERMASCOPE

Lo quería mucho y estará siempre en mi corazón. No debemos olvidar que fue Joel quien creó nuestra hermosa y próspera comunidad para el cuidado de la piel, en la que cada esteticista puede disfrutar del éxito y florecer. Tampoco debemos olvidar su lema personal para el éxito: **"Ama lo que haces y atrévete a ser diferente"**.

—*Lydia Sarfati*
CEO y fundadora de Repêchage
Presidente honoraria de CIDESCO, Estados Unidos

Conozca a los colaboradores

Mensaje para los autores

Milady reconoce el talento de sus autores de todo el mundo. Estamos profundamente agradecidos a estos autores especiales de la decimosegunda edición de *Estética estándar de Milady: principios fundamentales* por su dedicación para escribir este volumen, sin la cual el libro no se hubiera convertido en tan increíble recurso educativo. Nos complace compartir las biografías que, sin duda, ofrecen solo un atisbo de todo lo que han logrado. ¡Bien hecho!

Sallie Deitz, editora de la serie

Sallie Deitz, licenciada y magíster en estética con licencia, autora, disertante y asesora, fue esteticista y líder educacional en diversos lugares. Sus antecedentes y experiencias incluyen la medicina estética,

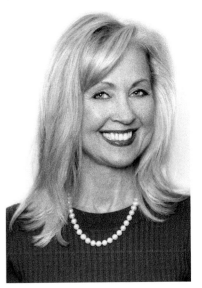

Sallie Deitz

el desarrollo de productos (tanto productos como dispositivos) y la administración empresarial y educativa para spas médicos, salones de único propietario, fabricantes y escuelas de estética.

Sallie también trabajó con el National Interstate Council of State Boards en el desarrollo de pruebas para esteticistas principiantes y experimentados y en manicura. Trabajó en numerosas oficinas, fue autora colaboradora para Milady, una división de Cengage, desde 2002 y es autora de *Skin Care Practices and Clinical Protocols* (Milady, 2013), *The Clinical Esthetician* (Milady, 2005) y *Amazing Skin for Girls* (Drummond Publishing, 2005).

Uno de los intereses especiales de Sallie a nivel mundial es ser asesora de quienes se dedican al cuidado de la piel de la mujer con el fin de ayudarlos a ser autosuficientes gracias a la educación, la autoestima, el desarrollo de la confianza y las aplicaciones de negocios prácticos.

Mary Nielsen, autora

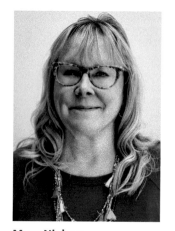

Mary Nielsen

Mary Nielsen, técnica, educadora, mentora y propietaria de un negocio, ha estado siempre a la vanguardia de la medicina estética desde su infancia en la década de 1990. Posee los títulos de esteticista avanzada con licencia en el estado de Oregón y de magíster en estética en Washington. Es instructora de estética con licencia. También es enfermera con licencia. Actualmente, es vicepresidenta y experta en industria en la Oregon Board of Certified Advanced Estheticians. Es autora de *A Compendium for Advanced Aesthetics: A Guide for the Master Esthetician* (FriesenPress, 2017) y escribe regularmente para MiladyPro. También es diplomada en la American Board of Laser Surgery in Cosmetic Laser Procedures.

Es directora ejecutiva de Spectrum Advanced Aesthetics, fundadora de la Cascade Aesthetic Alliance, además de creadora de Skintelligent Resources.

Linda Amato, autora

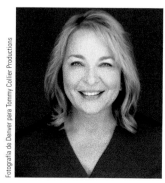

Linda Amato

Linda Amato comenzó su carrera en estética hace más de 20 años como esteticista y técnica láser en spas de día y clínicas médicas. A lo largo de los años, obtuvo una valiosa experiencia en muchas áreas de la industria de la estética, incluido el marketing, las ventas y la administración de spas médicos. Linda encontró su verdadera pasión en la capacitación y educación en estética hace 15 años, y ayudó a desarrollar programas de capacitación avanzada para esteticistas, terapistas de belleza y profesionales médicos en todo el mundo.

En la actualidad, Linda es gerente regional del Medio Oeste de los Estados Unidos e instructora internacional para Lira Clinical SkinCare. Disfruta de presentar seminarios sobre la tecnología de los ingredientes y ofrecer talleres prácticos sobre técnicas avanzadas de peeling químico. Linda cree realmente que, por medio de la capacitación y la educación, se puede ayudar a los profesionales del cuidado de la piel a que sean exitosos y, a la vez, a que disfruten de una fantástica carrera en estética.

Helen Bickmore, autora

Helen Bickmore, una veterana en la industria de la estética con más de 40 años de experiencia, obtuvo sus diplomas en terapia de belleza (estética), tratamientos corporales, masaje y electrólisis en 1979 en el London College of Fashion y en City and Guilds of London Institute (CGLI). Es esteticista y masajista con licencia (LMT) del estado de Nueva York, electróloga profesional con licencia (CPE) de la American Electrology Association (AEA) y médica electróloga clínica con licencia (CME) de la sociedad de depilación clínica y médica (SCMHR, Society of Clinical and Medical Hair Removal).

Helen fue instructora de esteticistas del antiguo Scarborough Technical College, ahora llamado Yorkshire Coast College, de Inglaterra y durante años trabajó brindando servicios en salones y como directora de spa. Además, tuvo su propio negocio tanto en Inglaterra como en los Estados Unidos. Cerca de la jubilación, aún sigue atendiendo a una gran clientela. Por otra parte, Helen ha revisado manuscritos, ha escrito artículos y ha trabajado en proyectos de videos de estética para Milady. También apareció en noticieros de televisión, dictó talleres y trabajó en una serie de paneles y concejos de asociaciones de profesionales, incluida la junta de la asociación de electrólisis de New York (NYEA, New York Electrolysis Association).

Desde 2004, es autora colaboradora de una serie de libros de texto de Milady, incluido *Cosmetología estándar de Milady* (2016) y *Estética estándar de Milady: avanzada* (2012) y, ahora, *Estética estándar de Milady: principios fundamentales* (2020). Helen es la autora de *Milady's Hair Removal Techniques: A Comprehensive Manual* y su guía *Course Management Guide*, además de coautora de *Milady Aesthetician Series: Advanced Hair Removal* (2007).

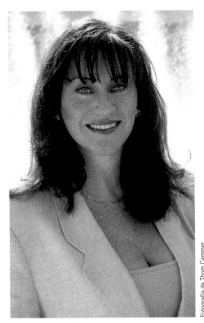

Helen Bickmore

Fotografía de Thom Cammer

Jeanna Doyle, autora

Jeanna Doyle es cosmetóloga con licencia y médica esteticista con capacitación especial en estética oncológica y maquillaje correctivo. Su innovador trabajo en maquillaje correctivo formó parte de dos estudios científicos, ambos realizados en UT Southwestern: uno sobre cirugía plástica y el otro sobre estética oncológica, y fue presentada como la mejor práctica novedosa en la Conferencia nacional de la asociación de trabajadores sociales en oncología (AOSW, Association of Oncology Social Workers) de 2015.

Jeanna trabajó en ambientes médicos y de medios de comunicación. Su trabajo en la comunidad médica la llevó de las prácticas privadas a los hospitales generales, los centros oncológicos y los hospitales de niños para trabajar directamente con cirujanos plásticos y reconstructivos, dermatólogos, oncólogos, psicólogos y trabajadores sociales. En el entorno de los medios de comunicación, trabajó en proyectos de medios gráficos, televisivos y fílmicos con una serie de actores, atletas, modelos, músicos y políticos de primer nivel, incluso con un expresidente de los Estados Unidos y su primera dama.

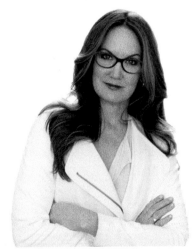

Jeanna Doyle

Fotografía de Tim Boole

Jeanna fundó la organización sin fines de lucro Suite HOPE (Helping Oncology Patients Esthetically, ayuda estética para pacientes oncológicos) 501(c)(3). Además, desarrolló un plan de estudios de maquillaje correctivo, El método HOPE, que está diseñado para enseñar a otros profesionales esteticistas a realizar maquillaje correctivo. También es autora de *Wig ED* (Books-Ruhl, 2017), el primer libro de belleza sobre cómo elegir pelucas.

Jeanna escribe artículos y da discursos como oradora principal para gigantes de la industria médica y de la belleza como MD Anderson, Cancer Knowledge Network, Cancer Support Community y Mary Kay Foundation.

Lydia Sarfati, autora

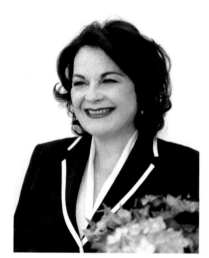

Lydia Sarfati

Lydia Sarfati, líder educativa en estética por más de 40 años, es magíster en estética con licencia y fundadora y CEO de Repêchage Skin Care. A lo largo de su carrera, Lydia Sarfati ha contribuido al desarrollo de la estética como presidente de CIDESCO Estados Unidos, una organización internacional que promueve el estándar mundial de belleza y terapia de spa desde 2005. También recibió los siguientes galardones: el premio a los emprendedores de cosmética por el liderazgo de la asociación de fabricantes y distribuidores independientes de cosmética (ICMAD, Independent Cosmetic Manufacturers and Distributors), el premio Pillar por el liderazgo en la educación de la asociación nacional de cosmetología (NCA, National Cosmetology Association), el premio Crystal de la revista *Les Nouvelles Esthétiques (LNE)* y el premio Legend de *Dermascope*.

Sarfati nació en Legnica, Polonia. Después de recibir su licencia de estética, inauguró Klisar, el primer spa de día de Manhattan, en 1977. En 1980, lanzó Repêchage, la primera empresa en ofrecer tratamientos para la piel y productos cosméticos a base de algas en el mercado de los Estados Unidos. Con el lanzamiento del mundialmente conocido tratamiento facial de cuatro capas Repêchage, Sarfati se ganó la reputación de instructora en estética principal, propietaria de spa, fabricante y asesora. Apareció como experta en *Vogue, InStyle, Glamour, Elle, Allure* y en el *New York Times*, así como en las cadenas televisivas CNN, CBS y FOX. Su fama como promotora principal de la excelencia en la educación hizo que se creara la Lydia Sarfati Post Graduate Skincare Academy, ahora ubicada en la sede de Repêchage en Secaucus, Nueva Jersey.

Sarfati se presenta en exhibiciones comerciales de estética nacionales e internacionales, y asiste a conferencias (además de dictarlas) en Asia, Europa, Oriente Medio, América Central y del Sur y África del Sur y Occidental. Sarfati es la autora de *Success at Your Fingertips: How to Succeed in the Skin Care Business* (L.S. Publications, Inc., 2013). Produjo 17 videos con instrucciones paso a paso, incluido un video de masaje facial integral, y escribió y publicó *Repêchage: The Book, Skincare Science & Protocols* (L.S. Publications, Inc., 2018), una revisión integral de las afecciones de la piel, el cuidado de la piel, los tratamientos corporales y la estética. En 2014, Sarfati fue nombrada embajadora honoraria de su ciudad natal Legnica en Polonia.

Jean Schlaiss, autora

Jean Schlaiss trabaja en la industria de la belleza desde 1991. A lo largo de su carrera, desempeñó diversas funciones, incluidas la de técnica en el cuidado de las uñas, esteticista, esteticista médica, cosmetóloga, instructora en tecnología del cuidado de las uñas, estética y cosmetología, administradora de salón, autora, maquilladora y especialista en maquillaje permanente. También es entrenadora personal con licencia e instructora de gimnasia grupal con licencia.

Como maquilladora independiente, Jean realiza servicios desde 1996. Gracias a su trabajo con organizaciones como *Spri, Maybelline, Teen People, Nexxus* y *Diamond Jack's Casino*, ha aparecido en publicaciones en varios formatos, incluidas revistas, libros y en línea. Sigue buscando la creatividad que ofrece el maquillaje al trabajar con modelos y fotógrafos.

Jean trabajó en la junta de barbería, cosmetología, estética, peinado y tecnología del cuidado de las uñas de Illinois y está involucrada en otras organizaciones similares como experta en la materia. También finalizó su título de grado en ciencias para ampliar aún más su base de conocimiento en una búsqueda continua por superarse.

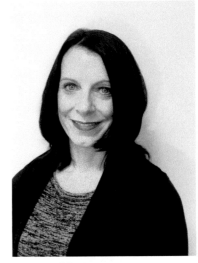

Jean Schlaiss

Laura Todd, autora

Laura Todd tiene más de 20 años de experiencia en la industria, incluso como propietaria de un spa médico y de la escuela de estética Institute of Advanced Medical Esthetics acreditada en el estado de Virginia.

Laura participa en asuntos legislativos y trabajó como copresidente del Virginia Panel for Esthetics Licensure, donde ayudó a establecer la licenciatura en estética de dos niveles (básico y magíster). Contratada por el gobernador, Laura fue la primera esteticista contratada a tiempo completo en Virginia en 2005 y trabajó para el gobierno como colaboradora principal para el desarrollo de las regulaciones de estética de Virginia. Luego, trabajó como experta en la materia para ayudar a diseñar los exámenes de la licenciatura para NIC.

Laura fue seleccionada por American Association of Cosmetology Schools para ser representante en el Comité de relaciones estatales de Virginia y también participó en el desarrollo de la política de la junta médica en relación con el uso de láseres para estética en Virginia.

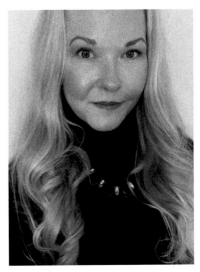

Laura Todd

Además, es directora de Virginia State Association of Skin Care Professionals, donde sigue trabajando para el desarrollo y la protección de la industria de la estética en Virginia.

Como resultado de su dedicación a la industria de la estética en Virginia, el personal de la junta estatal emitió la licencia n.° 1 para su escuela y la licencia n.° 1 como magíster en instructora en Virginia. Posteriormente, fue reconocida por la junta estatal al igual que por sus colegas de la junta con un premio de agradecimiento por el servicio.

El enfoque académico de Laura fue la premedicina. Tiene varios títulos universitarios, incluido el título de grado en ciencias, y sigue sus estudios para obtener el título de magíster en educación.

Autores colaboradores de las ediciones anteriores de *Estética estándar de Milady: principios fundamentales*

Queremos agradecer profundamente a todas las personas que aportaron su experiencia en el cuidado de la piel y su conocimiento sobre el negocio en ediciones anteriores.

Janet M. D'Angelo

Catherine M. Frangie

Sallie Deitz

John Halal

Shelley Lotz

Jean Schlaiss

Nueva organización de los capítulos

Al conocer y utilizar las herramientas que se presentan en este texto junto con las enseñanzas de los instructores, desarrollará las destrezas necesarias para establecer una clientela leal y satisfecha. Ahora, los capítulos están agrupados en dos partes principales con el fin de que pueda localizar la información con mayor facilidad.

Parte 1: Bases para la piel

Esta parte incluye seis capítulos que abarcan el pasado, el presente y el futuro del campo de la estética. El capítulo 1, "Oportunidades profesionales e historia en la estética", resume las emocionantes opciones profesionales disponibles para los esteticistas, al igual que el origen de la estética. Explora su evolución hasta el siglo veintiuno y especula hasta dónde llegará en el futuro. El capítulo 2, "Anatomía y fisiología", ofrece información esencial que le servirá como guía al trabajar con los clientes y le permitirá tomar decisiones sobre los tratamientos. El capítulo 3, "Fisiología e histología de la piel", incluye la anatomía y función de la piel. El capítulo 4, "Trastornos y enfermedades de la piel", explora las diferentes afecciones de la piel, como el acné, la piel sensible y el peligro de la exposición solar. El capítulo 5, "Análisis de la piel", abarca los diferentes tipos y condiciones de la piel, a la vez que hace hincapié en la necesidad de realizar una consulta exhaustiva con el cliente. La base sobre la cual se logra prácticamente cualquier venta al por menor se presenta en el capítulo 6, "Productos para el cuidado de la piel: Química, ingredientes y selección".

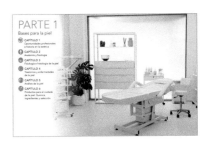

Parte 2: Tratamientos para el cuidado de la piel

"Tratamientos para la piel" se centra en las tareas reales que realiza el esteticista. El capítulo 7, "La sala de tratamiento", explica cómo acomodar la sala de tratamiento y crear un ambiente adecuado tanto para el cliente como para el esteticista. El capítulo 8, "Tratamientos faciales", ofrece información sobre los métodos utilizados en los distintos tipos de tratamientos faciales, sus beneficios y contraindicaciones, al igual que las consideraciones y técnicas exclusivas para el tratamiento facial masculino. El capítulo 9, "Masaje facial", abarca los beneficios del masaje, sus contraindicaciones y los movimientos básicos. El capítulo 10, "Dispositivos y tecnología para el tratamiento facial", está dedicado a las máquinas que se utilizan en los tratamientos estéticos y proporciona información sobre el uso del vaporizador, la máquina galvánica, la microdermoabrasión con punta de diamante y mucho más. El capítulo 11, "Depilación", cubre la información vital que necesitará para los servicios de depilación de pie a cabeza, cada vez más solicitados. La teoría del color, las formas del rostro y algunas sugerencias sobre la selección de una línea de productos son algunos de los temas que trata el capítulo 12, "Nociones básicas del maquillaje". Para cerrar, el capítulo 13, "Temas y tratamientos avanzados", proporciona una descripción general de los procedimientos corporales y clínicos que se utilizan junto con la cirugía cosmética y también describe los tratamientos corporales de spa cada vez más populares.

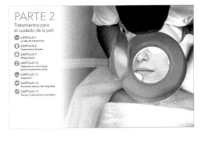

Características de esta edición

En respuesta a los avances en la ciencia del aprendizaje y a la creciente importancia de la educación basada en competencias, se realizaron varios cambios en el texto de *Estética: principios fundamentales* con el que usted debe estar familiarizado. Se han agregado o modificado características con la esperanza de hacer que su experiencia de aprendizaje sea más intuitiva, eficaz y, sobre todo, relevante.

Fotografía y diseño

Milady realizó una sesión fotográfica y de video para capturar todas las nuevas fotografías a cuatro colores que aparecen en el libro, tanto en el contenido de los capítulos como en los procedimientos paso a paso. Como dijo Joel Gerson: "Ama lo que haces y atrévete a ser diferente". Cada uno de los modelos que aparece al comienzo de los capítulos podría ser un cliente que vaya a su salón o spa y debe estar preparado para atenderlo. Como esteticistas, nuestro trabajo es adaptar el plan de tratamiento para cada cliente y apreciar las diferencias de cada tipo de piel. Los clientes confiarán en que los ayudará a relajarse y a solucionar sus problemas de piel y usted debe ofrecerles un servicio que satisfaga sus necesidades individuales.

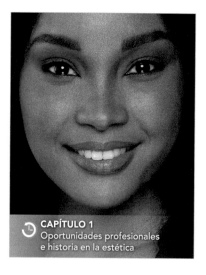

CAPÍTULO 1
Oportunidades profesionales e historia en la estética

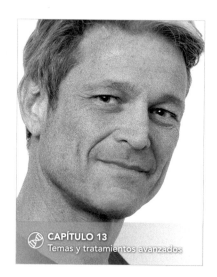

CAPÍTULO 13
Temas y tratamientos avanzados

Tabla de contenido

Ya sea que esté apenas comenzando, se encuentre revisando el texto para rendir sus exámenes o simplemente se sienta perdido, la tabla de contenidos al comienzo de este texto será la hoja de ruta de aprendizaje a través del contenido. La sección de contenido muestra la estructura de todo el texto, lo que facilita la búsqueda de la sección que necesita. Además, como los encabezados de las secciones se desdoblan como objetivos de aprendizaje, esta tabla de contenidos también muestra de un vistazo todos los objetivos que deberá lograr para dominar cada capítulo.

Íconos de los capítulos

Cada capítulo de *Estética: principios fundamentales* tiene su propio ícono, que lo conecta a través de todos los suplementos. Piense en estos íconos como insignias: una vez que haya logrado todos los objetivos de aprendizaje de un capítulo, ¡habrá ganado un ícono de capítulo!

Objetivos de aprendizaje

Al inicio de cada capítulo, hay una lista de objetivos de aprendizaje que le indicará la información importante que deberá conocer después de estudiar el capítulo. A lo largo del capítulo, estos objetivos de aprendizaje también se utilizan como títulos de las secciones principales en sí. Eso se hace para facilitar el acceso a la referencia y reforzar las principales competencias que son fundamentales en el aprendizaje de cada capítulo para prepararse para la certificación. Además, los objetivos de aprendizaje se han escrito para poner el énfasis en resultados que pueden medirse, para ayudarlo a comprender qué es lo que debería poder hacer luego de dominar cada sección.

Objetivos de aprendizaje

Al finalizar este capítulo, usted podrá:

1. Explicar cómo las oportunidades y la historia de esta profesión son fundamentales para la estética.
2. Describir las opciones profesionales disponibles para los esteticistas con licencia.
3. Enumerar tipos de prácticas existentes para ayudar a proyectar su trayectoria profesional.
4. Describir prácticas de cuidado de la piel desde las culturas ancestrales hasta la actualidad.
5. Resumir los estados actuales y futuros de la industria de la estética como se describe en este capítulo.

El primer objetivo de aprendizaje

Milady conoce, comprende y valora la emoción que sienten los estudiantes por explorar los productos y servicios más nuevos y espectaculares. Además, sabe que en ocasiones se impacientan durante el tiempo que dedican a aprender los conceptos básicos de la profesión. El primer objetivo de cada capítulo es ayudarlo a comprender el motivo por el cual se enseña el material de cada capítulo y ayudarlo a determinar el papel que desempeñará en su futura carrera como esteticista. La sección incluye puntos importantes que le indican por qué es importante el material y cómo lo utilizará en su carrera profesional.

Explicar cómo las oportunidades y la historia de esta profesión son fundamentales para la estética

La estética es una carrera en la cual puede aprender destrezas nuevas continuamente y cambiar la vida de otras personas todos los días (Figura 1–1). Ya sea que la estética sea su primera, segunda o tercera carrera, sostiene la promesa de independencia, orgullo y comunidad. Ser un profesional de la estética abre muchas puertas que no se encuentran disponibles en otras industrias. Una vez que se convierta en experto y domine los principios fundamentales, los únicos límites que tendrá son aquellos que usted permita que lo definan.

Los esteticistas deben estudiar y comprender bien la historia de la estética y las oportunidades profesionales porque:

- Puede aprender sobre muchas y diversas oportunidades profesionales para comenzar a planificar su carrera.
- Es bueno contar con una perspectiva histórica sobre dónde hemos estado para poder comprender cuán lejos hemos llegado.
- Los materiales utilizados en los primeros preparados de belleza pueden haber sido fundamentales a la hora de para determinar cómo se utilizan los materiales hoy, como las fórmulas de colores y cosméticos.
- Tendrá una mejor comprensión de cómo la cultura puede moldear el desarrollo de un producto y cómo puede provocar la necesidad de un cambio.

Preguntas de verificación

En lugar de colocar preguntas de revisión al final de cada capítulo, las preguntas de verificación se agregaron al final de la sección correspondiente. De esta manera, podrá verificar si comprendió a medida que va avanzando en un capítulo, en lugar de esperar hasta que el capítulo haya terminado. Las preguntas de verificación también facilitan la búsqueda de las respuestas para las cuales necesita ayuda. Las respuestas a las preguntas de verificación se proveen al instructor.

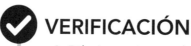 VERIFICACIÓN

1. Dibuje y etiquete las estructuras básicas de una célula.
2. Resuma el metabolismo de las células y su objetivo.

Progreso de las competencias

La lista de objetivos de aprendizaje se repite al final de cada capítulo, con casillas de verificación agregadas. Aquí, se lo invita a que revise su progreso a través del contenido que ha cubierto, lo que incluye marcar los objetivos de aprendizaje que sienta que ha dominado. Lo que no esté marcado se destacará como un claro recordatorio del trabajo que aún debe realizar para completar ese capítulo.

PROGRESO DE LAS COMPETENCIAS

¿Cómo le está yendo con la anatomía y fisiología? **Marque los objetivos de aprendizaje del capítulo 2 que considere que ha dominado, deje sin marcar aquellos objetivos a los que deberá volver:**

☐ Explicar por qué los esteticistas necesitan conocimientos de anatomía y fisiología.
☐ Describir las funciones y estructuras básicas de una célula.
☐ Describir los cuatro tipos de tejidos en el cuerpo humano.

Procedimientos

Todos los procedimientos paso a paso ofrecen instrucciones claras y fáciles de comprender, y numerosas fotografías que lo ayudan a aprender las técnicas. Al comienzo de cada procedimiento, encontrará una lista de los implementos y materiales necesarios, además de cualquier preparativo que deba efectuarse antes de comenzar el procedimiento.

Para no interrumpir el flujo del contenido principal, todos los procedimientos se trasladaron a una sección llamada **Procedimientos** al final de cada capítulo.

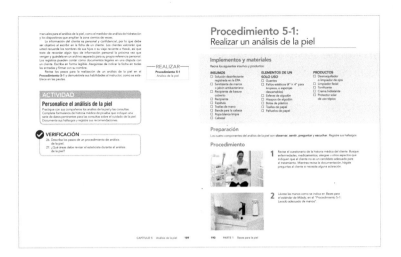

Procedimientos previos y posteriores al servicio

Para dejar en claro que la limpieza, la desinfección y la preparación previas al servicio son importantes, descubrirá que se creó un único *procedimiento previo al servicio* en el capítulo 7, "*La sala de tratamientos*", para abordar específicamente el tema de cómo acomodar la sala de tratamientos faciales antes de la llegada del cliente. Los protocolos asociados a la recepción, el saludo y el acompañamiento del cliente hacia el área de servicio ahora figuran en el capítulo 8, "Tratamientos faciales". Además, se creó un *procedimiento posterior al servicio* para abordar el tema de la limpieza, la desinfección y la organización después del servicio y al final del día. Observe los íconos de Realizar que aparecen en cada capítulo con procedimientos a modo de recordatorio e intente realizar y practicar los pasos hasta que se tornen naturales para usted.

Iconos "Realizar"

Tal vez, algunos estudiantes quieran examinar un procedimiento en el momento que se menciona en el contenido principal. Para que le resulte fácil encontrar el procedimiento que busca en esos momentos, Milady incorporó los iconos "Realizar". Estos iconos aparecen donde se menciona cada procedimiento dentro del contenido principal del capítulo y lo llevan al número de procedimiento ubicado al final del capítulo.

---REALIZAR---

Procedimiento 8-2
Eliminación del maquillaje de los ojos y de los labios

Procedimiento 8-3
Aplicación de un producto de limpieza

Procedimiento 8-4
Eliminación de los productos

Características adicionales de esta edición

Como parte de esta edición, se ofrecen muchas características que lo ayudarán a dominar los conceptos y las técnicas clave.

Concéntrese en

En el texto, hay secciones cortas en cuadros que destacan las destrezas y los conceptos que lo ayudarán a lograr las metas. Las secciones "Concéntrese en" se enfocan en el perfeccionamiento de las destrezas técnicas, en las nuevas investigaciones, en la información adicional de temas complejos y en hechos interesantes. Estos temas son la clave para el éxito como estudiante y como profesional.

CONCÉNTRESE EN

Investigación científica

Al investigar los temas, mantenga la mente abierta y determine la confiabilidad de la fuente que suministra la información. Lo que se cree que es cierto un año puede cambiar con nuevas evidencias y descubrimientos.

¿Sabía que...?

Estas secciones proporcionan información interesante que le permitirá comprender mejor el material del texto y llamará la atención hacia ciertos puntos específicos.

¿SABÍA QUE...?

Las hormonas, en realidad, son químicos. Cada día, más de 30 hormonas le dicen al cuerpo qué hacer.

¡Precaución!

Parte de la información es tan vital para su seguridad y la de los clientes que merece que se le dedique atención especial. El texto le indica cuál es esta información en los recuadros titulados "¡Precaución!".

¡PRECAUCIÓN!

Cada organismo regulador es diferente, por tanto, revise las leyes locales para determinar lo que es aceptable en la realización de los servicios de exfoliación bajo su licencia de esteticista.

¡PRECAUCIÓN!

Para evitar la sobreestimulación y el daño de los capilares, no utilice vapor o toallas calientes en la piel con cuperosis o con tendencia a la rosácea. En su lugar, utilice una mascarilla adicional.

Actividad

Los recuadros "Actividad" describen ejercicios prácticos en el salón de clases que le ayudarán a comprender los conceptos que se explican en el texto.

> ## ACTIVIDAD
>
> Realice tarjetas de memoria sobre los nervios de la cabeza, el rostro y el cuello.

Recursos web

Las secciones "Recursos web" le proporcionan direcciones de Internet donde puede encontrar más datos sobre un tema y referencias de sitios adicionales para obtener más información.

> ## Recursos web
>
> A continuación, encontrará algunos excelentes sitios web para obtener más información:
> Sociedad Estadounidense de Cirujanos Plásticos: www.plasticsurgery.org
> eMedicine: www.emedicine.com
> Mayo Clinic: www.mayoclinic.com
> Publicación médica para los profesionales del cuidado de la piel: www.pcijournal.com

Glosario

Al final de cada capítulo, aparece una lista completa de términos clave en la sección del glosario. Además de los términos clave, encontrará la *página de referencia* donde los términos clave se definen y tratan en el material del capítulo. Junto con las definiciones del glosario, se incluye una guía de *Pronunciación* de términos difíciles. Leer los términos clave y el glosario del capítulo es una manera de aprender términos importantes que se utilizan en la industria de la belleza y el bienestar y de prepararse para obtener la licencia. La lista es un recurso único que lo ayudará a crear fichas de estudio o a estudiar para los cuestionarios de un capítulo en particular.

Todos los términos clave y sus definiciones se incluyen en el glosario del capítulo, así como en el glosario/índice al final del libro.

GLOSARIO DEL CAPÍTULO

acné	pág. 131	trastorno inflamatorio crónico de la piel que afecta las glándulas sebáceas y se caracteriza por la presencia de comedones y manchas. Se conoce como *acné simple* o *acné vulgar*.
queratosis actínica	pág. 129	lesiones precancerosas del color de la carne o rosa que son ásperas o rugosas al tacto, producidas por el daño solar.

Reconocimientos

Milady reconoce con gratitud y respeto a los profesionales que han ofrecido su tiempo para contribuir con esta edición de *Estética estándar de Milady: principios fundamentales* y desea expresar su enorme gratitud a las siguientes personas que desempeñaron una función importante en esta edición:

- A Becky Kuehn, magíster en esteticista con licencia, COS, fundadora, presidente y educadora líder en los Estados Unidos de Oncology Spa Solutions, por presentar la estética oncológica como una carrera para esteticistas en la nueva edición. www.OncologySpaSolutions.com.

- A Mary Scully MacLean, extraordinaria escritora, por su apoyo y edición del capítulo 7, "La sala de tratamientos", del capítulo 8, "Tratamientos faciales" y del capítulo 9, "Masaje facial".

- A Matthew England, magíster instructor en estética con licencia, por su colaboración en la investigación de los capítulos 10 y 13.

- Muchas gracias a Annette Hanson, fundadora de Atelier Esthétique Institute (www.aeinstitute.net), escuela de estética que otorga licencias del estado de Nueva York, y a su personal y estudiantes por su colaboración para la creación de varias de las fotografías y los videos que aparecen en esta nueva edición. Annette nos permitió centrarnos en la creación del contenido perfecto al abrir su escuela al personal y los modelos de Milady para la práctica y la prueba de equipos. Este acto de generosidad muestra su dedicación al proyecto y su compromiso con una educación de calidad.

- Un agradecimiento especial a la educadora Janette Van Zyl y a la esteticista profesional Raechel Lowe por su apoyo y por participar en la planificación y la ejecución de la filmación, donde realizan servicios en cámara. Apreciamos el conocimiento y la energía que traían al set cada día.

- A los fotógrafos profesionales Michael Gallitelli, Tiago M. Mello y Tom Stock, cuya experiencia en fotografía ayudó a darle vida a muchas de estas páginas.

- A Odalisa (Lisa) Dominguez y Natalie Fedorchenko por su impecable profesionalismo y talento detrás de escena y en cámara al proporcionar instrucciones y realizar servicios de depilación con cera y faciales para las fotos y los videos.

- A Michelle D'Allaird-Brenner, propietaria de Aesthetic Science Institute en Latham, Nueva York, quien recibió junto con sus instructores y estudiantes a todo el equipo de Milady con gran apoyo y hospitalidad en su hermosa escuela para realizar una sesión de fotos.

- A Andrea Gregaydis (instructora líder) de Aesthetics Science Institute, por realizar con gran generosidad los servicios de depilación con cera blanda y dura en la sesión de fotos y, al mismo tiempo, supervisar a los estudiantes y los detalles de la sesión.

Revisores de Estética estándar de Milady: principios fundamentales, decimosegunda edición

- Selisha Abbas, directora regional, Northwest College School of Beauty, Oregón
- Jocelyn Ash, esteticista con licencia, instructora de estética con licencia, directora de educación estética, Atlanta Institute of Aesthetics, Georgia
- Peggy Braswell, Southeastern Technical College, Georgia
- Dannette Corirossi, directora educativa, Bellus Academy, California
- Dina Costello, Benes Career Academy, New Port Richey, Florida
- Alayne Curtiss, propietaria de Make Me Fabulous, Saratoga Springs, Nueva York
- Kimberly Cutter-Williams, Savannah Technical College, Savannah, Georgia
- Meagan Delange, directora educativa, Acaydia Spa and School of Aesthetics, Utah
- Cindy Heidemann, ABC School of Cosmetology, Esthetics & Nail Technology Inc., Lake in the Hills, Illinois
- Sarah Herb, Evergreen Beauty College, Everett, Washington
- Shelley M. Hess, autora y disertante de Beauty & Wellness, California
- Cassandra Hutchison, magíster en esteticista con licencia y educadora para el cuidado de la piel, Shear Excellence Academy, Florida
- Donna L. Joy, asesora de spa, Nueva York
- Beth Ann Maloney, instructora líder del programa de cuidado de la piel/paramédico, Boca Beauty Academy, Florida
- Suzette Christian Marchetti, vicepresidenta, Relaciones industriales, Advance Beauty College, California
- Erika Luckert McGrath, esteticista con licencia, instructora líder, New York Institute of Beauty, Nueva York
- Malinda A. McHenry, propietaria y directora educativa, Academy of Advanced Aesthetic Arts, Kansas
- Angela Frazier McTair, propietaria, Harlem Zen Med Spa Treatment Lounge, Nueva York y Georgia
- Suzanne Mulroy, asesora en desarrollo de marketing, desarrollo de negocios y desarrollo de productos, California
- Elizabeth Myron, gerente general e instructora educativa, Imperial Salon and Spa y The Salon Professional Academy, Florida
- Jessica Olsen, magíster instructora en estética, Chrysm Institute of Esthetics, Virginia
- Aliesh D. Pierce, maquilladora y esteticista, Ask Aliesh, California
- Kathy Davis Rees, directora educativa, National Institute of Medical Aesthetics, Utah

- Leslie Roste, enfermera titulada, directora nacional de educación y desarrollo de mercado, King Research/Barbicide, Wisconsin
- Ashley Smith, educadora, Atlanta Institute of Aesthetics, Georgia
- Maggie Staszcuk, directora educativa del College of International Esthetics, Inc., Colorado
- Elaine Sterling, fundadora y CEO, The Elaine Sterling Institute, Georgia
- Kitra Tailor, Paul Mitchell the School, Dallas, Texas
- Roseann Terrill, directora educativa, Boca Beauty Academy, Florida
- Marina Valmy de Haydu, propietaria de Christine Valmy Company and Schools, Nueva York
- Sharicka Washington, propietaria y directora, Institute of Skin Science, New Hampshire
- Madison Weinrich, instructora en Continental School of Beauty, supervisora de exámenes prácticos de NYS, Nueva York
- Patrice Wilson, Bennett Career Institute, Washington, Distrito de Columbia

PARTE 1

Bases para la piel

CAPÍTULO 1
Oportunidades profesionales
e historia en la estética

CAPÍTULO 2
Anatomía y fisiología

CAPÍTULO 3
Fisiología e histología de la piel

CAPÍTULO 4
Trastornos y enfermedades
de la piel

CAPÍTULO 5
Análisis de la piel

CAPÍTULO 6
Productos para el cuidado
de la piel: Química,
ingredientes y selección

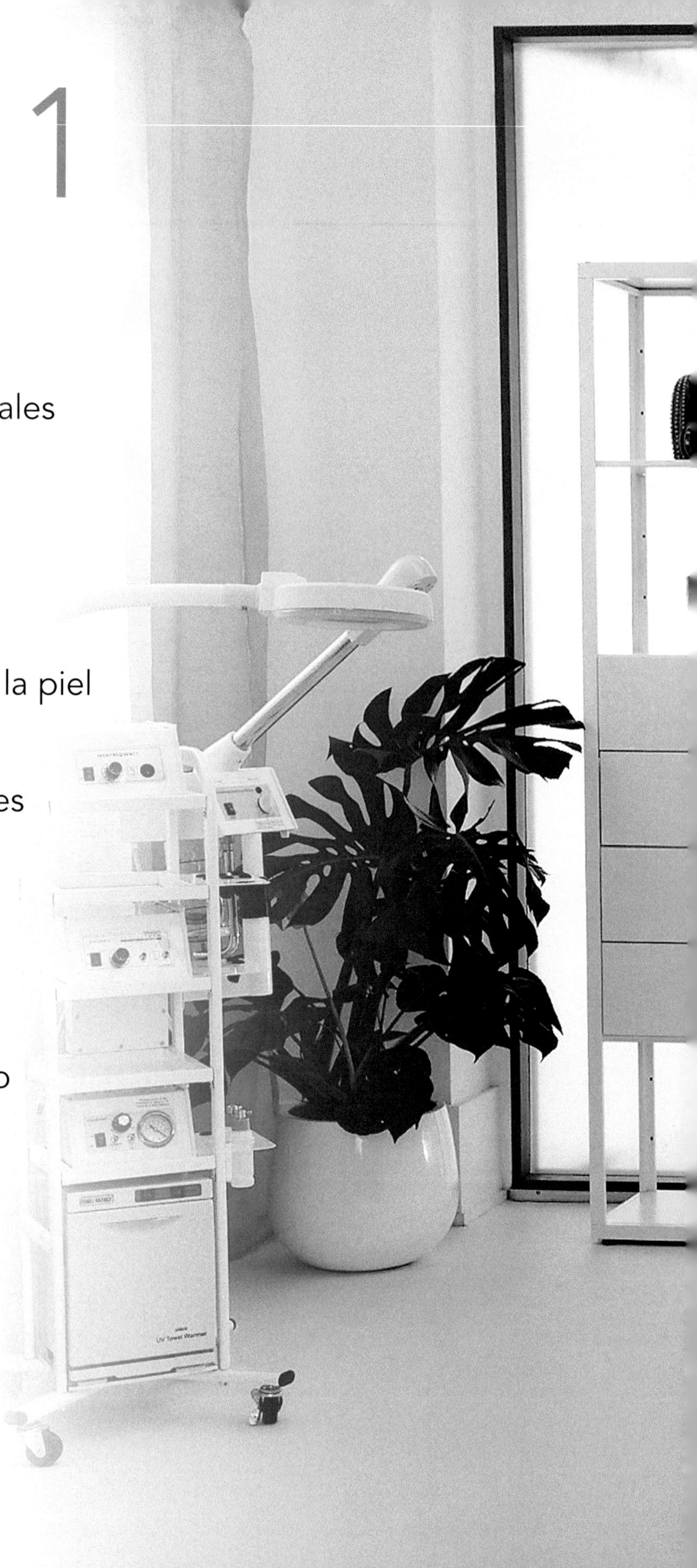

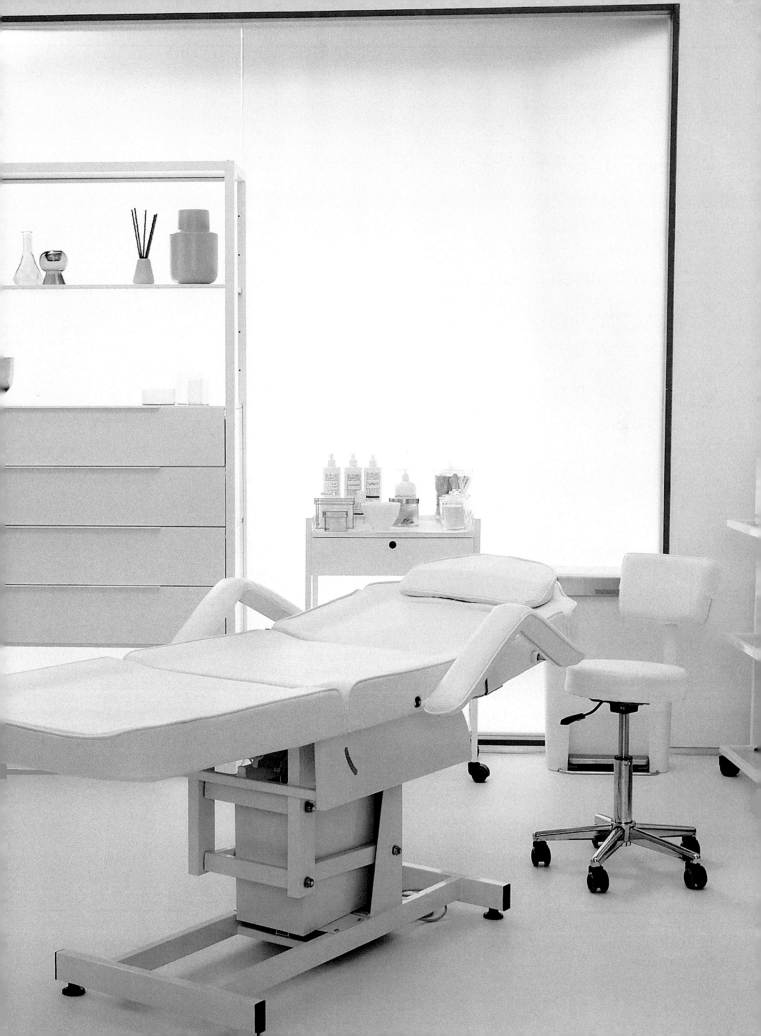

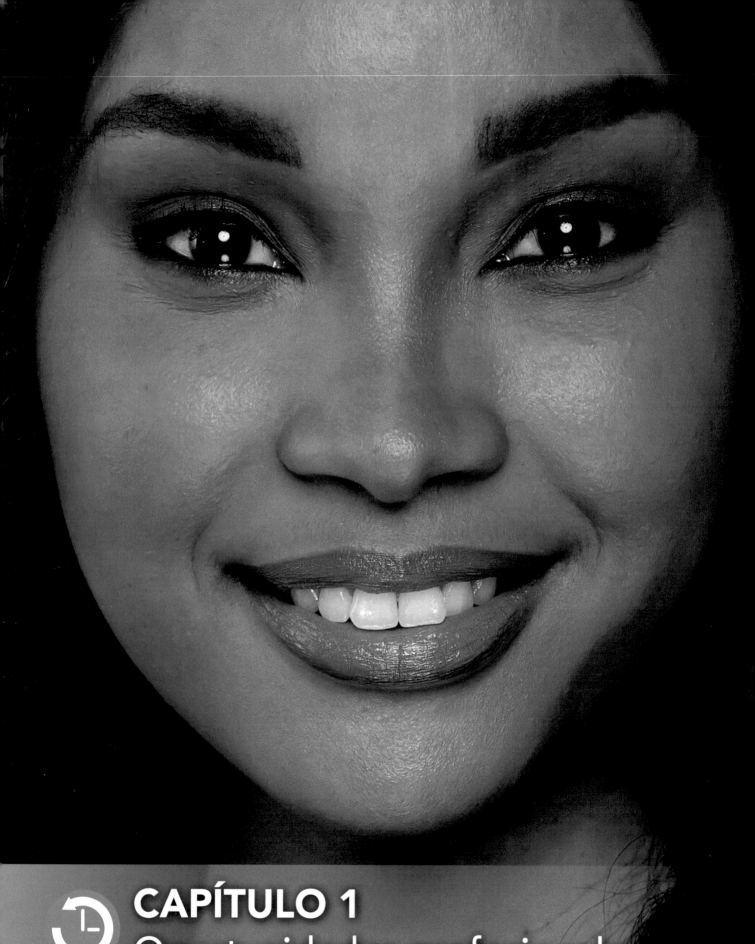

CAPÍTULO 1
Oportunidades profesionales e historia en la estética

"Permite que la belleza de lo que amas sea lo que haces".

–Rumi

Objetivos de aprendizaje

Al finalizar este capítulo, usted podrá:

1. Explicar cómo las oportunidades y la historia de esta profesión son fundamentales para la estética.
2. Describir las opciones profesionales disponibles para los esteticistas con licencia.
3. Enumerar tipos de prácticas existentes para ayudar a proyectar su trayectoria profesional.
4. Describir prácticas de cuidado de la piel de las culturas tempranas
5. Resumir los estados actuales y futuros de la industria de la estética como se describe en este capítulo.

Explicar cómo las oportunidades y la historia de esta profesión son fundamentales para la estética

La estética es una carrera en la cual puede aprender destrezas nuevas continuamente y cambiar la vida de otras personas todos los días (**Figura 1–1**). Ya sea que la estética sea su primera, segunda o tercera carrera, sostiene la promesa de independencia, orgullo y comunidad. Ser un profesional de la estética abre muchas puertas que no se encuentran disponibles en otras industrias. Una vez que se convierta en experto y domine los principios fundamentales, los únicos límites que tendrá son aquellos que usted permita que lo definan.

Los esteticistas deben estudiar y comprender bien la historia de la estética y las oportunidades profesionales porque:

- Puede aprender sobre muchas y diversas oportunidades profesionales para comenzar a planificar su carrera.
- Es bueno contar con una perspectiva histórica sobre dónde hemos estado para poder comprender cuán lejos hemos llegado.
- Los materiales utilizados en los primeros preparados de belleza pueden haber sido fundamentales a la hora de para determinar cómo se utilizan los materiales hoy, como las fórmulas de colores y cosméticos.
- Tendrá una mejor comprensión de cómo la cultura puede moldear el desarrollo de un producto y cómo puede provocar la necesidad de un cambio.

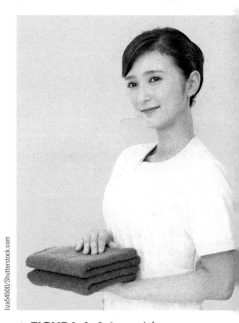

liza54500/Shutterstock.com

▲ **FIGURA 1–1** La estética es un campo gratificante que permite una gran variedad de opciones de carrera.

Describir las opciones profesionales disponibles para los esteticistas con licencia

Estética proviene del vocablo griego *aesthetikos* (que significa "perceptible a los sentidos"), es una rama de la anatomía que se encarga de la salud y del bienestar general de la piel, el órgano más extenso del cuerpo humano.

Un **esteticista** se especializa en la limpieza, el embellecimiento y la preservación de la salud de la piel de todo el cuerpo, incluso del rostro y del cuello.

Los esteticistas brindan cuidados preventivos para la piel y ofrecen tratamientos para mantenerla saludable y atractiva. También pueden fabricar, vender o aplicar cosméticos. Están capacitados para detectar problemas en la piel que puedan requerir atención médica. Sin embargo, salvo que el esteticista también sea dermatólogo licenciado, médico o asistente del médico, no puede recetar medicamentos, hacer un diagnóstico ni indicar tratamientos médicos.

La estética es un campo emocionante y en constante expansión. En las últimas décadas, la estética pasó de tener un pequeño rol en la industria de la belleza a cubrir una variedad de servicios especializados que se prestan en elegantes salones integrales, spas de día y centros de bienestar. Como esteticista profesional, la gama de opciones profesionales es muy amplia. La información en este capítulo resalta solo algunas de las oportunidades que se pueden considerar cuando se comienza a diseñar un camino correcto para lanzar su carrera. Casi todo lo que realice es un peldaño importante hacia el siguiente nivel de avance en su carrera, entonces mientras aún se encuentre estudiando, comience a soñar, mantenga su mente abierta y considere su futuro como esteticista.

Esteticista de salón o de spa de día

Descripción: los esteticistas de salón o de spa de día son especialistas y consultores del cuidado de la piel.

Lugar de empleo: los esteticistas trabajan en salones de servicio completo, salones del cuidado de la piel o en spas de día. Pueden ser empresas independientes o cadenas nacionales y pueden operar dentro de hoteles o grandes tiendas.

Destrezas requeridas/tareas frecuentes: realizar tratamientos y masajes faciales; hacer depilación con cera; proporcionar tratamientos corporales, aplicados manualmente y con la ayuda de máquinas (**Figura 1–2**); proporcionar servicios de maquillaje. Otras tareas del trabajo pueden incluir lavar la ropa, confirmar las citas, realizar llamadas de seguimiento a los clientes a los que se les realizó algún tratamiento; llevar un registro de los servicios proporcionados y la utilización de los productos en los clientes; ser amable con los clientes; tener la habilidad de vender productos y servicios.

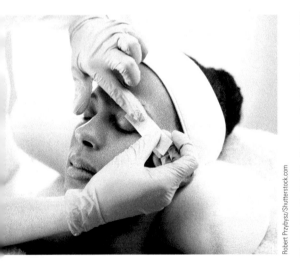

Robert Przybysz/Shutterstock.com

▲ **FIGURA 1–2** Ser un esteticista de salón o spa de día le permite ofrecer una gran variedad de servicios.

Oportunidades de crecimiento: usted puede esforzarse para ascender a puestos de gerencia y supervisión. Con la experiencia puede decidir abrir su propio salón o comprar un negocio o una franquicia establecida. La mayoría de los propietarios de salones o de franquicias tienen muchas responsabilidades. Además de dirigir el negocio, usted puede prestar cualquiera de los servicios que ofrece su negocio o bien puede optar por limitar sus servicios a las áreas del cuidado de la piel y el maquillaje.

Esteticista clínico

Descripción: la **estética clínica**, conocida como estética médica, implica la integración de procedimientos quirúrgicos y tratamientos estéticos. En este contexto, el médico se concentra en el trabajo quirúrgico mientras que el esteticista lo asiste en los tratamientos estéticos. Consulte su consejo estatal para conocer las reglas y regulaciones para los esteticistas que trabajan en un ambiente médico.

Lugar de empleo: en contextos médicos, los esteticistas brindan servicios que abarcan desde el trabajo con pacientes pre y post-operatorios hasta la administración del departamento del cuidado de la piel en un spa médico. Los contextos pueden incluir clínicas ambulatorias, clínicas dermatológicas, spas médicos, clínicas láser, oficinas dentales u hospitales de investigación y formación.

Destrezas requeridas/tareas frecuentes: estas tareas pueden incluir la educación de pacientes, la comercialización, la compra y la venta de productos, la aplicación del maquillaje de camuflaje; la realización de tratamientos avanzados entre los que se incluyen las terapias de luz y las terapias láser (según las reglamentaciones de licencia estatales) (**Figura 1–3**). Además, un esteticista experimentado puede administrar la oficina de cirugía cosmética o actuar como coordinador de la atención a pacientes. Algunos esteticistas son asistentes de enfermería certificados (CNA), enfermeras tituladas (LPN) o enfermeras matriculadas (RN).

Oportunidades de crecimiento: esta clase de trabajo es sumamente exigente y es importante saber adaptarse. Se deben cumplir y comprender muchas reglas y reglamentaciones en un contexto médico y hay muchos factores en juego. Debe ser un buen líder, pero al mismo tiempo ser capaz de seguir instrucciones al pie de la letra. El trabajo en equipo es la prioridad número uno en una organización médica.

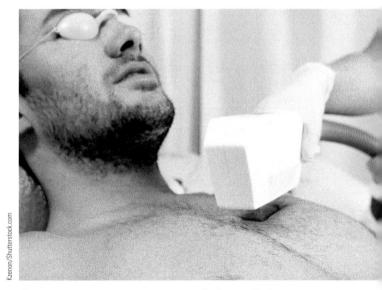

Kzenon/Shutterstock.com

▲ **FIGURA 1–3** Los esteticistas clínicos trabajan junto con profesionales médicos para ofrecer una gama de servicios avanzados.

Especialista en depilación / Especialista en cejas

Descripción: los especialistas en depilación quitan el vello del rostro y cuerpo principalmente con cera dura o blanda, pero también practican la depilación con hilos, depilación con azúcar y depilación con pinzas. Los especialistas en

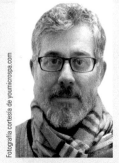

Fotografía cortesía de youmicrospa.com

Dueño de You, Micro Spa, un retiro de bienestar y salud de la piel con base en Reno, Nevada, Leeder es un maestro de Reiki, es el ex presidente de la Junta de cosmetología estatal de Nevada y trabajó como director de arte, comercializador visual, artista de maquillaje y editor en Skin Sense.

¿Qué lo inspiró a hacer una carrera en estética?

Cuando era joven sufría de acné quístico, doloroso, el tipo de acné que deja cicatrices. Probé todos los tratamientos disponibles, prescripciones y los consejos que la gente me daba. Pero luego decidí aprender sobre el cuidado de la piel en la escuela de belleza y comencé a estudiar para convertirme en un esteticista con licencia.

¿Cuál fue el momento más definitorio en su carrera de esteticista?

Trabajar en Nevadans y en la industria de la cosmetología como miembro durante diez años y tres períodos como presidente de la Junta de cosmetología además de recibir el reconocimiento de haber incluido a la educación entre sus objetivos ciertamente define mi carrera como esteticista profesional.

¿Qué le diría a alguien que considera seguir una carrera en la estética?

No importa el tamaño de su centro de cuidado de la piel o spa, la experiencia del cliente requiere que superemos sus expectativas. Su carrera como esteticista depende de su habilidad de cuidar de usted mismo y proporcionar un cuidado superior para cada cliente que haya en su agenda.

¿Cómo retribuye a la industria?

Yo disfruto compartiendo mi conocimiento y experiencia, incluso "consejos y trucos", protocolos de tratamiento y cambios en la regulación que afecten a nuestra profesión. Hago mi mayor esfuerzo para asesorar y soy humilde cuando me piden consejo. Con frecuencia, recibo un mensaje o me encuentro con algún colega que me dice: "Ese consejo que me diste realmente me ayudó". Ayudar a alguien es dar un regalo y presenciar el momento en que lo abren.

¿Cómo es su crecimiento como profesional?

Un esteticista con licencia cuida de sí mismo en la búsqueda constante de la educación. Me doy a mí mismo el regalo de la rutina, la salud diaria y el bienestar, y enfoco mi energía en los clientes que tengo delante. También me inscribo en clases como matemáticas en la universidad, lo que expande mi conocimiento base actual y alienta mi interés en temas diversos.

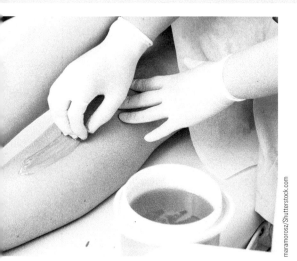

maramorosz/Shutterstock.com

▲ **FIGURA 1–4** La depilación con azúcar es un método de extracción que utilizan los depiladores especialistas además de la depilación con hilos, la depilación con cera y la depilación con pinzas.

cejas se especializan en el modelado mediante la depilación con cera, depilación con pinzas y otros métodos de extracción (**Figura 1–4**).

Lugar de empleo: existen salones de depilación corporativos así como también salones de propietarios individuales. Los salones y las compañías de maquillaje contratan especialistas en cejas.

Destrezas requeridas/tareas frecuentes: tener la capacidad y destreza para quitar todo el vello del rostro y el cuerpo mediante la depilación con pinzas y depilación con cera así como también estar dispuesto a ayudar en el salón y contestar los teléfonos además de realizar tareas de control de infecciones. En algunas situaciones puede ser un requisito contar con una experiencia mínima de un año en ventas minoristas.

Oportunidades de crecimiento: entre el 2011 y el 2015, el negocio de la depilación con cera creció un 7,6 % de forma anual, de acuerdo con el informe de mercado industrial de IBISWorld.[1] Con el

[1] Le, Vanna. (12 de febrero, 2016). Por qué el negocio de millones de dólares de la depilación está por crecer aún más. Acceso 19 de octubre de 2017. https://www.inc.com/vanna-le/why-the-billion-dollar-hair-removal-industry-is-about-to-see-an-even-bigger-boom.html

incremento de los salones de depilación y una preocupación continua de los consumidores por la apariencia física, cada vez más esteticistas están tomando trabajos como especialistas en depilación.

El maquillaje artístico

Descripción: los artistas del maquillaje deben desarrollar una visión aguda del color y la coordinación de colores para poder seleccionar los cosméticos más favorecedores para cada cliente. Pueden ofrecer tratamientos faciales y masajes faciales como parte de sus servicios, o bien concentrarse solo en aplicar maquillaje (**Figura 1–5**).

Lugar de empleo: los artistas del maquillaje en salones, spas y grandes tiendas trabajan por pago por hora, por comisión, por sueldo o por varias combinaciones de estos tres.

Destrezas requeridas/tareas frecuentes: tener destrezas para las técnicas y aplicación del maquillaje, contar con habilidades de venta para recomendar productos de maquillaje y colores para el uso particular, estar informado sobre las últimas tendencias en color, y ser eficiente y creativo.

Oportunidades de crecimiento: las oportunidades profesionales para un especialista en maquillaje son

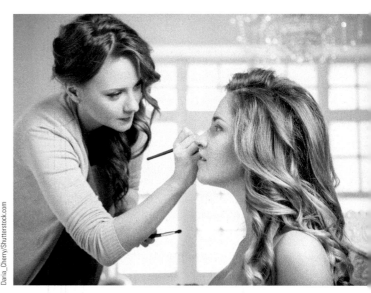

Daria_Cherry/Shutterstock.com

▲ **FIGURA 1–5** El maquillaje artístico ofrece una carrera excitante y creativa con diversos entornos laborales.

infinitas, y solo algunas se enumeran aquí. Los artistas de maquillaje pueden trabajar en un salón o de forma independiente. También pueden trabajar con fotógrafos comerciales, en televisión, teatro, moda, maquillaje de camuflaje, o ciencia mortuoria, que es preparar y aplicar cosméticos a un fallecido bajo la dirección de una funeraria. Una explicación más detallada de los roles de los artistas del maquillaje aparecen en el capítulo 12, "Nociones básicas del maquillaje".

Representante de un fabricante

Descripción: los representantes de un fabricante son los responsables de la venta de los productos y el entrenamiento de los esteticistas y otros miembros del personal sobre cómo utilizar de manera apropiada estos productos así como también cómo venderlos y comercializarlos.

Lugar de empleo: las compañías de productos contratan esteticistas expertos para representar a su compañía y sus productos.

Destrezas requeridas/tareas frecuentes: visitar salones, spas, farmacias, grandes tiendas y negocios especializados para ayudar a aumentar la clientela y las ventas de productos. Viajar bastante y a menudo exhibir productos en ferias comerciales y convenciones. Al momento de vender un producto, debe conocer bien la línea de este para poder enseñar al cliente sus beneficios y cómo utilizarlo.

Oportunidades de crecimiento: las compañías de productos ofrecen la oportunidad de avanzar dentro ellas. Uno puede llegar a ser gerente regional o ascender dentro de otras divisiones de la compañía.

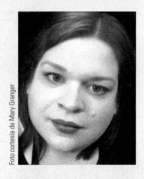

Foto cortesía de Mary Granger

Esteticista con licencia, reconocida profesora y diseñadora de planes de estudio, Granger cuenta con más de 18 años de experiencia en la industria de la belleza. En su carrera, Granger fue representante de ventas y profesora en diversas líneas de spa y cuidado de la piel reconocidas de manera internacional, la directora de operaciones de dos grandes cadenas de spa, profesora de una franquicia de spa, profesora regional de depilación con cera y gerente de distrito para una franquicia de depilación con cera.

¿Qué la inspiró a hacer una carrera en estética?

A lo largo de toda mi vida, siempre fui muy tímida y tuve baja autoestima. Para mí, la habilidad de hacer que alguien se sienta hermoso y más seguro es algo asombroso que puedo hacer por los demás. Cuando una mujer se siente hermosa y segura, ¡se expande y puede conquistar el mundo!

¿Cuál fue el momento más definitorio en su carrera de esteticista?

Tener la oportunidad de asistir al curso de tres días en el taller de entrenamiento con Carol Phillips. No solo me dio las herramientas que necesitaba para ser una gran profesora, sino que también creyó en mí y me dijo que era increíble. Escuchar palabras tan poderosas de una profesora tan emblemática me dio la seguridad que necesitaba para realmente tener mi lugar en la industria de la estética.

¿Cuál fue su momento más difícil, y cómo hizo para lidiar con la adversidad?

Cuando tenía 21, era la profesora nacional en una gran compañía de spa conocida por atender a una clientela mayor. Sabía que la gente desafiaría las bases de mi conocimiento debido a la diferencia de edad entre mis clientes y yo, entonces me aseguré de asistir a cada curso sabiendo todo al pie de la letra. Siempre conquistaba a mi clase antes de la hora del almuerzo y me volví la profesora más solicitada en esta compañía tan importante.

¿Qué le diría a alguien que considera seguir una carrera en la estética?

Nunca dejes que nadie te diga "Oh, solo haces faciales". ¡No! Ayudas a que hombres y mujeres se sientan bellos y seguros. ¡Tocas vidas!

¿Cómo retribuir a la industria?

Soy la oradora invitada en escuelas de belleza locales sobre diversos temas de avanzada. También tengo una política de "puertas abiertas" con los estudiantes que conozco, los ayudo con sesiones de estudio para los exámenes de la junta estatal e incluso proporciono servicios de posgrado para ayudarlos a comenzar en la industria.

Vendedor o gerente de ventas

Descripción: un vendedor o un gerente de ventas es responsable por las ventas de los productos que se ofrecen dentro de un salón o tienda (**Figura 1–6**).

Lugar de empleo: los vendedores o gerentes de ventas trabajan en salones, spas, grandes tiendas y negocios especializados.

Destrezas requeridas/tareas frecuentes: llevar un registro de las ventas y el inventario, demostrar productos, vender a los clientes, cobrar, comprender profundamente los productos y ser capaz de explicar los beneficios a los clientes además de vender de forma cruzada los servicios y tratamientos.

Oportunidades de crecimiento: comenzar en esta posición le permitirá ascender a las posiciones superiores de dirección y posiblemente hasta convertirse en dueño.

Comprador de cosméticos

Descripción: los compradores de cosméticos compran los productos que se venden en un entorno minorista.

Lugar de empleo: los compradores de cosméticos trabajan en salones, grandes tiendas y negocios especializados.

Destrezas requeridas/tareas frecuentes: estar al tanto de los productos más recientes, ser capaz de reconocer y anticipar las tendencias en el cuidado de la piel, ser capaz de viajar con frecuencia para visitar mercados, ferias comerciales, exposiciones comerciales de los fabricantes para aprender más sobre productos potenciales que podría llevar a su área de reventa, llevar un registro de compras y ventas; y estimar la cantidad de existencias que una operación necesitará durante un período en particular.

Oportunidades de crecimiento: siempre se puede crecer en la venta minorista. Ascender a gerente de tienda o gerente regional es una opción.

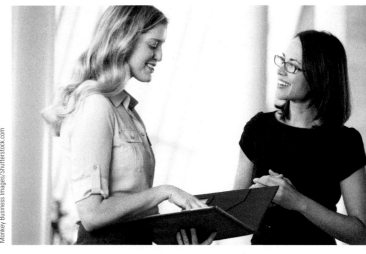

▲ **FIGURA 1–6** Un vendedor o gerente de ventas pasa su día mostrando los productos que representan.

Escritor o editor de belleza

Descripción: los escritores de estética y los editores de belleza escriben artículos, blogs, o publicaciones para revistas, diarios, revistas en línea o editoriales (**Figura 1–7**).

Lugar de empleo: los escritores de estética y editores de belleza pueden ser colaboradores independientes o pueden ocupar una posición permanente en diarios, revistas, compañías de educación y tecnología o editoriales.

Destrezas requeridas/tareas frecuentes: escribir artículos y publicaciones cautivantes que son atractivas y de interés para la comunidad estética; corregir los textos y verificar las referencias, contar con habilidades de escritura, investigación y comunicación; tener una presencia en las redes sociales, estar bien inmerso en las tendencias de la industria, los temas de cuidado de la piel y la investigación relacionada con la belleza.

Oportunidades de crecimiento: los escritores de estética y editores de belleza pueden controlar un equipo de colaboradores y creadores de contenido o convertirse en escritores parmanentes para una firma de marketing o editorial. Algunos escritores incluso ascienden al rol de editor.

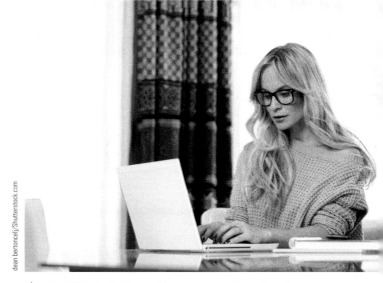

▲ **FIGURA 1–7** Un escritor con conocimientos de estética puede escribir para revistas, periódicos, televisión o editoriales.

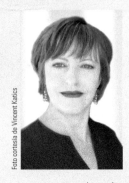

Foto cortesía de Vincent Katics

Farmer-Katics actualmente trabaja media jornada en Alexander's Aesthetics en Burlingame, California como profesora independiente en cuidado de la piel. Ella se enfoca en enseñar diversas técnicas de masaje facial a esteticistas titulados, incluyendo el masaje de drenaje del sistema linfático, acupresión facial y aromaterapia facial.

¿Qué la inspiró a seguir una carrera en estética?

Para ser honesta, mi carrera como esteticista se dio por accidente. Guiada por mi ambición de trabajar para la compañía de televisión BBC como maquilladora de artistas, estudié cosmetología y estética durante tres años en el Reino Unido. Luego de dos entrevistas sin éxito con la BBC, decidí utilizar todos mis conocimientos como esteticista y comencé a ofrecer faciales, electrólisis, depilación y masajes corporales, por nombrar a algunos, a domicilio. Todos estos servicios se encontraban en mi campo de acción en el Reino Unido.

¿Cuál fue el momento más definitorio en su carrera de esteticista?

El momento más excitante fue mi primer día de trabajo en Dermalogica, donde trabajaba como instructora del cuidado de la piel. Mi inspiración había sido Jane Wurwand, fundadora de Dermalogica y el Instituto Dermal Internacional, 10 años antes, cuando escuché por primera vez su conferencia en la feria comercial Olympia. Tenía muy poca seguridad en ese entonces y no me podía imaginar enseñando delante de una clase de colegas esteticistas. Y aun así, aquí estaba. Cuando me encontraba delante de la junta directiva de Leatherhead, en Surrey, casi no podía creer que me estuviera sucediendo a mí.

¿Qué le diría a alguien que considera seguir una carrera en la estética?

Si bien buscar la propia clientela y proporcionar un servicio profesional es extremadamente gratificante, existen diversas oportunidades en esta industria fuera de la sala de tratamiento. Mi carrera personal ha incluido llevar adelante mi propio negocio, tanto en las prácticas a domicilio como en un establecimiento físico, viajar alrededor del mundo trabajando en un crucero de lujo, enseñar a nivel nacional e internacional para compañías del cuidado de la piel en el Reino Unido y en Estados Unidos, capacitar a terapeutas de la piel en la tienda original emblema de Dermalogica en Santa Mónica, California, administrar Dermalogica en Montana, crear mi propia compañía educativa de estética independiente, ser gerente de educación para Eve Taylor Aromatherapy Skincare; y escribir artículos para revistas comerciales.

¿Cómo retribuir a la industria?

La enseñanza me permitió transmitir las destrezas y el conocimiento que acumulé durante estos años para que los esteticistas puedan compartirlos con los clientes, y así llegar a una mayor cantidad de personas. Cuando nos atenemos a un alto estándar de ética profesional, mantenemos la vara alta para los esteticistas colegas y reflejamos ante nuestros clientes que somos proveedores de servicios profesionales, lo que eleva la reputación de nuestra industria.

¿Cómo es su crecimiento como profesional?

Me siento muy afortunada de haber recibido un entrenamiento inicial completo e increíblemente rico a principios de la década de los ochenta. Sin embargo, si no hubiera actualizado mis destrezas y conocimientos desde entonces, no conocería todos los descubrimientos asombrosos sobre la fisiología de la piel, los ingredientes para el cuidado de la piel y los avances en la tecnología del equipo que hemos alcanzado. Elijo ser flexible, de mente abierta y receptiva. Por naturaleza, el estancamiento y el marchitamiento ocurren cuando no se da el cambio o el crecimiento.

Profesional de la industria del turismo

Descripción: los profesionales de la industria del turismo realizan servicios estéticos dentro de la industria del turismo (**Figura 1–8**).

Lugar de empleo: los profesionales de la industria del turismo pueden trabajar en cruceros, aeropuertos, compañías aéreas privadas, o en los spas vacacionales.

Destrezas requeridas/tareas frecuentes: realizar todos los servicios estéticos para cumplir con las necesidades del cliente.

Oportunidades de crecimiento: los profesionales de la industria del turismo pueden ascender a gerente de tienda de cosméticos o de cuidado de la piel, gerente general o posiciones de gerente regional.

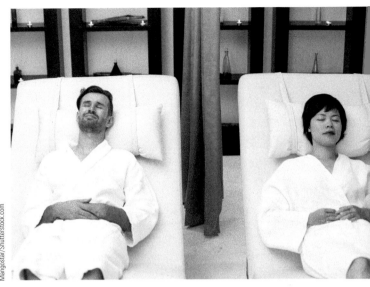

Mangostar/Shutterstock.com

▲ **FIGURA 1–8** Los profesionales de la industria del turismo pueden ofrecer un ambiente de trabajo en la tierra o el agua.

Instructor

Descripción: los instructores enseñan la aplicación de las teorías y las técnicas de estética (**Figura 1–9**).

Lugar de empleo: los instructores pueden enseñar estética en escuelas públicas, vocacionales, industriales o técnicas. Con los certificados necesarios, las escuelas privadas de cosmetología y estética también son una opción viable.

Destrezas requeridas/tareas frecuentes: tomar algunos cursos de formación docente básicos, diseñar planificaciones, planes curriculares, planillas de trabajo, exámenes y cualquier otro suplemento que se pueda utilizar para enseñar, desarrollar los temas de forma clara y concisa, ser capaz de demostrar las tareas prácticas que un esteticista debe poder realizar.

Oportunidades de crecimiento: los profesores pueden formar parte de diversas asociaciones que le ayudarán a desarrollar sus carreras. También pueden ascender dentro de la escuela en la que enseñen al volverse líderes de grupo, directores de departamento o director de la escuela.

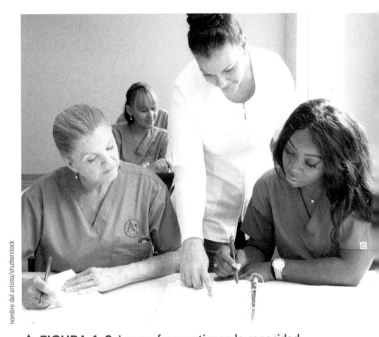

nombre del artista/shutterstock

▲ **FIGURA 1–9** Los profesores tienen la capacidad de compartir su conocimiento y proporcionar un aprendizaje de calidad a los futuros esteticistas.

Químico cosmético y desarrollador de productos

Descripción: los químicos cosméticos y los desarrolladores de producto deben tener interés en la química y los ingredientes de los cosméticos. Crean productos nuevos y desarrollan tecnologías nuevas (**Figura 1–10**).

Lugar de empleo: los químicos cosméticos y los desarrolladores de producto trabajan en compañías de productos de cuidado de la piel.

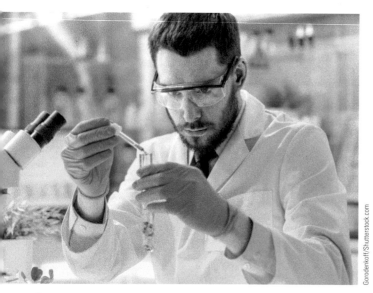

▲ **FIGURA 1–10** La química cosmética y el desarrollo de productos son para los esteticistas que disfrutan de crear los productos para el cuidado de la piel.

Destrezas requeridas/tareas frecuentes: estar involucrado en todas las fases del desarrollo desde la conceptualización hasta la fabricación de un producto nuevo, tener una comprensión completa de la industria y el negocio, y concurrir a las ferias comerciales para estar actualizado sobre los ingredientes nuevos, tener una comprensión exhaustiva de la química cosmética como así también de los beneficios y de qué tan bien trabajan juntos los diferentes ingredientes.

Oportunidades de crecimiento: los esteticistas pueden tomar clases sobre química cosmética que se dictan en universidades y otros colegios comunitarios y vocacionales para poder avanzar en sus carreras.

Inspector o examinador de licencias estatales

Descripción: un cosmetólogo o esteticista experimentado y con licencia puede ser inspector o examinador estatal.

Lugar de empleo: un cosmetólogo o esteticista experimentado y con licencia puede trabajar en oficinas gubernamentales y en organismos estatales.

Destrezas requeridas/tareas frecuentes: los inspectores realizan inspecciones habituales en los salones y los spas para asegurar que los gerentes y empleados cumplan las normas y leyes del estado y las normas éticas. Los examinadores estatales preparan y toman exámenes, exigen el cumplimiento de las normas y las reglamentaciones, investigan quejas y celebran audiencias.

Oportunidades de crecimiento: muchos estados tienen leyes que rigen la cosmetología, además de otros servicios personales, y toman exámenes para obtener licencias de cosmetología y otras licencias relacionadas. La experiencia necesaria para este rol varía de estado en estado, pero estar al tanto de la ley, regulaciones y tendencias actuales es importante para el desarrollo del trabajo. Los inspectores podrían extender el alcance de su trabajo mediante la obtención de licencias dobles.

Miembro del consejo estatal

Descripción: los miembros del consejo estatal son esteticistas altamente calificados y experimentados que respaldan y ayudan a desarrollar el contenido de las leyes y reglas para los profesionales con licencia. Las leyes son aplicadas por el estado (**Figura 1–11**).

Lugar de empleo: los miembros del consejo estatal trabajan en oficinas gubernamentales y en organismos estatales.

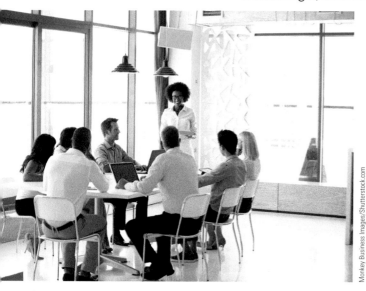
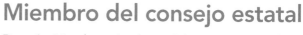

▲ **FIGURA 1–11** Los miembros de la junta crean, evalúan y hacen cumplir las reglas y regulaciones.

Destrezas requeridas/tareas frecuentes: asistir en el desarrollo de las leyes que protegerán al público, escuchar y regular las cuestiones de un profesional con licencia o un aplicante a la licencia, estar preparado para llevar a cabo evaluaciones, otorgar licencias e inspeccionar escuelas para asegurar que se cumplan ciertos estándares físicos, como pueden ser los relativos al espacio y los equipos, y verificar que los materiales educativos cumplan con ciertas especificaciones.

Oportunidades de crecimiento: los miembros del consejo estatal se pueden convertir en inspectores estatales o trabajar para el gobierno estatal.

Esteticista capacitado en oncología

Descripción: la estética capacitada en oncología es un campo especializado que asiste a los clientes que padecen de cáncer. Los médicos generalmente tratan el cáncer con quimioterapia o radiación, lo que tiene efectos secundarios relacionados con la piel. Los esteticistas capacitados en oncología pueden aliviar los malestares de la piel dañada, a la vez que mejoran la calidad de vida del cliente (**Figura 1–12**).

"**Crea que puede lograrlo y estará a mitad de camino**".

—Theodore Roosevelt

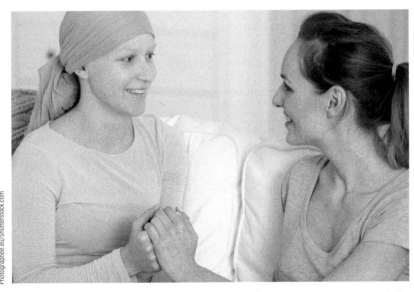

Photographee.eu/Shutterstock.com

▲ **FIGURA 1–12** La estética capacitada en oncología es un campo especializado que asiste a los clientes que padecen de cáncer.

Lugar de empleo: la capacitación en oncología crea numerosas oportunidades para los esteticistas en los ambientes médicos y en los spa. Los esteticistas capacitados en oncología pueden ser muy valorados en el círculo del cuidado al trabajar junto con oncólogos, radiólogos, hospitales, centros de bienestar y centros de tratamiento del cáncer, o ser objeto de sus recomendaciones.

Destrezas requeridas/tareas frecuentes: conocer cómo y cuándo modificar los servicios de spa para la seguridad del cliente, durante todas las fases: antes, durante y después de los tratamientos contra el cáncer.

---

[2] "Oncología." Merriam-Webster.com. Acceso el 19 de octubre de 2017. https://www.merriam-webster.com/dictionary/oncology

Oportunidades de crecimiento: el puesto de esteticista capacitado en oncología es relativamente nuevo y se ha expandido rápidamente con base en la demanda. El recuento de sobrevivientes de cáncer en Estados Unidos en enero de 2016 se estimó en 15,5 millones y se espera que para el 2026 sea de 20,3 millones.[3] Con esta cifra creciente de sobrevivientes, habrá clientes de spa con necesidades de cuidado de la piel específicas ahora y posiblemente durante el resto de sus vidas. Cualquiera que esté interesado en seguir esta carrera debe agregar la capacitación en oncología a las habilidades estéticas básicas. La mejor preparación para esta línea de trabajo es capacitarse con un instructor experimentado que dicte trabajos prácticos con pacientes reales que padecen de cáncer. Ser voluntario en el programa Luzca Bien Siéntase Mejor (Look Good Feel Better) patrocinado por la Sociedad Americana Contra el Cáncer es otra opción viable.

 VERIFICACIÓN

1. ¿Qué opciones profesionales hay disponibles para los esteticistas en los salones y los spas de día?
2. ¿Qué es la estética clínica? ¿De qué forma los esteticistas pueden practicar sus destrezas en un contexto médico?
3. Enumere los diferentes contextos en los que se pueden emplear los artistas del maquillaje.
4. ¿Cuáles son las tareas del representante de un fabricante?
5. Analice las opciones laborales disponibles para un instructor de estética.

Enumerar tipos de prácticas existentes para ayudar a proyectar su trayectoria profesional

Comience a crear su propio plan de acción de forma temprana. Puede ingresar al campo de la estética con el sueño de trabajar en un ambiente en particular. Algunos desean trabajar en un spa de día sofisticado que quede en la ciudad o en un centro de salud y bienestar, mientras que otros prefieren una atmósfera más íntima. Saber más sobre las diferencias cualitativas entre los ambientes de los salones y los spas lo ayudará a delimitar su búsqueda y a encontrar la opción que se adapte mejor a su personalidad y estilo.

Los salones para el cuidado de la piel y los spas van de básicos a glamorosos, mientras que los precios varían según la ubicación y la clientela. Estas opciones se encuentran en ambientes urbanos, suburbanos y rurales. Los salones y spas pueden ser una franquicia o un negocio independiente, o pertenecer a una sociedad anónima. Pueden ser de servicios completos, especializados,

---

[3] Institutos nacionales de salud, Instituto nacional contra el cáncer. (2016). Estadísticas. Acceso el 19 de octubre de 2017. https://cancercontrol.cancer.gov/ocs/statistics/statistics.html

u orientados a la salud y pueden ser catalogados como clínicas para el cuidado de la piel, salones o spa de día, vacacionales o médicos (**Figura 1–13**).

Salón o spa con franquicia	• Son propiedad de personas que pagan una tarifa para usar el nombre de la compañía • Parte de una gran organización o cadena de salones • Operan de acuerdo con un plan de negocios específico y protocolos establecidos • Ofrecen ciertas ventajas corporativas, como campañas de marketing nacional y paquetes de beneficios para empleados • Las decisiones importantes como el tamaño, la ubicación, la decoración y la lista de servicios están a cargo de la casa matriz
Clínicas del cuidado de la piel y spa de día de un propietario independiente	• Los propietarios tienen mayor libertad y control a la hora de tomar decisiones • Suele haber menos beneficios, sin embargo, ello no siempre significa que los ingresos son inadecuados • Una buena opción para los profesionales que prefieren un ambiente más íntimo y para quienes les gusta trabajar junto con un grupo más reducido • Mayor oportunidad del salón para entablar una relación duradera con la clientela
Salón de belleza con servicios completos	• Plataforma de actividad rápida • Ideal para aquellos que aprecian el espectro completo de la belleza • Oportunidad de ser parte de un equipo o red más grande
Spa de balneario o vacacional	• Relacionado con las instalaciones de un hotel • Ideal para los esteticistas que prefieren trabajar con una clientela que cambia constantemente • Puede incluir mayores beneficios de estilo corporativo y oportunidades de formación
Spa médico o centro de bienestar	• Ideal para aquellos esteticistas que se concentran más en los beneficios para la salud o en los aspectos vinculados a los signos de envejecimiento del cuidado de la piel

▲ **FIGURA 1–13** Opciones de negocios para el esteticista.

Antes de decidir qué ambiente es mejor para usted, dedique tiempo a visitar y explorar diferentes lugares. Si no encuentra el tipo de salón o spa que está buscando en su localidad, hay muchas publicaciones comerciales, revistas de consumidores y sitios Web que brindan información más detallada y le serán útiles al tomar una decisión.

Comenzar como un esteticista

Como esteticista, usted es parte de esta profesión estimulante, gratificante y muy respetada que no dejará de cobrar preponderancia ni de incrementar su poder de generar ingresos en los próximos años. Si usted sueña con su profesión ideal, puede hacer que se haga realidad. Es una época de cambios revolucionarios en los conocimientos sobre la piel y las formas de cuidarla. Con esto dicho, es importante aprender sobre el origen de la estética y dónde comenzamos para conocer qué tan lejos hemos llegado en este camino del cuidado de la piel.

Recursos web

Para obtener más información sobre la profesión de la estética, visite los siguientes sitios web:
www.lookgoodfeelbetter.org
www.ncea.tv
www.dol.gov
www.cosmeticplasticsurgerystatistics.com
www.themakeupgallery.info
www.beauty.about.com

Describir prácticas de cuidado de la piel de las
CULTURAS TEMPRANAS

Gran parte de las terapias actuales para el cuidado de la piel y el cuerpo tienen su origen en las prácticas y los intentos de civilizaciones anteriores de protegerse de las enfermedades para vivir más tiempo y de manera más saludable. La breve historia que se describe en esta sección lo pondrá al tanto de algunas de las formas que los hombres y las mujeres han mejorado la salud y la naturaleza de la piel mediante el cambio y la mejora de su aspecto. Aprenda la historia de su profesión para comprender qué tan lejos avanzó la industria además de predecir y comprender los orígenes de los ingredientes y técnicas para el cuidado de la piel.

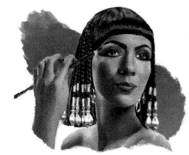

Egipto antiguo

- Los egipcios usaban los cosméticos como parte de sus hábitos de embellecimiento personal, para ceremonias religiosas y para preparar a los muertos para el funeral.
- Uno de los primeros usos del **henna**, una tintura que se obtiene de las hojas y los brotes de la reseda, fue para darle al cabello un tinte rojizo y para realizar tatuajes temporales, así como también para el arte corporal y las uñas de las manos.

Grecia antigua

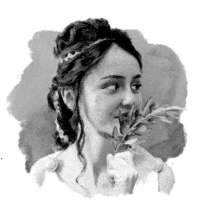

- Las palabras cosmética y cosmetología provienen de la palabra griega **kosmetikos**, que significa "hábil en el uso de cosméticos".
- Los griegos consideraban el cuerpo como un templo y con frecuencia se bañaban en aceite de oliva y luego se empolvaban el cuerpo en arena fina para regular su temperatura y protegerse del sol.
- El aceite de oliva y la miel también se utilizaban como protección básica.

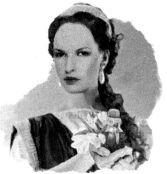

Roma antigua

- Los antiguos romanos son famosos por sus baños, que eran magníficos edificios públicos con secciones separadas para hombres y mujeres.
- En las casas de baño se disponía de terapia de vapor, exfoliantes para el cuerpo, masajes y otras terapias físicas.
- Los rituales del baño y del aseo incluían la aplicación de aceites ricos y fragancias hechas con flores, azafrán, almendras y otros ingredientes.

Asia: China y Japón

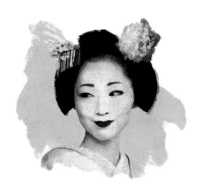

- Las geishas eliminaban el vello corporal mediante una técnica similar a la que actualmente denominamos depilación con hilos, que consistía en envolver cada vello con un hilo y extraerlo.
- Las mujeres japonesas utilizaban un tipo de papel llamado *aburatorigami* para que absorba la grasa de la piel y reducir el brillo.
- Las mujeres chinas mezclaban arroz con agua para crear un tónico y utilizaban cúrcuma como el ingrediente principal en sus máscaras faciales para prevenir arrugas y la decoloración de la piel. Las recetas para las máscaras y cremas que utilizan perlas trituradas, jengibre y ginseng hecho a base de plantas datan de miles de años. Las recetas más recientes de la Dinastía Ming (1300) se están redescubriendo hoy.[4]

---

[4] 10 secretos de belleza chinos. *Belleza y sugerencias*. Acceso el 19 de octubre de 2017. https://www.beautyandtips.com/beauty-2/10-chinese-beauty-secrets/

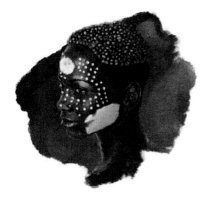

África

- Desde la antigüedad, los africanos han creado remedios y productos de aseo a partir de materiales que se encuentran en su entorno natural como raíces, bayas y barro.
- Los antiguos africanos a menudo se adornaban con una variedad de colores que les permitían mimetizarse con su entorno para salir a cazar.

La Edad Media

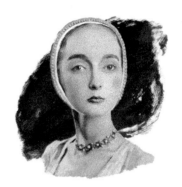

- La curación, especialmente con hierbas, quedaba mayormente a cargo de la iglesia.
- La piel pálida era un signo de bienestar y estatus.
- Las mujeres usaban maquillaje de color en las mejillas y en los labios pero no en los ojos.
- El baño no era un ritual diario pero los que podían pagarlo usaban aceites aromáticos.

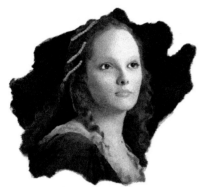

La era del Renacimiento

- Las mujeres se rasuraban las cejas y el contorno del cuero cabelludo para expandir la frente, lo que consideraban signo de gran inteligencia.
- Se utilizaban fragancias y cosméticos, aunque no se aconsejaban los preparados con mucho color para los labios, las mejillas y los ojos.
- Durante el reinado de Isabel I, a mediados de los años 1500, los hombres y las mujeres usaban polvo facial de plomo y arsénico para adornarse.

Época de la extravagancia

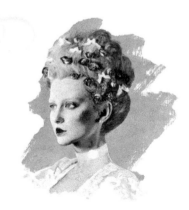

- María Antonieta fue la reina de Francia durante la Época de la Extravagancia de 1755 a 1793.
- Las mujeres de la clase alta se bañaban en leche y frutillas y usaban diversos preparados cosméticos extravagantes, como polvo facial perfumado hecho con almidón pulverizado.
- Los labios y las mejillas a menudo estaban pintados con sombras rosas y anaranjadas brillantes realizadas con pétalos de geranio pulverizados.
- Se usaban parches de seda pequeños para decorar el rostro y ocultar las manchas.

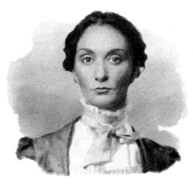

La era victoriana

- La modestia era sumamente valorada, por lo que el uso de maquillaje y ropa ostentosa no era bien visto, excepto en el teatro.
- Para preservar la salud y la belleza de la piel, las mujeres usaban máscaras y mascarillas de belleza a base de miel, huevos, leche, avena, frutas, verduras y otros ingredientes naturales.
- En lugar de usar cosméticos como coloretes o labiales, las mujeres victorianas se pellizcaban las mejillas y se mordían los labios para inducir el color natural.

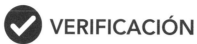
6. La palabra *cosmética* ¿de qué palabra griega proviene? ¿Qué significa la palabra griega?
7. En la antigua Roma, ¿qué terapias corporales brindaban las casas de baño para los clientes?
8. Describa las máscaras faciales que usaban las mujeres durante la Época Victoriana.

Resumir los estados actuales y futuros de la industria estética

Cada década del siglo veinte y veintiuno parecía tener una apariencia inherentemente distinta, mientras que en siglos anteriores debía pasar todo un siglo para que se introdujera un cambio. Los cambios hoy ocurren mucho más rápido. Por ejemplo, la primer a rasuradora para mujeres se ofreció en 1915, los servicios de depilación con láser se ofrecieron a partir de los 90 y hoy la utilización personal en el hogar de los dispositivos de reducción de vello se encuentra en aumento (**Figura 1–14**).

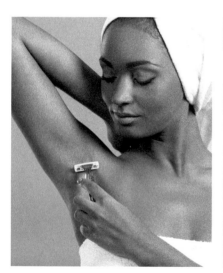
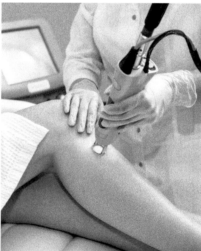
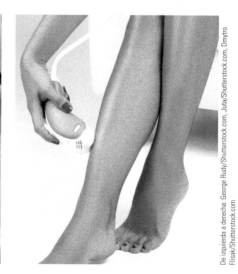

De izquierda a derecha: George Rudy/Shutterstock.com, Juta/Shutterstock.com, Dmytro Flisak/Shutterstock.com

▲ **FIGURA 1–14** Las opciones de depilación evolucionaron con el tiempo de rasuradoras a depilación con láser hasta dispositivos para utilizar en el hogar.

Dado que la vida se ha acelerado y es más estresante, aumentaron las agresiones ambientales a la piel. Esto mejora el valor de los servicios del esteticista, especialmente para los consum idores que están más informados y son más prósperos que en generaciones anteriores. Las opciones para el cuidado de la piel hoy están más *basadas en la ciencia* y los resultados son más notorios. Los consumidores ven estos servicios y productos personales como necesarios para su salud y sentido del bienestar; los consideran más como una rutina que como un lujo.

Ya que la información sobre servicios faciales, tratamientos e ingredientes de los productos es fácilmente obtenible, los clientes se encuentran más

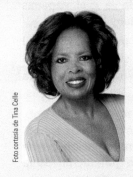

Foto cortesía de Tina Celle

Fundadora de Global Skin Solutions, una línea de cuidado de la piel correctiva; oradora profesional y ex directora de capacitación nacional en importantes compañías dedicadas al cuidado de la piel. La pasión de Springer es enseñar a otros profesionales del cuidado de la piel los matices únicos de la piel pigmentada.

¿Qué la inspiró a hacer una carrera en estética?

A principios de los 90, una recesión afectó a los vendedores más importantes en todo el país. Yo era productora de un programa de moda, pero la necesidad de grandes promociones disminuyó. En ese momento, fui reclutada para convertirme en directora de capacitación nacional para una línea étnica de productos de cuidado de la piel. En ese momento fue cuando realmente encontré mi pasión.

¿Cuál fue el momento más definitorio en su carrera de esteticista?

El sello de mi carrera fue en el año 2000, cuando me convertí en la primera esteticista en el estado de Arizona propietaria de una escuela de estética independiente.

¿Qué le diría a alguien que considera seguir una carrera en la estética?

Esta carrera puede ser muy lucrativa si:

- Se encuentra motivado, siente pasión por la salud de la piel y los regímenes de belleza.

- Luego de graduarse, continúa llevando adelante el entrenamiento técnico y encuentra un mentor. Un mentor me ayudó a catapultar mi carrera dos años después de mi graduación y abrí una escuela de estética cinco años después de la graduación.

¿Cómo retribuir a la industria?

Investigando para un capítulo de un libro que resalta la estética oncológica, me sorprendió la poca información disponible sobre la piel de las personas de color, así como también sobre aquellos con cáncer de mama y de piel. Mi objetivo es brindar talleres informativos sobre la toma de conciencia sobre el cáncer. Me enfoco en las manifestaciones externas de la quimioterapia y la radiación, junto con los ingredientes que se deben evitar.

¿Cómo es su crecimiento como profesional?

Tomo clases todo el tiempo y leo sobre los avances en la tecnología y los ingredientes.

informados a la hora de tomar decisiones sobre la cosmética en general. El nacimiento del spa médico generó un crecimiento en un segmento de la industria del cuidado de la piel y, como consecuencia, continúan apareciendo rápidamente procedimientos y productos nuevos.

¡El futuro de la estética es prometedor! La Oficina de Estadísticas Laborales de los Estados Unidos predice que las oportunidades de trabajo para los esteticistas se incrementarán en un 12 % desde el 2014 al 2024.[5]

Considere los siguientes hechos sobre los estados pasados, actuales y futuros de la industria.

Consumidores

- Los esfuerzos contra el envejecimiento seguirán siendo una prioridad.
- El cuidado de la piel de los hombres continuará creciendo.

---

[5] Esteticista: Panorama de la carrera y perfil laboral. Study.com. Acceso el 3 de diciembre de 2017. http://study.com/articles/Esthetician_Career_Outlook_and_Job_Profile.html

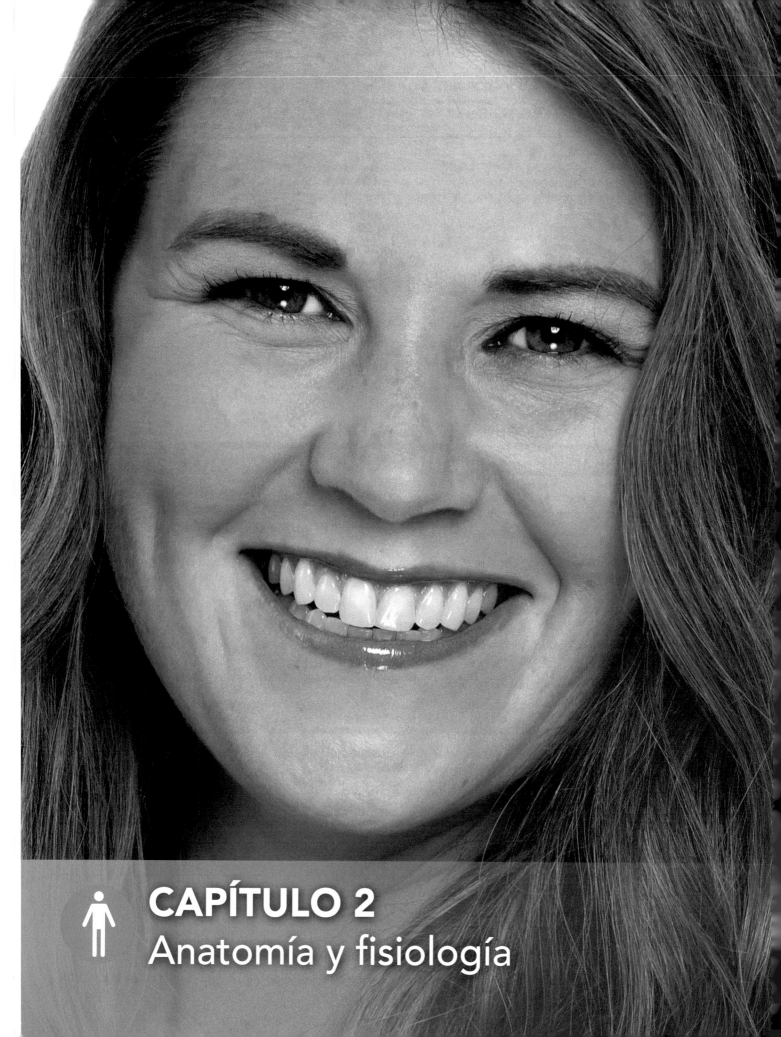

CAPÍTULO 2
Anatomía y fisiología

"La palabra imposible no es un término científico".

–Vanna Bonta

Objetivos de aprendizaje

Al finalizar este capítulo, usted podrá:

1. Explicar por qué los esteticistas necesitan conocimientos de anatomía y fisiología.
2. Describir las funciones y estructuras básicas de una célula.
3. Describir los cuatro tipos de tejidos en el cuerpo humano.
4. Definir las funciones del sistema y los órganos más importantes del cuerpo que se relacionan con el sistema integumentario y la estética.
5. Nombrar los cinco órganos secundarios de la piel.
6. Identificar las cinco funciones del sistema óseo.
7. Reconocer los músculos que afecta el masaje estético.
8. Describir las tres ramificaciones nerviosas de la cabeza, el cuello y el rostro que son importantes en los tratamientos faciales.
9. Explicar cómo el sistema circulatorio afecta la salud de la piel.
10. Explicar la interdependencia de los sistemas inmunológico, circulatorio y linfático.
11. Identificar las glándulas que conforman el sistema endocrino.
12. Describir cómo los cambios hormonales en el sistema reproductor pueden afectar la piel.
13. Describir qué ocurre durante la inhalación y la exhalación.
14. Explicar los cinco pasos de la digestión.
15. Enumerar los cinco órganos que forman parte del sistema excretor.

Explicar por qué los esteticistas necesitan conocimientos de anatomía y fisiología

¿Su corazón comenzó a latir más rápido cuando empezó este capítulo? Correcto, no se espera que sea un asistente médico, pero este capítulo lo guiará a través de todos los sistemas del cuerpo que necesitan trabajar juntos para tener una piel con apariencia saludable. Los esteticistas se centran principalmente en los músculos, los huesos, los nervios y la circulación de la cabeza, el rostro, el cuello, los brazos y las manos. Ya sea que aplique un producto, brinde un tratamiento o haga un análisis de la piel, como esteticistas con licencia, tocamos a las personas como parte de nuestra profesión. Esto no sucede en la mayoría de las demás profesiones y es un honor poder ayudar a los demás a tener una mayor sensación de bienestar.

Los esteticistas deben estudiar y deben comprender muy bien la anatomía y la fisiología porque:

- Los esteticistas necesitan comprender cómo funciona el cuerpo humano como una unidad integrada. Los sistemas del cuerpo son interdependientes y si un sistema no funciona bien, afecta todo el cuerpo y puede notarse en la piel.
- Como proveedor de servicios, debe ser capaz de reconocer los cambios en la piel en comparación a visitas anteriores, ya que es posible que deba cambiar el plan de tratamiento o remitir el cliente a un médico para control.
- Los esteticistas deben comprender cómo los servicios pueden afectar los tejidos, órganos y sistemas del cuerpo.
- Las recomendaciones para los planes de tratamientos y protocolos para un cliente se basan en las decisiones que se toman durante un análisis de la piel, la revisión y consulta del formulario de admisión del cliente.
- Comprender la complejidad del cuerpo humano y cómo los sistemas del cuerpo se interrelacionan, lo ayudará a tener en cuenta la información cuando aconseje un plan de tratamiento, recomiende productos para el cuidado de la piel o realice un servicio.

Definir anatomía, fisiología e histología

Como esteticista profesional, poseer una visión general de la anatomía y la fisiología del cuerpo humano le permitirá realizar sus servicios con conocimiento, de manera eficaz, segura y uniforme.

La **anatomía** es el estudio de las estructuras del cuerpo humano y de las sustancias que las conforman. Es la ciencia que estudia los detalles interconectados de los organismos o sus partes.

La **fisiología** es el estudio de las funciones y actividades realizadas por las estructuras del cuerpo, que incluyen los procesos químicos y físicos.

La **histología**, también conocida como *anatomía microscópica*, es el estudio de la estructura y composición de los tejidos.

Describir las funciones y estructuras básicas de una célula

Las **células** son las unidades básicas de todos los seres vivos, desde las bacterias hasta las plantas, los animales y los seres humanos. Sin células, no existe la vida. Como unidad funcional básica, la célula es responsable de llevar a cabo todos los procesos vitales. Existen billones de células en el cuerpo humano y varían ampliamente en tamaño, forma y propósito.

Estructura básica de la célula

Las células de todos los seres vivos están compuestas de una sustancia incolora y gelatinosa denominada protoplasma, en la que se encuentran presentes agua y nutrientes como las proteínas, las grasas, los carbohidratos y las sales minerales. Estos nutrientes son necesarios para el crecimiento, la reproducción y la autoreparación de la célula. Podemos visualizar el protoplasma de una célula como algo similar al gel transparente de un huevo crudo. Además del protoplasma, la mayoría de las células también incluyen un núcleo, organelas (órganos pequeños) y una membrana celular (**Figura 2–1**).

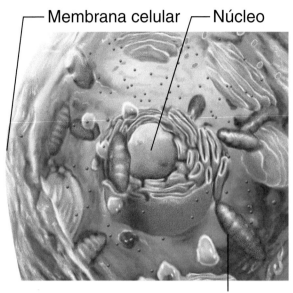

Membrana celular — Núcleo

Mitocondrias

▲ **FIGURA 2–1** La célula es responsable de llevar a cabo todos los procesos vitales.

- El núcleo es el protoplasma activo y espeso que se encuentra en el centro de la célula. Desempeña un papel importante en la reproducción y el metabolismo de las células. Uno puede imaginarse el núcleo como la yema de un huevo crudo. Dentro del núcleo de la célula está el nucleoplasma, que es un líquido que contiene proteínas y un ácido muy importante llamado ácido desoxirribonucleico (ADN). El ADN es lo que determina nuestra estructura genética, incluido el color de los ojos, la piel y el cabello.

- El protoplasma es un líquido gelatinoso que contiene los nutrientes necesarios para el crecimiento, la reproducción y la autoreparación de la célula.

- Las mitocondrias absorben los nutrientes, los desintegran y convierten en energía para la célula. Las mitocondrias trabajan para mantener la célula llena de energía. La energía química que se usa dentro de las células para el metabolismo se denomina ATP (trifosfato de adenosina). Las mitocondrias son pequeñas organelas que fluyen libremente en la célula. Algunas células poseen miles de mitocondrias, como las células de los músculos, mientras que otras no poseen ninguna, como los glóbulos rojos. Las células de los músculos necesitan mucha energía, por lo que poseen una gran cantidad de mitocondrias. Las neuronas o células nerviosas (células que trasmiten impulsos nerviosos) no necesitan tantas.

- La membrana celular es la parte de la célula que envuelve el protoplasma y permite que las sustancias solubles entren y salgan. Es selectivamente permeable, controla la incorporación de sustancias beneficiosas dentro de la célula y la eliminación de desechos y otras sustancias que no colaboran con la vida de la célula. La membrana celular protege a la célula de su entorno. Además, se comunica con otras células, vincula células similares para formar tejidos.

Reproducción y división de las células

Las células tienen la capacidad de reproducirse; de esta forma, aportan nuevas células que permiten el crecimiento y el reemplazo de las células deterioradas o dañadas. La mitosis es el proceso normal de reproducción celular de los tejidos humanos que se produce cuando la célula se divide en dos células idénticas, llamadas células hijas. La célula crecerá y se reproducirá, siempre y cuando las condiciones sean favorables. Las condiciones favorables incluyen el suministro adecuado de nutrientes, oxígeno y agua, temperaturas adecuadas y la capacidad de eliminar productos de desecho. Las condiciones no favorables incluyen: toxinas (venenos), enfermedades y lesiones, donde la célula se puede dañar o destruir.

Metabolismo de las células

El **metabolismo** es un proceso químico que tiene lugar en los organismos vivos. El metabolismo convierte los nutrientes en energía para que la célula pueda funcionar. El metabolismo también elimina los desechos. Estas funciones permiten que los organismos crezcan y se reproduzcan, respondan a su entorno y mantengan sus estructuras.

> **¿Por qué es importante?** El envejecimiento influencia el metabolismo de la célula, que comienza a funcionar con menos eficacia.
> Como esteticista, el metabolismo de la célula es algo que debe tener en cuenta cuando trabaja con los clientes. La eficacia y velocidad del metabolismo de la célula afectará la respuesta de los clientes a los tratamientos y a los ingredientes activos en los productos para el cuidado de la piel.

Según Jeffrey Utz, MD, del Departamento de Neurociencia en la Universidad de Allegheny:

- El cuerpo de los hombres contiene más agua que el de las mujeres.
- El contenido de agua difiere en los distintos tejidos del cuerpo.
- La sangre está compuesta por 83 % de agua y los músculos, por 75 % de agua.
- El cerebro humano contiene 73 % de agua.
- Incluso los huesos poseen un 31 % de agua.

AGUA EN EL CUERPO HUMANO

42 litros (45 qt)

ADULTO PROMEDIO HOMBRE ADULTO MUJER ADULTA BEBÉS

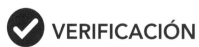

VERIFICACIÓN

1. Dibujar y etiquetar las estructuras básicas de una célula.
2. Resumir el metabolismo de las células y su objetivo.

Describir los cuatro tipos de tejidos en el cuerpo humano

El **tejido** es un conjunto de células del mismo tipo que realizan una determinada función. Cada tejido cumple una función específica y se puede reconocer por su aspecto característico. Existen cuatro tipos de tejido en el cuerpo.

1. El **tejido conectivo** sostiene, protege y une otros tejidos del cuerpo. Algunos ejemplos de tejido conectivo son los huesos, los cartílagos, los ligamentos, los tendones, la fascia (estructura que separa los músculos), la sangre y el tejido graso, que también se denomina **tejido adiposo** (**Figura 2–2**). El tejido adiposo almacena energía y proporciona suavidad y forma al cuerpo. El colágeno y la elastina son fibras de proteína que también forman parte del tejido conectivo.

2. El **tejido epitelial** es un recubrimiento protector en las cavidades del cuerpo y las superficies de los órganos. Los ejemplos son la piel, las membranas mucosas y el recubrimiento del corazón, los órganos digestivos y respiratorios y las glándulas (**Figura 2–3**).

3. El **tejido muscular** contrae y mueve las diversas partes del cuerpo (**Figura 2–4**).

4. El **tejido nervioso** transmite mensajes a través del sistema nervioso central para controlar y coordinar todas las funciones corporales. El tejido nervioso está compuesto de células especiales conocidas como neuronas, las cuales forman los nervios, el cerebro y la médula espinal (**Figura 2—5**).

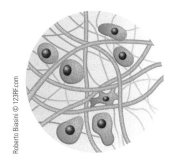

▲ **FIGURA 2–2**
Tejido conectivo

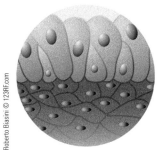

▲ **FIGURA 2–3**
Tejido epitelial

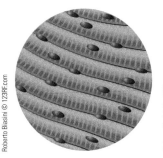

▲ **FIGURA 2–4**
Tejido muscular

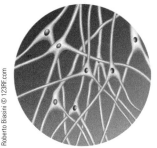

▲ **FIGURA 2–5**
Tejido nervioso

Roberto Biasini © 123RF.com

 VERIFICACIÓN

3. Enumerar y describir las funciones de los cuatro tipos de tejido del cuerpo humano.

Definir las funciones de los sistemas y los órganos más importantes del cuerpo que se relacionan con el sistema integumentario y la estética

Los órganos llevan a cabo las funciones del cuerpo. Los órganos son un grupo de tejidos con una estructura identificable y que realizan funciones específicas. Por ejemplo, el corazón posee tejido muscular que bombea la sangre, tejido fibroso que forma las válvulas del corazón y tejido especial que mantiene el ritmo de los latidos.

Los sistemas del cuerpo son grupos de órganos que actúan en conjunto para realizar una o más funciones corporales.

La Tabla 2–1, enumera los sistemas del cuerpo, además de algunos de los órganos principales del cuerpo, cuya función afecta toda la piel.

▼ TABLA 2–1 Sistemas del cuerpo

Sistema	Función	Órganos	¿Por qué debe saber esto?
Integumentario	Es el órgano más grande del cuerpo, la primera línea de defensa contra las infecciones y la pérdida de agua, regula la temperatura, percibe las sensaciones, produce vitamina D y posee capacidad de absorción.	La piel y sus órganos secundarios, como las glándulas sebáceas y sudoríparas, los receptores sensoriales, el cabello y las uñas.	La piel es el órgano más grande del cuerpo, por lo tanto, conocer sus funciones y el trabajo de los órganos secundarios es un componente importante para el éxito de los terapistas del cuidado de la piel.
Óseo	Forma la base física del cuerpo; está compuesto por los huesos y las articulaciones móviles y fijas.	Huesos	Es importante para proteger su propia mecánica corporal cuando trabaja, al igual que conocer las marcas físicas cuando brinda un tratamiento, incluso en las aplicaciones de maquillaje.
Muscular	Cubre, da forma y sostiene el tejido óseo; además, contrae y mueve diversas partes del cuerpo; está compuesto por los músculos.	Músculos	Es importante al realizar un masaje o tratamientos eléctricos como la microcorriente. Además, es importante comprender el movimiento muscular para evitar los movimientos repetitivos que causan fatiga cuando brinda un tratamiento.
Nervioso	Transmite mensajes a través del sistema nervioso central, controla y coordina todas las funciones corporales.	Cerebro, médula espinal y nervios	Sirve para conocer la ubicación de los nervios faciales y sus acciones cuando realiza un tratamiento. Los nervios controlan los movimientos musculares del rostro.
Circulatorio	Controla el transporte estable de la sangre en todo el cuerpo. Trabaja con los canales del sistema linfático.	Corazón con vasos sanguíneos	La salud del sistema circulatorio afecta la salud de los tejidos de la piel. Los problemas circulatorios suelen constituir contraindicaciones y precauciones para los tratamientos. Por ejemplo, si realiza envolturas corporales, es fundamental comprender en qué dirección envolver para obtener buenos resultados o puede ocurrir un evento adverso.

(Continúa)

(Continuación)

Linfático/ inmunitario	Protege el cuerpo contra enfermedades al desarrollar inmunidades y destruir las toxinas, el material extraño y las bacterias que provocan enfermedades.	Bazo y linfa	Muchos tratamientos necesitan la acción del sistema linfático/inmunitario, incluso el masaje linfático.
Endocrino	Afecta el crecimiento, el desarrollo, las actividades sexuales y los procesos de regulación normales del cuerpo; está compuesto por glándulas especializadas.	Glándula suprarrenal, glándula pituitaria y páncreas	Las hormonas que excreta el sistema endocrino tienen un efecto significativo en la piel. Por este motivo, comprender esa función ayudará a reconocer la necesidad de recomendarle una visita al médico al cliente. Algunos ejemplos son las erupciones de acné, el crecimiento del cabello y la grasitud o sequedad de la piel.
Reproductor 	Realiza la función de concebir hijos y traspasar nuestra genética de una generación a otra. También marca la diferencia de sexos.	Útero, ovarios, pene y testículos	El sistema reproductor y las influencias hormonales que acompañan la pubertad, el embarazo, la perimenopausia y la menopausia afectan en gran medida a la piel, por eso necesita conocimiento para brindar un tratamiento para el cuidado de la piel.
Respiratorio 	Permite la respiración, aporta oxígeno al cuerpo y elimina el dióxido de carbono como desecho.	Pulmones, tráquea y bronquios	La correcta oxigenación del tejido permite que las células funcionen bien. La posibilidad del contagio de enfermedades respiratorias afecta la seguridad y limpieza.
Digestivo 	Desintegra los alimentos en partículas cada vez más pequeñas para absorber los nutrientes o para la excreción.	Esófago, estómago, vesícula biliar, hígado, intestinos delgado y grueso	Una buena nutrición permite el correcto funcionamiento de todos los sistemas del cuerpo.
Excretor	Hace referencia a la eliminación de los desechos.	Riñones y vejiga	Elimina las sustancias tóxicas que pueden afectar otras funciones del sistema del cuerpo.

✔ VERIFICACIÓN

4. ¿Qué son los órganos?
5. Nombrar los sistemas del cuerpo y sus principales funciones.
6. Explicar por qué es importante que los esteticistas conozcan todos los sistemas del cuerpo.

Nombrar los cinco órganos secundarios de la piel

El **sistema integumentario** está compuesto por la piel y sus varios órganos secundarios, los receptores sensoriales, el cabello, las uñas y las glándulas sudoríparas, también conocidas como **glándulas exocrinas** (**Figura 2–6**). La fisiología y la anatomía de la piel se explican en detalle en el capítulo 3, "Fisiología e histología de la piel".

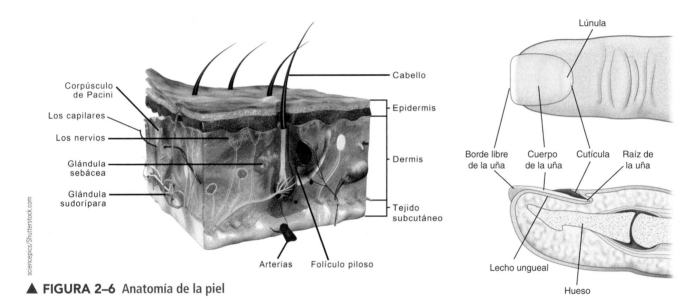

▲ **FIGURA 2–6** Anatomía de la piel

La palabra *integumentario* se refiere a una cobertura natural. Así es que podemos pensar en la **piel** como una cubierta protectora del cuerpo contra los elementos externos que encontramos diariamente, como los gérmenes, los químicos y la exposición solar.

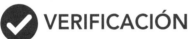 **VERIFICACIÓN**

7. Nombrar los cinco órganos secundarios de la piel.

Identificar las cinco funciones del sistema óseo

El **sistema óseo** forma la base física del cuerpo.

¿Por qué es importante? Como esteticista, es importante conocer el sistema óseo cuando realiza las aplicaciones de maquillaje. En algunos tratamientos es necesario tratar los arcos superciliares. Por tanto, es imprescindible que conozca esa ubicación en la anatomía. Por ejemplo, en algunos estados los esteticistas no pueden realizar tratamientos después de la séptima vértebra cervical. Además, es útil para comprender cómo proteger su cuerpo con el uso de las mecánicas corporales adecuadas para trabajar.

La cantidad de huesos y su composición

El esqueleto de un adulto posee 206 huesos que forman una estructura de soporte rígida a la que se adhieren los tejidos y órganos más blandos del cuerpo, actúa como punto de apoyo para los músculos y ligamentos que brindan soporte para el movimiento.

Los músculos están conectados a los huesos mediante tendones. Los huesos están conectados entre sí por ligamentos (**Figura 2–7**).

El tejido óseo está compuesto por varios tipos de células óseas incrustadas en una red de sales inorgánicas (principalmente calcio y fósforo) y fibras colágenas. La red otorga fuerza a los huesos y las fibras les brindan flexibilidad.

El lugar donde los huesos se encuentran entre sí se llama articulación. Una **articulación** es la conexión entre dos o más huesos del esqueleto. Existen dos tipos de articulaciones: móviles, como los codos, las rodillas y las caderas; y fijas, como la pelvis y el cráneo, que permiten poco o ningún movimiento.

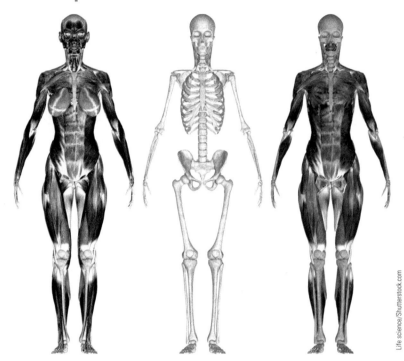

▲ **FIGURA 2–7** Músculos y tendones

Life science/Shutterstock.com

Funciones

Las principales funciones del sistema óseo son:

- Dar forma y soporte al cuerpo.
- Proteger las distintas estructuras y órganos internos.
- Servir de unión para los músculos y actuar como palanca para generar los movimientos del cuerpo.
- Ayudar a producir tanto glóbulos rojos como blancos (una de las funciones de la médula ósea).
- Almacenar la mayor parte de la provisión de calcio del cuerpo, así como también fósforo, magnesio y sodio.

Huesos del cráneo

La cabeza humana contiene 22 huesos divididos en dos grupos: el cráneo y los huesos faciales. El **cráneo** es el marco ovalado óseo que protege el cerebro y está compuesto por ocho huesos. El rostro está formado por 14 huesos, que incluyen el maxilar (maxilar superior) y la mandíbula (maxilar inferior). Las aberturas pequeñas en el cráneo permiten que los nervios craneales se extiendan a varias ubicaciones en la cabeza.

HUESOS DEL CRÁNEO

El cráneo está formado por ocho huesos (**Figura 2–8a**):

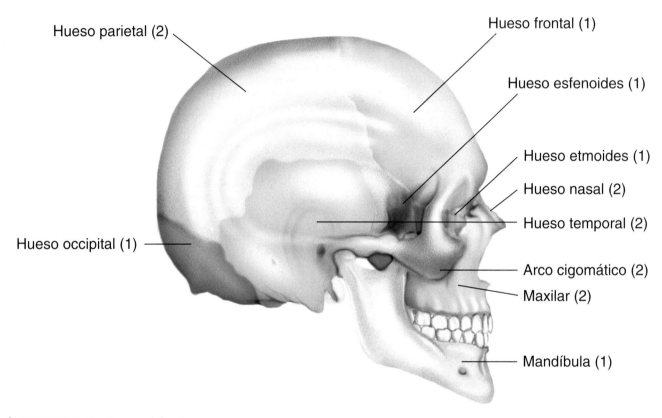

Hueso parietal (2)

Hueso frontal (1)

Hueso esfenoides (1)

Hueso etmoides (1)

Hueso nasal (2)

Hueso temporal (2)

Hueso occipital (1)

Arco cigomático (2)

Maxilar (2)

Mandíbula (1)

▲ **FIGURA 2–8a** Huesos del cráneo

- El **hueso occipital** forma la parte de atrás del cráneo encima de la **nuca**.
- Los dos **huesos parietales** forman los laterales y la coronilla (parte superior) del cráneo.
- El **hueso frontal** forma la frente.
- Los dos **huesos temporales** forman los laterales de la cabeza en la región del oído.
- El **hueso etmoides** es el hueso liviano y esponjoso entre las órbitas oculares que forma parte de las cavidades nasales.
- El **hueso esfenoides** forma los lados de la órbita ocular.

Los huesos etmoides y esfenoides no se ven afectados al realizar un servicio o dar un masaje.

HUESOS DEL ROSTRO

Los huesos del rostro que los esteticistas deben conocer son (**Figura 2–8b**):

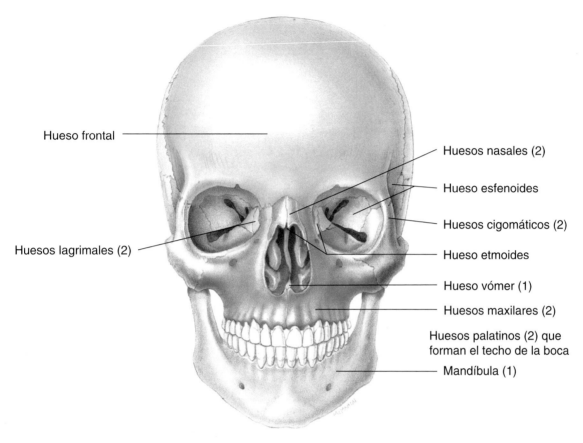

Hueso frontal

Huesos nasales (2)

Hueso esfenoides

Huesos cigomáticos (2)

Huesos lagrimales (2)

Hueso etmoides

Hueso vómer (1)

Huesos maxilares (2)

Huesos palatinos (2) que forman el techo de la boca

Mandíbula (1)

▲ **FIGURA 2–8b** Huesos del rostro

- Los dos **huesos nasales** forman el puente de la nariz.
- Los dos **huesos lagrimales** son los huesos más pequeños y frágiles del rostro, se encuentran en la parte frontal interna de las órbitas oculares.
- Los dos **huesos cigomáticos**, que también se denominan **huesos malares** o **pómulos**, forman la prominencia de las mejillas.
- Los dos **huesos maxilares** que forman el maxilar superior.
- La **mandíbula** forma el maxilar inferior, el hueso más grande y resistente del rostro.

Huesos del cuello

Los huesos principales del cuello son los siguientes (**Figura 2–9**):

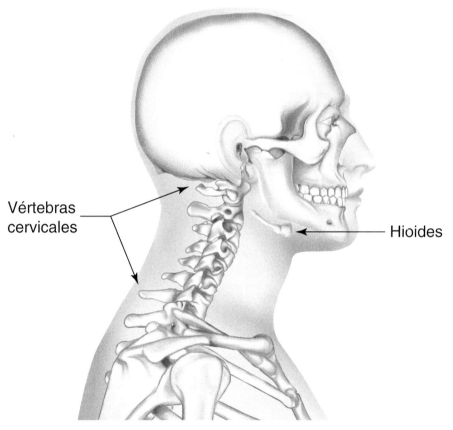

Vértebras
cervicales

Hioides

▲ **FIGURA 2–9** Huesos del cuello

- El **hueso hioides** es el hueso con forma de U en la base de la lengua, en el que se apoyan la lengua y los músculos.
- Las **vértebras cervicales** son los siete huesos de la parte superior de la columna vertebral localizados en la región del cuello.

Huesos del tórax

Los huesos del tórax son importantes cuando se realizan tratamientos en todo el cuerpo, como las envolturas corporales (**Figura 2–10**), así como para los masajes que involucran tocar el esternón, la escápula y la clavícula como marcas de referencia del cuerpo. Los huesos del tronco o torso incluyen:

- **Tórax:** pecho o caja pulmonar compuesta por el esternón, las costillas y las vértebras torácicas; es una caja ósea elástica que sirve como armazón protector del corazón, los pulmones y otros órganos internos.
- **Costillas:** doce pares de huesos que forman la pared del tórax.
- **Escápula**, también conocida como **omóplato**: la escápula es el hueso grande, plano y triangular del hombro, existen dos escápulas.

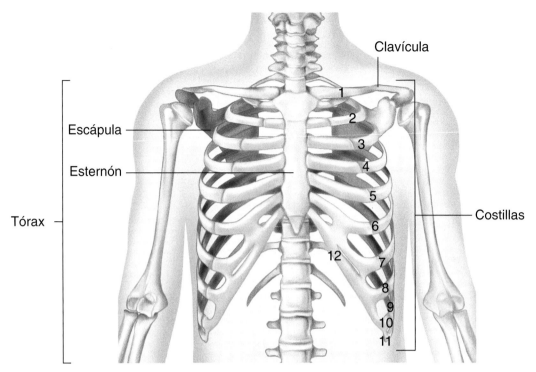

▲ **FIGURA 2–10** Huesos del tórax

- **Esternón**, también conocido como **hueso del pecho**: hueso plano que forma el soporte ventral (frontal) de las costillas.
- **Clavícula**, también denominada **cinturón escapular**: es el hueso que une el esternón a la escápula.

Huesos de las manos y los brazos

Los huesos importantes de los brazos y las manos incluyen los siguientes (**Figura 2–11**):

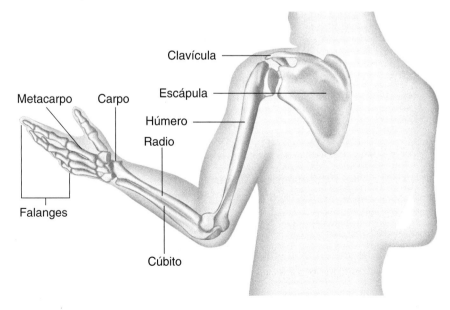

▲ **FIGURA 2–11** Huesos del brazo y las manos

- El **húmero** es el hueso superior y más grande del brazo y se extiende desde el hombro hasta el codo.
- El **cúbito** es el hueso interno, el más grande del antebrazo (parte inferior del brazo), que está unido a la muñeca y situado del lado del dedo meñique.
- El **radio** es el hueso más pequeño del antebrazo del mismo lado del pulgar.
- El **carpo**, que también se denomina **muñeca**, es una articulación flexible compuesta de un grupo de ocho huesos pequeños e irregulares (carpos) unidos por ligamentos.
- El **metacarpo**, también se denomina **palma**, está formado por cinco huesos largos y delgados llamados huesos metacarpianos.
- Las **falanges** (singular: falange), son los huesos de los dedos o **dígitos**, tres huesos en cada dedo y dos en cada pulgar; en total son 14 huesos.

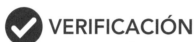

VERIFICACIÓN

8. Enumerar las principales funciones del sistema óseo.
9. Identificar los huesos en el cráneo, rostro, cuello, pecho, brazos y manos, y su ubicación.

Reconocer los músculos que afecta el masaje estético

El **sistema muscular** cubre, da forma y sostiene el tejido óseo. Los músculos son tejidos fibrosos que tienen la capacidad de estirarse y contraerse de acuerdo a las exigencias de los movimientos del cuerpo. El sistema puede contraer y mover diversas partes del cuerpo.

> **¿Por qué es importante?** Un esteticista debe conocer los músculos por varias razones. El masaje estético implica manipular los músculos del rostro, el cuello, los hombros, los brazos y las manos. Muchos tratamientos que usan modalidades eléctricas implican el conocimiento de los movimientos musculares para lograr el resultado deseado. La postura y posición durante los tratamientos exigen que aplique las mecánicas corporales adecuadas para evitar la fatiga muscular.

La cantidad de músculos y su composición

El cuerpo humano posee más de 630 músculos que son responsables de aproximadamente el 40 por ciento del peso corporal. De los más de 630 músculos, 30 son faciales.

Existen tres tipos de tejido muscular:

1. Los músculos óseos o voluntarios se contraen en forma voluntaria.

2. Los músculos lisos o involuntarios no se controlan en forma voluntaria.

3. Los músculos cardíacos participan en la función cardíaca y no se controlan en forma voluntaria.

Los esteticistas trabajan con los músculos óseos o voluntarios. Estos son los músculos que están unidos a los huesos y se pueden controlar con los procesos mentales. Los impulsos nerviosos desencadenan una reacción desde el músculo, que se contrae y mueve el hueso o la articulación relacionada.

Un músculo óseo o voluntario posee tres partes (**Figura 2-12**):

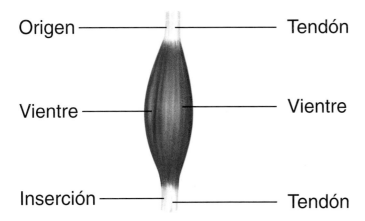

▲ **FIGURA 2–12** Partes del músculo óseo

1. El origen es la parte del músculo más fija y más cercana al esqueleto, se flexiona pero permanece quieta (no se mueve).
2. El vientre es la parte media del músculo.
3. La inserción es la parte móvil del músculo y es la más alejada del esqueleto.

La presión que se ejerce durante un masaje normalmente se dirige desde la inserción hacia el origen.

El tejido muscular se puede influenciar de manera positiva durante un tratamiento estético mediante:

• Masajes (manuales o con un vibrador eléctrico)
• Terapia de corriente eléctrica (consulte el capítulo 10, "Dispositivos y tecnología para el tratamiento facial", para obtener más información sobre corriente de alta frecuencia, corriente galvánica o microcorriente)
• Rayos de luz (luz infrarroja, diodo emisor de luz [LED])
• Calor seco (lámparas o cofias calefactoras)
• Calor húmedo (vaporizadores o toallas vaporizadas moderadamente calientes).

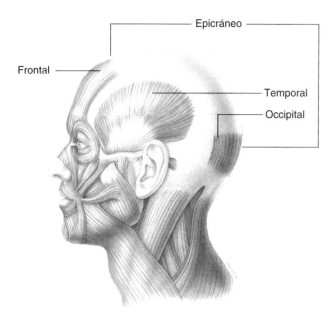

Epicráneo

Frontal

Temporal

Occipital

Músculos del cuero cabelludo

- Hay cuatro músculos en el cuero cabelludo: frontal, occipital y dos temporales a los lados.

- El esteticista debe preocuparse más por el frontal, músculo del cuero cabelludo que eleva las cejas, mueve hacia delante el cuero cabelludo y origina las arrugas de la frente.

- El epicráneo, también conocido como occipitofrontal, es un músculo amplio que cubre la parte superior del cráneo. Está compuesto de dos partes, el occipital y el frontal.

- El occipital, ubicado en la parte posterior del epicráneo, es el músculo que mueve el cuero cabelludo hacia atrás.

▲ **FIGURA 2 –13a** Músculos del cuero cabelludo.

Músculos de las cejas

Los músculos de las cejas incluyen los siguientes (**Figura 2–13**):

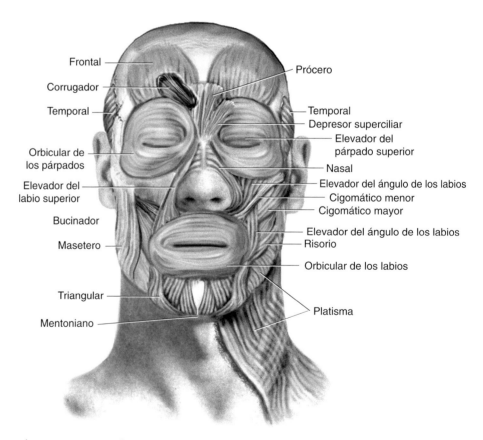

Frontal

Corrugador

Temporal

Orbicular de los párpados

Elevador del labio superior

Bucinador

Masetero

Triangular

Mentoniano

Prócero

Temporal

Depresor superciliar

Elevador del párpado superior

Nasal

Elevador del ángulo de los labios

Cigomático menor

Cigomático mayor

Elevador del ángulo de los labios

Risorio

Orbicular de los labios

Platisma

▲ **FIGURA 2 –13b** Músculos del cuero cabelludo, las cejas, la nariz, la boca y la masticación

- El músculo **corrugador** es el músculo que está ubicado debajo del frontal y del orbicular de los párpados. Permite mover las cejas hacia abajo y fruncir el ceño verticalmente.
- El **orbicular de los párpados** es el músculo circular de la órbita ocular que permite cerrar los ojos.
- El **músculo elevador del párpado** controla el párpado y se puede dañar con facilidad durante la aplicación de maquillaje.

Músculos de la nariz

La **Figura 2–13** también muestra los dos músculos principales de la nariz.

- El **prócero** permite bajar las cejas y causa las arrugas a través del puente de la nariz.
- El **nasal** es un músculo que consta de dos partes y cubre la nariz, incluye la *parte transversal* y la *parte alar*, que forma las fosas nasales.

Músculos de la boca

Los músculos importantes de la boca son (consulte la **Figura 2–13**):

- El **bucinador** es el músculo plano y delgado de la mejilla que se encuentra entre el maxilar superior y el maxilar inferior, que permite comprimir las mejillas y expulsar el aire entre los labios como al silbar.
- El **triangular**, conocido como el **depresor del ángulo de los labios**, es el músculo que se extiende por el mentón y mueve hacia abajo las comisuras de la boca.
- El **mentoniano** es el músculo que eleva el labio inferior, además de levantar y fruncir la piel del mentón.
- El **orbicular de los labios** es la banda plana alrededor del labio superior e inferior que comprime, contrae, frunce y arruga los labios.
- El **elevador del ángulo de los labios**, es el músculo asociado a la sonrisa.
- El **risorio** mueve la comisura de la boca hacia fuera y hacia atrás al sonreír.
- El **elevador del labio superior** es el músculo que se encarga de levantar la región de la nariz y el labio superior. A menudo se le llama **cuadrado del labio**.
- El **cigomático** mayor y menor son músculos que se extienden desde el hueso cigomático hasta el ángulo de la boca y elevan el labio, como al reír.

Músculos de la masticación (masticar)

Los músculos principales de la masticación se coordinan para abrir y cerrar la boca y llevar la mandíbula hacia delante o atrás. Estos músculos a veces se denominan los *músculos de la masticación*. *El* esteticista debe conocer la ubicación de estos músculos cuando realiza un masaje facial y los tratamientos de modalidad eléctrica.

* Masetero
* Temporal

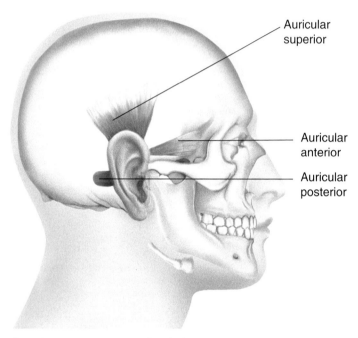

Auricular superior

Auricular anterior

Auricular posterior

▲ **FIGURA 2–14** Músculos de la oreja

Músculos de la oreja

* Los tres músculos de la oreja se denominan músculos auriculares. Trabajan juntos para mover la oreja hacia arriba, adelante y atrás (**Figura 2–14**).

Músculos del cuello

Los músculos del cuello son los siguientes (**Figura 2–15**):

* El platisma es el músculo ancho que se extiende desde el tórax y los músculos del hombro hasta el costado del mentón. Es responsable de bajar el maxilar inferior y el labio.

* El esternocleidomastoideo (SCM) es el músculo que se extiende a lo largo del cuello, desde la oreja hasta el hueso del cinturón escapular. Es responsable de mover la cabeza de lado a lado y de arriba hacia abajo.

Músculos que unen los brazos al cuerpo

Los músculos que conectan los brazos al cuerpo incluyen los siguientes:

* El dorsal ancho es un músculo grande, plano y triangular que cubre la parte inferior de la espalda. Viene de la mitad inferior de la columna vertebral y de la cresta ilíaca (hueso de la cadera) y se estrecha en un tendón redondo conectado adelante de la parte superior del húmero (**Figura 2–16**).

* El pectoral mayor y el pectoral menor son músculos del tórax que ayudan en los movimientos de oscilación del brazo.

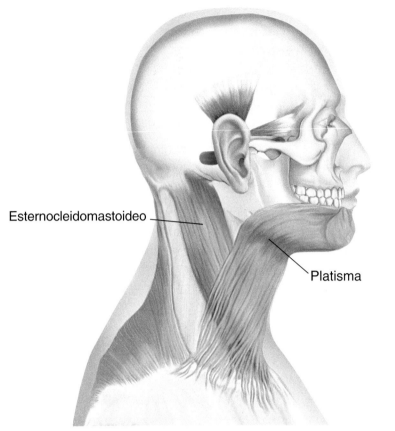

▲ **FIGURA 2–15** Músculos del cuello

Músculos del hombro y el brazo

Existen tres músculos principales de los hombros y la parte superior de los brazos (**Figura 2-16**):

- El trapecio es el músculo que cubre la parte posterior del cuello, los hombros y la parte media y superior de la espalda; encoge los hombros y estabiliza la escápula.

- Los bíceps forman el contorno del lado frontal e interno de la parte superior de los brazos, levantan los antebrazos, flexionan los codos y giran las palmas hacia fuera.

- El deltoides es un músculo grande y triangular que cubre la articulación del hombro y permite que el brazo se extienda hacia fuera y hacia los costados del cuerpo.

- El tríceps es un músculo grande que cubre toda la parte posterior del brazo y extiende el antebrazo.

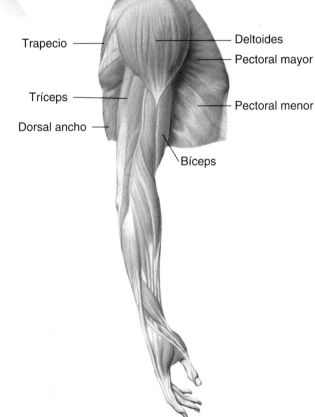

▲ **FIGURA 2–16** Músculos de los hombros y la parte superior de los brazos

MÚSCULOS DEL ANTEBRAZO

El antebrazo está formado por una serie de músculos y tendones resistentes. Como esteticista, debe preocuparse por los músculos del antebrazo para garantizar que aplique las mecánicas corporales adecuadas cuando realiza un tratamiento. Además, es posible que realice algunos masajes en las manos o antebrazos durante una sesión facial relajante.

MÚSCULOS DE LA MANO

La mano es una de las partes más complejas del cuerpo, con numerosos músculos pequeños que se superponen de una articulación a otra, que brindan flexibilidad y fuerza para abrir y cerrar la mano y los dedos. Los masajes pueden ayudar a relajar y mantener la flexibilidad de estos músculos.

MOVIMIENTOS MUSCULARES

Es importante conocer los siguientes movimientos musculares (**Figura 2–17**):

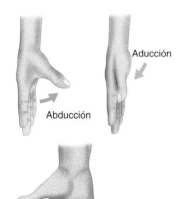

- **Abducción:** los músculos que alejan una parte del cuerpo, como un dedo de la mano, un brazo o un dedo del pie, de la línea media del cuerpo o de una extremidad. En la mano, la abducción separa los dedos.

- **Aducción:** los músculos que acercan una parte del cuerpo, como un dedo de la mano, un brazo o un dedo del pie, al eje medio del cuerpo o de una extremidad. En la mano, la aducción permite juntar los dedos.

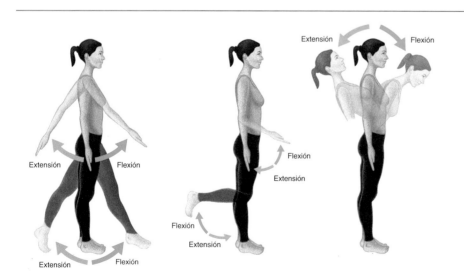

- **Flexión:** los músculos mueven una parte del cuerpo hacia el centro del cuerpo, por ejemplo, cuando los bíceps del brazo se mueven hacia el cuerpo.

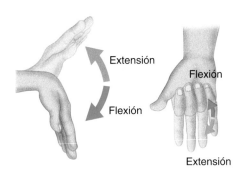
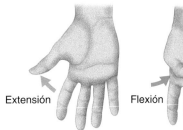

- **Extensión:** cuando los músculos se enderezan. Por ejemplo: cuando la muñeca, la mano y los dedos forman una línea recta.

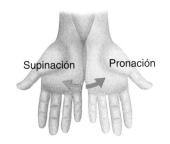

- **Pronación:** cuando los músculos giran hacia adentro. Por ejemplo, cuando la palma de la mano mira hacia abajo.

- **Supinación:** cuando los músculos rotan. Por ejemplo, en el antebrazo, el radio gira hacia afuera y la palma hacia arriba.

▲ **FIGURA 2–17** Movimientos principales de los músculos

 VERIFICACIÓN

10. Enumerar las principales funciones del sistema muscular.
11. Nombrar las tres partes que forman un músculo voluntario.
12. Explicar cómo el tejido muscular se puede influenciar de manera positiva con un tratamiento estético.
13. Identificar y explicar los músculos de cada una de estas áreas de la anatomía:
    a. Cuero cabelludo
    b. Cejas
    c. Oído
    d. Nariz
    e. Boca
    f. Masticación
    g. Cuello
14. Identificar y explicar los músculos de cada una de estas áreas:
    a. Músculos que unen los brazos al cuerpo
    b. Músculos del hombro y el brazo
15. ¿Qué función cumplen los músculos de la mano?
16. Identificar y explicar las funciones de:
    a. Abducción
    b. Aducción
    c. Flexión
    d. Extensión
    e. Supinación
    f. Pronación

Describir las tres ramificaciones nerviosas de la cabeza, el cuello y el rostro que son importantes en los tratamientos faciales

El **sistema nervioso** es un sistema excepcionalmente bien organizado, responsable de coordinar las numerosas actividades que realiza el cuerpo. Cada pulgada cuadrada (2,5 cm cuadrados) del cuerpo humano contiene finas fibras llamadas *nervios*. En el cuerpo existen más de 100 mil millones de células nerviosas, conocidas como *neuronas*. La **neurología** es el estudio científico de la estructura, la función y la patología del sistema nervioso.

> **¿Por qué es importante?** Comprender las funciones de los nervios sensoriales de la piel y el poder del tacto mejorará su carrera. Entender cómo funcionan los nervios lo ayudará a realizar masajes en forma más competente y a entender los efectos de los tratamientos en el cuerpo en su totalidad.

Divisiones del sistema nervioso

El sistema nervioso tiene tres subdivisiones principales (**Figura 2–18**).

1. El **sistema nervioso central (SNC)** está formado por el cerebro, la médula espinal, los nervios espinales y los nervios craneales. Controla el estado de consciencia y muchas actividades mentales, las funciones involuntarias de los cinco sentidos (vista, oído, tacto, olfato y gusto) y las acciones de los músculos voluntarios, incluidos todos los movimientos corporales y las expresiones faciales.

2. El **sistema nervioso periférico (SNP)** es un sistema de nervios que conecta las partes periféricas (externas) del cuerpo con el sistema nervioso central. Tiene tanto nervios sensoriales como motores. Su función es transportar impulsos, o mensajes, desde y hacia el sistema nervioso central.

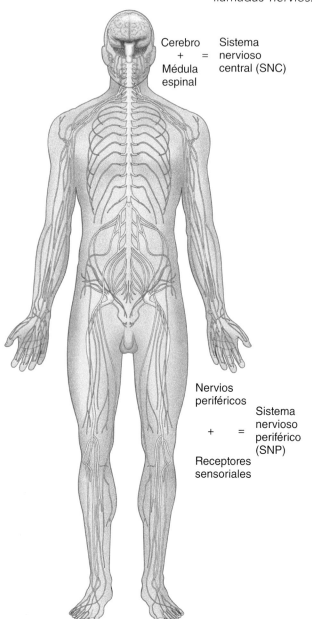

Cerebro + Médula espinal = Sistema nervioso central (SNC)

Nervios periféricos + Receptores sensoriales = Sistema nervioso periférico (SNP)

▲ **FIGURA 2–18** Divisiones del sistema nervioso

3. El **sistema nervioso autónomo (SNA)** es la parte del sistema nervioso que controla los músculos involuntarios. Regula las actividades de los músculos lisos, las glándulas, los vasos sanguíneos, el corazón y la respiración.

El cerebro y la médula espinal

El **cerebro** es la masa más grande y compleja de tejido nervioso del cuerpo. El cerebro se encuentra alojado en el cráneo y controla las sensaciones, los músculos y la actividad glandular. Envía y recibe mensajes mediante los 12 pares de nervios craneales que llegan a diferentes partes de la cabeza, el rostro y el cuello (**Figura 2-19**).

- El **tronco encefálico** conecta la médula espinal con el cerebro. El tronco encefálico participa en la regulación de funciones vitales como la respiración, el latido cardíaco y la presión arterial.

- La **médula espinal** es la continuación del tronco encefálico, se origina en el cerebro y se extiende hasta la parte inferior del tronco, está protegida por la columna vertebral. Treinta y un pares de nervios espinales se extienden desde la médula espinal para dirigirse hacia los músculos y la piel del tronco y las extremidades.

Estructura y funciones de las células nerviosas

Los **nervios** son cordones blanquecinos constituidos por manojos de fibras nerviosas unidas por el tejido conectivo, mediante el cual se transmiten los impulsos. Los nervios se originan en el cerebro y en la médula espinal, sus ramificaciones se extienden a todas las partes del cuerpo.

TIPOS DE NERVIOS

Existen dos tipos de nervios:

1. Los **nervios sensoriales** llevan impulsos o mensajes desde los órganos sensorios hacia el cerebro, donde se experimentan las sensaciones de tacto, frío, calor, vista, audición, gusto, olfato, dolor y presión. Las terminaciones nerviosas sensoriales, denominadas **receptores**, se encuentran cerca de la superficie de la piel. A medida que los impulsos pasan desde los nervios sensoriales hacia el cerebro y regresan a través de los nervios motores hacia los músculos, se establece un circuito completo que tiene como resultado los movimientos musculares.

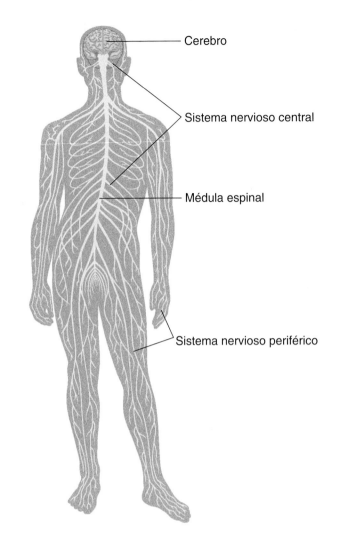

Cerebro

Sistema nervioso central

Médula espinal

Sistema nervioso periférico

▲ **FIGURA 2–19** El cerebro y la médula espinal

Tarjetas de memoria sobre los nervios

Realice tarjetas de memoria sobre los nervios de la cabeza, el rostro y el cuello.

2. Los **nervios motores** transmiten impulsos desde el cerebro hacia los músculos o glándulas. Los impulsos transmitidos producen movimientos.

Un **reflejo** es una reacción nerviosa automática a un estímulo que implica la transmisión de un impulso que proviene de un receptor sensorio a lo largo del nervio sensorial hasta la médula espinal y un impulso de respuesta que se transmite a lo largo de una neurona motora hasta un músculo. Esto causa una reacción, por ejemplo, la acción de retirar rápidamente la mano de un objeto caliente. Los reflejos no se aprenden porque son automáticos.

Nervios de la cabeza, el rostro y el cuello

Hay 12 pares de nervios craneales que salen de la base del cerebro y del tronco encefálico. Los nervios craneales activan los músculos y la estructura sensorial de la cabeza y del cuello, incluida la piel, las membranas, los ojos y los oídos (**Figura 2–20**).

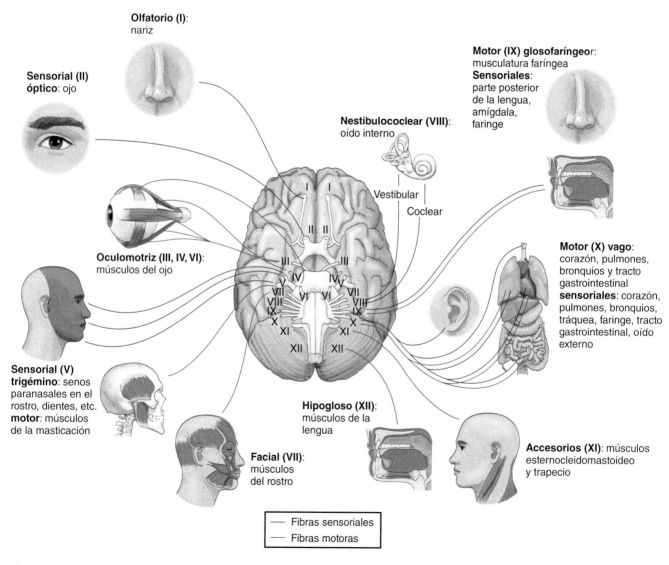

▲ **FIGURA 2–20** Los nervios craneales activan los músculos y la estructura sensorial de la cabeza, el cuello y el rostro

Los esteticistas se ocupan principalmente de los nervios V, VII y XI y cada uno tiene varias ramificaciones (**Figura 2–21**).

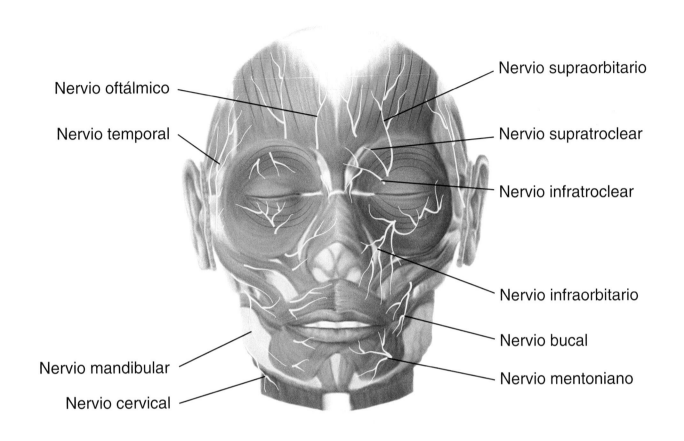

Nervio oftálmico

Nervio temporal

Nervio mandibular

Nervio cervical

Nervio supraorbitario

Nervio supratroclear

Nervio infratroclear

Nervio infraorbitario

Nervio bucal

Nervio mentoniano

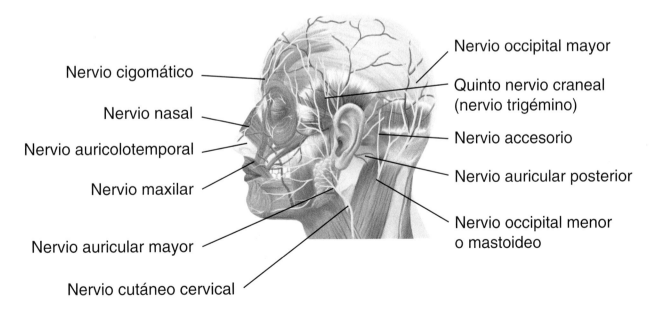

Nervio cigomático

Nervio nasal

Nervio auricolotemporal

Nervio maxilar

Nervio auricular mayor

Nervio cutáneo cervical

Nervio occipital mayor

Quinto nervio craneal (nervio trigémino)

Nervio accesorio

Nervio auricular posterior

Nervio occipital menor o mastoideo

▲ **FIGURA 2–21** Nervios V, VII y XI y sus ramificaciones

El nervio craneal más grande es el quinto nervio craneal, también llamado nervio trifacial o trigémino. Es el principal nervio sensorial del rostro, que sirve como nervio motor de los músculos que controlan la masticación. Tiene tres divisiones:

- El nervio oftálmico afecta la piel de la frente, los párpados superiores, la porción interior del cuero cabelludo, las órbitas, el globo ocular y las fosas nasales.
- El nervio mandibular afecta los músculos del mentón y del labio inferior.
- El nervio maxilar afecta la parte superior del rostro.

  Las siguientes ramificaciones del quinto nervio craneal también se ven afectadas por los masajes faciales o linfáticos.

- El nervio auriculotemporal afecta el oído externo y la piel que está encima de la sien hasta la parte superior del cráneo.
- El nervio infraorbitario afecta la piel del párpado inferior, el costado de la nariz, el labio superior y la boca.
- El nervio infratroclear afecta la membrana y la piel de la nariz.
- El nervio mentoniano afecta la piel del labio inferior y del mentón.
- El nervio nasal afecta la punta y los lados inferiores de la nariz.
- El nervio supraorbitario afecta la piel de la frente, el cuero cabelludo, las cejas y los párpados superiores.
- El nervio supratroclear afecta la piel que está entre los ojos y la parte superior de la nariz.
- El nervio cigomático afecta los músculos de la parte superior de la mejilla.

  Las ramificaciones del quinto nervio craneal se ven afectadas por los masajes faciales o linfáticos.

El séptimo nervio craneal, también denominado nervio facial, es el nervio motor más importante del rostro. Comienza desde la parte inferior de la oreja y se extiende hasta los músculos del cuello. Sus divisiones y ramificaciones controlan todos los músculos de la expresión del rostro y las secreciones de saliva.

Las siguientes son las ramificaciones más importantes del nervio facial.

- El nervio bucal afecta los músculos de la boca.
- Los nervios cervicales (ramificaciones del nervio facial) afectan el costado del cuello y el músculo cutáneo del cuello.
- El nervio mandibular afecta la piel del labio inferior y del mentón.
- El nervio auricular posterior afecta los músculos que están detrás de la oreja en la base del cráneo.
- El nervio temporal afecta los músculos de la sien, el costado de la frente, las cejas, los párpados y la parte superior de las mejillas.
- El nervio cigomático (superior e inferior) afecta los músculos de la parte superior de la mejilla.

El **undécimo nervio craneal**, también llamado **nervio accesorio**, es un nervio motor que controla el movimiento de los músculos del cuello y los hombros. Este nervio es importante para los esteticistas porque se ve afectado durante los tratamientos faciales, principalmente con los masajes.

Los nervios cervicales emergen de la médula espinal y sus ramificaciones se distribuyen por los músculos y el cuero cabelludo en la parte posterior de la cabeza y el cuello, como se presenta a continuación:

- El **nervio cutáneo cervical** está ubicado a un costado del cuello y afecta la parte frontal y los lados del cuello en forma descendente hasta el esternón.

- El **nervio auricular mayor**, ubicado a un costado del cuello, afecta el rostro, las orejas, el cuello y la glándula parótida.

- El **nervio occipital mayor** está ubicado en la parte posterior de la cabeza y afecta el cuero cabelludo hasta la parte superior de la cabeza.

- El **nervio occipital menor**, que también se conoce como **nervio occipital mastoideo**, está ubicado en la base del cráneo, afecta el cuero cabelludo y los músculos detrás de la oreja.

Nervios de brazos y manos

Los nervios principales que inervan las partes superficiales del brazo y la mano incluyen (**Figura 2-22**):

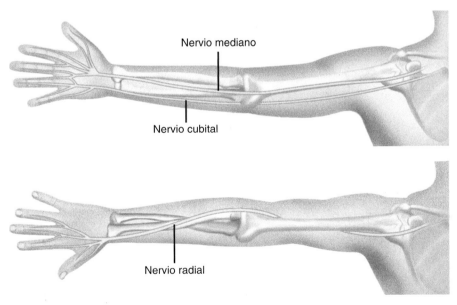

Nervio mediano

Nervio cubital

Nervio radial

▲ **FIGURA 2–22** Nervios del brazo

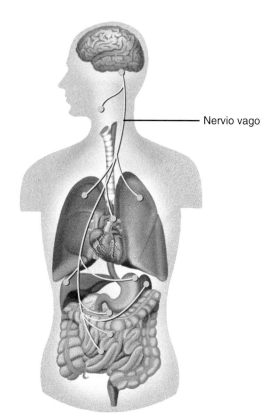

Nervio vago

▲ FIGURA 2–23 El nervio vago

- El **nervio digital** es un nervio sensorial-motor que, con sus ramificaciones, inerva los dedos de la mano.
- El **nervio radial** es un nervio sensorial-motor que, con sus ramificaciones, inerva el brazo del lado del pulgar y el dorso de la mano.
- El **nervio mediano** es un nervio sensorial-motor más pequeño que los nervios cubital y radial y, junto a sus ramificaciones, inervan el brazo y la mano.
- El **nervio cubital** es un nervio sensorial-motor que se distribuye con sus ramificaciones en el brazo del lado del meñique y la palma de la mano.

NERVIO VAGO

El **nervio vago** está ubicado en la cavidad abdominal, pero su función puede afectar al esteticista de manera sorprendente, por lo que es importante conocerlo (**Figura 2–23**). El nervio vago pertenece al sistema nervioso autónomo. Cuando reacciona de manera exagerada ante un detonante, puede producir una repentina caída en la presión arterial y causar un desmayo. Es la causa más frecuente de los desmayos. Algunos detonantes son ponerse de pie con rapidez, ver sangre, el estrés, los dolores e incluso presionar algunas áreas del cuello, las cavidades sinusales y los ojos.

 VERIFICACIÓN

17. Comparar y contrastar las tres divisiones principales del sistema nervioso.
18. ¿Cuáles son las funciones del cerebro, el tronco encefálico y la médula espinal?
19. ¿Cuáles son los dos tipos de nervios?
20. Describir los nervios que afectan la cabeza, el rostro y el cuello.

Explicar cómo el sistema circulatorio afecta la salud de la piel

El **sistema circulatorio,** también denominado **sistema cardiovascular,** controla la circulación constante de la sangre a través del cuerpo por medio del corazón y los vasos sanguíneos (venas y arterias). El sistema circulatorio está compuesto por el corazón, las arterias, las venas y los capilares, por donde circula la sangre a través de todo el cuerpo.

¿Por qué es importante? El sistema circulatorio y su rol en la nutrición y oxigenación de las células son importantes para que el esteticista pueda interpretar con destreza cómo la piel reacciona a los tratamientos. La piel puede volverse pálida debido a la mala circulación, ya que los tejidos no se oxigenan. La mala circulación también puede retrasar el tiempo de curación. Reconocer la fragilidad de la piel con cuperosis (enrojecimiento; capilares distendidos debido al debilitamiento de sus paredes) y revisar el plan de tratamiento para beneficiar al cliente, es una destreza que se adquiere al conocer el sistema circulatorio. La mala circulación suele ser una contraindicación para los tratamientos.

El corazón

El **corazón** con frecuencia se denomina la bomba del cuerpo (**Figura 2–24**). Es un órgano muscular en forma de cono que mantiene la sangre en movi-

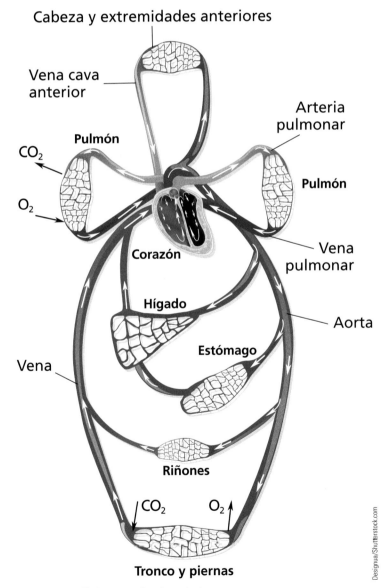

▲ **FIGURA 2–24** El sistema circulatorio humano

miento dentro del sistema circulatorio. El nervio vago (décimo nervio craneal) y los nervios del sistema nervioso autónomo regulan los latidos del corazón. En estado normal de reposo, el corazón late entre 72 y 80 veces por minuto.

La sangre se encuentra en circulación constante y continua. Hay dos sistemas que garantizan la integridad de la circulación:

1. La circulación pulmonar lleva la sangre del corazón a los pulmones para que se oxigene.

2. La circulación sistémica, también conocida como circulación general, lleva la sangre oxigenada desde el corazón hacia todo el cuerpo y de regreso al corazón.

Vasos sanguíneos

Los vasos sanguíneos son estructuras en forma de tubo que incluyen las arterias, las arteriolas, los capilares, las vénulas y las venas. La función de estos vasos es transportar las sangre hacia y desde el corazón, y luego, hacia los diferentes tejidos del cuerpo. Los tipos de vasos sanguíneos que se encuentran en el cuerpo se muestran en la **Figura 2–25**.

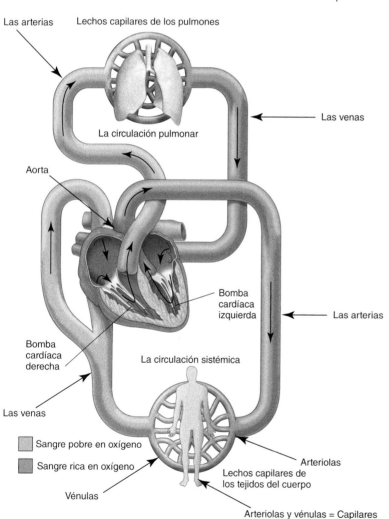

- **Arterias:** tubos musculares y flexibles de paredes gruesas que transportan la sangre oxigenada desde el corazón a las arteriolas. La arteria más extensa del cuerpo es la aorta.

- **Arteriolas:** arterias pequeñas que llevan sangre a los capilares.

- **Capilares:** vasos sanguíneos diminutos y de paredes delgadas que conectan las arterias más pequeñas con las vénulas. Los capilares llevan los nutrientes hacia las células y recogen los desechos.

- **Vénulas:** vasos pequeños que conectan los capilares con las venas. Recogen la sangre de los capilares y la drenan en las venas.

- **Venas:** vasos sanguíneos de paredes delgadas, menos flexibles que las arterias. Contienen válvulas unidireccionales que mantienen el flujo sanguíneo en una sola dirección hacia el corazón y evitan que la sangre retroceda. Las venas transportan la sangre con desechos hacia el corazón y los pulmones para limpiarla y nutrirse de oxígeno. Las venas están ubicadas más cerca de la superficie exterior de la piel que las arterias.

▲ **FIGURA 2–25** Los tipos de vasos sanguíneos que se encuentran en el cuerpo

La sangre

La **sangre** es un fluido nutritivo que se desplaza por el sistema circulatorio y se la considera tejido conectivo, ya que conecta los sistemas del cuerpo, suministra oxígeno, nutrientes y hormonas y elimina los desechos.

Datos breves

✓ Hay entre 8 y 10 pintas (4 y 5 litros) de sangre en el cuerpo humano.

✓ Es pegajosa y salada.

✓ Por lo general, hierve a 98,6 °F (36 °C).

FUNCIONES DE LA SANGRE

La sangre realiza las siguientes funciones esenciales:

- Transporta agua, oxígeno, nutrientes y minerales hacia todas las células y los tejidos del cuerpo.
- Retira el dióxido de carbono y los desechos que son eliminados por los pulmones, la piel y los riñones.
- Ayuda a equilibrar la temperatura corporal, que protege al cuerpo del calor y frío extremos.
- Ayuda en la protección del cuerpo contra infecciones y bacterias dañinas, por medio de la acción de los glóbulos blancos.
- Sella los pequeños vasos sanguíneos dañados mediante la formación de coágulos, que evitan la pérdida de más sangre.

COMPOSICIÓN DE LA SANGRE

La sangre está compuesta por glóbulos rojos, glóbulos blancos, plaquetas y plasma. Los **glóbulos rojos** transportan oxígeno a las células del cuerpo. Los **glóbulos blancos** destruyen los microorganismos que causan enfermedades. Las **plaquetas** participan en el proceso de coagulación sanguínea, el cual detiene el sangrado. El **plasma** es el componente líquido de la sangre. Es alrededor de 90 por ciento de agua y contiene proteínas, azúcares y minerales. La principal función del plasma es actuar como un sistema de entrega que transporta componentes esenciales, que incluyen nutrientes, hormonas y minerales hacia las células y elimina los desechos de ellas.

¿SABÍA QUE...?

Los adultos tienen más de 96.561 kilómetros (60.000 millas) de vasos sanguíneos en el cuerpo. Si atáramos todos los vasos sanguíneos le darían la vuelta al mundo aproximadamente dos veces y media.

Arterias de la cabeza, del rostro y del cuello

Las **arterias carótidas primitivas** son el suministro principal de sangre a la cabeza, el rostro y el cuello (**Figura 2–26**). Se localizan a ambos lados del cuello y cada una se divide en una rama interna y externa.

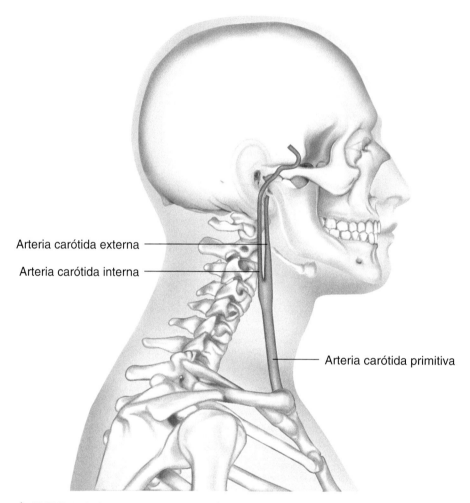

Arteria carótida externa

Arteria carótida interna

Arteria carótida primitiva

▲ **FIGURA 2–26** Las arterias carótidas primitivas

Venas de la cabeza, el rostro y el cuello

La sangre que regresa al corazón desde la cabeza, el rostro y el cuello fluye a ambos lados del cuello por dos venas principales: la **vena yugular interna** y la **vena yugular externa** (**Figura 2–27**). Estas venas son paralelas a las arterias carótidas.

- La **arteria carótida externa** se ramifica para suministrar sangre al rostro. La **arteria facial** es la cuarta ramificación de la arteria carótida externa. Es muy flexible y resistente. Puede soportar los movimientos de la cabeza, la deglución y los movimientos faciales de las mejillas, los labios y la mandíbula. La arteria facial se ramifica en pequeñas arterias que irrigan las mejillas, el mentón, la zona ocular, la frente, los labios y hasta los dientes.

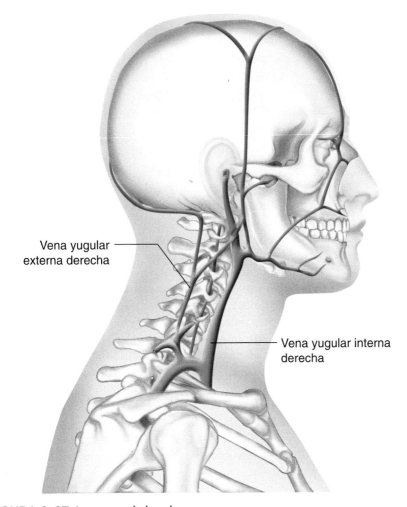

Vena yugular
externa derecha

Vena yugular interna
derecha

▲ **FIGURA 2–27** Las venas de la cabeza

- Las ramificaciones de la vena facial envían la sangre de vuelta a la yugular externa, de manera similar desde las mismas ubicaciones en el rostro que las arterias.

- Los vasos faciales pueden intimidar debido a la cantidad, pero es muy importante que el esteticista los conozca. Comprender la ubicación de los vasos puede ayudarlo a evitar los hematomas durante un tratamiento o la oclusión de un vaso en una sesión de relleno dérmico.

 VERIFICACIÓN

21. ¿Cuál es la bomba del cuerpo?
22. ¿Cuáles son las dos formas de circulación que transportan la sangre a todas la partes del cuerpo? ¿Cómo funcionan?
23. Enumerar los tipos de vasos sanguíneos y sus funciones.
24. Enumerar los componentes de la sangre y sus funciones.
25. Describir la ubicación y las funciones de las arterias y venas que suministran sangre a la cabeza, el rostro y el cuello.

Explicar la interdependencia de los sistemas inmunológico, circulatorio y linfático

El **sistema linfático/inmunitario** es un componente fundamental del sistema inmunológico y circulatorio. Está compuesto por el hígado, la linfa, los ganglios linfáticos, el timo, el bazo y los vasos linfáticos, que contribuyen con el sistema circulatorio. Los sistemas linfático e inmunológico están estrechamente conec tados ya que protegen al cuerpo contra las enfermedades, al desarrollar resistencia contra los patógenos y al destruir los microorganismos que provocan enfermedades.

El sistema linfático está estrechamente conectado al sistema circulatorio para el transporte de fluidos (**Figura 2-28**). La diferencia es que el sistema linfático transporta el flujo de la linfa y el sistema circulatorio transporta la sangre. El sistema linfático no cuenta con su propio mecanismo de bombeo, como el corazón. Para transportar el fluido linfático, depende de la actividad del sistema circulatorio y de la ayuda de los músculos. El drenaje linfático manual, una forma especializada de masajes que colaboran con el movimiento del fluido linfático acumulado, puede contribuir con la curación de los clientes gracias al trabajo del esteticista.

El **hígado** es una glándula ubicada en la cavidad abdominal. Secreta las enzimas necesarias para la digestión, la síntesis de proteínas y para desintoxicar la sangre. También regula el nivel de azúcar en la sangre, contribuye con la descomposición de los glóbulos rojos y produce las hormonas necesarias para las funciones del cuerpo.

El bazo es un **ganglio linfático** (estructuras como glándulas que se encuentran dentro de los vasos linfáticos) que combate las infecciones y desintoxica la sangre.

La **linfa** es un líquido formado por componentes que cambian en el fluido intersticial a medida que el fluido circula por el cuerpo. Dispersa glóbulos blancos y nutrientes para las células, como azúcares, grasas y sales, además de absorber las toxinas y los desechos.

Funciones

Las funciones primarias del sistema linfático son:

- Actuar como defensa contra enfermedades, bacterias invasoras y toxinas al desarrollar resistencia.

- Drenar los espacios tisulares del exceso de **líquido intersticial** en la sangre. El líquido intersticial es una solución que limpia y rodea las células, además proporciona nutrientes a las células y un método para eliminar los desechos. El fluido posee componentes que participan en la coagulación de la sangre y en la curación de heridas.

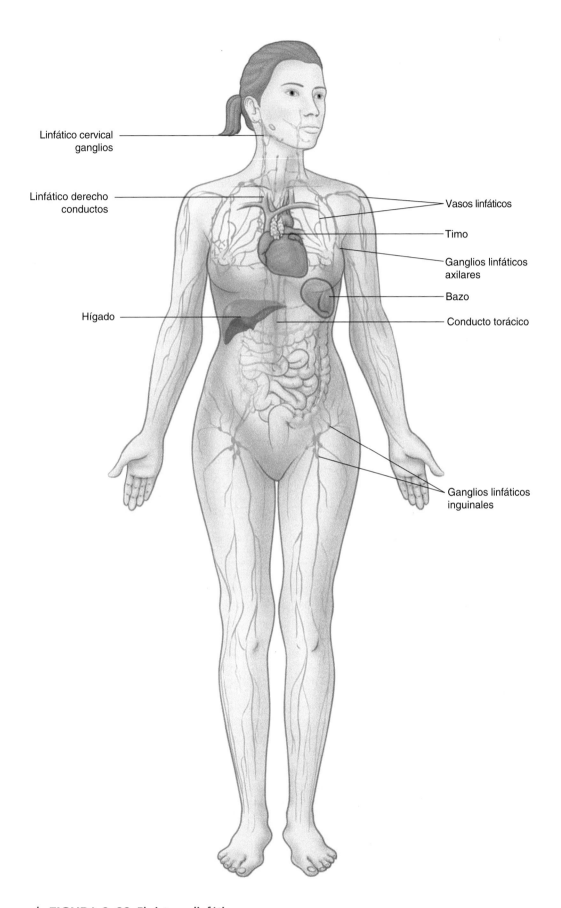

Linfático cervical ganglios

Linfático derecho conductos

Hígado

Vasos linfáticos

Timo

Ganglios linfáticos axilares

Bazo

Conducto torácico

Ganglios linfáticos inguinales

▲ **FIGURA 2–28** El sistema linfático

- Eliminar el exceso de fluido, desechos e impurezas de las células.
- Ayudar a reducir la inflamación, la hinchazón y las acumulaciones en los vasos sanguíneos.

¿Por qué es importante? Muchos tratamientos que se realizan en la piel le producen pequeñas heridas. La inflamación ocurre debido a las heridas. El sistema inmunológico recibe una alerta para aliviar la inflamación y reparar la herida. Los esteticistas pueden realizar un drenaje linfático, que mejora el flujo linfático, reduce la hinchazón y estimula la circulación. Además, el drenaje linfático puede generar una sensación de bienestar y relajar al cliente. Las envolturas corporales deben llevarse a cabo con una técnica que no impida el flujo de la linfa.

Comprender el sistema linfático y el inmunológico es muy importante cuando se realizan tratamientos en la piel. Un cliente con una enfermedad autoinmune puede necesitar consideraciones especiales cuando usted le recomiende métodos para el cuidado de la piel. Ya que un sistema inmunológico afectado suele ser una contraindicación para los tratamientos.

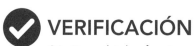

VERIFICACIÓN

26. Describir las funciones del sistema linfático/inmunitario.

Identificar las glándulas que conforman el sistema endocrino

El sistema endocrino es un grupo de glándulas especializadas que influyen en el crecimiento, el desarrollo, las actividades sexuales y la salud de todo el cuerpo (**Figura 2–29**). Las glándulas son órganos especializados que producen químicos, como las hormonas, necesarios para el correcto funcionamiento de varios sistemas del cuerpo.

¿Por qué es importante? El funcionamiento del sistema endocrino del cliente puede afectar en gran medida el plan de tratamiento del esteticista. Los desequilibrios hormonales pueden producir el crecimiento del cabello, afectar la producción de grasa y aumentar los brotes de acné, la producción de melanina y la sensibilidad de la piel. La diabetes no controlada, una enfermedad influenciada por la producción de insulina, afecta a los nervios, la visión y el sistema inmunológico, entre otros. Una persona con diabetes, por ejemplo, puede padecer neuropatía y la pérdida de sensibilidad en las extremidades. Si realiza un tratamiento con cera de parafina y la cera está demasiado caliente, es posible que el cliente con diabetes no pueda sentir la quemadura y alertarlo.

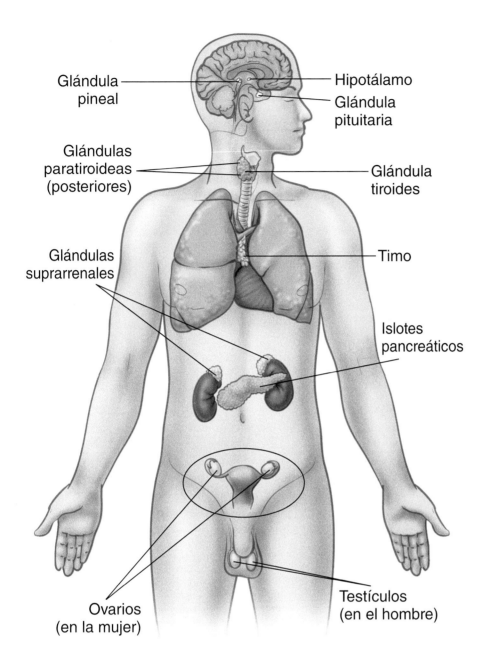

Glándula pineal

Hipotálamo

Glándula pituitaria

Glándulas paratiroideas (posteriores)

Glándula tiroides

Glándulas suprarrenales

Timo

Islotes pancreáticos

Ovarios (en la mujer)

Testículos (en el hombre)

▲ **FIGURA 2-29** El sistema endócrino

Las **glándulas endocrinas,** también conocidas como las **glándulas sin conducto,** liberan secreciones denominadas *hormonas* directamente al torrente sanguíneo, que a su vez, influyen en el bienestar de todo el cuerpo. Las **hormonas,** como la insulina, la adrenalina y el estrógeno, estimulan la actividad funcional o la secreción en otras partes del cuerpo.

ACTIVIDAD

Investigación e informe

Investigue y escriba acerca de un trastorno de la glándula endocrina. Informe al resto de la clase.

Funciones

Lista de las glándulas endocrinas y sus funciones:

- La **glándula pineal** desempeña un papel importante en el desarrollo sexual, el sueño y el metabolismo.

- La **glándula pituitaria** es el órgano más complejo del sistema endocrino. Afecta a casi todos los procesos fisiológicos del cuerpo: el crecimiento, la presión arterial, las contracciones durante el parto, la producción de leche materna, las funciones de los órganos sexuales en hombres y mujeres, la función de la glándula tiroides y la conversión de alimentos en energía (metabolismo).

- La **glándula tiroides** es una glándula ubicada en el cuello, secreta hormonas que regulan el metabolismo del cuerpo, el corazón y las funciones digestivas, el control muscular, el desarrollo del cerebro y el mantenimiento de la masa ósea. Necesita yodo que obtiene de la dieta para funcionar de manera correcta.

- Las **glándulas paratiroideas** regulan los niveles de calcio y fósforo en la sangre para que los sistemas nervioso y muscular funcionen correctamente.

- El **páncreas** secreta células productoras de enzimas que son responsables de digerir los carbohidratos, las proteínas y las grasas. Las células del islote de Langerhans dentro del páncreas controlan la producción de insulina y glucagón.

- Las **glándulas suprarrenales** se encuentran en la parte superior de los riñones, contribuyen en la regulación del metabolismo, la respuesta al estrés y la presión arterial, además mantienen la salud del sistema inmunológico mediante la generación de hormonas específicas. La función de la glándula suprarrenal afecta la melanización de la piel.

- Los **ovarios** y los **testículos** funcionan en la reproducción sexual y determinan las características sexuales masculinas y femeninas.

 VERIFICACIÓN

27. ¿Cuáles son las siete glándulas endocrinas y sus funciones?

Describir cómo los cambios hormonales en el sistema reproductor pueden afectar la piel

El **sistema reproductor** incluye los ovarios, las trompas de Falopio, el útero y la vagina en la mujer, y los testículos, la próstata, el pene y la uretra en el hombre (**Figura 2–30**). Realiza la función de concebir hijos y traspasar nuestra genética de una generación a otra.

MASCULINO

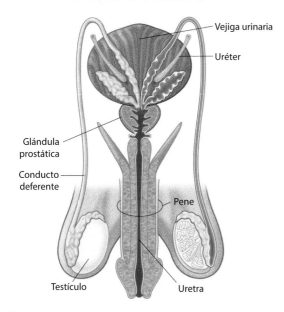

- Vejiga urinaria
- Uréter
- Glándula prostática
- Conducto deferente
- Pene
- Testículo
- Uretra

FEMENINO

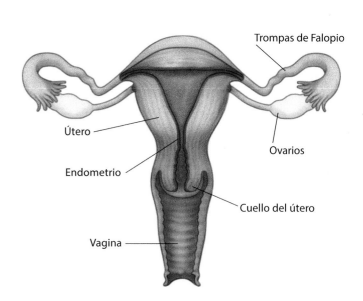

- Trompas de Falopio
- Útero
- Ovarios
- Endometrio
- Cuello del útero
- Vagina

▲ **FIGURA 2-30** El sistema reproductor

¿Por qué es importante? Los cambios hormonales que se generan con el sistema reproductor pueden afectar la piel de muchas maneras. Comprender que no puede curar el acné debido a los cambios hormonales de la pubertad o la perimenopausia, lo ayudará a crear opciones para el cuidado de la piel que ayudarán a los clientes a tratar los síntomas. La pérdida de colágeno y elastina relacionada con las hormonas cambia con la edad. Por este motivo, asistir al cliente con opciones de depilación debido a la fluctuación de hormonas o dedicarle tiempo al tratamiento del melasma del cliente, será reconfortante gracias a que posee una comprensión sólida de los ciclos del sistema reproductor.

El sistema reproductor produce las hormonas del estrógeno, la progesterona y la testosterona. El estrógeno predomina en las mujeres y la testosterona en los hombres. El equilibrio de las hormonas, o la falta, afecta la piel de distintas formas. El acné, la pérdida de colágeno y elastina, la pérdida del cabello, el crecimiento de vello facial y el color y el cambio de la pigmentación como el melasma son algunos resultados del cambio y la fluctuación de las hormonas.

¿SABÍA QUE...?

Las hormonas, en realidad, son químicos. Cada día, más de 30 hormonas le dicen al cuerpo qué hacer.

 VERIFICACIÓN

28. ¿Cuál es la función del sistema reproductor?
29. ¿Qué son las hormonas reproductivas?

Describir qué ocurre durante la inhalación y la exhalación

El sistema respiratorio permite la respiración y está formado por los pulmones y las vías respiratorias. Los pulmones son tejidos esponjosos formados por células microscópicas en las cuales el aire inhalado se intercambia por dióxido de carbono durante la respiración. El sistema respiratorio está ubicado dentro de la cavidad torácica y protegido a ambos lados por las costillas. El diafragma es una pared muscular que separa el tórax de la región abdominal y ayuda a controlar la respiración (Figura 2–31).

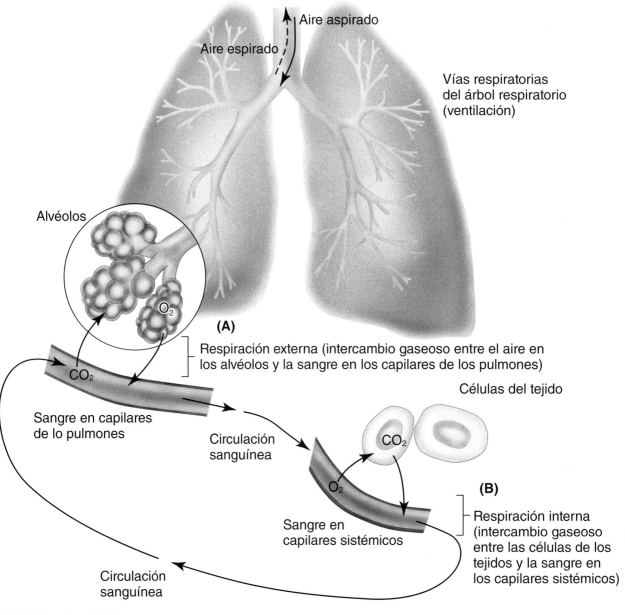

Aire aspirado

Aire espirado

Vías respiratorias del árbol respiratorio (ventilación)

Alvéolos

O_2

(A)

Respiración externa (intercambio gaseoso entre el aire en los alvéolos y la sangre en los capilares de los pulmones)

Células del tejido

CO_2

Sangre en capilares de lo pulmones

Circulación sanguínea

CO_2

O_2

(B)

Respiración interna (intercambio gaseoso entre las células de los tejidos y la sangre en los capilares sistémicos)

Sangre en capilares sistémicos

Circulación sanguínea

▲ **FIGURA 2-31** . El diafragma

En cada ciclo de respiración se produce un intercambio de gases. Durante la inhalación, o la inspiración, el oxígeno es absorbido por la sangre. Durante la exhalación, o espiración, el dióxido de carbono es expulsado de los pulmones.

¿Por qué es importante? Una piel saludable necesita oxígeno. Un sistema respiratorio resistente ayudará a mantener la piel oxigenada para un beneficio máximo. La piel con mala oxigenación tendrá un tono grisáceo y cetrino. Tardará más tiempo en responder a los tratamiento o quizás nunca responda.

VERIFICACIÓN

30. ¿Qué sucede en cada respiración?
31. Según las respuestas a la pregunta anterior, ¿por qué la respiración es importante para el esteticista?

Explicar los cinco pasos de la digestión

El sistema digestivo, también denominado sistema gastrointestinal, es responsable de transformar los alimentos en nutrientes y desechos (**Figura 2–32**). Las enzimas digestivas son sustancias químicas que transforman los alimentos en una forma que pueda ser utilizada por el cuerpo. Los alimentos, ahora en forma soluble, son transportados por el torrente sanguíneo y utilizados por las células y los tejidos del cuerpo.

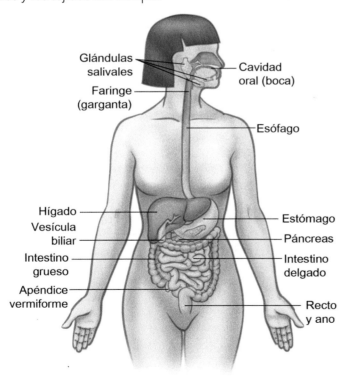

▲ **FIGURA 2-32** El sistema digestivo

¿Por qué es importante? Un conocimiento exhaustivo de los procesos del sistema digestivo ayudan al esteticista a trabajar mejor, ya que lo que comemos afecta la condición de la piel. Una dieta desequilibrada deja a las células sin los nutrientes que necesitan para funcionar bien. Por ejemplo, la glándula tiroides necesita de la ingesta de yodo en la dieta para funcionar de manera correcta. Nuestros cuerpos no producen yodo y dependen de los alimentos ricos en yodo.

Funciones

El sistema digestivo prepara los nutrientes para que las células los usen a través de cinco actividades básicas:

- Comer, o **ingestión**: incorporar alimentos al cuerpo.
- Mover los alimentos por el tracto digestivo, lo que se conoce como **peristalsis**.
- Desintegrar los alimentos a través de medios mecánicos y químicos, con la acción de las **enzimas**, se conoce como **digestión**.
- **Absorción** de los alimentos digeridos en el sistema circulatorio para transportarlos a los tejidos y a las células.
- Eliminación de los desechos sólidos del cuerpo, llamada **defecación**.

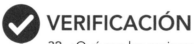 **VERIFICACIÓN**

32. ¿Qué son las enzimas digestivas?
33. Describir los pasos de la digestión.

Enumerar los cinco órganos que forman parte del sistema excretor

El **sistema excretor** es responsable de purificar el cuerpo al eliminar la materia de desecho (**Figura 2–33**). El metabolismo de las células del organismo produce diversas sustancias tóxicas que, de ser retenidas, podrían envenenarlo.

¿Por qué es importante? El sistema excretor funciona en todo el cuerpo para mantener su función, previene la acumulación de sustancias tóxicas que pueden ser perjudiciales. Comprender el proceso, en especial, los efectos del sudor de la piel y cómo el cuerpo se desintoxica es importante para el conocimiento base del esteticista.

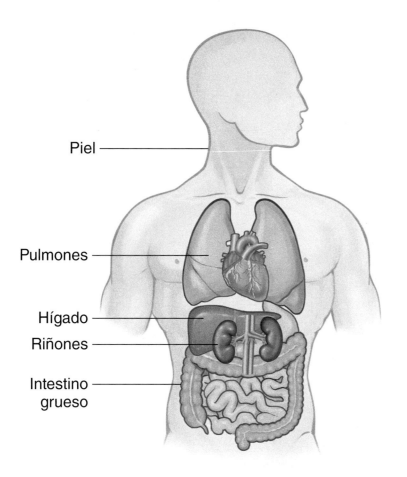

Piel

Pulmones

Hígado

Riñones

Intestino grueso

▲ **FIGURA 2-33** El sistema excretor

Funciones

Los órganos trabajan en otros sistemas del cuerpo, pero cada uno de los siguientes órganos cumple una función fundamental en el sistema excretor.

- Los **riñones** excretan la orina, por lo que eliminan agua y desechos.
- El hígado secreta la bilis, que desintegra la grasa en la digestión.
- La piel elimina sales y minerales a través de la transpiración.
- El intestino grueso elimina la comida descompuesta y no digerida.
- Los pulmones exhalan dióxido de carbono.

Recursos web

Para obtener más información sobre la los sistemas del cuerpo y cómo funcionan, visite los siguientes sitios web:
www.innerbody.com
www.getbodysmart.com

✓ VERIFICACIÓN

34. ¿Cuáles son los órganos que contribuyen con el sistema excretor? ¿Qué es lo que hacen?

¿Cómo le está yendo con la anatomía y fisiología? **Marque los objetivos de aprendizaje del capítulo 2 que considera que ha dominado, deje sin marcar aquellos objetivos a los que deberá volver:**

- ☐ Explicar por qué los esteticistas necesitan conocimientos de anatomía y fisiología.
- ☐ Describir las funciones y estructuras básicas de una célula.
- ☐ Describir los cuatro tipos de tejidos en el cuerpo humano.
- ☐ Definir las funciones del sistema y los órganos más importantes del cuerpo que se relacionan con el sistema integumentario y la estética.
- ☐ Nombrar los cinco órganos secundarios de la piel.
- ☐ Identificar las cinco funciones del sistema óseo.
- ☐ Reconocer los músculos que afecta el masaje estético.
- ☐ Describir las tres ramificaciones nerviosas de la cabeza y el cuello que son importantes en los tratamientos faciales.
- ☐ Explicar cómo el sistema circulatorio afecta la salud de la piel.
- ☐ Explicar la interdependencia de los sistemas inmunológico, circulatorio y linfático.
- ☐ Identificar las glándulas que conforman el sistema endocrino.
- ☐ Describir cómo los cambios hormonales en el sistema reproductor pueden afectar la piel.
- ☐ Describir qué ocurre durante la inhalación y la exhalación.
- ☐ Explicar los cinco pasos de la digestión.
- ☐ Enumerar los cinco órganos que forman parte del sistema excretor.

GLOSARIO

abducción	pág. 46	los músculos que alejan una parte del cuerpo, como un dedo de la mano, un brazo o un dedo del pie, de la línea media del cuerpo o de una extremidad. En la mano, la abducción separa los dedos.
absorción	pág. 68	transporte de alimentos completamente digeridos hacia el sistema circulatorio con el fin de nutrir los tejidos y las células.
ácido desoxirribonucleico	pág. 29	se abrevia ADN, código de información genética; contiene toda la información que controla la función de cada célula viva.
adenosín trifosfato (ATP)	pág. 29	transporta energía química dentro de las células para el metabolismo.
aducción	pág. 46	los músculos que acercan una parte del cuerpo, como un dedo de la mano, un brazo o un dedo del pie, al eje medio del cuerpo o de una extremidad. En la mano, la aducción permite juntar los dedos.
anatomía	pág. 28	el estudio de las estructuras del cuerpo humano, la forma en que se organizan las partes del cuerpo y la ciencia que estudia la estructura de los organismos o sus partes.
aorta	pág. 56	la arteria más grande e importante del cuerpo, que transporta sangre oxigenada desde el corazón para su distribución a todo el cuerpo mediante las arterias.

aparato gastrointestinal	pág. 67	encargado de transformar el alimento en nutrientes y desechos, también se denomina sistema digestivo.
arterias	pág. 56	conductos musculares y flexibles de paredes gruesas que llevan sangre oxigenada desde el corazón a los capilares a través de todo el cuerpo.
arterias carótidas primitivas	pág. 58	arterias que suministran sangre a la cabeza, el rostro y el cuello; se encuentran a ambos lados del cuello y poseen ramificaciones internas y externas.
arteriolas	pág. 56	arterias pequeñas que llevan sangre a los capilares.
articulación	pág. 35	conexión entre dos o más huesos del esqueleto.
bíceps	pág. 45	músculos que forman el contorno del lado frontal e interno de la parte superior del brazo.
bucinador	pág. 43	es el músculo plano y delgado de la mejilla que se encuentra entre el maxilar y la mandíbula; permite comprimir las mejillas y expulsar aire entre los labios como al silbar.
capilares	pág. 56	vasos sanguíneos diminutos y de paredes delgadas que conectan las arterias más pequeñas con las venas. Los capilares llevan los nutrientes hacia las células y recogen los desechos.
carpo	pág. 40	también se denomina *muñeca*, una articulación flexible compuesta de ocho huesos pequeños e irregulares (carpos) unidos por ligamentos.
células	pág. 28	unidad básica de todo ser vivo; capaz de llevar a cabo todas las funciones esenciales de la vida.
cerebro	pág. 49	parte del sistema nervioso central que se encuentra dentro del cráneo; es el tejido nervioso más grande y más complejo del cuerpo; controla las sensaciones, los músculos y las actividades de las glándulas.
cigomático	pág. 43	compuesto de un músculo mayor y menor que se extienden desde el hueso cigomático hasta el ángulo de la boca y eleva el labio, como al reír.
circulación pulmonar	pág. 56	envía la sangre desde el corazón hacia los pulmones para purificarse, y luego de vuelta al corazón.
circulación sistémica	pág. 56	también conocida como *circulación general*; circulación de la sangre desde el corazón hacia todo el cuerpo y de regreso al corazón.
clavícula	pág. 39	también se denomina *cinturón escapular*, es el hueso que une el esternón a la escápula.
corazón	pág. 55	órgano muscular en forma de cono que mantiene la sangre en movimiento dentro del sistema circulatorio.
costillas	pág. 38	doce pares de huesos que forman la pared del tórax.
cráneo	pág. 36	caja ósea y ovalada que protege el cerebro.
cuadrado del labio	pág. 43	un músculo asociado con la elevación de la región de la nariz y el labio superior. A menudo se le llama elevador del labio superior.
cúbito	pág. 40	hueso interno, el más grande del antebrazo, que está unido a la muñeca del lado del dedo meñique.

defecación	pág. 68	eliminación de heces del cuerpo.
deltoides	pág. 45	músculo grande triangular que cubre la articulación del hombro y permite que el brazo se extienda hacia fuera y hacia los costados del cuerpo.
depresor del ángulo de los labios	pág. 43	también conocido como *músculo triangular*, se extiende por el lado del mentón y mueve hacia abajo las comisuras de la boca.
diafragma	pág. 66	pared muscular que separa el tórax de la región abdominal y ayuda a controlar la respiración.
digestión	pág. 68	desintegración de los alimentos a través de medios mecánicos y químicos.
dígito	pág. 40	también conocidos como *falanges*, son los huesos de los dedos de las manos; hay tres en cada dedo de la mano y dos en cada pulgar y totalizan 14.
dorsal ancho	pág. 44	músculo grande, plano y triangular que cubre la parte inferior de la espalda.
elevador del ángulo de los labios	pág. 43	un músculo asociado con la sonrisa.
elevador del labio superior	pág. 43	un músculo asociado con la elevación de la región de la nariz y el labio superior. A menudo se le llama cuadrado del labio.
entrecejo	pág. 43	los músculos corrugador y prócero, es un área como la que se encuentra entre las cejas o en el hueso frontal. No es específicamente un músculo o un hueso.
enzimas	pág. 68	grupo de proteínas complejas producidas por las células vivas que actúan como catalizadores en ciertas reacciones químicas del cuerpo, como la digestión.
enzimas digestivas	pág. 67	sustancias químicas que transforman ciertos tipos de alimentos para que el cuerpo pueda utilizarlos.
epicráneo	pág. 42	también se denomina *frontal occipital*. Músculo ancho que cubre la parte superior del cráneo, que incluye el occipital y el frontal.
escápula	pág. 38	también conocido como *omóplato*; hueso grande, plano y triangular del hombro.
esternocleidomastoideo	pág. 44	músculo que se extiende a lo largo del cuello desde la oreja hasta el hueso del cinturón escapular, mueve la cabeza de lado a lado y de arriba a abajo.
esternón	pág. 39	también se conoce como *hueso del pecho*. Es el hueso plano que forma el soporte ventral de las costillas.
exhalación	pág. 67	acto de espirar, que expulsa el dióxido de carbono de los pulmones.
extensión	pág. 47	cuando los músculos se enderezan. Por ejemplo, cuando la muñeca, la mano y los dedos forman una línea recta.
falanges (singular: falange)	pág. 40	también conocidos como *dedos*, son los huesos de los dedos de las manos; hay tres en cada dedo de la mano y dos en cada pulgar, que totalizan 14.
fisiología	pág. 28	estudio de las funciones o actividades de las estructuras corporales.

flexión	pág. 46	cuando los músculos mueven una parte del cuerpo hacia el centro del cuerpo. Por ejemplo, cuando los bíceps del brazo se mueven hacia el cuerpo.
fluido intersticial	pág. 60	solución que limpia y rodea las células, además proporciona nutrientes a las células y un método para eliminar los desechos. El fluido posee componentes que participan en la coagulación de la sangre y en la curación de heridas.
frontal	pág. 42	parte frontal (anterior) del epicráneo. Músculo del cuero cabelludo que permite levantar las cejas, mover hacia delante el cuero cabelludo y arrugar la frente.
ganglios linfáticos	pág. 60	estructuras de tipo glandular dentro de los vasos linfáticos. Filtran los vasos linfáticos y ayudan a combatir las infecciones.
glándula pineal	pág. 64	glándula ubicada en el cerebro, desempeña un papel importante en el desarrollo sexual, el sueño y el metabolismo.
glándula pituitaria	pág. 64	se encuentra en el centro de la cabeza, el órgano más complejo del sistema endocrino, afecta prácticamente todos los procesos fisiológicos del cuerpo: el crecimiento, la presión arterial, las contracciones durante el parto, la producción de leche materna, las funciones de los órganos sexuales en hombres y mujeres, la función de la glándula tiroides y la conversión de alimentos en energía (metabolismo).
glándula tiroides	pág. 64	una glándula ubicada en el cuello, secreta hormonas que regulan el metabolismo del cuerpo, el corazón y las funciones digestivas, el control muscular, el desarrollo del cerebro y el mantenimiento de la masa ósea. Necesita yodo que obtiene de la dieta para funcionar de manera correcta.
glándulas	pág. 62	un órgano que ayuda a mantener la homeostasis del cuerpo mediante la producción de sustancias químicas, como las hormonas, que llegan directo al torrente sanguíneo porque las glándulas no poseen un sistema de conductos por donde viajar.
glándulas endocrinas	pág. 63	también se denominan *glándulas sin conducto*, liberan secreciones denominadas hormonas directamente en el torrente sanguíneo, que a su vez influyen en el bienestar de todo el cuerpo.
glándulas exocrinas	pág. 34	también se denominan *glándulas con conducto*, producen una sustancia que se desplaza a través de pequeños conductos en forma de tubo; las glándulas sudoríparas y las glándulas sebáceas de la piel pertenecen a este grupo.
glándulas paratiroideas	pág. 64	regulan los niveles de calcio y fósforo del cuerpo para que los sistemas nervioso y muscular funcionen correctamente.
glándulas sin conducto	pág. 63	también se denominan *glándulas endocrinas*, glándulas que liberan secreciones llamadas hormonas directamente en el torrente sanguíneo.
glándulas suprarrenales	pág. 64	glándulas que se encuentran en la parte superior de los riñones, contribuyen en la regulación del metabolismo, la respuesta al estrés y la presión arterial, además mantienen la salud del sistema inmunológico mediante la generación de hormonas específicas.
glóbulos blancos	pág. 57	llevan a cabo la función de destruir los gérmenes causantes de enfermedades.
glóbulos rojos	pág. 57	células sanguíneas que llevan oxígeno desde los pulmones a las células del cuerpo y transportan dióxido de carbono de las células a los pulmones.

hígado	pág. 60	glándula ubicada en la cavidad abdominal que secreta las enzimas necesarias para la digestión, la síntesis de proteínas y para desintoxicar la sangre. También regula el nivel de azúcar en la sangre y contribuye con la descomposición de los glóbulos rojos y produce las hormonas necesarias para las funciones del cuerpo.
histología	pág. 28	también conocida como *anatomía microscópica*, es el estudio de la estructura y composición de los tejidos.
hormonas	pág. 63	secreción producida por una de las glándulas endocrinas que es transportada por el torrente sanguíneo o los fluidos corporales a otra parte del cuerpo o a un órgano con el fin de estimular una actividad funcional o secreción, como la insulina, la adrenalina y el estrógeno.
hueso esfenoides	pág. 36	forman los costados de la órbita ocular.
hueso etmoides	pág. 36	hueso liviano y esponjoso que se encuentra entre las órbitas oculares y forma parte de las cavidades nasales.
hueso frontal	pág. 36	hueso que forma la frente.
hueso hioides	pág. 38	hueso con forma de U en la base de la lengua, en el que se apoyan la lengua y sus músculos.
hueso occipital	pág. 36	hueso de la parte posterior del cráneo que se encuentra debajo de los huesos parietales y arriba de la nuca.
huesos cigomáticos	pág. 37	también se denominan *huesos malares* o *pómulos*; huesos que forman la prominencia de las mejillas, es decir, los pómulos.
huesos lagrimales	pág. 37	los huesos más pequeños, frágiles y delgados que se encuentran en la pared frontal interior de las órbitas (cavidad ocular).
huesos maxilares	pág. 37	forman el maxilar superior.
huesos nasales	pág. 37	huesos que forman el puente de la nariz.
huesos parietales	pág. 36	huesos que forman los lados y la parte superior del cráneo.
huesos temporales	pág. 36	huesos que forman los lados de la cabeza en la región auricular.
húmero	pág. 40	hueso superior y más largo del brazo que se extiende desde el codo hasta el hombro.
ingestión	pág. 68	acto de comer o consumir alimentos.
inhalación	pág. 67	inspiración por la nariz o la boca, la sangre absorbe el oxígeno.
inserción	pág. 41	punto en el que el músculo óseo se une a un hueso o a otra parte del cuerpo con mayor movilidad.
linfa	pág. 60	líquido formado por componentes que cambian en el líquido intersticial a medida que el fluido circula por el cuerpo. Dispersa glóbulos blancos y nutrientes para las células, como azúcares, grasas y sales, además absorbe las toxinas y los desechos.

mandíbula	pág. 37	maxilar inferior. Hueso más largo y más fuerte del rostro.
masetero	pág. 44	uno de lo músculos que se coordinan con el temporal, pterigoideo interno y pterigoideo externo para abrir y cerrar la boca y llevar la mandíbula hacia delante; a veces se denominan músculos de la masticación.
médula espinal	pág. 49	parte del sistema nervioso central que se origina en el cerebro, se extiende hasta la extremidad inferior del tronco y está protegida por la columna vertebral.
melasma	pág. 65	también se denomina máscara del embarazo. Forma de hiperpigmentación que se caracteriza por presentar parches bilaterales de pigmentación marrón en las mejillas, barbilla, frente y parte superior del labio, causada por desequilibrios hormonales, como el embarazo, las píldoras anticonceptivas o las terapias de reemplazo hormonal.
membrana celular	pág. 29	parte de la célula que recubre al protoplasma y permite que las sustancias solubles ingresen y salgan de ella.
mentoniano	pág. 43	músculo que eleva el labio inferior, además de levantar y fruncir la piel del mentón.
metabolismo	pág. 30	(1) proceso químico que tiene lugar en los organismos vivientes por medio del cual las células se nutren y llevan a cabo sus funciones. (2) el proceso de transformar los alimentos para que el cuerpo pueda usarlos como energía.
metacarpo	pág. 40	también se denomina *palma*, está formado por cinco huesos largos y delgados llamados huesos metacarpos.
mitocondrias	pág. 29	una estructura celular que absorbe los nutrientes, los descompone y genera energía para la célula, llamada ATP, adenosín trifosfato.
mitosis	pág. 29	división de una célula en dos nuevas células idénticas (células hijas). El proceso común de reproducción celular de los tejidos humanos.
músculo corrugador	pág. 43	músculo facial que permite mover las cejas hacia abajo y fruncir el ceño verticalmente.
músculo elevador del párpado	pág. 43	músculo delgado que controla el párpado y que puede sufrir daños fácilmente durante el proceso de maquillaje.
músculo nasal	pág. 43	músculo que se divide en dos partes y cubre la nariz.
músculo temporal	pág. 43	músculo temporal; uno de los músculos que participan en la masticación.
músculos auriculares	pág. 44	los tres músculos de la oreja que trabajan juntos para mover la oreja hacia arriba, adelante y atrás.
nervio accesorio	pág. 53	también se denomina *undécimo nervio craneal*; un tipo de nervio motor que controla el movimiento de los músculos del cuello y los hombros.
nervio auricular mayor	pág. 53	ubicado a un costado del cuello, afecta el rostro, las orejas, el cuello y la glándula parótida.
nervio auricular posterior	pág. 52	afecta los músculos que están detrás del oído en la base del cráneo.
nervio auriculotemporal	pág. 52	afecta el oído externo y la piel que está encima de la sien, hasta la parte superior del cráneo.

nervio bucal	pág. 52	afecta los músculos de la boca.
nervio cigomático	pág. 52	afecta los músculos de la parte superior de la mejilla.
nervio cubital	pág. 54	nervio sensorial-motor que, con sus ramificaciones, afecta el brazo del lado del dedo meñique y la palma de la mano.
nervio cutáneo cervical	pág. 53	ubicado a un costado del cuello, afecta el frente y los costados del cuello en forma descendente hasta el esternón.
nervio digital	pág. 54	nervio sensorial-motor y sus ramificaciones que envía impulsos a los dedos de la mano.
nervio facial	pág. 52	es el principal nervio motor del rostro. Comienza desde la parte inferior de la oreja y se extiende hasta los músculos del cuello.
nervio infraorbitario	pág. 52	afecta la piel del párpado inferior, el costado de la nariz, el labio superior y la boca.
nervio infratroclear	pág. 52	afecta la membrana y la piel de la nariz.
nervio mandibular	pág. 52	afecta los músculos del mentón y del labio inferior.
nervio maxilar	pág. 52	afecta a la parte superior del rostro.
nervio mediano	pág. 54	nervio más pequeño que los nervios cubital y radial que inerva el brazo y la mano.
nervio mentoniano	pág. 52	afecta la piel del labio inferior y del mentón.
nervio nasal	pág. 52	afecta la punta y el costado inferior de la nariz.
nervio occipital mastoideo	pág. 53	también se denomina *nervio occipital más pequeño*, está ubicado en la base del cráneo y afecta el cuero cabelludo y los músculos detrás de la oreja.
nervio occipital mayor	pág. 53	se ubica en la parte posterior de la cabeza y afecta el cuero cabelludo hasta la parte superior de la cabeza.
nervio occipital menor	pág. 53	también se denomina *nervio occipital mastoideo*, está ubicado en la base del cráneo y afecta el cuero cabelludo y los músculos detrás de la oreja.
nervio oftálmico	pág. 52	afecta la piel de la frente, los párpados superiores y la porción interior del cuero cabelludo, las órbitas, el globo ocular y las fosas nasales.
nervio radial	pág. 54	nervio sensorial motor que, con sus ramificaciones, llega al brazo del lado del pulgar y al dorso de la mano.
nervio supraorbitario	pág. 52	inerva la piel de la frente, el cuero cabelludo, las cejas y los párpados superiores.
nervio supratroclear	pág. 52	inerva la piel que está entre los ojos y el costado superior de la nariz.
nervio temporal	pág. 53	afecta los músculos de la sien, los costados de la frente, las cejas, los párpados y la parte superior de las mejillas.

nervio trifacial (trigémino)	pág. 52	principal nervio sensorial del rostro, sirve como nervio motor de los músculos que controlan la masticación y está compuesto de tres ramificaciones: el nervio oftálmico, el nervio mandibular y el nervio maxilar.
nervio vago	pág. 54	ubicado en la cavidad abdominal, nervio que pertenece al sistema nervioso autónomo.
nervios	pág. 49	cordones blanquecinos constituidos por manojos de fibras nerviosas unidas por el tejido conectivo, mediante los cuales se transmiten los impulsos.
nervios cervicales	pág. 52	una ramificación del nervio facial que afecta el costado del cuello y el músculo cutáneo del cuello.
nervios motores	pág. 50	envían impulsos desde el cerebro a los músculos o las glándulas. Los impulsos transmitidos producen movimientos.
nervios sensoriales	pág. 49	llevan impulsos o mensajes desde los órganos sensorios hacia el cerebro, donde se experimentan las sensaciones de tacto, frío, calor, vista, audición, gusto, olfato, dolor y presión. Las terminaciones nerviosas sensoriales, denominadas "receptores", se encuentran cerca de la superficie de la piel.
neurología	pág. 48	el estudio científico de la estructura, función y patología del sistema nervioso.
neurona	pág. 29	también se denomina *célula nerviosa*. Células que conforman los nervios, el cerebro y la médula espinal, transmite impulsos nerviosos.
nuca	pág. 36	la parte posterior del cuello.
núcleo	pág. 29	la parte central, principal. En anatomía e histología, es el protoplasma espeso y activo que se encuentra en el centro de la célula y actúa como el centro de control de la genética. Tiene una función importante en la reproducción celular y en el metabolismo.
nucleoplasma	pág. 29	fluido del núcleo que contiene proteínas y ADN, además determina nuestra estructura genética.
occipital	pág. 42	se encuentra en la parte trasera del epicráneo; músculo que mueve el cuero cabelludo hacia atrás.
orbicular de los labios	pág. 43	músculo acintado alrededor de la parte superior e inferior de los labios que permite comprimir, contraer, fruncir y plegar los labios.
orbicular de los párpados	pág. 43	músculo circular de la órbita del ojo; cierra los párpados.
organelas	pág. 29	órganos pequeños o pequeñas estructuras dentro de las células que tienen su propia función.
órganos	pág. 32	estructuras compuestas de tejidos especializados. Realizan funciones específicas en plantas y animales.
origen	pág. 41	parte del músculo que no se mueve; está unido al esqueleto y por lo general forma parte de un músculo óseo.
ovarios	pág. 64	funcionan en la reproducción sexual y en la determinación de las características sexuales masculinas y femeninas.
páncreas	pág. 64	secreta células productoras de enzimas cuya función es digerir los carbohidratos, las proteínas y las grasas. Las células del islote de Langerhans dentro del páncreas controlan la producción de insulina y glucagón.

pectoral mayor y menor	pág. 44	músculos del pecho que asisten en los movimientos de balanceo del brazo.
peristalsis	pág. 68	mueve los alimentos a través del tracto digestivo.
piel	pág. 34	capa protectora externa que cubre el cuerpo, es el órgano más grande del cuerpo, actúa de barrera para proteger los sistemas del cuerpo de elementos externos y forma parte del sistema integumentario.
plaquetas	pág. 57	también conocidas como *trombocitos*, son mucho más pequeñas que los glóbulos rojos; contribuyen con el proceso de coagulación de la sangre, que detiene el sangrado.
plasma	pág. 57	parte fluida de la sangre y la linfa que transporta nutrientes y secreciones a las células y elimina el dióxido de carbono.
platisma	pág. 44	músculo ancho que se extiende desde los músculos del pecho y el hombro hasta los costados del mentón; es responsable de mover hacia abajo la mandíbula y el labio.
prócero	pág. 43	músculo que cubre el puente de la nariz; permite bajar las cejas y fruncir el puente de la nariz.
pronador	pág. 47	cuando los músculos giran hacia adentro. Por ejemplo, cuando la palma mira hacia abajo.
protoplasma	pág. 29	sustancia gelatinosa e incolora que se encuentra en el interior de las células, contiene nutrientes como proteínas, grasas, carbohidratos, sales minerales y agua.
pulmones	pág. 66	órganos principales del sistema respiratorio. Dos órganos ubicados uno a cada lado del corazón, toman el oxigeno del ambiente y lo transfieren al torrente sanguíneo. También intercambian oxigeno por dióxido de carbono durante la respiración.
quinto nervio craneal	pág. 52	también se denomina *nervio trifacial* o *nervio trigémino*. Es el principal nervio sensorial del rostro, que sirve como nervio motor de los músculos que controlan la masticación. Tiene tres ramificaciones.
radio	pág. 40	hueso más pequeño del antebrazo que está del mismo lado del pulgar.
receptores	pág. 49	terminaciones nerviosas sensoriales que se encuentran próximas a la superficie de la piel.
reflejo	pág. 50	reacción automática a un estímulo, que implica el movimiento de un impulso desde un receptor sensorial por el nervio sensorial hacia la médula espinal. Se envía un impulso de respuesta por una neurona motora a un músculo, que causa una reacción (por ejemplo, retirar rápidamente la mano de un objeto caliente). Los reflejos no se aprenden porque son automáticos.
respiración	pág. 66	proceso de inhalar y exhalar. Acto de respirar; intercambio de dióxido de carbono y oxígeno en los pulmones y dentro de cada célula.
riñones	pág. 69	uno de los órganos que contribuye con el sistema excretor al eliminar el agua y los desechos.
risorio	pág. 43	músculo que mueve la comisura de la boca hacia fuera y hacia atrás al sonreír.

sangre	pág. 57	fluido nutritivo que circula por el sistema cardiovascular (corazón, venas, arterias y capilares) para suministrar oxígeno y nutrientes a las células y tejidos, y eliminar el dióxido de carbono y los desechos de ellos.
séptimo nervio craneal	pág. 52	también conocido como *nervio facial*. El nervio motor principal del rostro que surge cerca de la parte inferior de la oreja y se extiende hacia los músculos del cuello.
sistema cardiovascular	pág. 54	sistema del cuerpo que está compuesto por el corazón, las arterias, las venas y los capilares, por donde circula la sangre a través de todo el cuerpo.
sistema circulatorio	pág. 54	también denominado *sistema cardiovascular*; sistema que controla la circulación continua de la sangre a través del cuerpo por medio del corazón y de los vasos sanguíneos.
sistema digestivo	pág. 67	también se denomina *sistema gastrointestinal*, se encarga de transformar los alimentos en nutrientes y desechos. Está compuesto por la boca, el estómago, los intestinos, las glándulas salivales y gástricas, entre otros órganos.
sistema endocrino	pág. 62	grupo de glándulas especializadas que afectan el crecimiento, el desarrollo, las actividades sexuales y la salud de todo el cuerpo.
sistema excretor	pág. 68	grupo de órganos compuesto por los riñones, el hígado, la piel, el intestino grueso y los pulmones que purifican el cuerpo mediante la eliminación de los desechos.
sistema integumentario	pág. 34	la piel y sus órganos complementarios, como las glándulas sebáceas y sudoríparas, los receptores sensoriales, el cabello y las uñas.
sistema linfático/inmunitario	pág. 60	factor fundamental del sistema inmunológico y circulatorio. Está compuesto por la linfa, los ganglios linfáticos, el timo, el bazo y los vasos linfáticos, que contribuyen con el sistema circulatorio. El sistema linfático e inmunológico están estrechamente conectados ya que protegen al cuerpo contra las enfermedades, al desarrollar resistencia y destruir los microorganismos que provocan enfermedades.
sistema muscular	pág. 40	sistema del cuerpo que cubre, da forma y sostiene el tejido óseo; contrae y mueve muchas partes del cuerpo.
sistema nervioso	pág. 48	sistema del cuerpo formado por el cerebro, la médula espinal y los nervios. Controla y coordina todos los demás sistemas y los hace funcionar de manera eficiente y sincronizados.
sistema nervioso autónomo	pág. 49	se abrevia SNA. Parte del sistema nervioso que controla los músculos involuntarios y regula la actividad de los músculos lisos, las glándulas, los vasos sanguíneos y el corazón.
sistema nervioso central	pág. 48	se abrevia SNC, sistema nervioso cerebroespinal; está formado por el cerebro, la médula espinal, los nervios espinales y los nervios craneales.
sistema nervioso periférico	pág. 48	se abrevia SNP. Sistema de nervios y ganglios que conectan las partes periféricas del cuerpo con el sistema nervioso central. Posee nervios sensoriales y motores.
sistema óseo	pág. 34	base física del cuerpo compuesta por los huesos y las articulaciones móviles y fijas.
sistema reproductor	pág. 64	sistema del cuerpo que incluye los ovarios, las trompas de Falopio, el útero y la vagina en la mujer, y los testículos, la próstata, el pene y la uretra en el hombre. Este sistema se encarga de producir la descendencia y traspasar el código genético de una generación a otra.

sistema respiratorio	pág. 66	sistema del cuerpo compuesto por los pulmones y las vías respiratorias; permite la respiración mediante el aporte de oxígeno al cuerpo y la eliminación de los desechos de dióxido de carbono.
sistemas del cuerpo	pág. 32	grupos de órganos del cuerpo que actúan en conjunto para realizar una o más funciones. El cuerpo humano está compuesto por 11 sistemas principales.
soluble	pág. 29	que se puede mezclar o disolver.
supinación	pág. 47	cuando los músculos rotan. Por ejemplo, en el antebrazo, el radio gira hacia afuera y la palma hacia arriba.
tejido	pág. 31	conjunto de células similares que cumplen una función determinada.
tejido adiposo	pág. 31	un tejido conectivo especializado que se considera grasa, brinda suavidad y forma al cuerpo mientras, lo aísla y protege.
tejido conectivo	pág. 31	tejido fibroso que conecta, protege y sostiene las diferentes partes del cuerpo, como los huesos, los cartílagos y los tendones. Algunos ejemplos de tejido conectivo son los huesos, los cartílagos, los ligamentos, los tendones, la sangre, la linfa y la grasa.
tejido epitelial	pág. 31	cubierta protectora de las superficies del cuerpo como la piel, las membranas mucosas y el recubrimiento del corazón, de los órganos del aparato digestivo, del respiratorio y de las glándulas.
tejido muscular	pág. 31	tejido que contrae y mueve diversas partes del cuerpo.
tejido nervioso	pág. 31	tejido que controla y coordina todas las funciones corporales.
testículos	pág. 64	órganos masculinos que producen la hormona testosterona masculina.
tórax	pág. 38	también se denomina *pecho*; se compone del esternón, las costillas y las vértebras torácicas; caja ósea elástica que sirve como armazón protector del corazón, los pulmones y otros órganos internos.
trapecio	pág. 45	músculo que cubre la parte posterior del cuello y la parte media y superior de la espalda; encoge los hombros y estabiliza la escápula.
triangular de los labios	pág. 43	también conocido como *depresor del ángulo de los labios*, es el músculo que se extiende por el lado del mentón y mueve hacia abajo las comisuras de la boca.
tríceps	pág. 45	músculo grande que cubre toda la parte posterior de la parte superior del brazo y extiende el antebrazo.
tronco encefálico	pág. 49	estructura que conecta la médula espinal con el cerebro.
undécimo nervio craneal	pág. 53	también se denomina *nervio accesorio*. Nervio motor que controla el movimiento de los músculos del cuello y los hombros.
vasos sanguíneos	pág. 56	estructuras en forma de tubo que transportan la sangre desde y hacia el corazón y luego hasta los distintos tejidos del cuerpo. Incluyen las arterias, las arteriolas, los capilares, las vénulas y las venas.

vena yugular externa	pág. 58	vena ubicada a un costado del cuello que transporta la sangre que regresa al corazón de la cabeza, el rostro y el cuello.
vena yugular interna	pág. 58	vena ubicada a un costado del cuello que recoge la sangre del cerebro y partes del rostro y el cuello.
venas	pág. 56	vasos sanguíneos de paredes delgadas que son menos flexibles que las arterias; contienen válvulas unidireccionales que evitan que la sangre retroceda y lleve sangre impura de los distintos capilares de nuevo hacia el corazón y los pulmones.
vénulas	pág. 56	vasos pequeños que conectan los capilares con las venas; recogen sangre de los capilares y la drenan en las venas.
vértebras cervicales	pág. 38	los siete huesos de la parte superior de la columna vertebral, localizados en la región del cuello.
vientre	pág. 41	la zona media del músculo.

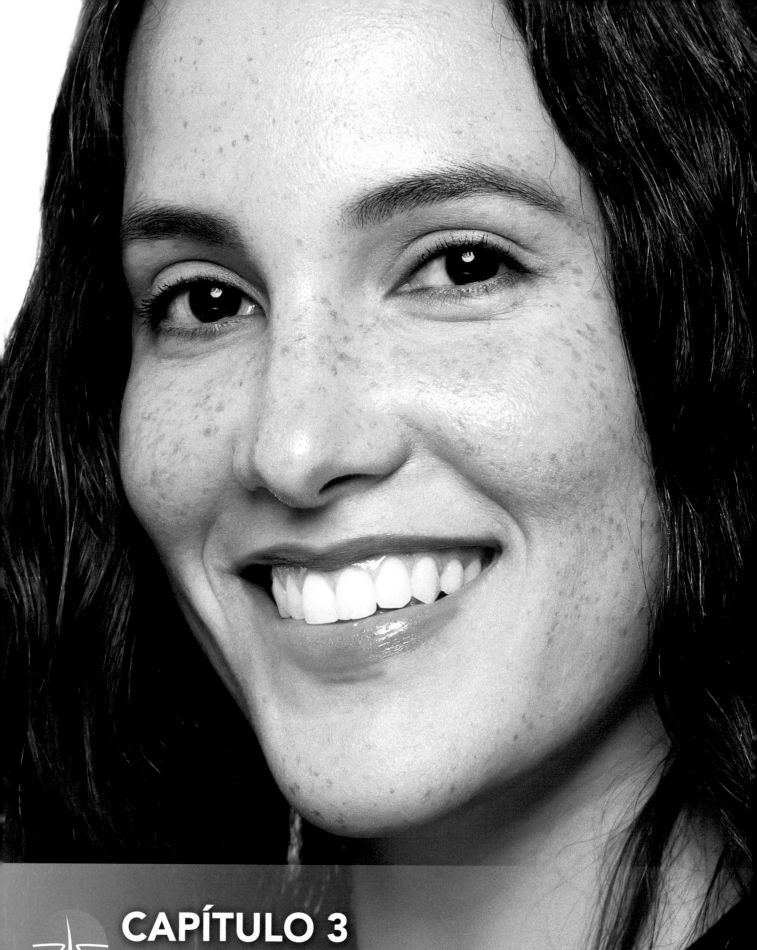

CAPÍTULO 3
Fisiología e histología de la piel

"Aunque viajemos por todo el mundo para encontrar la belleza, debemos llevarla con nosotros o no la encontraremos".

–Ralph Waldo Emerson

Describir por qué aprender sobre la fisiología y la histología de la piel lo convierte en un mejor esteticista

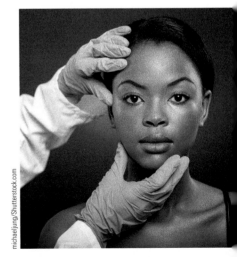

Los esteticistas tienen la oportunidad de estudiar una ciencia fascinante. La *histología* y la *fisiología* de la piel incluyen el estudio de la anatomía, las capas y las funciones de la piel. Recuerde que el capítulo 2 definía a la fisiología como el estudio de las funciones y actividades realizadas por las estructuras del cuerpo, que incluyen procesos químicos y físicos. La histología, también conocida como *anatomía microscópica*, es el estudio de la estructura y composición de los tejidos. Entonces, la histología y la fisiología de la piel estudian la estructura y la composición del tejido de la piel. Estas son las ciencias fundamentales que los esteticistas deben comprender por completo antes de cuidar la piel.

Los esteticistas que se especializan en la salud y la belleza de la piel también son conocidos como *técnicos*, *terapeutas de la piel* o *especialistas*. Ser esteticista es mucho más que simplemente realizar tratamientos faciales y vender productos (**Figura 3-1**). Como la investigación científica en la indus-

▲ **FIGURA 3–1** Consulta con el cliente.

michaeljung/Shutterstock.com

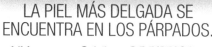

TODO ACERCA DE LA PIEL

LA PIEL MÁS DELGADA SE ENCUENTRA EN LOS PÁRPADOS.

1/16 PULGADAS O 1,5 MM DE ESPESOR

22 EL ÁREA PROMEDIO DE LA PIEL ES DE
PIES CUADRADOS
2 METROS CUADRADOS O 3000 PULGADAS CUADRADAS.

LA PIEL ES UN
15 %
DEL PESO DEL CUERPO

LA PIEL TIENE **3** CAPAS

EPIDERMIS
IMPERMEABLE
DERMIS
CABELLO Y GLÁNDULAS SUDORÍPARAS
GRASA
SUBCUTÁNEA Y VASOS SANGUÍNEOS GRANDES

LA PIEL MÁS GRUESA SE ENCUENTRA EN LAS PALMAS DE LAS MANOS Y EN LAS PLANTAS DE LOS PIES.

1,5 PULGADAS O 4 MM

LA PIEL DE UN ADULTO PROMEDIO PESA
DE 6 A 9 LIBRAS
(2,7 A 4 KILOGRAMOS) SEGÚN LA FUENTE DE INVESTIGACIÓN.

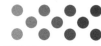

TODOS TENEMOS LA MISMA CANTIDAD DE
MELANOCITOS
LAS CÉLULAS QUE PRODUCEN EL COLOR DE LA PIEL. LAS CÉLULAS DE ALGUNAS PERSONAS PRODUCEN MÁS MELANINA QUE OTRAS.

CADA PULGADA DE **LA PIEL TIENE UN FACTOR DE** ELASTICIDAD **Y** FUERZA **ÚNICO BASADO EN LA UBICACIÓN. LA PIEL DE LOS** NUDILLOS **ES MUY DIFERENTE A LA PIEL DEL** VIENTRE.

CADA MINUTO EL CUERPO SE DESHACE DE
30.000
CÉLULAS DE PIEL MUERTAS.

LA EPIDERMIS ES MUCHO MÁS DELGADA
QUE LA DERMIS

EL TEJIDO DE LAS CICATRICES CARECE DE CABELLO Y GLÁNDULAS SUDORÍPARAS.

B-D-S Piotr Marcinski/Shutterstock.com

tria cambia y avanza de manera constante, surgen formas nuevas de comprender cómo la piel funciona e interactúa con nuevas tecnologías. A medida que los investigadores buscan formas nuevas de tratar las enfermedades y trastornos crónicos, trabajan en los efectos para prevenir el envejecimiento y combaten el cáncer, se está revelando cómo otros sistemas del cuerpo se encuentran unidos de forma integral al sistema integumentario. Los esteticistas se deben comprometer a aprender a lo largo de toda la vida. Los clientes valoran la comprensión de los esteticistas sobre la piel en general. Si se compromete a ser un experto de la piel significa que comprenderá las características y respuestas de la piel únicas de cada uno de los clientes. Puede realizar recomendaciones personalizadas de tratamiento y prescribir un programa de cuidado en el hogar que ayude a mantener la piel saludable y brillante. Al educar a los clientes, los esteticistas comparten sus conocimientos y su experiencia. El objetivo principal es preservar, proteger y nutrir la piel.

Los esteticistas deben estudiar y comprender bien la fisiología e histología de la piel porque:

- La complejidad de la piel es sorprendente. Las capas, los componentes y las funciones trabajan con otros sistemas del cuerpo para proteger y regular tanto la piel como otras partes del cuerpo.

- El estudio de la fisiología e histología de la piel incluye aprender sobre el proceso de envejecimiento, así como interpretar los efectos del daño de los rayos ultravioleta (UV), la influencia de las hormonas y la nutrición para la salud de la piel. Cada uno de estos factores influye en la apariencia y salud de la piel.

- Hay mucho para estudiar sobre el órgano más grande del cuerpo y cuál es la mejor forma de mantener su salud. Una comprensión más profunda permite que el terapeuta de la piel pueda tratar con confianza este sistema sofisticado.

Describir los atributos de una piel sana

La piel, o el *sistema integumentario*, es el órgano más extenso del cuerpo. Es una barrera resistente diseñada para protegernos de los elementos externos. Las capas, los nervios, las funciones celulares, los folículos pilosos y las glándulas de la piel trabajan armoniosamente para regular y proteger el cuerpo. Las hormonas, los factores de crecimiento y otros bioquímicos controlan las intrincadas funciones de la piel (**Figura 3-2**).

Los materiales básicos y las bases para los tejidos del cuerpo son las proteínas. Los aminoácidos son las unidades básicas de las proteínas. Forman péptidos y los péptidos forman proteínas. Las proteínas cumplen diversas funciones a la hora de mantener mantener la salud de la piel.

Nuestra piel es una fábrica laboriosa, con millas (kilómetros) de vasos sanguíneos, millones de glándulas sudoríparas y una variedad de nervios dentro de una red de fibras. Los apéndices de la piel incluyen el cabello, las uñas, las glándulas sudoríparas y las glándulas sebáceas (grasitud). Una piel saludable es ligeramente húmeda, blanda, suave y algo ácida.

✓ VERIFICACIÓN

1. Enumere cinco datos interesantes sobre una piel saludable.

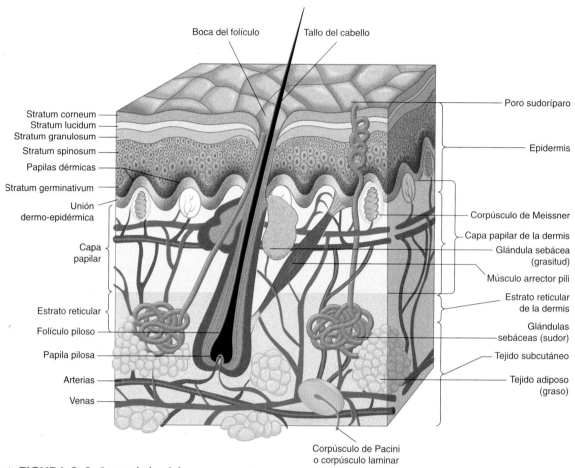

Boca del folículo   Tallo del cabello

Stratum corneum
Stratum lucidum
Stratum granulosum
Stratum spinosum
Papilas dérmicas
Stratum germinativum
Unión
dermo-epidérmica
Capa
papilar
Estrato reticular
Folículo piloso
Papila pilosa
Arterias
Venas

Poro sudoríparo
Epidermis
Corpúsculo de Meissner
Capa papilar de la dermis
Glándula sebácea
(grasitud)
Músculo arrector pili
Estrato reticular
de la dermis
Glándulas
sebáceas (sudor)
Tejido subcutáneo
Tejido adiposo
(graso)

Corpúsculo de Pacini
o corpúsculo laminar

▲ **FIGURA 3–2** Capas de la piel.

Diferenciar las seis funciones principales de la piel

La piel es similar a una herramienta multifunción. Actúa como un escudo para el cuerpo. Es a prueba de agua y un aislante que protege el cuerpo del calor y el frío extremo, así como del daño de los rayos UV. La piel es una barrera que protege el cuerpo de los químicos y bacterias dañinas, lo que evita las infecciones. La piel tiene un rol importante en la salud de los huesos al producir la vitamina D. Además, nuestra piel es un depósito sensorial enorme que mantiene nuestro cerebro en contacto con el mundo que nos rodea. Hace todo esto mientras es lo suficientemente flexible para que el cuerpo se mueva, mientras mantiene un exterior saludable que nos permite vernos bien y sentirnos cómodos. Por estas razones, las seis funciones principales de la piel son la sensación, la protección, la regulación del calor, la excreción, la secreción y la absorción.

Sensación

El tacto es uno de los primeros sentidos en desarrollarse. Las fibras nerviosas en la piel detectan cuando nos tocan. Según el tipo de estimulación, las sensaciones que detecta la piel nos hacen sentir, reaccionar o movernos. Los diferentes sensores nerviosos nos ayudan a detectar sensaciones diferentes y percibir los cambios en nuestro ambiente, como puede ser el calor, el frío, el tacto, el dolor y la presión (**Figura 3-3**). Los sensores nerviosos envían mensajes al cerebro y los nervios motores responden esos mensajes para transmitir al cuerpo instrucciones sobre cómo actuar. La sensación del calor causará que nos alejemos de la estufa caliente. Un masaje envía mensajes al cerebro a través de la estimulación nerviosa y reduce el estrés del cuerpo, así como también promueve la circulación. Los estudios han demostrado una reducción del estrés en bebés y adultos mayores cuando experimentan más tacto e interacción con los demás. Las fibras nerviosas sensoriales se encuentran en mayor cantidad en las puntas de los dedos y están diseñadas para ser una de las partes del cuerpo más sensibles.

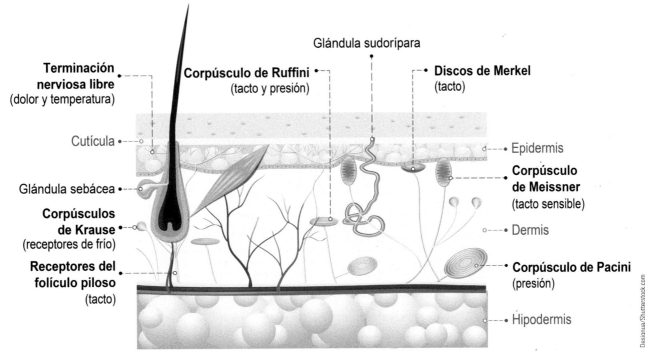

▲ **FIGURA 3–3** La presión, la vibración, la temperatura, el dolor y la comezón se transmiten a través de órganos y nervios receptores especiales.

Protección

La piel es una barrera protectora delgada pero fuerte contra los elementos y microorganismos externos. Tiene muchos mecanismos de defensa para proteger al cuerpo de lesiones e invasiones. El sebo (grasitud) sobre la epidermis proporciona protección contra los factores externos, como puede ser una invasión de alguna bacteria. El manto ácido es la barrera protectora compuesta por sebo, lípidos, sudor y agua. Estos componentes forman una película **hidrolipídica** para evitar que la piel se seque y protegerla de la exposición a los factores externos que podrían dañarla. *Hidro* significa "agua". *Lipídico* significa "grasitud". Una *película hidrolipídica* proporciona un equilibrio de grasitud y agua en la superficie de la piel.

El manto ácido tiene un pH promedio de 5,5. La regulación del pH de la piel es importante para proteger el cuerpo de los patógenos y para regular las funciones enzimáticas.

El manto ácido es parte de la función de barrera natural de la piel. La **función de barrera** es el mecanismo de la piel que nos protege de la irritación y de la **pérdida de agua transepidérmica** (TEWL) intercelular, la pérdida de agua provocada por la evaporación en la superficie de la piel. Los lípidos son sustancias que contribuyen a la función de barrera de la epidermis. Son grasa protectora y son parte de la **matriz intercelular** (fluido) entre las células epidérmicas. Las lesiones que se producen en la capa protectora de la piel pueden provocar problemas de la piel como sensibilidad, envejecimiento y deshidratación (**Figura 3–4**).

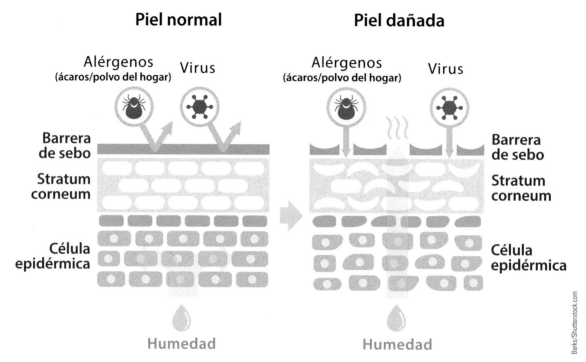

▲ **FIGURA 3–4** Función de barrera.

Los melanocitos son las células que producen el pigmento y protegen a nuestros cuerpos de los rayos UV ionizantes dañinos. Los melanocitos producen gránulos de pigmento denominados melanosomas. Los melanosomas producen una proteína denominada melanina. La melanina viaja desde la capa de células basales más profunda del stratum germinativum hasta la superficie a través de proyecciones similares a los dedos denominadas dendritas, que actúan como una sombrilla que hace de escudo de la piel contra los efectos negativos del sol y el bronceado en interiores. Los rayos UV pueden dañar el ADN en los melanocitos y causar cáncer de piel. Los tres tipos de cáncer de piel se analizan en el capítulo 4, "Trastornos y enfermedades de la piel".

La característica más sorprendente de la piel es la capacidad de curarse sola. La piel puede repararse por sí misma cuando está lastimada y así proteger al cuerpo de las infecciones y los daños producto de lesiones. Los procesos de hiperproducción celular y coagulación sanguínea permiten que la piel dañada se repare a sí misma hasta restaurar el grosor normal. Las hormonas como el **factor de crecimiento epidérmico** (EGF) estimulan la reproducción y cicatrización de las células de la piel. Las proteínas y los péptidos activan los **fibroblastos** (estimulantes de las células) y rejuvenecen las células. Las células de la piel se activan rápidamente para repararla. Otros componentes protectores de la piel incluyen células activas en el sistema inmunológico. Estos procesos serán analizados más adelante en este capítulo.

¿SABÍA QUE…?

La vista microscópica de la estructura de la epidermis es como una pared de ladrillos: las células son los ladrillos y la matriz intercelular es el cemento entre los ladrillos que los mantiene unidos.

Regulación del calor

El promedio de la temperatura interna del cuerpo es de 98,6° grados Fahrenheit (37° grados Celsius). Cuando la temperatura externa varía, la piel se regula automáticamente para calentar o enfriar el cuerpo según sea necesario.

El cuerpo mantiene la termorregulación a través de la evaporación, la transpiración, la radiación y el aislamiento. Millones de glándulas sudoríparas liberan calor del cuerpo a través de la transpiración para evitar el sobrecalentamiento. Luego, nos enfriamos mediante la evaporación en la superficie de la piel. La dilatación del flujo y los vasos sanguíneos también ayuda a enfriar el cuerpo.

Nos protegemos del frío mediante la constricción de los vasos sanguíneos y la disminución del flujo sanguíneo. Además, las capas grasas del cuerpo ayudan a aislar y calentar el cuerpo.

Los folículos pilosos también ayudan a regular la temperatura corporal y a evitar la pérdida de calor. Cuando tenemos frío, los **músculos arrector pili** adheridos a los folículos pilosos se contraen y causan la piel de gallina. Se cree que esta reacción calienta la piel a través de las bolsas de aire que se crean bajo estos vellos que se levantan cuando los músculos se contraen. Tiritar también es una respuesta automática al frío y una forma de calentar el cuerpo.

Excreción

Las **glándulas sudoríparas**, también denominadas *glándulas excretoras de sudor*, excretan la transpiración. Mucha gente cree que el sudor desintoxica el cuerpo, pero menos del 1 por ciento de la desintoxicación del cuerpo se realiza a través de la transpiración. Las glándulas sudoríparas sirven para evitar que el cuerpo se sobrecaliente. El hígado y los riñones realizan el trabajo de desintoxicación. La sudoración excesiva puede causar deshidratación y la pérdida de fluidos y del equilibrio mineral necesario para hacer que el cuerpo funcione de manera óptima. El sudor, al igual que el sebo, también forma parte del manto ácido. Las funciones de estas glándulas se analizarán más adelante en este capítulo.

Secreción

El **sebo** es una sustancia grasa que protege la superficie de la piel y lubrica tanto la piel como el cabello. Las **glándulas sebáceas**, también denominadas *glándulas que segregan grasitud*, son apéndices de los folículos que producen el sebo. Esta grasitud ayudan a mantener la piel suave y protegida de los elementos externos. La piel contiene aproximadamente entre un 50 y un 70 por ciento de agua. El sebo que recubre la superficie de la piel reduce la evaporación del agua, también llamada pérdida de agua transepidérmica o TEWL, y ayuda a mantener el nivel de agua apropiado en las células. El estrés emocional y los desequilibrios hormonales pueden estimular a las glándulas sebáceas para que aumenten el flujo de sebo, lo que puede derivar en problemas de la piel como brotes de acné.

Absorción

La absorción de químicos, hormonas, humedad y oxígeno es necesaria para la salud de la piel. La vitamina D también se sintetiza y produce en la piel debido a la exposición solar. La piel absorbe de forma selectiva los productos tópicos, sueros y cremas a través de las células, los folículos pilosos y las glándulas sebáceas. Si bien la absorción es limitada, algunos ingredientes con un tamaño molecular menor pueden penetrar la piel. La capacidad de penetración del ingrediente está determinada por el tamaño de la molécula y otras características del producto. Los productos solubles en lípidos penetran mejor.

Las rutas de penetración son a través de las paredes de los folículos, las glándulas sebáceas, de manera intercelular o transcelular (**Figura 3–5**). Las pequeñas moléculas con paredes celulares permeables pueden penetrar las células. Las glándulas en la piel pueden absorber de forma temporaria las células más grandes con paredes celulares no permeables y pueden trasladarse a través de los espacios intercelulares.

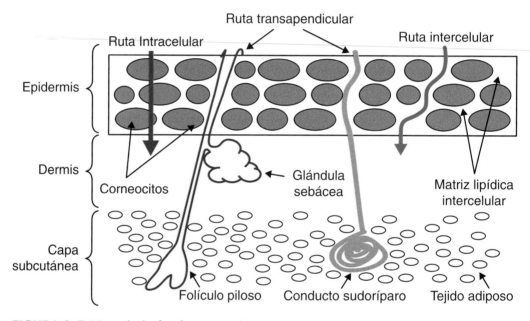

▲ **FIGURA 3–5** Vías principales de penetración.

La absorción de productos tópicos selectos ayuda a mantener la piel hidratada, nutrida y protegida. De manera continua, los avances científicos dan lugar a la creación de nuevos productos que la piel absorbe más fácilmente, lo que los hace más eficaces. La nanotecnología nueva transforma a los productos para el cuidado de la piel al micronizar las partículas para que puedan penetrar más en la piel. Muchos ingredientes para el cuidado de la piel, como las cremas recetadas, pueden penetrar las capas más profundas de la piel. Este efecto puede ser dañino o beneficioso, según los elementos en la aplicación tópica.

¿SABÍA QUE…?

Intercelular significa "entre" las células y *transcelular* es "a través" de las células.

✔ VERIFICACIÓN

2. ¿Cuáles son las seis funciones principales de la piel?
3. ¿Qué es la función de barrera?
4. ¿Cómo el sebo protege la piel?
5. ¿Cuál es la función de las glándulas sudoríparas?
6. ¿Cuáles son las vías que tiene la piel para absorber?

Explicar la función de cada capa de la piel, de la más profunda a la superficial

La piel está constituida por tres componentes principales: (1) la hipodermis o la capa subcutánea, (2) la dermis y (3) la epidermis. Comenzaremos con la capa más profunda e iremos hacia la superficie. (**Figura 3–6**).

Tejido subcutáneo

La **capa subcutánea**, también conocida como *hipodermis* o *fascia superficial*, está compuesta por tejido conectivo suelto o **subcutáneo**, también conocido como *tejido adiposo*. Esta capa contiene un 80 por ciento de grasa. Este tejido crea un cojín protector que le da contorno y suavidad al cuerpo, además de brindarle una fuente de energía. Los vasos, nervios, fibras, células adiposas

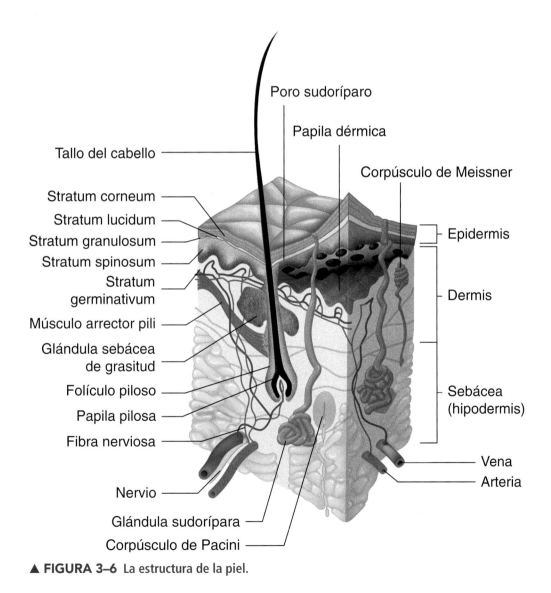

▲ **FIGURA 3–6** La estructura de la piel.

y fibroblastos son solo algunos de los componentes de la hipodermis. Esta capa disminuye y se hace más delgada con la edad. Un cliente con una capa subcutánea más gruesa puede tener un trastorno hormonal subyacente y necesitará más investigación cuando realice una consulta para el cuidado de la piel. La acumulación de grasa en el cuerpo también se encuentra influenciada por las hormonas y se puede reflejar, por ejemplo, mediante un brote de acné, el crecimiento del cabello, o grasitud o sequedad excesiva.

La dermis

La **dermis**, también denominada *derma*, **piel** o *piel verdadera*, es la capa de apoyo de los tejidos conectivos sobre la hipodermis.

Es 25 veces más gruesa que la epidermis y está formada por dos capas: el estrato reticular debajo y la capa papilar encima. La dermis está compuesta principalmente por tejidos conectivos formados por proteínas de colágeno y fibras de elastina. Proporciona a la piel oxígeno y nutrientes a través de una red de vasos sanguíneos y canales linfáticos.

EL ESTRATO RETICULAR

El **estrato reticular** es la capa más profunda y densa de la dermis, se compone principalmente de colágeno y elastina. La flacidez, las arrugas y el envejecimiento intrínseco (pérdida de la elasticidad de la piel) son producto de los daños que sufren las fibras de elastina a medida que se rompen (**Figura 3–7**). Las estrías también son causadas por las fibras de elastina dañadas. El colágeno y la elastina se rompen por el daño de los rayos ultravioleta (UV), el consumo de tabaco y las influencias ambientales como la contaminación del aire.

LA CAPA PAPILAR

La **capa papilar** conecta la dermis a la epidermis. Las **papilas dérmicas** son membranas de estriaciones y surcos que se adhieren a la epidermis. Adheridos a las papilas dérmicas están los capilares curvos que nutren la epidermis o los corpúsculos táctiles, las terminaciones nerviosas sensibles al tacto y la presión. Las papilas en los folículos pilosos se denominan **papilas capilares** y son las estructuras pequeñas y cónicas en la parte inferior de los folículos pilosos. La sangre brinda nutrición dentro de la piel a través de los capilares. La capa papilar compone del 10 al 20 por ciento de la dermis. El colágeno y la elastina se encuentran sueltas y más distanciadas aquí que en el estrato reticular.

El **colágeno** es una sustancia proteica de fibras complejas que le da a la piel resistencia y es necesaria para la cicatrización de las heridas. El colágeno, producido por los fibroblastos, constituye el 70 por ciento de la dermis. Las células de los fibroblastos producen proteínas y contribuyen a la producción de colágeno y elastina.

En contraste, la elastina constituye un pequeño porcentaje de la dermis. Esta constituye aproximadamente una quinceava parte en comparación con la cantidad de colágeno. La **elastina** es la proteína fibrosa que forma el tejido elástico y le da elasticidad a la piel.

¿SABÍA QUE…?

El colágeno es la proteína más abundante en el cuerpo y deriva de las palabras griegas *kolla*, "pegamento", y *gennan*, "producir".

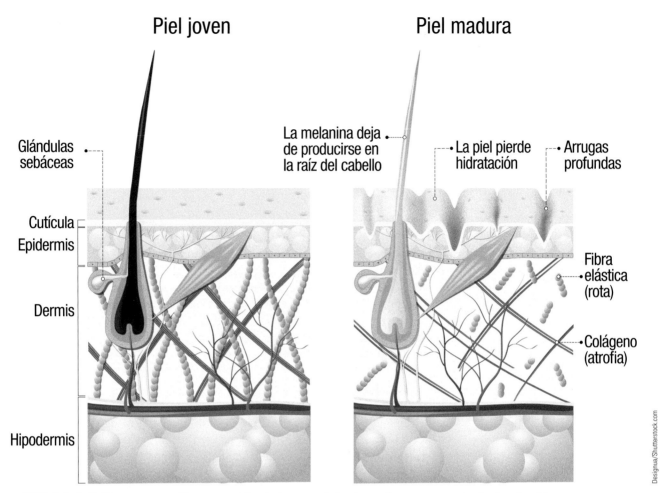

Piel joven　　　**Piel madura**

Glándulas sebáceas

La melanina deja de producirse en la raíz del cabello

La piel pierde hidratación

Arrugas profundas

Cutícula
Epidermis

Dermis

Fibra elástica (rota)

Colágeno (atrofia)

Hipodermis

Designua/Shutterstock.com

▲ **FIGURA 3–7** Una comparación entre piel más joven y piel más madura que muestra la disminución en las fibras de colágeno, la elastina rota y la atrofia, las arrugas formadas y el cabello que se vuelve gris en el proceso de envejecimiento.

Los **glicosaminoglicanos** (GAG) son grandes moléculas de proteínas y sustancias que atraen agua que se encuentran entre las fibras de la dermis. Los GAG son polisacáridos, es decir, complejos de proteína y azúcar. Los glicosaminoglicanos trabajan para mantener el colágeno y la elastina en los espacios celulares, lo que equilibra las fibras de proteína. También ayudan a que el colágeno y la elastina mantengan la humedad. Interactúan con los péptidos de cobre en nuestro sistema para la reparación celular. Un consumo de fluido saludable es esencial para que los GAG funcionen de forma adecuada. Los fluidos de hidratación beneficiosos como el **ácido hialurónico** son parte de esta sustancia dérmica. El ácido hialurónico es un GAG. Los ingredientes que duplican estos fluidos intercelulares naturales son importantes en los productos de estética y cuidado de la piel; estos se tratan en otros capítulos.

Los vasos sanguíneos y linfáticos, los capilares, los folículos, las glándulas sebáceas y sudoríparas, los nervios sensoriales, los receptores adicionales y los músculos arrector pili se encuentran en la dermis. Los **vasos linfáticos** eliminan los residuos, las bacterias y los fluidos en exceso. Los fibroblastos (estimulan las células), los linfocitos (combaten infecciones), las células Langerhans (células de protección), los mastocitos (relacionados con las

¿SABÍA QUE...?

La colagenasa y la elastasa son enzimas que protegen al colágeno y la elastina. Sin embargo, cuando se producen niveles excesivos en respuesta a la radiación UV u otros daños, causan una ruptura dérmica, hiperpigmentación, rítides (arrugas) y envejecimiento prematuro.

reacciones alérgicas) y los leucocitos (glóbulos blancos que combaten las infecciones) también se encuentran en la dermis.

Otros componentes brindan firmeza a la piel a partir de la interacción con la elastina y el ácido hialurónico. Las hormonas como el factor de crecimiento epidérmico (EGF) y el factor de crecimiento de los fibroblastos (FGF) estimulan la síntesis de los fibroblastos, las células, las proteínas y el ADN.

En la dermis, hay un fluido llamado *matriz extracelular* que se compone de colágeno, otras proteínas y glicosaminoglicanos. Estas sustancias intercelulares contienen fluidos y otros componentes para mantener el equilibrio, proporcionar el soporte dérmico y contribuir al metabolismo, el crecimiento y la migración celular.

UNIÓN DERMO-EPIDÉRMICA

La unión dermo-epidérmica (DEJ) conecta la dermis con la epidermis. Esta unión consiste en capas de tejido de colágeno conectivo con pequeñas bolsas y orificios. Las fibrillas de colágeno de la dermis se encuentran integradas en estas capas para proporcionar fuerza y adhesión. Los filamentos de queratina en el lado de la epidermis también aseguran la fuerza y adhesión a la unión. Algunos estados definen el campo de acción del esteticista como "no más allá de la DEJ", lo que significa que el esteticista no puede tratar la piel más allá de la epidermis.

La epidermis

La epidermis es la capa externa de la piel. Es el tejido epitelial que cubre nuestro cuerpo. Es una cubierta delgada y protectora con muchas terminaciones nerviosas. Se compone de cinco capas, llamadas estratos (**Figura 3–8**):

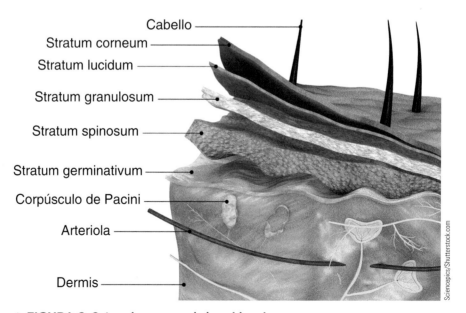

▲ **FIGURA 3–8** Las cinco capas de la epidermis.

- Stratum germinativum: "la capa de germinación o crecimiento", capa inferior (capa de células basales)
- Stratum spinosum: "células espinosas"
- Stratum granulosum: "células granulosas"
- Stratum lucidum: "las células transparentes", presentes solo cuando la piel es gruesa, se hallan en las palmas de las manos y las plantas de los pies
- Stratum corneum: "células callosas".

Es importante entender cómo funcionan las capas celulares de la piel para elegir los ingredientes y los tratamientos. El campo de acción de los esteticistas solo se refiere al trabajo en la epidermis, no la dermis, a menos que estén bajo la dirección de un médico u otro profesional de la salud con licencia: como una enfermera, un médico naturopático o un médico asistente.

QUERATINOCITOS

Los **queratinocitos**, que se componen de queratina, conforman el 95 por ciento de la epidermis. Estas células contienen tanto proteínas como lípidos. Los lípidos rodean las células en la epidermis y las protegen contra la pérdida de agua y la deshidratación.

La **queratina** es una proteína fibrosa que proporciona resistencia y protección. Se encuentra en todas las capas de la epidermis. La queratina dura es la proteína que se encuentra en el cabello y las uñas.

Los queratinocitos tienen diversas funciones y cambian a medida que pasan por las capas hasta la capa superior del stratum corneum. Las células troncales son las células madre que se dividen en la capa basal o el stratum germinativum y forman nuevas células hijas. Estas células hijas suben a través de las capas antes de convertirse en corneocitos endurecidos del stratum corneum. Los queratinocitos y otras células protegen la epidermis. Las otras células en la epidermis incluyen melanocitos, células inmunes, gránulos laminares y células Merkel (receptores nerviosos).

EL STRATUM GERMINATIVUM

El **stratum germinativum**, también conocido como la *capa celular basal*, está ubicado sobre la dermis y está compuesto por una sola capa de células basales sobre la "membrana base". En esta capa activa, las células troncales se someten a una división de células continua (mitosis) para reabastecer las células de la piel que se desprenden de la superficie de manera regular. Básicamente, las células troncales son células madre que se dividen para producir células hijas en un proceso notable.

Las células madre se dividen para formar dos células hijas. Algunas células troncales y células hijas siempre permanecen indiscriminadas y se siguen dividiendo para una auto renovación constante durante toda la vida. Estas pueden permanecer como células troncales o se programan para convertirse en algo más, como un queratinocito. En el cuerpo, algunas células hijas se convierten en células de la piel. Otras células se convierten en glándulas, folículos, tejidos u órganos. Las células hijas que no son capaces de dividirse más tienen la habilidad de programarse para terminar como un tipo específico de célula. Esto se conoce como *diferenciación terminal*. Las células como estos queratinocitos comienzan el recorrido de diferenciación terminal a medida que migran a la superficie y eventualmente se vuelven fuertes y protectoras.

Las células en la capa basal producen los lípidos necesarios para formar las membranas celulares y mantener a las células juntas. Las células de Merkel, las células sensoriales, son receptores del tacto que también se encuentran en la capa basal. El stratum germinativum también contiene **melanocitos**, que son células que producen gránulos de pigmento en la capa basal (**Figura 3–9**). Los melanocitos comprenden entre el 5 y el 10 por ciento de las células basales. Estos gránulos que contienen pigmento, llamados **melanosomas**, producen una proteína compleja, la **melanina**, que determina el color de la piel, de los ojos y del cabello.

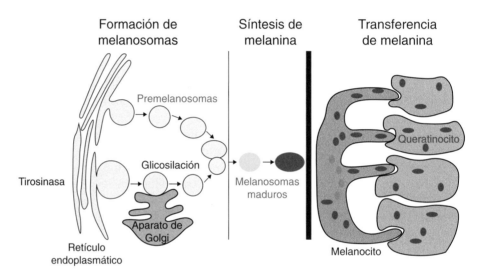

▲ **FIGURA 3–9** Producción de melanina.

EL STRATUM SPINOSUM

El **stratum spinosum**, también conocido como la *capa espinosa*, se encuentra sobre el stratum germinativum. Aquí, las células se siguen dividiendo y cambian su forma, y las enzimas crean lípidos y proteínas. Los apéndices de las células, que se asemejan a espinas erizadas, se convierten en desmosomas, las estructuras intercelulares que contribuyen a fortalecer y mantener unidas las células. Los **desmosomas** son filamentos de queratina, los lazos de proteína que crean las uniones entre las células. Esto fortalece la epidermis y ayuda en la comunicación intercelular.

También se encuentran aquí las **células inmunes de Langerhans**, que protegen al cuerpo de las infecciones ya que identifican el material extraño (antígenos). Las células inmunes ayudan a destruir estos invasores extraños. Aquí, los queratinocitos y los melanocitos trabajan en sinergia para formar el posicionamiento equilibrado de los gránulos del pigmento. Los **gránulos laminares** son células que contienen lípidos para mantener la función de barrera. La espinosa es la capa más grande de la epidermis.

EL STRATUM GRANULOSUM

El **stratum granulosum**, también conocido como la *capa granular*, está compuesto por células que se asemejan a los gránulos y están llenas de queratina. Allí también sucede la producción de queratina y lípidos intercelulares. En esta capa, las enzimas disuelven las estructuras (desmosomas) que ayudan a mantener unidas a las células. A medida que estas células se queratinizan, se mueven hacia la superficie y reemplazan a las células eliminadas del stratum corneum.

Las sustancias de hidratación naturales como triglicéridos, ceramidas, ceras, ácidos grasos y otros lípidos intercelulares se producen aquí y se excretan de las células para formar componentes de la función de barrera a prueba de agua de la capa superior de la piel. Estos compuestos solubles en agua son conocidos como factores de hidratación natural (NMF) e hidratan la capa lipídica alrededor de las células, absorben el agua, y evitan la pérdida de agua.

EL STRATUM LUCIDUM

El **stratum lucidum** es una capa delgada y transparente de las células muertas de la piel debajo del stratum corneum. Es una capa translúcida formada por células pequeñas que dejan pasar la luz. Esta capa es más gruesa en las palmas de las manos y las plantas de los pies. Los queratinocitos en esta capa contienen queratina transparente. Aquí, las células liberan los lípidos que forman las bicapas de grasitud y agua. La capa más gruesa de las palmas y las plantas está compuesta por estriaciones epidérmicas que proporcionan un mejor agarre mientras caminamos y utilizamos las manos. Esta capa también forma nuestras huellas digitales únicas.

EL STRATUM CORNEUM

El **stratum corneum**, también conocido como la *capa callosa*, es la capa superior externa de la epidermis. El esteticista trabaja mucho con esta capa. El stratum corneum es muy delgado, pero es resistente al agua y permeable, se regenera por sí mismo, elimina las toxinas del cuerpo y responde a los estímulos. Los queratinocitos en la superficie se endurecen y se convierten en **corneocitos**, las células protectoras a prueba de agua. Estas células de proteínas "muertas" se secaron y carecen de núcleos. Esta capa se conoce como *capa callosa* debido a estas células similares a las escamas.

Los queratinocitos se desprenden continuamente de la piel en un proceso llamado **descamación**. Estas células se reemplazan por las células nuevas que suben a la superficie desde los estratos inferiores. Este proceso de descamación y reemplazo se denomina *renovación celular*. El ritmo de renovación celular adulta promedio es cada 28 días según la edad, el estilo de vida y el estado de salud de la persona. Este ritmo disminuye con la edad. La renovación celular promedio de un bebé es de 14 días. En la adolescencia, las células se reemplazan cada 3 a 4 semanas. A los 50 años de edad, la renovación celular disminuye de 42 a 84 días. La comprensión del proceso de la renovación celular ayudará a tomar mejores decisiones sobre cómo tratar el envejecimiento de la piel.

Las células y la grasitud se combinan para formar una capa de barrera protectora en el stratum corneum. Los gránulos laminares son secretados por los queratinocitos, lo que resulta en la formación de una membrana impermeable que contiene lípidos y sirve como una barrera de agua, que es necesaria para una función de la barrera de la piel adecuada. Estos cuerpos liberan componentes necesarios para el desprendimiento de la piel (descamación) en el stratum corneum. Este es el manto ácido. Las células del stratum corneum están rodeadas de las **bicapas** de grasitud y agua. Los lípidos de las membranas celulares, como los fosfolípidos y los ácidos grasos esenciales, determinan la salud de esta barrera protectora. En términos simples, una bicapa es una membrana polar delgada compuesta por dos capas de moléculas lipídicas. Estas membranas son láminas delgadas que forman una barrera continua alrededor de las células. Las membranas celulares de casi todos los organismos vivientes y diversos virus están compuestas por una bicapa lipídica, al igual que las membranas que rodean el núcleo de la célula y otras estructuras subcelulares.

En general, el stratum corneum tiene de 15 a 20 capas de células. El stratum corneum tiene un grosor de entre 0,01 mm y 0,04 mm. Los queratinocitos en la superficie de la piel también se denominan células queratinizadas *escamosas* (plana, escamosa). Existen términos diferentes utilizados para describir las mismas células, por lo que es útil recordar que estas células superficiales son lisas y están endurecidas (escamosas y complejas).

COLOR DE LA PIEL: MELANINA, MELANOCITOS Y MELANOSOMAS

La melanina es el pigmento que nos protege del sol. Cada persona tiene el mismo número de melanocitos o células que producen pigmentos. Tanto los factores internos como externos afectan la activación y producción de melanina. Las diferencias en el color genético de la piel se deben a la cantidad de melanina activada en la piel y a la forma en que está distribuida. Las personas con la piel y la melanina más oscura tienen más actividad en los melanocitos. Este es un ejemplo de un factor interno. Un factor externo que afecta la producción de melanina es la exposición solar.

La producción de melanina se estimula por la exposición a la luz solar y protege a las células de abajo, ya que absorbe y bloquea la radiación UV. Las células de melanocitos hacen esferas de melanosomas, que se transfieren a los queratinocitos (**Figura 3–10**). Los melanosomas tienen los gránulos de pigmento que proporcionan el color de la piel. Un melanocito depositará a los melanosomas que llevan el pigmento en alrededor de 30 queratinocitos a través de sus dendritas. Las dendritas son los brazos, o las proyecciones celulares, que se expanden para interactuar con otras células en la matriz extracelular entre las células. Este es el proceso del oscurecimiento del pigmento.

La **tirosinasa** es la enzima que estimula a los melanocitos para producir melanina. Se estima que hay más de 1000 melanocitos por milímetro cuadrado (⅛ de pulgadas cuadradas) de la piel.

El cuerpo produce dos tipos de melanina: la **feomelanina**, que es entre roja y amarilla, y la **eumelanina**, que es entre marrón oscuro y negra. Las personas que tienen la piel de color claro producen principalmente feomelanina, mientras que aquellas que tienen la piel de color oscuro producen más

EPIDERMIS

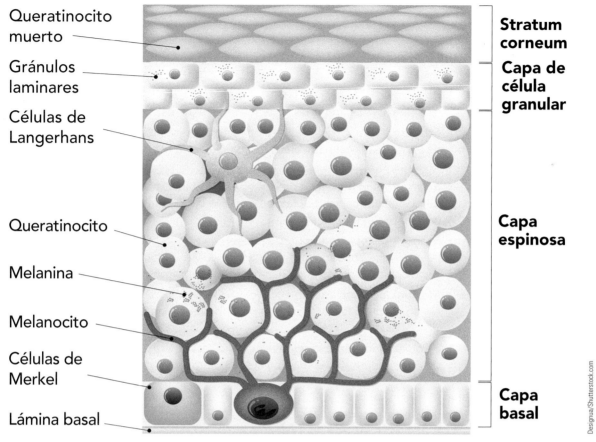

Queratinocito muerto

Gránulos laminares

Células de Langerhans

Queratinocito

Melanina

Melanocito

Células de Merkel

Lámina basal

Stratum corneum

Capa de célula granular

Capa espinosa

Capa basal

Designua/Shutterstock.com

▲ **FIGURA 3–10** Producción de la melanina y protección de la piel.

eumelanina. Las personas con la piel más clara tienen aproximadamente 20 melanosomas por queratinocito, mientras que las personas con la piel oscura tienen aproximadamente 200 melanosomas por queratinocito.

Los productos que inhiben la producción de melanina mediante la interrupción de los procesos bioquímicos se conocen como *agentes aclarantes*. Algunos se llaman *inhibidores de la tirosinasa*. Estos productos están diseñados para reducir la hiperpigmentación. Los trastornos de la pigmentación se analizan en el capítulo 4, "Trastornos y enfermedades de la piel". Los productos y tratamientos para la hiperpigmentación se analizan en otros capítulos.

Hemos abarcado mucha información hasta ahora. Aquí se proporciona un resumen de los componentes principales de la piel, incluidas las capas y funciones respectivas.

Capa subcutánea: *(hipodermis* o fascia superficial) es el tejido conectivo suelto también conocido como *tejido adiposo*. Está compuesto en un 80 por ciento de grasa y crea un cojín protector que brinda contorno y suavidad al cuerpo. Es una fuente de energía almacenada.

Dermis: se divide en dos subdivisiones: reticular y papilar. Los fibroblastos y las células inmunes se encuentran en estas capas.

Estrato reticular: está compuesto de colágeno y elastina, glándulas, vasos linfáticos y sanguíneos, terminaciones nerviosas y fluidos intercelulares.

Capa papilar: contiene los receptores del tacto, vasos sanguíneos, capilares y papilas dérmicas.

Epidermis: cada una de las cinco capas de la epidermis contiene queratinocitos, células inmunes y fluidos intercelulares.

Stratum germinativum: capa única de células donde se produce la mitosis de la célula, las células troncales, las células de Merkel, los queratinocitos, los melanocitos y los lípidos.

Stratum spinosum: capa grande. Tiene actividad celular y aloja la creación de desmosomas, las células inmunes de Langerhans y la distribución del pigmento del melanosoma.

Stratum granulosum: en él, se llevan a cabo la producción de gránulos de queratina en las células, la producción y excreción adicional de lípidos y la disolución de las desmosomas por las enzimas.

Stratum lucidum: aquí se encuentran las células transparentes, más gruesas en las palmas de las manos y en las plantas de los pies.

Stratum corneum: donde se encuentran los corneocitos endurecidos (también son conocidos como células escamosas planas), la melanina, la capa de barrera y el manto ácido, y donde se produce la descamación.

ACTIVIDAD

Dentro de la piel

Para familiarizarse más con estas capas de la piel, utilice un cuadro de piel en blanco sin etiquetar para dibujar y nombrar todas las partes y capas.

Utilice un color diferente para representar cada capa y cada componente. ¿Qué puede hacer para mostrar las diferencias entre las capas? Diviértase con esto y compare con los diagramas de sus compañeros de clase.

VERIFICACIÓN

7. Nombre los dos componentes de la dermis.
8. Nombre las cinco capas de la epidermis.
9. ¿Qué son los queratinocitos?
10. Explique el proceso de la melanización de la piel.
11. ¿Cómo se repara la piel a sí misma?

Identificar el folículo piloso como un apéndice de la piel

El vello es un apéndice de la piel, una extensión delgada en forma de filamento que crece de la piel y el cuero cabelludo. Un esteticista necesita comprender este apéndice para poder realizar tratamientos como la depilación con cera, la depilación con azúcar y el modelado de cejas. La **Figura 3-11** muestra la estructura del folículo piloso. El vello no tiene sensibilidad debido a la ausencia de nervios.

Buena parte del vello del cuerpo es invisible a simple vista. La mayor concentración de cabello está en la cabeza, en las axilas, alrededor de los genitales, en los brazos y en las piernas. Debido a las influencias hormonales, hay diferentes patrones de crecimiento del vello masculino y femenino. La genética influye en la distribución del vello de cada persona, en el espesor,

Cabello lacio	Cabello ondulado	Cabello rizado
Forma de los folículos	Forma de los folículos	Forma de los folículos

Designua/Shutterstock.com

▲ **FIGURA 3–11** Forma de un folículo piloso.

calidad, color, velocidad de crecimiento y en si el cabello es rizado o liso. La velocidad del crecimiento del vello es de aproximadamente 0,5 pulgadas (1,25 centímetros) por mes, que es alrededor de 6 pulgadas (15 centímetros) por año. Con la edad, la velocidad de crecimiento del vello puede disminuir a 0,1 pulgadas (0,25 cm) al mes.

Existen dos tipos de queratina:

- La alfa (queratina A) es más suave.
- La beta (queratina B) es más dura.

El vello contiene un 90 por ciento de queratina dura B. Tiene un contenido hidratante y graso menor que la queratina suave A, y es un material particularmente resistente y elástico. La queratina forma láminas continuas (uñas de las manos) o fibras largas e interminables (vellos). Por lo general, esta queratina dura no se rompe ni se descama. Mantiene una estructura continua. El vello también contiene melanina, que determina el color.

Las anomalías como el vello extremadamente rizado, las bacterias que crecen con rapidez y la incapacidad del folículo de recibir oxígeno, junto con la producción excesiva de sebo, pueden contribuir a los vellos encarnados y la foliculitis, una inflamación del folículo. El crecimiento del vello se describe en detalle en el capítulo 11, "Depilación".

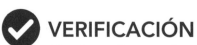

VERIFICACIÓN

12. ¿Qué influencia el crecimiento del vello?
13. ¿Qué tipo de queratina contiene el cabello?

Identificar las uñas como un apéndice de la piel

La uña, un apéndice de la piel, es una lámina translúcida dura que protege los dedos de las manos y de los pies. La uña está compuesta por queratina dura. La **Figura 3–12** muestra la estructura de la uña. *Ónix* es el término técnico para la uña. La lámina ungueal dura o callosa no contiene nervios ni vasos sanguíneos. Las uñas de las manos crecen más rápido que las de los pies y aun con más rapidez durante el verano. Crecen alrededor de 1/10 pulgadas a 1/8 pulgadas (2,5 mm a 3 mm) por mes, lo que significa que les toma a las uñas de las manos de cuatro a seis meses crecer por completo. Un esteticista puede trabajar en un estado en el que ofrecer servicios de uñas sea parte del campo de acción. Además, algunos síntomas de enfermedades y trastornos que afectan a la piel son evidentes en las uñas. Una persona con un trastorno circulatorio puede tener uñas cianóticas, por ejemplo. La cianosis es la presencia de un tono morado o azulado debajo de las uñas de las manos.

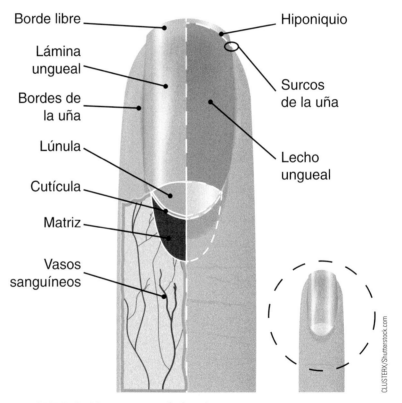

Borde libre · Hiponiquio · Lámina ungueal · Bordes de la uña · Surcos de la uña · Lúnula · Cutícula · Lecho ungueal · Matriz · Vasos sanguíneos

CLUSTERX/Shutterstock.com

▲ **FIGURA 3–12** Estructura de la uña.

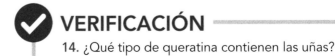

✓ VERIFICACIÓN

14. ¿Qué tipo de queratina contienen las uñas?

Describir las funciones de los dos tipos de nervios

Los nervios son conjuntos de fibras similares a los cordones. Están compuestos por neuronas a través de las cuales pasan el estímulo sensorial y los impulsos motores entre el cerebro u otras partes del sistema nervioso central y los ojos, glándulas, músculos y otras partes del cuerpo. Los nervios forman una red de caminos para conducir la información a través del cuerpo. Existen dos tipos de nervios: motores y sensitivos.

- Las *fibras nerviosas motoras*, o *eferentes*, transmiten los impulsos del cerebro o la médula espinal a los músculos o las glándulas. Estas fibras nerviosas estimulan los músculos, como los músculos arrector pili, adheridos a los folículos pilosos. Los músculos arrector pili causan la "piel de gallina" cuando se tiene frío o se está asustado. Las fibras nerviosas *secretoras* son nervios motores adheridos a las glándulas sudoríparas y sebáceas. Regulan la excreción de las glándulas sudoríparas y controlan la salida de sebo hacia la superficie de la piel.

- Las *fibras nerviosas sensitivas*, o *aferentes*, envían mensajes al sistema nervioso central y al cerebro para reaccionar al calor, el frío, el tacto, la presión y el dolor.

VERIFICACIÓN

15. Nombre los dos tipos de nervios principales y describa qué función cumplen.

Explicar qué producen los dos tipos de glándulas de la piel

La dermis de la piel contiene dos tipos de glándulas con conducto y cada una produce sustancias diferentes. Las glándulas sebáceas son excretoras de grasitud, mientras que las glándulas sudoríparas son excretoras de sudor (**Figura 3–13**).

Las glándulas sebáceas (excretoras de grasitud)

Las glándulas sebáceas están conectadas a los folículos pilosos y producen grasitud, que protege la superficie de la piel. Los sacos glandulares se abren en los folículos a través de los conductos. Si los conductos se obstruyen, se forman comedones abiertos o cerrados (puntos negros o blancos). Las secreciones sebáceas lubrican la piel y el cabello. Las glándulas sebáceas son más grandes en el rostro y el cuero cabelludo que en el resto del cuerpo. Otros capítulos incluyen más detalles sobre las glándulas sebáceas y el acné.

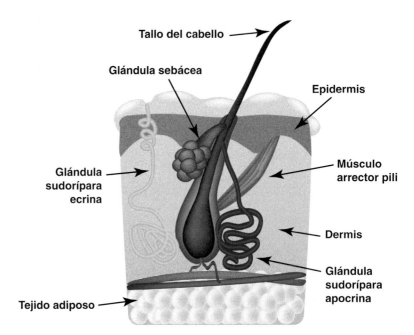

Tallo del cabello

Glándula sebácea

Epidermis

Glándula
sudorípara
ecrina

Músculo
arrector pili

Dermis

Glándula
sudorípara
apocrina

Tejido adiposo

Timonina/Shutterstock.com

▲ **FIGURA 3–13** Glándulas sebáceas y sudoríparas.

Las glándulas sudoríparas (glándulas de sudor)

Las glándulas sudoríparas ayudan a regular la temperatura corporal y a eliminar las pequeñas cantidades de productos de desecho al excretar el sudor. Tienen una base espiralada y aberturas de conductos en la superficie llamadas poros. Los fluidos y minerales se eliminan a diario a través de estos poros. La pérdida de fluido excesiva puede resultar en la pérdida de electrolitos, lo que puede llevar a la deshidratación en el cuerpo. El sistema nervioso controla la excreción de sudor. Generalmente, 1 a 2 pintas (0,5 a 1 litro) de fluidos que contienen pequeñas cantidades de minerales como sodio, potasio y magnesio se eliminan a diario a través de los poros de sudor en la piel. Hay dos tipos de glándulas sudoríparas: apocrinas y ecrinas.

Las **glándulas apocrinas** son estructuras espiraladas adheridas a los folículos pilosos que se encuentran en las axilas y en el área genital. Liberan las secreciones a través de las glándulas sebáceas. La función apocrina es sensible a la adrenalina, por lo que el sudor puede ocurrir durante momentos de ansiedad, estrés, miedo, estimulación sexual y dolor. Los olores relacionados con estas glándulas se deben a la interacción de las secreciones y las bacterias en la superficie de la piel. Según algunas autoridades médicas, las glándulas apocrinas no son glándulas sudoríparas reales debido a que sus aberturas se conectan a las glándulas sebáceas en lugar de a la abertura de poros de forma directa sobre la superficie de la piel.

Las **glándulas ecrinas** se encuentran en todo el cuerpo, pero principalmente en la frente, las palmas de las manos y las plantas de los pies. Tienen un conducto y un poro a través del cual se liberan las secreciones en la superficie de la piel. Estas glándulas no están conectadas a los folículos pilosos. Las glándulas ecrinas son más activas cuando el cuerpo está sujeto a actividad física y a altas temperaturas. Por lo general, el sudor ecrino no produce olor intenso.

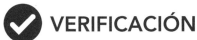

VERIFICACIÓN

16. ¿Qué glándulas ayudan a regular la temperatura del cuerpo?
17. ¿Cuáles son las dos glándulas principales relacionadas con la piel?
18. ¿Cuáles son los dos tipos de glándulas sudoríparas?

Diferenciar los factores que afectan la salud de la piel

Para sobrevivir, las células necesitan estos elementos importantes: la nutrición, la protección y la capacidad de funcionar de forma apropiada a través de la respiración, la circulación, la eliminación de desechos y el reemplazo continuo o la proliferación. La salud y el envejecimiento de la piel se ven afectados por muchos factores diferentes que incluyen la herencia, la exposición solar, el medio ambiente, los hábitos de salud, la nutrición y el estilo de vida en general. Este tema se analiza en detalle en el capítulo 5, "Análisis de la piel".

El sistema inmunológico y la piel

Nuestro sistema inmunológico es un mecanismo de defensa complejo que protege al cuerpo de las sustancias extrañas. El sistema inmunológico se activa cuando se identifican los antígenos (invasores externos). Los anticuerpos son moléculas formadas para combatir y neutralizar las bacterias, los virus y los antígenos. Las células de Langerhans, las células T y los leucocitos son parte del sistema inmunológico.

Las células de Langerhans tienen una forma dendrítica. Principalmente, se encuentran en el stratum spinosum, pero también en otras capas de la piel. Trabajan para absorber, procesar y llevar antígenos al ganglio linfático más cercano para una mayor acción del sistema inmunológico.

Otra parte del sistema inmunológico involucra a los leucocitos, los glóbulos blancos que tienen enzimas para digerir y matar a las bacterias y a los parásitos. Estos glóbulos blancos también responden a las alergias. Una célula T es un tipo de linfocito. Las células T tienen un rol importante en el sistema inmunológico porque atacan a las células infectadas por virus, las células externas y las células cancerígenas. Las células T obtienen su nombre de la glándula timo, donde maduran.

Existen componentes adicionales del sistema inmunológico que protegen al cuerpo de las sustancias extrañas, las bacterias y las infecciones. Las infecciones y las reacciones alérgicas aceleran el crecimiento de las células y el ritmo de migración para una cicatrización más veloz. La habilidad de la piel de cicatrizar, combatir la infección y protegerse es verdaderamente extraordinaria.

Nutrición de la piel

La sangre y la linfa son los fluidos que nutren la piel (**Figura 3–14**). Las redes de arterias y las redes linfáticas envían materiales esenciales para el crecimiento y reparación por todo el cuerpo. El agua, las vitaminas, los minerales y otros nutrientes son importantes para la salud de la piel. La sangre aporta

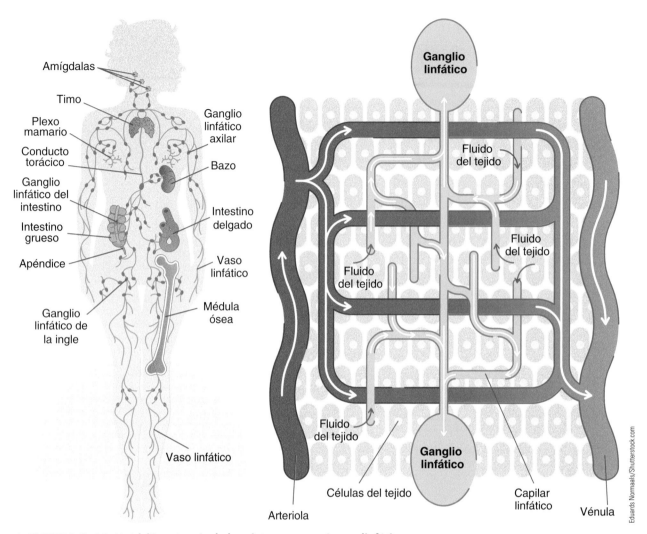

Labels on the figure:

Amígdalas

Timo

Plexo mamario

Conducto torácico

Ganglio linfático del intestino

Intestino grueso

Apéndice

Ganglio linfático de la ingle

Ganglio linfático axilar

Bazo

Intestino delgado

Vaso linfático

Médula ósea

Vaso linfático

Ganglio linfático

Fluido del tejido

Fluido del tejido

Fluido del tejido

Fluido del tejido

Ganglio linfático

Arteriola

Células del tejido

Capilar linfático

Vénula

Eduards Normaals/Shutterstock.com

▲ **FIGURA 3–14** Nutrición a través de los sistemas sanguíneo y linfático.

nutrientes y oxígeno a la piel. Los nutrientes son moléculas que provienen de los ali mentos, como las proteínas, los carbohidratos y las grasas. Los productos tópicos con pequeñas moléculas nutren la epidermis.

La linfa es el fluido transparente del cuerpo de apariencia similar al plasma, pero contiene solo corpúsculos incoloros. Limpia las células de la piel, elimina las toxinas y los desechos celulares, y cumple funciones de inmunización que ayudan a proteger la piel y el cuerpo contra las enfermedades. Las redes de arterias y vasos linfáticos del tejido subcutáneo envían sus ramificaciones más pequeñas hacia las papilas dérmicas, los folículos y las glándulas de la piel.

Protección de la célula

La salud de las células de la piel depende de la membrana celular y de la capacidad de retención de agua del stratum corneum. Los fosfolípidos, los glicolípidos, el colesterol, los triglicéridos, el escualeno y las ceras son todos diferentes tipos de lípidos que se encuentran en el stratum corneum y en las membranas celulares. Los lípidos intercelulares y las proteínas rodean las células y les proporcionan protección, hidratación y nutrición. Las **ceramidas** son un grupo de moléculas de lípidos cerosas, como los glicolípidos, que es importante para la función de barrera y la capacidad de retención de agua. El 50 por ciento de los lípidos en el stratum corneum son ceramidas. Los ácidos grasos también son componentes de las sustancias intercelulares.

Los lípidos disminuyen si la piel está seca, dañada o es madura. Los productos tópicos que contienen péptidos, ácido hialurónico, ceramidas y otros lípidos benefician a la piel que se encuentra dañada tanto por el envejecimiento intrínseco como extrínseco. Estos productos aceleran los procesos regenerativos del cuerpo y promueven la cicatrización. La exfoliación elimina y reduce los lípidos, por lo que es necesaria la reaplicación tópica del producto para equilibrar lo que se perdió durante la exfoliación. La recuperación de las células depende del agua para que se realice de forma apropiada, por lo que tomar agua y mantener la piel hidratada es fundamental para mantener las células saludables.

Reemplazo celular

El cuerpo reemplaza miles de millones de células cada día. Las células de los órganos como la piel, el corazón, el hígado y los riñones se reemplazan cada seis a nueve meses. Las células de los huesos se reemplazan cada siete años. Desafortunadamente, el cuerpo no puede reemplazar la elastina y el colágeno con facilidad, y la piel no recupera la forma flexible luego de ser estirada o dañada por la radiación UV y la contaminación del ambiente. Sin embargo, la investigación demuestra que ciertos tratamientos e ingredientes para el cuidado de la piel, como la vitamina A, los alfahidroxiácidos (AHA), el ácido alfalipoico y otros factores de crecimiento estimulan la regeneración de las células de la piel y reducen los signos visibles del envejecimiento. La regeneración celular regular es necesaria para mantener la piel saludable.

Daño solar

El sol y la radiación electromagnética ultravioleta (UV) tienen el mayor impacto sobre cómo envejece nuestra piel. De acuerdo con el Departamento de Salud y Servicios Humanos de los Estados Unidos, la radiación ultravioleta (UVR) es un carcinógeno demostrado. La exposición a los rayos UV altera el ADN y puede producir cáncer de piel. La exposición solar causa entre el 80 y 85 por ciento del envejecimiento de la piel. A medida que envejecemos, las fibras de colágeno y elastina se debilitan de forma natural. Este debilitamiento se acelera cuando la piel se expone con frecuencia a la radiación ultravioleta.

Los rayos UV llegan a la piel de tres formas diferentes: UVA, UVB y UVC. Cada forma de rayo UV afecta la piel a un nivel diferente (**Figura 3–15**). El daño celular es acumulativo y el fotodaño (del sol) produce fotoenvejecimiento. La disfunción de los pigmentos, las arrugas, la flacidez, la descomposición del colágeno y de la elastina y el cáncer de piel son resultados de la exposición a la radiación UV.

La **radiación UVA**, también conocida como *rayos envejecedores*, constituyen hasta un 95 por ciento de la UVR que llega a la superficie de la Tierra. Las longitudes de onda más largas de los rayos UVA (320 a 400 nanómetros) penetran más profundamente en la piel y provocan el daño genético y la muerte celular. Los rayos UVA debilitan las fibras de colágeno y elastina de la piel, lo que provoca arrugas y flacidez en los tejidos. Los rayos UVA también

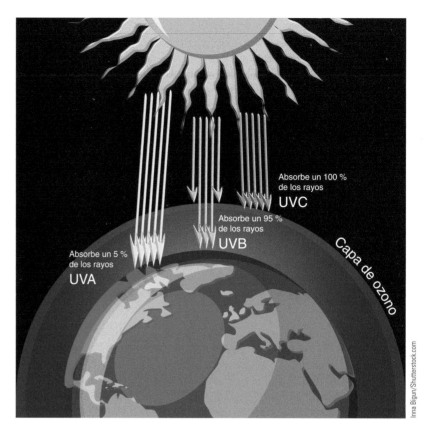

Absorbe un 100 %
de los rayos
UVC

Absorbe un 95 %
de los rayos
UVB

Absorbe un 5 %
de los rayos
UVA

Capa de ozono

Inna Bigun/Shutterstock.com

▲ **FIGURA 3–15** Los rayos UV penetran la piel en diferentes niveles.

penetran el vidrio y las nubes. Se encuentran presentes durante todo el año y predominan sobre los rayos UVB.

La **radiación UVB**, también conocida como *rayos que queman*, causa quemaduras en la piel, así como también bronceado, envejecimiento y cáncer. Las longitudes de onda UVB varían entre 290 y 320 nanómetros. Aunque la penetración de los rayos UVB no es tan profunda ni tan larga como la de los UVA, estas longitudes de onda son más fuertes y más nocivas para la piel. Pueden también dañar los ojos. Desde un punto de vista positivo, la radiación UVB ayuda al cuerpo a sintetizar la vitamina D y otros importantes minerales.

La radiación UVC tiene más energía que la UVA o la UVB. Reacciona con el ozono que se encuentra en la parte alta de nuestra atmósfera y el de fuentes humanas, como los sopletes de soldadura y las lámparas de limpieza UV que matan las bacterias y otros gérmenes.

Los efectos de la luz HEV, o **luz visible de alta energía**, son una nueva consideración cuando se trabaja en la piel, e indagar sobre la exposición del cliente a esta luz es una consulta válida durante la asesoría. La luz azul del televisor, la computadora y el teléfono inteligente, llamada luz HEV, penetra la piel más profundamente que los rayos UV y daña el colágeno, el ácido hialurónico y la elastina. Existe evidencia de que la luz puede empeorar los problemas de pigmentación como el melasma. La evidencia en relación al cáncer de piel y las arrugas profundas es escasa. Sin embargo, el tema es demasiado nuevo para que los resultados de un estudio a largo plazo se encuentren disponibles.

La función de la melanina es ayudar a proteger la piel de la radiación UV del sol, pero puede alterarse o destruirse cuando se permite que grandes dosis de rayos UV penetren la piel. Es importante que advierta a los clientes sobre las precauciones necesarias que se deben tomar cuando se encuentran expuestos al sol. La protección solar hace más que proteger la piel: protege a las células de la radiación, la muerte celular, la ruptura del tejido y el envejecimiento prematuro.

Además de aconsejar todas las precauciones para protegerse del sol, deberá recomendar a los clientes controles periódicos con un médico profesional especializado en dermatología para examinar la piel. En particular, si se detectan cambios en la coloración, tamaño o forma de un lunar.

Examinarse a sí mismo en el hogar es una manera efectiva de verificar la presencia de signos potenciales de cáncer de piel entre una y otra visita al médico. Al realizar el autoexamen, se debe aconsejar a los clientes que verifiquen cualquier cambio que aparezca en los lunares existentes y que presten atención a cualquier nueva protuberancia visible en la piel. El daño solar, el cáncer de piel y los protectores solares se analizan en el capítulo 5, "Análisis de la piel", y en otros capítulos.

Daño por los radicales libres

Todas las células en nuestro cuerpo tienden a estar en un estado de homeostasis, desde cada sistema del cuerpo hasta las células microscópicas. Las moléculas se encuentran en equilibrio cuando los electrones se emparejan. Las moléculas pueden perder un electrón debido al daño de los rayos UV, el ambiente, la nutrición deficiente, un estilo de vida poco saludable o las lesiones. La inflamación crea radicales libres. Los radicales libres aceleran el proceso de envejecimiento y crean un estado poco saludable. Tienen una carga eléctrica desequilibrada. Son inestables y comienzan una reacción en cadena de destrucción celular a medida que roban electrones de otras moléculas para tratar de volver a un estado de equilibrio (**Figura 3–16**).

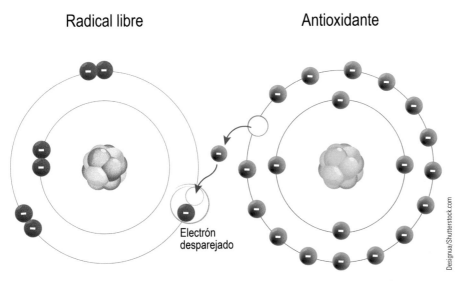

Radical libre   Antioxidante

Electrón desparejado

Designua/Shutterstock.com

▲ **FIGURA 3–16** Los antioxidantes donan electrones a los radicales libres.

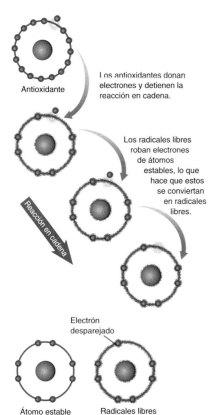

Los antioxidantes donan electrones y detienen la reacción en cadena.

Los radicales libres roban electrones de átomos estables, lo que hace que estos se conviertan en radicales libres.

Reacción en cadena

Electrón desparejado

Átomo estable

Radicales libres (átomos inestables)

▲ **FIGURA 3–17** Radicales libres y antioxidantes.

Estos radicales libres son oxidantes reactivos (derivados de reacciones con moléculas de oxígeno) que buscan en el cuerpo otros electrones que les permitirán convertirse en moléculas estables neutrales otra vez. Los radicales libres toman electrones de compuestos en el cuerpo como las proteínas, los lípidos y el ADN. Este proceso desestabiliza y oxida las moléculas que una vez fueron saludables, y crean más radicales libres (**Figura 3–17**). Los radicales libres son oxidantes muy potentes que no solo provocan una reacción de oxidación, sino que producen radicales libres nuevos en el proceso.

La prevención de la formación de radicales libres es un proceso crítico y una tarea compleja necesaria para que las células sobrevivan. Los antioxidantes son componentes que tienen un electrón extra. Son vitales para neutralizar esta reacción en cadena al donar sus electrones para estabilizar los electrones de los radicales libres. Las proteínas, las enzimas, las vitaminas y los metabolitos son todos antioxidantes.

Las células de la piel tienen antioxidantes incorporados que las protegen del daño solar, pero la capacidad de protección se deteriora con la exposición solar. El pigmento de melanina producido por el bronceado oscurece la piel y absorbe la radiación UV para evitar que las células que se encuentran debajo se dañen.

Salud de la piel y medioambiente

Aunque el sol desempeña un papel principal en el modo en que envejece la piel, los cambios en nuestro medioambiente también ejercen una enorme influencia en el proceso de envejecimiento. Los contaminantes en el aire provenientes de fábricas, escapes de automóviles e incluso el humo que inhalan los fumadores pasivos pueden influir en la apariencia y la salud general de nuestra piel. Aunque estos contaminantes afectan la apariencia superficial de la piel, también pueden modificar la tanto la salud de las células como los tejidos subyacentes, lo que acelera el proceso de envejecimiento.

El clima, los niveles de humedad y otros factores ambientales también afectan la piel. La rutina de limpieza de la piel por la noche ayuda a eliminar la acumulación de contaminantes depositados en su superficie durante el día. La aplicación diaria de cremas hidratantes, antioxidantes, sueros de factor de crecimiento, péptidos, protector solar e incluso de bases ayuda a proteger la piel de los contaminantes transmitidos por el aire y del ambiente.

Salud de la piel y elecciones de estilo de vida

Lo que elegimos para alimentar el cuerpo afecta considerablemente nuestra salud general. El impacto de las malas elecciones es más evidente en la piel. El consumo de tabaco, alcohol y drogas, junto con una dieta no balanceada con alimentos muy procesados, ejercen una gran influencia en el proceso de envejecimiento. Es responsabilidad del esteticista conocer cómo estos hábitos afectan la piel y remarcar durante las consultas los beneficios de una nutrición buena, el ejercicio, un estilo de vida equilibrado y la reducción del estrés.

El consumo y el uso de tabaco no solo puede causar cáncer, sino que se vincula al envejecimiento y las arrugas prematuras en la piel. La nicotina presente en el tabaco provoca la contracción y el debilitamiento de los vasos sanguíneos y los pequeños capilares que suministran sangre a los tejidos, lo que causa menor circulación. Con el tiempo, los tejidos se ven desprovistos de oxígeno esencial, y la superficie de la piel puede parecer de color amarillento o gris y verse opaca (**Figura 3–18**). La falta de oxígeno y nutrientes acelera el envejecimiento de la piel.

¿SABÍA QUE...?

Al inhalar solo una bocanada de un cigarrillo, creamos 3.000.000 millones de radicales libres en los pulmones. Los radicales libres atacan nuestras células y producen una enorme respuesta inflamatoria.

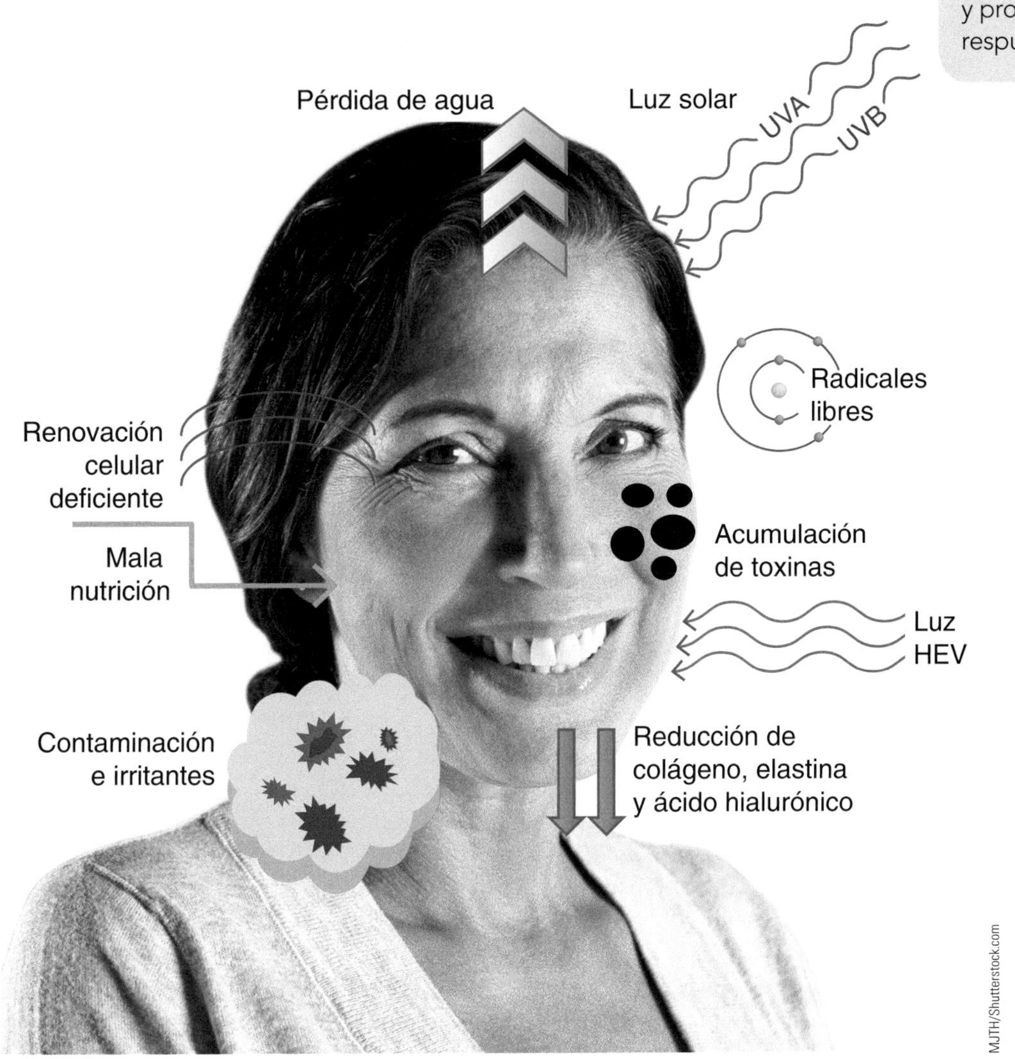

▲ **FIGURA 3–18 Envejecimiento extrínseco.**

El consumo de algunos fármacos recetados o drogas ilegales también afecta la piel. Se ha demostrado que ciertas drogas dificultan el ingreso de oxígeno al cuerpo, lo cual afecta el crecimiento saludable de las células. Otras pueden incluso agravar afecciones serias de la piel, como el acné. Otros efectos incluyen sequedad y reacciones alérgicas en la superficie de la piel.

Debido a que muchos estados legalizaron la marihuana, los efectos de la inhalación de cannabis también se deben tener en cuenta en los procesos de envejecimiento de la piel. Puede que exista documentación sobre los

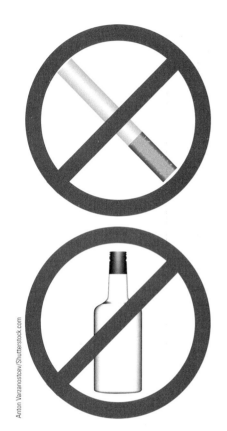

beneficios de los cannabinoides para el cuidado de la piel. Sin embargo, inhalar marihuana tiene un efecto perjudicial en la piel. Existe una correlación entre la marihuana y la testosterona que puede causar un incremento en los brotes de acné, así como también despojar a la piel del oxígeno necesario, lo que causa una mayor destrucción del colágeno y la elastina.

De un modo similar, el consumo de alcohol tiene un efecto dañino en la piel. La ingesta abundante o excesiva de alcohol dilata los capilares y otros vasos sanguíneos. Con el tiempo, la dilatación excesiva y el debilitamiento constantes de las frágiles paredes capilares pueden hacer que estos se extiendan y se rompan. Esto provoca una apariencia enrojecida constante y manchas rojas en la parte blanca de los ojos. Además, el alcohol puede deshidratar la piel al extraer el agua esencial de los tejidos y así provocar una apariencia opaca y seca en la piel. Cuando se deshidrata, la piel está un estado inflamatorio que también acelera el proceso de envejecimiento. El exceso de alcohol resulta en un incremento rápido y sostenido de la azúcar en la sangre, lo que causa inflamación y una reacción de glicación (vea los detalles sobre la glicación en la siguiente sección). Además, el hígado metaboliza el alcohol en químicos que son tóxicos para las células.

Tanto el consumo de tabaco como de alcohol contribuyen al proceso de envejecimiento por sí solos, pero la combinación de ambos hábitos puede ser aún más dañina para los tejidos. La constante dilatación y contracción de los pequeños capilares y otros vasos sanguíneos, así como la falta constante de oxígeno y agua a la que se someten los tejidos, hacen que la piel parezca opaca y sin vida en poco tiempo. Es muy difícil para la piel adaptarse y reponerse de esta agresión. El daño que causan nuestros hábitos puede ser difícil de revertir o disminuir.

Glicación

La investigación reciente indica que una parte intrínseca del proceso de envejecimiento involucra las estructuras y tejidos dañados que se acumulan de forma gradual en el cuerpo a través del proceso destructivo llamado *glicación*, causado por la elevación de la azúcar en la sangre. La **glicación** es el vínculo de una molécula de proteína con una molécula de glucosa, lo que resulta en la formación de estructuras dañadas que no funcionan conocidas como *productos finales de la glicación avanzada*. La glicación altera las estructuras de las proteínas y reduce la actividad biológica. Por ejemplo, la glicación contribuye al envejecimiento de la piel, la aparición de arrugas y la hiperpigmentación. Muchas enfermedades relacionadas con la edad, como el endurecimiento arterial, las cataratas y el deterioro neurológico, se atribuyen parcialmente a la glicación.

Los científicos establecieron que cualquier cosa que causa un incremento en el azúcar de la sangre resulta en una inflamación a nivel celular. Cuando el azúcar en sangre se incrementa de forma rápida y continua, el azúcar se puede adherir al colágeno en la piel, lo que la hace más dura e inflexible. Esto es la glicación. Cuando el azúcar se entrelaza con el colágeno, se produce el endurecimiento y la flacidez de la piel.

Cuando el azúcar en sangre se encuentra elevado, estamos en un estado inflamatorio. Por ejemplo, la falta de sueño eleva la hormona del cortisol. En los días que no dormimos lo suficiente, tendemos a tener antojos de carbohidratos debido a que el cortisol eleva el azúcar en sangre y los niveles de insulina, lo que establece este antojo. Aunque es una hormona esencial en el cuerpo, el cortisol tiene muchos efectos secundarios negativos en cantidades excesivas. Por ejemplo, puede romper el tejido muscular, adelgazar la piel, decalcificar los huesos y elevar el azúcar en sangre. En resumen, la glicación es un proceso biológico no saludable por diversas razones. Un estilo de vida saludable y una dieta sin excesos de azúcar puede ayudar a equilibrar los niveles de azúcar en el cuerpo.

Piel envejecida y hormonas

A medida que envejecemos, nuestra piel cambia considerablemente. En parte, esto se debe a las alteraciones en el equilibrio hormonal. Las hormonas son los mensajeros internos para la mayoría de los sistemas del cuerpo y son factores internos importantes en el aspecto, la resistencia y la salud de la piel. El estrógeno (presente tanto en hombres como en mujeres, pero que predomina en las mujeres) es una hormona fundamental para la buena salud y el aspecto de la piel. El estrógeno es antinflamatorio, antioxidante y es un factor clave en la reparación de los tejidos. La hormona también es responsable de mantener la salud en varias áreas, como la coordinación, el equilibrio, la humedad de la piel, la vista, los huesos e incluso el sistema nervioso. El estrógeno se ha relacionado incluso con la memoria y las emociones.

La piel de la mujer se encuentra en un estado de cambio continuo debido a los cambios hormonales en los sistemas reproductor y endocrino. Los niveles de estrógeno varían desde la pubertad hasta el embarazo, el período de posparto, la perimenopausia y la menopausia. Esto afecta la barrera protectora de la piel, el tejido epitelial (externo) y la dermis. A medida que la piel envejece, las paredes vasculares y capilares comienzan a debilitarse, los lípidos se reducen, el sistema linfático es menos eficaz, las glándulas se vuelven lentas y hay menos fibroblastos, lo que afecta a las células, el colágeno y la elastina (**Figura 3–19**). La piel se pone más delgada y el colágeno tiene menos capacidad de responder a los cambios físicos por el envejecimiento y el daño solar.

A medida que se reduce el estrógeno, la piel comienza a perder firmeza. Menos glicosaminoglucanos significa menos humedad en los tejidos, se reducen los queratinocitos (mitosis celular más lenta), los melanocitos (menos pigmento protector) y también los intercambios celulares. Los niveles de testosterona se vuelven dominantes a medida que se reduce el estrógeno, lo que puede aumentar la producción de sebo, el tamaño de los poros y el crecimiento de vello facial. Esto ayuda a explicar por qué una mujer madura puede experimentar la aparición de acné adulto o crecimiento de vello facial.

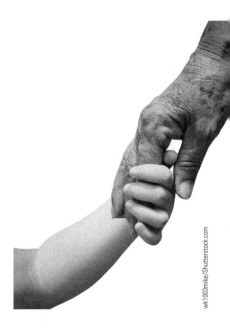

Recursos web

www.skincancer.org
www.ncbi.nlm.nih.gov (Biblioteca nacional de medicina, Instituto nacional de salud)
www.medicinenet.com

Microcirculación

La *microcirculación* es la circulación de la sangre desde el corazón hasta las arteriolas (arterias pequeñas), los capilares, las vénulas (venas pequeñas) y de regreso al corazón. Los cambios hormonales son una causa de los problemas de microcirculación, frecuentes en la piel madura. Uno de estos problemas es

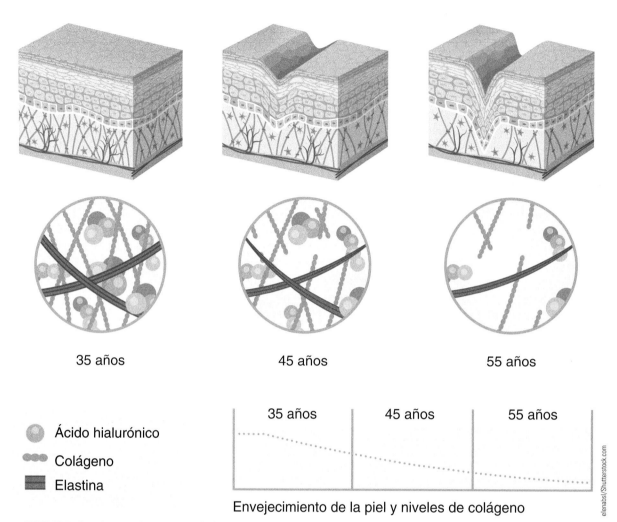

35 años

45 años

55 años

- Ácido hialurónico
- Colágeno
- Elastina

35 años	45 años	55 años

Envejecimiento de la piel y niveles de colágeno

▲ **FIGURA 3–19** Envejecimiento de la piel.

la **cuperosis** de la piel, o la **telangiectasia**, que es la dilatación de las paredes capilares. A medida que el endotelio (pared del capilar) se atrofia y pierde elasticidad, las paredes se dilatan y se llenan de sangre, lo que a veces puede hacer que se revienten.

Otras causas de la vasodilatación son la herencia, los problemas alimentarios (digestivos), el consumo de tabaco y alcohol, el daño solar, los cosméticos agresivos, los traumatismos, el embarazo, el calor localizado en exceso, los corticosteroides tópicos, la inflamación y las fluctuaciones de calor y frío. Esto podría producir la dilatación permanente de los capilares.

La **rosácea** es un trastorno vascular crónico caracterizado por diversos grados de enrojecimiento de la piel y congestión de la piel. El acné rosácea incluye pápulas y pústulas. En algunos casos, la rosácea puede ser causada por microorganismos parasitarios (ácaros). Los trastornos de la piel se analizan en el capítulo 4, "Trastornos y enfermedades de la piel".

Terapia de reemplazo hormonal

La terapia de reemplazo hormonal (TRH) se suele recomendar para equilibrar el estrógeno de las mujeres que experimentan la menopausia. Sin embargo, algunos TRH pueden estar vinculados con el cáncer de mamas. Dichas terapias pueden incluir estrógenos provenientes de plantas o animales. Los estrógenos de plantas se llaman *fitoestrógenos* y son aproximadamente de 200 a 400 veces más débiles que los estrógenos animales. Las plantas que proveen fitoestrógenos incluyen el ñame silvestre mexicano, las semillas de soja, el trébol rojo, la salvia, el cohash negro, el lúpulo, la hierba de San Juan, la raíz de regaliz y el rusco. La elección de un programa TRH se debe realizar con la ayuda de un médico profesional. No está dentro del campo de acción de un esteticista hacer recomendaciones. Además del equilibrio hormonal, una buena nutrición, el uso de productos y tratamientos para el cuidado de la piel de buena calidad, el ejercicio y una perspectiva positiva ayudarán a mantener la piel radiante a cualquier edad.

 VERIFICACIÓN

19. ¿Cómo las células de Langerhans, los leucocitos y las células T trabajan para proteger al cuerpo?
20. Describa las diferencias entre las longitudes de onda UVA, las longitudes de onda UVB, las longitudes de onda UVC y la luz HEV. ¿Qué efecto tienen en la piel?
21. ¿Cómo hacen los antioxidantes para detener el daño de los radicales libres?
22. ¿Qué influencias ambientales afectan la salud de la piel?
23. ¿Qué le sucede a la piel durante el proceso de envejecimiento?

 PROGRESO DE LAS COMPETENCIAS

¿Cómo le está yendo con la fisiología e histología de la piel? **A continuación, marque los objetivos de aprendizaje del capítulo 3 que considere que ha dominado y deje sin marcar aquellos objetivos a los que deberá volver:**

☐ Describir por qué aprender sobre la fisiología y la histología de la piel lo convierte en un mejor esteticista.

☐ Describir los atributos de una piel sana.

☐ Diferenciar las seis funciones principales de la piel.

☐ Explicar la función de cada capa de la piel, de la más profunda a la superficial.

☐ Identificar el folículo piloso como un apéndice de la piel.

☐ Identificar las uñas como un apéndice de la piel.

☐ Describir las funciones de los dos tipos de nervios.

☐ Explicar qué producen los dos tipos de glándulas de la piel.

☐ Diferenciar los factores que afectan la salud de la piel.

GLOSARIO

ácido hialurónico	pág. 93	fluidos hidratantes de la piel, agente hidrófilo que tiene afinidad por el agua.
bicapas	pág. 98	membrana polar delgada compuesta por dos capas de moléculas lipídicas, que son láminas delgadas que forman una barrera continua alrededor de las células.
capa papilar	pág. 92	capa superior de la dermis que se encuentra junto a la epidermis.
capa subcutánea	pág. 91	también conocida como *hipodermis*, es tejido adiposo (graso) subcutáneo ubicado debajo de la dermis, un cojín protector que sirve de almacenamiento de energía para el cuerpo.
células inmunes de Langerhans	pág. 96	células protectoras del sistema inmunológico que detectan invasores extraños no reconocidos, como las bacterias, y producen estos antígenos para eliminarlos a través del sistema linfático.
células T	pág. 105	identifican las moléculas que tienen péptidos externos, ayudan a regular la respuesta inmune.
ceramidas	pág. 107	materiales glicolípidos que naturalmente forman parte de la matriz intercelular y la función de barrera de la piel.
colágeno	pág. 92	tejido conectivo fibroso compuesto por proteína. Se encuentra en el estrato reticular de la dermis y proporciona firmeza a la piel. De forma tópica, es una proteína molecular que forma cadenas largas, se encuentra en la superficie de la piel y retiene el agua. Deriva de las placentas bovinas y otras fuentes.
corneocitos	pág. 97	otro nombre para las células del stratum corneum, son queratinocitos protectores endurecidos a prueba de agua. Estas células de proteína "muertas" están secas y carecen de núcleo.
cuperosis	pág. 114	enrojecimiento, capilares dañados que se han transformado en vasos sanguíneos distendidos o más grandes, generalmente observado con la telangiectasia.
dermis	pág. 92	también conocida como *derma*, *corium*, *cutis* o *piel verdadera*, es la capa de respaldo del tejido conectivo, el colágeno y la elastina debajo de la epidermis.
desmosomas	pág. 96	estructuras que ayudan a mantener a las células juntas, conexiones intercelulares compuestas por proteínas.
elastina	pág. 92	proteína fibrosa de la dermis, le brinda firmeza y elasticidad a la piel.
epidermis	pág. 94	capa externa de la piel, fina y protectora con muchas células, mecanismos y terminaciones nerviosas. Está compuesta por cinco capas: stratum germinativum, stratum spinosum, stratum granulosum, stratum lucidum y stratum corneum.
estrato reticular	pág. 92	capa más profunda de la dermis que suministra oxígeno y nutrientes a la piel. Contiene células grasas, vasos sanguíneos, glándulas sudoríparas (excretoras de sudor), folículos pilosos, vasos linfáticos, músculos arrector pili, glándulas sebáceas (grasitud) y terminaciones nerviosas.
eumelanina	pág. 98	un tipo de melanina que es de color marrón oscura o negra, las personas que tienen la piel de color oscuro generalmente producen eumelanina. Existen dos tipos de melanina, el otro tipo es la feomelanina.

factor de crecimiento epidérmico	pág. 88	se abrevia EGF, estimula la reproducción y cicatrización de las células.
feomelanina	pág. 98	un tipo de melanina que es de color rojo y amarillo, las personas que tienen la piel de color claro generalmente producen feomelanina. Existen dos tipos de melanina, el otro tipo es la eumelanina.
fibroblastos	pág. 88	células que estimulan la producción de colágeno y aminoácidos que forman proteínas para colaborar en la cicatrización.
folículos	pág. 89	folículos pilosos y sebáceos, aberturas de la epidermis en forma de tubo.
función de barrera	pág. 87	barrera protectora de la epidermis. El córneo y la matriz intercelular protegen la superficie de la irritación y la deshidratación.
glándulas apocrinas	pág. 104	estructuras en forma de espiral adheridas a los folículos pilosos que se hallan en las axilas y el área de los genitales y secretan sudor.
glándulas ecrinas	pág. 104	glándulas sudoríparas distribuidas por todo el cuerpo con aberturas en la superficie de la piel a través de los poros. No están adheridas a los folículos pilosos. Las secreciones no producen olores intensos.
glándulas sebáceas	pág. 89	también conocidas como *glándulas que segregan grasitud*, son apéndices conectados a los folículos que protegen la superficie de la piel.
glándulas sudoríparas	pág. 89	también se denominan *glándulas excretoras de sudor*, excretan el sudor, regulan la temperatura del cuerpo y desintoxican el cuerpo al eliminar el exceso de sal y las sustancias químicas no deseadas.
glicación	pág. 112	causada por una elevación en el azúcar del cuerpo, es la unión de una molécula de proteína con una molécula glucosa que resulta en la formación de estructuras dañadas que no funcionan, conocidas como productos finales de la glicación avanzada (*AGES*). La glicación altera las estructuras de la proteína y disminuye la actividad biológica.
glicosaminoglucanos	pág. 93	moléculas de proteína grandes y sustancias que atraen agua encontradas entre las fibras de la dermis. Los GAG son complejos de azúcar y proteína-polisacárido. Trabajan para mantener y respaldar el colágeno y la elastina en los espacios celulares, lo que mantiene las fibras de proteína en equilibrio.
gránulos laminares	pág. 96	organelos secretados por los queratinocitos, lo que resulta en la formación de una membrana impermeable que contiene lípidos y sirve como una barrera de agua que es necesaria para la función de barrera de la piel adecuada. Estos cuerpos liberan componentes necesarios para el desprendimiento de la piel (descamación) en el stratum corneum.
hidrolipídico	pág. 87	una película hidrolipídica es un equilibrio de aceite y agua que protege la superficie de la piel.
leucocitos	pág. 105	glóbulos blancos que poseen enzimas para digerir y matar bacterias y parásitos. También responden a las alergias.
luz visible de alta energía	pág. 108	(abreviada como *HEV*) luz emitida por los dispositivos electrónicos que penetra la piel más profundamente que los rayos UV y daña el colágeno, el ácido hialurónico y la elastina.
matriz intercelular	pág. 88	sustancias lipídicas entre las células del stratum corneum que las protegen contra la pérdida de agua y la irritación.

melanina	pág. 96	pequeños granos de pigmento (sustancia colorante) producidos por los melanocitos y depositados en las células del stratum germinativum de la epidermis y en las capas papilares de la dermis. Es una proteína que determina el color del cabello, de los ojos y de la piel, producida como un mecanismo de defensa para proteger la piel frente a la exposición solar.
melanocitos	pág. 96	células que producen los gránulos de pigmento de la piel en la capa basal.
melanosomas	pág. 96	pigmentos que transportan gránulos que producen la melanina, una proteína compleja.
músculo arrector pili	pág. 89	músculos diminutos, involuntarios, en la base del folículo piloso que erizan la piel cuando se contrae el apéndice. Se conoce también como *piel de gallina* y *papilas*.
papilas capilares	pág. 92	elevaciones cónicas en la base del folículo que están dentro del bulbo piloso. Las papilas están llenas de un tejido que contiene los vasos sanguíneos y las células necesarios para el crecimiento del vello y la nutrición de los folículos.
papilas dérmicas	pág. 92	membranas de estriaciones y surcos que se adhieren a la epidermis, contienen terminaciones nerviosas y suministran nutrición a través de los capilares a la piel y los folículos.
pérdida de agua transepidérmica	pág. 88	abreviado *TEWL*, pérdida de agua causa por la evaporación en la superficie de la piel.
poros	pág. 89	aberturas en forma de tubo para las glándulas sudoríparas de la epidermis.
queratina	pág. 95	proteína fibrosa de las células que es también el componente principal del cabello y las uñas, proporciona resiliencia y protección.
queratinocitos	pág. 95	células epidérmicas compuestas por queratina, lípidos y otras proteínas.
radiación UVA	pág. 107	también conocida como *rayos de envejecimiento*, tiene longitudes de onda más largas que van de 320 a 400 nanómetros y que penetran más profundamente en la piel que los rayos UVB. Causan daños genéticos y muerte celular. Estos rayos componen hasta un 95 por ciento de la radiación ultravioleta del sol.
radiación UVB	pág. 108	también conocida como *rayos que queman*, las longitudes de onda UVB varían entre 290 y 320 nanómetros, los rayos UVB tienen longitudes de onda que queman más cortas y son más potentes y más dañinas que los rayos UVA. Los rayos UVB causan quemaduras en la piel, así como bronceado, envejecimiento y cáncer de piel.
rosácea	pág. 114	problema crónico que aparece principalmente en las mejillas y la nariz, y que se caracteriza por enrojecimiento, telangiectasia (dilatación o distensión de los vasos sanguíneos superficiales) y, en algunos casos, la formación de pápulas y pústulas.
sebo	pág. 89	grasitud que protege la epidermis de los factores externos y lubrica tanto la piel como el cabello.
stratum corneum	pág. 97	también conocido como *capa callosa*, es la capa exterior de la epidermis, compuesta por corneocitos.

stratum germinativum	pág. 95	también conocida como *capa de células basales*, es una capa activa de la epidermis sobre la capa papilar de la dermis. Aquí se lleva a cabo la mitosis celular para producir nuevas células epidérmicas (responsables del crecimiento).
stratum granulosum	pág. 97	también se denomina *capa granular*, es la capa de la epidermis compuesta por células que parecen gránulos y que están llenas de queratina. Reemplaza a las células que se desprenden del stratum corneum.
stratum lucidum	pág. 97	capa transparente de la epidermis ubicada debajo del stratum corneum. Es más gruesa en las palmas de las manos y las plantas de los pies.
stratum spinosum	pág. 96	también conocida como la *capa espinosa*, es la capa de la epidermis sobre la capa del stratum germinativum (basal) que contiene desmosomas, las conexiones intercelulares compuestas por proteínas.
tejido subcutáneo	pág. 91	también se denomina *tejido adiposo*, es tejido graso que se encuentra debajo de la dermis y brinda suavidad y forma al cuerpo. Contiene grasa que se utiliza como energía y actúa también como amortiguador protector para la capa externa de la piel.
telangiectasia	pág. 114	capilares dañados que se han transformado en vasos sanguíneos distendidos o más grandes. Afección generalmente llamada piel con cuperosis.
tirosinasa	pág. 98	enzima que estimula a los melanocitos para producir melanina.
vasos linfáticos	pág. 93	ubicados en la dermis, aportan la nutrición dentro de la piel y eliminan los desechos.

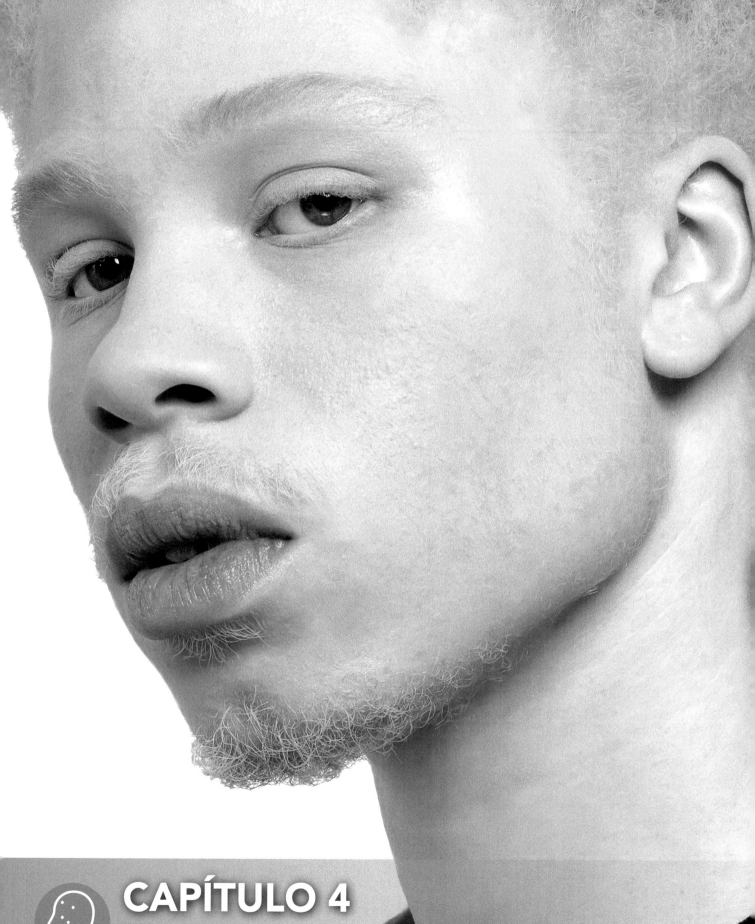

CAPÍTULO 4
Trastornos y enfermedades
de la piel

"Siempre recuerde que usted es absolutamente único. Al igual que todos los demás".

—Margaret Mead

Objetivos de aprendizaje

Al finalizar este capítulo, usted podrá:

1. Explicar por qué el conocimiento de enfermedades y trastornos es importante para un esteticista.
2. Describir cómo un dermatólogo y un esteticista pueden trabajar juntos.
3. Identificar las diferencias entre lesiones primarias, secundarias y terciarias de la piel.
4. Reconocer los cambios en la piel que podrían indicar un tipo de cáncer de piel.
5. Describir los diferentes tipos de acné.
6. Describir los síntomas del síndrome de ovario poliquístico (SOP).
7. Identificar las afecciones y los trastornos vasculares comunes.
8. Identificar los trastornos de pigmentación.
9. Describir los distintos tipos de dermatitis.
10. Identificar los tipos de hipertrofias.
11. Definir nueve enfermedades contagiosas de la piel y las uñas.
12. Identificar dos afecciones de salud mental que pueden manifestarse como afecciones de la piel.
13. Reconocer afecciones comunes de la piel relacionadas con enfermedades y trastornos de la piel.
14. Explicar cinco trastornos de las glándulas sudoríparas.

Explicar por qué el conocimiento de enfermedades y trastornos es importante para un esteticista

Las enfermedades y los trastornos de la piel son temas complejos y fascinantes. Los esteticistas deben conocer los trastornos y las enfermedades de la piel. Como esteticista, el diagnóstico de enfermedades de la piel no está dentro de su campo de acción, pero ser lo suficientemente inteligente como para reconocer enfermedades comunes puede ayudarlo a trabajar con los clientes de manera más efectiva y segura.

Los esteticistas pueden capacitar y ayudar a los clientes en muchas de sus inquietudes sobre la piel. Las personas que tienen problemas de la piel pueden verse afectadas emocionalmente al tratar con un problema tan visible. Los clientes se encuentran en una posición vulnerable cuando le muestran la piel. Las sensibilidades sobre las imperfecciones visibles pueden tener un efecto de por vida en la autoestima. Incluso en el aula, permitir que nuestra piel se examine de cerca por otros puede ser incómodo. Utilice palabras positivas para alentar y hable con tacto sobre los problemas de la piel.

Nunca trabaje sobre una afección de la piel que no reconozca. Cuando tenga dudas, detenga el servicio. Dígales a los clientes si no reconoce una afección o lesión, ellos valorarán su honestidad y precaución. Publicar una foto de la piel del cliente en las redes sociales y pedir consejos no es la manera de obtener las respuestas correctas sobre cómo tratar la piel del cliente.

Los esteticistas deben estudiar y entender bien los trastornos y las enfermedades de la piel porque:

- Reconocer un trastorno de la piel potencialmente contagioso puede detener la propagación de una infección.
- Ayudarán a las personas que tienen problemas de la piel y se vieron afectadas emocionalmente al tratar con un problema tan visible.
- Aprender cuándo deben detener un servicio y derivar un cliente a un profesional médico puede salvarle la vida.

Describir cómo un dermatólogo y un esteticista pueden trabajar juntos

La dermatología es la rama de la ciencia médica que estudia y trata la piel y sus trastornos y enfermedades. Un dermatólogo es un médico que trata esos trastornos y enfermedades. Reconocer los trastornos y enfermedades de la piel es importante para proteger tanto al especialista como al cliente. Los esteticistas deben evitar prestar servicios a clientes que tengan enfermedades infecciosas o contagiosas. Los dermatólogos, los médicos y los enfermeros están calificados para diagnosticar problemas de la piel. Los esteticistas no pueden diagnosticar trastornos y enfermedades de la piel. Está fuera de su campo de acción. Sin embargo, una vez que ya tienen un diagnóstico, los esteticistas pueden ayudar a los clientes con trastornos y afecciones comunes como la rosácea, el acné y la hiperpigmentación. Cuando se trabaja con trastornos de la piel, es imprescindible tener cuidado y seguir una práctica estricta de control de infecciones. También es necesario conocer cuáles son las afecciones de la piel que tienen *contraindicado* (prohibido) un tratamiento.

Algunas lesiones pertenecen a más de una categoría y tienen más de un nombre o definición. Los trastornos de la piel no son fáciles de categorizar, ya que pueden ser tan diversos como los individuos que presentan las afecciones y los síntomas.

Los esteticistas pueden trabajar como miembros de un equipo de dermatología para brindar tratamientos de cuidado de la piel que ayudarán a aliviar muchos de los síntomas de enfermedades y trastornos diagnosticados (Figura 4–1).

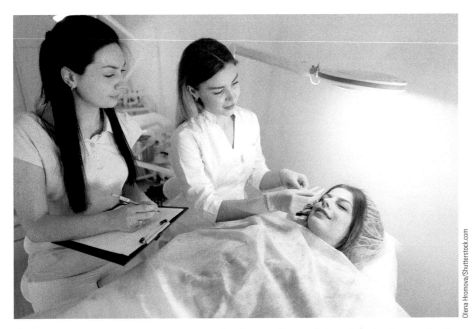

▲ **FIGURA 4–1** Los esteticistas son miembros valiosos del equipo de dermatología.

✓ VERIFICACIÓN

1. ¿Cómo se llama el estudio médico de la piel?
2. ¿Por qué un esteticista no puede diagnosticar trastornos o enfermedades?

Identificar las diferencias entre lesiones primarias, secundarias y terciarias de la piel

Las **lesiones** son cambios estructurales en los tejidos causados por un daño o una herida. Toda marca, herida o anomalía se define como una lesión. Los tres tipos de lesiones son: primarias, secundarias y terciarias. Algunas referencias se refieren a las terciarias, o el tercer tipo de lesiones, como *lesiones vasculares*. Las lesiones vasculares involucran la sangre o el sistema circulatorio.

Lesiones primarias

Las **lesiones primarias** son aquellas que están en la etapa inicial de desarrollo o cambio. Se caracterizan por cambios uniformes e imperceptibles al tacto en el color de la piel o por elevaciones formadas por un fluido dentro de

ACTIVIDAD

Investigación de oficinas locales de dermatología

Consulte los sitios web de las oficinas locales de dermatología. Registre cuántas oficinas de dermatología incluyen esteticistas como parte del personal. Escriba tres razones por las que una oficina de dermatología debe tener esteticistas en su personal y preséntelas a la clase.

una cavidad, como las vesículas o pústulas. Consulte la **Tabla 4-1** para ver descripciones de lesiones primarias de la piel y ejemplos de cada una.

▼ **TABLA 4–1** Lesiones primarias

Lesiones primarias	Imagen	Gráficos	Descripción	Ejemplos
Ampolla			Burbuja grande que contiene un fluido acuoso similar a una vesícula. Requiere la derivación a un médico.	Dermatitis de contacto, quemaduras grandes de segundo grado, impétigo bulboso, pénfigo.
Quiste y tubérculo	© Courtesy DermNet NZ		Saco cerrado que se desarrolla de forma anormal. Contiene pus, materia semifluida o mórbida y se ubica encima o debajo de la piel. Es posible drenar un quiste con fluido, pero no un tubérculo. Requiere la derivación a un médico.	*Quiste*: acné grave *Tubérculo*: lipoma, eritema nudoso.
Melanoma maligno	© Aneese/Photos.com		Decoloración o mancha plana de la piel.	Peca o "mancha de la edad".
Nódulo	Sue McDonald/Shutterstock.com		Protuberancia sólida más grande que 0,4 pulgadas (1 centímetro) que se puede palpar fácilmente. Requiere la derivación a un médico.	Ganglios linfáticos inflamados, nódulos reumatoideos.

(Continúa)

Lesiones primarias	Imagen	Gráficos	Descripción	Ejemplos
Pápula	Ocskay Bence/Shutterstock.com		Pequeña elevación de la piel que no contiene fluidos, pero puede producir pus.	Acné, verrugas, nevus elevados.
Pústula	Faiz Zaki/Shutterstock.com		Pápula hinchada e inflamada con un centro blanco o amarillo que contiene pus en la parte superior de la lesión.	Acné, impétigo, foliculitis.
Tumor	© Courtesy DermNet NZ		Masa anormal de tamaño, forma y color variables. Cualquier tipo de masa anormal, que no siempre es cáncer. Requiere la derivación a un médico.	Cáncer
Vesícula			Pequeña ampolla o saco que contiene un fluido transparente y que se extiende dentro o justo debajo de la epidermis. Es necesario derivarlo a un médico si se desconoce la causa o si es imposible tratarlo con productos de venta libre.	Hiedra venenosa, roble venenoso.
Roncha	Margoe Edwards/Shutterstock.com		Una lesión que provoca inflamación y picazón causada por un golpe, un rasguño, la picadura de un insecto, una **urticaria** (alergia en la piel) o la espina de una ortiga. Por lo general, se cura sola, pero si la lesión permanece más de tres días es recomendable que se consulte con un médico.	Comezón, picaduras de mosquitos.

Lesiones secundarias

Las lesiones secundarias de la piel se caracterizan por una acumulación de material, como una costra o escara, o por depresiones, como una úlcera, en la superficie de la piel. Puede que sea necesaria la derivación a un médico. Consulte la **Tabla 4-2** para ver los ejemplos y las definiciones de las lesiones secundarias de la piel.

▼ **TABLA 4–2** Lesiones secundarias

Lesión secundaria	Imagen	Gráficos	Descripción	Ejemplos
Costra	Pan Xunbin/Shutterstock.com		Células muertas que se forman sobre una herida o lesión en proceso de curación. Es la acumulación de sebo y pus, mezclado a veces con células epidérmicas.	Escara, llaga.
Excoriación	R. Baran "The Nail in Differential Diagnosis" con autorización de Informa (Londres).		Herida o raspadura en la piel producida al rascarse o rasparse.	Daño en la cutícula de las uñas por morderlas.
Fisura	libraku/Shutterstock.com		Agrietamiento de la piel que penetra la dermis.	Piel de las manos, labios o pies severamente agrietada o partida.
Queloide			Cicatriz gruesa que resulta del crecimiento excesivo del tejido fibroso. Los queloides se forman a partir de cualquier cicatriz en las personas más propensas.	

(Continúa)

(Continuación)

Lesión secundaria	Imagen	Gráficos	Descripción	Ejemplos
Escama	ibrakv/Shutterstock.com		Placa delgada, seca o grasa de láminas epidérmicas.	Caspa en exceso, psoriasis.
Cicatriz	Geo-grafika/Shutterstock.com		Área levemente elevada o hundida de la piel que se forma cuando finaliza el proceso de curación de una herida o lesión.	Reparación posoperatoria.
Úlcera	Ilya Andriyarov/Shutterstock.com		Lesión abierta de la piel o de la membrana mucosa del cuerpo, que va acompañada de pérdida de profundidad de la piel y posibles derrames de fluidos o pus. Se necesita atención médica, en especial en clientes con otras enfermedades como la diabetes.	Varicela, herpes.

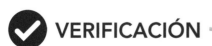

✓ VERIFICACIÓN

3. Mencione y defina las lesiones primarias.
4. Mencione y defina las lesiones secundarias.

Creación de fichas de estudio para las lesiones

Haga fichas de estudio para las lesiones primarias y secundarias. Ponga a prueba sus conocimientos trabajando con un compañero y pregúntense unos a otros.

Reconocer los cambios en la piel que podrían indicar un tipo de cáncer de piel

El riesgo de cáncer de piel aumenta con la exposición solar acumulativa a los rayos ultravioletas (UV) y aparece en tres formas diferentes que varían en gravedad. Cada una recibe el nombre del tipo de células a las que afecta. El cáncer de piel es consecuencia de un daño en el ADN. Se forma cuando las células comienzan a dividirse rápida e irregularmente. Consulte las ilustraciones en **Cáncer de piel y exposición solar** para obtener más información sobre el cáncer de piel. Si se detecta a tiempo, es posible eliminar estos crecimientos anormales. Si no se toman las medidas necesarias, puede ser fatal.

CÁNCER DE PIEL Y EXPOSICIÓN SOLAR

 ALREDEDOR DE 91.270 MELANOMAS NUEVOS SE DIAGNOSTICAN (APROXIMADAMENTE 55.150 EN HOMBRES y 36.120 EN MUJERES) **TODOS LOS AÑOS**.

EL CÁNCER DE PIEL ES EL CÁNCER DIAGNOSTICADO MÁS COMÚN EN **HOMBRES MAYORES DE 50 AÑOS**.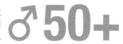

ALREDEDOR DE **9.320 PERSONAS** MUEREN POR CAUSA DE MELANOMA (APROXIMADAMENTE 5.990 HOMBRES Y 3.330 MUJERES) **CADA AÑO**.

 MÁS DEL 90 % DEL CÁNCER DE PIEL ES CAUSADO POR LA EXPOSICIÓN SOLAR.

EL CÁNCER DE PIEL NO RELACIONADO AL MELANOMA ES CAUSADO POR LOS **RAYOS UV** DEL SOL.

 MUERE UNA PERSONA **POR HORA** POR CAUSA DE MELANOMA.

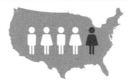 1 DE CADA 5 NORTEAMERICANOS SERÁN DIAGNOSTICADOS CON CÁNCER DE PIEL EN SU VIDA.

UNA QUEMADURA GRAVE EN LA INFANCIA DUPLICA EL FACTOR DE RIESGO DE MELANOMA MÁS ADELANTE EN LA VIDA. UNA QUEMADURA SOLAR CON AMPOLLAS DURANTE LA INFANCIA AUMENTA EL RIESGO DE MELANOMA EN LA EDAD ADULTA. EL MELANOMA ES LA FORMA **MÁS MORTAL** DE CÁNCER DE PIEL.

 EL CÁNCER DE PIEL **MATA** A MÁS MUJERES DE ENTRE 25 Y 35 AÑOS QUE EL CÁNCER DE MAMA.

HAY UN **AUMENTO** DEL 75 % DEL RIESGO DE MELANOMA ENTRE AQUELLAS PERSONAS QUE UTILIZAN LAS CAMAS SOLARES EN SU ADOLESCENCIA Y JUVENTUD.

Transmita al cliente su preocupación y sensibilidad y sugiérale que consulte a un médico, sin diagnosticar o hacer conjeturas sobre el trastorno. Por ejemplo, puede decir: "Me preocupa esta área de la frente. Antes de realizar cualquier tratamiento, necesito que consulte a un médico para que haga una evaluación más completa. Realizaré el servicio de hoy, pero evitaré esta área". Los clientes apreciarán la preocupación y sabrán que usted tiene los mejores intereses. Se recomienda que todos realicen un control de la piel de forma anual para detectar cambios.

Queratosis actínica

La **queratosis actínica** es una lesión precancerosa de color de la carne o rosa y áspera o rugosa al tacto, producida por el daño solar. Un dermatólogo debe examinarla.

Tipos de cáncer de piel

Existen tres tipos principales de cáncer de piel. Consulte la **Tabla 4–3** para ver la descripción de cada uno.

▼ **TABLA 4–3** Tipos de cáncer de piel

Lunares	Descripción	Imagen
Lunar normal	Pequeño punto o mancha marrón en la piel, cuyo color varía del bronceado pálido al café o al negro azulado. *Nota*: Este NO es un tipo de cáncer de piel.	© D. Kucharski K. Kucharska/ Shutterstock.com
Carcinoma basocelular	El más común y menos grave de los tipos de cáncer de piel, que a menudo aparece como nódulos claros y perlados. Las características incluyen llagas, parches rojizos o un crecimiento suave con un borde elevado.	
Carcinoma espinocelular	Más grave que el carcinoma basocelular, se caracteriza por la presencia de pápulas o nódulos rojos, rosados o escamosos. También aparece como heridas abiertas o áreas con costras, y puede crecer y propagarse por el cuerpo.	
Melanoma maligno	La forma de cáncer de piel más grave porque puede expandirse (formar metástasis) rápidamente. Se suele caracterizar por la presencia de parches de color negro o marrón oscuro que pueden tener una textura dispareja, elevada o de aspecto dentado. Los melanomas pueden presentar costras superficiales o sangrado. El melanoma maligno es el tipo menos común, pero si no se trata, la posibilidad de muerte es del 100 por ciento. La detección y el tratamiento a tiempo pueden lograr un valor de tasa de supervivencia de cinco años del 94 por ciento, pero disminuye de forma drástica (62 por ciento) si llega a afectar a los ganglios linfáticos.	

La exposición a rayos UV intensa e infrecuente puede aumentar más el riesgo de melanoma que la exposición crónica continua. Las personas con piel clara y con tendencia a quemarse con la exposición solar son más susceptibles al cáncer de piel.

ONCOLOGÍA ESTÉTICA

Ha surgido un nicho médico para el esteticista certificado en *oncología estética*. Como se menciona en el capítulo 1, la oncología es el estudio médico del cáncer, sus causas y tratamientos. El tratamiento de una piel que se ha expuesto a la radiación y la quimioterapia requiere un buen conocimiento más allá de la estética básica. La piel puede ser mucho más frágil y reactiva. Además, no quiere proporcionar ningún tratamiento ni productos para el cuidado de la piel que puedan estar contraindicados para el tratamiento contra el cáncer. Los clientes con cáncer aún necesitan los beneficios curativos del tacto y, además, pueden beneficiarse de tratamientos para el cuidado de la piel con efectos calmantes y relajantes.

El ABCDE de la detección del melanoma

La Sociedad americana contra el cáncer recomienda el uso de una lista de verificación para el cáncer de piel que utiliza la regla nemotécnica ABCDE y que facilita el reconocimiento de un potencial cáncer de piel. Al controlar los lunares existentes, busque cambios en cualquiera de las siguientes características (**Figura 4–2**):

- **A: Asimetría:** ambos lados de la lesión son diferentes.
- **B: Borde:** el borde de estas lesiones es irregular.
- **C: Color:** los melanomas suelen ser oscuros y tienen más de un color o colores que se funden en otros.
- **D: Diámetro:** la lesión en un melanoma suele tener al menos el tamaño de la goma de borrar de un lápiz.
- **E: Evolución:** el melanoma como lesión suele cambiar de apariencia.

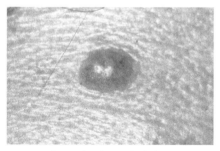

Lunar benigno: simétrico

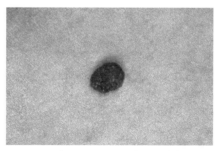

Lunar benigno: una sola tonalidad

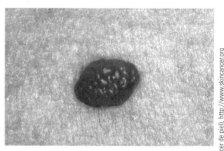

Lunar benigno: bordes regulares

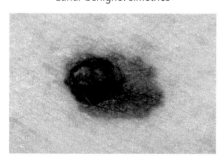

Melanoma: asimétrico

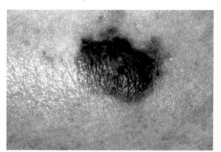

Melanoma: dos o más tonalidades

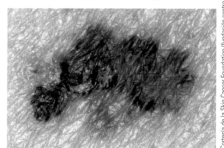

Melanoma: bordes irregulares

▲ **FIGURA 4–2** Lunares normales en comparación con los lunares cancerosos que muestran signos de asimetría y cambios en los bordes, el color y el diámetro.

Cortesía de la Skin Cancer Foundation (fundación contra el cáncer de piel), http://www.skincancer.org

Un médico debe examinar los cambios en cualquiera de estas características. Si desea obtener más información, comuníquese con la Sociedad americana contra el cáncer en www.cancer.org o llamando al (800) ACS-2345.

Como esteticistas, podemos ver a nuestros clientes con mayor regularidad que con la que ellos verán a un médico. Podemos ser fundamentales para observar un cambio en la piel, y derivar el cliente a un dermatólogo para su diagnóstico y tratamiento.

✔ VERIFICACIÓN

5. Describa las diferencias entre los tres tipos de cáncer de piel.
6. Explique el sistema de verificación que puede utilizarse para identificar los tipos de cáncer de piel.

Describir los diferentes tipos de acné

El **acné** es un trastorno inflamatorio de la piel que afecta las glándulas sebáceas, se conoce en medicina como *acné común* o *acné vulgar*. Se caracteriza por la producción excesiva de sebo. Este exceso de grasitud y células muertas de la piel puede obstruir los poros, lo que crea comedones, pápulas, pústulas y quistes. Esto causa un crecimiento de bacterias *Propionibacterium acne* (*P. acne*). Las bacterias de los folículos son anaeróbicas, lo que significa que no pueden vivir en presencia de oxígeno. Cuando los folículos se bloquean con sebo y piel muerta acumulada, el oxígeno no puede alcanzar la parte más profunda.

El sebo puede irritar los folículos y causar inflamación. A medida que las bacterias y la inflamación aumentan, se ejerce presión sobre la pared del folículo. Si la pared se rompe, se infecta y hace que los residuos aparezcan en la dermis. Cuando los residuos extraños que crean los glóbulos blancos muertos se detectan en la piel, se produce enrojecimiento e inflamación y los glóbulos blancos se movilizan para combatir la infección.

- Las *pápulas* son lesiones rojas inflamadas causadas por este proceso. Las pápulas pueden infectarse más y desarrollar pus. Estas pápulas infectadas se convierten en pústulas.

- Las *pústulas* están llenas de fluido compuesto principalmente por glóbulos blancos muertos que intentaron combatir la infección.

- Los *quistes* son nódulos compuestos de acumulaciones profundas de infección. La piel forma un tejido endurecido alrededor de la infección para detener la proliferación de las bacterias, lo que puede producir tanto cicatrices deprimidas como elevadas debido al daño en el tejido dérmico. Como se produce en la dermis, esta variedad de acné, llamada *acné quístico*, debe tratarla un médico.

Causas de los folículos obstruidos

El acné es algo con lo que los clientes tal vez deban lidiar a lo largo de sus vidas en varias etapas. Es importante que comprenda las causas del acné y sus tratamientos para atender mejor al cliente. La consulta y evaluación serán importantes a medida que desarrolle un plan de tratamiento que tome en cuenta las causas del acné.

El conocimiento de la anatomía de la unidad pilosebácea le brinda una mejor comprensión de cómo se comporta el acné. El término **unidad pilosebácea** se utiliza para el folículo completo, que incluye el tallo del cabello, la glándula sebácea y el ducto sebáceo o canal hacia la superficie. El folículo no piloso (con glándulas sebáceas adheridas) es el folículo principal que interviene en el acné.

Los folículos se obstruyen por muchos factores, incluidos el exceso de grasitud, la hiperqueratosis de retención y los **filamentos sebáceos**. Otra razón es que la abertura, u ostium, del folículo puede ser demasiado pequeña para permitir que salga la obstrucción.

Los trastornos y afecciones importantes de las glándulas sebáceas se tratarán en las siguientes secciones.

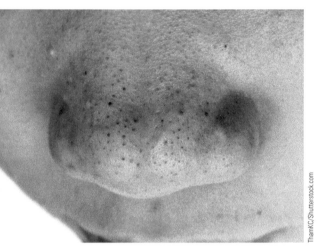

▲ **FIGURA 4–3** Un ejemplo de un comedón o comedones.

ThamKC/Shutterstock.com

Tipos de folículos obstruidos

Los tipos de folículos obstruidos incluyen los siguientes:

COMEDÓN

Un **comedón** (plural: comedones) es la acumulación de células, sebo y otros residuos dentro de los folículos, sin producir inflamación (**Figura 4–3**).

Un *comedón abierto* es una espinilla abierta en la superficie y expuesta al aire. Cuando el folículo se llena de un exceso de grasitud, se forma una espinilla. Es oscura porque la exposición al oxígeno produce oxidación.

Un *comedón cerrado* se forma cuando las aberturas de los folículos están bloqueadas con residuos y glóbulos blancos. También se conoce como *punto blanco*, pero no debe confundirse con el tipo de pápula blanca endurecida denominado milia.

FILAMENTOS SEBÁCEOS

Los **filamentos sebáceos**, parecidos a los comedones abiertos, son principalmente pequeñas compactaciones de grasitud solidificadas sin mate-ria celular. Estos filamentos también bloquean el folículo y pueden causar una erupción de acné. A menudo se encuentran en la nariz.

MILIA

La **milia** consiste en pequeños quistes epidérmicos que aparecen como pápulas blancas firmes. Son pequeñas masas de sebo y células muertas, blancuzcas y con forma de perla, que se forman debajo de la piel sin abertura visible. A menudo, se las llama por error puntos blancos (los puntos blancos son similares, pero son suaves). Endurecida y cerrada, la milia es más común en pieles secas y se puede formar después de que la piel sufre un trauma; por ejemplo, después de un alisamiento con láser o de la exposición a la radiación UV crónica.

Los recién nacidos a veces pueden contraer milia al nacer o poco después. Se asemeja a pequeñas semillas de sésamo y casi siempre es redonda. Normalmente se presenta alrededor de los ojos, las mejillas y la frente. La milia también puede ser la causa de aberturas foliculares bloqueadas por las cremas hidratantes a base de aceite.

Tratamiento para la milia. Según la condición, la milia se puede tratar en el salón o spa. El aumento de la exfoliación y el uso de un producto con retinol pueden adelgazar el stratum corneum y erradicar gradualmente la milia. Otra opción de tratamiento es utilizar un implemento de extracción para hacer una pequeña abertura en la epidermis y, así, exponer la milia. Por lo general, se puede eliminar de la abertura con una presión suave. Si no sale, es mejor dejarla y, generalmente, se descomprimen con la limpieza regular, la exfoliación y la aplicación de retinol.

HIPERQUERATOSIS DE RETENCIÓN

La **hiperqueratosis de retención** es un factor hereditario en el que las células muertas de la piel se acumulan porque no se desprenden de los folículos, como ocurre con la piel normal. Además, la producción excesiva de sebo puede exigirles demasiado a los folículos sebáceos y causar mayor acumulación de células. El sebo, junto con las células en el folículo, se transforma en comedones (un tapón en los folículos). Como consecuencia, se forman comedones abiertos y cerrados. Mientras no estén inflamados, estos comedones son el inicio de problemas de acné si no se tratan con el cuidado de la piel apropiado para aliviar la obstrucción.

HIPERPLASIA SEBÁCEA

La **hiperplasia sebácea** se trata de lesiones benignas que se encuentran frecuentemente en áreas más grasas del rostro. A menudo son blancas, amarillas o del color de la carne. En general, tienen forma de rosquilla con una hendidura en el centro. Puede tener material sebáceo en el centro. A medida que el ritmo de renovación celular se hace más lento con la edad y los niveles de andrógenos disminuyen, se genera una acumulación anormal de células con muy poco aceite que aglutina y agranda las glándulas sebáceas. No se debe confundir este crecimiento excesivo de las glándulas sebáceas con comedones o milia, ya que al comienzo tienen una apariencia similar. Estas lesiones inocuas no pueden eliminarse mediante la extracción. Las opciones de tratamiento recomendadas son crioterapia, cirugía o escisión con láser.

SEBORREA

La **seborrea** es la gran presencia de grasitud en la piel, una secreción anormal de las glándulas sebáceas. Cuando está en el cuero cabelludo, se llama caspa o dermatitis seborreica; pero puede ocurrir alrededor de las cejas, detrás de las orejas y alrededor de la nariz u otras áreas del rostro. No es acné, aunque la inflamación en la piel por seborrea se puede confundir con el acné. Más adelante en este capítulo aprenderá más sobre la dermatitis seborreica.

Grados de acné

El acné se clasifica en una escala del 1 al 4 (**Tabla 4–4**). El acné de grado 1 es leve y generalmente se trata con productos para cuidado de la piel de venta libre, mientras que el acné de grado 4 ha progresado a brotes constantes y quistes profundos que requieren intervención médica.

▼ **TABLA 4–4** Grados de acné

Grados de acné		
Grado I	Erupciones menores, comedones abiertos en su mayoría, algunos comedones cerrados y algunas pápulas	Kotin/Shutterstock.com
Grado II	Numerosos comedones cerrados, más comedones abiertos, y pápulas y pústulas ocasionales	Vladimir Gjorgiev/Shutterstock.com
Grado III	Piel roja e inflamada con numerosos comedones, pápulas y pústulas	Suzanne Tucker/Shutterstock.com
Grado IV	Acné quístico; quistes con comedones, pápulas, pústulas e inflamación; es común la formación de cicatrices por daño en los tejidos	Bangkoker/Shutterstock.com

Factores desencadenantes del acné

Las influencias genéticas, hormonales y del entorno, el estilo de vida, ciertos productos y la dieta afectan los brotes de acné. Durante la consulta, puede hacer preguntas sobre cada uno de estos temas y aprender más para desarrollar un plan de tratamiento que ayude al cliente. Educar al cliente sobre cada uno de los siguientes factores y obtener la cooperación del cliente para hacer cambios puede mejorar los brotes de acné.

LA GENÉTICA

Debe saber si los padres del cliente tuvieron acné durante la pubertad o en cualquier otro momento y si otros miembros de la familia tienen acné. Si el acné es un trastorno familiar, el ADN influirá en el acné del cliente.

Tratamiento para las influencias genéticas. Si el acné tiene un componente genético, el cliente debe comprender que usted puede ayudar a controlar los brotes, pero que no será posible curar el acné. Con un enfoque general que aborde la piel de manera integral, los clientes experimentarán las mayores mejoras en la piel.

LAS HORMONAS

Las fluctuaciones de los andrógenos durante la pubertad, los aumentos mensuales de la hormona del ciclo menstrual, el embarazo y la perimenopausia contribuyen a los cambios en la producción de grasitud que pueden provocar comedones, pápulas y pústulas que se manifiestan de forma periódica. La retención de líquidos premenstruales puede causar una ligera inflamación, suficiente para influir en la epidermis y bloquear las unidades pilosebáceas.

Durante la consulta, es posible que tenga que pedir más detalles para comprender mejor el acné causado por las hormonas. Puede sugerir al cliente que consulte a un médico para un cambio en la prescripción de anticonceptivos, si el acné se desarrolló cuando el cliente comenzó a tomar una píldora, después de la colocación de un dispositivo intrauterino anticonceptivo (DIU) o después de una inyección hormonal. Si el acné es el resultado de cambios hormonales durante el embarazo y la perimenopausia, puede hacerle saber al cliente que la gravedad cambiará a medida que el embarazo progrese y las fluctuaciones hormonales cambien. El cliente puede ser capaz de influir en los brotes que se producen a partir de picos de hormonas del ciclo menstrual al limitar la ingesta de sodio y aumentar la ingesta de agua.

Tratamiento para las influencias hormonales. Las opciones de tratamiento para el acné causado por hormonas incluyen una exfoliación adicional para mantener el stratum corneum delgado y hacer que la grasitud pueda escapar a la superficie con mayor facilidad. Por lo general, esto incluye exfoliaciones químicas, exfoliaciones con enzimas y opciones de microdermoabrasión. Los productos para el cuidado en el hogar pueden incluir un limpiador antibacterial, productos a base de ácido salicílico que son lipofílicos y cremas hidratantes a base de agua.

EL ENTORNO

Trabajar en un entorno con mala calidad del aire, contaminantes o exposición comedogénica puede aumentar la respuesta inflamatoria de las glándulas sebáceas. Los cambios climáticos drásticos (como los cambios de estaciones, la humedad y la temperatura) influyen en la producción de grasitud.

Comprender el entorno de trabajo de los clientes es otro aspecto del rompecabezas que resolverá cuando los ayude con el acné. ¿El cliente trabaja alrededor de aceites, productos químicos, grasa o tinta? ¿El cliente trabaja en un área con mala calidad de aire? ¿El cliente está en un ambiente expuesto a altos niveles de dióxido de carbono del escape de los automóviles en la ciudad?

Tratamiento para las influencias ambientales. Alentar al cliente a limpiarse el rostro al final del día para eliminar la contaminación residual, la grasitud, la suciedad y otros factores que obstruyen los poros puede mejorar la calidad de la piel. Los productos oclusivos pueden ser demasiado pesados y atrapar bacterias. Los tratamientos que exfolian y oxigenan la piel pueden ser de gran ayuda. Las bacterias *P. acne* no pueden sobrevivir en un ambiente rico en oxígeno.

ESTILO DE VIDA

El estrés puede estimular la glándula suprarrenal y producir más hormonas, lo que lleva a una mayor producción de grasitud. ¿El cliente recientemente cambió de trabajo o perdió el empleo? ¿El cliente tuvo una ruptura romántica, se ha comprometido o se ha casado hace poco? ¿Ha habido una muerte en la familia o pérdida de un amigo cercano? ¿Se ha mudado a una nueva casa o nueva ciudad? ¿Ha tenido una situación difícil en su hogar? Los viajes diarios y largos al trabajo pueden contribuir al estrés. Las glándulas suprarrenales que secretan adrenalina de forma constante para mantener el ritmo de un estilo de vida excesivamente activo pueden crear un desequilibrio hormonal que puede afectar la piel.

La presión o fricción de los teléfonos celulares combinado con el uso de sombreros o bufandas y cualquier otro dispositivo u objeto que toque el rostro de forma rutinaria puede transferir bacterias al rostro e inducir un brote. Las fragancias de las hojas de la secadora, los jabones para la ropa o los champús pueden causar sensibilidad y también producir un brote.

Tratamiento para las influencias del estilo de vida. Sugerirles a los clientes algunos cambios en el estilo de vida puede ayudarlos a encontrar los desencadenantes que estimulan un brote de acné. A veces, una solución simple como el cambio más frecuente de una funda de almohada puede hacer la diferencia.

COSMÉTICOS Y PRODUCTOS PARA EL CUIDADO DE LA PIEL

Ciertos ingredientes de los productos pueden agravar el acné. Los ingredientes grasosos como las ceras y algunos aceites pueden obstruir los poros o irritar los folículos. Estos ingredientes **comedogénicos** pueden bloquear los folículos, lo que provoca la acumulación de células y resulta en comedones. Los productos ricos en emolientes y los productos oclusivos son demasiado pesados para los tipos de piel propensos a brotes. Las cremas hidratantes y protectores solares deben ser fórmulas más livianas como las de aceite en agua (O/W) y no emulsiones de agua en aceite (W/O). Muchos productos de maquillaje son comedogénicos, especialmente las bases y los polvos hechos con ingredientes sólidos y grasosos. Los productos de maquillaje se contaminan con técnicas de aplicación antihigiénicas. Los productos para el cabello y la piel también pueden provocar o agravar el acné. Los productos se analizan detalladamente en el capítulo 6, "Productos para el cuidado de la piel: Química, ingredientes y selección".

Tratamiento para la irritación causada por productos. Educar al cliente sobre la limpieza de rutina de las brochas de maquillaje y el uso de esponjas descartables para aplicar la base puede ayudar a disminuir los brotes.

DIETA

Cada vez más estudios vinculan las alergias o sensibilidad a los alimentos con el acné. Se piensa que los alimentos con un índice de glucosa más alto, los alimentos procesados, los que tienen un alto contenido de yoduro y los productos lácteos contribuyen al acné, aunque la relación no se comprende por completo.

Tratamiento para las influencias dietarias. Usted no es médico ni nutricionista, pero puede alentar a los clientes a que sigan una dieta saludable y beban mucha agua. Puede sugerirles a los clientes que consulten a un especialista para cambios en la dieta que puedan mejorar la salud de la piel.

Opciones de tratamiento con medicación para el acné

Las sesiones regulares de cuidado de la piel, con exfoliación e incorporando modalidades como alta frecuencia, microdermoabrasión y exfoliaciones químicas, pueden ayudar a mantener el stratum corneum delgado, mantener la producción de grasitud bajo control, hidratar y oxigenar la piel para eliminar las bacterias. Los dispositivos eléctricos y la exfoliación química se tratan en el capítulo 10, "Dispositivos y tecnología faciales" y en el capítulo 13, "Temas y tratamientos avanzados". Sin embargo, las opciones de tratamiento para el acné también pueden incluir un trabajo de colaboración entre médicos y el esteticista. Son variados e incluyen el uso de agentes antibacterianos tópicos para eliminar las bacterias *P. acne* (**Tabla 4–5**). Los antibióticos se administran por vía oral y algunos se utilizan de manera tópica. El potencial para desarrollar resistencia a los antibióticos es la razón por la que los médicos están reduciendo el uso de estos medicamentos para tratar el acné crónico. Si el cliente adquiere una infección grave más adelante en la vida, es posible que los antibióticos no funcionen para combatir esa infección debido a la resistencia a ellos que se desarrolló durante el uso a largo plazo para mejorar el acné.

ACTIVIDAD

Plan de atención

Desarrolle un plan de atención para cada grado de acné. Incluya opciones de tratamiento profesional, así como recomendaciones de cuidado en el hogar. Describa los planes de tratamiento al resto de la clase y obtenga comentarios sobre las mejoras que podría hacer en sus planes.

▼ **TABLA 4–5** Medicamentos usados con frecuencia en el tratamiento del acné

Medicamento	Acciones	Efectos secundarios potenciales
Adapaleno (Differin®)	Un agente tópico de exfoliación similar al ácido retinoico, puede ser menos irritante que la tretinoína	Sequedad, enrojecimiento e irritación, fotosensibilidad
Ácido aceláico (Azelex®)	Un agente tópico ácido que limpia los folículos	Sequedad, enrojecimiento e irritación, fotosensibilidad
Píldoras anticonceptivas	Un medicamento oral utilizado para regular las hormonas andrógenas que afectan la producción de grasitud	Períodos irregulares, aumento de peso, calambres
Clindamicina	Antibiótico tópico, mata las bacterias	Mucha sequedad
Isotretinoína	Una medicación oral controlada para el acné severo, requiere una estrecha supervisión médica, que incluye análisis de laboratorio para verificar la función hepática, debido a su toxicidad *Nota:* Utilizado como último recurso para el acné severo	Sequedad severa, defectos de nacimiento, posible depresión, posibles pensamientos suicidas y posibilidad de colitis ulcerosa; requiere la participación tanto del paciente como del médico en un programa obligatorio de administración de riesgos de la Administración de Medicamentos y Alimentos
Espironolactona	Un medicamento oral utilizado para regular las hormonas andrógenas que afectan la producción de grasitud, normalmente se prescribe a mujeres jóvenes y adolescentes	Períodos menstruales irregulares, sensibilidad en los senos, crecimiento del vello facial de patrón masculino, boca seca
Tazaroteno (Tazorac®)	Otro retinoideo; un agente tópico de exfoliación que puede ser menos irritante que la tretinoína	Sequedad, enrojecimiento e irritación, fotosensibilidad
Tretinoína (Retin-A™)	Un ácido tópico con vitamina A, un agente de exfoliación fuerte que seca y limpia los folículos	Causa mucha sequedad, enrojecimiento, irritación y fotosensibilidad

CONSIDERACIONES PARA EL TRATAMIENTO DEL ACNÉ CON MEDICACIÓN

No puede "curar" el acné, pero puede ayudar a controlar los brotes. El paso del tiempo suele ser la cura: un adolescente que sale de la pubertad, las transiciones de la perimenopausia a la menopausia o los hábitos estresantes que cambian. Puede ayudar a los clientes a tener más confianza en situaciones sociales con una piel más limpia. Otra información sobre los medicamentos para el acné disponibles para los clientes incluye lo siguiente:

- Los productos para el cuidado en el hogar deben incluir ingredientes con peróxido de benzoilo y productos con vitamina A como la tretinoína, los retinoides y el adapaleno.

- Las cremas hidratantes y los sueros que son bajos en la escala comedogénica son los mejores. Los ingredientes para el cuidado de la piel se analizan en el capítulo 6, "Productos para el cuidado de la piel: Química, ingredientes y selección".

- Los productos de peróxido de benzoilo generalmente se combinan con antibióticos tópicos. Esta combinación ayuda a reducir las posibilidades de desarrollar resistencia a los antibióticos. Los antibióticos tópicos solos no se suelen recetar. Estos productos deben aplicarse por la mañana ya que pueden decolorar la funda de la almohada.

- Los productos con vitamina A deben aplicarse por la noche ya que son fotosensibilizantes. Los clientes deben aplicar una cantidad del tamaño de un chícharo muy pequeño comenzando dos veces por semana y, luego, aumentar la aplicación a tres veces por semana. Después, deben utilizar el producto día por medio y, finalmente, todos los días, ya que se puede desarrollar una tolerancia al producto. Estos productos hacen adelgazar el stratum corneum, aumentan la renovación celular y evitan que los folículos pilosos se obstruyan con el sebo y las células muertas de la piel.

- Los ácidos salicílico y acelárico son antibacteriales. El ácido salicílico es lipofílico, por lo que funciona para digerir el sebo.

- Los medicamentos orales que ayudan con el acné, además de los antibióticos, suelen ser medicamentos para contrarrestar los efectos de las hormonas andrógenas. Un ejemplo es la espironolactona.

- Las píldoras anticonceptivas son otro medicamento recetado que puede influir en el acné, ya que reduce los brotes de acné causados por hormonas.

 VERIFICACIÓN

7. Explique las diferencias entre comedones cerrados y abiertos.
8. Describa los cuatro grados de acné.
9. Ejemplifique tres tipos diferentes de medicamentos utilizados para tratar el acné.

Describir los síntomas del síndrome de ovario poliquístico (SOP)

El **síndrome de ovario poliquístico,** a menudo abreviado "SOP", es una afección hormonal que afecta a una de cada 20 mujeres en sus años fértiles, según el Departamento de Salud y Servicios Humanos de los Estados Unidos **(Figura 4–4)**. Se cree que tiene un componente genético. Los síntomas incluyen un aumento de la producción de andrógenos que causan el desarrollo de quistes en los ovarios. Los quistes producen ciclos menstruales irregulares y dificultad para la fertilidad. Las clientas con SOP son resistentes a la insulina y tienen problemas con la pérdida de peso. La apnea del sueño también es un síntoma. El esteticista trabajará con clientas con SOP, ya que los síntomas del SOP incluyen acné y adelgazamiento del cabello en un patrón de calvicie masculina, que es escasa densidad del cabello en la parte frontal y superior del cuero cabelludo. También causa un crecimiento anormal del vello en

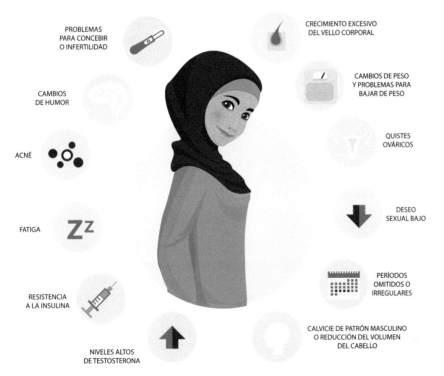

▲ **FIGURA 4–4** Síndrome de ovario poliquístico (SOP).

el rostro, los brazos, los muslos, el cuello y los senos. Las clientas con SOP pueden sentirse incómodas con respecto a su imagen corporal. Pueden sentir que han perdido el control en muchos niveles.

El SOP no es una enfermedad que se cura, pero los síntomas se pueden controlar. Las píldoras anticonceptivas pueden ayudar a regular las hormonas sexuales, y los medicamentos que bloquean los andrógenos pueden ayudar a controlar el crecimiento del vello y los problemas de acné. Realizar tratamientos de depilación con cera o con láser puede ayudar a mantener el vello no deseado bajo control. Los tratamientos para el cuidado de la piel con ingredientes que ayudan a prevenir la formación de comedones mantienen el stratum corneum delgado. Los tratamientos que ayudan con los brotes de acné como la microdermoabrasión, la alta frecuencia y los limpiadores ultrasónicos para la piel son útiles. Además, brindar apoyo emocional puede ayudar a la clienta.

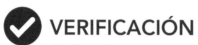

VERIFICACIÓN

10. Describa cómo un esteticista podría ayudar a una clienta con SOP.

Identificar las afecciones y los trastornos vasculares comunes

Las afecciones y trastornos vasculares pueden ser difíciles de abordar para un cliente, por lo que es importante entender los distintos tipos para ayudarlo mejor. Como mencionamos anteriormente, estos tipos de lesiones vasculares pueden considerarse lesiones terciarias.

Rosácea

La *rosácea* es un trastorno inflamatorio y vascular con múltiples causas que todavía no se comprenden por completo (**Figura 4–5**). Es un trastorno progresivo que comienza con un enrojecimiento y aumento de los episodios de enrojecimiento. Los síntomas son vasos visibles y sensibilidad de la piel. Estos síntomas pueden progresar a brotes de tipo pustular que pueden confundirse con el acné. La rosácea también puede afectar los ojos y causar ojos inyectados de sangre de forma crónica, secreción clara o amarillenta e irritación. En los casos más avanzados, puede causar engrosamiento de la piel, especialmente alrededor de la nariz. Este síntoma se denomina *rinofima*. La rosácea puede ser difícil de tratar debido a sus orígenes poco claros. La herencia, las bacterias, el ácaro demodex y los hongos son posibles teorías. Se sabe que hay ciertos factores que agravan la afección. La **vasodilatación** de los vasos sanguíneos es uno de esos factores. Otros incluyen las comidas picantes, el alcohol, la cafeína, la exposición a temperaturas extremas, el calor, el sol y el estrés.

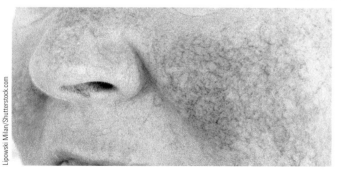

Lipowski Milan/Shutterstock.com

▲ **FIGURA 4–5** Un ejemplo de rosácea.

TRATAMIENTOS PARA LA ROSÁCEA

Al igual que con el acné, los esteticistas pueden tratar los síntomas de la rosácea, pero no pueden curar el trastorno. El objetivo es manejar los síntomas cuando se trabaja con un cliente con rosácea.

Los tratamientos para la rosácea deben incluir la colaboración de un médico. Los productos para el cuidado de la piel con receta antimicótica pueden ayudar. Los ingredientes y tratamientos relajantes ayudan a reducir la inflamación de la piel. Realice tratamientos faciales calmantes con un suave masaje y una exfoliación ligera. Limite el uso de vapor. También puede ayudar utilizar alta frecuencia para oxigenar la piel. Algunos procedimientos estéticos avanzados con láser, luz pulsada intensa (IPL) y dispositivos de radiofrecuencia pueden ser efectivos.

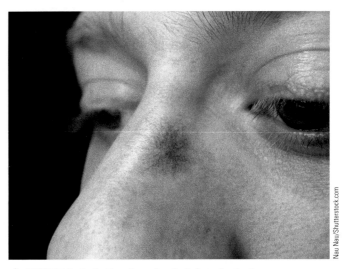

▲ **FIGURA 4–6** Un ejemplo de telangiectasia.

Telangiectasia

La *telangiectasia* son capilares visibles de 0,5 mm a 1,0 mm de diámetro. Se suelen encontrar en el rostro, particularmente alrededor de la nariz, las mejillas y el mentón (**Figura 4–6**). Pueden aparecer debido a una lesión, la herencia, la rosácea, los cambios hormonales o la exposición al frío o calor extremos. Un conjunto de telangiectasia diminuta crea una tez rojiza, llamada *piel con cuperosis*. La telangiectasia es una irregularidad estética y no es una enfermedad.

Venas varicosas

Las **venas varicosas** son venas vasculares visibles que están dilatadas y retorcidas de forma anormal y pueden aparecer en cualquier parte del cuerpo. A menudo se encuentran en las piernas. El embarazo, los largos períodos de pie y sentado y la genética son factores contribuyentes. A veces, los tratamientos con *escleroterapia*, una inyección en la vena con una solución que hace que la vena cicatrice, pueden hacer que los vasos más pequeños desaparezcan (**Figura 4–7**). Las venas varicosas son una afección que debe tratar un médico. Dicho tratamiento podría incluir cirugía para vasos sanguíneos retorcidos grandes.

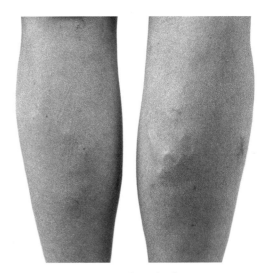

▲ **FIGURA 4–7** Un ejemplo de venas varicosas.

VERIFICACIÓN

11. Explique la progresión de la rosácea.
12. Enumere cuatro factores disparadores de la rosácea.
13. Resuma cómo tratar la rosácea.

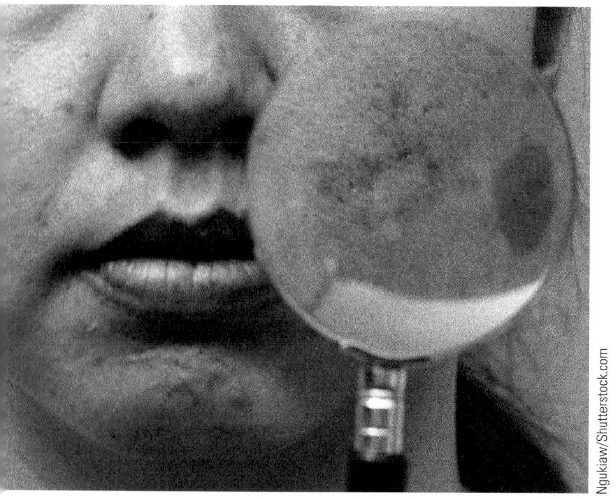

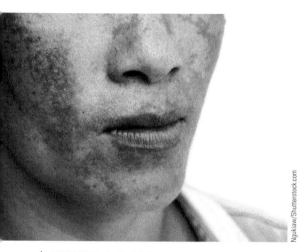

▲ **FIGURA 4–8** Hiperpigmentación.

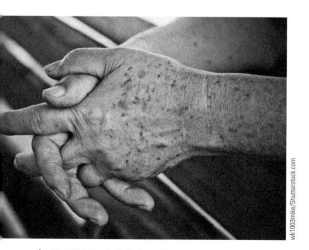

▲ **FIGURA 4–9** Melasma.

Identificar los trastornos de pigmentación

Los antecedentes genéticos de una persona tienen influencia en los trastornos de pigmentación. La pigmentación anormal, denominada *discromía*, puede ser causada por varios factores internos y externos. La hiperpigmentación es la superproducción de pigmento y la hipopigmentación la falta de pigmento. Estos son los dos tipos de trastornos de la pigmentación. La exposición solar es la mayor causa externa de los trastornos de pigmentación y puede agravar los ya existentes. Los medicamentos también pueden causar anomalías en la pigmentación de la piel. La hiperpigmentación es una preocupación frecuente entre los clientes y se trata en capítulos posteriores (**Figura 4–8**).

Hiperpigmentación

La hiperpigmentación aparece de las siguientes formas:

MELASMA

El **melasma** es un tipo de trastorno de hiperpigmentación hormonal que aparece por primera vez durante el embarazo o con el uso de píldoras anticonceptivas. Tiene un patrón identificable de hiperpigmentación sólida bastante simétrica, a menudo en la frente, las mejillas, el labio superior y el mentón (**Figura 4–9**). La exposición solar puede exacerbar la pigmentación del melasma, por lo que una persona puede tener melasma y sufrir daño solar.

Tratar los síntomas del melasma puede ser un desafío para un esteticista. La pigmentación puede difuminarse en momentos de baja exposición a los rayos UV. Cuando las hormonas vuelven a los niveles normales después del embarazo, la pigmentación se aliviará. Es esencial el uso constante de productos para el cuidado de la piel que inhiban los melanocitos, así como la aplicación de protector solar. Una serie de exfoliaciones químicas pueden suavizar la pigmentación. Además, algunos dispositivos láser de alta potencia con tecnología de nanosegundos o picosegundos y los tratamientos de radiofrecuencia fraccional pueden ofrecer mejoras visibles. El melasma es una afección de la piel que requiere control, no existe cura.

LENTIGO

El lentigo es un área plana y pigmentada similar a una peca, se compone de manchas pequeñas de color amarillo amarronado (**Figura 4–10**). Los lentigos son varias lesiones pigmentadas. Los médicos identifican los lentigos producidos por la exposición solar como *actínicos* o lentigos solares. El cliente puede llamarlos manchas de la edad, ya que están asociados con el envejecimiento de la piel.

▲ **FIGURA 4–10** Lentigo.

EFÉLIDES

Las **efélides**, también conocidas como pecas, son pequeñas áreas de la piel con pigmento redondas u ovaladas que se encuentran en las zonas expuestas al sol (**Figura 4–11**). También reciben el nombre de *máculas*, son pequeñas manchas planas de color en la piel.

NEVUS

El **nevus**, también denominado *mancha de nacimiento*, es una malformación de la piel grande o pequeña debido a una pigmentación anormal o capilares dilatados, presente al nacer o que aparece poco después del nacimiento. Una *mancha en vino de oporto* es un tipo vascular de nevus. La **Figura 4–12a** es un ejemplo de nevus pigmentado. La **Figura 4–12b**, un ejemplo de nevus vascular.

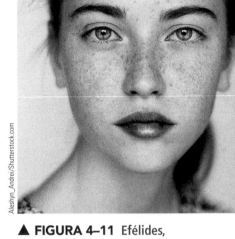

▲ **FIGURA 4–11** Efélides, también conocidas como pecas.

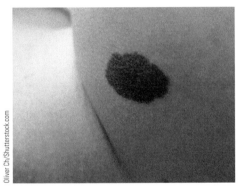

▲ **FIGURA 4–12A** Un ejemplo de nevus pigmentado.

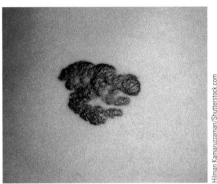

▲ **FIGURA 4–12B** Un ejemplo de nevus vascular.

POIQUILODERMIA DE CIVATTE

La **poiquilodermia de Civatte** es una afección de la piel causada por el bronceado actínico (exposición solar crónica) a los lados del rostro y el cuello. La piel adquiere una tonalidad marrón rojiza con un parche blanco distintivo debajo del mentón. La poiquilodermia es benigna, lo que significa que no es cancerosa. El tratamiento puede ser una combinación de cuidado de la piel para inhibir los melanocitos, exfoliaciones químicas, tratamientos avanzados con láseres y luz intensa pulsada, protección solar consistente y el hecho de evitar irritantes, como fragancias pesadas, en la piel.

HIPERPIGMENTACIÓN POSINFLAMATORIA

La **hiperpigmentación posinflamatoria** es la pigmentación oscurecida causada por daños en la piel o la cicatrización residual luego de que se curó una lesión de acné (**Figura 4–13**). Generalmente, su apariencia es de color rojo oscuro, púrpura o marrón.

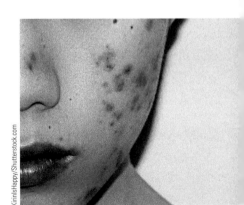

▲ **FIGURA 4–13** Hiperpigmentación postinflamatoria.

BRONCEADO

El **bronceado** es el resultado de la exposición solar. Es un cambio en la pigmentación causado por la producción de melanina como defensa contra la radiación UV que daña la piel. Un bronceado es básicamente daño visible de la piel y las células.

Hipopigmentación

La hipopigmentación ocurre en varias formas. Se ve con menos frecuencia que los trastornos de hiperpigmentación.

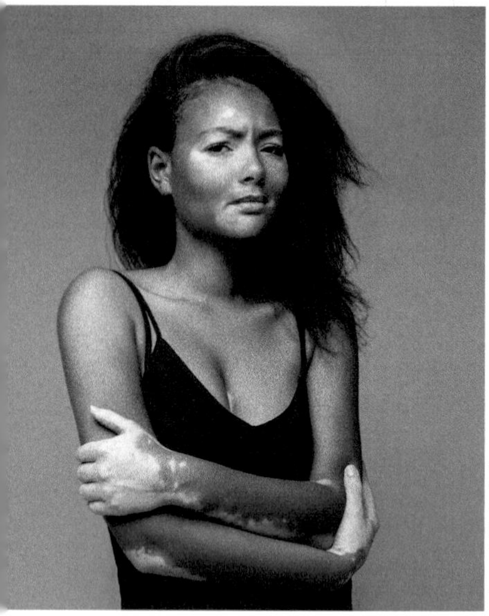

LEUCODERMIA

La **leucodermia** es un conjunto de parches claros anormales de piel despigmentada causados por una pérdida de pigmentación. Es un trastorno congénito adquirido por causas inmunológicas y posinflamatorias. El vitíligo y el albinismo son ejemplos de leucodermia.

ALBINISMO

El **albinismo** es una rara condición congénita caracterizada por la ausencia de pigmento de melanina en el cuerpo que abarca la piel, el cabello y los ojos. La persona está en riesgo de desarrollar cáncer de piel, es sensible a la luz y envejece tempranamente sin la protección normal de la melanina. El término técnico para el albinismo es *leucodermia congénita o hipopigmentación congénita*.

VITÍLIGO

El **vitíligo** es una enfermedad de pigmentación caracterizada por manchas blancas e irregulares de la piel que carecen totalmente de pigmento (**Figure 4–14**). La afección puede empeorar con el tiempo y la exposición solar. La enfermedad puede ocurrir a cualquier edad y se cree que es un trastorno autoinmune que causa la ausencia de melanocitos.

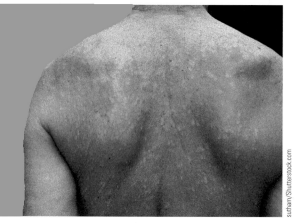

▲ **FIGURA 4–14** Manchas blancas en la piel, causadas por el vitíligo.

TINEA VERSICOLOR

La **tinea versicolor,** también llamada *pitiriasis versicolor*, es una afección micótica que inhibe la producción de melanina. No es contagiosa porque es causada por la levadura, una parte normal de la piel humana. Se caracteriza por manchas escamosas blancas, marrones o color salmón (**Figura 4-15**). La exposición solar puede estimular el crecimiento del hongo. Este hongo puede tratarse con crema o medicamentos antimicóticos. Los champús con sulfuro de selenio también pueden tratar esta afección. La humedad elevada y el calor del verano estimulan la afección. Por lo general, se desvanece en la estación fría de invierno y reaparece con el clima más cálido. Para los inexpertos, la tinea versicolor se puede interpretar erróneamente como vitíligo, por lo que es importante consultar a un médico.

▲ **FIGURA 4–15** Tinea versicolor.

✓ **VERIFICACIÓN**

14. Enumere tres trastornos caracterizados por la hiperpigmentación.
15. Describa la tinea versicolor y su tratamiento.

Describir los distintos tipos de dermatitis

La **dermatitis** es un término generalizado para referirse a la inflamación de la piel que puede adoptar lesiones variadas como eccemas, vesículas o pápulas (**Figura 4–16**). La dermatitis tiene muchas formas y los síntomas de una forma pueden confundirse con los síntomas de otra. Se recomienda consultar con un médico para obtener un diagnóstico apropiado.

Los tipos de dermatitis o inflamaciones de la piel incluyen lo siguiente:

Dermatitis de contacto

Los trastornos profesionales derivados de los ingredientes presentes en los cosméticos y las soluciones químicas pueden ocasionar **dermatitis de contacto** o *dermatitis venenata*. El contacto con alérgenos y químicos cáusticos también puede causar sensibilidad o trastornos de la piel. Las alergias y las erupciones de la piel son comunes. Utilizar guantes o cremas para proteger la piel mientras se trabaja con sustancias químicas o irritantes puede ayudar a evitar la dermatitis de contacto.

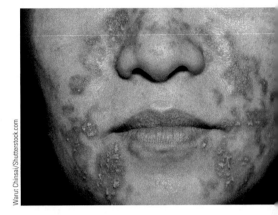

▲ **FIGURA 4–16** Un ejemplo de dermatitis en el rostro.

Dermatitis de contacto alérgica

La *dermatitis de contacto alérgica e*s consecuencia de la exposición y el contacto directo de la piel con alérgenos. Normalmente, el sistema inmunológico nos protege de los patógenos y las enfermedades, pero con una reacción alérgica, es el sistema inmunológico el que en realidad causa el problema, por tratar de cumplir su tarea demasiado bien. Una reacción alérgica ocurre cuando el sistema inmunológico confunde una sustancia benigna con una tóxica y prepara una defensa importante para atacarla.

La exposición inicial a un alérgeno no siempre causa la reacción alérgica. El desarrollo de la hipersensibilidad es el resultado de la exposición repetida al alérgeno con el transcurso del tiempo. Este proceso se denomina **sensibilización** y puede tomar meses o años, según el alérgeno y la intensidad de la exposición. También hay que recordar que distintas personas desarrollan alergias a diferentes alérgenos. La predisposición individual a las alergias puede here-darse, ya que aparentemente la sensibilidad viene de familia.

La dermatitis de contacto y la piel roja con picazón pueden ser causadas tanto por una reacción alérgica como por el contacto con un irritante, como estos alérgenos comunes:

- Maquillaje
- Productos para el cuidado de la piel
- Detergentes
- Tinturas
- Telas
- Joyas
- Plantas
- Tinturas rojas en productos
- Níquel en las joyas

> ## ¡PRECAUCIÓN!
>
> Generalmente, se encuentran las siguientes reacciones a los productos químicos en el salón:
>
> - en los dedos, las palmas o el dorso de las manos del profesional
> - en el rostro del profesional, particularmente en las mejillas
> - en el cuero cabelludo y su contorno, en la frente o en el cuello del cliente.
>
> Si examina el área donde se presenta el problema, por lo general podrá determinar la causa.
>
> Por ejemplo, los técnicos pueden reaccionar a los productos químicos de desinfectantes o productos fuertes para el cuidado de la piel. Esto se debe al contacto prolongado y repetido. La sensibilización es una sensibilidad mayor o en exceso a los productos. Utilice guantes para evitar posibles reacciones alérgicas. Los ojos y los pulmones también pueden verse afectados por la exposición a productos químicos fuertes u otros ingredientes.

Dermatitis atópica

La **dermatitis atópica** es una forma crónica y recurrente de dermatitis (*atópica* significa "inflamación excesiva ocasionada por alergias"). Los agentes irritantes y los alérgenos provocan reacciones como piel seca y agrietada (**Figura 4–17**). El enrojecimiento, la picazón y la deshidratación de la dermatitis empeoran la afección. El uso de humidificadores y lociones puede contribuir a mantener la piel más hidratada. Los corticoesteroides tópicos pueden aliviar los síntomas.

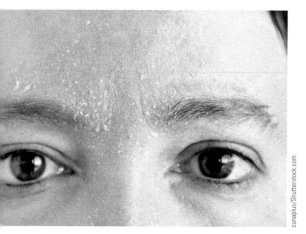

▲ **FIGURA 4–17** Dermatitis atópica causada por alergias.

Eccema

El **eccema** es una enfermedad de la piel inflamatoria, dolorosa y que pica, de naturaleza aguda o crónica, que presenta lesiones secas o húmedas (**Figura 4–18**). Un cliente con eccema debe ser derivado a un médico. Evite el contacto y los tratamientos para el cuidado de la piel si el cliente tiene eccema.

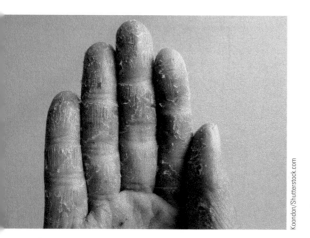

▲ **FIGURA 4–18** Eccema en las manos.

Dermatitis de contacto irritante

Todos aquellos que tienen contacto con un agente irritante se verán afectados por reacciones irritantes, aunque el grado de irritación variará según cada persona. Los síntomas de casos graves aparecen inmediatamente o después de pocas horas. Los casos crónicos pueden tener reacciones tardías que llevan semanas, meses o años en desarrollarse. Los síntomas van de enrojecimiento, hinchazón, descamación y picazón a dolores y quemaduras químicas graves (**Figura 4–19**). Las sustancias irritantes dañan temporalmente la epidermis. Las sustancias cáusticas son un ejemplo de sustancias irritantes. Cuando las sustancias irritantes dañan la piel, el sistema inmunológico entra en acción. Inunda el tejido con agua para tratar de diluir el agente irritante. Por lo tanto, se produce hinchazón.

El sistema inmunológico también libera histaminas, las cuales expanden los vasos sanguíneos que rodean la lesión. La sangre puede entonces acudir al área de la lesión con más rapidez y ayudar a eliminar la sustancia irritante. El volumen mayor de sangre debajo de la piel se puede observar con facilidad. Toda la zona se vuelve roja y caliente, y puede latir. Las histaminas causan la sensación de picazón que con frecuencia acompaña la dermatitis de contacto. Cuando todo se calma, la hinchazón desaparece. La piel circundante a menudo queda dañada, escamosa, agrietada y seca. Afortunadamente, las irritaciones no son permanentes. Si evita el contacto repetido o prolongado con la sustancia irritante, por lo general, la piel se reparará pronto. Sin embargo, la exposición prolongada o repetida puede provocar reacciones alérgicas y daños en la piel crónicos.

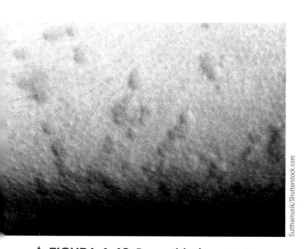

▲ **FIGURA 4–19** Dermatitis de contacto irritante.

Puede encontrarse con un caso de dermatitis de contacto irritante cuando un cliente adolescente viene a una consulta de acné. Puede observar un brote en el mentón del cliente y enterarse de que juega al fútbol americano. Debe descartar la posibilidad de una dermatitis de contacto irritante por la correa del mentón del casco de fútbol americano antes de comenzar un plan de tratamiento para el acné.

Nau Nau/Shutterstock.com

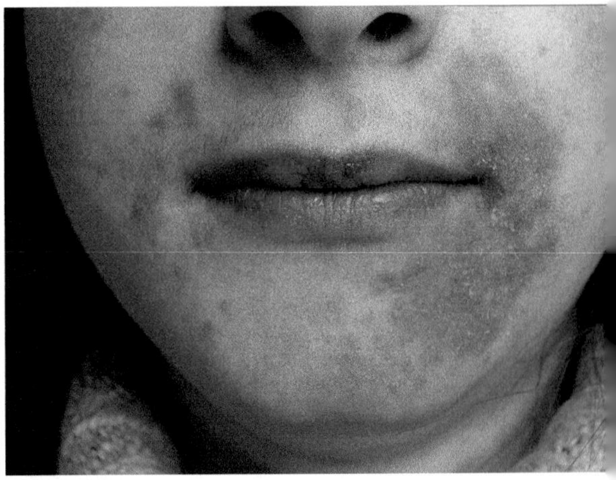

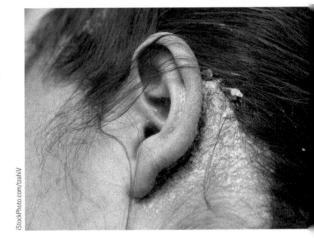

▲ **FIGURA 4–20** Dermatitis perioral alrededor de la boca.

Dermatitis perioral

La **dermatitis perioral** es una afección similar al acné que se presenta alrededor de la boca y consiste básicamente de pequeños grupos de pápulas. Puede ser consecuencia del uso de pasta dental o de productos faciales (**Figura 4–20**). No es contagiosa. Los antibióticos pueden ayudar a tratar esta afección.

Dermatitis seborreica

La **dermatitis seborreica** es una forma de eccema caracterizada por inflamación, descamación seca o grasa, costras o picazón (**Figura 4–21**). La piel enrojecida y escamosa suele aparecer en las cejas, en el cuero cabelludo y su contorno, en la parte central de la frente y en los costados de la nariz. Una causa es la inflamación de las glándulas sebáceas. A veces, este problema se trata con cremas a base de cortisona. Los casos graves deben remitirse a un dermatólogo.

iStockPhoto.com/tzahiV

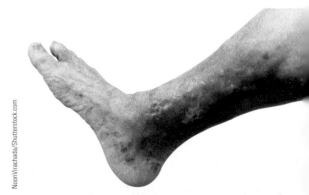

▲ **FIGURA 4–21** Dermatitis seborreica.

Dermatitis por estasis

La **dermatitis por estasis** es causada por una mala circulación en la parte inferior de las piernas que puede crear un estado inflamatorio crónico. En ocasiones, las piernas pueden tener ulceraciones, junto con piel escamosa, picazón e hiperpigmentación. La hiperpigmentación se produce por manchas con hemosiderina, una decoloración café-rojiza debido a depósitos de hierro en la sangre que se filtran hacia los tejidos (**Figura 4–22**). Un cliente con este tipo de trastorno de la piel necesita consultar con un cardiólogo. Incluso una vez que se resuelven los problemas circulatorios, las manchas de hemosiderina pueden permanecer. Los tratamientos estéticos avanzados con luz pulsada intensa pueden ayudar a mejorar la apariencia.

NoonVirachada/Shutterstock.com

▲ **FIGURA 4–22** Dermatitis por estasis causada por mala circulación.

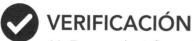

VERIFICACIÓN

16. Enumere las inflamaciones de la piel.

Identificar los tipos de hipertrofias

La **hipertrofia** se define como un crecimiento anormal. Muchos de estos crecimientos son *benignos* o inofensivos, pero algunos son premalignos o malignos y pueden ser peligrosos o cancerosos. El término *hipertrófico* se utiliza para describir el engrosamiento de un tejido. Lo opuesto a la hipertrofia es la *atrofia*, que significa "deterioro o disminución del volumen". Los queloides son un ejemplo de hipertrofia.

Los tipos de hipertrofia incluyen los siguientes:

- **Hiperqueratosis:** es el engrosamiento de la piel producido por una masa de queratinocitos.

- **Queratoma:** es el engrosamiento adquirido de una parte de la epidermis. Un callo causado por presión o fricción es un ejemplo de queratoma. Si el engrosamiento también se desarrolla hacia adentro, recibe el nombre de clavo.

- **Queratosis:** es la acumulación gruesa anormal de células de la piel.

- **Queratosis pilosa:** es el enrojecimiento y formación de protuberancias en las mejillas o en la parte superior del brazo o muslo debido a folículos bloqueados. Tiene la apariencia de la "piel de gallina" (**Figura 4–23**). No se conocen bien las causas, pero por lo general es genética y desaparece después de los 30 años. Muchas mujeres jóvenes se sienten cohibidas con respecto a esta afección y buscan la ayuda de un esteticista. Los exfoliantes químicos tópicos que mantienen los folículos libres de queratina, como los productos con alfahidroxiácidos (AHA) o betahidroxiácidos (BHA), junto con una exfoliación mecánica suave, pueden ayudar a desbloquear los folículos y aliviar la sensación áspera. Se debe tener cuidado para evitar un enfoque demasiado agresivo y alterar el equilibrio del manto ácido, que puede causar una dermatitis o infección.

- **Lunar:** es un nevus pigmentado, una mancha amarronada cuyo color varía del bronceado al negro azulado. Algunos lunares son planos, parecidos a las pecas, otros sobresalen y son de color más oscuro. La mayoría son benignos, pero los cambios en el color o la forma de un lunar deben ser

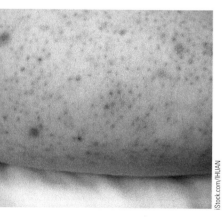

▲ **FIGURA 4–23** Queratosis pilosa causada por folículos obstruidos.

iStock.com/IHUAN

controlados por un médico. Los vellos en los lunares son comunes. El vello de un lunar se puede quitar con unas pinzas si el cliente lo desea. La creencia de que el vello en los lunares no se debe eliminar es una vieja superstición. Se deben observar los lunares en busca de cambios con el examen ABCDE de melanoma de la Sociedad Americana contra el Cáncer.

- **Psoriasis:** es una enfermedad de la piel caracterizada por la presencia de parches rojos que causan picazón, cubiertos por escamas blancas o plateadas. Se produce por una proliferación excesiva de las células de la piel, las cuales se duplican demasiado rápido (**Figura 4–24**). La mayoría de las personas con psoriasis presentan parches en el cuero cabelludo, los codos, las rodillas, el pecho y la parte inferior de la espalda. Si los parches se irritan, pueden producir sangrado. La psoriasis no es contagiosa, pero puede extenderse por la irritación del área afectada. Se estima que es un trastorno autoinmune y los clientes experimentan brotes que pueden controlarse con medicamentos orales y tópicos. La terapia de luz también puede ayudar. A menudo, a los pacientes con psoriasis también se les diagnostican enfermedades cardiovasculares.

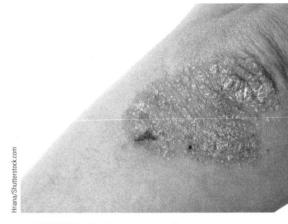

▲ **FIGURA 4–24** La psoriasis presenta parches rojos.

- **Papiloma cutáneo:** es una pequeña elevación o extensión de la piel, similar a un colgajo. Son benignos y suelen observarse debajo de los brazos, en el cuello o la zona del pecho a causa de la fricción (**Figura 4–25**).

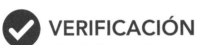

✓ VERIFICACIÓN

17. ¿Cuáles son las cuatro hipertrofias de la piel?
18. ¿Cómo se trata la queratosis pilosa?

Definir nueve enfermedades contagiosas de la piel y las uñas

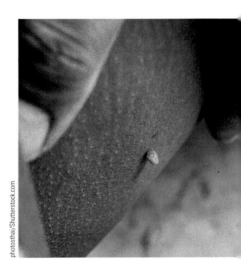

▲ **FIGURA 4–25** Papiloma cutáneo.

El término *enfermedad contagiosa* se utiliza indistintamente con los términos *enfermedad infecciosa* o *transmisible*. No preste servicios a nadie con una enfermedad contagiosa, ya que puede propagarse e infectar a otros. El cliente debe ser derivado a un médico.

Las siguientes son enfermedades contagiosas:

- **Conjuntivitis:** también conocida como *ojo rojo*: es una inflamación de la membrana mucosa (conjuntiva) alrededor del ojo debido a causas químicas, bacterianas o virales y es muy contagiosa (**Figura 4–26**). Se puede tratar con antibióticos.

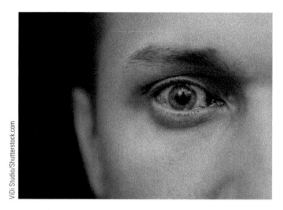

▲ **FIGURA 4–26** Conjuntivitis, también conocidas como ojo rojo.

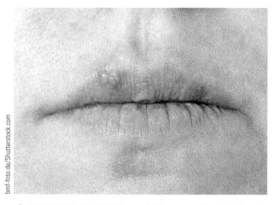

▲ **FIGURA 4–27** Virus del herpes simple tipo 1 en los labios.

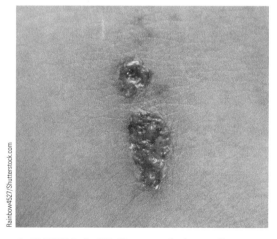

▲ **FIGURA 4–28** Nunca trabaje en clientes que padecen una lesión activa de herpes.

- **Virus del herpes simple tipo 1:** es una infección viral recurrente que produce ampollas febriles o labiales y se caracteriza por ser una sola vesícula o grupo de vesículas en una base rojiza e hinchada. Las ampollas generalmente aparecen en los labios o las fosas nasales (**Figura 4–27**). El virus del herpes simple tipo 1 produce ampollas febriles y lesiones alrededor de la boca. Es una enfermedad contagiosa que se trata con medicamentos antivirales para acortar la duración del brote.

- **Virus del herpes simple tipo 2:** es un herpes genital. Nunca trabaje con un cliente con lesiones activas de herpes (**Figura 4–28**). Las exfoliaciones, la depilación con cera u otros estímulos pueden causar una erupción, incluso si la afección aún no está activa. El virus puede contagiarse a otras áreas de la persona infectada o a otras personas. Este es un claro ejemplo de por qué es importante revisar el formulario de admisión del cliente.

- **Herpes zóster:** también conocido como *culebrilla*: es una afección dolorosa de la piel debido a la reactivación del virus de la varicela, también conocido como el virus de la varicela zóster (VZV). La culebrilla es una infección viral de los nervios sensoriales caracterizada por grupos de ampollas rojas que forman un sarpullido y aparecen en forma de anillo o línea (**Figura 4–29**). El sarpullido se suele limitar a un lado del cuerpo. El VZV puede causar daño a los nervios y órganos, junto con un dolor intenso que puede durar meses o años. El tratamiento incluye medicamentos antivirales para acortar la duración del brote.

- **Impétigo:** es una infección bacteriana de la piel que por lo general se presenta en niños y se caracteriza por grupos de pequeñas ampollas o lesiones con costra llenas de bacterias (**Figura 4–30**). Es extremadamente contagiosa. Durante el tratamiento, se administran antibióticos por vía oral y de manera tópica. Una persona sin experiencia puede confundir el impétigo con herpes, acné o dermatitis. La intervención médica profesional es el curso de acción correcto para el cliente.

- **Onicomicosis:** es una infección fúngica que produce síntomas de uñas gruesas, quebradizas y decoloradas (**Figura 4–31**). El hongo vive de la queratina que hay en las uñas. La onicomicosis puede ser difícil de erradicar porque a los hongos les gusta crecer en lugares oscuros y húmedos, y los zapatos son el ambiente perfecto. Los clientes con onicomicosis pueden sentirse avergonzados por la apariencia de las uñas y desanimados durante un tratamiento debido al crecimiento lento. Los esteticistas pueden encontrarse con esta afección cuando hacen envolturas corporales o durante los masajes en las manos y pies con un facial. Si se descubre la onicomicosis, se puede continuar con el servicio facial pero el esteticista no debe continuar con el masaje en las manos y pies.

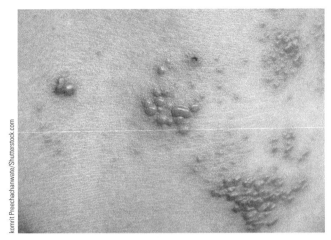

▲ **FIGURA 4–29** El herpes zóster, también conocido como culebrilla, se caracteriza por grupos de ampollas rojas que forman un sarpullido y aparecen en forma de anillo o línea.

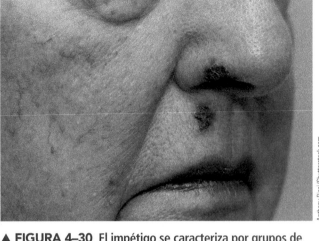

▲ **FIGURA 4–30** El impétigo se caracteriza por grupos de pequeñas ampollas o lesiones con costra llenas de bacterias y es extremadamente contagioso.

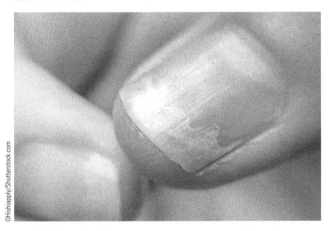

▲ **FIGURA 4–31** La onicomicosis es una infección fúngica que produce síntomas de uñas gruesas, quebradizas y decoloradas.

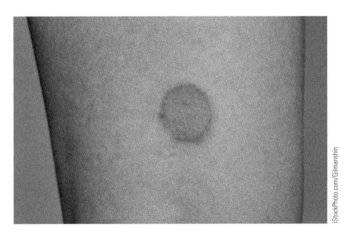

▲ **FIGURA 4–32** La tinea corporis, conocida también como tiña, es causada por un hongo que se propaga como una infección circular de color rojo y escamosa.

- **Tinea:** son infecciones fúngicas. Los hongos se alimentan de proteínas, carbohidratos y lípidos de la piel. La tinea pedis, o pie de atleta, es una infección fúngica que se puede tratar con polvos, aerosoles o cremas tópicas antimicóticas. Los esteticistas pueden encontrar este tipo de infecciones cuando hacen envolturas corporales o durante los masajes en las manos y pies con un facial. Si está revisando el formulario de admisión de un cliente y ve la palabra *tinea*, sabrá que el cliente tiene un hongo y debe determinar la ubicación antes del tratamiento.

- **Tinea corporis:** también conocida como **tiña**: es una afección causada por un hongo, no es un parásito. Parece una irritación de la piel que se propaga como una infección circular de color rojo y escamosa (**Figura 4–32**). Puede ser húmeda o seca. Se puede contagiar por contacto directo o indirecto, con elementos que han tocado la piel de la persona infectada. Las mascotas pueden contraer tinea corporis. Es importante utilizar un fungicida para desinfectar los artículos que han estado en contacto con el cliente que tiene la infección, incluidas la ropa, las mantas y las toallas. Puede tratarse tanto con antimicóticos orales como tópicos.

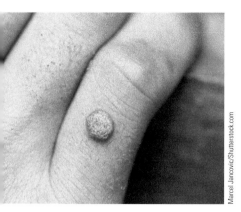

▲ **FIGURA 4–33** Una lesión rugosa, o verruga, es generalmente del color de la carne, aunque puede ser marrón o negra, y aparece sola o en grupos.

¡PRECAUCIÓN!

No trabaje con un cliente si usted tiene una lesión rugosa abierta, comúnmente llamada verruga, u otra afección contagiosa en cualquier área que pueda entrar en contacto con el cliente. No toque las verrugas de los clientes o las verrugas plantares en los pies porque son un virus contagioso y podría propagar el virus sin darse cuenta.

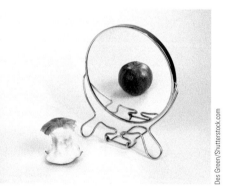

▲ **FIGURA 4–34** El trastorno dismórfico corporal es un trastorno psicológico que causa que un cliente se obsesione con sus imperfecciones.

- **Verruga:** también denominada *lesión rugosa*: es una hipertrofia de las papilas y de la epidermis causada por un virus. No son cancerosas, pero son contagiosas. Generalmente, las verrugas son del color de la carne, pero pueden ser de color marrón o negro. Pueden aparecer solas o en grupos (**Figura 4–33**). No se comprende bien la causa de las verrugas. Pueden desaparecer espontáneamente, pero existen varias opciones de tratamiento, que incluyen la crioterapia, la terapia eléctrica, la escisión quirúrgica y la exfoliación química. La exfoliación química implica la aplicación de un ácido salicílico fuerte en el hogar que va quitando la verruga en capas. Al tratar a un cliente con verrugas, es imperativo que utilice guantes para evitar la propagación del virus a otras partes del cuerpo del cliente o a otro cliente, sin intención.

✓ VERIFICACIÓN

19. Nombre y defina nueve trastornos contagiosos de la piel o las uñas.
20. ¿Qué enfermedades contagiosas tienen contraindicados los tratamientos para el cuidado de la piel?

Identificar dos afecciones de salud mental que pueden manifestarse como afecciones de la piel

La **dermatilomanía** es una forma de trastorno obsesivo-compulsivo (TOC) en el que la persona se pellizca la piel hasta el punto de provocar una lesión, infección o cicatrización. Una persona con dermatilomanía siente que pellizcarse le ayuda a aliviar el estrés y no le resulta doloroso. A menudo, puede causar un aislamiento social porque la dermatilomanía grave puede ser desfigurante. Quienes no están informados pueden asumir que la persona tiene una adicción a la metanfetamina. El tratamiento incluye terapia cognitiva conductual, hipnosis y medicación.

El **trastorno dismórfico corporal** es un trastorno psicológico en el que el cliente tiene una preocupación por su apariencia. No tienen una imagen realista de cómo se ven (**Figura 4–34**). Tienden a fijarse en las imperfecciones menores de su apariencia y las consideran desfigurantes. Creen que otros los están viendo negativamente debido a su apariencia física. Es posible que se miren al espejo con frecuencia y necesiten que les proporcionen una cantidad anormal de seguridad de que su apariencia es aceptable. Suelen ir de spa en spa o tener un historial de muchas cirugías estéticas o tratamientos para corregir sus fallas percibidas. No están satisfechos con el resultado después de los tratamientos. Este tipo de cliente es difícil de manejar y requiere intervención médica con terapia cognitiva conductual y medicación.

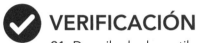

VERIFICACIÓN

21. Describa la dermatilomanía y cómo se trata.
22. Explique el comportamiento de una persona con trastorno dismórfico corporal.

Reconocer afecciones comunes de la piel relacionadas con enfermedades y trastornos de la piel

Las afecciones de la piel en la **Tabla 4–6** a menudo son síntomas de más de una enfermedad o trastorno de la piel. Algunas se parecen mucho a otras. Si se encuentra con alguna de estas afecciones, deberá realizar una evaluación y análisis sobre los tratamientos. Quizás, una afección es el resultado de una infección o el punto de finalización clínico adecuado de un tratamiento para que sea eficaz. Estar seguro al identificar estas afecciones le dará confianza al momento de determinar un plan de tratamiento y hará que el cliente también confíe en sus destrezas.

▼ **TABLA 4–6** Afecciones comunes de la piel

Infección	Definición
Forúnculo	También conocido como *divieso*, es un absceso subcutáneo lleno de pus causado por bacterias en las glándulas o los folículos pilosos.
Carbunco	Es un grupo de forúnculos.
Edema	Es la hinchazón resultante de un desequilibrio de líquidos en las células o de una respuesta a una herida, infección o medicamento.
Eritema	Es un enrojecimiento provocado por la inflamación.
Foliculitis	El vello crece debajo de la superficie en lugar de crecer hacia arriba y hacia afuera del folículo, lo que causa una infección bacteriana. Estos vellos encarnados son comunes en los hombres, generalmente después de afeitarse (está infección también se conoce como *foliculitis de la barba, sicosis de la barba o comezón del barbero*).
Pseudofoliculitis	También conocida como *irritación de la piel producida por el afeitado*, se asemeja a la foliculitis, pero sin pus o infección.
Prurito	Es el término médico para la picazón persistente.
Esteatoma	Es un quiste sebáceo o un tumor subcutáneo lleno de sebo y el tamaño puede variar del tamaño de un chícharo al de una naranja. Generalmente aparece en el cuero cabelludo, cuello y espalda y también se lo denomina *lipoma*.

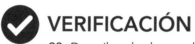

VERIFICACIÓN

23. Describa el edema, el eritema y el prurito.

Explicar cinco trastornos de las glándulas sudoríparas

Los trastornos de las glándulas sudoríparas incluyen los siguientes:

- **Anhidrosis:** es una deficiencia en la transpiración debido a una falla de las glándulas sudoríparas que frecuentemente ocurre como resultado de la fiebre o de ciertas enfermedades de la piel. La anhidrosis requiere tratamiento médico.

- **Bromidrosis:** es el mal olor del sudor, por lo general perceptible en las axilas o en los pies. La bromidrosis es causada por bacterias y levaduras que descomponen el sudor en la superficie de la piel.

- **Hiperhidrosis:** es la transpiración excesiva crónica consecuencia del calor, la predisposición genética, el estrés o la medicación. Un tratamiento aprobado por la FDA para la hiperhidrosis incluye el uso de la tecnología de microondas para destruir las glándulas sudoríparas de las axilas. Un tratamiento suele ser efectivo hasta en un 80 %. Los neuromoduladores, como Botox Cosmetic®, también se utilizan para inhibir la producción de las glándulas sudoríparas.

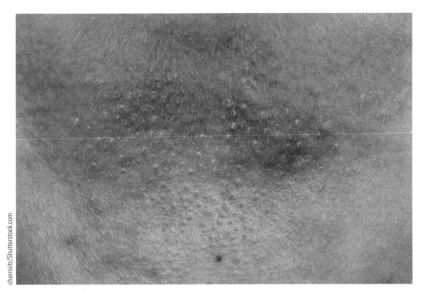

▲ **FIGURA 4–35** Miliaria rubra, también conocida como sarpullido causado por el calor.

- **Diaforesis:** es la transpiración excesiva debido a una condición subyacente. La menopausia es un ejemplo.
- **Miliaria rubra:** también conocida como *sarpullido causado por el calor*: es un trastorno inflamatorio agudo de las glándulas sudoríparas causado por la exposición excesiva al calor que provoca una erupción de vesículas rojas acompañada de intensa picazón y ardor en la piel (**Figura 4–35**).

Reconocer un trastorno de la piel potencialmente contagioso puede detener la propagación de una infección. Podrá formular un plan de tratamiento más específico y utilizar los productos adecuados una vez que pueda identificar trastornos comunes de la piel, como la rosácea y el acné. Comprender que algunos trastornos de la piel tienen contraindicados algunos de los tratamientos le ayudará a evitar un resultado negativo. El campo de la medicina está progresando y el tratamiento de los trastornos y enfermedades de la piel es cada vez más sencillo gracias a los avances tecnológicos, ingredientes y medicamentos. Aunque hay cientos de trastornos y enfermedades, en este capítulo se analizan los más comunes que se pueden encontrar y algunos que son únicos.

Aprender sobre los problemas de la piel toma años de experiencia y estudio, pero los libros de referencia y los sitios web confiables sobre medicina son útiles para identificar estos trastornos y enfermedades.

Recursos web

www.dermnet.com
www.phil.cdc.gov
www.medicinenet.com
www.rosacea.org
www.skincancer.org
www.pcosaa.org
www.impactmelanoma.org

✓ VERIFICACIÓN

24. Explique cinco trastornos de las glándulas sudoríparas.

PROGRESO DE LAS COMPETENCIAS

¿Cómo le está yendo con los trastornos y enfermedades de la piel? **A continuación, marque los objetivos de aprendizaje del capítulo 4 que considera que domina y deje sin marcar aquellos objetivos a los que deberá volver:**

☐ Explicar por qué el conocimiento de enfermedades y trastornos es importante para un esteticista.

☐ Describir cómo un dermatólogo y un esteticista pueden trabajar juntos.

☐ Identificar las diferencias entre lesiones primarias, secundarias y terciarias de la piel.

☐ Reconocer los cambios en la piel que podrían indicar un tipo de cáncer de piel.

☐ Describir los diferentes tipos de acné.

☐ Describir los síntomas del síndrome de ovario poliquístico (SOP).

☐ Identificar las afecciones y los trastornos vasculares comunes.

☐ Identificar los trastornos de pigmentación.

☐ Describir los distintos tipos de dermatitis.

☐ Identificar los tipos de hipertrofias.

☐ Definir nueve enfermedades contagiosas de la piel.

☐ Identificar dos afecciones de salud mental que pueden manifestarse como afecciones de la piel.

☐ Reconocer afecciones comunes de la piel relacionadas con enfermedades y trastornos de la piel.

☐ Explicar cinco trastornos de las glándulas sudoríparas.

GLOSARIO

acné	pág. 131	trastorno inflamatorio crónico de la piel que afecta las glándulas sebáceas y se caracteriza por la presencia de comedones y manchas. Se conoce como *acné simple* o *acné vulgar*.
albinismo	pág. 144	ausencia de pigmento de melanina en el cuerpo, por ejemplo, en la piel, el cabello y los ojos. El término técnico para el albinismo es *leucodermia congénita* o *hipopigmentación congénita*.
ampolla	pág. 124	burbuja grande que contiene un fluido acuoso y es similar a una vesícula, pero más grande.
anhidrosis	pág. 154	deficiencia en la transpiración, frecuentemente como resultado de la fiebre o de ciertas enfermedades de la piel, que requiere tratamiento médico.
bromidrosis	pág. 154	mal olor del sudor, usualmente perceptible en las axilas o en los pies.
bronceado	pág. 143	aumento en la pigmentación causado por la producción de melanina como defensa contra la radiación UV, daño visible en la piel. La melanina está diseñada para ayudar a proteger la piel de la radiación UV solar.
carbunco	pág. 154	grupo de forúnculos, inflamación grande del tejido subcutáneo producida por la bacteria *estafilococos* similar a un forúnculo (divieso), pero más grande.
carcinoma basocelular	pág. 129	el más común y menos grave de los tipos de cáncer de piel, que a menudo aparece como nódulos claros y perlados. Las características incluyen llagas, parches rojizos o un crecimiento suave con un borde elevado.

carcinoma espinocelular	pág. 129	tipo de cáncer de piel más grave que el carcinoma basocelular. Se caracteriza por la presencia de pápulas o nódulos rojos, rosados o escamosos. También aparece como heridas abiertas o áreas con costras, y puede crecer y propagarse por el cuerpo.
cicatriz	pág. 127	marca clara y levemente elevada en la piel que se forma luego de curarse una herida o lesión. El tejido se endurece para curar la lesión. Las cicatrices elevadas son hipertróficas, un queloide es una cicatriz hipertrófica (anormal).
comedogénico	pág. 136	tendencia de un ingrediente a bloquear los folículos y favorecer la acumulación de células muertas de la piel, lo que produce comedones (puntos negros).
comedón	pág. 132	masa de sebo endurecido y células muertas de la piel en un folículo piloso, comedón abierto o punto negro abierto y expuesto al oxígeno. Los comedones cerrados son puntos blancos que están bloqueados y no tienen una abertura folicular.
conjuntivitis	pág. 149	también conocida como *ojo rojo*, infección muy contagiosa de la membrana mucosa alrededor del ojo por causas químicas, bacterianas o virales.
costra	pág. 126	células muertas que se acumulan sobre una herida o lesión que está en proceso de curación, lo que resulta en una acumulación de sebo y pus mezclado a veces con material epidérmico (un ejemplo es la escara en una llaga).
dermatilomanía	pág. 152	una forma de trastorno obsesivo-compulsivo en el que la persona se pellizca la piel hasta el punto de provocarse una lesión, infección o cicatrización. Una persona con dermatilomanía encuentra que la acción de pellizcarse lo ayuda a aliviar el estrés y no le resulta doloroso. A menudo, puede ser socialmente aislado porque la dermatilomanía grave puede ser desfigurante.
dermatitis	pág. 145	cualquier trastorno inflamatorio de la piel con lesiones variadas como eccema, vesículas o pápulas. Las cuatro categorías principales son dermatitis atópica, de contacto, seborreica y por estasis.
dermatitis atópica	pág. 146	exceso de inflamación, piel seca, enrojecimiento y picazón por alergias y agentes irritantes.
dermatitis de contacto	pág. 145	también conocida como *dermatitis venenata*; afección inflamatoria de la piel causada por el contacto con una sustancia o producto químico. Los trastornos profesionales de ingredientes en cosméticos y soluciones químicas pueden causar dermatitis de contacto. La dermatitis de contacto alérgica se debe a la exposición a alérgenos y la dermatitis de contacto irritante a la exposición a irritantes.
dermatitis perioral	pág. 147	afección similar al acné alrededor de la boca. Se trata principalmente de grupos pequeños de pápulas que pueden ser causados por el uso de pasta dental o productos faciales.
dermatitis por estasis	pág. 147	estado inflamatorio crónico en las piernas debido a mala circulación. Las piernas a veces pueden tener ulceraciones, junto con piel escamosa, picazón e hiperpigmentación.
dermatitis seborreica	pág. 147	forma común de eccema que afecta principalmente las zonas más grasas. Se caracteriza por inflamación, descamación o picazón.
dermatología	pág. 122	rama médica de la ciencia que se dedica al estudio de la piel y su naturaleza, estructura, funciones, enfermedades y tratamiento.
dermatólogo	pág. 122	médico que se especializa en las enfermedades y trastornos de la piel, el cabello y las uñas.
diaforesis	pág. 155	transpiración excesiva debido a una enfermedad.

eccema	pág. 146	enfermedad inflamatoria, dolorosa y que provoca picazón en la piel, de naturaleza aguda o crónica, con lesiones secas o húmedas. Los clientes con esta condición deben ser derivados a un médico. La *dermatitis seborreica*, que afecta principalmente a las áreas grasas, es una forma común de eccema.
edema	pág. 154	hinchazón causada por un desequilibrio de líquidos en las células o una respuesta a una herida o infección.
efélides	pág. 143	también conocidas como *pecas*, pequeñas áreas de la piel con pigmento redondas u ovaladas presentes en las áreas expuestas al sol. También conocidas como *máculas*, son pequeñas manchas planas de color en la piel.
eritema	pág. 154	enrojecimiento causado por una inflamación, una lesión de color rojo es eritematosa.
escama	pág. 127	células escamosas de la piel, cualquier placa delgada de láminas epidérmicas secas o grasas. Un ejemplo es la caspa excesiva o anormal.
esteatoma	pág. 154	quiste sebáceo o tumor subcutáneo lleno de sebo. El tamaño puede variar del tamaño de un chícharo al de una naranja. Generalmente aparece en el cuero cabelludo, cuello y espalda y también se denomina *lipoma*.
excoriación	pág. 126	herida o raspadura en la piel producida al rascarse o rasparse.
filamentos sebáceos	pág. 132	parecidos a los comedones abiertos, son principalmente compactaciones de grasitud solidificada sin materia celular.
fisura	pág. 126	agrietamiento de la piel que penetra la dermis, como en el caso de las manos o de los labios agrietados.
foliculitis	pág. 154	también denominada *foliculitis de la barba, sicosis de la barba* o *comezón del barbero*. Inflamación de los folículos pilosos causada por una infección bacteriana de los vellos encarnados debido a el afeitado o a otros métodos de depilación.
forúnculo	pág. 154	también conocido como *divieso*, absceso subcutáneo lleno de pus. Los forúnculos son causados por bacterias en las glándulas o los folículos pilosos.
herpes zóster	pág. 150	también conocido como *culebrilla*, una infección viral y dolorosa de la piel causada por el virus de la varicela que se caracteriza por grupos de ampollas que forman un sarpullido y aparecen en forma de anillo o línea.
hiperhidrosis	pág. 154	transpiración excesiva no relacionada con ejercicio o calor excesivo.
hiperpigmentación	pág. 142	superproducción de pigmento.
hiperpigmentación posinflamatoria	pág. 143	abreviado como *HPI*; pigmentación oscurecida debido a una lesión en la piel o la cicatrización residual después de que se haya resuelto una lesión de acné; a menudo de apariencia de color rojo oscuro, púrpura o marrón.
hiperplasia sebácea	pág. 133	lesiones benignas que se observan con frecuencia en áreas más grasas del rostro. Crecimiento excesivo de la glándula sebácea que parece un comedón abierto. Generalmente tienen forma de dona con material sebáceo en el centro.
hiperqueratosis	pág. 148	engrosamiento de la piel producido por una masa de células queratinizadas (queratinocitos).

hiperqueratosis de retención	pág. 133	factor hereditario en el que las células muertas se acumulan y no se desprenden de los folículos, como ocurre con la piel normal.
hipertrofia	pág. 148	crecimiento anormal de la piel, muchas son benignas o inocuas.
hipopigmentación	pág. 142	ausencia de pigmento que resulta en manchas claras o blancas.
impétigo	pág. 150	infección de la piel contagiosa causada por bacterias estafilocócicas o estreptocócicas y caracterizada por grupos de pequeñas ampollas o lesiones con costra. Generalmente se presenta en niños.
lentigo	pág. 142	pecas, pequeñas manchas de color marrón amarillento. Los lentigos que resultan de la exposición a la luz solar son actínicos o solares y los parches de lentigo se conocen como *máculas grandes*.
lesiones	pág. 123	marca, herida o anormalidad, cambios estructurales en los tejidos causados por un daño o herida.
lesiones primarias	pág. 123	las lesiones primarias se caracterizan por cambios uniformes e imperceptibles al tacto en el color de la piel, como máculas o manchas, o por las elevaciones que forma un fluido dentro de una cavidad, como vesículas, ampollas o pústulas.
lesiones secundarias	pág. 126	lesiones de la piel que se desarrollan en las etapas finales de una enfermedad y modifican la estructura de los tejidos o de los órganos.
leucodermia	pág. 144	trastorno de la piel caracterizado por la presencia de manchas claras anormales. Las causas son congénitas, adquiridas, posinflamatorias u otras causas que destruyen las células que producen pigmento. El vitíligo y el albinismo son leucodermas.
lunar	pág. 148	nevus pigmentado. Una mancha amarronada cuyo color varía del bronceado al negro azulado. Algunos son planos, parecidos a pecas y otros son elevados y más oscuros.
mácula maculae)	pág. 124	mancha plana o decoloración en la piel, como una peca. Las máculas no están ni elevadas ni hundidas.
melanoma maligno	pág. 129	la forma de cáncer de piel más grave porque puede expandirse (formar metástasis) rápidamente. Se suele caracterizar por la presencia de parches de color negro o marrón oscuro que pueden tener una textura dispareja, elevada o de aspecto dentado. Los melanomas pueden presentar costras superficiales o sangrado.
milia	pág. 132	quistes epidérmicos, pápulas pequeñas y firmes sin abertura visible. Masas de sebo y células muertas debajo de la piel, de color blanco, como perlas. Las milias son más comunes en los tipos de piel seca y pueden formarse después de un traumatismo en la piel, como la renovación de la piel con láser.
miliaria rubra	pág. 155	también conocida como *sarpullido causado por calor*, trastorno inflamatorio agudo de las glándulas sudoríparas que produce una erupción de pequeñas vesículas rojas, y ardor e intensa picazón en la piel, como resultado a la exposición excesiva al calor.
nevus	pág. 143	también se denomina *mancha de nacimiento*. Son malformaciones de la piel debido a una pigmentación anormal o capilares dilatados.
nódulos	pág. 124	también se les da el nombre de *tumores*, pero los nódulos son bultos más pequeños causados por condiciones como el tejido cicatrizado, los depósitos de grasa o las infecciones.

onicomicosis	pág. 150	infección fúngica que produce síntomas de uñas gruesas, quebradizas y decoloradas. El hongo vive de la queratina de las uñas.
papiloma cutáneo	pág. 149	pequeñas elevaciones o extensiones de la piel benignas, similares a un colgajo, comunes debajo de los brazos o en el cuello.
pápula	pág. 125	espinilla, pequeña elevación de la piel que no contiene fluidos, pero puede producir pus.
Poiquilodermia de Civatte	pág. 143	afección de la piel causada por el bronceado actínico (exposición solar crónica) a los lados del rostro y el cuello. La piel adquiere una tonalidad marrón rojiza con un parche blanco distintivo debajo del mentón. La poiquilodermia es benigna, lo que significa que no es cancerosa.
prurito	pág. 154	picazón persistente.
pseudofoliculitis	pág. 154	también conocida como *irritación de la piel producida por el afeitado*, se asemeja a la foliculitis, pero sin pus o infección.
psoriasis	pág. 149	enfermedad de la piel caracterizada por la presencia de manchas rojas, cubiertas por escamas blancas-plateadas, causada por una proliferación excesiva de células de la piel que se replican demasiado rápido. La disfunción inmune podría ser la causa. Aparece generalmente como parches en el cuero cabelludo, los codos, las rodillas, el pecho y la zona inferior de la espalda.
pústula	pág. 125	pápula hinchada e inflamada con un centro blanco o amarillo que contiene pus en la parte superior de la lesión, conocida como la "cabeza" de la espinilla.
queloide	pág. 126	cicatriz gruesa que se forma como resultado del crecimiento en exceso de tejido fibroso (colágeno).
queratoma	pág. 148	parche de epidermis adquirido, superficial y engrosado, un callo es un queratoma producido por la presión o fricción continuas y repetidas sobre una parte de la piel, especialmente las manos y los pies.
queratosis actínica	pág. 129	lesiones precancerosas del color de la carne o rosa que son ásperas o rugosas al tacto, producidas por el daño solar.
queratosis	pág. 148	acumulación gruesa anormal de células.
queratosis pilosa	pág. 148	enrojecimiento y protuberancias comunes en las mejillas o la parte superior de los brazos consecuencia de folículos pilosos obstruidos. Las manchas de irritación van acompañadas de una textura áspera y una milia blanca pequeña y en punta.
quiste	pág. 124	saco cerrado, desarrollado en forma anormal, que contiene fluido, infección u otra materia y está ubicado encima o debajo de la piel.
roncha	pág. 125	lesión inflamada y que provoca picazón causada por un golpe, la picadura de insecto, una reacción alérgica en la piel o espinas. La urticaria y las picaduras de mosquitos son ronchas. La urticaria (comezón) puede ser causada por la exposición a alérgenos utilizados en productos.
seborrea	pág. 133	grasitud excesiva de la piel, secreción anormal de las glándulas sebáceas.
sensibilización	pág. 145	desarrollo de hipersensibilidad debido a la exposición repetida a un alérgeno que puede tardar meses o años en desarrollarse, según el alérgeno y la intensidad de la exposición.

síndrome de ovario poliquístico (SOP)	pág. 139	a menudo acortado como SOP, es una condición hormonal que afecta a las mujeres en sus años fértiles. Se cree que tiene un componente genético. Los síntomas del SOP incluyen acné y adelgazamiento del cabello en un patrón de calvicie masculina, que es escasa densidad del cabello en la parte frontal y superior del cuero cabelludo. También causa un crecimiento anormal del vello en el rostro, los brazos, los muslos, el cuello y los senos.
tinea	pág. 151	enfermedad contagiosa ocasionada por una infección fúngica, no un parásito, caracterizada por picazón, escamas y, algunas veces, lesiones dolorosas.
tinea corporis	pág. 151	también conocida como *tiña*, infección contagiosa que presenta un patrón de anillos rojos con bordes elevados.
tinea versicolor	pág. 144	también llamada *pitiriasis versicolor*, es una afección fúngica que inhibe la producción de melanina. No es contagiosa porque es causada por la levadura, una parte normal de la piel humana. Se caracteriza por manchas escamosas blancas, marrones o color salmón.
trastorno dismórfico corporal	pág. 152	trastorno psicológico en el que el cliente tiene una preocupación por su apariencia. Tienden a fijarse en las imperfecciones de apariencia menor y las ven como desfigurantes.
tubérculo	pág. 124	bulto anormal sólido y redondeado, más grande que una pápula.
tumor	pág. 125	nódulo grande, masa celular anormal que se forma como resultado wde la multiplicación celular excesiva; de tamaño, forma y color variables.
úlcera	pág. 127	lesión abierta de la piel o membrana mucosa del cuerpo que va acompañada de pus y pérdida de profundidad de la piel. Una erosión profunda, una depresión en la piel, que suele deberse a una infección o un cáncer.
unidad pilosebácea	pág. 132	la unidad pilosa que contiene el folículo piloso y apéndices: la raíz del cabello, el bulbo piloso, la papila dérmica, los apéndices sebáceos y el músculo arrector pili.
urticaria	pág. 125	se conoce también como *comezón*, reacción alérgica causada por la producción de histamina del cuerpo.
vasodilatación	pág. 140	dilatación vascular de los vasos sanguíneos.
venas varicosas	pág. 141	lesiones vasculares, venas dilatadas y retorcidas, generalmente en las piernas.
verruga	pág. 152	también denominada *lesión rugosa*, hipertrofia de las papilas y de la epidermis causada por un virus, es infecciosa y contagiosa.
vesícula	pág. 125	ampolla o saco pequeño que contiene un fluido transparente. La hiedra venenosa y el roble venenoso producen vesículas.
virus del herpes simple tipo 1	pág. 150	cepa del virus del herpes que produce herpes febriles o labiales, es una infección viral recurrente y contagiosa de una vesícula o grupo de vesículas sobre una base rojiza e hinchada. Las ampollas suelen aparecer en los labios o fosas nasales.
virus del herpes simple tipo 2	pág. 150	cepa del virus del herpes que infecta los genitales.
vitíligo	pág. 144	enfermedad de pigmentación que se caracteriza por manchas blancas en la piel debido a la falta de células de pigmentación y que empeora con la exposición a la luz solar.

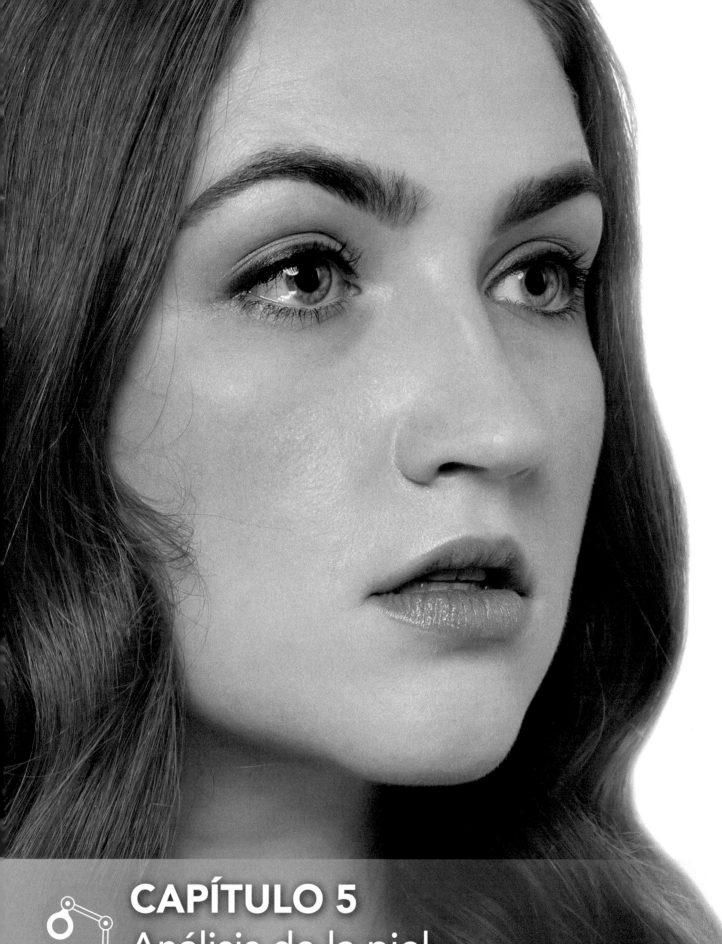

CAPÍTULO 5
Análisis de la piel

"Lo importante no es lo que miras, sino lo que ves".

–Henry David Thoreau

Explicar el proceso de análisis de la piel

Conocer en profundidad los tipos y las afecciones de la piel es una de las capacidades más importantes para los profesionales del cuidado de la piel. Esta interacción con el cliente lo define como el experto en cuidado de la piel. Las recomendaciones sobre cuáles son los tratamientos y productos adecuados para el cuidado de la piel se deben adaptar a cada persona. El análisis de la piel es el factor determinante para decidir qué productos utilizar durante el servicio y qué productos recomendar para el uso doméstico (**Figura 5-1**). El análisis de la piel también confirma si el cliente es un candidato apropiado para un tratamiento.

Los esteticistas deben estudiar y comprender bien qué conlleva el análisis de la piel porque:

• Antes de brindar servicios o de seleccionar productos, se deben analizar correctamente el tipo de piel de cada persona y sus afecciones con el fin de determinar cuáles son los tratamientos y productos adecuados.

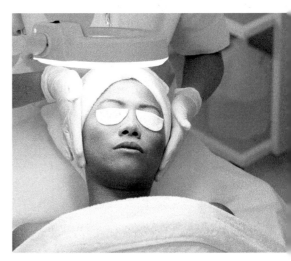

▲ **FIGURA 5–1** Realización de un análisis de la piel con una lámpara con lupa.

- Es de suma importancia realizar un análisis completo de la piel y una consulta con el cliente para determinar las causas de las afecciones de la piel y las posibles contraindicaciones de los tratamientos o productos que se apliquen al cliente.
- El uso de un enfoque holístico que identifique los hábitos saludables y los perjudiciales para la salud de la piel le permitirá saber mejor cómo ayudar a los clientes.

Identificar los cuatro tipos genéticos de piel por medio de la observación, la palpación y la consulta

El tipo de piel es una clasificación que describe los atributos genéticos de la piel de una persona. Está determinado por la genética y el origen étnico; pero, al igual que todo lo demás, la piel puede cambiar con el tiempo. Por lo general, la piel se torna más seca con el tiempo debido a que nuestro metabolismo celular y la producción de grasitud y lípidos se hacen más lentos a medida que envejecemos. El tipo de piel se basa, principalmente, en la cantidad de grasitud producida en los folículos por las glándulas sebáceas y en la cantidad de lípidos que se encuentran entre las células. La zona T es el área central del rostro, que corresponde a la "T" que conforman la frente, la nariz y el mentón (Figura 5–2). La evaluación de los poros en la zona T es el primer paso a seguir para determinar el tipo de piel.

Todos los tipos de piel necesitan una limpieza, una exfoliación, una hidratación y una protección adecuadas. Encontrar el plan de tratamiento apropiado para cada persona puede ser todo un desafío, lo que hace aún más interesante el trabajo del esteticista. Este capítulo se centra en identificar los tipos y las afecciones de la piel. Es necesario dominar esta destreza antes de saber qué productos y tratamientos elegir para cada persona. Al realizar un análisis de la piel, se utilizan las habilidades visuales, por lo general junto con un equipo de aumento, para notar ciertas propiedades de la piel, como el tamaño de los poros o las irregularidades (por ejemplo, las manchas). La palpación se utiliza para examinar la piel mediante el tacto con el fin de determinar condiciones como la grasitud y la elasticidad. También se utiliza la consulta, es decir, la conversación con el cliente, para detectar problemas en el estilo de vida y la alimentación que puedan afectar la salud de la piel. A medida que fortalezca las destrezas de evaluación, tendrá más éxito en la profesión.

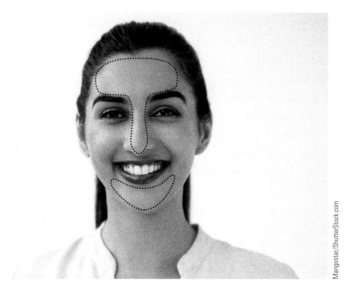

Mangostar/ShutterStock.com

▲ FIGURA 5–2 La zona T del rostro.

Los tipos de piel se categorizan de la siguiente manera (**Tabla 5–1** y **Figuras de la 5–3 a la 5–6**):

- Normal
- Mixta
- Grasa
- Seca

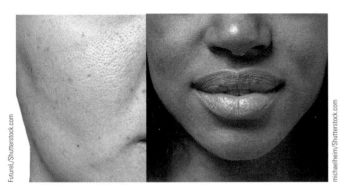

▲ **FIGURA 5–3** Aprender a identificar los tipos de piel le ayudará a formular el mejor plan de tratamiento para el cuidado de la piel. El equilibrio de la hidratación a base de grasitud se ve fácilmente afectado en una piel mixta.

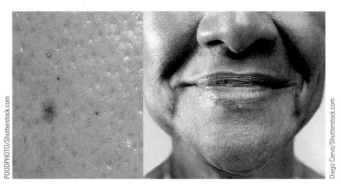

▲ **FIGURAS 5-4** La piel grasa envejece con mayor lentitud ya que la grasitud actúa como protección.

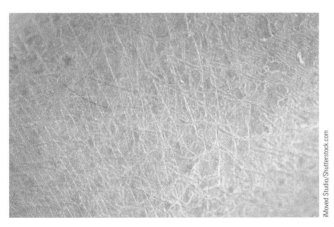

▲ **FIGURA 5–5** La piel seca puede padecer una gran pérdida de agua transepidérmica (TEWL).

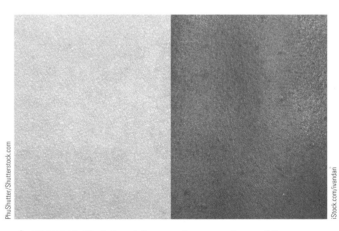

▲ **FIGURA 5–6** La piel normal a menudo cambia cuando envejecemos.

Tipo de piel	¿Qué aspecto tiene? ¿Cómo se siente al tacto?	¿Qué tratamiento recibe?	¿Por qué?	Consejos de expertos
Normal	• Grasitud: equilibrada. • Hidratación: equilibrada. • Tamaño de los folículos: muy pequeño. • Aspecto: luminosidad uniforme; sin manchas o pocas manchas. • Textura: suave y sedosa; buena elasticidad.	• Tratamientos de mantenimiento y prevención. • Cuatro pasos para una piel saludable: • limpieza, exfoliación, nutrición, protección.	• Los sistemas del cuerpo funcionan **holísticamente** para lograr un equilibrio. • Más común entre los 20 y los 30 años.	• Introduzca productos antienvejecimiento a medida que el cliente envejece. • Por lo general, la piel normal se torna más seca con la edad. • Refuerce el uso de protector solar.
Mixta	• Grasitud: moderada a alta. • Hidratación: de buena a deshidratada. • Tamaño de los folículos: más grandes en la zona T que en las mejillas y los laterales del rostro. • Aspecto: puede tener acumulación de piel muerta y grasitud en los poros de la nariz, pero piel seca o escamosa fuera de la zona T, y algunas manchas y comedones. • Textura: mayor grasitud en la zona T que en los laterales del rostro.	• Limpieza y exfoliación normal. • Productos a base de agua. • Evitar los productos agresivos y las exfoliaciones fuertes.	• Superproducción de grasitud en la zona T. • Puede tener una producción de grasitud normal en la zona T y una piel deshidratada en los laterales del rostro.	• Realice una evaluación frecuente, ya que el equilibrio de la hidratación a base de la grasitud puede alterarse por aspectos hormonales y ambientales. • Refuerce el uso de protector solar.
Grasa	• Grasitud: moderada a alta. • Hidratación: de buena a deshidratada. • Tamaño de los folículos: moderados a grandes. • Aspecto: brilloso; puede presentar comedones y manchas. • Textura: gruesa y firme, irregular por la congestión.	• Limpieza y exfoliación normal, e hidratación con productos a base de agua. • Tratamientos para equilibrar la producción de grasitud.	• Superproducción de grasitud por causas genéticas, cambios hormonales, medicamentos, estrés o factores ambientales, como productos para el cuidado de la piel o maquillajes comedogénicos. • El exceso de exfoliación puede crear una piel más grasa, ya que las glándulas sebáceas trabajan para aumentar la sequedad de la superficie.	• Los clientes con piel grasa y comedones pueden presentar estas características en el cuello, la espalda, los hombros y el pecho. • Los clientes con piel grasa envejecen más lentamente ya que la grasitud actúa para proteger la piel. • Los clientes deben utilizar FPS de forma regular para evitar la hiperpigmentación posinflamatoria, una afección común que acompaña al acné.

(Continúa)

(Continuación)

Seca	• Grasitud: producción mínima. • Hidratación: producción mínima. • Tamaño de los folículos: difíciles de visualizar, poros finos. • Aspecto: opaca, sin luminosidad, descamada, manchada. • Textura: áspera, delgada, tensa.	• Productos a base de aceite para proteger el manto ácido e incrementar la función de barrera. • Con frecuencia, la piel seca tiene valores elevados de TEWL (pérdida de agua causada por la evaporación en la superficie de la piel). • Tratamientos de nutrición y protección.	• Baja producción de grasitud por causas genéticas, factores ambientales y hormonas.	• La piel seca con frecuencia está deshidratada. • Refuerce el uso de protector solar.

✓ VERIFICACIÓN

1. ¿Los tipos de piel son genéticos?
2. Enumere los tipos de piel.
3. ¿Qué le falta a una piel seca?
4. ¿En qué se basa el tipo de piel?

Diferenciar los seis tipos de piel de la escala de Fitzpatrick e identificarlos con precisión

Desarrollada por el Dr. Thomas Fitzpatrick, la escala de Fitzpatrick se utiliza para medir la capacidad de los distintos tipos de piel para tolerar la exposición a los rayos ultravioletas (UV) (**Tabla 5–2**). Muchos protocolos de tratamientos de la piel se basan en los tipos de piel de la escala de Fitzpatrick. Debido a la mezcla genética (racial), no existe un sistema de clasificación prototípico verdadero; por lo tanto, la escala sirve solo como guía.

Cuando se trata de tratamientos de la piel, el nivel de reactividad de la piel de cada individuo es diferente. Los tipos de piel más claros generalmente son más sensibles. Las personas con piel oscura tienen depósitos de melanina más grandes en el stratum corneum, lo que les brinda mayor protección contra el sol, pero tienen otros riesgos. Los tratamientos agresivos pueden causarles reacciones como la hiperpigmentación o hipopigmentación y cicatrices queloides.

ACTIVIDAD

En lo profundo de la piel

Utilice el teléfono celular para crear un collage de los seis tipos de piel de la escala de Fitzpatrick y envíeselo al instructor.

Tipo según la escala de Fitzpatrick	Color de ojos	Color de cabello	Piel no expuesta al sol	Herencia	Reacción de la piel ante los rayos UV
1	Azul, verde	Rubio, pelirrojo	Muy blanca, casi traslúcida, pecas	Inglesa, irlandesa, escocesa, de Europa del norte	Siempre se quema, se descama, no se broncea.
2	Azul, avellana, marrón	Pelirrojo, rubio, castaño	Clara	Escandinava e igual al tipo 1	Se quema con facilidad, se descama con frecuencia, se broncea muy poco.
3	Marrón	Oscuro	Clara a oliva	Española, griega, italiana	Se broncea bien, se quema con moderación.
4	Oscuro	Oscuro	Marrón clara	Mediterránea, asiática, hispana	Se broncea con facilidad, se quema muy poco, tiene una respuesta de pigmentación inmediata.
5	Oscuro	Oscuro	Marrón oscura	India oriental, indoamericana, hispana, latinoamericana, afroamericana	Casi nunca se quema, se broncea fácil y significativamente.
6	Oscuro	Oscuro	Marrón oscura, negra	Afroamericana, aborigen	No se quema nunca o casi nunca, se broncea con facilidad.

Otros sistemas de clasificación de la piel

Existen otros sistemas de clasificación para evaluar la piel, pero el sistema Fitzpatrick es el que se utiliza con más frecuencia. Tal vez desee investigar otros recursos para obtener más información sobre las escalas de Glogau y de Rubin.

ACTIVIDAD

Escalas de clasificación

Investigue la escala de Glogau o la de Rubin. Diseñe un cartel que describa estas escalas de la piel.

VERIFICACIÓN

5. ¿Qué es la escala de Fitzpatrick?
6. Identifique la reacción a los rayos UV de cada tipo de piel según la escala de Fitzpatrick.

Distinguir las características de una piel sensible

Constantemente, nos vemos bombardeados por los estímulos del ambiente, el estrés, la exposición solar y otros factores no saludables. La piel sensible es una afección, pero también puede presentarse por una predisposición genética (**Figura 5-7**). Se caracteriza por ser frágil, delgada y rojiza. Los clientes con herencia de Europa del norte, el tipo de piel 1 según la escala de Fitzpatrick, suelen tener una piel clara, más delgada y sensible. Se ruboriza fácilmente y puede parecer rojiza debido a que el flujo sanguíneo se encuentra cerca de la superficie. Las personas de piel multicultural también pueden ser sensibles, pero no se ruborizan.

La piel sensible se irrita con facilidad por los productos o la exposición al calor o al sol. La **telangiectasia**, una condición en la cual los vasos capilares están visiblemente rotos o dilatados de menos de 0,5 mm por causas intrínsecas o extrínsecas, se puede notar en este tipo de piel. Estas afecciones son una reacción protectora visible que nos deja ver que algo está irritando la piel.

La piel frágil o delgada también puede ser el resultado del envejecimiento o de medicamentos. La piel se puede tornar reactiva o sensible a causa de la exposición a productos agresivos, al calor o, incluso, puede deshidratarse y agrietarse debido a las bajas temperaturas.

La piel sensible o sensibilizada es difícil de tratar por la baja tolerancia a los productos y la estimulación. Por ejemplo, la fricción excesiva, el calor, la exfoliación o las extracciones pueden dañarla y aumentar el enrojecimiento. La piel sensible necesita tratamientos suaves con productos no irritantes y calmantes. Es de suma importancia descubrir qué puede estar causando la sensibilidad mediante un análisis profundo de la piel. ¿Es algo natural de la condición de la piel o algo a lo que está expuesto el cliente? Los objetivos principales del tratamiento para una piel sensible son aliviarla, calmarla y protegerla.

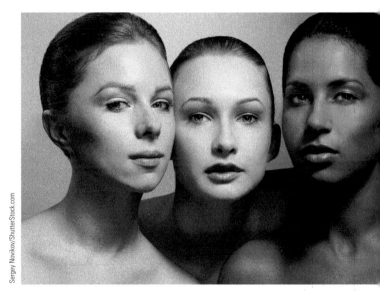

Sergey Novikov/ShutterStock.com

▲ **FIGURA 5–7** Cualquier tipo de piel puede ser sensible.

 VERIFICACIÓN

7. Además de la predisposición genética, ¿qué puede hacer que la piel se torne reactiva y sensible?
8. ¿Por qué es difícil tratar la piel sensible?
9. ¿Cuáles son los objetivos al tratar una piel sensible?

Reconocer las complicaciones que se pueden producir al tratar la piel de color

Todos los tipos de piel de la escala de Fitzpatrick tienen la misma cantidad de melanocitos. Los tipos de los niveles más altos en la escala tienen melanocitos que producen más melanina. Los melanocitos comprenden entre el 5 y el 10 % de las células de la capa basal. La mayor diferencia depende de la raza del individuo y la ubicación geográfica. Alguien que vive cerca del ecuador tendrá melanocitos mucho más activos que alguien que vive en el Polo Norte. Además de estas consideraciones, cada uno de estos tipos de piel tiene características específicas.

Tipo de piel 4 según la escala de Fitzpatrick:

- Se considera uno de los tipos de piel más difíciles de tratar.

- Tiene gran elasticidad y firmeza, y no muestra signos de envejecimiento tan rápido como los tipos de piel 1 y 2 de la escala de Fitzpatrick.

- Se puede hiperpigmentar a causa de tratamientos o agentes exfoliantes agresivos. Se recomienda el uso de productos exfoliantes suaves. Tal vez sea necesario agregar supresores de melanina u otros aclaradores de piel en la rutina del cuidado de la piel.

- Quienes sean propensos a la hiperpigmentación deben utilizar protección solar para reducirla, evitar la exposición solar y utilizar protector solar diario.

Los tipos de piel 3 y 4 de la escala de Fitzpatrick son más gruesos, se suelen caracterizar por una mayor producción de grasitud y necesitan tratamientos de limpieza más profunda. Además, la depilación con cera se dificulta en las personas con cualquier tipo de piel de la escala de Fitzpatrick que tengan vellos más gruesos y raíces más gruesas en el folículo. Si desea especializarse en la piel de color, explore los recursos educativos y las clases avanzadas para esta área de estudio (**Figura 5-8**). Independientemente del tipo de piel o del origen étnico del cliente, todos necesitan una consulta y un plan de tratamiento personalizado para el cuidado de la piel con el fin de mantenerla saludable.

Tipos de piel 5 y 6 según la escala de Fitzpatrick:

- Por lo general, es un tipo de piel (dermis) más gruesa y grasa, pero puede tener el mismo nivel de reactividad que los tipos de pieles de los niveles más bajos de la escala.

- Puede resultar más difícil visualizar una reacción en una piel más oscura, pero esta puede ser tan intensa como la de una piel más clara.

- Son propensas a una forma de hiperqueratosis conocida como *ictiosis* y a la acumulación de células muertas, por lo que necesitan más exfoliación y una limpieza de poros profunda.

- Pueden presentar una cicatrización hipertrófica anormal (queloides).

- Se necesita protección solar para estos tipos de piel.

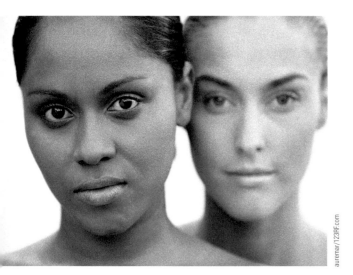

auremar/123RF.com

▲ **FIGURA 5–8** La piel de color es compleja y requiere conocimiento y destrezas avanzadas.

VERIFICACIÓN

10. ¿Por qué los clientes con los tipos de piel de los niveles más altos de la escala de Fitzpatrick tienen piel más oscura?
11. ¿Cómo se puede tratar la hiperqueratosis que es común en los tipos de piel 5 y 6 de la escala de Fitzpatrick?
12. ¿Qué tipo de piel de la escala de Fitzpatrick se considera a menudo el más difícil de tratar?
13. ¿Qué tratamiento se dificulta para un cliente con cualquier tipo de piel que tenga vellos más gruesos y raíces más gruesas en el folículo?

Identificar las opciones de tratamiento para el cuello y el escote

La piel del cuello y del escote (que incluye el cuello bajo y pecho) no es la misma que la piel del rostro. El cuello y el escote tienen menos glándulas sebáceas que el rostro, por lo que tienden a evidenciar el envejecimiento con más rapidez (**Figura 5-9**). Son más propensos a la irritación. El fotodaño, la rotura de vasos capilares, las líneas de expresión y las rítides (arrugas) se desarrollan de igual manera en el cuello y el escote que en el rostro. El **"cuello tecnológico"**, un nuevo fenómeno causado por el movimiento repetitivo de mirar hacia abajo al teléfono celular o a otro dispositivo electrónico, creó una demanda de tratamientos tópicos especiales que incluye antioxidantes, sueros de factor de crecimiento e hidratación adicional. Tenga cuidado al aplicar productos con vitamina A o alfahidroxiácido, ya que pueden causar una irritación excesiva en el área. Un producto, como el retinol, puede ser adecuado para el rostro, pero demasiado agresivo para el cuello. Recuérdeles a los clientes que el cuello y el escote necesitan protección FPS tanto como el rostro.

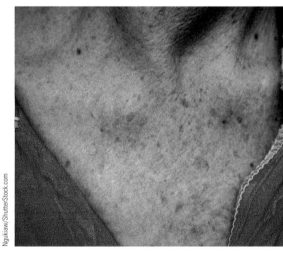

Ngukiaw/ShutterStock.com

▲ **FIGURA 5–9** Con frecuencia, el cuello y el escote evidencian el envejecimiento más rápido que el rostro.

VERIFICACIÓN

14. ¿Por qué el cuello y el escote evidencian el envejecimiento más rápido que el rostro?
15. ¿Qué es el "cuello tecnológico"?
16. ¿Qué tipo de productos se deben utilizar en el cuello y el escote?

ACTIVIDAD

Compruebe sus conocimientos sobre las afecciones de la piel

Cree fichas de estudio que lo ayuden a aprender sobre las afecciones de la piel.

Dar ejemplos de afecciones de la piel

Muchos factores internos y externos afectan el estado de la piel de una persona. Las afecciones de la piel son más que el resultado de nuestra estructura genética. Estas afecciones son las que más preocupan al esteticista y son el foco de los tratamientos de la piel. Algunas de las afecciones de piel más comunes observadas por los esteticistas en la actualidad son el acné en adultos, el envejecimiento extrínseco (producido por la exposición solar y el ambiente) y los problemas relacionados con las fluctuaciones hormonales. La deshidratación (una falta de agua) y los trastornos de pigmentación también son preocupaciones importantes para los clientes. Otras afecciones de la piel incluyen comedones, hiperqueratinización y eritema (enrojecimiento). Podemos mejorar algunas de estas afecciones si realizamos tratamientos regulares en la piel, utilizamos productos especializados y evitamos los factores que las causan. En la ficha del cliente, tal vez desee anotar otras afecciones que no aparecen en la **Tabla 5-3** y que ha aprendido aquí y en el capítulo 4, "Trastornos y enfermedades de la piel".

▼ **TABLA 5–3** Afecciones de la piel y descripciones

Afección de la piel	Descripción
Acné	Son erupciones sebáceas causadas por cambios hormonales u otros factores.
Queratosis actínica	Consiste de un área áspera provocada por la exposición solar crónica, a veces con escaras o escamas en capas que se desprenden y caen. Puede ser precancerosa.
Envejecimiento	Se caracteriza por la laxitud de la piel causada por la pérdida de colágeno y hueso, piel más delgada, sequedad, fotodaño y líneas de expresión o arrugas (rítides).
Oclusión	Los fumadores tienen piel ocluida debido a la falta de oxígeno. Se caracteriza por tener poros tapados y arrugas; luce opaca y sin vida. Puede ser de color amarillento o gris.
Comedones	*Los comedones abiertos* son puntos negros y poros tapados provocados por la acumulación de restos, grasitud y células muertas de la piel en los folículos. Los *comedones cerrados, también llamados puntos blancos*, no están expuestos al aire ni al oxígeno, están atrapados por células muertas de la piel y deben exfoliarse y extraerse.
Cuperosis	Es el enrojecimiento de la piel sin vascularidad visible debido a que la red de vasos sanguíneos es muy pequeña y fina. A menudo, se ve junto con la telangiectasia.
Quistes	Se produce debido a un fluido, infección u otra materia debajo de la piel que está encapsulada en una masa firme y palpable de diversos tamaños; puede llegar al tamaño de una bola de golf.
Deshidratación	Es la falta de agua provocada por el ambiente, los medicamentos, los agentes tópicos, el envejecimiento o las bebidas deshidratantes como la cafeína y el alcohol.
Poros agrandados	Hace referencia a folículos más grandes debido al exceso de grasitud y residuos atrapados en los folículos o a la expansión causada por la pérdida de la elasticidad o un traumatismo.
Eritema	Es un enrojecimiento provocado por la inflamación.

(Continúa)

Crecimientos	Se producen cuando las células de la piel y el tejido subyacente crean en exceso un área que puede ser elevada o plana y se puede distinguir por medio de la palpación. Pueden ser del mismo color que el tejido circundante o estar pigmentados. Pueden estar presentes desde el nacimiento o desarrollarse más tarde.
Herpes simple de tipo 1	Es un virus trasmisible que aparece como una vesícula en el labio, similar a una ampolla. Encuentre más información en el capítulo sobre enfermedades y trastornos de la piel.
Hirsutismo	Es un exceso del vello corporal en lugares donde no hay vello por lo general, como el vello facial en las mujeres. Comúnmente, es causado por un desequilibrio hormonal. El **síndrome de ovario poliquístico** (SOP) es una de las causas posibles del hirsutismo. Los signos y síntomas del SOP incluyen periodos menstruales irregulares o ausentes, periodos abundantes, vello corporal y facial en exceso, acné, dolor pélvico, dificultad para lograr un embarazo y parches de piel gruesa, más oscura y aterciopelada.
Hiperqueratinización	Hace referencia a una acumulación excesiva de células de la piel muertas o queratinizadas.
Hiperpigmentación	Es la superproducción de melanina, causada por al menos uno de tres factores: A. Exposición a rayos UV: provenientes del sol, de camas solares y de luces fluorescentes. Por lo general, aparece como manchas marrones difusas de diversas formas. B. Inducida por hormonas: también llamada melasma (consulte la descripción en la tabla). C. Hiperpigmentación posinflamatoria: también llamada HPI, se produce a partir de una lesión superficial en la piel. Las lesiones de acné, las picaduras de insectos y los vellos encarnados son causas comunes de la HPI. Son de color rojo oscuro, casi púrpura o hasta marrón oscuro. Pueden desaparecer gradualmente.
Hipertricosis	Se refiere al crecimiento de vello en exceso, ya sea por un desequilibrio hormonal o por herencia.
Hipopigmentación	Es la falta de producción de melanina a causa de cuatro posibles factores: A. Inducida por los rayos UV: combinada con la hiperpigmentación inducida por los rayos UV. No existen opciones de tratamiento, pero el aclarado de la hiperpigmentación suele armonizar las áreas hipopigmentadas para que sean menos notorias. B. Factor postraumático: falta de producción de melanocitos a causa de una lesión, quemadura u otro trauma, incluida una exfoliación química profunda. Los melanocitos pueden comenzar a producirse nuevamente con el tiempo, pero el periodo es indefinido. C. Vitíligo: un trastorno autoinmune que detiene la producción de melanocitos y crea parches de piel despigmentada. En ocasiones, algunos medicamentos tópicos con prescripción pueden impulsar el rejuvenecimiento de los melanocitos. D. Albinismo: un trastorno hereditario que causa la falta de pigmento en los ojos, la piel y el cabello.
Irritación	Generalmente, enrojecimiento o inflamación como resultado de varias causas.
Queratosis pilosa	Es una acumulación de células, textura áspera.
Melasma	Es una forma de hiperpigmentación que se caracteriza por presentar parches bilaterales de pigmentación marrón en las mejillas, la línea de la mandíbula, la frente y la parte superior del labio, causada por desequilibrios hormonales, como el embarazo, las píldoras anticonceptivas o las terapias de reemplazo hormonal. El melasma empeora con la exposición solar.
Milia	Son acumulaciones de grasitud y células muertas de la piel endurecidas con forma de perla que están atrapadas debajo de la superficie de la piel. La milia no está expuesta al oxígeno y debe cortarse para abrirla y quitarla. Generalmente, la milia es del tamaño de la cabeza de un alfiler. *Nota*: Verifique que las lancetas estén aprobadas por la junta estatal en su estado.

(Continúa)

Pápulas	Son lesiones elevadas, también llamadas *manchas*.
Poiquilodermia de Civatte	Es el resultado de una exposición solar crónica que se encuentra, especialmente, a los lados del cuello y que se torna color marrón rojizo con una demarcación clara de piel sin broncear debajo del mentón.
Poca elasticidad	La piel laxa es producto de los daños, el sol y el envejecimiento.
Pústulas	Es una pápula infectada con fluido en su interior.
Cicatriz	Es una marca en la piel donde se curó una herida, quemadura o llaga y dejó una banda fibrosa de tejido conectivo, en ocasiones, hiperpigmentado o hipopigmentado.
Hiperplasia sebácea	Son lesiones benignas que aparecen en las áreas más grasas del rostro, descritas como orificios de rosquillas; no se pueden extraer.
Seborrea	También conocida como *dermatitis seborreica*. Es un exceso de grasitud que causa enrojecimiento, irritación y descamación. Por lo general, se produce en el cabello en forma de caspa.
Sensibilidades	Son reacciones físicas, como eritema, edema, ronchas, picazón, ardor o incomodidad a causa de factores internos o externos de la piel.
Comedones solares	Son comedones abiertos grandes, por lo general presentes alrededor de los ojos, causados por la exposición solar.
Estrías o marcas por estiramiento	Son cicatrices dérmicas causadas por una expansión o estiramiento rápido del tejido conectivo que deja en la piel líneas rojas, rosadas o púrpuras bien marcadas que se desvanecen gradualmente con el tiempo hasta llegar a ser rosadas o plateadas. A menudo, se producen durante las fases de crecimiento en la pubertad, el embarazo y al engordar.
Daño solar	Es el daño causado por los rayos UV en la epidermis y la dermis. Los efectos principales son arrugas, descomposición de colágeno y elastina, pigmentación y cáncer.
Telangiectasia	Son capilares visiblemente rotos o dilatados de menos de 0,5 mm a causa de factores intrínsecos o extrínsecos.
Arrugas/ envejecimiento (rítides)	Se refiere a las líneas y el daño causados por factores internos o externos.

 VERIFICACIÓN

17. ¿En qué se diferencian las afecciones de la piel y los tipos de piel?
18. Enumere y defina 15 afecciones comunes de la piel.

Explicar las causas de las afecciones de la piel

Conocer los factores que pueden afectar la piel lo ayudará a determinar por qué un cliente presenta algún problema. Con frecuencia, las afecciones de la piel se deben a más de un factor. El esteticista debe evaluar las diversas causas, tanto externas como internas, para corregir o mejorar una afección

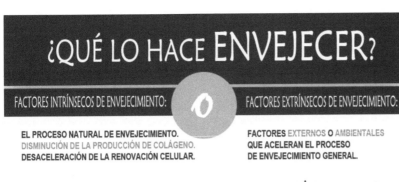

¿QUÉ LO HACE ENVEJECER?

FACTORES INTRÍNSECOS DE ENVEJECIMIENTO:

EL PROCESO NATURAL DE ENVEJECIMIENTO.
DISMINUCIÓN DE LA PRODUCCIÓN DE COLÁGENO.
DESACELERACIÓN DE LA RENOVACIÓN CELULAR.

FACTORES EXTRÍNSECOS DE ENVEJECIMIENTO:

FACTORES EXTERNOS O AMBIENTALES
QUE ACELERAN EL PROCESO
DE ENVEJECIMIENTO GENERAL.

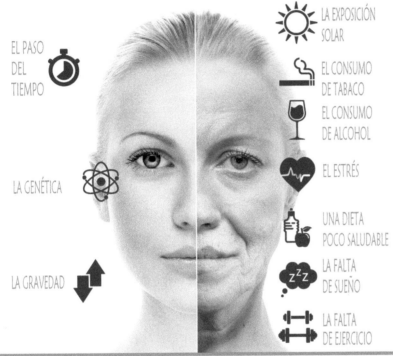

EL PASO DEL TIEMPO

LA GENÉTICA

LA GRAVEDAD

LA EXPOSICIÓN SOLAR

EL CONSUMO DE TABACO

EL CONSUMO DE ALCOHOL

EL ESTRÉS

UNA DIETA POCO SALUDABLE

LA FALTA DE SUEÑO

LA FALTA DE EJERCICIO

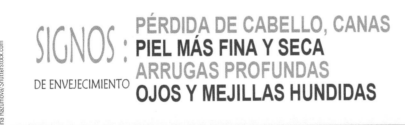

SIGNOS : DE ENVEJECIMIENTO

PÉRDIDA DE CABELLO, CANAS
PIEL MÁS FINA Y SECA
ARRUGAS PROFUNDAS
OJOS Y MEJILLAS HUNDIDAS

▲ **FIGURA 5–10** Envejecimiento intrínseco y extrínseco.

de la piel (**Figura 5-10**). Cada cliente es diferente y la piel puede responder de distintas maneras ante el mismo tratamiento.

Factores externos que afectan la piel

Los hábitos, la dieta y el estrés cumplen un papel importante en nuestra salud, la que a la vez se ve reflejada en el aspecto de la piel. Las afecciones de la piel pueden ser consecuencia de las alergias/reacciones, los medicamentos, las enfermedades y otros factores externos o **extrínsecos**. Además, la falta de ejercicio, la falta de descanso, el consumo de tabaco, los medicamentos y las drogas tienen efectos negativos exterior e interiormente. La principal causa externa (*extrínseca*) del envejecimiento es el daño solar. Estos factores también pueden fomentar los problemas de la piel y ser negativos para mantener la tez saludable y atractiva. Luego de leer la siguiente ficha, comprenderá por qué son tan importantes los análisis correctos de la piel y las recomendaciones de productos y tratamientos adecuados.

Efectos externos en la piel

- Exposición a rayos UV, daño solar
- Camas solares
- Exposición ambiental, contaminantes, calidad del aire
- Medioambiente, clima, humedad
- Mantenimiento deficiente, cuidado de la piel inadecuado
- Uso indebido de productos o tratamientos, exceso de exfoliación, productos agresivos
- Alergias y reacciones a productos o factores ambientales
- **Fotosensibilidad** al sol causada por medicamentos o productos

Factores internos que afectan la piel

La salud interna o **intrínseca** del cuerpo afecta la forma en la que nos sentimos, además de la apariencia y el funcionamiento del cuerpo y la piel. Los radicales libres (moléculas inestables) del cuerpo, la deshidratación (falta de agua), las deficiencias vitamínicas, la alimentación inadecuada, la genética, las hormonas, la pubertad, los embarazos y la menopausia son todos factores que afectan el bienestar de la piel. Los desequilibrios hormonales pueden provocar problemas de sensibilidad, deshidratación, hiperpigmentación y microcirculación que afectan los capilares.

Efectos internos en la piel

- Genética y afecciones de origen étnico
- Radicales libres
- Deshidratación
- Deficiencias vitamínicas
- Hormonas

- Enfermedades crónicas, cáncer, enfermedades sistémicas (diabetes), sistema inmunológico afectado
- Pubertad
- Envejecimiento
- Glicación: altera las estructuras de las proteínas y reduce la actividad biológica
- Embarazo
- Menopausia

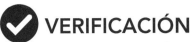

VERIFICACIÓN

19. Enumere cuatro factores intrínsecos o internos que afectan la piel.
20. Enumere cuatro factores extrínsecos o externos que afectan la piel.
21. ¿Cuál es la causa principal del envejecimiento extrínseco prematuro?

ACTIVIDAD

Proteja lo importante

Descargue en el teléfono una aplicación sobre el factor de protección solar y coménteles a sus compañeros cómo lo ayuda a protegerse del sol.

Describir los hábitos saludables para la piel

Los 10 mejores hábitos saludables para la piel:

1. Evitar la exposición solar, utilizar protector solar a diario.
2. Llevar una dieta equilibrada.
3. No fumar.
4. Evitar el exceso de alcohol.
5. Beber abundante cantidad de agua.
6. Descansar bien.
7. Mantenerse activo y realizar actividad física con regularidad.
8. Utilizar buenos productos para el cuidado de la piel y tener una rutina de cuidado en el hogar.
9. Realizarse tratamientos con profesionales para mantener los resultados de la rutina de cuidado en el hogar y tratar de manera más eficaz los signos del envejecimiento, las manchas u otras afecciones de la piel.
10. Implementar hábitos que alivien el estrés y mantener una actitud calma y positiva.

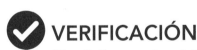

VERIFICACIÓN

22. ¿Cuáles son cinco hábitos saludables para la piel?

Determinar las contraindicaciones de los tratamientos mediante la evaluación, el análisis y la consulta

Algunos tratamientos y productos del cuidado de la piel pueden estar contraindicados para un cliente en particular, y es su responsabilidad evaluar si el tratamiento y los productos son adecuados después de analizar la piel y revisar la historia clínica del cliente. Estas **contraindicaciones** son factores que *prohíben* la realización de un tratamiento o el uso de determinados productos para el cuidado de la piel del cliente. Ciertos tratamientos pueden tener efectos secundarios nocivos o negativos para quienes tienen determinadas enfermedades o afecciones de la piel.

Ante alguna enfermedad transmisible, trastorno de la piel, enfermedad, medicamento e irritación de la piel, se puede contraindicar o prohibir la realización de un servicio o el uso de un producto para el cuidado de la piel. El cliente debe mencionar en el cuestionario que recibe cualquier enfermedad trasmisible que padezca. Es vital reconocer las enfermedades para que ni los clientes ni el profesional sufran daños.

Los medicamentos o los agentes exfoliantes tópicos pueden dejar la piel demasiado sensible para realizar tratamientos faciales o depilación con cera.

La estimulación para el rostro o el cuerpo puede estar contraindicada en ciertas afecciones, trastornos o enfermedades, como el cáncer. Se debe evaluar la presencia de alergias o sensibilidades a los productos del cuidado de la piel. Los clientes con alteraciones evidentes de la piel, como heridas, herpes febril (herpes simple) u otras afecciones de apariencia anormal, deben consultar a un médico para que evalúe y apruebe el tratamiento estético. Las contraindicaciones también se analizan en otros capítulos.

Contraindicaciones para los tratamientos de la piel

- Ciertas enfermedades, trastornos o irritaciones de la piel se deben analizar en forma individual de acuerdo a la salud general del paciente.

- Uso de **isotretinoína**: el cliente debe haber culminado con el uso de la isotretinoína seis meses antes del tratamiento.

- Medicamentos tópicos para afinar o exfoliar la piel, incluidos Retin-A®, Renova™, Tazorac®, Differin® u otras formas de vitamina A. Evite tratamientos de depilación con cera, exfoliación o peelings por lo menos una semana.

- Embarazo: la clienta no debe realizarse ningún tratamiento eléctrico ni exfoliación química, ni utilizar ingredientes agresivos sin la autorización escrita de un médico. Algunas clientas embarazadas pueden experimentar sensibilidades con la depilación con cera.

- Placas o clavos metálicos en el cuerpo: evite cualquier tratamiento eléctrico en el área donde está colocada la placa o el clavo. Se requiere el consentimiento médico antes del tratamiento.

- Marcapasos o irregularidades cardíacas: evite todos los tratamientos eléctricos que requieran una almohadilla de conexión a tierra.

- Alergias: toda sustancia alérgica mencionada en el formulario del historial médico del cliente debe evitarse estrictamente. Infórmese acerca de los ingredientes. Los clientes alérgicos a la aspirina no deben utilizar productos ni hacerse tratamientos que contengan ácido salicílico. Ambos derivan de la corteza de sauce. Los clientes con muchas alergias deben utilizar productos sin perfume diseñados para la piel sensible.

- Convulsiones o epilepsia: evite cualquier tratamiento eléctrico y con luz pulsada. Se recomienda tener un consentimiento formal de un médico antes de realizar un tratamiento si el cliente tiene un historial de ataques epilépticos.

- Uso de esteroides orales (cortisona), como la prednisona: evite todo tratamiento estimulante, exfoliante o de depilación con cera hasta que el cliente haya dejado los medicamentos por un mínimo de dos semanas, ya que la piel puede estar más frágil y magullarse más fácilmente.

- Enfermedades autoinmunes, como lupus y vitíligo: evite todo tratamiento o producto para el cuidado de la piel estimulantes o agresivos.

- Diabetes: las personas con diabetes que no tienen un buen control del nivel de insulina experimentarán una cicatrización más lenta. Si estas personas padecen una neuropatía es decir, daño nervioso en las extremidades, es probable que no sientan dolor en la zona afectada. Si tiene dudas, obtenga la aprobación del médico del cliente antes del tratamiento.

- Anticoagulantes, incluidos los **antinflamatorios no esteroideos**: tenga cuidado al realizar extracciones o al depilar con cera. Los antinflamatorios no esteroideos son drogas antiinflamatorias no esteroides, medicamentos de venta libre que se utilizan para reducir la inflamación, como el ibuprofeno.

Consultas con el cliente

Una consulta exhaustiva con el cliente es importante por muchos motivos. El más importante es determinar si el tratamiento es adecuado para el cliente o si los productos del cuidado de la piel serán beneficiosos para su piel. Una consulta lo ayudará a determinar por qué el cliente no está satisfecho con la apariencia de su piel. La salud, el estilo de vida y el trabajo, entre otros factores, afectan la piel. A veces, los esteticistas son como detectives que intentan determinar por qué el cliente tiene determinado problema en la piel. Mientras más conozca al cliente, mejores recomendaciones podrá hacerle en cuanto al cuidado y los tratamientos de la piel.

RECORDATORIOS SOBRE CÓMO PREPARARSE PARA UNA CONSULTA CON EL CLIENTE

Como aprendió en *Bases para el estándar de Milady*, es importante estar preparado. Para facilitar el proceso de consulta, debe hacerse las siguientes preguntas:

1. ¿El cliente está cómodo? Está por iniciar una conversación importante con el cliente que le dará información sobre las necesidades y preferencias.

2. ¿El área de trabajo está limpia y ordenada?

3. ¿Las herramientas apropiadas para brindar el servicio deseado están listas para utilizarse?

4. ¿Tiene una lapicera o computadora portátil/tablet junto a los folletos, fotos, artículos o informes de investigación que suministra el proveedor o el salón? Estos elementos lo ayudarán a presentar los servicios o explicar los beneficios de determinados ingredientes que se utilizarán en un tratamiento.

5. ¿Tiene fotos paso a paso del proceso del tratamiento por realizar? Las fotos pueden ser útiles para que el cliente sepa qué expectativas tener. Si tiene un cliente satisfecho cuya evolución es notable, es muy importante tener su permiso para utilizar estas fotos con fines promocionales.

6. ¿Podrá analizar quiénes son los mejores candidatos para determinados tratamientos y así decidir si el tratamiento es apropiado para un cliente?

FORMULARIOS

Debe contar con al menos tres formularios para cada cliente nuevo:

1. **Formulario de admisión**: también llamado *cuestionario del cliente, formulario de historial médico* o *ficha de consulta*. Los clientes deben completar un formulario de admisión confidencial que se debe actualizar en cada visita. El formulario incluye el historial médico del cliente, los productos y medicamentos que utiliza, las enfermedades, las alergias o sensibilidades conocidas junto con el programa para el cuidado de la piel que realiza en el hogar y los tratamientos para el cuidado de la piel que el cliente haya recibido recientemente y que podrían afectar de forma negativa el tratamiento. La información también debe incluir detalles importantes sobre el cliente, incluidos el nombre, edad (opcional), ocupación, dieta y hábitos de estilo de vida. Consulte la **Figura 5–11** para ver un ejemplo de formulario de admisión.

▼ **FIGURA 5–11** Formularios de admisión del cliente

Formulario de admisión e historia clínica del cliente

Para poder ofrecerle el tratamiento más adecuado, necesitamos que complete el siguiente cuestionario. Toda la información es confidencial.

Fecha _____

Nombre _____ **Fecha de nacimiento** *(opcional)* _____
    (impreso)

Correo electrónico _____

Dirección _____
       Calle   Ciudad   Estado   Código postal

Número de teléfono *(el número en el que es más probable que lo encontremos)* _____

Ocupación _____

¿Cómo se enteró de nosotros? _____

Historia clínica

¿Actualmente recibe algún tipo de tratamiento médico? _____ ☐ Sí   ☐ No

Si la respuesta es sí, ¿por qué motivo? _____

Historia	Sí	No	Fecha/Lista/Comentarios
Enumerar todos los medicamentos, vitaminas y suplementos			
Enumerar las alergias			
Accutane			
Antibióticos			
Píldoras anticonceptivas			
Hormonas			
Uso de aspirina, ibuprofeno			
Retin-A®, tretinoína			
Metrogel®, MetroCream®			

(Continúa)

(Continuación)

Historia	Sí	No	Fecha/Lista/Comentarios
Ácido glicólico de forma habitual			
Antidepresivos			
Reacciones alérgicas al sol			
Alergias a medicamentos			
Alergias a los alimentos			
Alergia a la aspirina			
Alergia al látex			
Alergia a la lidocaína			
Alergia a la hidrocortisona			
Alergia a la hidroquinona			
Diabetes			
Historial de consumo de tabaco			
Herpes, ampollas febriles			
Trastornos hemorrágicos			
Autoinmune, VIH			
Embarazada o planea un embarazo			
Marcapasos			
Implantes de cualquier tipo: dentales, mamarios, faciales			
Migrañas			
Glaucoma			
Cáncer			
Artritis			
Hepatitis			
Desequilibrio en la glándula tiroidea			
Trastornos convulsivos			
Infección activa			
Radiación en los últimos tres meses			
Afecciones de la piel			
Acné			
Melasma			
Tatuajes, maquillaje permanente y microblading			
Vitíligo			
Cicatrices queloides			
Tratamientos de piel/láser en otro sitio	Si es así, ¿cuándo?		Resultados
Botox	Si es así, ¿cuándo?		Resultados
Rellenos	Si es así, ¿cuándo?		Resultados
Depilación	Si es así, ¿cuándo?		Resultados

(Continúa)

Historia	Sí	No	Fecha/Lista/Comentarios
Exfoliantes químicos			Si es así, ¿cuándo?　　Resultados
¿Se expuso al sol o a una cama de bronceado en la última semana? ¿Autobronceantes?			Si es así, ¿cuándo?　　Resultados
Enumerar los problemas médicos que no figuran en la lista anterior			

Cuidado de la piel y estilo de vida actuales

1. ¿Cómo se lava el rostro?　☐ Jabón　☐ Limpiador
2. Si utiliza jabón, ¿qué marca? _____
3. Si utiliza limpiador, ¿qué marca? _____
4. ¿Utiliza alguna crema hidratante?　☐ Sí　☐ No
5. ¿Tiene una alimentación especial?　☐ Sí　☐ No

   Sí la respuesta es sí, especifique. _____
6. ¿Bebe agua todos los días?　☐ Sí　☐ No

   Si la respuesta es sí, ¿cuánta? _____
7. ¿Bebe café, té o refrescos todos los días?　☐ Sí　☐ No

   Onzas (gramos) de café ___　Onzas (gramos) de té ___　Onzas (gramos) de refresco ___
8. ¿Realiza actividad física?　☐ Sí　☐ No

   Si la respuesta es sí, ¿con qué frecuencia? _____
9. ¿Le realizaron alguna vez un tratamiento facial?　☐ Sí　☐ No

   Si la respuesta es sí, ¿cuándo fue la última vez? _____
10. ¿Se realiza tratamientos faciales en el hogar?　☐ Sí　☐ No

    Si la respuesta es sí, ¿con qué frecuencia? _____
11. Enumere otros cosméticos y productos para el cuidado de la piel que esté utilizando actualmente:

¿Cuál es el principal motivo de la visita de hoy? (Seleccione todas las opciones que correspondan de la lista a continuación.)

☐ Me preocupa el vello facial o corporal y me gustaría recibir información sobre las formas de eliminarlo.
☐ Me preocupan las líneas de expresión en la zona de los ojos.
☐ Me preocupan las líneas de expresión que se producen cuando frunzo el ceño.
☐ Me preocupa la pigmentación o las manchas de la edad.
☐ Me preocupan los capilares rotos en el rostro o las arañas vasculares en las piernas.
☐ Me preocupa la flacidez y laxitud de la piel.
☐ Me preocupan las líneas de expresión en la zona de la boca.
☐ Me gustaría tener los labios más definidos.
☐ Otro (enumere los problemas de la piel a continuación).

(Continúa)

Certifico que las declaraciones médicas, personales y de la historia de la piel anteriores son verdaderas y correctas. Soy consciente de que es mi responsabilidad informar al técnico acerca de cualquier enfermedad o afección médica y actualizar esta información en las visitas subsiguientes. Es fundamental tener una historia actualizada para que el proveedor de servicios pueda llevar a cabo los procedimientos de tratamiento apropiados. He firmado el formulario de consentimiento para este procedimiento. Pude hacer todas las preguntas necesarias antes del tratamiento. Acepto el arbitraje como medio de resolución en pro de una práctica responsable.

_____

Firma del cliente   Fecha

▼ **FIGURA 5–12** Formulario de consentimiento del cliente

Formulario de consentimiento del cliente

Por el presente acepto y autorizo a _____ a que realice los siguientes procedimientos:
                                                              (esteticista)

_____

Por propia voluntad, he decidido someterme a este tratamiento/procedimiento luego de que se me explicara su naturaleza y propósito, además de los riesgos y peligros que pudiera presentar, de manos de _____ .
                                                                                                                          (esteticista)

Aunque resulta imposible mencionar todos los riesgos y complicaciones potenciales, se me informó acerca de los posibles beneficios, riesgos y complicaciones. También reconozco que no hay resultados garantizados y que en cada caso los resultados dependen de la edad, la afección de la piel y el estilo de vida, y que existe la posibilidad de que requiera otros tratamientos en las zonas tratadas para obtener los resultados esperados por un costo adicional.

Comprendo la importancia que tiene seguir todas las instrucciones que se me han dado para el cuidado postratamiento. En caso de que tenga preguntas o dudas adicionales relacionadas con mi tratamiento o el producto para el hogar o el cuidado postratamiento sugeridos, consultaré a [introducir el nombre del comercio] de inmediato.

También he proporcionado, a mi leal saber y entender, un recuento preciso de mi historia médica, incluidas todas las alergias conocidas, los medicamentos o los productos que estoy consumiendo o utilizando en la actualidad.

He leído y comprendido en su totalidad este acuerdo y toda la información detallada en él. Comprendo el procedimiento y acepto los riesgos potenciales. Todas mis consultas fueron evacuadas satisfactoriamente y acepto los términos del presente acuerdo. No hago responsable al esteticista, cuya firma aparece más abajo, de ninguna de mis afecciones latentes, pero no expuestas, al momento de la realización de este procedimiento del cuidado de la piel, que se puedan ver afectadas por este tratamiento.

Nombre del cliente (impreso) _____

Nombre del cliente (firma) _____ Fecha _____

Esteticista _____ Fecha _____

▼ **FIGURA 5–13** Ficha de registro de servicios

Registro de servicios

Fecha _____

Nombre del cliente _____

Inquietudes específicas a las que se apunta _____

¿Ha tenido algún cambio en la salud desde la última visita? Sí _____ No _____

Fotos tomadas Sí _____ No _____

Tipo de tratamiento _____

Ubicación _____

Tipo de piel del cliente (marque un número)

- ☐ 1. Clara: siempre se quema, nunca se broncea
- ☐ 2. Tonos de piel clara: se puede quemar, a veces se broncea
- ☐ 3. Tonos de piel de mediano a oliva: se broncea fácilmente
- ☐ 4. Tonos de piel de marrón claro a marrón medio
- ☐ 5. Marrón, piel moderadamente pigmentada
- ☐ 6. Tonos de piel marrón oscuro/negro

Notas

_____

_____

Contraindicaciones

_____

_____

Recomendaciones de tratamiento en un consultorio clínico	Presente	Futuro

Instrucciones dadas para el cuidado en el hogar Sí _____ No _____

(Continúa)

(Continuación)

Productos recomendados para el cuidado de la piel en el hogar

Tipos de productos	Productos recomendados para la mañana	Productos recomendados para la tarde	Productos comprados
Limpiador			
Tonificante			
Exfoliante			
Suero			
Mascarilla			
Protección			
Ojos/labios			
Crema hidratante, protector solar			
Otros			

Evaluación y análisis de la piel

Afecciones

- ☐ Erupciones de acné
- ☐ Queratosis actínica
- ☐ Envejecimiento
- ☐ Asfixia o falta de oxigenación
- ☐ Comedones (abiertos o cerrados)
- ☐ Cuperosis
- ☐ Quistes
- ☐ Ojeras
- ☐ Deshidratación
- ☐ Poros agrandados
- ☐ Eritema
- ☐ Líneas de expresión
- ☐ Crecimientos
- ☐ Hirsutismo

- ☐ Hiperpigmentación o hipopigmentación
- ☐ Hiperqueratinización
- ☐ Hipertricosis
- ☐ Queratosis
- ☐ Piel madura
- ☐ Melasma
- ☐ Milia
- ☐ Lunares
- ☐ Grasitud
- ☐ Pápulas
- ☐ Poiquilodermia de Civatte
- ☐ Poca elasticidad
- ☐ Inflamación

- ☐ Pústulas
- ☐ Enrojecimiento
- ☐ Rítides
- ☐ Rosácea
- ☐ Cicatrices
- ☐ Hiperplasia sebácea
- ☐ Seborrea
- ☐ Sensibilidad
- ☐ Estrías o marcas por estiramiento
- ☐ Daño solar
- ☐ Telangiectasia
- ☐ Otros

Acné: ☐ 1 ☐ 2 ☐ 3 ☐ 4

Tipo de piel: ☐ Seca ☐ Normal ☐ Mixta ☐ Grasa

Textura de la piel: ☐ Fina ☐ Gruesa ☐ Mediana

Color del cutis: ☐ Pálido ☐ Rosado ☐ Oliva ☐ Cetrino ☐ Bronceado ☐ Otro

Pigmentación: ☐ Uniforme ☐ Dispareja ☐ Marcas de nacimiento ☐ Abundantes pecas ☐ Algunas pecas

Tono muscular: ☐ Bueno ☐ Adecuado ☐ Distendido

Rítides: ☐ Arrugas profundas ☐ Patas de gallo ☐ Líneas de expresión en todo el rostro

Vasos capilares rotos: ☐ Área de nariz ☐ Área de mejilla ☐ Área de mentón ☐ Nariz ☐ Frente

Inquietudes sobre la alimentación _____

Inquietudes sobre la exposición a rayos UV _____

Inquietudes sobre el estrés _____

Firma del esteticista _____ **Fecha** _____

> ## "La belle-
> ## za es poder,
> ## la sonrisa,
> ## su espada"
>
> **—John Ray**

2. Formulario de consentimiento: también conocido como *exención del consentimiento para el tratamiento*, es un acuerdo por escrito entre el esteticista y el cliente para la aplicación de un tratamiento, ya sea de rutina o preoperatorio (**Figura 5–12**). El cliente debe leer y firmar el documento, en el que reconoce que entiende el tratamiento que recibirá, así como los riesgos que este implica, y lo deja exento de responsabilidad antes de la realización del servicio.

3. **Ficha del cliente o ficha de registro de servicios**: es un registro de anotaciones sobre el análisis de la piel, el tipo de tratamiento realizado, los productos utilizados en el tratamiento, los objetivos del mismo, las recomendaciones para el cuidado en el hogar y otras anotaciones sobre la consulta (**Figura 5-13**). Esta información será necesaria en las visitas futuras.

USO DEL FORMULARIO DE ADMISIÓN DEL CLIENTE

El formulario de admisión del cliente se debe mencionar cuando un cliente nuevo llama al salón o spa del cuidado de la piel para concertar una cita. Cuando programe la cita, avísele al cliente que usted y el salón necesitarán algunos datos antes de comenzar a prestar el servicio. Algunos salones les piden a los clientes que lleguen 15 minutos antes de la hora de la cita para este fin. También tendrá que dedicar de 5 a 15 minutos a realizar una consulta con el cliente, es decir, una conversación con el cliente para determinar los resultados deseados, según el tipo de servicio que llevará a cabo y las necesidades del cliente. Algunas escuelas o salones le piden al cliente que firme e indique la fecha el formulario de admisión, especialmente cuando se trata de procedimientos más avanzados, mientras que otros salones utilizan el formulario de consentimiento para este fin.

USO DEL FORMULARIO DE CONSENTIMIENTO

Cuando les entregue el formulario de consentimiento a los clientes, tómese el tiempo para repasar todos los pasos que implica el proceso de tratamiento. Asegúrese de explicar cuidadosamente toda instrucción necesaria para el cuidado en el hogar. Entregue una copia del formulario de consentimiento al cliente y quédese con el documento original para sus registros. También es prudente mantener un registro de tratamiento y pedirle al cliente que coloque sus iniciales y la fecha en todos los procedimientos posteriores del tratamiento. Estas medidas de precaución adicionales significan mucho para su protección y la del cliente.

PREGUNTAS PARA HACER DURANTE LA CONSULTA

Entre las preguntas comunes se encuentran las siguientes:

- ¿Cuál es el motivo de la visita? (¿Por qué vino el cliente al salón? ¿Vino para un tratamiento o solo por relajación?)
- ¿Qué inquietudes tiene sobre la piel? (¿Qué lo preocupa?)
- ¿Cuáles son sus metas de cuidado de la piel? ¿Se está preparando para un evento especial? ¿Cuándo es?

- ¿Cuál es su rutina de cuidado de la piel en el hogar? (¿Cuántos productos utiliza el cliente en el hogar? ¿Cuáles son los ingredientes y con qué frecuencia se utilizan?)

- ¿Se ha realizado algún tratamiento anteriormente? (¿Es el primer tratamiento de este tipo que se realiza el cliente?)

- ¿Es alérgico a productos o esencias?

- ¿Este es el estado normal de la piel? (¿Normalmente es más clara? ¿Por lo general está menos irritada?)

- ¿Cómo se siente la piel en diferentes momentos del día? (¿Cuál es el grado de grasitud o sequedad?)

- ¿Utiliza protector solar? ¿Qué factor utiliza?

- Pregúntele sobre su dieta. ¿Mantiene una alimentación saludable? ¿Cuánta comida procesada consume? ¿Con qué frecuencia sale a comer?

- ¿Cuánta agua bebe?

- ¿Cuál es su nivel de actividad? ¿Está al aire libre con frecuencia?

- ¿Fuma?

- ¿Tiene alguna otra alergia?

- ¿Cuán estresante es su estilo de vida? ¿Está bajo mucho estrés en este momento?

- ¿Se ha realizado algún procedimiento estético con anterioridad? ¿Hace cuánto tiempo? ¿Quedó conforme con los resultados?

Durante la consulta sobre el cuidado y el análisis de la piel es cuando debe decirle al cliente lo que observa sobre el estado de la piel y qué servicios o productos puede ofrecerle para beneficiarlo. La consulta también es una oportunidad educativa y de comercialización para presentar los servicios y productos al cliente. Una vez que conozca los ingredientes y comience a realizar los tratamientos de cuidado de la piel, podrá recomendar los productos. Piense en cómo puede ayudar al cliente con los tratamientos, las sugerencias para el cuidado en el hogar y las medidas preventivas. Dirija la consulta, coméntele su opinión y ofrézcale recomendaciones durante el análisis o después del tratamiento. Lo más recomendable es practicar el análisis de la piel antes de ahondar en productos y tratamientos. Cada sujeto que estudia le otorga una base sobre la cual podrá desarrollar el próximo paso.

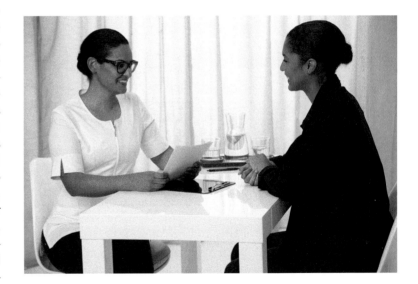

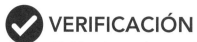
23. Mencione seis contraindicaciones de los tratamientos faciales.
24. ¿Qué tres formularios se necesitan para la interacción con un cliente?
25. Mencione ocho preguntas que debe formularle al cliente durante una consulta.

Realizar un análisis de la piel

Saber cómo analizar la piel es el primer paso para brindar tratamientos del cuidado de la piel con éxito y recomendar productos eficaces para tal fin. Las buenas prácticas de la estética incluyen: identificar las afecciones y contraindicaciones, ofrecer consultas integrales y hacer anotaciones en la ficha del cliente.

Educar a los clientes sobre los hábitos saludables y las causas de las afecciones de la piel es parte del servicio. Los productos, los ingredientes, los distintos tipos de faciales y los regímenes de cuidado en el hogar para mantenimiento preventivo son beneficiosos para el cuidado de la piel. Para ayudar a tratar una afección del cliente de forma eficiente, tal vez sea necesario realizar una serie de tratamientos. Veinte años de daño solar no se pueden superar de la noche a la mañana. De hecho, pueden pasar semanas o meses hasta que se aprecie una diferencia visible en la piel.

Incluso cuando no hay un cambio visible evidente, los tratamientos para el cuidado de la piel tienen beneficios positivos y hacen una diferencia. La información sobre la elección de productos para tratamientos y el cuidado en el hogar se presenta en el capítulo 6, "Productos para el cuidado de la piel: Química, ingredientes y selección". Si bien el análisis de la piel parece difícil, la práctica y la experiencia le darán confianza para aplicar esta destreza esencial. En poco tiempo, notará de inmediato las afecciones de la piel.

Sea partidario de realizar breves análisis de la piel en la sala de espera ya que, en ocasiones, los clientes necesitan recomendaciones rápidas sobre los productos o no están seguros de qué tipo de tratamiento deben programar. Esta destreza puede ser muy beneficiosa al momento de vender productos o tratamientos. Puede realizar un análisis más profundo cuando el cliente ingresa para el tratamiento.

Conocer los tipos de piel, las afecciones y los factores que afectan la salud de la piel, al igual que las destrezas para formular preguntas que alienten al cliente a que hable sobre su programa de cuidado de la piel, le permiten realizar un análisis de la piel preciso. La mejor herramienta para analizar la piel es una lámpara o luz con lupa. Una lámpara de Wood incluye una luz negra filtrada que se utiliza para iluminar trastornos de la piel, hongos, trastornos bacterianos y los niveles más profundos de pigmentación (que se analizan en el capítulo 10, "Dispositivos y tecnologías para el tratamiento facial") o un sistema de imágenes electrónico. También existen otras herramientas manuales para el análisis de la piel, como el medidor de análisis de hidratación y los dispositivos que amplían la zona cientos de veces.

La información del cliente es personal y confidencial, por lo que debe ser objetivo al escribir en la ficha de un cliente. Los clientes valorarán que usted recuerde los nombres de sus hijos o su viaje reciente a Hawái, así que trate de recordar algún tipo de información personal la próxima vez que vengan y guárdela en un archivo separado para su propia referencia personal. Los registros pueden contar como documentos legales en una disputa con un cliente. Escriba en forma legible. Asegúrese de indicar la fecha en todas las entradas y firmar con su nombre.

Revise los pasos para la realización de un análisis de la piel en el **Procedimiento 5-1** y demuéstrele sus habilidades al instructor, como se establece en las pautas.

── REALIZAR ──
Procedimiento 5-1
Análisis de la piel

ACTIVIDAD

Personalice el análisis de la piel

Practique con sus compañeros los análisis de la piel y las consultas. Complete formularios de historia médica de prueba que incluyan una serie de datos pertinentes para las consultas sobre el cuidado de la piel. Documente sus hallazgos y registre sus recomendaciones.

 VERIFICACIÓN

26. Describa los pasos de un procedimiento de análisis de la piel.
27. ¿Qué áreas debe revisar el esteticista durante el análisis de la piel?

Procedimiento 5-1:
Realizar un análisis de la piel

Implementos y materiales

Reúna los siguientes insumos y productos:

INSUMOS
- ☐ Solución desinfectante registrada en la EPA
- ☐ Sanitizante de manos o jabón antibacteriano
- ☐ Recipiente de basura cubierto
- ☐ Recipiente
- ☐ Espátula
- ☐ Toallas de mano
- ☐ Banda para la cabeza
- ☐ Ropa blanca limpia
- ☐ Cabezal

ELEMENTOS DE UN SOLO USO
- ☐ Guantes
- ☐ Paños estéticos (4" × 4" para limpieza, o esponjas descartables)
- ☐ Esferas de algodón
- ☐ Hisopos de algodón
- ☐ Bolsa de plástico
- ☐ Toallas de papel
- ☐ Pañuelos de papel

PRODUCTOS
- ☐ Desmaquillador o limpiador de ojos
- ☐ Limpiador facial
- ☐ Tonificante
- ☐ Crema hidratante
- ☐ Protector solar de uso tópico

Preparación

Los cuatro componentes del análisis de la piel son **observar**, **sentir**, **preguntar** y **escuchar**. *Registre* sus hallazgos.

Procedimiento

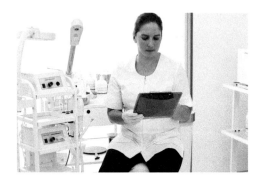

1 Revise el cuestionario de la historia médica del cliente. Busque enfermedades, medicamentos, alergias u otros aspectos que indiquen que el cliente no es un candidato adecuado para el tratamiento. Mientras revisa la documentación, hágale preguntas al cliente si necesita alguna aclaración.

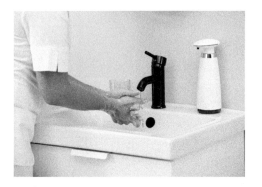

2 Lávese las manos como se indica en *Bases para el estándar de Milady*, en el "Procedimiento 5–1: Lavado adecuado de manos".

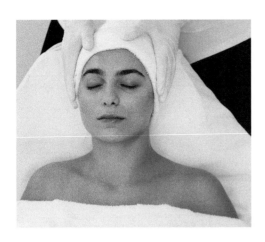

3 *Mire* brevemente la piel del cliente (incluido el cuello y el pecho) a simple vista o con una lámpara con lupa. Con el fin de realizar un análisis más preciso, deberá quitar el maquillaje del cliente en el siguiente paso.

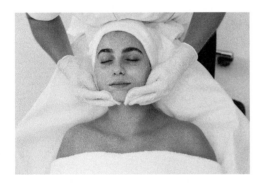

4 Limpie la piel (el estado de sequedad o grasitud normal de un cliente tal vez no sea tan visible apenas se realiza la limpieza).

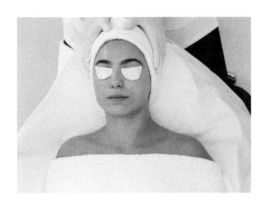

5 Cubra los ojos con almohadillas. Asegúrese de que las almohadillas de los ojos no sean muy grandes, ya que podrían bloquear el área del ojo que debe analizar o tratar.

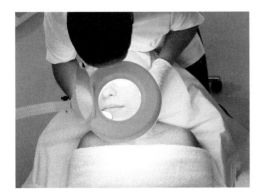

6 Utilice una lámpara con lupa para examinar la piel más en detalle. También puede utilizar una lámpara de Wood o un sistema de imágenes electrónico.

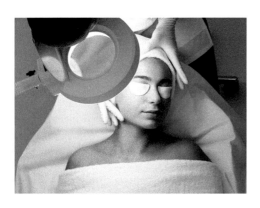

7 *Observe* de cerca para determinar el tipo de piel del cliente, las afecciones existentes y la apariencia general.

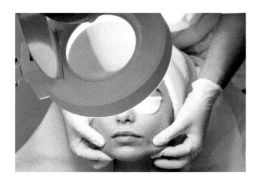

8 *Palpe* la piel con las puntas de los dedos para sentir la textura, el contenido de grasitud y agua, y la elasticidad. Preste atención a la zona T.

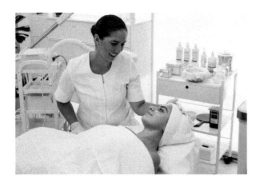

9 *Pregunte* y *escuche*. Haga preguntas sobre la apariencia de la piel, la salud del cliente y su estilo de vida para lograr una mejor comprensión. Describa en forma oral al cliente lo que está descubriendo en el análisis.

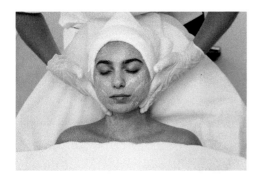

10 Aplique un tonificador y crema hidratante o un protector solar para que la piel quede equilibrada y protegida.

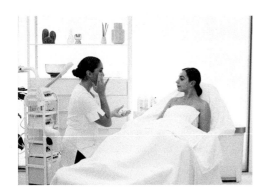

11 Recomiéndele al cliente un plan de cuidado de la piel que incluya tratamientos profesionales y productos para seguir una rutina de cuidado de la piel en el hogar. Darle al cliente un plan de tratamiento por escrito e incluir algunas muestras de productos para el cuidado de la piel es una de las formas de crear su clientela. (Consulte el capítulo 6, "Productos para el cuidado de la piel: Química, ingredientes y selección".)

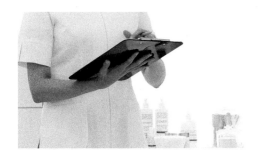

12 Registre sus hallazgos y recomendaciones en la ficha del cliente, por lo general, una vez que se haya completado el tratamiento.

¿Cómo le está yendo con el análisis de la piel? **A continuación, marque los objetivos de aprendizaje del capítulo 5 que considera que domina; deje sin marcar aquellos objetivos a los que deberá volver.**

- ☐ Explicar el proceso de análisis de la piel.
- ☐ Identificar los cuatro tipos genéticos de piel por medio de la observación, la palpación y la consulta.
- ☐ Diferenciar los seis tipos de piel de la escala de Fitzpatrick e identificarlos con precisión.
- ☐ Distinguir las características de una piel sensible.
- ☐ Reconocer las complicaciones que se pueden producir al tratar la piel de color.
- ☐ Identificar las opciones de tratamiento para el cuello y el escote.
- ☐ Dar ejemplos de afecciones de la piel.
- ☐ Explicar las causas de las afecciones de la piel.
- ☐ Describir los hábitos saludables para la piel.
- ☐ Determinar las contraindicaciones de los tratamientos mediante la evaluación, el análisis y la consulta.
- ☐ Realizar un análisis de la piel.

GLOSARIO

Término	Página	Definición
antinflamatorios no esteroideos	pág. 179	drogas antiinflamatorias sin esteroides: medicamentos de venta libre que se utilizan para reducir la inflamación, como el ibuprofeno.
comedones solares	pág. 174	comedones abiertos grandes, por lo general presentes alrededor de los ojos, causados por la exposición solar.
contraindicaciones	pág. 177	factores que prohíben la realización de cierto tratamiento debido a una afección. Los tratamientos podrían tener efectos secundarios perjudiciales o negativos en aquellas personas que padecen enfermedades o afecciones de la piel específicas.
"cuello tecnológico"	pág. 171	arrugas que se desarrollan a causa del movimiento repetitivo de mirar hacia abajo al celular o a otro dispositivo electrónico.
deshidratación	pág. 172	falta de agua.
escala de Fitzpatrick	pág. 167	escala que se utiliza para medir la reacción de la piel al sol. Existen seis tipos: la piel tipo 1 es la más clara y la piel tipo 6 es la más oscura; todas las pieles se encuentran dentro de esta escala cuando se evalúan según factores como el color de ojos, el tono de piel, la herencia y la respuesta de la exposición a rayos UV.
escote	pág. 171	perteneciente al cuello bajo y el pecho de una mujer.
estrías	pág. 174	cicatrices dérmicas causadas por la rápida expansión o estiramiento del tejido conectivo que deja en la piel líneas profundas rojas, rosadas o púrpuras, que se desvanecen con el tiempo hasta llegar a ser rosadas suaves o plateadas. Se producen, a menudo, durante las fases de crecimiento en la pubertad, en el embarazo y al engordar.
extrínseco	pág. 176	factores principalmente medioambientales que contribuyen al envejecimiento y sus marcas.
formulario de consentimiento	pág. 186	acuerdo por escrito entre el esteticista (salón/spa) y el cliente para la aplicación de un tratamiento, ya sea de rutina o preoperatorio.

fotosensibilidad	pág. 176	alta sensibilidad de la piel a la luz UV, por lo general, tras la exposición solar o la ingesta de determinados medicamentos o productos químicos que tiene como resultado una respuesta acelerada de la piel a la radiación UV.
genético	pág. 164	relacionado con la herencia y el origen étnico.
hipertricosis	pág. 173	crecimiento anormal del vello, caracterizado por el crecimiento de vello terminal en áreas del cuerpo que normalmente solo tienen vello suave.
hirsutismo	pág. 173	condición de crecimiento de vello o de una cubierta de vello en exceso.
holísticamente	pág. 166	sistema de evaluación del individuo en su totalidad de manera interdisciplinaria, con el fin de ver que los sistemas del cuerpo funcionen sinérgicamente.
intrínseco	pág. 176	factores del envejecimiento de la piel sobre los cuales tenemos poco control debido a que son parte de nuestra genética y herencia familiar.
isotretinoína	pág. 178	marca: Accutane. Medicamento de prescripción controlada derivado de la vitamina A que se utiliza para tratar el acné grave que no respondió a otros tratamientos.
lámpara de Wood	pág. 188	luz negra filtrada que se utiliza para iluminar trastornos de la piel, hongos, trastornos bacterianos y problemas de pigmentación.
melasma	pág. 173	forma de hiperpigmentación que se caracteriza por presentar parches bilaterales de pigmentación marrón en las mejillas, la línea de la mandíbula, la frente y la parte superior del labio, causada por desequilibrios hormonales, como el embarazo, las píldoras anticonceptivas o las terapias de reemplazo hormonal.
palpación	pág. 164	manipulación manual del tejido mediante el tacto con el fin de evaluar su condición.
rítides	pág. 172	arrugas.
telangiectasia	pág. 169	capilares visiblemente rotos o dilatados de menos de 0,5 mm a causa de factores intrínsecos o extrínsecos.
TEWL	pág. 167	abreviatura en inglés de pérdida de agua transepidérmica. Pérdida de agua causada por evaporación en la superficie de la piel.
tipo de piel	pág. 164	clasificación que describe el tipo de piel genético de una persona.
zona T	pág. 164	área del centro del rostro que corresponde a la forma de "T" conformada por la frente, la nariz y el mentón.

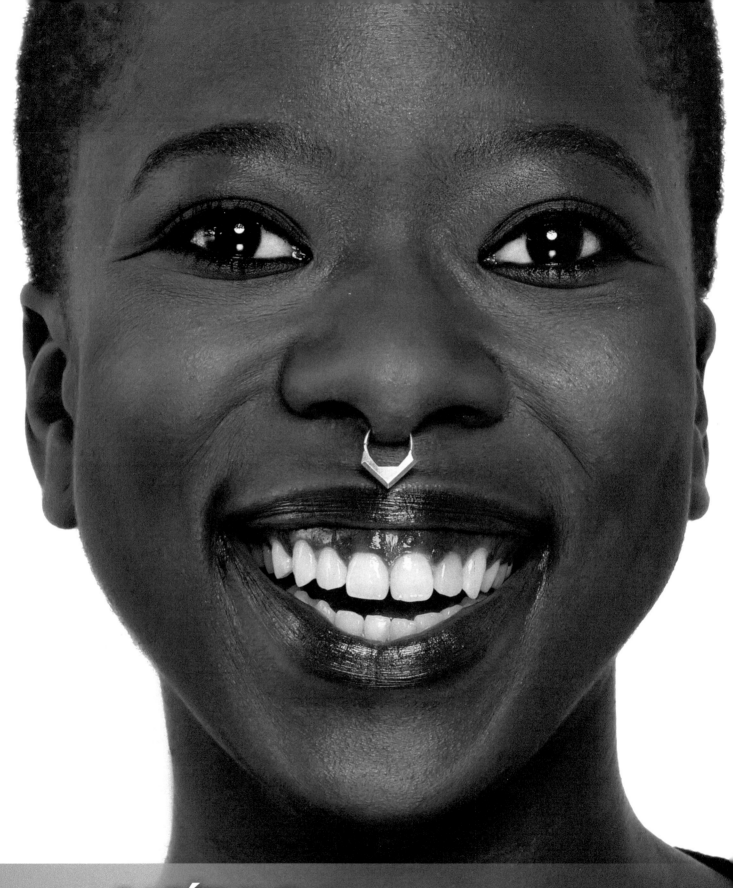

CAPÍTULO 6
Productos para el cuidado de la piel:
Química, ingredientes y selección

"La vida comienza cuando finaliza tu zona de confort".

–Neale Donald Walsch

Objetivos de aprendizaje

Al finalizar este capítulo, usted podrá:

1. Explicar cómo los productos para el cuidado de la piel y los ingredientes son importantes para los esteticistas.
2. Describir las reglamentaciones en lo que respecta a los cosméticos, las leyes y la seguridad del producto.
3. Distinguir las fuentes de los ingredientes de los cosméticos y los términos populares.
4. Describir los tipos principales de ingredientes en la química cosmética.
5. Identificar los ingredientes benéficos para los diversos tipos y afecciones de la piel.
6. Seleccionar productos adecuados para los tratamientos faciales y el uso en el hogar.
7. Recomendar productos para el cuidado en el hogar con confianza.
8. Resumir los puntos que debe tener en cuenta al elegir una línea profesional para el cuidado de la piel.

Explicar cómo los productos para el cuidado de la piel y los ingredientes son importantes para los esteticistas

Los esteticistas deben estudiar y comprender bien el amplio rango de productos e ingredientes para el cuidado de la piel (**Figura 6–1**). Es muy importante para su carrera que les proporcione a los clientes los tratamientos y productos para el cuidado en el hogar adecuados para lograr el objetivo de una piel saludable, así como también trabajar dentro de las leyes y regulaciones específicas que se refieren a los cosméticos y los ingredientes.

Los esteticistas deben estudiar y comprender bien los productos para el cuidado de la piel ya que:

- Es fundamental conocer la química básica de las fórmulas, los ingredientes cosméticos, los beneficios y los efectos secundarios potenciales, cómo seleccionar los productos y los ingredientes con base en las necesidades de los clientes, y las afecciones; y finalmente, los productos e ingredientes que se deben evitar en ciertos clientes y cómo actuar ante reacciones adversas.

- Es fundamental instruir a los clientes sobre los productos y los ingredientes que utiliza en el tratamiento o recomienda para que utilicen en sus hogares.

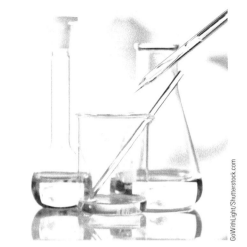

▲ **FIGURA 6–1** Los esteticistas deben estudiar los productos de forma continua para poder proporcionar a los clientes resultados óptimos.

- Debe poder ser capaz de explicar qué hacen los productos e ingredientes para el cuidado de la piel, por qué son efectivos, brindar explicaciones realistas, y dar instrucciones sobre cómo utilizarlos en los hogares de forma correcta. Cuanto mayor conocimiento tenga, más seguro se sentirá a la hora de hacer recomendaciones. Mientras más conozca las técnicas, mejor le irá, ya que creará relaciones a largo plazo con los clientes, que dependerán de su consejo experto sobre el cuidado de la piel.

- Debido a que los desarrollos nuevos en la química cosmética evolucionan constantemente, es sumamente importante que los esteticistas permanezcan al tanto de los más recientes ingredientes y productos a lo largo de toda la carrera. La capacitación posterior a la graduación es la clave para estar al corriente y ofrecer lo mejor en productos y servicios. Los esteticistas cuentan con una gran variedad de recursos disponibles, incluso las ferias comerciales, las publicaciones y los talleres para estudiantes graduados que se ofrecen en la industria.

Describir las reglamentaciones en lo que respecta a los cosméticos, las leyes y la seguridad del producto

Como esteticista, es fundamental conocer las leyes, regulaciones, y las pautas de seguridad cuando se trata de productos cosméticos.

Reglamentaciones de FDA para cosméticos

En los Estados Unidos, la Agencia de Alimentos y Medicamentos (FDA) es responsable de asegurar la seguridad de los cosméticos de nuestra nación, lo que incluye productos para el cuidado de la piel y el maquillaje. Existen leyes y regulaciones que se aplican a los cosméticos disponibles en el mercado. Las dos leyes más importantes en lo que concierne a los cosméticos en el mercado en los Estados Unidos son:

- La ley federal de alimentos, medicamentos y cosméticos (FD&C Act)
- La ley de envasado y etiquetado correctos (FPLA)

La FDA regula los cosméticos bajo la autoridad de estas dos leyes. La ley no requiere que los productos e ingredientes cosméticos (salvo los aditivos de color) cuenten con la aprobación de la FDA antes de ser lanzados al mercado. De hecho, ningún cosmético puede ser etiquetado o publicitado con afirmaciones que sugieran que la FDA aprobó el producto.

¿CÓMO DEFINE LA LEY A UN COSMÉTICO?

La ley federal de alimentos, medicamentos y cosméticos (FD&C Act) define a los cosméticos como "artículos que pueden frotarse, verterse, rociarse, introducirse o aplicarse de alguna otra forma en el cuerpo humano… para limpiar, embellecer, mejorar el atractivo o alterar la apariencia".[1] Los cosméticos están diseñados para afectar la *apariencia* de la piel.

¿CÓMO DEFINE LA LEY A UN MEDICAMENTO?

La ley FD&C define a los medicamentos como "artículos diseñados para ser utilizados en el diagnóstico, cura, atenuación, tratamiento o prevención de enfermedades" y "artículos (salvo los alimentos) destinados a afectar la estructura o cualquier otra función del cuerpo de personas u otros animales".[2] Los medicamentos en los productos para el cuidado de la piel tienen la finalidad de causar *cambios fisiológicos*, como la estructura o función de la piel.

¿PUEDE UN PRODUCTO SER TANTO UN COSMÉTICO COMO UN MEDICAMENTO?

Algunos productos medicinales de venta libre tienen dosis más bajas de ingredientes activos y cumplen con las definiciones tanto de cosméticos como de medicamentos (**Figura 6–2**). Estos se consideran como medicamentos de venta libre. Esto puede suceder cuando un producto tiene dos usos previstos. Por ejemplo, un limpiador es un cosmético debido a que su uso previsto es la limpieza de la piel. Un limpiador de acné con peróxido de benzoílo es un medicamento debido a que su uso previsto es tratar el acné. Este tipo de producto se considera tanto un cosmético como un medicamento. Entre otras combinaciones de cosméticos con medicamentos de venta libre se encuentran las cremas hidratantes y el maquillaje que cuenta con protección solar. Esto corresponde a concentraciones, graduación y pureza más altas de los agentes activos.

¿QUÉ SON LOS COSMECÉUTICOS?

El término cosmecéutico no tiene ningún significado ante la ley. Un producto puede ser legalmente un cosmético, un medicamento o una combinación de ambos. La industria del cuidado de la piel creó este término como un puente entre los cosméticos y fármacos o medicamentos. Se puede utilizar de diversas maneras, pero en general se refiere a los productos para el cuidado de la piel y el maquillaje que incluyen ingredientes *con graduación propia de fármacos*. Esto corresponde a concentraciones, graduación y pureza más altas de los agentes activos.

Leyes y reglamentaciones de la rotulación de los productos

Las reglamentaciones de la FDA para el etiquetado de los cosméticos establecen que el fabricante debe detallar el nombre y la ubicación de la empresa o del punto de distribución, así como también los ingredientes del producto. Esto le permite al consumidor verificar si es alérgico a alguno de los ingredientes. Los ingredientes deben enunciarse en orden descendente según su predominio, se debe comenzar por el ingrediente de mayor concentración y finalizar con el de menor concentración. Los que tienen una concentración inferior al 1 por ciento pueden enunciarse en cualquier orden. Una fragancia debe indicarse como *fragancia*, pero no es necesario enumerar los ingredientes particulares.

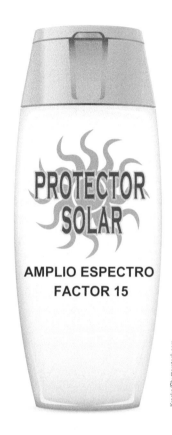

Kraska/Shutterstock.com

▲ **FIGURA 6–2** Los productos con medicamentos de venta libre se pueden considerar tanto un cosmético como un medicamento.

---

[1] Administración de Drogas y Alimentos de los Estados Unidos. (30 de abril de 2012). ¿Es un cosmético, un medicamento o ambos? (¿O es un jabón?) Obtenido de https://www.fda.gov/Cosmetics/GuidanceRegulation/LawsRegulations/ucm074201.htm#Definecosmetic

[2] Ibíd.

NOMBRES INCI

La FDA también requiere que todas las etiquetas de los cosméticos incluyan una lista de ingredientes utilizando los *nombres INCI* estandarizados para cada ingrediente. INCI es un acrónimo para *Ingrediente Cosmético de Nomenclatura Internacional*. Los nombres INCI son asignados por la Asociación de cosméticos estadounidense, el Consejo de productos de cuidado personal y se utilizan a nivel internacional. La adopción de los nombres INCI asegura que los ingredientes cosméticos se enumeren de forma consistente, utilizando el mismo nombre de ingrediente de producto a producto. Esto permite que los consumidores compren con facilidad diversos productos que tienen los mismos nombres de ingredientes en todo el mundo.

Seguridad del producto

Las compañías y personas que comercializan cosméticos tienen la responsabilidad legal de asegurar la seguridad y el etiquetado apropiado de sus productos. Ante la ley, los cosméticos no deben estar mal etiquetados. Por ejemplo, deben ser seguros para los consumidores cuando se utilizan de acuerdo con las instrucciones de la etiqueta, o de la forma habitual o esperada. Además, si un producto cosmético tiene un fármaco, no se encuentra etiquetado de forma correcta. La FDA puede tomar acciones legales en contra de un cosmético en el mercado si tiene información confiable que demuestre que fue mal etiquetado.

REACCIONES ADVERSAS

Muchos de los ingredientes usados en los productos y tratamientos para el cuidado de la piel pueden causar reacciones adversas en la piel. Las fragancias y algunos conservantes e ingredientes químicos del protector solar están dentro de los alérgenos más comunes.

Síntomas

Generalmente es muy difícil distinguir si una reacción es alérgica o irritante. Los médicos indican que, en general, los síntomas de una reacción irritante incluyen ardor, mientras que la picazón generalmente es un símbolo de reacción alérgica. Los síntomas adicionales pueden incluir inflamación de la piel, ampollas, manchas o sarpullido. Los ojos pueden hincharse, nublarse o producir lágrimas. Además, las reacciones adversas se pueden detectar de forma inmediata luego de la aplicación del producto, o pueden que no aparezcan hasta días o semanas posteriores.

Para evitar reacciones adversas, es muy importante prestar atención a las alergias del cliente y a los ingredientes que se usan en los tratamientos. Durante la consulta, es muy importante que el cliente manifieste las alergias potenciales. Esto se debe indicar en el formulario de admisión de salud de la piel y luego el esteticista lo debe volver a verificar antes de proceder con un tratamiento.

Prueba del parche

Si existe alguna inquietud, la mejor forma de evitar las reacciones consiste en probar previamente una pequeña cantidad del producto con una prueba de parche. Aplique el producto en la parte interna del brazo, cerca del codo, o detrás de la oreja (**Figura 6–3**). Si dentro de las 24 horas se produce una reacción, no deberá usar el producto.

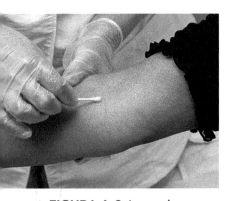

▲ **FIGURA 6–3** La prueba del parche es la mejor manera de determinar si un cliente es alérgico a un producto.

Cómo manejar una reacción adversa

Si durante un tratamiento facial, la piel se pone excesivamente roja o si el cliente siente ardor, retire inmediatamente el producto, enjuague la piel con agua fría y aplique compresas frías hasta que la piel se calme. Tener productos para calmar las reacciones de la piel también es una precaución recomendada.

Si el cliente lo contacta en lo que respecta a una reacción adversa debido a la utilización de un producto que le recomendó para utilizar en el hogar, recomiende interrumpir la utilización del producto de forma inmediata. Pueden elegir utilizar una crema de hidrocortisona de venta libre para ayudar a disminuir los síntomas. Si la reacción es grave, deben ver a un médico y llevar el producto con ellos para que el médico pueda determinar qué fue lo que causó el problema y tratar la afección de manera adecuada. Se le debe informar inmediatamente al fabricante del producto.

 ## VERIFICACIÓN

1. ¿Qué agencia en los Estados Unidos es responsable de asegurar la seguridad de los cosméticos de nuestra nación, lo que incluye productos para el cuidado de la piel y maquillaje?
2. Según la ley, ¿cuál es la diferencia entre un cosmético y un medicamento?
3. ¿Por qué se utilizan los nombres INCI en las etiquetas de ingredientes de los productos?
4. ¿Cuáles son los alérgenos más comunes en los productos para el cuidado de la piel?
5. ¿Qué debe hacer un esteticista si durante un tratamiento facial el cliente sufre una reacción adversa?

Distinguir las fuentes de los ingredientes de los cosméticos y los términos populares

Los ingredientes cosméticos pueden ser derivados de fuentes naturales, incluyendo plantas, vitaminas o animales. También pueden sintetizarse en un laboratorio utilizando productos químicos.

Ingredientes naturales versus ingredientes sintéticos

Los productos provenientes directamente de la naturaleza pueden tener poderosos beneficios para la piel; sin embargo, algunos de los ingredientes cosméticos más efectivos no derivan de fuentes naturales. Los ingredientes producidos artificialmente pueden ser tan efectivos y hasta incluso pueden tener ciertas ventajas en comparación con los ingredientes derivados de la naturaleza, como no contener pesticidas o no tener un impacto ecológico.

Los fabricantes realizan amplias investigaciones y desarrollos para incorporar las últimas tecnologías en las formulaciones cosméticas. Por ejemplo, el ácido hialurónico, un ingrediente utilizado para aglutinar la humedad, inicialmente fue un derivado de la crestas de gallos. La producción sintética de este ingrediente se llevó a cabo y actualmente se deriva de fuentes sintéticas para usar en cosméticos. La versión sintética es más estable y tiene propiedades de afinidad con el agua más eficaces.

A veces puede ser difícil saber cuándo elegir ingredientes naturales o artificiales debido a que ambos realizan numerosos aportes a las fórmulas para el cuidado de la piel. Muchos fabricantes combinan los ingredientes naturales con los artificiales para obtener lo mejor de ambos mundos. Los clientes prefieren una filosofía sobre la otra y se sentirán atraídos ya sea por los productos naturales como por los productos más clínicos. Conocer los beneficios de ambos es importante para los esteticistas y para aquellos que venden los productos.

Términos populares

Mucho de los términos utilizados en relación con los ingredientes y productos para el cuidado de la piel se encontrarán en los folletos promocionales, en las publicidades y en los comerciales televisivos. Estos términos no se encuentran regulados por la ley pero se utilizan como palabras descriptivas con el propósito de su comercialización.

NATURAL, TODO NATURAL

Los términos natural y todo natural se utilizan frecuentemente en la comercialización de ingredientes y productos para el cuidado de la piel derivados de fuentes naturales. Debido a que no existe una definición legal, generalmente se utilizan con ligereza. Muchos clientes buscan ingredientes naturales debido a que se preocupan por los efectos de los ingredientes químicos. Técnicamente, *todas las formas de vida están compuestas de químicos*. De hecho, un solo extracto de planta puede contener literalmente cientos de químicos.

Las inquietudes verdaderas pertenecen en general a los ingredientes tóxicos, que pueden ser derivados de fuentes tanto naturales como sintéticas. Ahora se pueden utilizar numerosos recursos en línea para conocer con facilidad el índice de toxicidad de los ingredientes en productos para el cuidado de la piel si se tiene alguna inquietud.

ORGÁNICO

Orgánico describe a los ingredientes provenientes de fuentes naturales que se cultivan sin la utilización de pesticidas o químicos. Estos ingredientes se están volviendo más populares a medida que la demanda de los consumidores se incrementa. La FDA no define o regula el término *orgánico* debido a que se aplica a productos cosméticos, para el cuidado del cuerpo o el cuidado personal. La única regulación para el término *orgánico* es del Departamento de agricultura de Estados Unidos (DAEU) cuando se aplica a productos agrícolas. Si un producto cosmético, para el cuidado del cuerpo o el cuidado personal contiene ingredientes agrícolas y puede cumplir con ciertas normas, solo puede ser apto para ser *certificado como orgánico* bajo las regulaciones del Programa orgánico nacional.

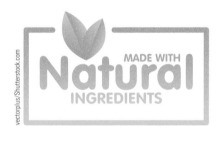

LIBRE DE CRUELDAD

Libre de crueldad es un término utilizado para describir a los productos que no se testean en animales en ninguna etapa del proceso de producción y cuyos ingredientes tampoco se testean en animales.

VEGANO

Un producto que se etiqueta como **vegano** no puede contener ningún ingrediente animal o subproductos animales. Esto incluye, pero no se limita a, miel, cera de abejas, **lanolina** y colágeno. Sin embargo, debido a que el término no se encuentra regulado, generalmente se utiliza para simplemente hacer notar que no contiene ingredientes animales. Esto puede ser confuso para los consumidores debido a que aun así los productos pueden contener subproductos animales.

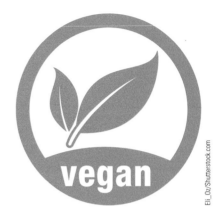

LIBRE DE GLUTEN

El gluten es un nombre general para las proteínas que se encuentran en el trigo, el centeno y el triticale (una mezcla de trigo y centeno). La enfermedad celíaca es un trastorno autoinmune en el que la ingesta de gluten causa que el recubrimiento del intestino delgado se inflame. Recientemente, los casos de enfermedad celíaca, sensibilidad al gluten y la intolerancia al gluten se incrementaron y continúan aumentando a medida que los profesionales del cuidado de la salud conocen más sobre estas enfermedades. Como resultado de la preocupación creciente sobre el gluten, se les ha solicitado a los químicos de la cosmética que formulen productos libres de gluten.

A pesar de que existen diversas teorías, en la actualidad no existe evidencia científica de que la utilización de productos que contengan gluten sea perjudicial para alguien que padece de una enfermedad celíaca salvo que el producto se ingiera o se utilice en los labios o en la boca (como por ejemplo lápiz labial, dentífrico o enjuague bucal). Es posible que alguien tenga una alergia al trigo o cualquier otro grano lo que podría causar una reacción de la piel. En cualquier caso, siempre es decisión del cliente y del profesional del cuidado de la piel determinar cuál es la mejor opción para su caso.

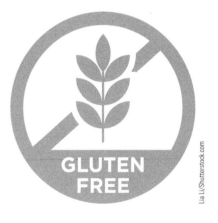

En las etiquetas en las que figuran los ingredientes para el cuidado de la piel se enumeran algunas de las fuentes principales del gluten como la proteína de trigo hidrolizada, aceite o extracto de triticum vulgare (germen de trigo) y aminoácidos de trigo. Para establecer que el producto está libre de gluten, la FDA y otras organizaciones interesadas en los estándares alimenticios internacionales establecieron límites preliminares de menos de 20 partes por millón (ppm) de gluten.

HIPOALERGÉNICO, DERMATOLÓGICAMENTE PROBADO, NO PRODUCE IRRITACIÓN EN LA PIEL

Hipoalergénico, *dermatológicamente probado* y *no produce irritación en la piel* son términos que describen ingredientes o productos que tienen menos probabilidades de causar reacciones alérgicas. Esto no garantiza, sin embargo, que no se producirá ninguna reacción en la piel.

NO COMEDOGÉNICO

Los ingredientes no comedogénicos son aquellos que no obstruyen los poros.

COMEDOGÉNICO

Comedogénico son aquellos ingredientes que tienden a obstruir los poros, especialmente debido a la formación de puntos negros.

SIN FRAGANCIAS

Una etiqueta que indique que un producto no contiene fragancias no significa que no tenga ningún aroma. Sin fragancia indica que el producto no contiene ningún ingrediente adicional con el fin específico de proporcionar una fragancia, sin embargo, puede contener ingredientes que tengan algún aroma. Por ejemplo, un producto puede contener lavanda debido a sus beneficios terapéuticos. La lavanda tiene una fragancia inconfundible, pero si este (o cualquier otro ingrediente) no se agregó al producto con el fin específico de darle un aroma, el producto se considera sin fragancia.

SIN PERFUME

Los productos sin perfume son elaborados específicamente para que no contengan ningún olor. Debido a que la mayoría de los ingredientes tienen algún olor, se deben agregar más ingredientes para ocultar y neutralizar el aroma. Por ejemplo, si un producto se elabora con lavanda, se puede agregar un químico para ocular o neutralizar el aroma de la lavanda y el producto se puede etiquetar como sin perfume.

 VERIFICACIÓN

6. Nombre las fuentes de las que pueden derivar los ingredientes cosméticos.
7. ¿Cuál es la diferencia entre ingredientes no comedogénicos y comedogénicos?
8. ¿Qué significa que una etiqueta indique que un producto no contiene fragancias?
9. ¿Qué se debe hacer en la formulación de un producto para que este se etiquete como sin perfume?

Describir los tipos principales de ingredientes en la química cosmética

Cada ingrediente que se utiliza en la química cosmética tiene alguna función en el producto terminado. Estos ingredientes se dividen en dos categorías principales:

- Los ingredientes funcionales no afectan la apariencia de la piel pero son necesarios para la formulación del producto. Pueden actuar como vehículos que permiten que los productos se extiendan, les otorgan cuerpo y textura, y les proporcionan una forma específica como loción, crema o gel. Consulte la Tabla 6–1 para ver una síntesis de los ingredientes funcionales más comunes.

- Los ingredientes de rendimiento producen los cambios reales en la apariencia de la piel. Entre los ejemplos se encuentran los ingredientes que humectan, exfolian o suavizan la superficie de la piel. Los ingredientes de rendimiento también son conocidos como agentes activos, llamados erróneamente ingredientes activos. *Ingrediente activo* es el término oficial

Ingrediente	Tipos	Ejemplos de ingredientes
Agua	Vehículo, solvente	Agua
Emolientes	Aceites, ácidos grasos, alcoholes grasos, ésteres grasos, siliconas	Aceite de jojoba, aceite de oliva, aceite de sésamo, aceite mineral
Surfactantes	Detergentes, emulsionantes	Lauret sulfato de amonio, betaina de cocamidopropyl, lauril sulfosuccinato disódico, lauril sulfato de sodio, lauret sulfato de sodio
Sistemas de liberación	Vehículos, liposomas, polímeros	Emolientes, agua, fosfolípido, microesponjas
Conservantes	Antimicrobianos, antioxidantes, agentes quelantes	Urea parabenos, Quaternium-15, fenoxietanol, ácido cítrico, EDTA de disodio
Fragancias	Natural, sintéticas	Perfumes sintéticos, aceites esenciales vegetales
Agentes colorantes	Certificados, exentos, lacas	D&C orgánico, óxido de zinc mica, tinturas minerales, sales de metales, inorgánico (óxido de hierro)
Espesantes	Lípidos, emulsionantes, polímeros, minerales, sintéticos	Carbómeros, gelatina, sílice, alcohol estearílico, goma xántica
reguladores de pH	Amortiguadores	Ácido cítrico, bicarbonato de sodio
Solventes	Alcohol, agua	Alcohol isopropílico, butilenglicol

utilizado en la industria farmacéutica para hablar de los ingredientes que causan de forma química cambios fisiológicos. Consultar la **Tabla 6–3** en la página 228 para ver una síntesis de algunos de los ingredientes de rendimiento y sus beneficios.

Algunos ingredientes tienen diversos roles en los productos y pueden actuar tanto como ingredientes funcionales como de rendimiento.

Tipos de ingredientes principales en las formulaciones de productos

Los tipos de ingredientes principales utilizados en las formulaciones de los productos incluyen una combinación de los ingredientes funcionales y de rendimiento. Los siguientes tipos son los comúnmente utilizados: agua, emolientes, surfactantes, sistemas de traspaso, conservantes, fragancias, agentes colorantes, gelificantes-espesantes, reguladores de pH y solventes.

AGUA
Categoría:
Ingredientes funcionales y/o de rendimiento

Propósito:
Como ingrediente funcional, el agua contribuye a mantener otros ingredientes en una solución y actúa como vehículo para ayudar a extender los productos sobre la piel. Como un ingrediente de rendimiento, el agua proporciona humedad sobre la superficie de la piel.

EMOLIENTES

Categoría:

Ingredientes funcionales y/o de rendimiento

Propósito:

Como ingredientes funcionales, los emolientes ayudan a depositar, esparcir y mantener otras sustancias sobre la piel. Como ingredientes de rendimiento, los emolientes lubrican la superficie de la piel y aseguran la función de barrera.

Los emolientes formulados en productos son algunos de los ingredientes de rendimiento más comunes. Están hechos de lípidos, que son sustancias como la grasa, el aceite o la cera. Algunos provienen de fuentes naturales y otros son sintetizados en un laboratorio o derivados de otros aceites o materiales grasos. Se depositan en la parte superior de la piel y evitan la deshidratación al atrapar el agua y reducir la pérdida de agua transepidérmica (**Figura 6–4**). Los emolientes pueden ser de consistencia espesa o liviana. La piel seca que no produce suficiente sebo puede necesitar emolientes más pesados, mientras que la piel grasa o problemática se puede beneficiar de los emolientes de consistencia más liviana.

Emoliente —
Agua
atrapada —

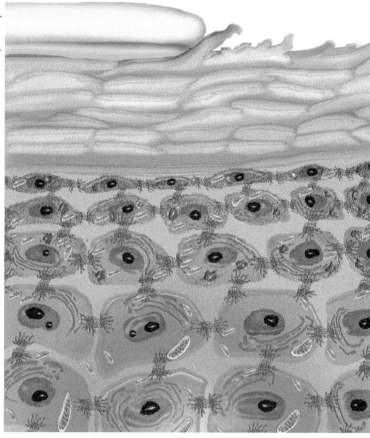

▲ **FIGURA 6–4** Los emolientes atrapan la humedad en la piel mediante el **proceso de oclusión.**

Tipos de emolientes

Aceites: los aceites formulados en cosmética varían en densidad, contenido graso y espesor, desde muy livianos hasta extremadamente ricos y espesos. Por esta razón, los aceites pueden ser beneficiosos para todos los tipos de piel cuando se seleccionan de manera apropiada. Los aceites provienen de diversas fuentes. Las dos más comunes son:

- **Fuentes minerales:** los aceites de la tierra formulados en cosmética provienen de fuentes de petróleo altamente refinadas y purificadas. Se ha demostrado a través del tiempo que estos emolientes ofrecen una excelente protección contra la deshidratación y ayudan a evitar el contacto de la piel con sustancias irritantes. Son biológicamente inertes y no reactivos, es decir, no reaccionan con otras sustancias químicas involucradas en la función de la piel. Pueden usarse sin la adición de conservantes porque no alojan bacterias ni otros organismos.

    Ejemplos:
    - **Parafina líquida:** ingrediente emoliente derivado de las fuentes de petróleo.
    - Aceite mineral
    - Petrolato

- **Aceites vegetales:** en los productos para el cuidado de la piel se utilizan docenas de aceites vegetales. Varían en el contenido de ácido graso y en el peso. El **aceite de coco** y el **de palmera** son dos de los aceites más grasos y pesados. Algunos de los aceites vegetales livianos y menos comedogénicos son el aceite de argán y el **aceite de semilla de cáñamo**, que son altamente beneficiosos para las pieles grasas y problemáticas.

▼ **TABLA 6–2** Clasificaciones comedogénicas

Clasificaciones comedogénicas							
ESCALA	Aceite de almendra	2	Aceite de coco	4	Aceite de linaza	4	Aceite de rosa mosqueta	1
0 . No obstruirá los poros	Aceite de argán	0	Aceite de onagra	2	Aceite mineral	0	Aceite de cártamo	0
1 . Bajo	Aceite de aguacate	2	Aceite de semillas de lino	4	Aceite de nim	1	Aceite de espino amarillo	1
2 . Moderadamente bajo	Aceite de Baobab	2	Aceite de semillas de uva	2	Aceite de oliva	2	Manteca de karité	0
3 . Moderado	Aceite de borraja	2	Aceite de avellana	2	Aceite de palma	4	Aceite de girasol	2
4 . Bastante elevado	Aceite de caléndula	1	Aceite de semillas de cáñamo	0	Aceite de granada	1	Aceite de tamanu	2
5 . Alto	Manteca de cacao	4	Aceite de jojoba	2	Aceite de semillas de calabaza	2	Aceite de germen de trigo	5

Las siliconas: un grupo de aceites que, al ser combinados químicamente con el silicio y el oxígeno, dejan una película protectora no comedogénica en la superficie de la piel. También actúan como vehículos (para esparcir) en algunos productos. Son excelentes protectores, ayudan a mantener la humedad atrapada en la piel permitiendo que el oxígeno entre y salga de los folículos. Las siliconas también le agregan al producto una sensación sedosa, no grasa y se utilizan con frecuencia en protectores solares, bases y cremas hidratantes.

Ejemplos:

- Cyclopentasiloxano
- Dimeticona
- Feniltrimeticona

Los **ácidos grasos:** ingredientes **lubricantes** derivados de aceites vegetales o grasas animales. Aunque estos ingredientes son ácidos, no resultan irritantes y en realidad son más parecidos a los aceites.

Ejemplos:

- Ácido caprílico
- Ácido oleico
- Ácido esteárico

Los **alcoholes grasos:** son ácidos grasos que han sido expuestos al hidrógeno. No producen sequedad, tienen consistencia similar a la cera y se usan como emolientes o agentes dispersores.

Ejemplos:

- Alcohol cetílico
- Alcohol láureo
- Alcohol estearílico

Los **ésteres grasos:** se producen a partir de la combinación de ácidos grasos y alcoholes grasos. Los ésteres se reconocen fácilmente en las etiquetas porque casi siempre finalizan en *-ato*. Generalmente se sienten mejor al tacto que los aceites naturales y lubrican más uniformemente.

Ejemplos:

- Monoestearato de glicerilo
- Miristato de isopropilo
- Palmitato octílico

SURFACTANTES

Categoría:
Ingredientes funcionales

Propósito:
Los surfactantes reducen la tensión entre la piel y el producto para facilitar la capacidad de distribución de los productos cosméticos. Pueden actuar como agentes de limpieza, agentes espumantes y emulsionantes para crear mezclas estables de aceite y agua y más.

Los surfactantes trabajan al fusionarse tanto en agua como en mezclas de aceites. Hacen esto debido a que están compuestos por moléculas con una cabeza afín al agua y una cola afín al aceite. Los surfactantes tienen diversos roles en las formulaciones cosméticas y son algunos de los ingredientes más versátiles para el cuidado de la piel.

Tipos de surfactantes

Detergentes: son los principales tipos de surfactantes y se usan principalmente en los productos de limpieza. Son los agentes que hacen que los limpiadores creen espuma y quiten el aceite, la suciedad, el maquillaje y residuos desde la superficie de la piel (**Figura 6–5**). Los detergentes más suaves pueden ser derivados de fuentes naturales como el coco.

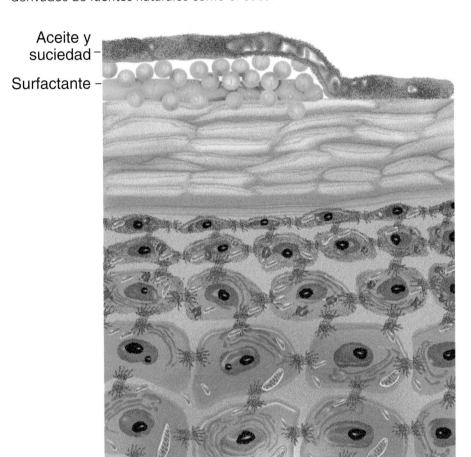

Aceite y suciedad

Surfactante

▲ **FIGURA 6–5** Los detergentes reducen la tensión superficial de la suciedad y los aceites y los elimina de la piel.

Ejemplos:

- Lauret sulfato de amonio
- Cocamidopropil betaína
- Sulfosuccinato de lauril disódico
- Lauril éter sulfato de sodio
- Lauril sulfato de sodio

Emulsionantes: surfactantes que hacen que el agua y el aceite se mezclen. La mayoría de los productos para el cuidado de la piel son una mezcla de aceite y agua o emulsiones. Sin emulsionantes, el aceite y el agua en los productos se separarían en capas. Los emulsionantes rodean las partículas de aceite, permitiéndoles mantenerse uniformemente distribuidas a través del agua (**Figura 6–6**).

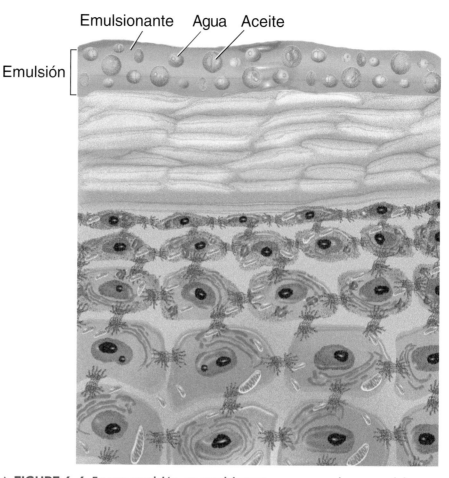

Emulsionante Agua Aceite

Emulsión

▲ **FIGURE 6–6** En una emulsión, un emulsionante se agrega al proceso del aceite y el agua.

Existen dos tipos de emulsionantes: Los emulsionantes de aceite en agua mantienen a las gotas de aceite mezcladas en el agua, mientras que los emulsionantes de agua en aceite mantienen las gotas de agua mezcladas en el aceite. Los emulsionantes de agua en aceite se utilizan en cremas hidratantes ricas, como pueden ser las cremas nocturnas. Los emulsionantes de aceite en agua se utilizan más en productos hidratantes como pueden ser las lociones livianas y los sueros.

Ejemplos:

- Polisorbato
- Sulfato de cetílico de potasio
- Alcohol cetearílico

SISTEMAS DE LIBERACIÓN

Categoría:
Ingredientes funcionales

Propósito:
El trabajo de la piel es proteger nuestro cuerpo de los irritantes externos, entonces está diseñado para mantener todo afuera, incluso los ingredientes para el cuidado de la piel. Cómo los ingredientes llegan a la piel puede ser tan importante como los ingredientes en sí. Los sistemas de liberación se

utilizan para distribuir los ingredientes de rendimiento de los productos clave en la piel una vez que se aplique.

Tipos de sistemas de liberación

Vehículos: bases y agentes dispersores necesarios para la formulación de un cosmético. Los vehículos llevan o liberan otros ingredientes en la piel y los hacen más eficaces.

Ejemplos:

- Emolientes
- Siliconas
- Agua

Liposomas: hueco microscópico, esfera líquida (como burbujas) rellena de ingredientes de rendimiento para encapsularlos y protegerlos. La estructura de dos capas de liposomas imita a las membranas celulares, permitiendo la fácil pen-etración más allá del estrato córneo. Los lipo-somas llevan ingredientes clave para alcanzar la profundidad de la piel y soltarlos lentamente. Un liposoma puede contener muchas capas de lípidos, llenas de múltiples ingredientes de rendimiento (**Figura 6–7**). Los liposomas también protegen la calidad e integridad de los ingredientes de rendimiento en un producto. El liposoma en sí está compuesto de diversos ingredientes, y el *fosfolípido* se encontrará en las etiquetas del producto.

Polímeros: compuestos químicos constituidos por diversas moléculas pequeñas. Un uso de los polímeros está en los sistemas de liberación. Se usan como vehículos avanzados que liberan ingredientes en la superficie de la piel a un ritmo microscópicamente controlado.

Ejemplos:

- Hidrogeles
- Microesponjas

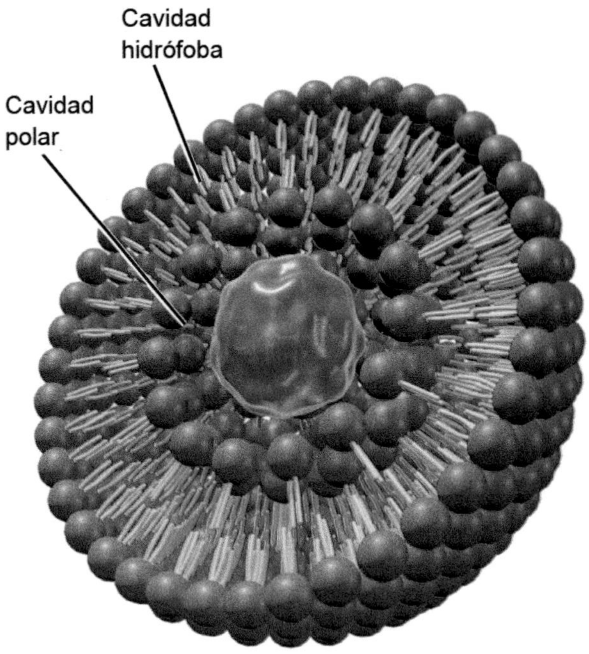

▲ **FIGURA 6–7** Los liposomas pueden encapsular y transportar ingredientes solubles en agua en su cavidad polar y los ingredientes solubles en aceite en su cavidad hidrófoba.

CONSERVANTES

Categoría:

Ingredientes funcionales

Propósito:

Los **conservantes** evitan que las bacterias, hongos, moho y otros microorganismos vivan en un producto. Los conservantes también extienden la vida útil de un producto y ofrecen protección de los cambios químicos que pueden ser perjudiciales. La mayoría de los productos contienen una mezcla de conservantes para cubrir la variedad de bacterias, hongos y todo lo que se pueda encontrar.

Tipos de conservantes

Tradicional: incluye emisores de formaldehído y parabenos. Un emisor de formaldehído es un componente químico que libera lentamente formaldehído, un químico antimicrobiano, a medida que se descompone en la formulación del producto. Algunos de estos conservantes químicos siguen siendo controversiales debido a las irritaciones potenciales y otras preocupaciones en lo que concierne a la salud. Las organizaciones de regulación cosmética en todo el mundo sugieren que los parabenos, especialmente en pequeñas cantidades utilizadas en cosméticos, no representan un riesgo de salud significativo, mientras que otros consideran que puede que existan razones para preocuparse.

Ejemplos:

- Butilparabeno
- Metilparabeno: conservante más utilizado ya que presenta un potencial sensibilizador muy bajo; combate las bacterias y el moho, y es no comedogénico
- Propilparabeno
- Imidazolidinil urea
- Diazolidinil urea
- Quaternium-15: conservante multiusos activo contra las bacterias, el moho y la levadura; este ingrediente es probablemente el mayor liberador de formaldehído de todos los conservantes para cosméticos y puede causar dermatitis y alergias

Ácidos orgánicos y alternativas naturales: aptos para usar como conservantes, generalmente combinados en un producto para proporcionar un amplio rango de protección contra el crecimiento de las bacterias y los hongos.

Ejemplos:

- Fenoxietanol
- Benzoato de sodio
- Sorbato potásico
- Alcohol bencílico
- Ácido benzoico
- Ácido sórbico

Antioxidantes: cuando se utiliza como conservante, un antioxidante extiende la vida útil del producto y reduce la tasa de oxidación en las fórmulas. *Oxidación* es un proceso químico que se produce cuando los aceites y otros ingredientes naturales se exponen al oxígeno y ello causa degradación.

Ejemplos:

- BHA (sintético) butilhidroxianisol
- BHT (sintético) butilhidroxitolueno
- Ácido cítrico

Agentes quelantes: son ingredientes que se agregan a los cosméticos para mejorar la eficiencia de los conservantes. Aunque no son conservantes, tienen un rol fundamental en la estabilidad y calidad de los productos para el cuidado de la piel. Los agentes quelantes actúan quebrando las paredes celulares de las bacterias y otros microorganismos. Esto permite que los conservantes sean más efectivos por un período de tiempo más largo.

Ejemplos:
- EDTA disódico
- EDTA tetrasódico
- EDTA trisódico

FRAGANCIAS

Categoría:

Ingredientes funcionales

Propósito:

Los ingredientes se pueden agregar para ocultar un aroma natural poco agradable en la fórmula, neutralizar el aroma, o mejorar la experiencia del consumidor y el uso del producto.

Tipos de fragancias

Fragancias sintéticas: creadas al combinar los ingredientes químicos en un laboratorio y pueden estar compuestas de hasta 200 ingredientes. No hay forma de saber qué químicos son, debido a que la etiqueta solo dirá *fragancia*.

Fragancias naturales: los productos vegetales constituyen los elementos básicos de las esencias naturales en la formulación de productos para el cuidado de la piel. Existen innumerables extractos y aromas individuales para elegir.

- Los **aceites esenciales** son aceites de plantas altamente concentrados utilizados por sus aromas naturales y se los conoce como el "alma" aromática de la planta (**Figura 6–8**). Los fabricantes generalmente formulan productos con aceites esenciales específicos para proporcionar los beneficios de la aromaterapia además de dar al producto un aroma agradable.
  - La **aromaterapia** deriva de una antigua práctica de utilizar esencias de plantas naturales para promover la salud y el bienestar. Consiste en el uso de los aceites esenciales puros obtenidos de una amplia variedad de plantas y **hierbas** (URBS) que fueron destiladas con vapor o prensadas en frío a partir de flores, frutas, cortezas y raíces.

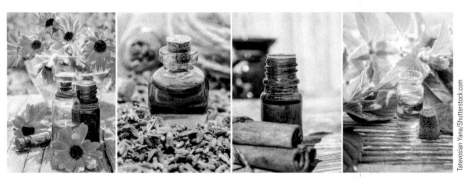

Tatevosian Yana/Shutterstock.com

▲ **FIGURA 6–8** Los aceites esenciales son aceites vegetales altamente concentrados utilizados por sus aromas naturales.

Aromaterapia

En la práctica de la aromaterapia, cuando los aceites para aromaterapia se inhalan a través de la nariz, las moléculas aromatizantes se trasladan por el revestimiento de la cavidad nasal a través de los pequeños nervios olfativos ubicados en la parte superior del tabique nasal. Estos receptores del "olor" se comunican con partes del cerebro que sirven como almacenes para las emociones y los recuerdos. Se pueden aplicar para presionar puntos o mezclarlos con un aceite vehicular o crema utilizada en un masaje o mascarilla facial. Ya sea que lo inhale o aplique de forma tópica, los investigadores creen que los aceites esenciales pueden influenciar los cambios en la salud física, emocional y mental. Para los esteticistas interesados en la práctica de la aromaterapia, es muy importante primero corroborar las regulaciones de la junta estatal para determinar si se encuentra dentro del alcance de su licencia. El entrenamiento y la capacitación también son necesarios debido a que los aceites esenciales son extremadamente volátiles y pueden causar efectos adversos (p. ej., alergias), incluyendo quemaduras cuando se utilizan de forma inapropiada.

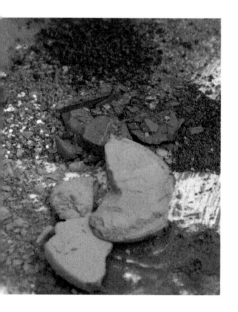

AGENTES COLORANTES

Categoría:

Ingredientes funcionales y/o de rendimiento

Propósito:

Como ingredientes funcionales, los agentes colorantes en las fórmulas para el cuidado de la piel mejoran principalmente el atractivo visual del producto. Como ingredientes de rendimiento, se encuentran en el maquillaje como la sombra de ojos, la base y el lápiz labial para cambiar la apariencia de la piel. Los agentes colorantes son sustancias como pigmentos o tintes vegetales o minerales que le dan color a los productos.

Tipos de agentes colorantes

Colores sujetos a certificación: estos aditivos de color están sujetos al lote de certificación de la FDA e incluyen tinturas, lacas o pigmentos orgánicos y sintéticos. Están sintetizados principalmente de materias primas obtenidas del petróleo. Estos colores certificados están indicados en las etiquetas como *D&C*, lo que significa fármaco y cosmético o *FD&C*, que significa alimento, fármaco y cosmético.

- Las lacas son pigmentos no solubles que se forman mediante la combinación de una tintura con un material inorgánico y se usan generalmente en cosméticos de colores. Debido a que las lacas no son solubles en agua, generalmente se utilizan cuando es importante evitar que un color se "corra", como en el lápiz labial.

Colores exentos de certificación: estos aditivos de color se obtienen principalmente de fuentes minerales, vegetales o animales. Aunque los colores no certificados no se encuentran sujetos a los requisitos del lote de certificación de la FDA, siguen siendo considerados colores artificiales. Cuando se utilizan en cosméticos u otros productos regulados por la FDA, deben cumplir con todos los requisitos de etiquetado.

ESPESANTES

Categoría:

Ingredientes funcionales

Propósito:

Los espesantes se agregan a los productos para darles una consistencia específica o para ayudar a suspender los ingredientes que son difíciles de mezclar en un producto. Son derivados de diversas fuentes como ingredientes lípidos, emulsionantes, polímeros, minerales y sintéticos.

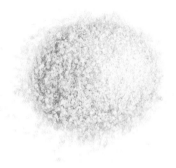

Ejemplos:

- **Carbómeros:** ingredientes que se utilizan para espesar las cremas y frecuentemente se usan en productos en gel.
- Cera de carnauba
- Gelatina
- Sílice
- Alcohol estearílico
- Goma xántica

REGULADORES DE PH

Categoría:

Ingredientes funcionales

Propósito:

También llamados agentes amortiguadores, los **reguladores de pH** estabilizan los productos y evitan los cambios en el pH. Los ácidos o álcalis (bases) se utilizan para regular el pH de los productos.

Ejemplos:

- Ácido acético
- Ácido cítrico
- Hidróxido de sodio
- **Bicarbonato de sodio:** sal inorgánica alcalina que se utiliza como agente amortiguador, neutralizador y regulador del pH.

SOLVENTES

Categoría:

Ingredientes funcionales

Propósito:

Los solventes se agregan a la formulación de un producto para ayudar a disolver otros ingredientes.

Ejemplos:

- **Alcohol:** antiséptico y solvente que se utiliza en los perfumes, las lociones y los astringentes. El alcohol especial desnaturalizado es una mezcla de etanol con un agente desnaturalizante.
- Polietilenglicol
- Agua

INGREDIENTES VEGETALES

Categoría:

Ingredientes de rendimiento

Propósito:

Los ingredientes vegetales se convirtieron en la fuente principal de ingredientes para los productos y tratamientos para el cuidado de la piel. Los ingredientes vegetales pueden proporcionar diversos beneficios para sustentar la salud, la textura y la integridad de la piel, incluyendo la cicatrización, el alivio y el brillo. Muchos ingredientes vegetales también proporcionan beneficios antimicrobianos y antioxidantes.

Un ingrediente vegetal se origina en una planta, incluyendo hierbas, raíces, flores, frutas, hojas, y semillas (**Figura 6–9**). La composición real de un ingrediente vegetal puede depender de muchas cosas. Por ejemplo, un ingrediente vegetal se puede extraer de una planta al utilizar un solvente. Las diferentes partes de las plantas se pueden procesar para su utilización como, por ejemplo, flores, semillas, raíces u hojas. Algunos ingredientes se obtienen directamente sin extracción. La parte de la planta se puede deshidratar y se puede triturar hasta volverla un polvo. En otros casos, la planta se puede exprimir o prensar para obtener el jugo o el aceite.

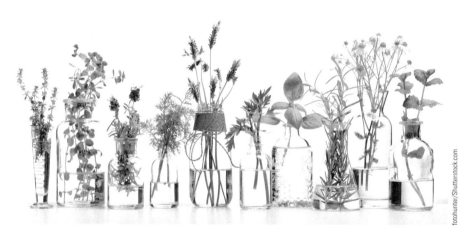

▲ **FIGURE 6–9** Los ingredientes vegetales se convirtieron en una fuente principal de ingredientes para los productos para el cuidado de la piel.

Ejemplos:

La lista de los ingredientes vegetales utilizados en los productos para el cuidado de la piel es ilimitada. A lo largo de este capítulo encontrará diversas plantas comunes utilizadas en las formulaciones del producto junto con sus diferentes beneficios.

INGREDIENTES PARA LA EXFOLIACIÓN

Categoría:

Ingredientes de rendimiento

Propósito:

Los ingredientes de exfoliación proporcionan exfoliación o eliminación de las células muertas sobre la superficie exterior de la piel. La exfoliación también puede ayudar a que la piel se vea más brillante y puede limpiar la piel para que otros productos para el cuidado de la piel sean más efectivos.

Tipos de ingredientes para la exfoliación

Mecánica: también conocidos como físicos, estos son ingredientes utilizados para quitar las células muertas de la superficie de la piel. Un masaje suave con el ingrediente específico sobre la piel suelta las células muertas de la superficie de la piel para que se puedan desprender.

Ejemplos:

- Cera de abejas
- Cacahuates y semillas
- Perlas de jojoba
- Cristales de magnesio
- Avena
- Salvado de arroz

Químicos: los agentes químicos se utilizan para disolver las células muertas sobre la superficie y la matriz intercelular o "pegamento", que las une (desmosomas). Además de suavizar la piel, también pueden ayudar a que el tono general de la piel sea más brillante y mejorar ciertas afecciones, como puede ser el acné.

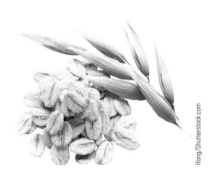

Tipos de ingredientes químicos para la exfoliación

- Las **enzimas** proporcionan una exfoliación suave y disuelven las proteínas de la queratina que hay dentro de las células muertas de la piel superficial, con el fin de suavizarla y ayudar a mantener el nivel de hidratación de la epidermis.

    #### Ejemplos:
    - Bromelaína (piña)
    - Papaína (papaya)
    - Calabaza
    - Pancreatina (subproductos de la carne de res)

- Los **alfahidroxiácidos** *(AHA)* son ácidos naturales derivados de frutas, nueces, leche o azúcares. Hoy en día, algunos AHA pueden ser elaborados de forma sintética. Los AHA son **solubles en agua** y disuelven el "pegamento" que mantiene a las células muertas de la piel juntas, permitiendo su limpieza. Hacen que la piel brille más, alisan la superficie y colaboran en la regeneración de células y la producción de colágeno.

    #### Ejemplos:
    - Ácido cítrico (naranjas, limones)
    - Ácido glicólico (caña de azúcar)
    - Ácido láctico (proteínas de la leche)
    - Ácido málico (manzanas)
    - Ácido mandélico (almendras amargas)
    - Ácido tartárico (uvas)

Es muy importante comprender cómo los alfahidroxiácidos actúan en la piel. Qué tan profundo penetran y la cantidad de exfoliación que proporcionan depende de su estructura molecular así como también la concentración del ácido en el producto. Entre los productos más comunes para el cuidado de la piel se encuentran los siguientes:

○ *Ácido glicólico* tiene el tamaño de estructura molecular más pequeño y debido a esto puede penetrar con más eficacia que cualquier otro AHA. Por esta razón, se considera el AHA más activo y altamente eficiente para exfoliar, mejorar el brillo y el alisado de la textura de la piel. Los productos con altas concentraciones de ácido glicólico se deben utilizar con cuidado, especialmente en la piel muy delgada o sensible.

○ *Ácido láctico* es uno de los AHA más populares. Con una estructura molecular más grande, es más ligero y potencialmente menos irritante que el ácido glicólico. Además de exfoliar, el ácido láctico tiene sus propiedades únicas que permiten el incremento de las cremas hidratantes naturales y los lípidos de la barrera epidérmica dentro de la piel. También tiene el beneficio del aclaramiento para aquellos con decoloración.

○ *Ácido mandélico*, contando con estructura molecular más grande, es muy suave y aun así se ha descubierto que es muy efectivo para mejorar el tono general de la piel y la textura, y que ayuda a tratar la piel grasa y problemática debido a sus propiedades antibacteriales y reguladoras del sebo.

● **Betahidroxiácidos** *(BHA)*: **ácido salicílico** es el BHA más común que se encuentra en los productos para el cuidado de la piel. Como los AHA, el ácido salicílico disuelve la unión entre las células en la epidermis para que se puedan desprender las células muertas. La diferencia principal es que el ácido salicílico es soluble en aceite por lo que puede introducirse a través de los poros para eliminar el aceite que los obstruye. También cuenta con propiedades antibacterianas y antinflamatorias, por lo que es perfecto para tratar las pieles grasas y problemáticas. Ciertos elementos vegetales son ricos en ácido salicílico y se usan con frecuencia para las pieles grasas y problemáticas.

Ejemplos:
   ○ Ulmaria
   ○ Corteza de sauce

● El **retinol** ha ganado popularidad en los productos para el cuidado de la piel y los tratamientos profesionales debido a que cuando se aplica, no provoca enrojecimiento inmediato o irritación cómo puede causar la alta concentración de hidroxiácidos. La descamación visible puede que no se advierta hasta varios días después de la aplicación. La cantidad de retinol en un producto variará, con altas concentraciones disponibles cuando se consulta a profesionales médicos o con licencia en el cuidado de la piel. Se proporcionan más detalles sobre el retinol en esta sección bajo el título de Vitaminas en la página 221.

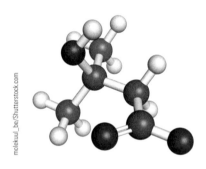

molekuul_be/Shutterstock.com

ACLARADORES Y AUMENTADORES DE BRILLO

Categoría:

Ingredientes de rendimiento

Propósito:

Los ingredientes aumentadores de brillo proporcionan y mantienen un brillo y luminosidad natural en la piel. Los ingredientes vegetales son una fuente popular de agentes aumentadores de brillo.

Los ingredientes aclaradores se utilizan para mejorar la decoloración en la piel (hiperpigmentación) que puede tener diversas causas, incluyendo daño solar, desequilibrio hormonal, lesiones y brotes de acné. Ayudan a que la piel vuelva a la normalidad, un color saludable. Se conocen también como supresores de la melanina, o inhibidores de la tirosinasa. La tirosinasa es la enzima que convierte la tirosina, un aminoácido, en melanina. Las zonas de decoloración son causadas por la sobreproducción de melanina. Los inhibidores de la tirosinasa retrasan este proceso y ayuda a que la piel vuelva a tener su color normal.

Ejemplos:

- Ácido azelaico
- Gayuba
- Hexilresorcinol
- Ácido kójico
- Regaliz
- Vitamina C

Además, está demostrado que la *hidroquinona* es uno de los ingredientes aclarantes de la piel disponibles más efectivos pero también es uno de los más controversiales debido a los riesgos de salud, en particular si se utilizan durante un largo período. En los Estados Unidos se considera como un medicamento. Hasta una concentración del 2 % es de venta libre. Las concentraciones mayores solo se pueden adquirir con una prescripción médica.

CONCÉNTRESE EN

Ingredientes controversiales

Los ingredientes controversiales utilizados en productos incluye el sufactante lauril sulfato de sodio, conservantes, incluyendo emisores de parabenos y formaldehído, el agente aclarador hidroquinona, los agentes de color, nanopartículas y plastificantes llamados **ftalatos**.

La investigación y las pruebas científicas continúan determinando los efectos secundarios potenciales de utilizar ciertos químicos. Algunas dudas son válidas, mientas que otras aún no se han probado. Existen diversos rumores e información incorrecta en Internet. Los esteticistas y consumidores deben investigar y verificar la información en fuentes confiables para determinar cuáles pueden ser preocupaciones reales.

NUTRICIÓN, CICATRIZACIÓN Y REJUVENECIMIENTO

Categoría:

Ingredientes de rendimiento

Propósito:

Cuando se aplica de forma tópica, los ingredientes que proporcionan nutrientes vitales e hidratación para la piel también tienen una función fundamental en la cicatrización y la reparación. Ciertos ingredientes de alta tecnología también sirven para reducir la inflamación, estimular los procesos metabólicos y ayudar a restaurar la piel a un estado saludable mientras se previene un daño mayor. Estos ingredientes de rendimiento son clave para mantener una piel saludable, previniendo el envejecimiento prematuro y mejorando los signos de daños existentes en la piel.

Tipos de ingredientes

Se utilizan diversos ingredientes y existen miles de posibles combinaciones para las fórmulas. La combinación con emolientes específicos determinarán la diferencia entre una crema muy rica, una loción liviana o un suero, o el tipo de piel tratada y la afección.

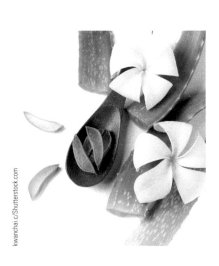

Hidratantes también conocidos como humectantes y agentes hidrófilos: son ingredientes que atraen el agua a la superficie de la piel. Pueden mantener el agua en la piel para reducir la deshidratación.

Ejemplos:

- Extracto de algas
- Aloe vera
- Glicerina
- Ácido hialurónico
- Miel
- Sodio PCA

Antioxidantes: entre los ingredientes más efectivos *para todos los tipos y afecciones de la piel*; incluyen vitaminas, aminoácidos, ingredientes vegetales y otras sustancias naturales. Los antioxidantes ayudan a proteger la piel de los radicales libres y los efectos dañinos de la contaminación, el estrés, los rayos UV, y las potentes ondas celestes emitidas por las pantallas LED en celulares y computadoras. Cuando se aplican en forma tópica, los antioxidantes neutralizan los radicales libres antes de que puedan adherirse a las membranas celulares y destruir las células. La aplicación diaria de antioxidantes puede ayudar a prevenir el envejecimiento prematuro de la piel, mejorar los signos de envejecimiento visibles y ayudar a prevenir el proceso de inflamación que lleva al daño de las células y de la piel. Muchos ingredientes antioxidantes se encuentran disponibles, y cuando se combinan, estas fórmulas son llamadas antioxidantes de amplio espectro y brindan un rango mayor de protección.

Ejemplos:

- Ácido alfa lipoico
- Coenzima Q10

- Té verde
- Resveratrol
- Granada
- Vitaminas A, C y E

Vitaminas: fundamentales para la salud y las funciones del cuerpo, las deficiencias pueden causar efectos adversos en la piel. Las vitaminas en las fórmulas de productos proporcionan la nutrición esencial para prevenir y mejorar los signos de envejecimiento y otros trastornos de la piel.

Ejemplos:

- *Vitamina A* es un ingrediente antioxidante potente, protege a la piel del daño de los rayos UV y retrasa los signos de envejecimiento. La vitamina A está compuesta por dos partes. La primer parte es carotenoides provitamina A, como el beta-caroteno, que ayuda a mantener una piel saludable. La segunda parte son las formas activas llamadas retinoides. Existen diversos tipos de retinoides incluyendo los ésteres de retinol, el retinol, el retinaldehído, y el ácido retinoico. Elegir la mejor forma de retinoide para cada cliente (y su concentración en un producto) es de suma importancia. Los retinoides más comunes que se encuentran en los productos para el cuidado de la piel para mejorar afecciones como el acné, hiperpigmentación y los signos de envejecimiento son el ácido retinoico y el retinol.

  - *Ácido* retinoico es el retinoide más potente aprobado como un ingrediente activo de medicamentos en los Estados Unidos. Los médicos lo prescriben para tratar arrugas, daños causados por el sol y acné. Pertenece al grupo de los queratolíticos, lo que implica que produce descamación o exfoliación de las células de la piel. El ácido retinoico se encuentra disponible bajo receta en diferentes dosis como crema o gel. Las marcas registradas incluyen Retin-A® y Renova® (tretinoína), Tazorac® (tazaroteno), y Differin® (adapaleno). Aunque el ácido retinoico es muy efectivo, puede causar efectos secundarios como enrojecimiento, inflamación, irritación, fotosensibilidad y descamación excesiva.

  - *Retinol* se encuentra en diversos productos para el cuidado de la piel de venta libre, incluyendo cremas, lociones y sueros. Las concentraciones varían, y una vez que el retinol se aplica se convierte en ácido retinoico en la piel. El retinol ayuda a que las células dañadas maduren con normalidad, potenciando la exfoliación de la piel, estimula la proliferación de células y aumenta el brillo de la piel. El retinol es nombrado por muchos expertos como el estándar de oro en lo que concierne a evitar el envejecimiento y suavizar las líneas de expresión, arrugas y textura. El retinol también se utiliza para mejorar el acné, la rosácea y la hiperpigmentación. Los efectos secundarios son menos comunes que aquellos asociados con la prescripción del ácido retinoico; sin embargo, las altas concentraciones de retinol en los productos profesionales para el cuidado de la piel se deben utilizar cuidadosamente debido a que también pueden causar efectos secundarios incluyendo la fotosensibilidad.

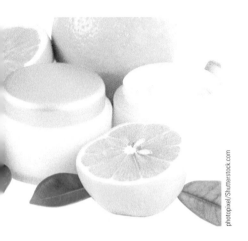

- *Vitamina C* también conocida por los expertos como la súper estrella para evitar el envejecimiento. Además de ser un potente antioxidante, la vitamina C realiza una gran variedad de otras funciones dentro de la piel, incluyendo la estimulación del colágeno, el alisado de la textura, realzar el brillo y compensar el tono de la piel, reducir la inflamación y mejorar la protección contra la exposición UV. Existen diferentes formas de vitamina C utilizadas en los productos para el cuidado de la piel. Es muy importante comprender como cada una es diferente para poder seleccionar la forma correcta para cada tipo de piel.

  ○ *Ácido ascórbico* forma de vitamina C soluble en agua. Se considera la forma más activa de vitamina C y también potencia a la exfoliación. Debido a su bajo pH, es un ingrediente efectivo para evitar el envejecimiento; sin embargo, la utilización diaria de altas concen-traciones puede ser irritante o causar inflamación en los tipos de piel sensible.

  ○ *Éster de vitamina C* (también llamado éster C) es un derivado soluble en aceite de vitamina C, de pH neutro, unido por un enlace de éster químico y un ácido graso derivado del aceite de palmera (ácido palmítico). Se absorbe en la piel mucho más fácilmente que los ingredientes solubles en agua. Es sumamente estable y mantiene su efectividad cuando se mezcla con otros ingredientes. El éster de vitamina C estimula los fibroblastos y el metabolismo de las células. Se considera no irritante e incluye los ingredientes de palmitato ascorbilo.

  ○ *Fosfato de vitamina C* los derivados son de pH neutro y solubles en agua, y se consideran muy estables y no irritantes. Esto incluye fosfato de ascorbilo y magnesio y fosfato de ascorbilo sódico.

  ○ *Ascorbato de tetrahexildecileno* es una forma soluble en aceite de la vitamina C descubierta con el fin de incrementar la síntesis del colágeno a la vez que le da brillo y empareja el tono de la piel. Es de pH neutro y la piel lo absorbe con facilidad. Este se considera como una de las formas de vitamina C más estables.

- *Vitamina E* también es un antioxidante potente. Su función principal en el cuidado de la piel es la protección contra el daño causado por los rayos UV, fortalecer la barrera natural de la piel, cicatrizar y reparar el tejido, y prevenir la pérdida de humedad. El acetato de tocoferol y el tocoferilo son derivados comunes encontrados en los productos para el cuidado de la piel.

- *Vitaminas B* generalmente se encuentran en las fórmulas para el cuidado de la piel, incluyen lo siguiente:

  ○ *Vitamina B5* también conocida como ácido pantoténico. La forma de alcohol de la vitamina B5 se llama pantenol. Cuando el pantenol se aplica a la piel y es absorbido, se convierte en ácido pantoténico, que tiene capacidades naturales para hidratar, calmar y cicatrizar profundamente, así como para regenerar la piel.

○ *Vitamina B3* ayuda a incrementar la producción de ceramidas y ácidos grasos, dos componentes claves de la barrera protectora de la piel. Esto a su vez ayuda a retener la humedad natural y reducir el enrojecimiento y la irritación. *Niacinamida* es un derivado de la vitamina B3 que también tiene beneficios para prevenir el envejecimiento, incluyendo la reducción de las líneas finas y las arrugas, minimizando los poros, y ayudando a iluminar una complexión sin brillo.

- *Vitamina K* es fundamental para contribuir con el proceso del cuerpo de la coagulación sanguínea, que ayuda al cuerpo a cicatrizar heridas y pequeños hematomas. Cuando se aplica de forma tópica en un producto, la vitamina K puede ayudar a reducir la inflamación y los pequeños hematomas de la piel y generalmente los médicos recomiendan su utilización luego de procedimientos quirúrgicos. También puede mejorar la aparición de afecciones como pueden ser las estrías, arañas vasculares y cicatrices. La vitamina K también es popular en las formulaciones de productos para el área de los ojos. Los capilares frágiles bajo los ojos que permiten que la sangre llegue a la piel se consideran como una causa de las bolsas en el contorno de los ojos, y la vitamina K puede mejorar esta afección al controlar la coagulación sanguínea.

Minerales: la piel los necesita para respirar y funcionar normalmente. Los minerales también proporcionan beneficios terapéuticos cuando se aplican de forma tópica a través de los productos para el cuidado de la piel.

Ejemplos:

- *Cobre* es un poderoso antioxidante que ayuda a proteger la piel. El cobre estimula la combinación del colágeno y la elastina lo que ayuda a mantener la elasticidad, tono y textura de la piel.

- *Magnesio* ayuda a mantener los niveles de humedad.

- *Zinc* mejora la función inmune, cicatriza, reduce la inflamación, es antimicrobiano, y protege contra los factores estresantes como la exposición a los rayos UV y la contaminación.

- *Selenio* es un poderoso antioxidante y también puede ayudar a equilibrar la piel grasa.

- *Sílice* es importante para la firmeza y la tensión así como también para que la piel luzca lisa.

- *Azufre* es conocido por tener propiedades antibacterianas y antinflamatorias, y generalmente se utiliza para tratar el acné y la rosácea.

- *Plata* proporciona propiedades antinflamatorias, antimicrobianas y de cicatrización y también ayuda a fortalecer el sistema inmunológico. La plata coloidal es una partícula pequeña de plata suspendida en el agua.

- *Oro* contiene cualidades cicatrizantes y antinflamatorias. El oro ayuda a revitalizar y dar firmeza a la piel.

Péptidos: cadenas cortas de aminoácidos, la construcción en bloques de las proteínas. Las proteínas más conocidas en la piel son el colágeno, la elastina y la queratina, responsables por la firmeza y textura de la piel. Existen cientos de péptidos distintos, los cuales están formados por diferentes combinaciones de aminoácidos.

imagehub/Shutterstock.com

En los productos para el cuidado de la piel, los ingredientes péptidos se utilizan para reforzar aquellas proteínas naturales de la piel, por consiguiente revitalizan la construcción en bloques de la piel para que sea más resistente. Los diferentes péptidos, y mezclas de péptidos, pueden mejorar diversas afecciones. Pueden suavizar líneas y arrugas, aclarar el tono de la piel, reparar la función de barrera, incrementar la firmeza y la hidratación, reducir la inflamación bajo los ojos y proporcionar efectos antimicrobianos para tratar las lesiones causadas por el acné.

Un grupo específico de péptidos, llamados *neuropéptidos*, actúa al afectar los neurotransmisores en la piel. Cuando esto sucede, las células nerviosas en la piel interrumpen la comunicación y se relajan, disminuyendo las contracciones musculares. Esto a su vez suaviza las líneas y arrugas y puede ayudar a prevenir su formación.

Ejemplos:

- Palmitoyl pentapéptido
- Palmitoyl oligopéptido
- Palmitoyl tripéptido
- Acetilo hexapéptido
- Acetilo glutamil hexapéptido

Ceramidas: (una familia de moléculas lípidas) en los productos para el cuidado de la piel, restauran la hidratación, refuerzan la barrera natural de la piel y ayudan a la protección contra los daños de los elementos exteriores. Las ceramidas restablecen los lípidos naturales en la piel que se pierden frente a la exposición a factores ambientales severos, por la exposición a productos de secado y durante el proceso natural del envejecimiento.

Ejemplos:

- Esfingosina
- Esfinganina
- Fitoesfingosina
- Ceramida EOP, ceramida AP

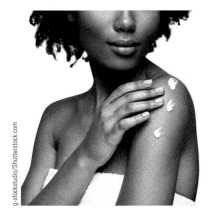

g-stockstudio/Shutterstock.com

Vegetales cicatrizantes: vegetales como caléndula, manzanilla, rosa, y aloe vera se han utilizado para los productos para el cuidado de la piel por muchos años debido a sus propiedades cicatrizantes naturales. Además, ciertos aceites vegetales y extractos de las células troncales son cada vez más populares en las formulaciones de productos debido a que proporcionan beneficios adicionales para la cicatrización y reparación definitivas.

Los aceites vegetales ricos en *ácidos grasos esenciales* (EFA) no solo proporcionan sus propios beneficios terapéuticos específicos, debido a que contienen EFA, sino que también promueven las membranas celulares saludables y la función de barrera. Sin los suficientes EFA la piel padece sequedad, irritación, inflamación y envejecimiento prematuro. Los EFA ayudan a que las células se mantengan fluidas y flexibles, lo que permite que el agua y los nutrientes vitales ingresen a las células y salgan los desechos. Los EFA también crean una barrera antimicrobiana contra los elementos. Existen dos tipos de EFA, *ácido linoleico* (ácidos grasos omega 6) y *ácido alfa linolénico* (ácidos grasos omega 3). Debido a que la piel no puede elaborarlos, se deben obtener de fuentes exteriores, a través de la dieta o aplicaciones tópicas. Todos los tipos y afecciones de la piel, especialmente la piel sensible o inflamada y hasta la piel con acné, se pueden beneficiar con estos aceites debido a que imitan el sebo de la piel, no obstruyen los poros y evitan la sobreproducción de aceite.

Ejemplos:

- Aceite de semillas de abisinio
- Aceite de argán
- Aceite de semillas de baobab
- Aceite de semillas de borraja
- Aceite de onagra
- Aceite de semillas de espuma de la pradera (limnanthes alba)
- Aceite de semillas de granada
- Aceite de semilla de cártamo
- Aceite de espino amarillo
- Aceite de camelia

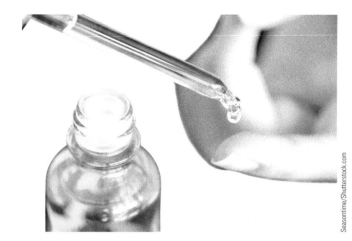

Las células troncales de las plantas se extraen de forma natural de los meristemos de las plantas (sus centros de rejuvenecimiento). Se probó que su importante actividad antioxidante protege a las células troncales de la piel del estrés oxidativo inducido por los rayos UV, impide la inflamación, neutraliza a los radicales libres y ayuda a revertir los efectos del fotoenvejecimiento. Las **células troncales de las plantas** pueden ayudar de una forma única en el incremento de la producción de las células de la piel y el colágeno humanos al aportar nutrientes a la piel. Los ingredientes de las células troncales de las plantas pueden ser derivados de diversas fuentes y con los avances en esta tecnología la lista de las fuentes se sigue incrementando.

Ejemplos:

- Célula troncal de la rosa alpina
- Célula troncal de la equinácea
- Célula troncal de la edelweiss
- Célula troncal de la naranja
- Célula troncal de la uva
- Célula troncal de la lila
- Célula troncal de la azucena
- Célula troncal del hinojo marino
- Célula troncal de la manzana suiza

Probióticos: los probióticos de aplicación tópica se consideran uno de los avances en belleza, especialmente para las pieles propensas al acné, la rosácea y el eccema. El ambiente de la piel, conocido como microbioma, consiste de millones de bacterias y células inmunes que trabajan en conjunto para mantener la barrera de protección, que es fundamental debido a que es la primera línea de defensa contra el mundo exterior. Así como los probióticos internos ayudan a equilibrar las bacterias benéficas y las dañinas en el intestino, los probióticos tópicos actúan para equilibrar y retener las bacterias saludables en la piel a la vez que combaten las bacterias dañinas. Esto resulta en el fortalecimiento de la función de barrera de la piel, mientras que a su vez promueven un sistema inmunológico saludable y activo. Además los probióticos tópicos ayudan a reducir la sensibilidad y contienen propiedades antinflamatorias y antibacterianas.

Ejemplos:

- Lactobacillus plantarum
- Fermentados con lactobacillus
- Bifidobacterium longum

Poliglucanos y beta-glucanos: se utilizan para mejorar el mecanismo de defensa de la piel y estimular el metabolismo de las células. Generalmente son derivados de las células de levadura y tienen una afinidad natural con la piel. Los poliglucanos son hidrófilos, absorben más de 10 veces su peso en agua. Los poliglucanos también ayudan a conservar la hidratación, el colágeno y la elastina formando una película protectora sobre la piel. Los betaglucanos estimulan la formación de colágeno y así ayudan a reducir la aparición de arrugas y líneas finas.

Glicoproteínas también conocidas como *glicopolipéptidos:* son otro derivado de las células de levadura y se ha descubierto que mejoran el contenido de hidratación, la respuesta inmune y el metabolismo celular que estimula la absorción celular de oxígeno. Esta capacidad de revitalización fortalece la capacidad natural de la piel para protegerse a sí misma contra los daños causados por las condiciones ambientales. Las glicoproteínas son agentes acondicionadores de la piel derivados de los carbohidratos y las proteínas. Estas son especialmente beneficiosas para la piel que luce poco saludable, opacada a causa del consumo de tabaco, con enrojecimiento difuso o con daños causados por factores ambientales.

Factores de crecimiento (también conocidos como *citoquinas*): ingredientes de proteínas que regulan el crecimiento y la proliferación celular para promover la reparación del tejido y la regeneración. Tienen un papel importante en la cicatrización y el mantenimiento de una estructura de la piel saludable, incluyendo la firmeza y la elasticidad. Los avances en la tecnología crearon diversas fuentes de factores de crecimiento, y cada uno tiene sus propios beneficios. Pueden derivar de células humanas cultivadas en un laboratorio (factor de crecimiento epidérmico [EGF] y factor de crecimiento transformador beta [TGF-β]), así como también de fuentes no humanas como las plantas. Esta es un área de tecnología de ingredientes que se enfrenta tanto a la controversia como al entusiasmo pero su desarrollo continua a medida de que surgen investigaciones nuevas.

INGREDIENTES DEL PROTECTOR SOLAR
Categoría:
Ingredientes de rendimiento

Propósito:
Los ingredientes del protector solar ayudan a prevenir que la radiación ultravioleta (rayos UV) dañe la piel. Tanto los rayos UV como los UVB dañan la piel e incrementan el riesgo del cáncer de piel. Además de causar cáncer, la exposición solar excesiva sin protección también conduce al envejecimiento prematuro, incluyendo arrugas, surcos, textura curtida e hiperpigmentación.

Tipos de ingredientes

Químicos: los ingredientes del protector solar son componentes orgánicos (con base de carbono) que trabajan al absorber los rayos UV en la piel, volviéndolos calor y luego liberándolos de la piel. Se debe tener cuidado debido a que los ingredientes químicos del protector solar pueden causar irritación así como también un incremento de las manchas existentes, la decoloración, y el daño celular debido a una temperatura de la piel interna más alta. También varían en protección los rayos UV específicos; algunos solo protegen de los rayos UVB y no proporcionan protección de los rayos UVA.

Ejemplos:

- Avobenzona (butil metoxidibenzoilmetano)
- Oxibenzona (benzofenona)
- Octinoxato (octilmetoxicinamato)
- Octisalato (octil salicilato)
- Homosalato

Físico: los ingredientes físicos del protector solar, también llamados filtros solares minerales, son compuestos minerales inorgánicos (sin carbono) que absorben físicamente o dispersan la radiación ultravioleta. Proporcionan un amplio espectro de forma natural contra los rayos UVA y UVB. Estos generalmente son los ingredientes del protector solar preferidos para las pieles sensibles o reactivas, así como también para las afecciones inflamatorias como el acné y la rosácea.

Ejemplos:

- Óxido de zinc
- **Dióxido de titanio:** protector solar físico inorgánico que refleja la radiación UV.

VERIFICACIÓN

10. ¿Cuáles son los dos tipos principales de ingredientes en la química cosmética?
11. ¿Por qué son necesarios los conservantes en los productos cosméticos?
12. ¿Dónde se originan los ingredientes vegetales?
13. ¿Cuál es la diferencia principal entre un ingrediente de exfoliación mecánico y un ingrediente de exfoliación químico?
14. ¿Cuáles son los dos tipos de ingredientes en los protectores solares, y cómo funcionan?

Identificar los ingredientes benéficos para los diversos tipos y afecciones de la piel

Los productos son formulados precisamente con ingredientes para tratar los tipos de pieles secas, normales, mixtas y grasas. Muchos productos pueden también incluir ingredientes para mejorar las afecciones como el acné, la hiperpigmentación, la rosácea y los signos del envejecimiento.

Determinar qué ingredientes son los más adecuados para las necesidades de cada persona es un paso importante en la selección del producto. También es muy importante recordar que los mejores resultados se logran al combinar diversos ingredientes de rendimiento dentro de los productos. Elegir solo un ingrediente nunca tendrá el mismo resultado que se puede lograr al utilizar una mezcla potente de ingredientes de rendimiento.

Muchos ingredientes en las formulaciones para el cuidado de la piel tienen diversos beneficios y pueden tratar diferentes tipos de pieles y afecciones al mismo tiempo. Consulte la **Tabla 6–3** para los ingredientes de rendimiento comunes encontrados en los cosméticos junto con los beneficios y los tipos y afecciones de la piel más recomendados.

▼ **TABLA 6–3** Ingredientes de rendimiento común en los productos para el cuidado de la piel

Ingrediente	Beneficios	Seca	Deshidratada	Mixta	Grasa	Acné / problemático	Sensible / Reactivo	Hiperpigmentación	Madura o envejecida
Bayas de acai	Potente antioxidante, antinflamatorio, da brillo al tono de la piel, evita el envejecimiento						•	•	•
Extracto de algas	Conocido comúnmente como algas marinas humectan, hidratan, desintoxican, reponen las vitaminas esenciales y minerales, ricas en antioxidantes		•	•	•				•
Alantoína	Humecta, calma, suaviza, protege, ayuda a la cicatrización de heridas, promueve la proliferación de células y la longevidad	•					•		•
Aloe vera	Humecta, hidrata, suaviza, cicatriza, es antimicrobiano, antinflamatorio, alivia, calma	•	•	•	•	•	•	•	•
Ácido alfalipoico	Antioxidante universal, antinflamatorio, evita el envejecimiento, mejora la exfoliación natural, minimiza los poros, calma, reduce la hinchazón	•	•	•	•	•	•	•	•
Rosa alpina célula troncal de la planta	Repara las células, mejora la función de barrera, mejora la regeneración epidérmica	•					•		•
Arbutina	Aclarador natural de la piel, supresor de la melanina							•	

(Continuación)

(Continuación)

Ingrediente	Beneficios	Seca	Deshidratada	Mixta	Grasa	Acné / problemático	Sensible / Reactivo	Hiperpigmentación	Madura o envejecida
Aceite de argán	Emoliente liviano de aceite vegetal, contiene lípidos benéficos y ácidos grasos para la piel, incluyendo ácido oleico, ácido palmítico, ácido linoleico, antioxidante; reemplaza la hidratación natural de la piel	•	•						•
Arginina®	Marca registrada para la mezcla de neuropéptidos, retrasa las contracciones musculares, suaviza la textura								•
Arnica montana	Antiséptica, astringente, antinflamatoria; alivia, calma			•	•	•	•		
Aceite de aguacate	Emoliente, calmante, alto en vitaminas A, D, E, antioxidante	•							•
Ácido azelaico	Antinflamatorio, aclarante, antibacteriano					•	•	•	
Azuleno	Antinflamatorio, calmante						•		
Bambú	Evita la pérdida de humedad, antioxidante, calmante, astringente			•	•	•	•	•	
Gayuba	Aclarador natural de la piel, supresor de la melanina, calmante						•	•	
Peróxido de benzoilo	Agente antibacteriano efectivo que combate el *Propionibacterium acnes*					•			
Caléndula	Emoliente, calmante, cicatrizante, antinflamatoria, antiséptica, antipruriginoso	•					•		
Caviar	Repara las células, hidrata, nutre, restaura, alto en aminoácidos, vitaminas y minerales	•							•
Centella asiática	También conocida como centella india y gotu kola, nutre, cicatriza, antinflamatoria, antirritante, estimula el crecimiento de las células nuevas, crea colágeno, mejora la circulación	•					•		•
Ceramidas	Ayudan a reparar la función de protección, humectan, mejoran la hidratación, suavizan	•					•		•
Manzanilla	Calmante, antinflamatoria, antipruriginoso, antiséptica, purifica			•	•	•	•		
Carbón	Desintoxica, absorbe la grasa y los desechos			•	•	•			

(Continuación)

(Continuación)

Ingrediente	Beneficios	Seca	Deshidratada	Mixta	Grasa	Acné / problemático	Sensible / Reactivo	Hiperpigmentación	Madura o envejecida
Coenzima Q-10	Poderoso antioxidante que protege y revitaliza las células de la piel								•
Oro coloidal	Cicatriza, da firmeza y un brillo saludable a la piel						•		•
Plata coloidal	Antinflamatoria, cicatrizante, antibacteriana					•	•		
Pepino	Humectante, antioxidante, antinflamatorio, calmante, reduce la hinchazón		•				•		
Equinácea	Cicatrizante, astringente, antibacteriana			•	•	•			
Edelweiss Célula troncal de la planta	Repara las células, potente antioxidante, cicatriza el tejido dañado causado por la inflamación o trauma, estimula la regeneración del colágeno					•	•	•	•
Enzimas	Exfolian la superficie suavemente, suavizan, incrementan la hidratación	•	•	•			•		•
Eucalipto	Antinflamatorio, antibacteriano				•	•			
Aceite de onagra	Emoliente, hidratante, mejora la función de barrera, calmante, cicatrizante, antinflamatorio	•					•		
Geranio	Antinflamatorio, antirritante, astringente, antibacteriano, cicatrizante			•	•	•			
Jengibre	Antibacteriano, antinflamatorio, calma, alivia					•	•		
Ginseng	Nutre, aumenta el colágeno, da brillo, promueve la regeneración celular saludable, cicatrizante, antinflamatorio, equilibra la producción de grasa				•	•	•	•	•
Glicerina	Humecta, hidrata	•	•						
Ácido glicólico	Alfahidroxiácido soluble en agua, exfolia, mejora la hidratación, disminuye los signos del envejecimiento	•	•	•	•	•		•	•
Grosella espinosa	Antioxidante, aclarador natural de la piel, supresor de la melanina							•	
Uvas célula troncal de la planta	Repara las células, protege contra el estrés de los rayos UV, combate el fotoenvejecimiento, retrasa el proceso del envejecimiento natural						•	•	•

(Continuación)

(Continuación)

Ingrediente	Beneficios	Seca	Deshidratada	Mixta	Grasa	Acné / problemático	Sensible / Reactivo	Hiperpigmentación	Madura o envejecida
Aceite de semillas de uva	Emoliente liviano, nutre, humecta, rico en vitaminas y ácidos grasos esenciales, antioxidante, equilibra la grasa	•		•					•
Té verde	Potente antioxidante, con diversos beneficios que evitan el envejecimiento, da brillo, mejora la fotoprotección, antinflamatorio, calmante, antibacteriano, reduce la hinchazón	•	•	•	•	•	•	•	•
Hexilresorcinol	Aclarador de la piel, antiséptico, da firmeza						•	•	•
Hibisco	Antioxidante, humectante, antimicrobiano			•			•		
Miel	Humectante, antioxidante, calmante, alisante, antibacteriano, aclarante			•	•	•	•		
Ácido hialurónico	Humectante, evita la pérdida de agua transepidérmica			•					
Hidroquinona	Agente blanqueador químico, inhibidor de la tirosinasa							•	
Musgo irlandés	También conocido como alga roja, emoliente, humectante, calmante, alisante, antinflamatorio	•	•				•		
Enebro	Antiséptico, astringente				•	•			
Caolina	Arcilla absorbente de la grasa, calma, alivia			•	•	•	•		
Fermentación Kójica	Aclarador natural de la piel, supresor de la melanina							•	
Ácido láctico	Alfahidroxiácido soluble en agua, exfolia, da brillo al tono de la piel, incrementa la hidratación	•	•	•	•			•	•
Fermentados con lactobacillus	Probióticos, equilibran y mantienen a las bacterias saludables en la piel mientras combaten a las bacterias dañinas, fortalecen la función de barrera, promueven un sistema inmunológico saludable, disminuyen la sensibilidad, antinflamatorios, incrementan la hidratación	•	•	•	•	•	•	•	•
L-ácido ascórbico	Forma ácida de vitamina C, aclarador natural de la piel, estimula la síntesis del colágeno, exfolia			•	•			•	•
Extracto de limón	Astringente, da brillo			•	•				
Regaliz	Antioxidante, antinflamatorio, aclarador natural de la piel y supresor de la melanina						•	•	

(Continuación)

(Continuación)

Ingrediente	Beneficios	Seca	Deshidratada	Mixta	Grasa	Acné / problemático	Sensible / Reactivo	Hiperpigmentación	Madura o envejecida
Lila célula troncal de la planta	Repara células, antioxidante, da brillo, antinflamatorio, reduce las lesiones del acné				•	•	•	•	
Azucena célula troncal de la planta	Repara las células, da brillo a la piel, inhibe la transferencia de melanosoma, equilibra el tono de la piel, fomenta la regeneración epidérmica, estimula la producción de colágeno y elastina							•	•
Ácido mandélico	Alfahidroxiácido suave, soluble en agua, exfolia, da brillo, suaviza la textura, antibacteriano, regula la producción de sebo	•	•	•	•	•	•	•	•
Mastiha	Antioxidante, antinflamatorio, fortalece el sistema inmunológico, antimicrobiano, minimiza los poros, da un brillo natural a la piel	•	•	•	•	•	•		
Matrixyl®	Marca registrada para un péptido que evita el envejecimiento, no irrita, estimula la síntesis del colágeno y la producción de la elastina, fortalece, repara y suaviza la textura, brinda firmeza								•
Ulmaria	Alta en ácido salicílico natural, astringente, antioxidante, antinflamatoria				•	•	•		
Aceite mineral	Emoliente, ayuda a mejorar la función de barrera, calmante, se considera uno de los ingredientes humectantes no sensibilizante más seguros	•							
Morera	Aclarador natural de la piel, supresor de la melanina							•	
Niacinamida	También conocida como vitamina B3 y ácido nicotínico, mejora la función de barrera, antinflamatorio, protege la piel de los rayos UV, mejora la textura, da brillo, minimiza los poros	•	•	•	•	•	•	•	•
Oligopéptido-8	Péptido, antimicrobiano que combate el *P. acnes*					•			
Aceite de oliva	Emoliente, antioxidante, hidratante	•							•
Anaranjado célula troncal de la planta	Repara las células, incrementa la actividad de los fibroblastos dérmicos, fortalece, restaura	•							•
Pantenol	Vitamina B5, humectante, hidratante, antinflamatorio, suaviza, estimula la proliferación celular, ayuda en la reparación del tejido	•	•				•		•
Flor de la Pasión	Antioxidante, relaja las contracciones del músculo, alisa las arrugas								•

(Continuación)

(Continuación)

Ingrediente	Beneficios	Seca	Deshidratada	Mixta	Grasa	Acné / problemático	Sensible / Reactivo	Hiperpigmentación	Madura o envejecida
Petrolato	Emoliente y protector de la piel, refuerza la humectación, calmante	•							
Granada	Potente antioxidante, antinflamatorio, evita el envejecimiento, calmante						•		•
Calabaza	Antioxidante, rica en vitaminas y minerales, calmante, alisante, equilibra la producción de grasa, minimiza los poros, exfolia, da brillo			•	•	•			
Frambuesa roja	Potente antioxidante, antinflamatorio, calmante, mejora la protección natural de los rayos UV						•		•
Resveratrol	Potente antioxidante, antinflamatorio, estimula la producción de colágeno, suaviza la textura						•		•
Retinol	Derivado de la vitamina A, antioxidante, rejuvenece, exfolia, da brillo, suaviza, brinda firmeza, mejora todas las afecciones de la piel, ayuda a que las células maduren con normalidad	•	•	•	•	•	•	•	•
Rumex	Supresor de la melanina, antinflamatorio, da brillo							•	
Ácido salicílico	Ácido beta hidróxido soluble en aceite, exfolia, ayuda a desbloquear poros, antibacteriano, astringente			•	•	•			
Aceite de espino amarillo	Emoliente liviano, antinflamatorio, antimicrobiano, equilibra la producción de sebo, cicatrizante	•			•	•	•		
Hinojo marino célula troncal de la planta	Repara las células, abrillantador de piel orgánica, ayuda a reparar el daño del melanocito							•	•
Extracto de roble marino	Mejora la protección natural de los rayos UV, da brillo, antibacteriano						•	•	
Gorgonia	Antinflamatorio, calmante						•		
Manteca de karité	Emoliente no comedogénico, hidrata, suaviza y alisa, rico en antioxidantes	•	•	•	•	•	•	•	•
Setas de pendientes de plata	También conocidas como Tremella, humectante, hidratante, antinflamatorio, suavizante	•	•			•	•		
Bulbo de azafrán de nieve	Evita el envejecimiento, impulsa la producción de colágeno y elastina, estimula los factores de crecimiento, suaviza y da firmeza								•
Escualano	Emoliente, humecta y lubrica, suaviza, alisa y es antirritante	•					•		•

(Continuación)

(Continuación)

Ingrediente	Beneficios	Seca	Deshidratada	Mixta	Grasa	Acné / problemático	Sensible / Reactivo	Hiperpigmentación	Madura o envejecida
Azufre	Antiséptico, reduce la actividad de las glándulas sebáceas, elimina la capa superficial de células muertas					•			
Copo de nieve de verano	Retrasa el proceso de envejecimiento de la piel, incrementa las defensas naturales de la piel del daño oxidativo, suaviza, da brillo							•	•
Célula troncal de la planta de manzana suiza	Repara células, restaura, potente antioxidante, retrasa el proceso de envejecimiento de las células, cicatriza, antinflamatorio	•					•		•
SYN®-AKE	Marca registrada para la mezcla de neuropéptidos, retrasa las contracciones musculares, suaviza la textura								•
Aceite del árbol de té	Antibacteriano, antimicrobiano, antimicótico, promueve la cicatrización			•	•	•			
Tetrahexildecil ascorbato	También conocido por su nombre comercial BV-OSC; forma soluble en agua de vitamina C, antioxidante, antinflamatorio, da brillo, suprime la melanina, estimula la síntesis del colágeno						•	•	•
Tomillo	Antioxidante, antinflamatorio, antibacteriano					•	•		
Vitamina A	Antioxidante, protege del daño de los rayos UV, retrasa los signos de envejecimiento, fomenta la producción celular saludable de la piel, mejora el sistema inmunológico	•	•	•	•	•	•	•	•
Vitamina C	Antioxidante, antinflamatorio, da brillo, estimula la síntesis del colágeno	•	•	•	•		•	•	•
Vitamina E	Antioxidante soluble en aceite y neutraliza los radicales libres, antinflamatorio, humecta, hidrata, ayuda a restaurar la función de barrera	•					•		•
Té blanco	Humectante, antimicótico, antimicrobiano, antioxidante, astringente		•	•	•	•	•		
Corteza de sauce	Contiene componentes de ácido salicílico natural, antimicrobiano, astringente			•	•	•			
Agua de hamamelis	Antinflamatorio, astringente, antimicrobiano, cicatriza las heridas, suaviza, humecta		•	•	•	•	•		

Todos los tipos y afecciones de la piel

Todos, independientemente del tipo de piel o la afección, necesitamos aplicar ingredientes de forma diaria para mantener una óptima salud de la piel. La piel debe tener una hidratación adecuada, nutrición básica y protección de las agresiones todos los días del año. Siempre que se cuente con este equilibrio saludable también se evitará el envejecimiento prematuro de la piel y el daño de las células.

Los ingredientes para la exfoliación también pueden ser altamente benéficos y se seleccionan para los diferentes tipos de piel. Estos generalmente se encuentran en los productos para el cuidado de la piel que se utilizan diariamente, aunque algunos productos pueden estar formulados para utilizarlos con más frecuencia.

TIPOS DE INGREDIENTES UNIVERSALES

- Antioxidantes
- Vitaminas
- Minerales
- Ingredientes del protector solar físico

PIEL MIXTA

La meta de tratar la piel mixta es mantener un equilibrio saludable entre el agua y el aceite. Las áreas secas o deshidratadas necesitan hidratantes e incrementar la hidratación interna, mientras que las áreas grasas requieren de cuidados especiales para reducir la hiperactividad de las glándulas sebáceas y evitar que los poros se obstruyan, teniendo como consecuencia la aparición de acné.

Tipos de ingredientes

- Emolientes
- Hidratantes
- Regulación / equilibrio del aceite

SECA

La meta al tratar la piel seca es proporcionar hidratación, reabasteciendo y restaurando los ingredientes de la piel.

Tipos de ingredientes

- Ceramidas
- Emolientes
- Hidratantes

DESHIDRATACIÓN

La meta al tratar la piel deshidratada es restaurar la hidratación interna de la piel y retener la humedad, previniendo la pérdida de agua transepidérmica (TEWL).

Tipos de ingredientes

- Hidratantes
- Emolientes livianos a ricos con base en los tipos de piel

GRASA

La meta al tratar la piel grasa es proporcionar ingredientes que reduzcan la hiperactividad de las glándulas sebáceas, promoviendo un equilibrio de agua y aceite saludable y evitar que los poros se obstruyan, teniendo como consecuencia la aparición de acné.

Tipos de ingredientes

- Hidroxiácidos
- Emolientes hidratantes y livianos
- Regulación / equilibrio del aceite
- Clarificante, desintoxicante

ACNÉ / PROBLEMÁTICO

La meta al tratar el acné y la piel problemática es reducir la hiperactividad de las glándulas sebáceas, promover un equilibrio de agua y aceite saludable, evitar que los poros se obstruyan, impedir la aparición de la bacteria causante del acné, y reducir la inflamación asociada con las lesiones inflamadas. Puede que los clientes también quieran considerar buscar la asistencia de un profesional en lo que respecta a los factores internos como la dieta, el estrés y los cambios hormonales debido a que contribuyen a la afección del acné.

Tipos de ingredientes

- Antibacteriano / antimicrobiano
- Antinflamatorio, calmante
- Emolientes hidratantes y livianos
- Aceite equilibrante, clarificante, desintoxicante
- Retinoides
- Probióticos tópicos

SENSIBLE / REACTIVO

La meta al tratar la piel sensible y reactiva es elegir productos con ingredientes para aliviar, calmar, reducir la inflamación, cicatrizar y ayudar a restaurar la función de barrera de la piel. Muchos clientes con rosácea pueden también obtener beneficios de estos tipos de ingredientes.

Tipos de ingredientes

- Antinflamatorio, calmante
- Antirritante
- Ceramidas
- Humectantes, emolientes con base en los tipos de piel
- Probióticos tópicos
- Cicatrización, alta en EFA (ácidos grasos esenciales)

HIPERPIGMENTACIÓN

La meta al tratar la hiperpigmentación es utilizar productos con una mezcla de ingredientes que reducirán la temperatura y la inflamación dentro de la piel acompañado por aclaradores y abrillantadores para reducir las áreas pigmentadas y minimizar la producción de melanina. Además de estos ingredientes, la utilización diaria del protector solar de amplio espectro, preferentemente físico de factor 30 o mayor, se recomienda para prevenir el oscurecimiento de las áreas pigmentadas.

Tipos de ingredientes

- Antinflamatorio, calmante
- Retinoides
- Aclaradores y aumentadores de brillo

PIEL MADURA O ENVEJECIDA

La piel madura o envejecida puede padecer diversas afecciones, incluyendo sequedad, deshidratación, inflamación e hiperpigmentación. Además, las líneas, arrugas, la piel flácida y dañada por el sol pueden ser visibles. Los ingredientes claves son beneficiosos (especialmente combinados) al ayudar al incremento de la síntesis de colágeno y mejorar la apariencia de la piel envejecida. Algunos también tienen propiedades para restaurar, rejuvenecer y proteger las membranas celulares del daño oxidativo y evitar que el colágeno se destruya.

Tipos de ingredientes

- Ceramidas
- Humectantes, emolientes con base en los tipos de piel
- Factores de crecimiento
- La vitamina C
- Péptidos
- Retinoides

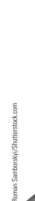

Roman Samborskyi/Shutterstock.com

VERIFICACIÓN

15. ¿Qué cuatro tipos de ingredientes universales son beneficiosos para todos los tipos y afecciones de la piel?
16. ¿Cuál es el objetivo al tratar la piel mixta, y qué cuidado es necesario?
17. ¿Qué tipos principales de ingredientes son beneficiosos para tratar la piel deshidratada?
18. ¿Qué afecciones de la piel y signos visibles de envejecimiento se pueden ver en la piel madura?

Seleccionar productos adecuados para los tratamientos faciales y el uso en el hogar

Los productos utilizados en los tratamientos y para el cuidado en el hogar pueden representar una diferencia significativa en la salud y la apariencia de la piel. Comprender y seleccionar los productos correctos es fundamental en un programa del cuidado de la piel y, en definitiva, para determinar los resultados generales (**Figura 6–10**). Esta es la razón por la cual los productos son el sustento de la carrera de un esteticista.

Los productos vienen en diversas formas y existen literalmente incontables ingredientes para crear formulaciones. A través de la investigación continua y los avances en la tecnología, los químicos cosméticos desarrollan constantemente productos nuevos para utilizarlos en el cuidado profesional de la piel.

La mayoría de los productos para el cuidado de la piel pueden agruparse en las siguientes categorías principales:

- Limpiadores
- Tonificantes
- Exfoliantes
- Mascarillas
- Productos para masajes
- Sueros y ampollas
- Cremas hidratantes
- Productos especiales para ojos y labios
- Protección solar

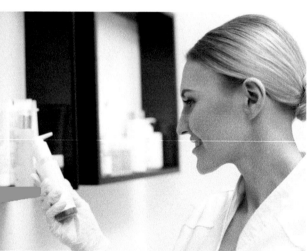

▲ **FIGURA 6–10** Para obtener los mejores resultados y una piel más saludable, los esteticistas deben elegir los productos correctos para el tratamiento de cada cliente y el programa de cuidado en el hogar.

Limpiadores

Desde los limpiadores suaves y calmantes hasta las fórmulas de limpieza profunda, los limpiadores se pueden encontrar en diversas formas y contener una amplia variedad de ingredientes para abordar los diferentes tipos y afecciones específicas de la piel.

Beneficios:

- Disuelven el maquillaje, el aceite y la suciedad para mantener los poros limpios y preparar la piel para otros productos.
- Los ingredientes adicionales pueden ayudar a tratar ciertas afecciones de la piel como la sequedad, la sensibilidad, la deshidratación y el acné.

TIPOS DE LIMPIADORES

Las **aguas limpiadoras** (también conocidas como *agua micelar*): líquidos de limpieza, le dan el tono y acondicionan a la piel en un solo paso, formuladas para todos los tipos de piel. Estos limpiadores están compuestos por moléculas de aceite microscópicas (llamadas micelas) que se encuentran suspendidas en agua purificada. Son esparcidos por la piel con una almohadilla de algodón y no se enjuagan. Remueven la suciedad, el aceite, y el maquillaje con facilidad sin perturbar el equilibrio del pH natural de la piel.

Los **geles de limpieza:** limpiadores en espuma con base de agua; generalmente el tipo de limpiador más popular. Los geles de limpieza se pueden formular para todos los tipos de piel.

Lociones de limpieza: emulsiones livianas normalmente preferibles para los tipos de piel normal a seca. Estos limpiadores no eliminan el aceite natural de la piel o el equilibrio del pH.

Cremas de limpieza: emulsiones ricas de agua en aceite que se usan principalmente para disolver el maquillaje y la suciedad. Son adecuadas para las pieles muy secas y maduras. Los actores y otros artistas las utilizan para eliminar el maquillaje escénico pesado.

Los **aceites de limpieza:** son muy populares para todos los tipos de piel. Estas fórmulas contienen aceites beneficiosos o "buenos" para quitar el maquillaje, la suciedad, el exceso de sebo y los contaminantes de la superficie de la piel. Se pueden usar solos, o como el primer paso en un método de "limpieza doble". Para este método, un aceite de limpieza se utiliza primero para disolver el maquillaje, el protector solar, la suciedad y el aceite que los limpiadores a base de agua no pueden disolver por completo. Luego de quitar el aceite de limpieza, un segundo limpiador, específico para el tipo de piel, se utiliza para completar el proceso de limpieza.

Tonificantes

Tonificantes son líquidos a base de agua que se aplican a la piel luego de la limpieza con un almohadilla de algodón o que se rocían directamente sobre la piel, evitando la zona de los ojos. Los tonificantes sin alcohol, también conocidos como **refrescantes** o las lociones refrescantes, contienen ingredientes vegetales e hidratantes para calmar la piel. Los tonificantes formulados para las pieles grasas o propensas al acné, también conocidos como **astringentes** también pueden contener hidroxiácidos y diversas cantidades de alcohol.

Beneficios:
- Eliminan los residuos que dejan los limpiadores u otros productos.
- Suavizan la piel y permiten una mejor absorción de otros productos.
- Restauran el pH natural de la piel después de la limpieza y la hidratan.
- Producen un efecto de tensión temporaria, tanto en la piel como en las aberturas de los folículos.

Exfoliantes

Los productos utilizados para exfoliar la piel pueden incluir un solo ingrediente exfoliante, o mezclas de diversos exfoliantes además de elementos vegetales e hidratantes.

¡PRECAUCIÓN!
Como estudiante, debe recibir siempre la capacitación directamente de su instructor antes de intentar procedimientos de exfoliación. Si se abusa o se realiza incorrectamente, la exfoliación puede causar irritación y daños en la piel y en los capilares.

¡PRECAUCIÓN!

No use gránulos, ni ninguna técnica fuerte de exfoliación en las siguientes afecciones de la piel, con el fin de evitar dañarla:

- Piel sensible
- Piel con capilares visibles
- Piel delgada que se enrojece con facilidad
- Piel avejentada y delgada que se magulla fácilmente
- Piel propensa al acné con pápulas y pústulas inflamadas
- Clientes que utilizan productos para el cuidado de la piel que contengan retinol o hidroxiácidos
- Piel que está siendo tratada con medicamentos de prescripción como la tretinoína (Retin-A®), isotretinoína (Amnesteem®), adapaleno (Differin®), tazaroteno (Tazorac®), otros medicamentos para el acné, ácido azelaico alfahidroxiácidos (AHA), o ácido salicílico (presente en muchos productos comunes para la piel).

Para la utilización en el hogar, los **exfoliantes** se utilizan luego de una limpieza. La frecuencia de uso depende del tipo o afección de la piel y de las instrucciones del fabricante. En los tratamientos faciales, los exfoliantes generalmente se utilizan luego de una limpieza y tonificación.

Es muy importante seleccionar el exfoliante apropiado de acuerdo con el tipo y afección de la piel del cliente. Sea cuidadoso al exfoliar la piel. También es importante tener en cuenta que lo que los esteticistas dominan es la epidermis superficial, no realizan tratamientos que involucren las capas vivas de la piel debajo de la epidermis.

Beneficios:

- Suavizan, tensan y dan brillo a la tez.
- Mejoran la capacidad de la piel para retener la humedad y los lípidos.
- Incrementan la tasa de renovación celular, estimulan el flujo sanguíneo y la circulación.
- Los orificios de los folículos se vuelven más limpios, facilitan la limpieza profunda de los poros y la extracción.
- Aumentan la penetración del producto y la liberación de los ingredientes en la epidermis es más efectiva.
- Permiten la aplicación más uniforme y suave del maquillaje.

TIPOS DE EXFOLIANTES

Exfoliantes mecánicos: con frecuencia se hace referencia a ellos como exfoliantes físicos, pulen las células muertas de la superficie de la piel (**Figura 6–11**). Ejemplos de exfoliantes mecánicos incluyen limpiadores, exfoliantes granulares y mascarillas fabricadas con ingredientes como salvado del arroz, harina de almendras, perlas de jojoba o cristales de magnesio.

Exfoliantes químicos: contienen ingredientes como hidroxiácidos, componentes químicos y retinol. Para la utilización en el hogar, los exfoliantes químicos se pueden encontrar en los limpiadores, sueros, cremas y mascarillas y se utilizan de acuerdo con las instrucciones del fabricante.

Las soluciones de exfoliación química profesionales, generalmente llamadas soluciones de resurgimiento químicas, se pueden encontrar en forma de líquido o gel (**Figura 6–12**) y contienen concentraciones mucho más altas de agentes exfoliantes. Los productos y procedimientos de la exfoliación química se describen con más detalle en el capítulo 13, "Temas y tratamientos avanzados".

Enzimas: incluyen ingredientes como piña, **papaya** y enzimas de calabaza. Estos exfoliantes son suaves y se pueden utilizar tanto en tratamientos profesionales como en el hogar, en particular para pieles sensibles y reactivas. Los tipos más populares de exfoliantes de enzimas utilizados en tratamientos faciales son en forma de polvo que el esteticista puede mezclar con agua tibia o bien comprarla ya mezclada en una base similar a una mascarilla o gel.

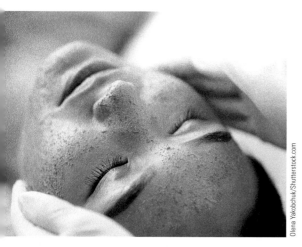

▲ **FIGURA 6–11** Los exfoliantes mecánicos físicamente eliminan las células muertas de la piel.

Olena Yakobchuk/Shutterstock.com

- **Tratamientos vegetales "gommage"** es un tipo de producto de enzima exfoliante también conocido como *mascarilla de enrollar*. Los tratamientos vegetales "gommage" son una crema o pasta que contiene enzimas. Se aplica a la piel, luego se deja secar levemente, permitiendo que las enzimas digieran las células muertas de la superficie. Luego se frota, o "enrolla", fuera de la piel, quitando las células muertas. Este tratamiento es en realidad la combinación de una enzima y un exfoliante mecánico.

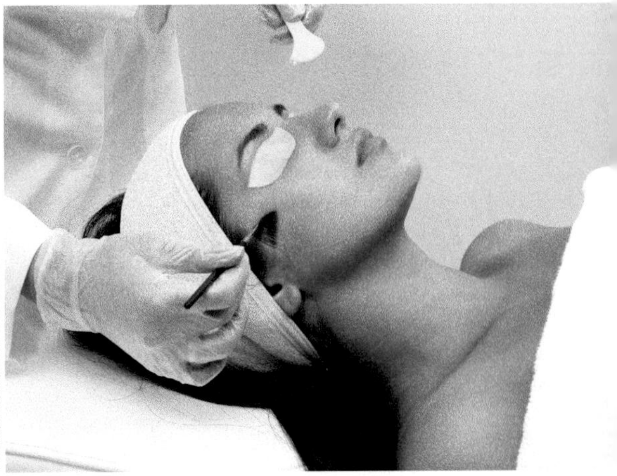

Mascarillas

Una **mascarilla** buena también conocida como *paquete* o *mas-carada*, puede hacer maravillas por la piel. Los ingredientes de la mascarilla pueden variar desde ingredientes vegetales calmantes e hidratantes, hasta absorbentes de aceite, hidroxiácidos para combatir el acné y más. Las mascarillas se pueden formular con arcilla, algas marinas o bases hidratantes y vienen en forma de polvo y premezclas. Las mascarillas le permiten al esteticista tratar diversas afecciones de la piel al mismo tiempo, y también son buenas para su utilización semanal en el hogar.

▲ **FIGURA 6–12** La aplicación de una solución AHA para la exfoliación química.

Beneficios:

- Tensan y tonifican, proporcionan luminosidad a la tez y rejuvenecen.
- Hidratan, nutren, calman y alivian.
- Aclaran, desintoxican, sacan las impurezas de los poros y eliminan las imperfecciones.

TIPOS DE MASCARILLAS

Sin ajuste: diseñadas para que la humedad permanezca en la piel para proporcionar nutrición. No se secan, endurecen o "ajustan". Son altamente benéficas para la piel sensible, inflamada, envejecida, seca y deshidratada. Pueden venir en forma de un gel que contenga ingredientes calmantes como el pepino y el aloe, o en crema compuesta de aceites de plantas humectantes y otros emolientes.

- Las *mascarillas de lámina* se consideran mascarillas sin ajuste. Están disponibles como paquete humectante individual o como láminas liofilizadas. Las mascarillas de lámina humectantes empaquetadas simplemente se aplican de forma directa a la piel hasta que se sacan (**Figura 6–13**). Las mascarillas de lámina liofilizadas son similares a una hoja de papel y están impregnadas con los ingredientes de rendimiento. Luego de que la lámina liofilizada se presiona contra la piel, se humedece y permanece húmeda hasta que se saca. Las mascarillas de lámina de colágeno son muy populares, debido a que son anchas, relajantes e hidratantes y disminuyen la aparición de arrugas.

Con ajuste: es una base que se seca y endurece luego de su aplicación. Existen varios tipos de mascarillas con ajuste.

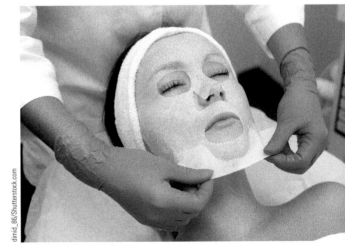

▲ **FIGURA 6–13** Las mascarillas de láminas humectantes sin ajuste son populares para el uso profesional o en el hogar.

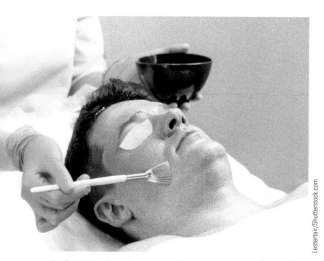

▲ **FIGURA 6–14** Mascarillas con ajuste de arcilla absorben el exceso de grasa y las impurezas de la piel a medida que la piel se seca y endurece.

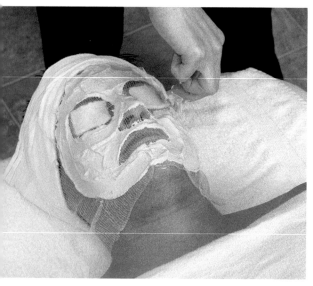

▲ **FIGURA 6–15** Las mascarillas con ajuste de alginato se quitan con facilidad.

- **Mascarillas de arcilla** absorben el exceso de grasa y las impurezas de la piel a medida que se secan y endurecen (**Figura 6–14**). La arcilla también estimula la circulación y contrae temporalmente los poros de la piel. Estas mascarillas generalmente contienen caolina, bentonita o sílice para los efectos de tensión y de absorción del sebo. Las mascarillas de arcilla a menudo se utilizan en pieles grasas, mixtas y problemáticas. Las mascarillas con ajuste que tienen carbón vegetal ayudan a desintoxicar la piel mientras que las que contienen azufre tienen propiedades curativas y antisépticas, además de efectos beneficiosos para el acné.

- **Mascarillas de alginato** generalmente son con base de algas marinas y se aplican luego de un suero o crema de tratamiento en tratamientos faciales. Vienen en forma de polvo y se mezclan con agua o sueros. Una vez mezcladas, se aplican rápidamente en el rostro y luego se secan para formar una textura engomada (**Figura 6–15**). Las mascarillas de alginato forman un sello que estimula a la piel para absorber el suero o la crema debajo de ella.

- **Mascarillas de modelado** también conocidas como *mascarillas térmicas*, se aplican luego del suero nutritivo en un tratamiento facial. Estas mascarillas contienen cristales especiales de yeso, un ingrediente similar a la argamasa. Las mascarillas de modelado se mezclan con agua inmediatamente antes de la aplicación, luego se aplican en una capa de aproximadamente 0,6 centímetros (¼ de pulgada) de grosor. Como las mascarillas de modelado se fijan y endurecen, ocurre una reacción química que aumenta de forma gradual la temperatura de la mascarilla que alcanza aproximadamente los 105 °F (40,5 °C). Esto ayuda a que los sueros aplicados debajo penetren mientras también se incrementa la circulación de la sangre. Luego de aproximadamente 20 minutos la mascarilla se enfría y se quita. Estas mascarillas profesionales pueden resultar pesadas en el rostro y no deben aplicarse en el cuello o a los clientes que sufran de claustrofobia.

- **Mascarillas de cera de parafina** son mascarillas faciales que contienen cera de parafina y se preparan especialmente en el salón. La cera se funde a una temperatura un poco mayor a la corporal (98,6°F [37°C]) antes de la aplicación. Una vez aplicada, la parafina se enfría hasta llegar a una temperatura tibia y se fija. Las mascarillas de parafina se aplican sobre una crema nutritiva, debido a que la parafina tibia permite una penetración más profunda de los ingredientes en la piel. El calor de la cera de parafina también estimula la circulación sanguínea y es beneficioso para la piel seca y madura o para la piel que luce apagada y sin vida. Tienen efecto de relleno y suavizado en la piel. El procedimiento de la mascarilla de parafina se trata en el capítulo 8, "Tratamientos Faciales".

Mascarillas personalizadas: mascarillas "caseras" mezcladas con ingredientes como frutas, vegetales, leche, yogurt, miel y avena. Estas mascarillas son beneficiosas, excepto cuando la persona es alérgica a un ingrediente en particular. Puede ser divertido experimentar con las mascarillas personalizadas, pero generalmente se hacen y utilizan en el hogar y no en el entorno profesional. La higiene, las reglamentaciones y la conveniencia impiden el uso de mascarillas caseras en el salón. Además, los productos no envasados por un fabricante podrían no estar contemplados por el seguro de un empleador.

Productos para masajes

Los productos para masajes están diseñados para proporcionar deslizamiento y flujo durante el masaje facial en un tratamiento profesional. Algunos también contienen ingredientes de rendimiento para nutrir y tratar la piel durante el procedimiento del masaje.

Beneficios:

- Mejoran el flujo de la microcirculación de la sangre en la piel, lo que brinda un brillo juvenil y saludable.
- Ayudan a fomentar el flujo óptimo de la linfa, lo que ayuda a la eliminación de toxinas.
- Reducen la hinchazón y mejoran la calidad general de la tez.
- Hidratan y nutren la piel.

TIPOS DE PRODUCTOS PARA MASAJES

Aceites para masajes: los aceites utilizados para los masajes faciales varían en grosor. Estos productos generalmente contienen una mezcla de aceites vegetales con ingredientes adicionales para abordar a los tipos y afecciones de la piel específicas. Entre los ejemplos se incluye el aceite de almendras dulces para piel normal a seca y el aceite de jojoba para la piel mixta a grasa. Los esteticistas experimentados que tomaron cursos adicionales y entrenamientos en aromaterapia también pueden crear mezclas de aceites esenciales personalizados si las regulaciones de la junta estatal lo permiten.

Cremas para masaje: ricas en consistencia, se sienten muy sofisticadas y contienen emolientes humectantes. Proporcionan un gran deslizamiento por un período de tiempo más largo, debido a que no son absorbidas con rapidez por la piel. Las cremas para masajes generalmente se utilizan en las pieles secas y maduras.

Lociones para masaje: de consistencia liviana y contienen una combinación de emolientes e hidratantes. Estos son los tipos de productos más universales para el masaje facial debido a una amplia selección de ingredientes que se mezclan para todos los tipos de piel.

Geles para masaje: mezcla soluble en agua que contiene hidratantes y una gran variedad de ingredientes vegetales. Estos son más adecuados para las pieles grasas, en especial si también se encuentran deshidratadas.

Sueros y ampollas

Sueros y ampollas contienen ingredientes de rendimiento altamente concentrados diseñados para afecciones específicas de la piel y para una penetración más eficaz en ella. Se pueden aplicar debajo de una crema hidratante, mascarilla o crema para masaje, o se pueden utilizar con máquinas en tratamientos faciales. Estos productos también son un paso importante en las rutinas del cuidado en el hogar.

Los sueros y las ampollas son básicamente el mismo tipo de producto. La diferencia entre un suero y una ampolla simplemente es el envase. Normalmente, los sueros se envasan en botellas dispensadoras o dosificadoras. Las ampollas son frascos de vidrio sellados pequeños que contienen una sola aplicación medida previamente.

Beneficios:

- Aumentan la hidratación y la nutrición.
- Ayudan a fortalecer, cicatrizar y reparar la piel.
- Evitan el envejecimiento, exfolia, da brillo y empareja el tono de la piel.
- Equilibran la producción de grasa y la prevención contra el acné.

Humectantes e hidratantes

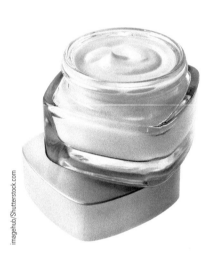

Humectantes e hidratantes abordan la importancia de mantener una piel saludable. Se aseguran de que la piel obtenga la humectación necesaria para permanecer saludable. Se aplican al final del facial y son ideales para usar dos veces al día en el hogar.

Aunque las dos palabras generalmente se utilizan indistintamente, existe una gran diferencia en cómo funcionan para lograr este resultado así como también los ingredientes en sus formulaciones. Es muy importante seleccionar la mejor crema hidratante o humectante con base en el tipo de piel y la afección para utilizar tanto en tratamientos faciales como en el hogar. Qué tan grasa o seca es la piel de forma natural y qué tan húmedo o seco es el ambiente ayudará a determinar qué tipo de producto es el mejor.

Beneficios:

- Nutren la piel al incrementar y mantener el contenido de agua básico.
- Protegen la piel de los elementos.
- Previenen el envejecimiento prematuro, combaten la sequedad y deshidratación.
- Equilibran el contenido de humedad de grasa y agua de la piel y evitan la superproducción de grasa.
- Mejoran diversas afecciones de la piel como el enrojecimiento y los signos de envejecimiento.

TIPOS DE CREMAS HIDRATANTES Y HUMECTANTES

Cremas hidratantes: incluyen cremas y lociones formuladas para crear una barrera protectora sobre la superficie de la piel para sellar la humedad y suavizar la piel. Loas cremas hidratantes ayudan a retener los aceites y lípidos naturales en la superficie de la piel. Las cremas hidratantes a base de aceite con emolientes más pesados son mejores para las pieles secas, mientras que las emulsiones livianas que se absorben rápidamente son mejores para las pieles mixtas a grasas.

Humectantes: generalmente productos sin aceite formulados con humectantes para captar el agua en la piel son beneficiosos para las pieles deshidratadas, grasas y problemáticas.

Cremas de tratamiento (también conocidas como *cremas nutritivas o cremas nocturnas*): diseñadas para hidratar, poner en buena condición y restaurar la piel especialmente durante la noche, cuando tiene lugar la reparación del tejido normal. Las cremas de tratamiento tienen una textura más pesada que las hidratantes de día y contienen diversos ingredientes de rendimiento para abordar a las afecciones específicas de la piel.

Productos especiales para ojos y labios

Los productos específicos para las áreas de alrededor de ojos y labios pueden abordar diversos tejidos en estas áreas y se pueden utilizar en el hogar, así como también se pueden utilizar en tratamientos faciales.

PRODUCTOS PARA OJOS

La piel ubicada alrededor de nuestros ojos es la más delgada y delicada del cuerpo y requiere de atención especial. Es frágil, más propensa a la sequedad, y dónde se pueden ver los signos de envejecimiento y fatiga con más rapidez. El movimiento constante y entrecerrarlos acelera la creación de "patas de gallo", y se pueden acumular fluidos debajo de los ojos lo que causa inflamación y ojeras. Desafortunadamente la escasez de pestañas y cejas también son parte del proceso de envejecimiento, perdiendo la longitud y abundancia que una vez existió.

Beneficios:

- Protegen el tejido delicado, proporcionan una apariencia más juvenil y previenen los signos prematuros de envejecimiento.
- Ayudan a reducir las líneas, arrugas, infamación, ojeras, deshidratación y sequedad.
- Mejoran el crecimiento, la longitud y el volumen de cejas y pestañas.

Bálsamos, cremas y geles: formulados para usos específicos y para mantener una piel saludable en el área que rodea a los ojos. Se puede encontrar una gran variedad de ingredientes de rendimiento en los productos para ojos, incluyendo péptidos, antioxidantes y ceramidas. Los bálsamos para los ojos son muy ricos en textura e incluyen ingredientes como el aceite de macadamia o aceite de coco. Las cremas para ojos son de consistencia más liviana y pueden incluir manteca de karité, siliconas, o aceites de plantas. Los geles para los ojos son muy livianos y contienen hidratantes como el ácido hialurónico, aloe, o glicerina.

Desmaquillador de ojos: ayuda a limpiar suavemente el maquillaje, en especial el rímel a prueba de agua. Los desmaquilladores de ojos están disponibles tanto en fórmulas elaboradas a base de aceite o las que son sin aceite. También pueden contener ingredientes vegetales calmantes como puede ser el pepino y la alantoína.

Realzador de pestañas y cejas: utilizado diariamente en el hogar para nutrir, acondicionar y realzar el crecimiento y volumen. La mayoría de los clientes comienzan a ver resultados luego de cuatro a ocho semanas, y los resultados más notorios se pueden ver entre la semana doce y dieciséis. La utilización de estos productos debe ser continua para mantener los resultados. Si se interrumpe la utilización, las pestañas y las cejas finalmente volverán a su estado original. Los productos disponibles incluyen el medicamento

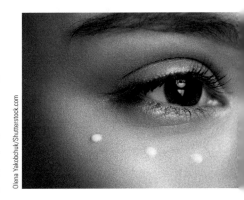

Olena Yakobchuk/Shutterstock.com

de prescripción Latisse® (solución oftálmica bimatoprost) así como también medicamentos de venta libre formulados con diversas vitaminas, ingredientes vegetales y péptidos.

PRODUCTOS PARA LABIOS

El envejecimiento y las agresiones ambientales causan la formación de líneas alrededor del borde bermellón. Los labios pueden perder la hidratación y el volumen con facilidad, se ponen secos, agrietados o partidos.

Beneficios:

* Protegen el tejido delicado, proporcionan una apariencia más juvenil y previenen los signos prematuros de envejecimiento.

* Proporcionan nutrientes e hidratantes para proteger de la pérdida de humedad y mejoran la sequedad y los labios agrietados.

* Restauran el volumen y color natural del labio, y suavizan las líneas alrededor del borde bermellón.

Bálsamos, cremas y aceites para labios: formulados para hidratar y suavizar los labios. Cuando se aplican al borde bermellón ayudan a suavizar las líneas y atenuar las arrugas. Algunos productos para el tratamiento de labios contienen derivados de colágeno para u otros agentes para rellenar los labios y restaurar el volumen natural. Los ingredientes exfoliantes y curativos se usan también como acondicionadores para labios.

Productos de protección solar (protectores solares)

Al dañar el ADN celular de la piel, la exposición excesiva a los rayos UV causa signos de envejecimiento prematuro en la piel y produce mutaciones genéticas que pueden llevar al cáncer de piel. Tanto el Departamento de salud y servicios humanos de los Estados Unidos como la Organización mundial de la salud identificaron a los rayos UV como carcinógenos humanos demostrados. La función de un producto para la protección solar es absorber, dispersar o reflejar los rayos UV dañinos antes de que tengan la posibilidad de interactuar con la piel. Los productos de protección solar se deben utilizar como último paso de un tratamiento facial, y es fundamental la utilización diaria en el hogar, durante todo el año.

Beneficios:

* Protegen a la piel de la exposición de radiación de los rayos UV, el cáncer de piel, el envejecimiento prematuro y el daño de la piel.

TASA DE FACTOR DE PROTECCIÓN SOLAR (SPF)

Una tasa de **factor de protección solar** es una medición de tiempo que determina *por cuánto tiempo* un producto de protección solar lo protegerá de los rayos UVB, la causa principal de las quemaduras de sol. El número de la tasa de SPF individual en un producto se utiliza para calcular esta longitud de tiempo. Por ejemplo, si alguien normalmente se quema luego de 20 minutos en el sol sin protección, un protector solar de factor 30 multiplica esos 20 minutos por 30 (la tasa SPF) que es igual a 600 minutos de protección, suponiendo que se aplicó correctamente. Sin embargo, sigue siendo necesario

¿SABÍA QUE...?

En los Estados Unidos, la FDA tiene un alto nivel de requisitos para los protectores solares.

* El término *bloqueador solar* no se puede utilizar en productos debido a que ningún producto puede bloquear el 100 por ciento de los rayos UVA y UVB.
* Los fabricantes no pueden etiquetar a los protectores solares como *resistentes al agua* o *resistentes a la transpiración* debido a que estas afirmaciones serían exagerar la efectividad de un producto.
* Los protectores solares tampoco pueden afirmar que brindan protección solar por más de dos horas sin volver a aplicarlo, o proporcionar protección inmediata luego de la aplicación (p. ej., *protección instantánea*) sin presentar datos que respalden estas afirmaciones y obtener la aprobación de la FDA.

volver a aplicar el protector solar con más frecuencia, en especial si existe una exposición directa a los rayos UV por largos períodos de tiempo.

En lo que concierne a *la cantidad real de rayos UBV bloqueados*, se estima que un protector solar de factor 15 bloquea aproximadamente el 93 % de la radiación UVB, mientras que un factor 30 bloquea casi el 97 %. Un factor 50 bloquea un estimado del 98 % de los rayos UVB. Los productos con un factor mayor proporcionan una cobertura adicional mínima, y generalmente contienen altas cantidades de ingredientes químicos de protección solar.

También es importante recordar que la tasa SPF no se aplica a los rayos UVA, que penetran en la piel con más profundidad que los rayos UVB. Se sabe que los rayos UVA son uno de los principales responsables del envejecimiento de la piel y la aparición de arrugas (fotoenvejecimiento). La exposición a los rayos UVA también contribuye al desarrollo del cáncer de piel, y hasta puede iniciarlo.

Utilice y recomiende siempre los productos de protección solar de amplio espectro que brindan protección contra los rayos UVA y UVB. Enseñe a los clientes sobre la importancia de la utilización diaria durante todo el año, así como también la aplicación adecuada. El mayor concepto erróneo en lo que respecta a la protección solar es que solo es necesaria durante los días soleados de verano. Estamos expuestos constantemente a los rayos UV, y son tan fuertes como para pasar a través de las nubes en cualquier momento del año.

TIPOS DE PRODUCTOS DE PROTECCIÓN SOLAR

Protectores solares básicos: cremas lociones y atomizadores de protector solar básico proporcionan solo la protección UV especificada y se aplican en el paso final de cualquier tratamiento para el cuidado de la piel.

Combinación de crema de día o loción con protección solar: muy popular, fácil de utilizar, producto multipropósito. Brindan los beneficios de una crema de día o loción con protección solar incluida en un simple paso. También pueden incluir otros ingredientes de rendimiento como antioxidantes e ingredientes vegetales. Los productos pueden no contener aceite o ser ricos en consistencia, debido a que están formulados para todos los tipos de piel.

Protector solar, cremas hidratantes y lociones con color: llevan la combinación de un producto para la protección solar un paso más allá, al brindar también una base de maquillaje liviana para equilibrar el tono de la piel. Los minerales saludables se utilizan con frecuencia para dar al producto un tinte o color natural.

Cremas BB: productos multifunciones para su utilización durante el día que incluyen una crema diaria, protector solar, cobertura de base de maquillaje, prevención contra el envejecimiento e ingredientes correctivos, todo en un simple paso, y se pueden utilizar en todos los tipos de piel.

Las cremas BB, abreviatura de "bálsamo de belleza" o "bálsamo contra manchas", se originaron en Corea. Un subproducto, la crema CC (color y corrección) es similar a la crema BB pero brinda una cobertura más pesada, similar a un corrector. Las cremas CC tienen agregados de ingredientes de rendimiento para ayudar a mejorar las imperfecciones de la piel como los puntos negros o el enrojecimiento.

Productos autobronceantes

Los productos autobronceantes incluyen rociadores, cremas, lociones y toallitas húmedas para proporcionar una apariencia bronceada. La mayoría de ellos están formulados con dihidroxiacetona (DHA), un ingrediente que reacciona con las proteínas de queratina de la superficie de la piel y las oscurecen. Estos productos *no* poseen protección de protector solar a menos que se indique específicamente en la etiqueta del producto, aunque muchos consumidores piensan lo contrario. Lucir como si estuviera bronceada no significa que la piel esté protegida contra quemaduras de sol o fotoenvejecimiento, por lo tanto, también es necesario utilizar un protector solar.

VERIFICACIÓN

19. ¿Cuáles son las categorías principales de los productos para el cuidado de la piel?
20. ¿Cuáles son los cinco beneficios de la exfoliación?
21. ¿Cuál es la diferencia entre una mascarilla con ajuste y una sin ajuste?
22. ¿Por qué el área de alrededor de los ojos requiere de una atención especial, y cuáles son las causas de los problemas con la piel alrededor de los ojos?
23. ¿Cuál es una tasa de factor de protección solar (SPF)?

Recomendar productos para el cuidado en el hogar con confianza

¿Usted sabe que el modo en que los clientes tratan su piel en sus hogares todos los días es más importante que recibir un tratamiento facial profesional? Algunos expertos estiman que el 80 % de los resultados de un tratamiento para el cuidado de la piel se determina por el cuidado en el hogar de forma diaria. Los tratamientos faciales profesionales definitivamente mejorarán e impulsarán estos resultados, sin embargo es más importante el cuidado diario adecuado para tener una piel hermosa y saludable.

Un aspecto importante del trabajo del esteticista es la venta al por menor de los productos. Es necesario para que usted y su negocio prosperen financieramente, y contar con los productos disponibles para que los clientes compren los ayudará a lograr sus metas de tener una piel saludable, brillante y hermosa.

Si el mundo de las *ventas* lo pone incómodo, entonces no venda, ¡recomiende! Si el cliente tiene una meta específica o una preocupación sobre su piel, sería un tremendo error permitir que se vaya sin proporcionarle sus recomendaciones profesionales para el cuidado en el hogar. Considérese a usted mismo como asesor del cuidado de la piel, terapeuta de la piel, o entrenador personal para el cuidado de la piel. ¡Los clientes esperan su consejo experto!

248   PARTE 1   Bases para la piel

(consulte la **Figura 6-16**). Mientras más sepa sobre sus productos e ingredientes, más seguro y exitoso será en la venta al por menor debido a que se dará de forma natural.

Tres pasos para una venta al por menor exitosa

1. BRINDAR INFORMACIÓN SOBRE EL PRODUCTO

La información es clave para su éxito y esto es especialmente cierto cuando se recomiendan productos para el cuidado en el hogar. Sea simple y conciso. Brindar demasiada información abrumará a la mayoría de los clientes. Destaque las características claves del producto, los ingredientes y cómo beneficiarán a la piel. También debe ser capaz de explicar porque los productos de uso profesional que solo se encuentran disponibles para los esteticistas titulados son mejores para la salud de la piel en comparación con los productos de venta libre que se pueden comprar en cualquier farmacia, en las grandes tiendas, en línea o de cualquier persona sin licencia y formada en el cuidado profesional de la piel:

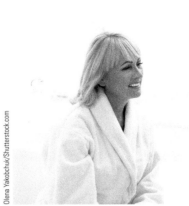
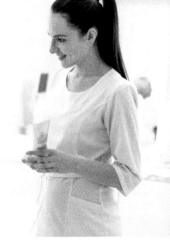

▲ **FIGURA 6–16** Los clientes esperan recibir el consejo experto del esteticista para logar sus metas. ¡No venda, recomiende!

- **Capacidad de personalizar de acuerdo a las afecciones y tipos específicos de piel:** las marcas de venta libre son realizadas para las masas. Los productos profesionales se diseñan para las diversas afecciones y tipos de piel, y los esteticistas tienen la capacidad de crear un tratamiento completamente personalizado para cualquiera que lo solicite.

- **Ingredientes de rendimiento de mejor calidad y cantidad:** los productos profesionales con una calidad y cantidad más altas de ingredientes de rendimiento y agentes activos se traducen en mejores y más efectivos resultados.

- **Concentrado y rentable:** aunque los productos profesionales pueden costar más que las marcas de venta libre, pueden ser mucho más accesibles con el tiempo debido a que son concentrados, no "diluidos". Cuando se necesita utilizar menos, el producto dura más. Algunos productos profesionales para el cuidado de la piel en realidad cuestan mucho menos que las marcas de alta gama de las tiendas departamentales.

2. PRESENTAR INSTRUCCIONES PRECISAS

Proporcione a los clientes instrucciones simples y precisas sobre cómo y cuándo utilizar el producto y también sobre cuánto utilizar cada producto. También es una gran idea dar a los clientes una hoja de instrucciones para el cuidado en el hogar con su nombre e información de contacto (**Tabla 6–4**). Recuerde decirles que lo contacten en caso de que tengan alguna duda o preocupación sobre sus productos para el cuidado en el hogar, y que usted está dispuesto a asesorarlos.

3. PRACTICAR EL SEGUIMIENTO PROFESIONAL

Una práctica correcta es realizar un seguimiento con los clientes después de que compraron los productos que usted recomendó, especialmente si son

SUGERENCIA

Con el fin de ahorrar tiempo y estar preparado para el período posterior a la consulta, prepare los productos para el cuidado en el hogar recomendados mientras el cliente se cambia después del facial. Muestre los productos que recomienda antes de que se vaya del salón.

▼ **TABLA 6–4** Hoja de instrucciones para el cuidado del cliente en el hogar

HOJA DE INSTRUCCIONES PARA EL CUIDADO DEL CLIENTE EN EL HOGAR Escriba las recomendaciones para los clientes de las líneas de productos que usted lleva. La mayoría de las empresas de productos proporcionan hojas para el cuidado en el hogar para entregar a los clientes.			
Día	**Noche**	**Semanalmente**	**Notas de producto**
Limpiador:	Limpiador:	Mascarilla:	
Tonificante:	Tonificante:	Exfoliante:	
Suero:	Suero:		
Crema para los ojos:	Crema para los ojos:		
Crema hidratante:	Crema hidratante:		
Protector solar:			
Otros:			

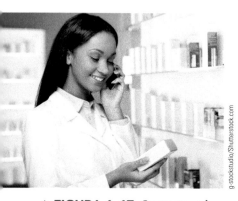

▲ **FIGURA 6–17** Contactar a los clientes dentro de una semana después de que compraron productos o se realizaron tratamientos inspira confianza.

nuevos y están dejando de utilizar marcas de venta libre. Esto verdaderamente lo distingue como profesional del cuidado de la piel. Contáctelos dentro de una semana y dígales que quiere saber cómo les va con los productos, si tienen alguna duda, y qué les parece (**Figura 6–17**).

Muchas veces, si existen problemas o dudas, los clientes eligen no preguntar y usted simplemente desaparece. Recuérdeles que este es un punto de partida y que puede que tenga que ajustar el tratamiento a medida de que sucedan cambios y llegue a conocer su piel y sus preferencias personales mucho mejor. Esto también le ayudará a construir una excelente relación a largo plazo, cuando sepan que estará con ellos en cada paso del tratamiento.

✔ VERIFICACIÓN

24. ¿Por qué es la venta al por menor un aspecto importante del trabajo del esteticista?
25. ¿Cuáles son los tres pasos de la venta al por menor exitosa?
26. Nombre tres beneficios de los productos para el cuidado profesional de la piel en comparación con las marcas de venta libre.

Resumir los puntos que debe tener en cuenta al elegir una línea profesional para el cuidado de la piel

La mayoría de los esteticistas deberán elegir una línea profesional para el cuidado de la piel en algún punto de su carrera. Esta es una de las decisiones más importantes que un esteticista debe tomar sobre su negocio (**Figura 6–18**). Ya sea que un especialista trabaje por su cuenta o que participe en la elección de las líneas de productos para el dueño del salón, la línea de productos y las ventas minoristas afectan el éxito del negocio. También es importante recordar que cuando elige una línea de producto, también está eligiendo una compañía con la que tendrá una sociedad a largo plazo. Un fabricante le puede ofrecer los productos más increíbles, pero si no brindan respaldo en capacitación y marketing para ayudar a que su negocio crezca y sea exitoso, puede que no sea la sociedad adecuada para usted.

Al elegir una línea de productos, tenga en cuenta los siguientes puntos:

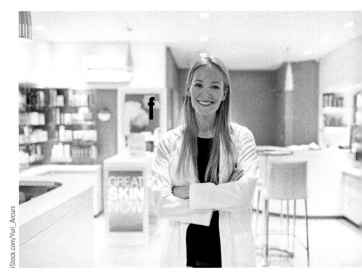

▲ **FIGURA 6–18** Una de las decisiones principales en la carrera de un esteticista es elegir una línea profesional para el cuidado de la piel.

- ¿Es versátil el rango de productos, es decir, existen productos disponibles para todos los tipos y afecciones de la piel?
- ¿Los ingredientes son beneficiosos y de alta calidad?
- ¿Son accesibles los costos de la venta mayorista y los precios de la venta minorista para usted y para los clientes?
- ¿El fabricante requiere de una compra mínima en montos o en cantidades de productos?
- ¿Cuáles son las oportunidades de formación y de capacitación que brinda el proveedor? Las oportunidades de formación y las clases de capacitación le ayudan a ser más experimentado, seguro y exitoso.
- ¿Cuál es el respaldo comercial y el marketing que brinda el fabricante? Los costos de muestras y folletos, políticas de reembolso y artículos de marketing que pueden afectar su negocio.
- ¿Es reconocible y respetable el nombre del producto? Muchos clientes eligen un producto por la marca y la forma de comercializarlo.
- ¿Es el envase agradable y fácil de utilizar? El atractivo en la exposición puede ser un factor muy importante en el éxito de la venta al por menor.
- ¿El fabricante vende de forma exclusiva a los profesionales con licencia para el cuidado de la piel, o también le vende directamente a los consumidores a través de su propio sitio web o vendedores minoristas en línea autorizados? ¡Es muy importante saber esto debido a que la conveniencia de la venta en línea continuará creciendo! Si está invirtiendo tiempo en capacitar a los clientes sobre las recomendaciones del producto, realmente

Tasas de líneas de productos

Vea la **Tabla 6–5** para comparar y evaluar las líneas de productos. Haga una copia de la tabla o cree una y complete los espacios en blanco mientras toma muestras y prueba los distintos productos.

no será bueno para su negocio si ellos pueden adquirir los productos directamente o de un vendedor minorista en línea autorizado. Las marcas profesionales ahora están teniendo esto en cuenta y algunas implementaron programas para ayudar a los profesionales con licencia en este proceso. También tenga en cuenta cuando realiza su investigación que existen muchos vendedores de marcas profesionales *no autorizados* en Internet. Aunque los fabricantes apliquen pautas estrictas para prohibir la venta de sus productos en línea, personas inescrupulosas continuarán encontrando formas no éticas para ganar dinero fácil. Advierta a los clientes de que los productos no autorizados para la venta pueden en realidad dañar su piel debido a que muchos son viejos, están vencidos o son falsos.

Precios y costos de productos

Los precios y los costos de los productos son una consideración importante tanto para usted como para los clientes. Generalmente, el margen de ganancia de los productos de venta al por menor es de un 100 por ciento,

▼ **TABLA 6–5** Tabla para comparar y calificar líneas de productos

COMPARACIÓN Y CLASIFICACIÓN DE LÍNEAS DE PRODUCTOS Utilice su propio sistema de calificación (por ejemplo, califique los productos de 1 a 5 o de excelente a regular).								
Línea de productos:				**Requisitos de pedido mínimo:**				
Formación y capacitación proporcionada: SÍ ○ NO ○			**Productos de marketing disponibles:**					
	Limpiadores	**Tonificantes**	**Sueros**	**Cremas hidratantes**	**Exfoliantes**	**Mascarillas**	**Protectores solares**	**Otros**
Tipos de piel								
Ingredientes principales								
Gama de costos								
Calidad								
Textura								
Aroma								
Empaque								
¿Vende en línea? De ser así, ¿son vendedores minoristas autorizados? Lista de sitios web:								
Calificación general, notas:								

o el doble del costo mayorista del salón. También tenga en cuenta que además de los costos de productos mayoristas, los propietarios de los salones tienen otros gastos comerciales relacionados con los productos, incluyendo el envío, el almacenamiento, el inventario y los salarios de los empleados.

Una buena forma de determinar el costo real del producto consiste en dividir los precios de compra en costos diarios o semanales. Esto le brinda a los clientes una idea más clara de cómo afrontar el costo real del producto y de cuánto están gastando en realidad (que generalmente no debe superar el valor de una taza de café diaria).

Por ejemplo, si tiene un producto cotizado a $50 para 2 onzas (56 g) y se estima que debe durar seis meses:

- El costo por mes es de $8,33 (el precio de $50 se divide en seis meses).
- El costo por semana es de $2,08 (el precio de $8,33 para una mes se divide en cuatro semanas en un mes).
- Esto es solo $0,30 por día ($2,08 por semana divido en siete días de la semana).

¡Un muy buen precio para mantener una piel hermosa!

Recursos web

Para más información sobre las regulaciones, los ingredientes y formulaciones para el cuidado de la piel visite estos sitios web:
www.fda.gov
www.ams.usda.gov
www.personalcarecouncil.org
www.aad.org
www.cir-safety.org
www.cosmeticsdatabase.org
www.cosmeticsdesign.com
www.medscape.com
www.nsf.org
www.skincancer.org
www.rosacea.org

VERIFICACIÓN

27. Enumere sus tres consideraciones más importantes cuando elige una línea de producto.
28. ¿Cuál es una buena forma de determinar el costo real del producto?

PROGRESO DE LAS COMPETENCIAS

¿Cómo le está yendo con los productos para el cuidado de la piel: Química, ingredientes y selección?
A continuación, marque los objetivos de aprendizaje del capítulo 6 que considera que domina, deje sin marcar aquellos objetivos a los que deberá volver:

☐ Explicar cómo los productos para el cuidado de la piel y los ingredientes son importantes para los esteticistas.

☐ Describir las reglamentaciones en lo que respecta a los cosméticos, las leyes y la seguridad del producto.

☐ Distinguir las fuentes de los ingredientes de los cosméticos y los términos populares.

☐ Describir los tipos principales de ingredientes en la química cosmética.

☐ Identificar los ingredientes benéficos para los tipos y afecciones de la piel.

☐ Seleccionar productos adecuados para los tratamientos faciales y el uso en el hogar.

☐ Recomendar productos para el cuidado en el hogar con confianza.

☐ Resumir los puntos que debe tener en cuenta al elegir una línea profesional para el cuidado de la piel.

GLOSARIO

aceite de árbol de té	pág. 234	calmante y antiséptico con propiedades antimicóticas.
aceite de argán	pág. 229	derivado de los granos del árbol de argán, aceite vegetal muy liviano que se utiliza como emoliente.
aceite de coco	pág. 207	derivado del coco, uno de los aceites más grasos y pesados utilizados como un emoliente.
aceite de palma	pág. 207	derivado del aceite de la palmera, uno de los aceites más grasos y pesados utilizados como un emoliente.
aceite de semillas de cáñamo	pág. 207	derivado de las semillas de cáñamo, aceite vegetal muy liviano que se utiliza como emoliente.
aceite mineral	pág. 232	lubricante derivado del petróleo.
aceites esenciales	pág. 213	aceites derivados de hierbas que tienen diferentes propiedades y efectos sobre la piel y la psique.
ácido alfalipoico	pág. 228	una molécula natural que se encuentra en todas las células del cuerpo; es un poderoso antioxidante y es soluble en agua y en aceite.
ácido kójico	pág. 231	agente aclarante de la piel.
ácido salicílico	pág. 218	betahidroxiácido con propiedades exfoliantes y antisépticas; sus fuentes naturales incluyen el abedul dulce, la corteza del sauce y la gaulteria.
ácidos grasos	pág. 208	emolientes; lubricantes derivados de aceites vegetales o grasas animales.
agentes colorantes	pág. 214	sustancias como pigmentos o tintes vegetales o minerales que dan color a los productos.
agentes hidrófilos	pág. 220	ingredientes que atraen el agua a la superficie de la piel.
agentes quelantes	pág. 212	sustancia química que se agrega a los cosméticos para mejorar la eficiencia de los conservantes.
agua de hamamelis	pág. 234	se extrae de la corteza del árbol Hamamelis; actúa como calmante y, en una concentración mayor, como astringente.
alantoína	pág. 228	derivada de las raíces de la planta consuelda, ayuda a suavizar y proteger mientras calma la piel de forma activa.
alcohol	pág. 125	antiséptico y solvente utilizado en perfumes, lociones y astringentes; especialmente el alcohol desnaturalizado es una mezcla de etanol con un agente desnaturalizante.
alcoholes grasos	pág. 208	emolientes, ácidos grasos que han sido expuestos al hidrógeno.
alfahidroxiácidos	pág. 217	abreviado como AHA, derivados de forma natural de diversas fuentes de plantas y de la leche, utilizados para mejorar los signos del envejecimiento, la piel seca y el tono de piel desparejo.
algas	pág. 228	derivados de las algas marinas utilizadas como agentes de engrosamiento, agentes mezcladores de agua y antioxidantes; también nutren la piel con vitaminas y minerales.
algas marinas	pág. 228	los derivados de las algas marinas como las algas tienen propiedades de nutrición; conocidas por sus propiedades humectantes e hidratantes, por su contenido en vitaminas, por la estimulación del metabolismo y la desintoxicación, además ayuda a afirmar la piel.

alginato	pág. 242	generalmente son mascarillas con base de algas marinas que se aplican luego de una crema o un suero de tratamiento. Vienen en forma de polvo y se mezclan con agua o, en ocasiones, con sueros y se secan para formar una textura engomada.
aloe vera	pág. 228	el producto botánico más popular empleado en formulaciones cosméticas; emoliente y humectante con propiedades hidratantes, suavizantes, reparadoras, antimicrobianas y antiinflamatorias.
ampollas	pág. 243	pequeños frascos sellados que contienen una sola aplicación de sueros de extractos altamente concentrados en una base de agua o aceite.
anhidro	pág. 206	hace referencia a los productos que no contienen agua.
aromaterapia	pág. 213	uso terapéutico de los aromas de las plantas y aceites esenciales con propósitos de tratamientos de salud y belleza; implica el uso de aceites esenciales altamente concentrados, no oleosos y volátiles para inducir reacciones como relajación y energización, o simplemente para crear una atmósfera aromática agradable durante un servicio.
astringentes	pág. 239	también llamados tonificantes, estos líquidos ayudan a eliminar el exceso de grasa de la piel.
azufre	pág. 234	reduce la actividad de las glándulas sebáceas y elimina las células muertas y secas de la capa superficial de la piel, se utiliza con frecuencia en los productos para combatir el acné.
azuleno	pág. 229	derivado de la planta de la manzanilla que se caracteriza por su color azul profundo; posee propiedades antiinflamatorias y calmantes.
bayas de acai	pág. 228	bayas ricas en antioxidantes, vitaminas A, B, C y E; protegen, reponen, ayudan a cicatrizar el tejido dañado.
betaglucanos	pág. 226	ingredientes que se utilizan en la formulación de cosméticos antienvejecimiento porque estimulan la formación de colágeno y ayudan a reducir la aparición de arrugas y líneas finas.
betahidroxiácidos	pág. 218	abreviados como BHA, ácidos orgánicos exfoliantes y ácidos salicílicos más suaves que los alfahidroxiácidos (AHA); los BHA disuelven el aceite y son beneficiosos para la piel grasa.
bicarbonato de sodio	pág. 215	bicarbonato; sal inorgánica alcalina que se utiliza como agente amortiguador, neutralizador y regulador del pH.
caléndula	pág. 229	extracto vegetal con propiedades antiinflamatorias.
carbómeros	pág. 215	ingredientes que se utilizan para espesar las cremas y frecuentemente se usan en productos en gel.
células troncales de la planta	pág. 225	derivado de plantas para proteger o estimular nuestras propias células troncales de la piel, la salud y los beneficios para evitar el envejecimiento de la piel.
cicatrizantes vegetales	pág. 224	sustancias de las plantas como la manzanilla, el áloe, las células troncales de las plantas, y aceites vegetales que ayudan a cicatrizar la piel.
coenzima Q10	pág. 230	poderoso antioxidante que protege y revitaliza las células de la piel.
colores certificados	pág. 214	agentes colorantes inorgánicos también denominados *sales metálicas*; figuran como D&C en las etiquetas de ingredientes (fármaco y cosmético).
colores no certificados	pág. 214	colores que son orgánicos, es decir, se derivan de extractos animales o vegetales; también pueden ser pigmentos minerales naturales.

conservantes	pág. 211	agentes químicos que inhiben el crecimiento de microorganismos en las formulaciones cosméticas; matan a las bacterias y evitan que los productos se deterioren.
cosmecéutico	pág. 199	término utilizado para describir los productos de alta calidad o los ingredientes destinados a mejorar la salud y la apariencia de la piel.
cosméticos	pág. 198	como lo define la Administración de Medicamentos y Alimentos de los Estados Unidos (FDA): artículos que pueden frotarse, verterse, rociarse o aplicarse en el cuerpo humano o en parte de este, para limpiar, embellecer, mejorar el atractivo o alterar la apariencia.
cremas hidratantes	pág. 199	productos formulados para agregar humedad a la piel.
cuaternio 15	pág. 212	conservante de uso general activo contra las bacterias, el moho y las levaduras. Probablemente el mayor liberador de formaldehído de todos los conservantes para cosméticos, puede causar dermatitis y alergias.
detergentes	pág. 209	tipo de surfactante que se utiliza en los productos para el cuidado de la piel.
dióxido de titanio	pág. 227	protector solar físico inorgánico que refleja los rayos UV.
emolientes	pág. 206	ingredientes aceitosos o grasos que lubrican, humectan y previenen la pérdida de agua.
emulsionantes	pág. 209	surfactantes que hacen que el agua y el aceite se mezclen formando una emulsión, un ingrediente que hace que dos materiales, que normalmente son incompatibles, se unan en una mezcla uniforme y bastante estable.
enzimas (para la exfoliación)	pág. 217	brindan una exfoliación suave y disuelven las proteínas de la queratina dentro de las células muertas de la piel en la superficie.
equinácea	pág. 230	derivado de la cabezuela púrpura; previene la infección y tiene propiedades cicatrizantes; se usa internamente para dar apoyo al sistema inmunológico.
escualano	pág. 233	derivado de las aceitunas; desensibiliza, es emoliente y nutritivo.
exfoliantes	pág. 240	productos o procesos mecánicos y químicos que se utilizan para exfoliar la piel.
ésteres grasos	pág. 208	emolientes producidos a partir de ácidos grasos y alcoholes.
exfoliación	pág. 216	descamación o desprendimiento de la capa externa de la piel.
exfoliantes mecánicos	pág. 240	productos que utilizan un método físico para pulir las células muertas de la piel.
exfoliantes químicos	pág. 240	productos con agentes químicos que se utilizan para disolver las células muertas y la matriz intercelular o "pegamento", que las une (desmosomas).
factor de protección solar	pág. 246	abreviado como SPF, indica la capacidad de un producto para retrasar el eritema causado por el sol, el signo visible de daño solar, la clasificación SPF se basa solo en la protección de los rayos UVB, no la exposición a los rayos UVA.
fragancias	pág. 205	proporcionan aroma a los productos.
ftalatos	pág. 219	plastificantes utilizados en las fórmulas del cuidado de la piel para humectar y suavizar la piel, y para disolver o mezclar ingredientes.

glicerina	pág. 230	formada por la descomposición de aceites o grasas; es un excelente suavizante y humectante de la piel; fuerte aglutinador de agua; sustancia dulce, sin color, grasa utilizada como un solvente y como una crema hidratante en la piel y las cremas corporales.
glicoproteínas	pág. 226	agentes condicionantes de la piel derivados de los carbohidratos y las proteínas que mejora el metabolismo celular y la cicatrización de las heridas.
hidratantes	pág. 220	ingredientes que atraen el agua a la superficie de la piel.
humectantes	pág. 220	ingredientes que atraen el agua, los humectantes aportan humedad a la piel y suavizan su superficie, a la vez que reducen las líneas causadas por la deshidratación.
hierbas	pág. 213	cientos de hierbas diferentes que contienen fitohormonas se usan en los productos para el cuidado de la piel y cosméticos; curan, estimulan, calman y humectan.
hipoalergénico	pág. 203	se refiere a los ingredientes o productos con poca probabilidad de provocar reacciones alérgicas.
ingredientes de rendimiento	pág. 204	ingredientes de los productos cosméticos que producen cambios reales en la apariencia de la piel.
ingredientes funcionales	pág. 204	ingredientes de los productos cosméticos que permiten que estos se extiendan, les otorgan cuerpo y textura, y les proporcionan una forma específica como loción, crema o gel; los conservantes también son ingredientes funcionales.
ingredientes vegetales	pág. 216	ingredientes derivados de plantas.
jojoba	pág. 243	aceite muy usado en cosméticos; se extrae de las semillas con forma de frijol de un arbusto del desierto; utilizado como un lubricante y emoliente no comedogénico e hidratante.
lacas	pág. 214	pigmentos no solubles que se forman mediante la combinación de una tintura con un material inorgánico.
lanolina	pág. 203	emoliente con propiedades humectantes; un emulsionante con gran capacidad de absorción de agua.
lavanda	pág. 204	antialergénico, antinflamatorio, antiséptico, antibacterial, equilibrante, energizante, calmante y cicatrizante.
libre de crueldad	pág. 203	término utilizado para describir a los productos que no se testean en animales en ninguna etapa del proceso de producción y cuyos ingredientes tampoco se testean en animales.
limpiador	pág. 199	jabón o detergente que limpia la piel.
lípidos	pág. 206	grasas o sustancias similares, los lípidos son reparadores y contribuyen a la función de protección de la piel.
liposomas	pág. 211	esferas bicapas lipídicas cerradas que encapsulan ingredientes, se dirigen a tejidos específicos de la piel y controlan su liberación.
lubricante	pág. 208	recubren la piel y reducen la fricción; el aceite mineral es un lubricante.
manzanilla	pág. 229	extracto vegetal con propiedades calmantes y balsámicas.
mascarilla	pág. 241	también conocido como *compresa o mascarada*; producto de tratamiento concentrado, a menudo compuesto de hierbas, vitaminas, arcillas minerales, agentes humectantes, suavizantes de la piel, aceites para aromaterapia, extractos beneficiosos y otros ingredientes beneficiosos para limpiar, exfoliar, tensar, tonificar, hidratar y nutrir y tratar la piel.

mascarillas de arcilla	pág. 242	mascarillas que absorben la grasa hechas a base de arcilla (como el caolín o la bentonita) que lleva las impurezas a la superficie de la piel a la vez que secan y tensan.
mascarillas de cera de parafina	pág. 242	mascarillas que se utilizan para calentar la piel y promover la penetración de los ingredientes mediante el calor atrapado debajo de la superficie de la parafina.
mascarillas de modelado	pág. 242	conocidas también como *mascarillas termales o mascarillas con calor termal*, mascarillas faciales que contienen cristales especiales de yeso, un ingrediente similar a la argamasa.
metilparabeno	pág. 212	uno de los conservantes más utilizados ya que presentan un potencial sensibilizador muy bajo; combaten las bacterias y el moho, y son no comedogénicos.
natural, todo natural	pág. 202	términos utilizados frecuentemente en el marketing de ingredientes y productos para el cuidado de la piel derivados de fuentes naturales.
nervio olfativo	pág. 214	receptores del "olor" en la nariz que se comunican con partes del cerebro que sirven de almacenes para las emociones y los recuerdos.
orgánico	pág. 202	término utilizado para describir a los ingredientes provenientes de fuentes naturales que se cultivan con la utilización de pesticidas o químicos.
óxido de zinc	pág. 205	ingrediente de protector solar físico mineral que refleja los rayos UVA y UVB, también se utiliza para proteger, calmar y curar la piel; en cierto modo, es astringente, antiséptico y antimicrobiano.
papaya	pág. 240	enzima natural que se utiliza para la exfoliación con enzimas.
parabenos	pág. 212	uno de los grupos de conservantes más comúnmente usados en la industria de cosméticos, fármacos y alimentos; los parabenos proporcionan actividad bacteriostática y fungicida contra una diversidad de organismos.
parafina líquida	pág. 207	ingrediente emoliente derivado de las fuentes de petróleo.
péptidos	pág. 223	cadenas de aminoácidos que estimulan los fibroblastos, el metabolismo de las células, el colágeno, mejora la firmeza de la piel. Las cadenas más largas se llaman polipéptidos.
peróxido de benzoilo	pág. 229	ingrediente con propiedades antibacterianas que se utiliza generalmente para las lesiones inflamadas del acné.
petrolato	pág. 233	ingrediente emoliente derivado de las fuentes de petróleo.
poliglucanos	pág. 226	ingredientes derivados de las células de levadura que ayudan a fortalecer el sistema inmunológico y estimulan el metabolismo; hidrófilos y ayudan a conservar y proteger el colágeno y la elastina.
polímeros	pág. 211	compuestos químicos constituidos al combinar una cantidad de moléculas pequeñas (monómeros) en largas estructuras similares a cadenas; vehículos avanzados que liberan sustancias en la superficie de la piel a un ritmo microscópicamente controlado.
queratolítico	pág. 221	agente que causa exfoliación, o suavizante de las células de la piel.
refrescantes	pág. 239	tonificantes, lociones refrescantes para la piel y líquidos aplicados luego de la limpieza para calmar e hidratar.
regaliz	pág. 231	antirritante que se utiliza para la piel sensible, ayuda a aclarar la pigmentación.
reguladores de pH	pág. 215	ácidos o álcalis (bases) que se utilizan para regular el pH de los productos.

retinol	pág. 218	forma natural de la vitamina A, estimula la reparación celular y ayuda a neutralizar las células de la piel mediante la generación de células nuevas.
sin fragancias	pág. 204	este término indica que el producto no contiene ningún ingrediente adicional con el fin específico de proporcionar una fragancia; sin embargo, puede contener ingredientes que tengan algún aroma.
sin perfume	pág. 204	productos formulados para que no tengan ningún aroma, debido a que la mayoría de los ingredientes tienen algún olor, se deben agregar más ingredientes para neutralizar el aroma.
sistemas de liberación	pág. 210	sistemas que liberan ingredientes en los tejidos específicos de la epidermis.
soluble en aceite	pág. 218	compatible con el aceite.
sueros	pág. 243	ingredientes líquidos concentrados para la piel diseñados para penetrar en la piel y tratar diversas afecciones.
soluble en agua	pág. 217	miscible con agua.
té verde	pág. 231	potente agente antioxidante y calmante, antibacteriano, antinflamatorio, da brillo a la piel y la estimula.
tonificantes	pág. 239	también conocidos como *refrescantes o astringentes*; líquidos diseñados para tonificar y tensar la superficie de la piel.
tratamientos vegetales "gommage"	pág. 241	también se conocen como *mascarillas de eliminación*; mascarillas exfoliantes de enzimas que se frotan para sacarlas de la piel.
urea	pág. 205	las propiedades incluyen la mejora de la capacidad de penetración de otras sustancias, antinflamatoria, antiséptica y tiene acción desodorante que le permite proteger la superficie de la piel y mantenerla sana.
vegano	pág. 203	un producto que se etiqueta como vegano no puede contener ningún ingrediente animal o subproductos animales.
vehículos	pág. 211	agentes dispersores e ingredientes que transportan o liberan otros ingredientes en la piel y aumentan su eficacia.

PARTE 2

Tratamientos para el cuidado de la piel

 CAPÍTULO 7
La sala de tratamiento

 CAPÍTULO 8
Tratamientos faciales

 CAPÍTULO 9
Masaje facial

 CAPÍTULO 10
Dispositivos y tecnología
para el tratamiento facial

 CAPÍTULO 11
Depilación

 CAPÍTULO 12
Nociones básicas del maquillaje

 CAPÍTULO 13
Temas y tratamientos avanzados

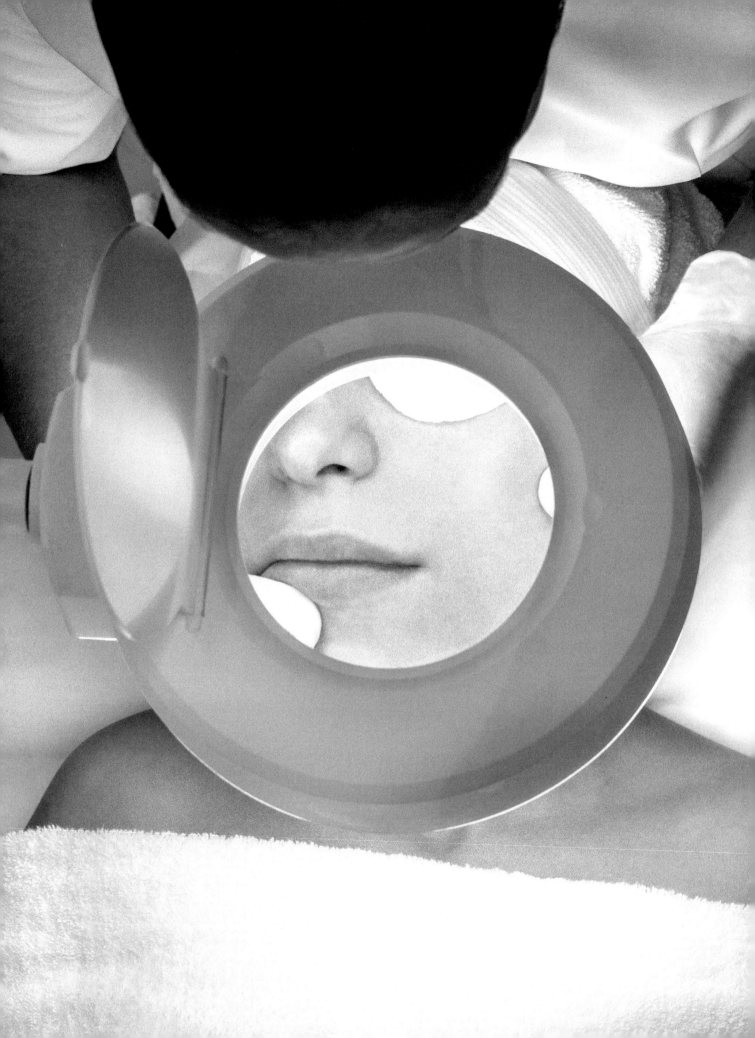

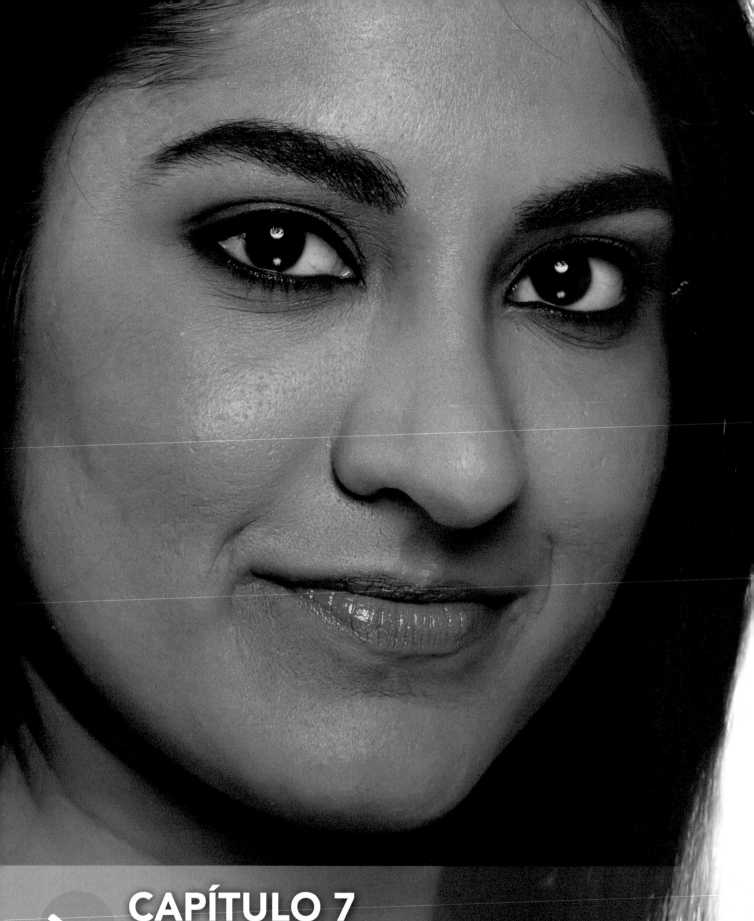

CAPÍTULO 7
La sala de tratamiento

"Lo bello del aprendizaje es que nadie puede quitártelo".

–B. B. King

Objetivos de aprendizaje

Al finalizar este capítulo, usted podrá:

1. Explicar por qué la preparación de la sala de tratamiento es una parte integral del tratamiento que se brinda.
2. Repasar los elementos de la apariencia profesional de un esteticista.
3. Esbozar las características estructurales fundamentales de la sala y la estación.
4. Describir la ambientación, los muebles y los equipos ideales para los tratamientos faciales.
5. Administrar adecuadamente los insumos y productos de la sala de tratamiento.
6. Ser capaz de organizar un área para tratamiento facial, como un mostrador o una estación facial.
7. Preparar la sala de tratamiento para brindar servicios.
8. Limpiar y desinfectar adecuadamente la sala de tratamiento.
9. Realizar procedimientos previos y posteriores al servicio para cumplir con los requisitos de salud y seguridad.

Explicar por qué la preparación de la sala de tratamiento es una parte integral del tratamiento que se brinda

Este capítulo está diseñado para ayudar a los esteticistas a aprender a preparar de forma adecuada la sala de tratamiento o la estación facial para los servicios como una parte integral del tratamiento que se brinda (**Figura 7–1**). La organización de la sala de tratamiento incluye la elección, la instalación y la disposición de los muebles, el equipo, los insumos y los productos. En este capítulo, se incluyen listas de verificación fáciles de usar y consejos para organizar, limpiar, desinfectar y mantener la sala abastecida. Ya sea que tenga la intención de ser el propietario de un salón o spa, un integrante del personal de estética o de realizar tratamientos en un salón o spa como especialista independiente, mantener los estándares más altos de profesionalismo, higiene personal e imagen, así como seguir el protocolo adecuado, es fundamental para lograr

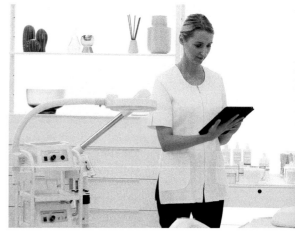

▲ **FIGURA 7–1** Revise las listas de verificación mientras prepara la sala de tratamiento.

el éxito. Después del servicio facial, es imprescindible seguir los protocolos adecuados de limpieza y desinfección para preparar la sala o la estación de tratamiento para el siguiente cliente.

Los esteticistas deben estudiar y comprender bien la organización de la sala de tratamiento porque:

- Es esencial para proporcionar un ambiente uniforme, cómodo, relajante y limpio para el cliente.

- La planificación y preparación de una sala organizada y bien provista es necesaria para funcionar en forma eficiente y brindar un buen servicio.

- Cumplir con las reglamentaciones del consejo estatal con respecto a la limpieza de las salas de tratamiento garantiza su seguridad y la de los clientes.

- Se sentirá seguro si está organizado y preparado, con una apariencia y conducta profesional y un entorno organizado.

Repasar los elementos de la apariencia profesional de un esteticista

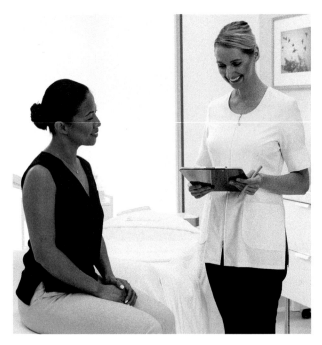

▲ **FIGURA 7–2** Transmita una actitud positiva y una imagen confiable que refleje su conocimiento y profesionalismo.

Causar una buena primera impresión es importante en cualquier contexto de negocios. El éxito depende de muchos factores, incluida la imagen y la actitud. El aspecto y el profesionalismo de un esteticista se reflejan en el negocio. Al practicar una *buena higiene*, vestirse profesionalmente y tener una *apariencia prolija*, se proyecta una imagen esmerada (**Figura 7–2**). Además, los empleadores, los compañeros de trabajo y los clientes valoran trabajar con alguien que tiene una *actitud positiva*. Este atributo positivo contribuirá de manera favorable al equipo.

Ser *confiable* y *brindar un excelente servicio al cliente* es fundamental. El profesionalismo incluye estar *preparado*, es decir, planificar suficiente tiempo para preparar la sala antes de comenzar el día. Planifique llegar al menos 30 minutos antes del comienzo de su turno para asegurarse de que la sala esté bien abastecida y que todos los equipos eléctricos funcionen correctamente. Transmitirá una imagen de seguridad y calma si usted y la sala o estación de tratamiento están limpios, organizados y bien preparados para brindar el tratamiento. Consulte el capítulo 2 de las *Bases para el estándar de Milady*, "Imagen profesional" para obtener más información sobre el profesionalismo.

Lista de verificación de imagen profesional

Su trabajo es proporcionar servicios para el cuidado de la piel y recomendar al cliente cuidados profesionales en el hogar para respaldar los servicios brindados. Para lograr esto, debe proyectar una imagen confiable que transmita su conocimiento y profesionalismo, y que refleje también el profesionalismo y la limpieza del establecimiento de trabajo. Tenga en cuenta estos puntos cuando evalúe su apariencia:

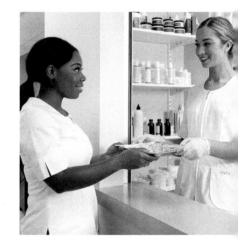

- **Cabello prolijo.** El cabello debe estar limpio, bien peinado y recogido si lo lleva largo. Un buen corte y color son clave para una apariencia profesional en estética. Esmérese en mantener el cabello en condiciones saludables. Un cabello saludable y hermoso se asocia con una piel saludable y hermosa. Mantenga el cabello atado y alejado del cliente en todo momento durante el tratamiento. Nunca deje que el cabello roce la piel del cliente.

- **Pocos accesorios.** Las joyas deben ser pocas: ningún brazalete tintineante, aros colgantes, collares largos ni anillos grandes.

- **Piel.** La piel de un esteticista profesional es un reflejo de su propia experiencia y la competencia del establecimiento para el cuidado de la piel. Tenemos que ser un reflejo de la industria del cuidado de la piel y lo demostramos al utilizar productos profesionales y cuidar nuestra piel.

- **Uñas bien arregladas.** Las uñas cortas son imprescindibles para no rasguñar nunca al cliente. Las uñas cortas y bien arregladas sin esmalte o con esmalte claro son aceptables en la mayoría de los entornos laborales.

- **Maquillaje.** Utilice maquillaje para reflejar la imagen del salón o spa para el que trabaja. Es aceptable un maquillaje ligero con cejas bien arregladas.

- **Uniforme adecuado.** La bata de laboratorio, guardapolvo, uniforme o delantal debe estar impecable, recién lavado, terso y planchado. También son parte del uniforme zapatos cómodos y cerrados en las puntas, de acuerdo con las pautas de la junta estatal.

- **Energía positiva y estilo de vida saludable.** Una sonrisa genuina, una buena postura, contacto visual y un apretón de manos cautivador transmitirá que tiene una actitud positiva, vitalidad y energía. Puede ser difícil tener energía con una agenda ocupada. Una forma de mantenerla es comiendo sano y bebiendo mucha agua. Para trabajar con varios clientes, es necesario tener suficiente energía durante todo el turno. El último cliente debe vivir la misma experiencia que el primero del día. El descanso, la relajación, los pasatiempos y la alimentación saludable ayudarán a que el esteticista se desempeñe por largo tiempo en la industria de los spas.

 VERIFICACIÓN

1. ¿Cuáles son las cualidades esenciales necesarias para transmitir profesionalismo?
2. ¿Cuáles son los seis elementos que componen la imagen profesional?

Esbozar las características estructurales fundamentales de la sala y la estación

Además de tener un diseño interior estéticamente agradable, una sala o área de tratamiento construida y equipada de forma adecuada es una parte fundamental de un negocio exitoso (**Figura 7–3**). En la siguiente sección, se esbozan las características estructurales más importantes de un área o sala de tratamiento.

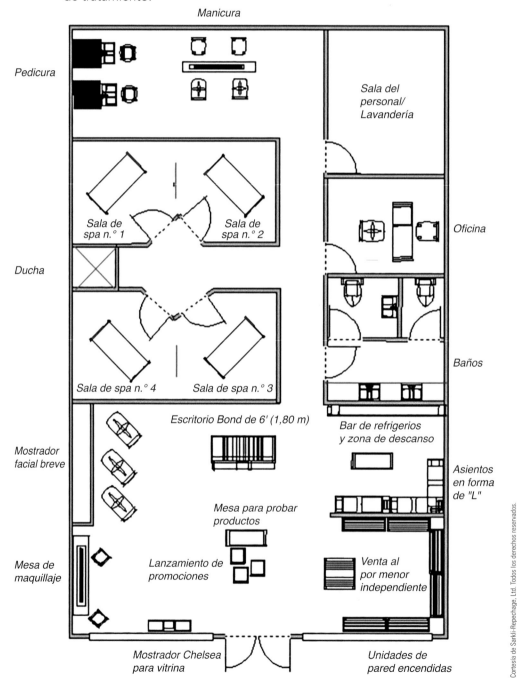

▲ **FIGURA 7–3** Plano de muestra de un salón o spa.

Características estructurales

TAMAÑO

La sala o el área de tratamiento debe ser lo suficientemente grande como para asegurar el movimiento del esteticista dentro del espacio. Ni el profesional ni el cliente se deben sentir incómodos.

VENTILACIÓN APROPIADA

Un espacio de trabajo debidamente ventilado asegura la salud del esteticista y de los clientes. La Asociación de Salud y Seguridad Ocupacional (OSHA, Occupational Safety and Health Association) proporciona pautas importantes para la ventilación con respecto a las salas y áreas de servicio de cuidado de las uñas, así como el uso de formaldehídos en el cuidado del cabello, pero una ventilación adecuada también es clave para la salud del profesional del cuidado de la piel y del cliente. Los vapores que emiten los tratamientos para el cuidado de la piel, así como los materiales de limpieza y desinfección, se deben eliminar de forma adecuada. Debe haber ventilaciones en la sala que permitan la entrada y salida del aire. Esto significa que debe haber dos ventilaciones separadas. Deben funcionar correctamente y deben estar calibradas para dos o más personas dentro de la sala.

TOMACORRIENTES

Con el uso cada vez mayor de máquinas y dispositivos electrónicos dentro de la sala o área de tratamiento, la cantidad adecuada de tomacorrientes, con la consiguiente capacidad del servicio de electricidad, es fundamental para el funcionamiento adecuado de la sala o área de tratamiento. Las salas de tratamiento deben tener al menos cuatro tomacorrientes separados. Evite el uso de cables de extensión o dispositivos con varios enchufes dentro de la sala, ya que pueden sobrecalentarse y representar un peligro de incendio. Asegúrese siempre de que no haya cables en su camino ni el del cliente.

AGUA DEL GRIFO

Lo ideal para un salón para el cuidado de la piel con servicios completos es tener un lavamanos dentro de las salas de tratamiento y un área de ducha separada. El lavado de manos adecuado y la limpieza y desinfección correspondientes de las áreas de trabajo son fundamentales para retirar completamente los productos faciales y corporales.

Muchos salones y spas no tienen lavamanos en la sala. El acceso al agua puede estar en el área de la antesala o la sala de descanso. En estos casos, un gabinete para toallas calientes y dos recipientes de agua evitarán tener que dejar la sala de tratamiento en varias ocasiones durante el tratamiento facial.

PISOS Y SUPERFICIES DE LA ESTACIÓN DE TRABAJO LAVABLES

La tapicería y las alfombras pueden alojar gérmenes y suciedad. Por lo tanto, el piso y las superficies de la estación de trabajo de la sala de tratamiento (incluidas las camillas y las sillas) tienen que poder lavarse fácilmente y tolerar el lavado diario con limpiadores antimicrobianos sin degradarse. El piso y las áreas de la estación de trabajo deben ser de baldosas de cerámica o piedra, madera reconstituida, bambú o vinilo, mientras que las sillas y los banquillos para tratamientos faciales deben ser de material sintético lavable no absorbente.

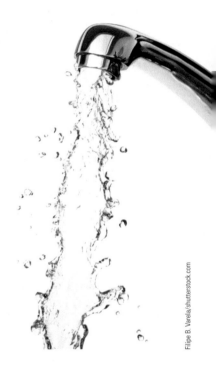

Filipe B. Varela/shutterstock.com

ILUMINACIÓN ADECUADA

Las luces tenues pueden ayudar a relajar al cliente y crear la atmósfera para el tratamiento, pero tiene que ser posible aumentar o disminuir la iluminación durante el análisis de la piel y al retirar los productos. Los apliques de luz también se deben poder ajustar para apuntar hacia el techo o hacia abajo. La luz hacia arriba proporciona la iluminación más eficiente para una sala de tratamiento y también ayuda a crear una mejor atmósfera estética.

VERIFICACIÓN

3. ¿Cuáles son las características estructurales clave que debe buscar en una sala o área de tratamiento para el cuidado de la piel?
4. ¿Qué tipo de ventilaciones debe haber en una sala de tratamiento?
5. ¿Cuál es la cantidad mínima de tomacorrientes en una sala de tratamiento?
6. ¿De qué tipo de material deben estar hechos los pisos y las estaciones de trabajo?

ACTIVIDAD

Experiencia de spa

Piense en qué le gustaría ver cuando entra en un salón o spa. ¿Qué aspecto tiene el área de recepción? ¿Y la sala de tratamiento, el vestidor, los baños? Considere la iluminación, la música, el aroma, la temperatura y el gusto. Enumere cinco elementos que darían al cliente una excelente primera impresión.

Describir la ambientación, los muebles y los equipos ideales para los tratamientos faciales

Los primeros siete segundos del primer encuentro de un cliente potencial con el spa son fundamentales para transmitir su imagen profesional.

Ambientación

La ambientación, que incluye la imagen, el sonido, el aroma y la sensación del spa, es un factor importante de la presentación de las instalaciones y los servicios a clientes potenciales (**Figura 7–4 a y b**).

El ambiente de spa adecuado debe cautivar los cinco sentidos. Como se explicó, una *iluminación adecuada* es clave en un ambiente de spa bien diseñado. La *selección de música* con sonidos de spa agregará un toque decisivo a la identidad del spa. La *temperatura* también es muy importante para que el cliente se sienta cómodo en la sala de tratamiento, ya sea que afuera esté muy frío o caluroso. El *aroma* es crucial es un ambiente de spa. Los olores rancios o desagradables pueden implicar la falta de limpieza y desinfección adecuadas, mientras que los olores muy químicos pueden generar rechazo. Los aromas deben ser relajantes y naturales. Por último, un salón o spa no debe pasar por alto el sentido del *gusto*. Ofrezca aguas saborizadas de forma natural y bocadillos saludables como refrigerio en el área de la recepción para fomentar la energía y el bienestar de los clientes. Estas delicadezas elevarán la percepción positiva del spa.

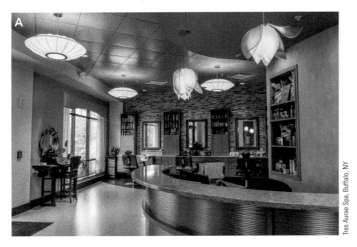
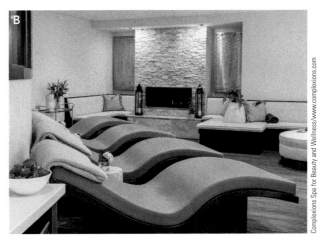

Tres Aurae Spa, Buffalo, NY

Complexions Spa for Beauty and Wellness/www.complexions.com

▲ **FIGURA 7–4** El diseño y la ambientación del spa son importantes para atraer y mantener la clientela.

La estética de la sala es vital para crear una atmósfera profesional relajante. El mobiliario de la sala de tratamiento puede variar desde equipos básicos hasta equipos exclusivos de prestigio. Es preferible que en el spa haya colores, música y decoración relajantes. Cuando organice una sala de tratamiento, piense en los servicios que brindará y cómo trabajará en la estación. Otro punto a tener en cuenta es la comodidad que tendrá el cliente en la camilla para tratamiento (piense en las necesidades de clientes de todos los géneros). Los dos puntos más importantes que se deben considerar antes, durante y después del tratamiento son la seguridad del cliente y los reglamentos de salud.

Los equipos y las máquinas para tratamientos faciales se analizan en el capítulo 10, "Dispositivos y tecnología para el tratamiento facial".

Lista de verificación de mobiliario y equipos

El equipo para el tratamiento facial incluye los siguientes elementos (**Figura 7–5**):

A. *Camilla de tratamiento* (también llamada sillón o cama para faciales): puede venir equipada con altura ajustable, apoyacabeza extraíble, cabecera y posapiés ajustables, controles eléctricos y tomacorrientes incorporados.

B. *Silla del esteticista* o banquillo del operador: debe ser *ergonómicamente adecuado*, es decir, saludable para el cuerpo y la columna vertebral. Asegúrese de que sea ajustable y cómodo para usted mientras realiza los servicios y que se pueda girar fácilmente. Tiene que ajustar la silla para que quede la cintura a la altura de la camilla de tratamiento. Esto asegurará que no trabaje en un ángulo incómodo para el cliente mientras está sentado (consulte la sección titulada "Ergonomía en la sala de tratamiento"). Un ángulo incorrecto puede provocar lesiones en el cliente, mientras que los movimientos repetitivos constantes a la altura incorrecta pueden provocar problemas en el cuello y la espalda del esteticista.

¡PRECAUCIÓN!
Con el tiempo, una estación de trabajo que no sea cómoda para el cuerpo puede provocar problemas en el cuello, la espalda y las manos.

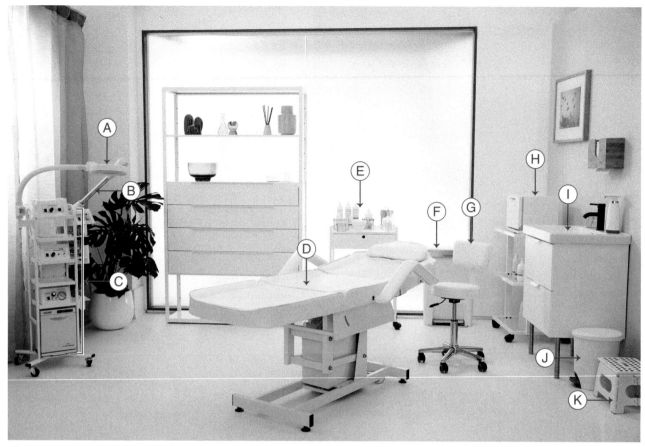

(A) Lámpara con lupa   (E) Carrito   (I) Lavamanos

(B) Vaporizador   (F) Canasto de lavandería cerrado con tapa   (J) Recipiente de residuos cerrado con tapa

(C) Máquinas multifuncionales   (G) Silla del esteticista   (K) Banquillo con peldaño

(D) Mesa de tratamiento   (H) Calentador de toallas

▲ **FIGURA 7–5** Las salas de tratamiento facial tienen algunos muebles y equipos fundamentales.

C. *Banquillo con peldaño*: si no tiene una camilla o cama eléctrica para tratamiento, un banquillo con peldaño ayuda a los clientes a subir y bajar de la cama de forma segura. Asegúrese de que el banquillo sea estable. Asista a los clientes si necesitan ayuda.

D. **Carrito** o carro utilitario: contiene herramientas, insumos y productos. Puede ser una mesa fija o un carro rodante.

E. *Lámpara o luz con lupa*: para analizar adecuadamente la piel del cliente, necesita amplificación y buena iluminación. Una lámpara con lupa proporciona ambos atributos y se necesita durante muchas partes de los procedimientos, en especial las extracciones. Una lámpara con lupa le permite observar con claridad la piel y también lo protege de la exposición a los residuos de procedimientos como las extracciones. Por la sensibilidad óptica, coloque siempre almohadillas de algodón sobre los ojos del cliente cuando utilice la lámpara. Para analizar adecuadamente la piel del cliente, una lente de 3 o 5 dioptrías y buena iluminación son suficientes. Una lámpara con lupa, bombilla circular, cabezal giratorio y base móvil es ideal para que pueda colocarla en el ángulo adecuado a fin de examinar la piel del cliente y determinar el tipo y la condición, y también para tratar la piel.

¡PRECAUCIÓN!

El esterilizador ultravioleta (UV) no desinfecta las herramientas. Solo se utiliza para el almacenamiento una vez que estas se han desinfectado.

F. *Vaporizador*: el vapor es parte de un procedimiento de tratamiento facial estándar. Siga las recomendaciones del fabricante sobre qué agua utilizar en el vaporizador y asegúrese de que tenga la aprobación de UL. Limpie el vaporizador a diario. El tratamiento facial con vapor ayuda a lograr una limpieza profunda y se debe realizar antes de las extracciones. Omítalo en pieles sensibles o con tendencia a la rosácea.

G. *Máquinas galvánica, de alta frecuencia, para cepillar, de succión y rociadora*: pueden ser máquinas individuales o multifuncionales en un solo soporte. Los clientes y el esteticista deben quitarse todas las joyas antes de los tratamientos.

H. *Calentador de tollas* o "gabinetes para toallas calientes": estos gabinetes mantienen las toallas calientes y húmedas listas para usar durante todo el día en la sala de tratamiento para el cuidado de la piel. Las toallas húmedas pueden utilizarse para quitar los productos de la piel durante los tratamientos faciales y corporales.

I. *Recipiente de residuos* cerrado con tapa: se requiere un contenedor ignífugo (de metal) con tapa de cierre automático y pedal para evitar la contaminación, en especial si se desechan materiales químicos.

J. *Canasto de lavandería* cerrado con tapa y pedal: es ideal para evitar la contaminación.

K. Un lavamanos o una vasija con agua es esencial en una sala de tratamiento. Siempre tiene que tener acceso a agua limpia durante los tratamientos.

ELEMENTOS ADICIONALES

Estos son algunos elementos adicionales que pueden estar en la sala de tratamiento:

L. *Calentador de cera*: es un dispositivo calentador eléctrico utilizado para la aplicación de cera blanda, parafina o cera dura (**Figura 7–6**). Por lo general, se mantiene activado durante el día para los clientes de paso o los pedidos imprevistos. La depilación con cera se describe en el capítulo 11, "Depilación".

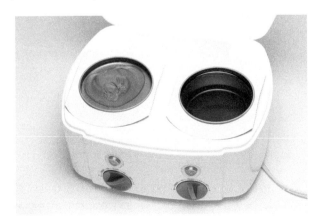

▲ **FIGURA 7–6** Calentador de cera.

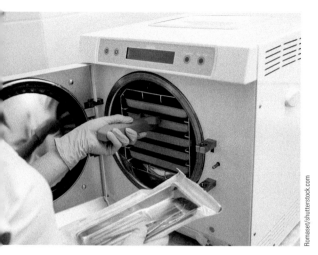

▲ **FIGURA 7–7** Los autoclaves matan todos los microorganismos.

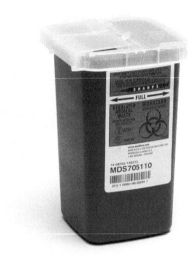

▲ **FIGURA 7–8** Recipiente para elementos filosos.

M. *Autoclave*: es un esterilizador para implementos que mata todos los microorganismos, incluidos los virus, los hongos, las bacterias y las esporas bacterianas (**Figura 7–7**). Un autoclave esteriliza mediante vapor presurizado. Los implementos reutilizables deben esterilizarse entre un tratamiento y otro. Utilice insumos desechables para evitar las posibilidades de contaminación cruzada. Si bien este equipo puede ser costoso, hay modelos relativamente económicos hoy en día. Aunque es posible que no todos los estados requieran el autoclave (consulte la junta estatal), debería autoexigirse el uso de estos esterilizadores. La inversión vale la pena: garantizan al cliente la calidad de sus servicios y del salón o spa.

N. *Recipiente para elementos filosos*: es un contenedor a prueba de perforaciones para residuos de peligro biológico, como lancetas, jeringas, agujas y otros objetos con filo que se pueden utilizar durante los procedimientos (**Figura 7–8**). Siga los reglamentos de la OSHA y del estado para la eliminación correcta. No todos los establecimientos brindan servicios que requieren un recipiente para elementos filosos.

O. Un pequeño *espejo de mano* para que el cliente se vea antes y después del tratamiento es beneficioso para el servicio (**Figura 7–9**).

P. *Carpeta para Hojas de datos de seguridad* (HDS)**:** estos formularios se deben guardar en una carpeta o en la computadora dentro de la sala de tratamiento para acceder a ellos con facilidad cuando sea necesario *(**Figura 7–10**)*. Consulte "Concéntrese en: ¿Qué son las HDS?".

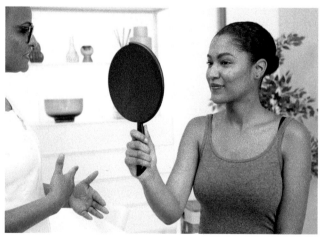

▲ **FIGURA 7–9** A muchos clientes les gusta ver los resultados con un espejo de mano.

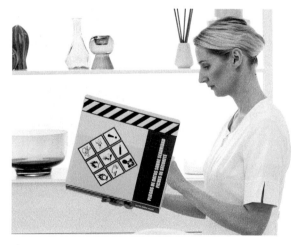

▲ **FIGURA 7–10** Tenga siempre a mano las Hojas de datos de seguridad para consultar los detalles de cada producto para el cuidado de la piel.

¿Qué son las HDS?

Las Hojas de datos de seguridad (HDS) son formularios de información sobre cada producto para el cuidado de la piel (profesional y de venta al por menor) que se utiliza en el salón. Incluyen el nombre del producto, el código, los ingredientes, el uso pertinente de la sustancia (cosmética/cuidado de la piel), las restricciones del uso (por ejemplo, en la piel según lo indica la etiqueta del producto), los detalles del proveedor y la dirección, e información de contacto en caso de emergencia (por ejemplo, el número de teléfono del fabricante). También proporcionan detalles como la identificación de sustancias peligrosas, información de precaución, medidas de primeros auxilios, medidas para fugas accidentales, la manipulación apropiada y el almacenamiento. Aunque los ingredientes de los productos para el cuidado de la piel son bastante inocuos, los procedimientos estándares requieren que estas hojas proporcionen información sobre el control de la exposición, las propiedades químicas y físicas, la estabilidad y reactividad, e información toxicológica, ecológica, regulatoria y sobre el desecho, tanto nacional como internacional.

Ergonomía en la sala de tratamiento

La ergonomía es el estudio de la adaptación de las condiciones de trabajo para adecuarlas al trabajador. El equipo y las posiciones que utilizamos deben ser saludables para la columna y para otras partes del cuerpo. Si es posible, regule la altura de la camilla de tratamiento. Cuando lo haga, recuerde lo siguiente:

- Alinee el banquillo con la camilla de tratamiento hasta encontrar la altura y la posición correctas para realizar los servicios.
- Los pies del esteticista deben estar completamente apoyados en el piso y las manos por debajo del nivel del pecho.
- Un buen banquillo con soporte para la espalda es fundamental para el trabajo de estética. Conviene pagar un poco más y tener un banquillo de calidad bien acolchado.
- La organización de la sala debe ser cómoda para el esteticista a fin de evitar tensión en las manos, el cuerpo y la espalda (**Figura 7–11**).
- Ninguna parte del cuerpo debe tocar al cliente, excepto las manos y tal vez los brazos, durante el servicio.
- Acomode el carro de insumos o el mostrador lo más cerca posible de la camilla de tratamiento. Cuando necesite alcanzar un producto o un implemento, o ajustar el equipo, levántese de la silla. No debe estirar la espalda en exceso para alcanzar algo.
- Fíjese en la posición de la espalda y recuerde que debe sentarse derecho. Preste atención a la postura.
- Estirar y aflojar las manos antes y después del trabajo es útil para mantener la salud y la flexibilidad de las muñecas y las manos.
- Entre cliente y cliente, estírese y respire profundo 12 veces.

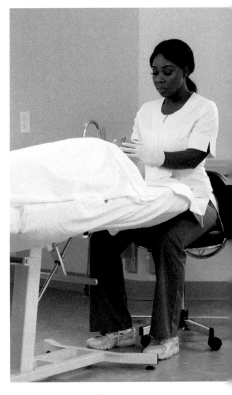

▲ **FIGURA 7–11** Practique una ergonomía adecuada ajustando la camilla de tratamiento a su altura.

Ejercicios para fortalecer las manos y las muñecas

Atender a varios clientes al día es bueno para su cuenta bancaria pero duro para las manos. Las manos y las muñecas tienen que estar fuertes y flexibles para realizar varias funciones, como masajes, extracciones y limpiezas profundas, pero pueden padecer fatiga después de un día completo de realizar tratamientos.

Fortalezca las manos y las muñecas apretando una pelota antiestrés una vez al día. Manténgala apretada por dos o tres segundos, luego relaje la mano. Repítalo durante un minuto, luego descanse. Hágalo tres veces con una mano, luego cambie a la otra. Trate de aumentar su resistencia a 90 segundos.

Los costos de comenzar su propio negocio

Después de revisar la lista de muebles y equipos requeridos, puede que tenga curiosidad por conocer los costos implicados en establecer un negocio de salón o spa. A la hora de decidir abrir su propio salón o spa para el cuidado de la piel, debe considerar muchos factores y el *costo* no es uno menor. Cuando calcule el costo, es importante desglosar todo lo que necesitará y los costos asociados a esa necesidad. Los precios varían de área a área, y hay spas de todas las formas y tamaños. Investigue los costos de los insumos y los equipos a fin de determinar lo que necesitaría gastar para preparar su propia sala. Considere la historia de Tania como ejemplo de la importancia de la investigación y el cálculo de los costos.

Tania está contemplando construir un nuevo establecimiento y el costo en su zona es de $225 a $375 por pie cuadrado, con un requisito de espacio mínimo de 1.500 pies cuadrados (140 metros cuadrados) (**Figura 7–12**). Lo que significa $450.000 para el espacio del salón o spa. Después de investigar un poco, el costo de los equipos para la sala de tratamiento, sin incluir las áreas de recepción y de ventas, suma entre $6.400,00 y $9.200,00. Para comenzar, contempló la camilla de tratamiento, el mostrador facial móvil, la estación de trabajo, el banquillo para faciales, el gabinete para toallas calientes, los elementos multiuso y de un solo uso.

El costo inicial que Tania ha calculado para construir su propio establecimiento está ahora entre $456.400 y $459.200. Esto le permite tener más conocimiento para decidir entre construir o alquilar en su área. Este ejercicio lo puede hacer cualquier esteticista a fin de determinar lo que necesitaría gastar para preparar su propia sala.

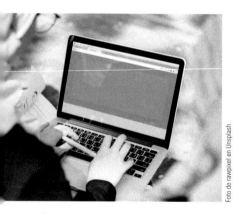

▲ **FIGURA 7–12** Investigue para saber cuánto podría costar instalar una sala de tratamiento.

✔ VERIFICACIÓN

7. ¿Cuáles son los dos factores más importantes a tener en cuenta a la hora de amueblar una sala de tratamiento?
8. ¿Cuáles son las dos funciones principales de la lámpara con lupa?
9. ¿Qué es un recipiente para elementos filosos?
10. ¿Por qué los canastos de lavandería y los recipientes de basura idealmente deben activarse mediante pedal y tener tapas cerradas?

Administrar adecuadamente los insumos y productos de la sala de tratamiento

¿SABÍA QUE...?

Trate de colocar los productos en el orden que debe utilizarlos, de izquierda a derecha (si es diestro) o de derecha a izquierda (si es zurdo). Tener los productos en el orden de uso lo ayudará si la luz de la sala es tenue.

Parte del éxito como esteticista implica administrar adecuadamente los insumos. Como un gran chef, tener un espacio de trabajo limpio y ordenado con todos los elementos que necesita para realizar el servicio al alcance de la mano es clave para proporcionar un tratamiento o procedimiento exitoso (**Figura 7–13**). Si tiene que detener el procedimiento para buscar los insumos, la satisfacción del cliente disminuye. Además, los insumos como mascarillas faciales, cremas

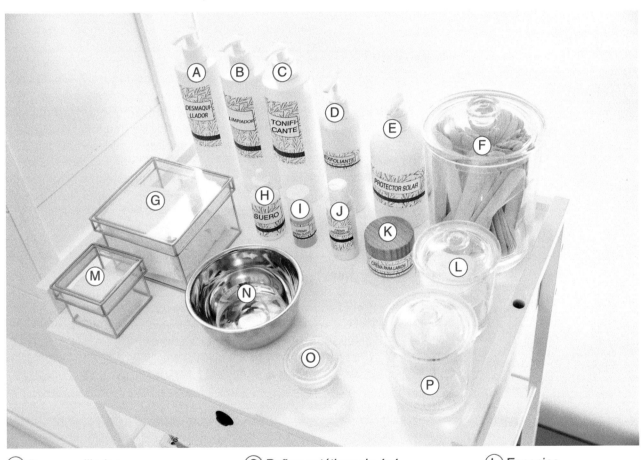

(A) Desmaquillador	(G) Paños estéticos de 4x4	(L) Esponjas
(B) Limpiador	(H) Suero	(M) Paños estéticos de 2x2
(C) Tonificante	(I) Crema para ojos	(N) Vasija para el agua
(D) Exfoliante	(J) Crema hidratante	(O) Producto fraccionado
(E) Protector solar	(K) Crema para labios	(P) Esferas de algodón
(F) Espátula descartable		

▲ **FIGURA 7–13** Prepare el carro con los insumos para el tratamiento facial en el orden del procedimiento de aplicación.

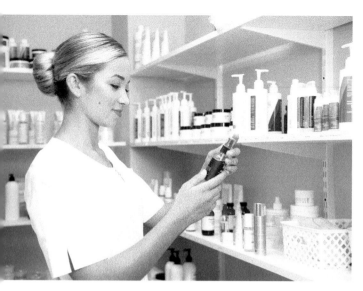

▲ **FIGURA 7–14** Los productos y los insumos a veces se guardan en un dispensario.

hidratantes y otros productos de alta calidad pueden ser costosos. De modo que es importante controlar el inventario de forma adecuada para ayudar a sostener el negocio del empleador o mantener su propio presupuesto si usted trabaja por cuenta propia.

Los insumos pueden ser multiuso, como las sábanas y los espejos de mano, o de un solo uso, como los hisopos de algodón y las lancetas. Los elementos de un solo uso se deben desechar inmediatamente después de utilizarse en un recipiente para residuos con tapa cerrada o un recipiente para elementos filosos. El almacenamiento adecuado es necesario para mantener los elementos limpios y esterilizados, por lo tanto, deben guardarse en contenedores limpios, cerrados y con etiquetas. Si los insumos y los productos no se guardan en la sala de tratamiento o en las estaciones de trabajo, suele hacerse en un **dispensario** o armario para almacenamiento, que es un espacio separado para el depósito de los insumos (**Figura 7–14**). Para un control adecuado del inventario, aténgase a las políticas del salón o spa sobre el retiro de elementos del armario de insumos o el dispensario para el surtido de las salas o estaciones de tratamiento. Los diferentes métodos de preparación requieren diferentes cantidades de toallas e insumos de algodón. Cada instructor o gerente tendrá un procedimiento de preparación especial que seguir. La siguiente sección presenta un ejemplo de lo que se necesita para un tratamiento facial básico. Consulte los capítulos de depilación y maquillaje para preparar la sala para esos servicios.

Insumos e implementos para el tratamiento facial

Los **implementos** son las herramientas que se utilizan para realizar los servicios, pueden ser multiuso o de un solo uso. Los implementos multiuso, también conocidos como implementos reutilizables, se deben limpiar y desinfectar correctamente luego de emplearlos con un cliente y antes de utilizarlos con otro. Entre los implementos multiuso se encuentran:

- calentador de cama (opcional)
- cojín para colocar debajo de las rodillas
- espejo de mano
- almohada o toalla de mano enrollada para apoyar el cuello
- herramienta de extracción, como un extractor de comedones
- mantas para cubrir al cliente
- recipiente o vasija para el agua
- ficha del cliente y libreta/tarjeta de prescripción para cuidados en el hogar o computadora para base de datos
- bata/capa para que se ponga el cliente
- kits faciales
- recipientes de vidrio o de plástico para colocar almohadillas de algodón y otros insumos

- ropa blanca, como sábanas, toallas para el rostro y toallas de mano (de tela o desechables)
- recipientes de goma para calentar o mezclar productos
- espátulas de metal para quitar los productos de los tarros
- folletos de los productos de venta al por menor
- tijeras
- tenazas para manipular las toallas calientes y retirar los elementos limpios (**Figura 7–15**)
- pinzas.

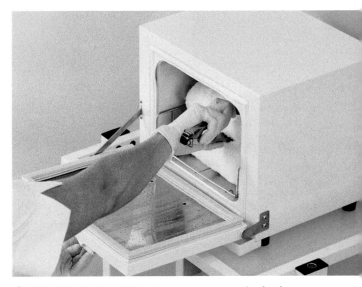

▲ **FIGURA 7–15** Utilice tenazas para manipular las toallas calientes.

Elementos de un solo uso

Los elementos de un solo uso son desechables, por lo tanto, se pueden utilizar solo una vez. El uso de estos insumos depende del establecimiento y pueden incluir (**Figura 7–16**):

- banda para la cabeza del cliente para proteger el cabello y mantenerlo fuera del rostro
- paños estéticos de 2" × 2" (5 cm × 5 cm) para la limpieza y la aplicación de los productos
- paños estéticos de 4" × 4" (10 cm × 10 cm) o esponjas de un solo uso para quitar el producto de la piel (las esponjas son porosas y no se pueden desinfectar ni reutilizar)
- envolturas para cabello/gorras protectoras descartables
- lancetas desechables (ver los reglamentos estatales para conocer las normas de extracción)
- guantes de vinilo o nitrilo descartables (no se recomienda el látex, ya que muchas personas son alérgicas y el aceite puede descomponer el látex, y afectar la protección de los guantes)

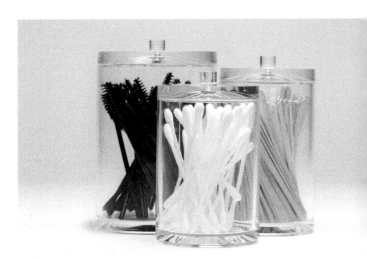

▲ **FIGURA 7–16** Guarde los elementos de un solo uso en recipientes cubiertos.

- brochas con punta de abanico para aplicar mascarillas o lociones de masaje (nota: Debido a que las brochas son porosas, no se pueden desinfectar y deben ser descartables)
- pañuelos de papel sin aroma (que se encuentran disponibles en las tiendas de insumos médicos o en línea, y pueden hacer una gran diferencia en los tratamientos, ya que no tienen fragancias ni colorantes y, por lo tanto, no provocan reacciones en la piel)
- cuadrados de gasa para utilizar con ciertos tratamientos faciales
- esponjas para aplicar maquillaje después del procedimiento y para aplicar productos
- toallas de papel
- toallas de servicio personal (PST) para cubrir a los clientes y para mantener el área de trabajo limpia
- recubrimientos de plástico para botas y mitones eléctricos

- bolsa plástica hermética para desechar correctamente los elementos de un solo uso

- hisopos de algodón esterilizados para realizar extracciones (es importante que estén esterilizados cuando se utilizan para extracciones, pueden ser de madera para mayor resistencia)

- insumos para depilación con cera (consulte el capítulo 11, "Depilación").

Productos

Los productos son los ingredientes principales para brindar servicios. El capítulo 6, "Productos para el cuidado de la piel: Química, ingredientes y selección", explica las pautas para elegir los productos. Debe tener a mano los productos correctos para todos los servicios de los clientes (**Figura 7–17**). Algunos de los productos básicos que se utilizan en los tratamientos faciales incluyen:

- cremas para masaje corporal
- aceite corporal
- limpiador
- solución de desincrustación
- aceites esenciales
- exfoliantes (mecánicos y químicos)
- crema para los ojos
- almohadillas para los ojos
- crema o loción para masaje facial
- kits de exfoliantes faciales

- gel galvánico para utilizar en los tratamientos galvánicos
- crema para las manos
- bálsamo para labios
- desmaquillador
- mascarillas (crema, lodo/ arcilla, algas marinas, hojas y parafina)
- hidratante (crema, lociones y gel)
- sueros y ampollas
- protectores solares
- tonificante y astringente.

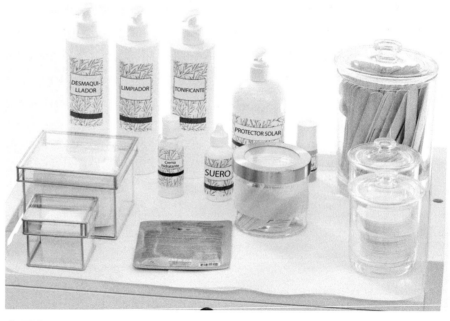

▲ **FIGURA 7–17** Tenga siempre los productos organizados en su carro antes de cada servicio.

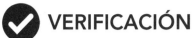

VERIFICACIÓN

11. ¿Por qué es importante abastecerse y organizar los insumos antes de trabajar con los clientes?
12. ¿En qué se diferencian los insumos multiuso y los insumos de un solo uso?
13. ¿Cómo se desechan los insumos de un solo uso?

Ser capaz de organizar un área para tratamiento facial, como un mostrador o una estación facial

Muchos salones y spas están utilizando ahora el concepto de **estación facial** o mostrador facial en las instalaciones, además o en lugar de las salas de tratamiento. Estas son áreas de tratamiento dentro del área de recepción o de venta al por menor del establecimiento, normalmente ubicadas dentro de los 20 pies (6 metros) de la puerta principal para permitir una máxima visibilidad. Las exfoliaciones intensivas, los tratamientos faciales o corporales completos que incluyen extracciones extensas y los masajes corporales completos no se realizan en este espacio. Los tratamientos faciales reducidos breves o mini (como los tratamientos de ojos y las mascarillas faciales en hojas), los tratamientos para hombres (como faciales en la barba) eincluso los tratamientos corporales específicos (como los tratamientos de manicura y pedicura) se pueden realizar en estas estaciones. El cliente no se tiene que desvestir ni cambiar para estos tratamientos, y no todos los equipos e insumos son necesarios. Las mascarillas en hojas siguen ganando popularidad y son particularmente adecuadas para el entorno del mostrador facial, ya que no requieren mezclas y se pueden realizar junto con otros servicios (**Figura 7–18**). El mostrador o la estación facial puede consistir en una o varias estaciones de trabajo. Cada estación de trabajo debe prepararse de forma ordenada con todos los productos y elementos necesarios. Asegúrese de que las estaciones estén bien abastecidas. Esto asegura una transición fluida entre cliente y cliente, y mantiene el entorno lo más limpio posible. La siguiente es una lista de los insumos básicos:

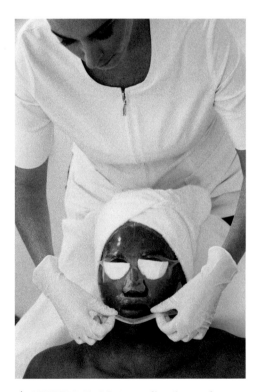

▲ **FIGURA 7–18** Las aplicaciones de mascarillas en hojas son un servicio rápido y popular en los mostradores faciales.

- sillón para tratamientos faciales
- lámpara con lupa
- ficha de consulta
- pañuelos de papel sin aroma para el rostro
- guantes
- paños estéticos
- bandas para la cabeza desechables

- sanitizante de manos
- espátulas
- cestos de basura con tapa cerrada
- toallas descartables
- recipientes de goma para mezclar
- recipientes pequeños
- agua embotellada para cambios de agua rápidos
- espejo de mano

- esponjas para la aplicación de mascarillas y maquillaje
- capa para cubrir al cliente durante los tratamientos faciales
- hisopos de algodón
- carrito o estación de trabajo preparada con los productos mencionados en la lista anterior.

VERIFICACIÓN

14. ¿En qué se diferencian un mostrador o estación facial de una sala de tratamiento?
15. ¿Qué tratamientos no se realizan en un mostrador o estación facial?

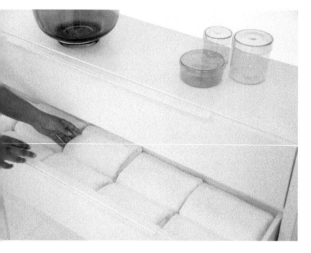

▲ **FIGURA 7–19** Tenga a mano ropa limpia e insumos de acuerdo al cronograma del día.

─REALIZAR─

Procedimiento 7-1

Preparación de la sala de tratamiento antes del servicio.

ACTIVIDAD

Tiempo perfecto

Controle el tiempo para ver con qué rapidez puede preparar la estación de trabajo para un tratamiento facial. Vea si puede prepararlo de memoria después de practicar un tiempo.

Preparar la sala de tratamiento para brindar servicios

Antes de preparar la sala, consulte la lista de verificación de preparación que utiliza el establecimiento. Observe su cronograma para ver qué insumos se necesitan. Recuerde que se pueden sumar clientes de paso o clientes adicionales en cualquier momento. Si está especificado, guarde la ropa limpia (**Figura 7–19**). Busque las notas de la ficha del cliente y revise los formularios de consulta para venta al por menor de productos, si corresponde. Después de practicar un tiempo, verá que la preparación es más fácil. Las siguientes pautas son para la preparación estándar de un tratamiento facial. Se necesitan aproximadamente 10 minutos para la preparación de un servicio y entre 10 y 15 minutos para la limpieza posterior al servicio. Encontrará una lista de verificación resumida de equipos, insumos y elementos de un solo uso en el capítulo 8, "Tratamientos faciales". Después de reunir todo lo que necesita para los tratamientos, puede empezar la preparación. Realizar el "Procedimiento 7–1: Preparación de la sala de tratamiento antes del servicio" en la página 285.

Disposición de los elementos de un solo uso

Los elementos de un solo uso se guardan en recipientes cubiertos, cajones o alacenas cerradas limpias para impedir la contaminación. Después de lavarse las manos, dosifique solamente la cantidad necesaria para el servicio. Utilice pinzas o tenazas limpias para retirar los insumos adicionales durante el servicio.

Disponga los insumos de un solo uso sobre una toalla limpia en el orden en el que se utilizarán. No coloque insumos limpios o sucios sobre superficies del mostrador directamente. Los elementos de un solo uso contaminados se deben desechar de forma adecuada en un recipiente para residuos con tapa.

Organización de los productos

Prepare los productos del tratamiento en el orden del procedimiento de aplicación: limpiador, crema o loción para masaje, mascarilla, tonificante, crema hidratante y otros productos de acuerdo con el análisis de la piel del cliente.

Preparación de la zona de vestidores

Prepare el vestidor para el cliente. Si es posible, es más eficiente hacer que el cliente se cambie en una habitación separada de la sala de tratamiento, de modo que la sala se pueda recomponer fácilmente entre cliente y cliente. Consulte los capítulos individuales sobre tratamientos faciales y depilación con cera para ver el protocolo de cada tratamiento. Las siguientes son pautas generales:

- Acomode un lugar para que el cliente se siente mientras se cambia.
- Tenga una bata o capa limpia colgada de un gancho en la puerta o doblada sobre una mesa pequeña para que el cliente se cambie (**Figura 7–20**).

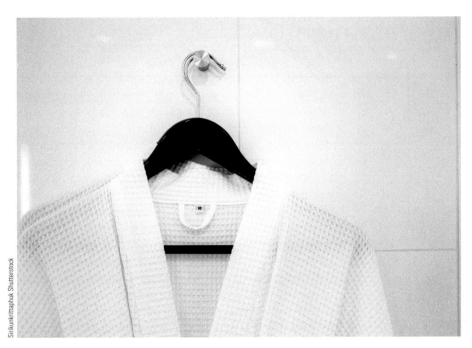

▲ **FIGURA 7–20** Tenga lista una bata o capa limpia antes de que llegue el cliente.

- Prepare agua o té para el cliente y tenga a mano la ficha del cliente y el formulario de cesión de derechos de imagen.
- Recuerde explicarle al cliente dónde debe colocar las pertenencias personales, incluidas las joyas y el bolso, y cómo ponerse la capa de spa. No toque nunca las joyas del cliente ni lo ayude a quitárselas.
- Muéstrele cómo acomodarse en la cama y dónde ubicar la cabeza.
- Explíquele con exactitud qué prendas necesita quitarse y cómo colocarse la bata. Esto puede variar según el tratamiento. Para un tratamiento en el mostrador facial, no es necesario quitarse la ropa. Algunos clientes no se han realizado antes un facial o una depilación con cera y no saben exactamente qué deben hacer.

SUGERENCIA

Utilice una lista de verificación para preparar y limpiar la sala de tratamiento: haga un esquema en fichas de 3" × 5" (7,5 cm × 12,5 cm) o cree una lista de tareas en el teléfono u otro dispositivo electrónico para tener una referencia rápida.

¿SABÍA QUE…?

Puede utilizarse una toalla o una manta enrollada en una funda como cojín. Las almohadas cómodas también son importantes para el cuello del cliente y determinan lo relajante que puede ser el tratamiento facial para el cliente.

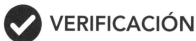

VERIFICACIÓN

16. ¿Cuáles son algunas pautas que se deben seguir al preparar los insumos de un solo uso?
17. ¿Cuáles son las instrucciones que deberá brindarle al cliente antes del servicio?

Limpiar y desinfectar adecuadamente la sala de tratamiento

Ahora que hemos repasado la preparación para el tratamiento facial, es un buen momento para hablar de los procedimientos de limpieza, aunque todavía no se haya realizado el procedimiento facial. Es útil aprender y practicar cada fase de un servicio antes de ir al paso siguiente. Practique los pasos que se indican en el "Procedimiento 7-2: Limpieza posterior al servicio y preparación para el próximo cliente". De esta forma, se puede concentrar en el procedimiento porque ya conocerá los pasos previos y posteriores al servicio.

Después de completar la consulta con el cliente posterior al tratamiento, asegúrese de registrar las notas en la ficha del cliente y de anotar en detalle las ventas al por menor. Luego, prepare la sala para el siguiente cliente o límpiela como preparación de fin de la jornada (**Figura 7–21**). Recuerde que el orden de la limpieza varía según las pautas de cada establecimiento y que los procedimientos de control de infecciones mejoran a medida que evolucionan las leyes y la tecnología.

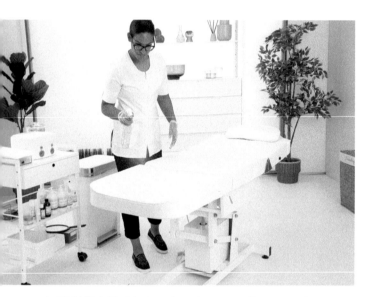

▲ **FIGURA 7–21** Practique los procedimientos de limpieza a fin de preparar la sala para el próximo cliente de forma eficiente.

┌─ **REALIZAR** ─┐
Procedimiento 7-2
Después del servicio: limpieza y preparación para el próximo cliente
└──────────────┘

Como se analizó en el capítulo 5 de *Bases para el estándar de Milady*, "Control de infecciones: Principios y prácticas", hay dos métodos para el control adecuado de infecciones:

- Método 1: limpiar y luego desinfectar con un desinfectante adecuado.

- Método 2: limpiar y luego esterilizar.

Recordatorio sobre los implementos de limpieza y desinfección

Además de repasar el capítulo 5, "Control de infecciones", en *Bases para el estándar de Milady*, tenga en cuenta las siguientes consideraciones y recordatorios sobre limpieza y desinfección:

• Utilice guantes durante todos los procedimientos para evitar la contaminación y proteger las manos de las sustancias químicas fuertes. Lávese las manos después de completar los procedimientos de control de infecciones.

- Lave y desinfecte todas las brochas sintéticas, las pinzas y demás implementos no desechables. Los implementos son elementos multiuso que incluyen herramientas como brochas sintéticas, pinzas y extractores de comedones.
- Cambie el desinfectante para cumplir con las instrucciones del fabricante y los reglamentos de control de infecciones. Si es necesario, anote en un registro con fecha cuando se cambie el desinfectante (**Tabla 7–1**).

▼ **TABLA 7–1** Ejemplo de un registro de desinfectantes.

REGISTRO DE DESINFECTANTES	
Cambie la solución desinfectante en el recipiente de acuerdo con las instrucciones del fabricante o si está turbia y parece que es necesario cambiarla. Anote cuando la cambie.	
FECHA EN QUE SE CAMBIÓ	**SUS INICIALES**
5 de marzo	J.S.

- Para evitar la contaminación cruzada, enrolle el lado usado de las toallas y las sábanas hacia adentro, de modo que el lado sucio quede adentro de la pila de ropa sucia. Esto también ayuda a evitar que caigan al suelo restos de productos y cabellos, y ahorra tiempo de limpieza. Para una mayor limpieza, no deje que la ropa blanca ni otros elementos le rocen la ropa antes o después del uso.
- Apague el calentador de camilla, si lo usó.
- Limpie la máquina para depilación con cera (y apáguela y desenchúfela al final del día).
- Desinfecte el vaporizador y la lámpara con lupa.
- Desinfecte la bandeja inferior y el interior del calentador de toallas después de retirar todos los elementos utilizados.
- Desinfecte cualquier otro equipo que se haya usado y apáguelo.
- Limpie todos los recipientes y elimine de ellos los restos de producto con un desinfectante.
- Limpie todos los mostradores, lavatorios, superficies y tapetes del piso con desinfectante.

Manejo apropiado de los elementos de un solo uso

- Los artículos sucios como los guantes y los insumos de extracción deben colocarse en un recipiente de residuos con tapa.
- Mientras los utiliza, los elementos de un solo uso deben colocarse en superficies que puedan desinfectarse o desecharse, como en las toallas de papel.

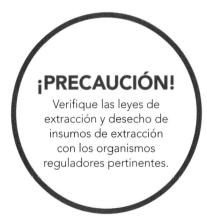

¡PRECAUCIÓN!

Verifique las leyes de extracción y desecho de insumos de extracción con los organismos reguladores pertinentes.

- Mantenga los insumos limpios separados de los usados. Retire solamente lo que necesita para cada servicio.
- Las lancetas desechables de extracción se colocan en un recipiente para elementos filosos. Verifique las normas estatales y de la OSHA para una manipulación apropiada.

Limpieza al final del día

En la mayoría de los establecimientos, los esteticistas o estudiantes son responsables de la limpieza de las salas de tratamiento. Los esteticistas deben estar preparados para limpiar las áreas que utilizan. Asegúrese de avisar al gerente sobre las áreas del establecimiento que pueden necesitar reparación o limpieza en profundidad. Los procedimientos de limpieza están regulados por las leyes regionales, así que debe conocer estos reglamentos. Siga la *Lista de verificación al final del día* que se indica en el "Procedimiento 7–2: Procedimiento posterior al servicio: limpieza y preparación para el próximo cliente" en la página 291.

Ahora ya sabe cuánto trabajo implica la preparación para los servicios. Una vez que tenga una buena preparación y todas las herramientas necesarias, será fácil mantenerse organizado y trabajar en forma eficiente. Un ambiente limpio es necesario para la seguridad del cliente y para cumplir con las leyes de los organismos reguladores locales. Los clientes confiarán en su capacidad y se sentirán seguros en sus manos si saben que el establecimiento está limpio. Mantener la sala organizada es necesario para un trabajo eficiente sin problemas. Ahora ya está listo para recibir clientes. Los otros capítulos tratarán los procedimientos faciales, de depilación con cera y de maquillaje.

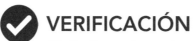 **VERIFICACIÓN**

18. Explique cómo evitar la contaminación cruzada cuando limpia las toallas y las sábanas después de un servicio.

Realizar los procedimientos previos y posteriores al servicio

Es más fácil realizar un seguimiento de lo que está haciendo, mantener la organización y brindar un servicio coherente cuando practica la preparación. Se debe practicar en la sala de tratamiento o la estación y el carrito de insumos. También es imprescindible repasar los procedimientos adecuados para la limpieza y la recomposición de la sala entre clientes y al final del día. A continuación, se encuentran dos procedimientos de práctica para dominar cada una de estas actividades: (1) previo al servicio (preparación de la sala de tratamiento) y (2) posterior al servicio (limpieza y preparación para el próximo cliente). Como un actor que ensaya sus líneas, la práctica reiterada mejorará su desempeño como esteticista y aumentará su valor como profesional del cuidado de la piel.

Procedimiento 7-1:
Preparación de la sala de tratamiento antes del servicio

Revise los insumos de ropa blanca (toallas y sábanas) de la sala y reponga lo que sea necesario. Para la primera cita del día, precaliente el calentador de toallas, las toallas, el calentador de cera, el vaporizador y cualquier otro equipo según sea necesario.

Tiempo necesario: 10 a 15 minutos

Materiales, implementos y equipos

Nota: Los productos variarán en función del plan de tratamiento recomendado para el cliente. Anteriormente en este capítulo, se mencionaron los equipos e insumos adicionales que se deben considerar.

EQUIPOS
☐ Equipo para el tratamiento facial (camilla de tratamiento, banquillo, calentador de toallas, vaporizador y lámpara con lupa)
☐ Carrito
☐ Fichas del cliente
☐ Cestos de basura con tapa cerrada

INSUMOS
☐ 2 sábanas pequeñas sin elásticos (si es necesario, otras de reserva)
☐ Solución desinfectante registrada en la EPA
☐ Sanitizante y jabón líquido para manos
☐ Detergente para platos
☐ Recipientes para mezclar
☐ 2 recipientes para el agua tibia (si no hay lavamanos en la sala)
☐ Espejo de mano
☐ Espátula
☐ Toallas de mano (entre 2 y 4)
☐ Ropa blanca
☐ Cojín cilíndrico
☐ Almohadas
☐ Capa para cubrir al cliente durante los tratamientos faciales

ELEMENTOS DE UN SOLO USO
☐ Brochas sintéticas o descartables (2)
☐ Guantes
☐ Paños estéticos de 4" × 4" (10 cm × 10 cm) para limpieza, o esponjas descartables
☐ Esferas o almohadillas de algodón
☐ Hisopos de algodón
☐ Esponjas para la aplicación de mascarillas y maquillaje
☐ Banda para la cabeza o gorra protectora
☐ Bolsa de plástico
☐ Toallas de papel
☐ Espátulas
☐ Pañuelos de papel (sin aroma)

PRODUCTOS
☐ Desmaquillador o limpiador de ojos
☐ Limpiador facial (una crema y un gel)
☐ Mascarillas
☐ Crema hidratante
☐ Suero
☐ Astringente/tonificante
☐ Protector solar

☐A. Revisión de la agenda diaria

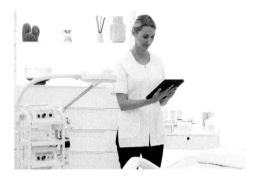

1 Revise la agenda de clientes para el día y decida los productos que podría necesitar para cada servicio. Asegúrese de tener los productos suficientes que necesitará ese día. Es posible que deba buscar más productos en el dispensario. Además, este es un buen momento para recordar qué clientes que verá ese día ya ha atendido y cuáles son sus principales preocupaciones.

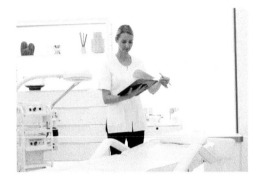

2 Busque el formulario de admisión o la ficha de registro de servicios y revíselo. Si la cita es con un cliente nuevo, necesitará un nuevo formulario de admisión.

B. Preparación del equipo

Tiempo necesario: el precalentamiento de los equipos puede llevar hasta 15 minutos.

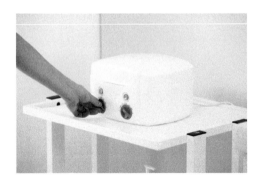

3 Encienda el calentador de cera según sea necesario. Verifique y regule la temperatura.

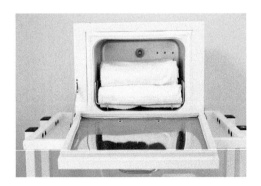

4 Precaliente el calentador de toallas y coloque dentro las toallas húmedas. Nota: Las toallas no deben estar empapadas.

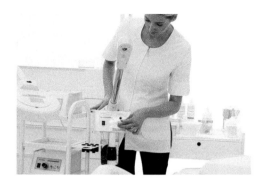

5 Precaliente el vaporizador. Controle primero el nivel de agua del vaporizador (debe estar apenas por debajo de la línea de llenado). Si es necesario, vuelva a llenar el vaporizador. Siga las instrucciones de cuidado del fabricante. Consulte el capítulo 10, "Dispositivos y tecnología para el tratamiento facial", para obtener información sobre el vaporizador.

6 Precaliente cualquier otro equipo necesario.

C. Preparación de la camilla de tratamiento

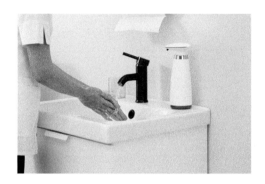

7 Lávese las manos con jabón y agua tibia antes de preparar y tocar los elementos limpios.

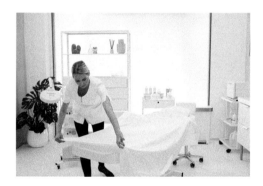

8 Coloque una sábana a lo largo de la camilla de tratamiento.

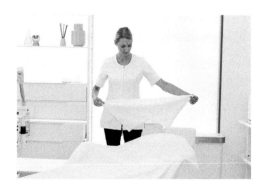

9 Coloque una toalla de mano extendida encima de la sábana en la cabecera de la cama. Separe otra toalla de mano para poner sobre la parte superior del pecho, si corresponde.

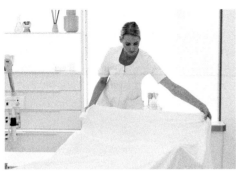

10 Coloque la segunda sábana a lo largo, encima de la primera.

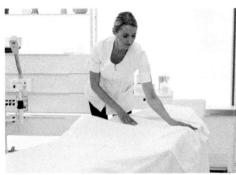

11 Doble el cuarto superior de la segunda sábana hacia atrás, de forma horizontal. Luego doble la sábana en forma diagonal a través de la cama.

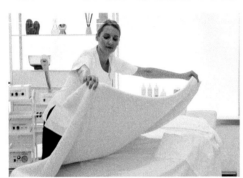

12 Ponga una manta encima de la ropa de cama para mantener al cliente cálido y cómodo.

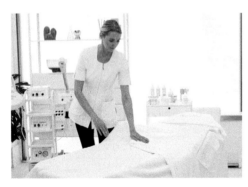

13 Tenga listas una banda para la cabeza y una bata o capa limpias para el cliente.

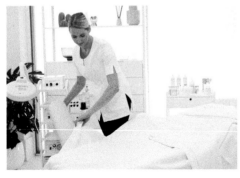

14 Tenga disponibles un cojín y una almohada.

D. Preparación de insumos

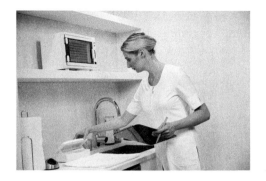

15 Asegúrese de que el desinfectante esté listo para usar. Los desinfectantes por inmersión se llenan y se cambian de acuerdo con las instrucciones del fabricante (verifique que se mantenga la potencia mediante la recarga regular).

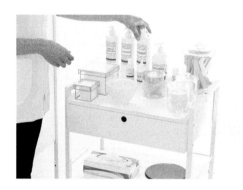

16 Coloque los insumos en una toalla limpia (de papel o tela) sobre la estación de trabajo limpia y desinfectada. Acomode los insumos en el orden en que se utilizan, alineados en forma prolija y, si algunos insumos o productos no están cubiertos, cúbralos con otra toalla hasta que esté listo para utilizarlos.

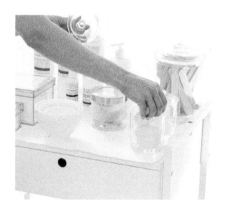

17 Prepare el carrito profesional con los insumos y elementos desechables. Vea la lista de materiales necesarios y utilice la referencia visual.

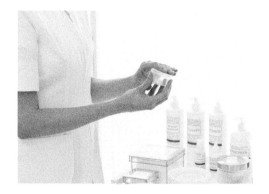

18 Dosifique solamente la cantidad de producto necesaria para el servicio.

E. Preparación de la zona de vestidores

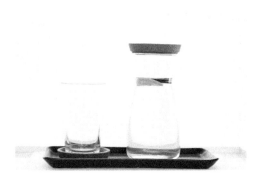

19 Tenga una bata o capa limpia doblada sobre una pequeña mesa para que el cliente se cambie. *Nota:* Para un tratamiento en el mostrador facial, la ropa no se quita.

20 Tenga agua fresca o agua caliente para un té lista para el cliente.

F. Preparación para el cliente

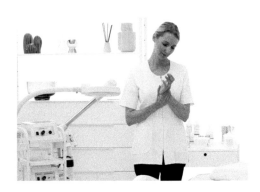

21 Organícese al ocuparse de sus necesidades personales antes de que llegue el cliente: estírese, vaya al baño, beba agua, devuelva las llamadas personales, de modo que toda su atención se concentre en las necesidades del cliente. Recuerde apagar los dispositivos electrónicos para eliminar las distracciones. Tómese un momento para despejarse de todas las preocupaciones y problemas personales.

22 Revise el "Procedimiento 5–3: Lavado adecuado de manos", que se encuentra en *Bases para el estándar de Milady*, para ver cómo lavarse las manos antes de saludar al cliente.

23 ¡Su cliente ha llegado! Siga los pasos que se indican en el "Procedimiento 8–1: Preparación del cliente para el tratamiento antes del servicio".

Procedimiento 7-2:
Limpieza posterior al servicio y preparación para el próximo cliente

Tiempo necesario: 10 a 15 minutos

A. Lista de verificación al final del servicio

Al final del servicio, el esteticista debe limpiar la sala de tratamiento y dejarla lista para el próximo cliente.

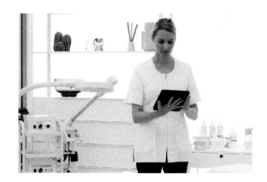

1 Cree una lista de verificación para el final del servicio que sea adecuada para su espacio. No todos completarán los pasos posteriores al servicio en el mismo orden.

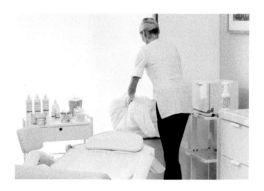

2 Coloque la ropa blanca sucia (toallas y sábanas) en un recipiente cubierto.

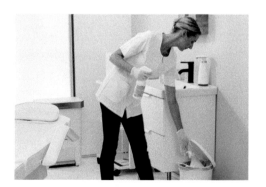

3 Coloque todos los materiales desechables utilizados en un recipiente de basura cubierto.

4 Las lancetas desechables de extracción se colocan en un recipiente para elementos filosos. Verifique las normas estatales y de la OSHA para una manipulación apropiada.

¿SABÍA QUE…?

No coloque las brochas húmedas en un cajón o recipiente cerrado porque la humedad puede producir moho y no se secarán de forma adecuada. Deje las brochas afuera para que se sequen, cubiertas con una toalla limpia antes de ponerlas en un recipiente cerrado.

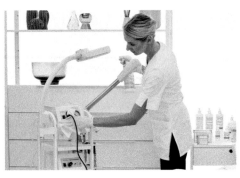

5 Limpie todos los equipos con un desinfectante aprobado por la EPA.

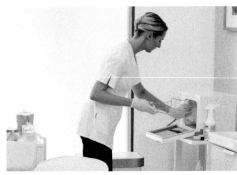

6 Limpie el carrito y las superficies de la estación de trabajo. Limpie y desinfecte la bandeja inferior y el interior del calentador de toallas después de retirar todos los elementos utilizados.

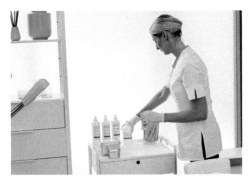

7 Vuelva a ordenar los productos y los elementos desechables, y reponga las batas limpias.

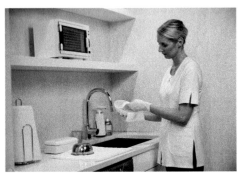

8 Utilice un detergente para platos antibacteriano y agua tibia para lavar los recipientes utilizados. Enjuague y seque bien.

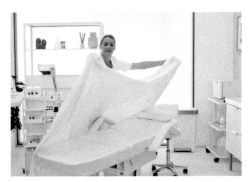

9 Cambie la ropa blanca de la camilla de tratamiento.

B. Lista de verificación al final del día

Al final del día, asegúrese de seguir estos procedimientos:

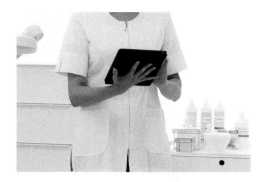

1 Complete la lista de verificación al final del servicio y verifique el cronograma para el turno o día de trabajo siguiente.

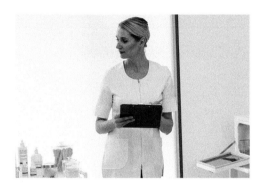

2 Utilice una lista de verificación al final del día para asegurarse de no olvidar nada.

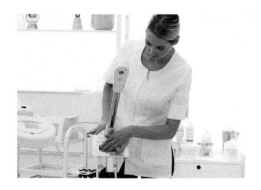

3 Apague y desenchufe todos los equipos.

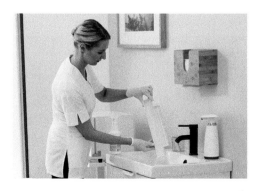

4 Deje abierta la puerta del calentador de toallas para que se seque y vacíe la bandeja de abajo antes de limpiarla y desinfectarla.

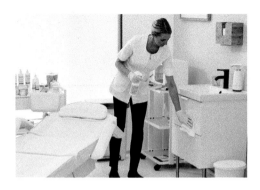

5 Limpie todo lo que no se haya limpiado después del último servicio, incluidos los equipos, la cama, el lavamanos, los mostradores y los pomos de las puertas.

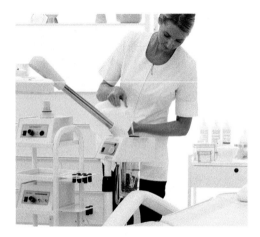

6 Recargue todos los recipientes, los insumos y el vaporizador.

7 Controle los pisos, barra o lave según sea necesario. Verifique que no haya derrames de cera.

8 Vacíe los recipientes para residuos. Coloque bolsas para residuos limpias.

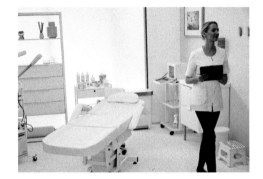

9 Retire los artículos personales del área.

¿Cómo le está yendo con la sala de tratamiento? **A continuación, marque los objetivos de aprendizaje del capítulo 7 que considera que domina, deje sin marcar aquellos objetivos a los que deberá volver.**

- ☐ Explicar por qué la preparación de la sala de tratamiento es una parte integral del tratamiento que se brinda.
- ☐ Repasar los elementos de la apariencia profesional de un esteticista.
- ☐ Esbozar las características estructurales fundamentales de la sala y la estación.
- ☐ Describir la ambientación, los muebles y los equipos ideales para los tratamientos faciales.
- ☐ Administrar adecuadamente los insumos y productos de la sala de tratamiento.
- ☐ Ser capaz de organizar un área para tratamiento facial, como un mostrador o una estación facial.
- ☐ Preparar la sala de tratamiento para brindar servicios.
- ☐ Limpiar y desinfectar adecuadamente la sala de tratamiento.
- ☐ Realizar procedimientos previos y posteriores al servicio para cumplir con los requisitos de salud y seguridad.

GLOSARIO

carrito	pág. 270	carro rodante que contiene herramientas, insumos y productos.
dispensario	pág. 276	habitación o área destinada a mezclar productos y guardar insumos.
estación facial	pág. 279	se conoce también como *mostrador facial*. Área de tratamiento para el cuidado de la piel dentro del área de recepción o de venta al por menor del establecimiento, donde los clientes pueden hacerse tratamientos breves para el cuidado de la piel sin tener que cambiarse la ropa.
implementos	pág. 276	herramientas que utilizan los esteticistas para realizar los servicios, pueden ser multiuso o de un solo uso.

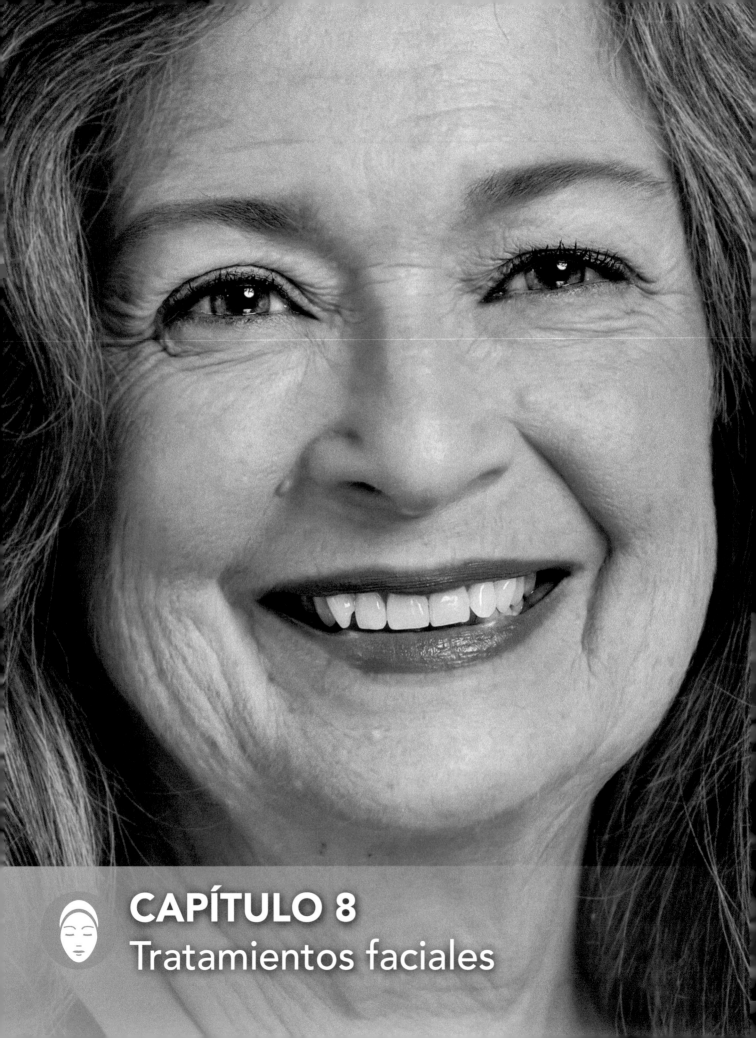

CAPÍTULO 8
Tratamientos faciales

"Saber cómo envejecer y no tener miedo de hacerlo es algo muy saludable".

– Evelyn Lauder (fundadora de Clinique)

Objetivos de aprendizaje

Al finalizar este capítulo, usted podrá:

1. Explicar la importancia de los tratamientos faciales como la base de todos los servicios de cuidado de la piel.
2. Describir los beneficios de un tratamiento facial.
3. Enumerar las destrezas esenciales necesarias para realizar un tratamiento facial.
4. Llevar a cabo los procedimientos de preparación para los tratamientos.
5. Explicar los pasos clave del tratamiento facial básico.
6. Describir cómo se consulta a los clientes respecto de los cuidados que realizan en el hogar.
7. Analizar las variantes del tratamiento facial básico.
8. Definir los objetivos del tratamiento para los seis tipos o condiciones de la piel (pieles secas, deshidratadas, maduras, sensibles, hiperpigmentadas y grasas).
9. Describir los tratamientos faciales para el acné.
10. Realizar un procedimiento de tratamiento para el acné.
11. Analizar las opciones de tratamiento para el cuidado de la piel masculina.
12. Llevar a cabo los procedimientos de los tratamientos faciales.

Explicar la importancia de los tratamientos faciales

Si bien en el pasado se consideraban un lujo, en la actualidad, muchos creen que los tratamientos faciales regulares y el mantenimiento del cuidado de la piel son una necesidad para tener una piel saludable y reducir el estrés. El campo del cuidado de la piel ha mostrado un rápido avance en los últimos años. Esto se debe al creciente interés en la salud, el bienestar y la belleza, y al desarrollo de la tecnología con orientación a los resultados, que incluye tratamientos de avanzada como la terapia de luz y la tecnología láser. Los tratamientos faciales ofrecen dos beneficios simultáneos: los tratamientos regulares producen mejoras notables en la textura y el aspecto de la piel, al mismo tiempo que ofrecen una experiencia de relajación (**Figura 8–1**).

Los tratamientos faciales son los tratamientos introductorios básicos que realizan los esteticistas y que derivan en otros ser-

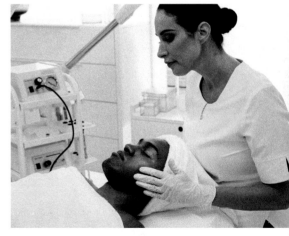

▲ **FIGURA 8-1** Los tratamientos faciales mejoran y relajan la piel.

vicios más avanzados con orientación a resultados, lo que, a su vez, genera citas habituales y la construcción de una clientela sólida.

Aunque aquí solo trataremos el procedimiento del tratamiento facial básico, existe una amplia variedad de métodos y tratamientos diferentes. Una vez que domine la rutina básica, podrá implementar pasos nuevos y cambiar la rutina en función de las necesidades particulares de la piel del cliente. Los pasos, los productos, el enfoque específico de los tratamientos y los métodos de masajes pueden variar según las inquietudes del cliente respecto de la piel.

Los esteticistas deben estudiar y comprender bien los tratamientos faciales porque:

- Esta es una destreza fundamental para todos los servicios de cuidado de la piel. Deben tener la capacidad de proporcionar servicios seguros y beneficiosos a los clientes.
- El tratamiento facial implica el establecimiento de una relación entre el cliente y el esteticista, que involucra la educación del cliente respecto del funcionamiento de la piel y los efectos del medio ambiente, la alimentación, el envejecimiento y las elecciones de estilo de vida, así como las consultas necesarias al respecto.
- Los tratamientos faciales se centran en la creación de un programa continuo para ayudar a reducir la aparición de problemas de la piel, como el exceso de grasitud o las líneas de expresión y las arrugas, al mismo tiempo que motivan al cliente a seguir un programa de mantenimiento diario, que le traerá beneficios a largo plazo y una piel bien equilibrada de por vida.

Describir los beneficios de un tratamiento facial

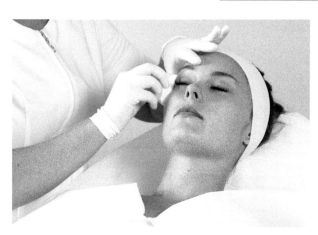

▲ **FIGURA 8–2** La limpieza de la piel es un paso muy importante del tratamiento facial.

Es probable que su interés por la estética se deba a que deseaba tener una profesión gratificante y exitosa, que le permitiera ayudar a los demás a verse y sentirse lo mejor posible. Cuando los clientes dejan el salón o spa después de un tratamiento facial, se sienten rejuvenecidos.

Un tratamiento facial es un servicio profesional diseñado para mejorar la apariencia de la piel del rostro (**Figura 8–2**). Generalmente, incluye una limpieza profunda con extracciones, hidratación, masajes, aplicación de mascarillas o peelings suaves, uso opcional de máquinas de tratamiento para la piel y, finalmente, la aplicación de sueros, hidratantes y protector solar.

Los tratamientos faciales deben personalizarse según cada cliente: se deben elegir los productos adecuados y asegurarse de que los pasos del protocolo implementados sean apropiados para ese cliente. Un análisis completo de la piel previo al tratamiento le permitirá decidir qué protocolos debe utilizar, en función del tipo de piel particular del cliente y de los problemas que presente.

Beneficios del tratamiento facial

Un tratamiento para la piel proporciona muchos beneficios. El mercado continuará expandiéndose en la medida en que más y más personas descubran esos beneficios. Tener un conocimiento profundo de los elementos clave y de los beneficios de los tratamientos faciales le da las destrezas y la confianza necesarias para que los tratamientos para la piel sean superiores. Además, podrá comunicar mejor esos beneficios a los clientes. Proporcionarles información y responder a las consultas también forma parte de un tratamiento facial.

Los tratamientos faciales incluyen los siguientes beneficios:

- Limpian profundamente.
- Exfolian.
- Desintoxican y aumentan la circulación.
- Relajan los sentidos, los nervios y los músculos.
- Retardan los síntomas del envejecimiento prematuro.
- Tratan afecciones como sequedad, exceso de grasitud y enrojecimiento.
- Reducen la aparición de líneas de expresión y arrugas.
- Ayudan a reducir la aparición de manchas y acné leve.
- Brindan acceso a la experiencia de un esteticista para el mantenimiento del cuidado de la piel en el hogar.
- Respaldan la salud de la piel y las buenas elecciones de estilo de vida.

VERIFICACIÓN

1. ¿Qué es un tratamiento facial?
2. Nombre seis beneficios de un tratamiento facial.
3. Como esteticista, ¿qué actividad principal no puede realizar?

¡PRECAUCIÓN!

Es importante saber lo que *no puede* hacer un tratamiento facial. Un esteticista *no puede* diagnosticar o tratar una enfermedad como la rosácea o el acné quístico. Los tratamientos faciales, junto con el cuidado médico adecuado, proporcionan un abordaje integral para el correcto mantenimientode la piel.

Enumerar las destrezas esenciales necesarias para realizar un tratamiento facial

Para convertirse en un esteticista exitoso, debe adquirir determinadas destrezas y dar el ejemplo con ciertas cualidades esenciales que son características de un excelente profesional. Las siguientes destrezas son esenciales para lograr con éxito un tratamiento facial. Tal vez considere que algunas de estas destrezas son naturales en usted, pero a medida que vaya adquiriendo más experiencia, descubrirá que irá mejorando en todas estas áreas. Preste atención a los pequeños detalles para que el cliente se sienta cómodo. Los esteticistas profesionales y bien capacitados encontrarán muchas oportunidades para promover su crecimiento a lo largo de sus carreras.

Servicio al cliente impecable y destrezas de comunicación adecuadas

Las destrezas para relacionarse con el cliente son muy importantes para un esteticista. Saber cómo conectarse y comunicarse eficazmente con los clientes será un factor clave para lograr el éxito.

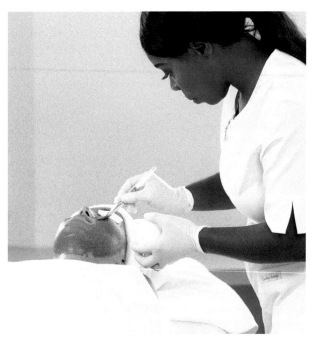

Destrezas excepcionales

Conocer la histología de la piel, la manera de realizar un análisis y los productos disponibles son aspectos fundamentales para que un esteticista tome decisiones inteligentes en favor del cliente (**Figura 8-3**). Además, es importante para la seguridad del cliente conocer las contraindicaciones, los avances tecnológicos y el equipo utilizado en los tratamientos faciales. Las técnicas de masaje, el tacto, la presión y el flujo de energía durante el tratamiento facial también son destrezas valorables.

Dominar las técnicas de venta al por menor

La venta al por menor y las consultas con el cliente son otro aspecto del trabajo que requiere una capacitación adecuada.

▲ **FIGURA 8–3** El conocimiento sobre los productos para el cuidado de la piel lo ayudará a tratar al cliente.

Educación continua

Es importante proveerse de una educación continua en relación con el avance tecnológico y los equipos disponibles para los tratamientos faciales.

- Tome clases en una academia o participe de seminarios en línea para el cuidado de la piel.

- Manténgase informado. Suscríbase a recursos de noticias en línea para enterarse de los eventos cercanos, vea programas de televisión interesantes e informativos y lea los libros que figuren entre los más vendidos.

- Comprométase a asistir a, por lo menos, una clase o conferencia sobre estética por año, lo que contribuirá al éxito de su carrera.

- Obtener títulos técnicos, de licenciatura, maestría e incluso de doctorado es otra opción para proveerse de una educación continua.

CONCÉNTRESE EN

Educación continua

Continuar su educación tomando clases avanzadas y participando en conferencias y eventos relacionados con el negocio lo mantendrá informado, entusiasmado y motivado. Además, estará actualizado respecto de los últimos avances científicos y técnicas sobre el cuidado de la piel. Una opción es obtener un diploma del CIDESCO (Comité International d'Esthétique et de Cosmétologie). CIDESCO provee la calificación más prestigiosa del mundo en el ámbito de la estética y la belleza terapéutica, y ha establecido los estándares internacionales desde 1957. La filial de CIDESCO en los Estados Unidos ofrece capacitaciones integrales en los eventos nacionales relacionados al negocio a lo largo del año. Para obtener más información sobre las clases y los programas de CIDESCO, visite http://cidesco.com/.

Elementos clave de la interacción con los clientes

El primer paso para lograr un enfoque profesional es la destreza para interactuar con los clientes. Tal vez, esta sea la parte más importante de su trabajo. Para lograr el éxito y mantener la lealtad de los clientes, debe conocer los factores clave para tener una excelente interacción con ellos. En la consulta con el cliente, tenga en cuenta los siguientes puntos.

CONCÉNTRESE EN EL CLIENTE

- Sea sincero en su preocupación y concéntrese en sus necesidades.
- Brinde toda su atención al cliente en todo momento.
- Pregúntele al cliente qué problemas de piel tiene. Escuche con atención antes de responder.

PROPICIE LA COMODIDAD DEL CLIENTE

- Ayúdelo a relajarse: háblele con tranquilidad y de manera profesional.
- Ofrezca una atmósfera profesional y trabaje con eficacia.
- Asegúrese de que el cliente esté cómodo (**Figura 8–4**). Es importante contar con camas y sillas adecuadas.
- Siempre utilice guantes descartables.
- Mantenga las uñas suaves y cortas para evitar lastimar la piel del cliente.
- Quítese los anillos, los brazaletes y todas las joyas que puedan lastimar al cliente, interferir en su trabajo o distraerlo durante el tratamiento.
- Tenga cuidado con el contacto y el nivel de presión que ejerce en el rostro.

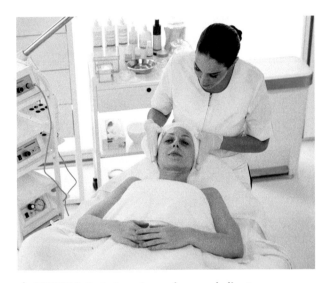

▲ **FIGURA 8–4** Asegúrese de que el cliente esté cómodo.

MANTENGA AL CLIENTE INFORMADO

- Realice un análisis de la piel y un asesoramiento educativo.
- Explique los beneficios de los productos y del servicio que ofrece y responda cada pregunta que el cliente le formule.

ESMÉRESE, SEA ORGANIZADO Y HABILIDOSO

- Mantenga la higiene y el orden en el área donde realiza el tratamiento facial.
- Tenga los insumos organizados.
- Cuando no los utilice, guarde los implementos dentro de un recipiente cerrado.
- Siga procedimientos sistemáticos.
- Mida o utilice productos previamente medidos para obtener resultados óptimos y coherentes.
- Aplique y elimine los productos con prolijidad, evite el contacto con los ojos, la boca y las fosas nasales del cliente.
- No permita que el agua o los productos se deslicen hacia el cuello, los ojos o las orejas del cliente.

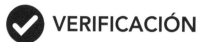

VERIFICACIÓN

4. Enumere cuatro destrezas esenciales que un esteticista necesita dominar para lograr y mantener el éxito profesional.
5. Enuncie cinco pautas clave para una interacción exitosa con el cliente.

Llevar a cabo los procedimientos de preparación para los tratamientos

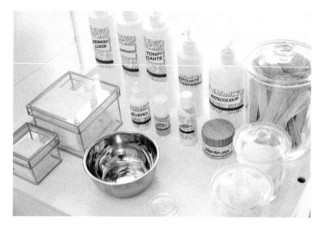

Consulte el capítulo 7, "La sala de tratamiento", para organizar la sala y preparar todos los insumos necesarios para un tratamiento facial. Es importante tener todos los insumos organizados de manera eficaz y a mano antes de comenzar con el tratamiento (**Figura 8–5**).

Utilice los siguientes recursos para prepararse para los tratamientos del cliente:

- Revise la información relacionada con las contraindicaciones en el capítulo 5, "Análisis de la piel".
- Utilice las fichas del cliente y la información de consultas en el capítulo 5, "Análisis de la piel".

▲ **FIGURA 8–5** Tenga todos los insumos a mano antes de comenzar el tratamiento.

CONCÉNTRESE EN

Asegúrese de que los clientes (y usted) respeten las citas

El tiempo es dinero. Estas prácticas cotidianas de la industria ayudarán a los esteticistas a respetar la agenda.

- Pídales a los clientes de tratamientos faciales que vengan 15 minutos antes de la cita para que puedan llenar el formulario de consulta, ponerse una bata o capa y prepararse para el tratamiento. El protocolo variará según cómo sea el lugar de trabajo, por ejemplo, usted puede recibir al cliente y realizar la consulta antes de que este proceda a vestirse para el servicio.
- Llame o envíe un mensaje de texto al cliente el día anterior para confirmar la cita.
- Pídale al recepcionista que registre al cliente y lo prepare para el servicio. Tenga preparado un formulario de admisión de clientes en el área de recepción para no perder tiempo en la sala de tratamiento.

Recepción de los clientes

Una de las situaciones comunicativas más importantes que tendrá con un cliente es aquella que sucede en el primer encuentro (**Figura 8–6**). Sea amable, cordial y acogedor. Para mantener relaciones a largo plazo, debe brindar un excelente servicio cada vez que los clientes acudan a verlo. A continuación, le revelamos las prácticas esenciales del servicio al cliente que deberá llevar a cabo cada vez que ofrezca un servicio de tratamiento facial:

- Siempre que se dirija al cliente, hágalo con una sonrisa.

- Preséntese a los clientes nuevos y reciba a aquellos que regresan llamándolos por su nombre. Un apretón de manos cálido y breve hará que el cliente se sienta bienvenido.

- Tómese algunos minutos para mostrarles las instalaciones a los clientes nuevos. Esto hará que se sientan cómodos y a gusto.

- El cliente le paga por los servicios, así que es de buena educación dedicarle el tiempo que dura la visita al cliente y sus necesidades, y no a las suyas. Evite conversar sobre sus problemas o dejar que su estado de ánimo afecte el servicio. Si tiene problemas que debe tratar personalmente, debe reprogramar la cita del cliente, en lugar de arriesgarse a disminuir el valor del tratamiento.

- Sea profesional pero sincero. Los clientes perciben cuando es auténtico y sincero, lo que hace que confíen más en usted y en su experiencia. El objetivo número uno es descubrir cuáles son los problemas de la piel del cliente y proporcionar un tratamiento.

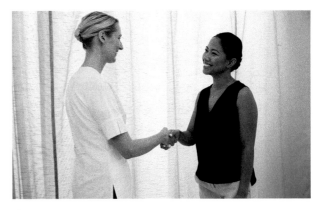

▲ **FIGURA 8–6** Sea amable, amigable y acogedor al recibir a un cliente.

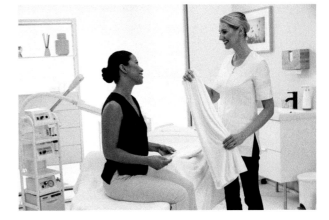

▲ **FIGURA 8–7** Ayude al cliente a prepararse para el tratamiento facial.

ACTIVIDAD

Servicio al cliente

Piense en un momento en que lo hayan tratado bien como cliente y cómo se sintió.

Preparación del cliente para el tratamiento facial

Después de darle una cálida bienvenida al cliente, ofrézcale ayuda en la preparación para el facial (**Figura 8–7**).

BRINDE INSTRUCCIONES ACERCA DEL VESTUARIO

El recepcionista o esteticista le indicará al cliente dónde cambiarse y guardar sus pertenencias.

- Los clientes pueden ponerse la bata o capa y quitarse los zapatos en un vestuario o en la sala de tratamiento.

- Explique al cliente qué prendas necesitará que se quite: zapatos, pantalones ajustados y sostenes.

- Informe al cliente que, generalmente, el cuello y los hombros están desnudos para el tratamiento facial.

- Las telas oscuras atraparán pelusas, de modo que lo mejor es que el cliente se quite la ropa que quedará bajo las sábanas. Deje que los clientes decidan qué prendas se quitarán, en función de su comodidad.

- Indique al cliente cómo prepararse para el tratamiento y cómo ponerse la capa para el tratamiento facial. Hay muchos estilos de capas o batas.

AYUDE AL CLIENTE A SUBIRSE A LA CAMA PARA TRATAMIENTOS FACIALES.

- Muéstrele cómo acomodarse en la cama para tratamientos faciales de forma segura y dónde ubicar la cabeza.

- Préstele la asistencia necesaria para que se sienta cómodo.

CUBRA AL CLIENTE Y AJUSTE LO NECESARIO PARA SU COMODIDAD

A continuación, procederá a cubrir el cabello del cliente y a ajustar la almohada y la ropa blanca de la camilla (**Figura 8–8**). En el "Procedimiento 8–1: Antes del servicio: preparación del cliente para el tratamiento facial", se detallan las instrucciones sobre cómo cubrir al cliente. El cliente debe sentirse relajado desde el principio del tratamiento.

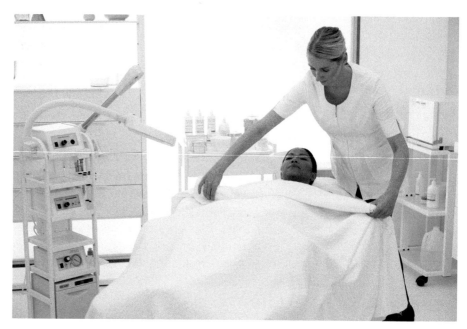

▲ **FIGURA 8–8** Cubra al cliente.

 VERIFICACIÓN

6. ¿Cuáles son las cinco prácticas de servicio fundamentales al recibir a los clientes?
7. ¿Qué actividades previas al tratamiento puede realizar un esteticista para ayudar al cliente a prepararse para el tratamiento?
8. ¿Cuáles son las cuatro prácticas que ayudan al cliente y al esteticista a respetar las citas?

Explicar los pasos clave del tratamiento facial básico

En este punto, ya aprendió a preparar la sala de tratamiento, recibir al cliente y ubicarlo de forma que esté cómodo en la camilla o silla de tratamiento. Ahora está listo para familiarizarse con el resto de los pasos del proceso y así poder realizar el procedimiento cuando termine el capítulo.

A medida que practique los tratamientos faciales, memorice y siga los pasos que figuran en el cuadro de la **Figura 8–9**. Adapte este procedimiento básico en función de las instalaciones y los reglamentos locales. Por lo general, la mayoría de los tratamientos faciales duran una hora. Consulte la **Tabla 8–1** en la página 306 para ver sugerencias sobre la duración de los tratamientos. Recuerde que necesita utilizar guantes en todo momento durante el procedimiento para el tratamiento facial.

A fines educativos, el procedimiento para el tratamiento facial básico está dividido en los siguientes pasos principales: (Siga la guía de su instructor. *Nota:* Se añadieron algunos dispositivos utilizados en tratamientos faciales para mostrarle en qué momento se pueden introducir estas técnicas en el tratamiento facial básico.)

1. Se consulta con el cliente y se verifican las contraindicaciones.
   - Análisis del formulario de admisión del cliente completado
   - Firma del cliente del formulario de consentimiento (se debe firmar este formulario antes de cada tratamiento)
2. Se cubre al cliente y se efectúa el lavado de manos.
3. Se realiza el análisis inicial de la piel y continúa la consulta con el cliente, se crea el plan de tratamiento.
4. Se aplican toallas tibias (opcional) y se lleva a cabo la limpieza facial con el limpiador y el tonificante apropiados.
5. Se realiza un análisis profundo de la piel (consulte el capítulo 5, "Análisis de la piel", y la **Tabla 8–2**).
6. Se procede con una exfoliación (opcional).

*Opción de dispositivo para el tratamiento facial: aplicación de alta frecuencia sobre una gasa (si corresponde)

7. Se realiza un masaje (se puede invertir el orden del masaje y las mascarillas).
8. Se ablanda la piel con la aplicación de vapor o toallas tibias (también se puede aplicar el vapor durante el masaje facial o la exfoliación).
9. Se efectúan las extracciones o la limpieza profunda de los poros (si corresponde).
10. Se aplica la mascarilla (de arcilla, hidratante o cualquier tipo de mascarilla que sea apropiada para el tipo y la afección de la piel del cliente).

*Opción de dispositivo para el tratamiento facial: aplicación de gel galvánico y realización del tratamiento galvánico (si corresponde)

11. Se utiliza un tonificante.
12. Se aplican los sueros y los tratamientos para labios y ojos.
13. Se hidrata la piel con un producto hidratante.
14. Se finaliza con los productos diarios de protección solar.
15. Se termina el servicio con la consulta posterior al tratamiento y el plan de cuidado en el hogar.

▲ **FIGURA 8–9** Pasos principales del procedimiento del tratamiento facial.

▼ **TABLA 8–1** Tomar el tiempo del tratamiento facial.

	Tiempo sugerido (en minutos)	Tratamiento facial para el acné	Tratamiento facial breve
Tiempo de preparación (el cliente se viste)	5	5	5
Consulta	3–5	3–5	**Breve**
Cobertura del cliente	2	2	2
Toallas (opcional)	2	2	2
Limpieza	3–5	3–5	3–5
Análisis de la piel	5	5	**Breve**
Exfoliación	8–10	5	8–10
Aplicación de vapor o toallas	5	5	5
Extracciones	10	10	**Se omiten**
Masaje	10	**Se omite o breve**	**Se omite o breve**
Mascarilla	8–10	8–10	**Breve**
Tonificante	1	1	1
Hidratante	1	1	1
Consulta posterior	5	5	5
Duración total	**~60**	**~50**	**30**

Nota: Existen muchas variantes de estas pautas básicas. Agregue 30 minutos para el tiempo de limpieza o de preparación.

La consulta y el análisis iniciales

Mediante la consulta y el análisis de la piel iniciales se decide qué productos y procedimientos utilizar. Además, este puede ser un buen momento para comentar el tratamiento recomendado y comenzar a analizar el tipo de cuidado que necesita tener el cliente en el hogar. Muchos esteticistas programan, al menos, 15 minutos adicionales en la primera visita del cliente.

Revise el formulario de consulta inicial que completó el cliente (la Figura 5-11 en el capítulo 5, "Análisis de la Piel", es un ejemplo de formulario de admisión). Se debe incluir la información más importante sobre el cliente, como el nombre, la edad (opcional), la ocupación, información sobre su programa de cuidado de la piel en el hogar, medicamentos, enfermedades, dieta y hábitos de estilo de vida (**Figura 8–10**).

OBTENGA UN CONSENTIMIENTO FIRMADO

El cliente leerá y firmará el formulario de consentimiento, en el que reconoce que entiende el tratamiento que recibirá, así como los riesgos que este implica. La Figura 5–12 en el capítulo 5, "Análisis de la piel", muestra un ejemplo de formulario de consentimiento.

▼ FIGURA 8–10 Formulario de admisión del cliente.

Formulario de admisión e historia clínica del cliente

Para poder ofrecerle el tratamiento más adecuado, necesitamos que complete el siguiente cuestionario. Toda la información es confidencial.

Fecha _____

Nombre _____ **Fecha de nacimiento** *(opcional)* _____
(impreso)

Correo electrónico _____

Dirección _____ _____ _____ _____

                     Calle   Ciudad   Estado   Código postal

Número de teléfono (el número en el que es más probable que lo encontremos) _____

Ocupación _____

¿Cómo se enteró de nosotros? _____
_____

Historia clínica

¿Actualmente recibe algún tipo de tratamiento médico?_____ ☐ Sí   ☐ No

Si la respuesta es sí, ¿por qué motivo? _____

Historia	Sí	No	Fecha/Lista/Comentarios
Enumerar todos los medicamentos, vitaminas y suplementos			
Enumerar las alergias			
Accutane			
Antibióticos			
Píldoras anticonceptivas			
Hormonas			
Uso de aspirina, ibuprofeno			
Retin-A®, tretinoína			
Metrogel®, MetroCream®			
Ácido glicólico de forma habitual			
Antidepresivos			
Reacciones alérgicas al sol			
Alergias a medicamentos			
Alergias a los alimentos			
Alergia a la aspirina			
Alergia al látex			
Alergia a la lidocaína			
Alergia a la hidrocortisona			

(Continuación)

Historia	Sí	No	Fecha/Lista/Comentarios
Diabetes			
Historial de consumo de tabaco			
Herpes, ampollas febriles			
Trastornos hemorrágicos			
Autoinmune, VIH			
Embarazada o planea un embarazo			
Marcapasos			
Implantes de cualquier tipo: dentales, mamarios, faciales			
Migrañas			
Glaucoma			
Cáncer			
Artritis			
Hepatitis			
Desequilibrio en la glándula tiroidea			
Trastornos convulsivos			
Infección activa			
Radiación en los últimos tres meses			
Afecciones de la piel			
Acné			
Melasma			
Tatuajes, maquillaje permanente y microblading			
Vitíligo			
Cicatrices queloides			
Tratamientos de piel/láser en otro sitio	Si es así, ¿cuándo?		Resultados
Botox	Si es así, ¿cuándo?		Resultados
Rellenos	Si es así, ¿cuándo?		Resultados
Depilación	Si es así, ¿cuándo?		Resultados
Exfoliaciones químicas	Si es así, ¿cuándo?		Resultados
¿Se expuso al sol o a una cama de bronceado en la última semana? ¿Autobronceantes?	Si es así, ¿cuándo?		Resultados
Enumerar los problemas médicos que no figuran en la lista anterior			

(Continuación)

Cuidado de la piel y estilo de vida actuales

1. ¿Cómo se lava el rostro? ☐ Jabón   ☐ Limpiador
2. Si utiliza jabón, ¿qué marca? _____
3. Si utiliza limpiador, ¿qué marca? _____
4. ¿Utiliza algún hidratante? ☐ Sí ☐ No
5. ¿Tiene una alimentación especial? ☐ Sí ☐ No

    Sí la respuesta es sí, especifique. _____
6. ¿Bebe agua todos los días? ☐ Sí ☐ No

    Si la respuesta es sí, ¿cuánta? _____
7. ¿Bebe café, té o refrescos todos los días? ☐ Sí ☐ No

    Onzas (gramos) de café ___ Onzas (gramos) de té ___ Onzas (gramos) de refresco ___
8. ¿Realiza actividad física? ☐ Sí ☐ No

    Si la respuesta es sí, ¿con qué frecuencia? _____
9. ¿Le realizaron alguna vez un tratamiento facial? ☐ Sí ☐ No

    Si la respuesta es sí, ¿cuándo fue la última vez? _____
10. ¿Se realiza tratamientos faciales en el hogar? ☐ Sí ☐ No

    Si la respuesta es sí, ¿con qué frecuencia? _____
11. Enumere otros cosméticos y productos para el cuidado de la piel que esté utilizando actualmente:

¿Cuál es el principal motivo de la visita de hoy? (Seleccione todas las opciones que correspondan de la lista a continuación.)

☐ Me preocupa el vello facial o corporal y me gustaría recibir información sobre las formas de eliminarlo.

☐ Me preocupan las líneas de expresión en la zona de los ojos.

☐ Me preocupan las líneas de expresión que se producen cuando frunzo el ceño.

☐ Me preocupa la pigmentación o las manchas de la edad.

☐ Me preocupan los capilares rotos en el rostro o las arañas vasculares en las piernas.

☐ Me preocupa la flacidez y laxitud de la piel.

☐ Me preocupan las líneas de expresión en la zona de la boca.

☐ Me gustaría tener los labios más definidos.

☐ Otro (enumere los problemas de la piel a continuación).

Certifico que las declaraciones médicas, personales y de la historia de la piel anteriores son verdaderas y correctas. Soy consciente de que es mi responsabilidad informar al técnico acerca de cualquier enfermedad o afección médica y actualizar esta información en las visitas subsiguientes. Es fundamental tener una historia actualizada para que el proveedor de servicios pueda llevar a cabo los procedimientos de tratamiento apropiados. He firmado el formulario de consentimiento para este procedimiento. Pude hacer todas las preguntas necesarias antes del tratamiento. Acepto el arbitraje como medio de resolución en pro de una práctica responsable.

_____   _____
Firma del cliente   Fecha

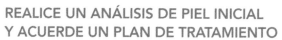

CONCÉNTRESE EN

Cesión de derechos de imagen

Considere tomarle una foto al cliente cada vez que realice una visita. Tenga un formulario de cesión de derechos de imagen listo para que firmen los clientes que aparecerán en los elementos de marketing y en las redes sociales. De esta forma, podrá proporcionarles a los clientes un historial de los tratamientos y obtener su aprobación para mostrar los resultados en línea.

Cubrir al cliente y lavarse las manos adecuadamente

Cubra bien al cliente ajustando el paño para la cabeza, la almohada y la ropa blanca y siguiendo el método de su instructor. Coloque una toalla sobre el pecho del cliente y un cobertor sobre el cuerpo, como se indicó antes. Cubra el cabello con una toalla o una banda para la cabeza, si es necesario. Asegúrese de que la banda para la cabeza no quede demasiado ajustada y que cubra todo el cabello. Se puede colocar un almohadón pequeño debajo de las rodillas, para reducir la tensión en la parte baja de la espalda, y una almohada para brindarle más comodidad al cliente. No olvide seguir el protocolo que se indica en el "Procedimiento 8–1: Antes del servicio: preparación del cliente para el tratamiento", con el fin de garantizar que se esté cubierto de forma adecuada. Es muy importante cubrir adecuadamente al cliente. Lávese las manos antes de analizar la piel del cliente (**Figura 8–11**).

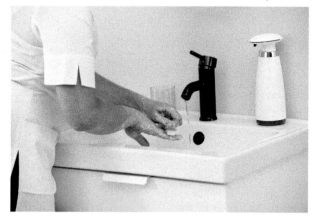

▲ **FIGURA 8–11** Lávese las manos antes del análisis de la piel.

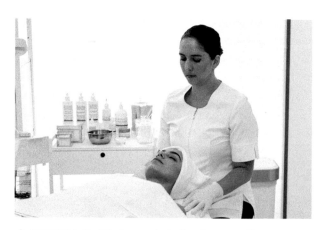

▲ **FIGURA 8–12** Antes de la limpieza, analice la piel del cliente.

REALICE UN ANÁLISIS DE PIEL INICIAL Y ACUERDE UN PLAN DE TRATAMIENTO

Antes de la limpieza, debe inspeccionar el tipo y las condiciones de la piel: ¿es seca, normal o grasa? ¿La textura de la piel es suave o áspera? ¿Hay líneas de expresión o arrugas? ¿Presenta puntos negros o acné? ¿Se pueden ver capilares dilatados? ¿El color de la piel es uniforme?

Debe ver el estado natural de la piel antes de la limpieza y luego de llevarla a cabo, en especial si el cliente lleva maquillaje (**Figura 8–12**). Pregúntele al cliente qué problemas de piel tiene. Escuche con atención antes de responder. Ayúdelo a relajarse: háblele con tranquilidad y de manera profesional.

CREE UN PLAN DE TRATAMIENTO

Una vez que se haya familiarizado con la piel del cliente y sus preocupaciones, necesita formular un plan de acción claro y preciso. Cree un plan de tratamiento para demostrarle al cliente que está capacitado y preparado para tratar las preocupaciones que él pueda tener. Explique los beneficios de los productos y del servicio que ofrece y responda toda pregunta que el cliente le formule. La **Figura 8–13** es un ejemplo de un plan para desarrollar el tratamiento que usted implementará en el cliente.

FIGURA 8–13 Plan de tratamiento.

Pasos	Procedimientos
Limpieza	☐ Crema ☐ Líquido ☐ Espuma ☐ Gel ☐ Vapor tibio o frío
Exfoliación	☐ AHA ☐ BHA ☐ Enzimas ☐ Microdermoabrasión ☐ Cepillo giratorio
Protocolos avanzados	☐ Máquinas galvánicas ☐ Alta frecuencia ☐ Microcorriente
Masaje	☐ Con aceite ☐ Con crema ☐ Con gel ☐ Con suero
Mascarillas	☐ En hojas ☐ En crema ☐ De lodo/arcilla ☐ De alginato ☐ Minerales

Complete la limpieza facial con el tónico y limpiador adecuados

Después del análisis inicial de piel seca, algunos esteticistas prefieren aplicar toallas tibias durante algunos minutos. Se puede utilizar antes de la limpieza con el fin de preparar al cliente antes del contacto, para entibiar e hidratar la piel, y para que la limpieza sea más efectiva y agradable.

Antes de comenzar un tratamiento, lávese siempre las manos y colóquese guantes. Antes de llevar a cabo un análisis profundo de la piel y un tratamiento facial, realice una limpieza para eliminar las impurezas y el maquillaje (**Figura 8–14**). La limpieza adecuada es imprescindible para el éxito del tratamiento facial, porque no todos los tipos de piel y los problemas que se presentan son iguales. Hay muchas fórmulas de limpieza diferentes, desde limpiadores ricos y cremosos a limpiadores ligeros en espuma. En función del análisis de la piel, elija un limpiador que se adapte al tipo de piel del cliente y a los problemas que presente.

- Los limpiadores en crema son ideales para pieles secas y maduras.
- Se recomienda los limpiadores en mousse para pieles mixtas, y las versiones en gel y líquido para pieles más grasas.

ELIMINACIÓN DEL MAQUILLAJE DE LOS OJOS Y DE LOS LABIOS

Antes de empezar con el procedimiento de limpieza, se puede quitar el maquillaje de los ojos y el labial (**Figura 8–15**). Asegúrese de que el cliente no esté utilizando lentes de contacto. Si los utiliza, el cliente deberá quitárselos antes de recibir el tratamiento. No aplique una cantidad excesiva de limpiador, ya que puede escurrirse hacia los ojos. Algunos clientes prefieren dejarse el maquillaje de los ojos, lo cual suele ser apropiado si va a realizar un tratamiento breve. Para un tratamiento facial completo, se debe retirar todo el maquillaje. Los clientes pueden elegir que se les vuelva a aplicar el maquillaje después del tratamiento facial completo si usted ofrece este tipo de servicios por un costo adicional.

> **¡PRECAUCIÓN!**
> Si algún producto entra en contacto con los ojos, enjuáguelos de inmediato con agua y algodón. Luego reanude el procedimiento.

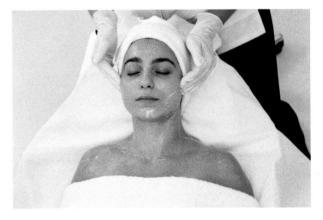

▲ **FIGURA 8–14** Limpie la piel para eliminar las impurezas y el maquillaje.

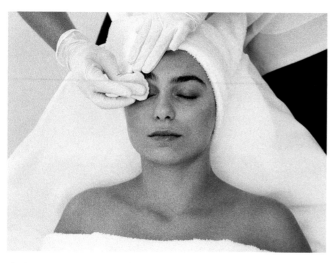

▲ FIGURA 8–15 Retire el maquillaje de los ojos y labios.

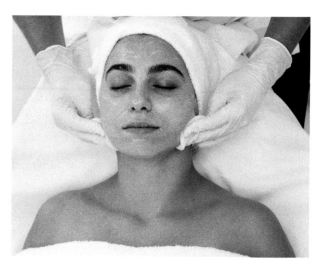

▲ FIGURA 8–16 Finalice la limpieza de la piel.

LIMPIEZA

Evite la fricción o estimulación excesiva de la piel y complete la limpieza con mucho cuidado, pero de forma eficaz (**Figura 8–16**). Si quedan restos de maquillaje, realice una limpieza doble: una antes de utilizar las toallas y otra después.

TONIFICANTES

Algunos esteticistas aplican un tonificante entre cada paso del tratamiento facial para eliminar cualquier residuo de productos o de maquillaje. La mayoría de los productos faciales pueden aplicarse con la punta de los dedos y eliminarse con paños o esponjas para tratamientos estéticos.

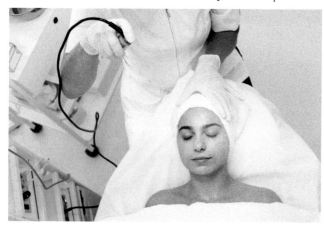

▲ FIGURA 8–17 Se puede rociar el tonificante sobre el rostro.

Para simplificar, los tonificantes, tónicos y astringentes se denominan "tonificantes" en este texto. Los tonificantes terminan el proceso de limpieza al quitar cualquier residuo del limpiador que pueda haber quedado en la piel y restaurar el equilibrio del pH. Las fórmulas astringentes pueden ayudar a reducir la apariencia de los poros, mientras que los tonificantes y los tónicos pueden ayudar a eliminar el exceso del limpiador al mismo tiempo que ayudan a tonificar la apariencia de la piel. Las diferentes fórmulas también pueden ser útiles en caso de haber problemas de la piel como deshidratación y acné. Los tonificantes se pueden rociar sobre el rostro o aplicar con una almohadilla de algodón cargada (**Figura 8–17**).

┌──── REALIZAR ────┐

Procedimiento 8-2
Eliminación del maquillaje
de los ojos y de los labios

Procedimiento 8-3
Aplicación de un producto
de limpieza

Procedimiento 8-4
Eliminación de los productos

Análisis profundo de la piel

Después de la limpieza, analice la piel. El análisis adecuado de la piel es el paso más importante para recomendar los tratamientos profesionales más eficaces. El examen debe realizarse con mucha concentración. Luego de la limpieza, complete un análisis completo con una lámpara con lupa, una lámpara de Wood o un sistema de imágenes electrónico (**Figura 8–18**). Debe estar preparado para reconocer y tratar todas las combinaciones de afecciones de la piel.

Verifique que no existan otras afecciones o contra-indicaciones que prohíban un tratamiento facial. En la página 178 en el capítulo 5, "Análisis de la Piel", puede encontrar una lista completa de las contraindicaciones para los tratamientos de la piel. Si en alguna ocasión no está seguro, espere y pídale al cliente que obtenga la autorización de un médico para que le realicen un tratamiento facial.

Como aprendió en el capítulo 5, "Análisis de la Piel", los cuatro componentes del análisis de la piel son mirar, tocar, preguntar y escuchar, y luego registrar sus hallazgos (**Tabla 8–2**).

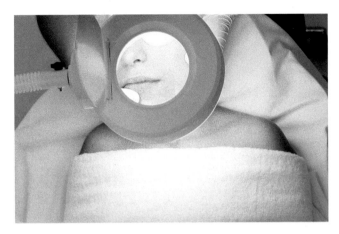

▲ **FIGURA 8–18** Es fundamental realizar un correcto análisis de la piel.

▼ **TABLA 8–2** Lista de verificación del análisis de la piel: observar, tocar, preguntar y escuchar.

Analice la piel con una lámpara con lupa. Coloque almohadillas en los ojos del cliente. Trate de no cubrir las áreas alrededor de los ojos que necesita observar. Siga los pasos de la lista de verificación a continuación.
☐ Busque indicios de una afección evidente de la piel y determine el tipo de piel.
☐ Toque la piel: perciba la elasticidad, suavidad, textura y afecciones.
☐ Continúe con la consulta, formule preguntas durante el análisis. Analice el tamaño de los poros, el nivel de hidratación, la pigmentación, el tono muscular, la presencia de capilares rotos, las arrugas faciales, los signos de trastornos de la piel, etc.
☐ Elija los productos.
☐ Anote la información en la ficha del cliente (puede hacerlo antes, durante o después del facial).

FICHAS DEL CLIENTE

Durante el análisis de la piel, es necesario tener la ficha del cliente a mano para anotar cualquier información o cambio que haya sufrido su piel, incluso si trata al cliente de forma habitual y usted está familiarizado con la piel (**Figura 8–19**). Es muy importante mantener un registro de los cambios. Se debe completar y utilizar la ficha del cliente como referencia cada vez que el cliente regresa. Mantenga una ficha actualizada para el cliente, al igual que lo hace un médico. Se deben registrar todos los procedimientos y productos utilizados durante la consulta o el tratamiento, como referencia para el futuro. Además, se deben anotar todos los productos comprados para el uso en el hogar en el archivo electrónico del cliente o en la tarjeta de registro de servicio.

Los esteticistas deben entrenar la vista y el tacto para saber qué buscar durante el análisis de la piel. Revise las preguntas que formulará durante la consulta (consulte las páginas 186-187 en el capítulo 5, "Análisis de la piel").

Nota: Asegúrese de preguntar sobre el uso de Retin-A® y ácido glicólico, porque la piel está más sensible cuando se utilizan estos productos. Es posible que tenga que evitar la exfoliación mecánica, las máquinas para cepillar o las exfoliacio-

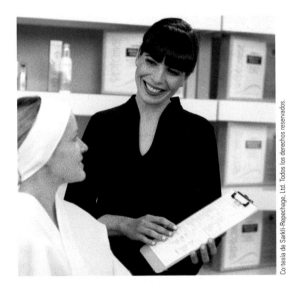

▲ **FIGURA 8–19** Utilice la ficha del cliente como referencia.

nes químicas como el alfahidroxiácido (AHA) con un pH inferior a 4.2, y utilizar únicamente productos que tengan un pH equilibrado y estén diseñados para calmar la piel.

Productos o mascarillas exfoliantes

Se puede realizar la exfoliación con productos como los AHA, BHA, los exfoliantes manuales o con enzimas, o puede utilizar la máquina para cepillar para eliminar las células muertas de la piel, que hacen que se sienta áspera y obstruyen los folículos. La exfoliación suaviza la piel, ayuda a la penetración de los productos porque desbloquea la superficie y facilita la estimulación, lo cual aumenta la velocidad de renovación celular.

Entre los métodos de exfoliación, se pueden encontrar exfoliantes mecánicos o químicos y la electroterapia. Los productos para exfoliación se detallan en el capítulo 6, "Productos para el cuidado de la piel: Química, ingredientes y selección" y en el capítulo 10, "Dispositivos y tecnología para el tratamiento facial". Este es un repaso rápido de los diferentes tipos de exfoliación:

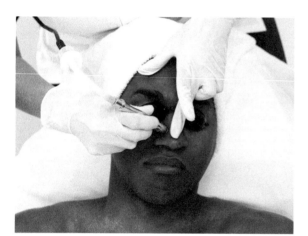

▲ **FIGURA 8–20** La microdermoabrasión es un ejemplo de exfoliación mecánica.

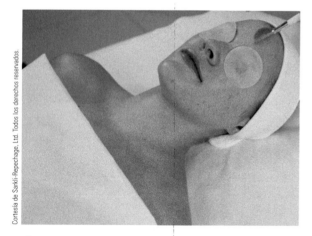

▲ **FIGURA 8–21** Se pueden utilizar exfoliantes químicos para disminuir la aparición de arrugas.

- La *exfoliación mecánica* es el uso de un cepillo giratorio o de microdermoabrasión. Al aplicar este método en la piel, elimina suavemente las células muertas allí presentes y ayuda a lograr una limpieza más profunda. (**Figura 8–20**). La *exfoliación granular o manual* es el uso de un producto granular, como miel y perlas de jojoba o cera de salvado de arroz, para ayudar a retirar la piel muerta y los residuos con los dedos de las manos.

- *Se puede elegir la exfoliación química*, con enzimas, alfahidroxiácidos (AHA), betahidroxiácidos (BHA), ácido azelaico o ácido kójico, en función del nivel de acumulación de células muertas de la piel y de la sensibilidad (**Figura 8–21**). Se puede aplicar una solución de desincrustación para ablandar la acumulación de sebo endurecido en los folículos pilosos y facilitar las extracciones. La solución ablanda el material sebáceo (grasitud, suciedad y residuos) ubicado en los bordes de los poros o en la abertura de los folículos. La desincrustación con máquina galvánica se analiza en el capítulo 10, "Dispositivos y tecnología para el tratamiento facial".

Los exfoliantes químicos se utilizan para disminuir la aparición de arrugas y la decoloración de la piel. Aplique siempre protección solar con FPS 30 después de cualquier procedimiento de exfoliación química y eduque al cliente sobre el tratamiento posterior. Los clientes deben utilizar protector solar con FPS 30 todos los días luego del uso de AHA.

DESINCRUSTACIÓN CON UNA MÁQUINA GALVÁNICA

Utilice una solución de desincrustación o una mascarilla si va a realizar extracciones. La *desincrustación* es el proceso utilizado para suavizar y emulsionar el sebo, por ejemplo, en el caso de haber comedones (puntos negros) en los folículos.

Para la extracción de puntos negros que son muy profundos y han estado alojados en la piel durante un tiempo, será necesario ablandar aún más el sebo queratinizado. Para este fin, puede resultar muy útil utilizar una solución de desincrustación junto con una máquina galvánica (**Figura 8–22**).

Esta es una solución que ablanda el material sebáceo (grasitud, suciedad y residuos) ubicado en los bordes de los poros o en la abertura de los folículos. También ayuda a suavizar los comedones, lo que facilita las extracciones y provoca un trauma mínimo al tejido circundante.

Toallas de vapor o tibias

El vapor promueve una limpieza más eficaz porque el calor ablanda los folículos (**Figura 8–23**). Nunca se debe utilizar vapor por más de 10 minutos, porque puede provocar sobrecalentamiento, enrojecimiento e irritación. El vapor puede exacerbar algunas afecciones existentes, así que nunca lo aplique en clientes con piel sensible, rosácea o acné con inflamación.

Las toallas tibias pueden utilizarse en reemplazo del vapor o para quitar productos durante los tratamientos. Si utiliza toallas tibias, controle siempre la temperatura de la toalla con la parte interior de la muñeca antes de aplicarla. Mantenga las toallas alejadas de las fosas nasales.

USO DEL VAPORIZADOR

Generalmente, el vapor se utiliza antes de la limpieza profunda de los poros. El vaporizador utiliza un rocío tibio y húmedo para suavizar la piel y facilitar la eliminación de los comedones. La boquilla del vaporizador se ubica a una distancia aproximada de 18 pulgadas (45 centímetros) del cliente (**Figura 8–24**). Asegúrese de que el cliente esté cómodo y que no sienta claustrofobia. La boquilla puede ubicarse encima o debajo del rostro del cliente. No debe utilizarse en pieles inflamadas, hipersensibles o con rosácea. Consulte el capítulo 10, "Dispositivos y tecnología faciales", para obtener instrucciones sobre cómo utilizar el vaporizador de forma segura y eficaz.

> ## ¡PRECAUCIÓN!
> Para evitar la sobreestimulación y el daño de los capilares, no utilice vapor o toallas calientes en la piel con cuperosis o con tendencia a la rosácea. En su lugar, utilice una mascarilla adicional.

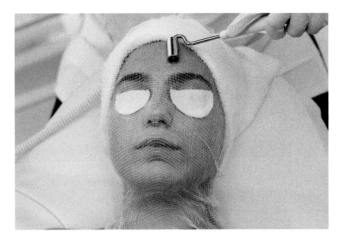

▲ **FIGURA 8–22** Desincrustación con una máquina galvánica.

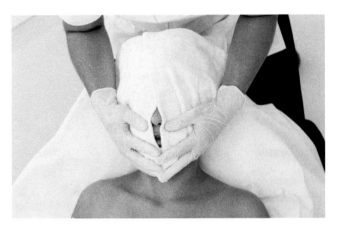

▲ **FIGURA 8–23** La aplicación de una toalla tibia puede suavizar los folículos.

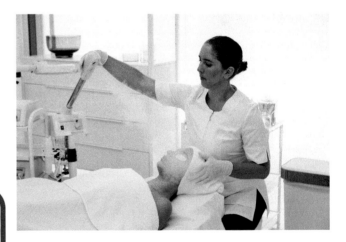

▲ **FIGURA 8–24** Utilice vapor antes de la limpieza profunda de los poros.

Extracciones o limpieza profunda de los poros

La técnica de eliminación manual de los comedones presentes en los folículos se denomina extracción (**Figura 8–25**). La limpieza de los comedones permite que los folículos vuelvan a su tamaño natural, si la elasticidad de la piel es buena. A veces, la extracción manual es la única forma de quitar los comedones y limpiar los folículos. Puede ser necesario abrir suavemente las pápulas y pústulas con una lanceta (cuando lo permita el reglamento estatal) para facilitar la extracción y fomentar una recuperación más rápida. Consulte con la junta reguladora estatal sobre el uso de lancetas durante un tratamiento facial y cómo desecharlas luego.

Masaje

El masaje promueve la relajación fisiológica, estimula la circulación sanguínea, ayuda a mejorar el tono muscular, limpia la piel de impurezas, ablanda el sebo, ayuda a eliminar las células muertas de la piel, ayuda a aliviar el dolor muscular y proporciona una sensación de bienestar (**Figura 8–26**). Además, los productos que se utilizan para los masajes aportan muchos beneficios. Elija el producto para masajes adecuado para el tipo de piel: aceite para la piel extremadamente seca, crema para la piel seca a normal o gel para la piel grasa o mixta. Consulte el capítulo 9, "Masaje facial", para conocer los pasos y el protocolo de los masajes. El masaje puede realizarse en diferentes momentos durante el tratamiento, dependerá del orden de sus procedimientos. Los productos para masajes se aplican tibios, con la punta de los dedos o con una brocha con punta de abanico.

Mascarillas de tratamiento

Se utilizan diferentes tipos de máscaras para lograr efectos distintos y en función del tipo de piel. Como se explica en el capítulo 6, "Productos para el cuidado de la piel: Química, ingredientes y selección", las mascarillas pueden eliminar impurezas, aclarar manchas, fortalecer y tonificar la piel, además de hidratarla, calmarla o rejuvenecerla (**Figura 8–27**). En el capítulo 6, se analizan en más detalle los tipos de mascarillas, como las mascarillas en hojas, de alginato y de modelado.

Según la función, las mascarillas se aplican en diferentes momentos de un tratamiento: al principio, en el medio o al final. Para eliminar las impurezas de la piel, puede ser beneficioso aplicar la mascarilla antes del vapor y las extracciones. Si quiere calmar la piel e hidratarla, la mascarilla se aplica al final del tratamiento facial.

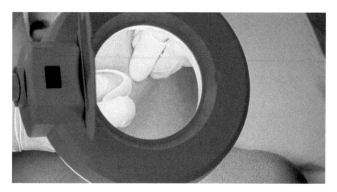

▲ **FIGURA 8–25** La técnica de eliminar los comedones de forma manual se denomina extracción.

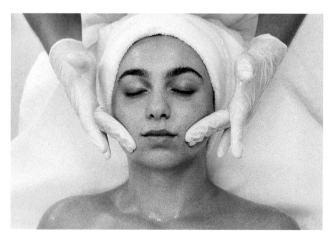

▲ **FIGURA 8–26** El masaje durante el tratamiento facial ofrece muchos beneficios para el cliente.

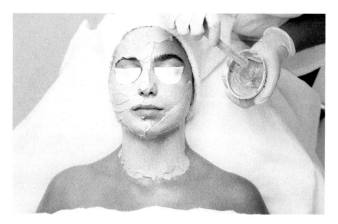

▲ **FIGURA 8–27** Las mascarillas pueden aplicarse en diferentes momentos del tratamiento facial.

Para eliminar los productos, se utilizan toallas o almohadillas de algodón o gasa de 4" × 4" (10 cm × 10 cm). También se pueden utilizar compresas de algodón o una máscara estilo "momia" para eliminar la mascarilla de tratamiento.

Tonificantes

Los tonificantes terminan el proceso de limpieza al eliminar los restos de productos que quedaron en la piel y ayudan a equilibrar el pH (**Figura 8–28**). Las diferentes fórmulas también pueden ser útiles en caso de haber problemas de la piel como deshidratación o acné. Para simplificar, los tonificantes, las soluciones refrescantes y los astringentes se denominan "tonificantes" en este libro de texto. Los tonificantes pueden rociarse sobre el rostro o aplicarse con una almohadilla de algodón.

Sueros, tratamientos para labios y ojos

Los sueros son ingredientes concentrados que se utilizan para tratamientos correctivos específicos. Los sueros y las ampollas se aplican con la punta de los dedos, debajo de una mascarilla o de un hidratante. También se utilizan con las máquinas para tratamientos faciales. Las cremas para labios y ojos generalmente son más espesas y se aplican con la punta de los dedos o con hisopos de algodón (**Figura 8–29**).

Hidratantes

Todos los tratamientos faciales deben terminar con la restauración de la humedad de la piel. Según la fórmula, los hidratantes pueden sellar la humedad y ayudar a fortalecer la capa de la piel que funciona como barrera de la piel (**Figura 8–30**). Los hidratantes son emulsiones en forma de crema, aceite o gel. Las emulsiones se crean con un emulsionante, un ingrediente que une dos sustancias incompatibles (como el agua y el aceite) en una mezcla uniforme y homogénea. Además, pueden hidratar la piel y equilibrar el contenido natural de agua y aceite de la piel.

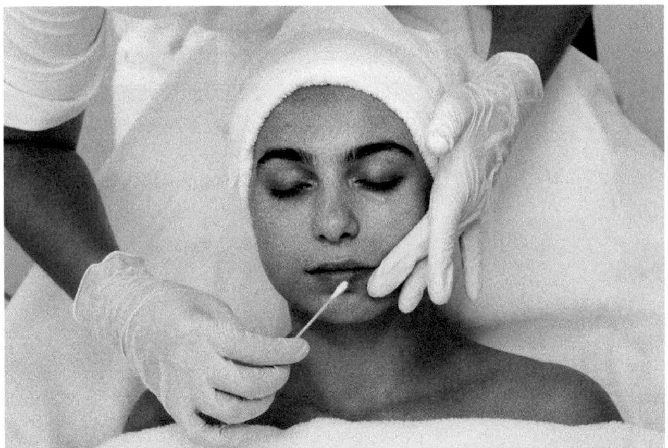

┌─ REALIZAR ─┐
Procedimiento 8-4
Eliminación de los productos

Procedimiento 8-6
Aplicación y eliminación de compresas de algodón

Procedimiento 8-8
Aplicación de una mascarilla en hojas

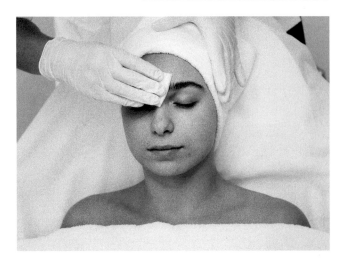

▲ **FIGURA 8–28** El tonificante finaliza el proceso de limpieza.

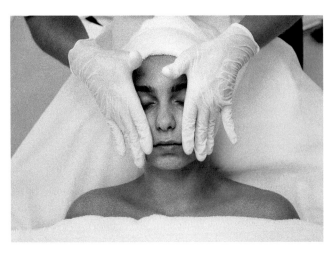

▲ **FIGURA 8–29** Aplique cremas para los labios con las yemas de los dedos o con hisopos de algodón.

▲ **FIGURA 8–30** Todos los tratamientos faciales deben terminar con la restauración de la humedad de la piel.

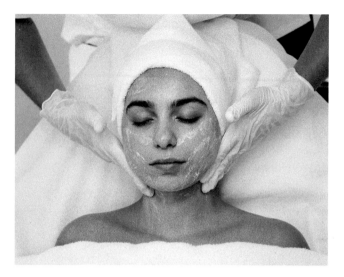

▲ **FIGURA 8–31** Aplique protector solar.

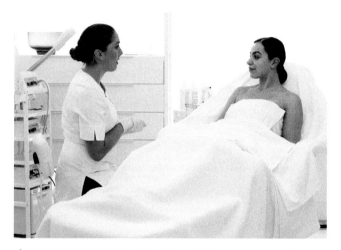

▲ **FIGURA 8–32** Finalice el servicio con una consulta.

─REALIZAR─
Procedimiento 8-9
Procedimiento posterior
al servicio

Productos para la protección solar

El último paso de un tratamiento facial debe ser la aplicación de un protector solar de espectro completo. El protector solar de espectro completo protege la piel de los rayos UVA y UVB. La aplicación de protector solar es de suma importancia luego del uso de un producto tipo AHA (alfahidroxiácido), BHA (betahidroxiácido) o de una exfoliación con ácido glicólico. Los exfoliantes AHA y BHA pueden aumentar la sensibilidad de la piel, y se debe advertir a los clientes sobre la necesidad de utilizar protector y limitar la exposición solar mientras utilicen los productos y hasta una semana después (**Figura 8–31**).

Complete el servicio

Después de completar un servicio de tratamiento facial, sáquese los guantes y comuníquele suavemente al cliente que ha finalizado. Dígale que se tome el tiempo que necesite para sentarse, ofrézcale ayuda para bajarse de la camilla y, luego, siga estos pasos antes de abandonar la habitación para que el cliente se cambie:

1. Explíquele al cliente qué debe hacer a continuación; por ejemplo, encontrarse con usted en la recepción (**Figura 8–32**). Ofrézcale agua para que se rehidrate luego del servicio.

2. La consulta con el cliente posterior al servicio incluye la recomendación de productos y la programación de la siguiente cita. Muéstrele los productos que le recomienda y anótelos en una hoja de instrucciones para el cuidado en el hogar que el cliente pueda llevarse consigo.

3. Explíquele que también registrará las recomendaciones de productos en su archivo.

4. Recomiende al cliente que programe una cita una vez por mes para un tratamiento facial o cualquier otro servicio que usted considere beneficioso, como una depilación de cejas con cera o una tintura de pestañas.

5. Pregúntele qué productos le gustaría llevarse a casa.

6. Agradézcale por la visita y dígale cuán grato fue para usted atenderlo.

Lista de verificación posterior al servicio

Después del tratamiento facial, siga los procedimientos posteriores al servicio que se explicaron detalladamente en el "Procedimiento 7-2: Procedimiento posterior al servicio: limpieza y preparación para el próximo cliente". Puede encontrar una lista de verificación disponible para el uso en la **Tabla 8–3**. Asegúrese de registrar las notas en la ficha del cliente y de anotar en detalle las ventas al por menor. Luego, prepare la sala para el siguiente cliente o límpiela como preparación de fin de la jornada.

▼ **TABLA 8–3** Lista de verificación para después del tratamiento.

Luego del tratamiento facial	Equipo/Sala	Insumos	Elementos de un solo uso
☐ Quítese los guantes y lávese las manos.	☐ Limpie la máquina para depilación con cera y apáguela al final del día.	☐ Lave y desinfecte las brochas, espátulas, pinzas y todo otro implemento multiuso utilizado durante el proceso.	☐ Coloque los artículos sucios como los guantes en un recipiente de desechos con tapa.
☐ Despídase del cliente después de la consulta.	☐ Limpie y desinfecte el vaporizador. Recárguelo con agua destilada.	☐ Limpie y desinfecte los recipientes y otros elementos multiuso. Séquelos y guárdelos donde corresponda.	☐ Coloque las lancetas de extracción desechables en un recipiente para elementos filosos de peligro biológico.
☐ Reserve la próxima cita con el cliente y asegúrese de que se lleve los productos que necesita para el cuidado en el hogar.	☐ Limpie y desinfecte el equipo utilizado.	☐ Si hay un autoclave en las instalaciones, coloque allí los implementos multiuso, como las pinzas, después de cada uso para esterilizarlos.	
☐ Registre las notas en la ficha del cliente.	☐ Limpie todos los recipientes y elimine los restos de productos con un desinfectante.	☐ Retire la ropa blanca sucia y vuelva a tender la cama.	
☐ Anote las ventas al por menor.	☐ Limpie y desinfecte todos los mostradores, lavatorios, superficies y tapetes del piso.	☐ Apague el calentador de la cama, si lo usó.	
☐ Prepare la sala para el siguiente cliente o cumpla con las tareas de limpieza del final del día.		☐ Coloque la ropa blanca, las toallas y las sábanas en el canasto de lavandería adecuado con tapa.	
☐ Utilice guantes durante los procesos de limpieza.		☐ Cambie la solución desinfectante para cumplir con los reglamentos del organismo estatal.	
		☐ Cambie o quite las toallas en las camillas de la estación de trabajo.	
		☐ Guarde los insumos.	

 VERIFICACIÓN

9. Enumere los pasos que se requieren para realizar un tratamiento facial básico (sin incluir los dispositivos).

─REALIZAR─

Procedimiento 8-5

Realizar un tratamiento facial básico

Describir cómo se consulta a los clientes respecto de los cuidados que realizan en el hogar

Probablemente, el cuidado en el hogar es el factor más importante de un programa de cuidado de la piel exitoso. Aquí, la palabra clave es *programa*. La participación de los clientes es indispensable para lograr resultados.

Un programa consiste en un plan a largo plazo que incluye el cuidado en el hogar, los tratamientos en el salón y la educación del cliente.

Es necesario consultarles en detalle a todos los clientes nuevos respecto del tipo de cuidado que realizan en el hogar en relación a sus afecciones de la piel. Luego del primer tratamiento, haga lo siguiente:

- Reserve 15 minutos para explicarle al cliente el cuidado apropiado que debe realizar en el hogar. En las visitas posteriores, estos intercambios se pueden reducir a intervalos de cinco minutos.

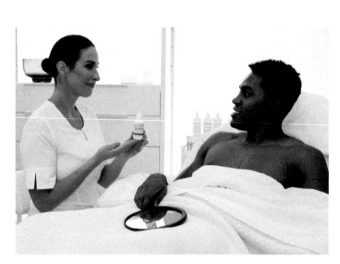

▲ **FIGURA 8–33** Consulte a los clientes acerca del cuidado que realizan en el hogar.

- Pídale al cliente que se siente en la silla para tratamientos faciales o invítelo a trasladarse a un área de consulta bien iluminada. Entréguele un espejo para que pueda ver las afecciones de las que hablará con usted (**Figura 8–33**).

- Explíquele en términos sencillos las afecciones que padece e infórmele de qué manera propone tratarlas. Infórmele con qué frecuencia deberá realizarse los tratamientos en el salón o spa y explíquele con mucha exactitud lo que debe hacer en el hogar.

- Prepare los productos que quiere que el cliente compre y utilice. Describa cada uno de los productos y dígale en qué orden debe utilizarlos. Asegúrese de tener instrucciones escritas para que el cliente se lleve consigo.

- Es importante tener disponibles para el cliente los productos en los que usted cree y que considera que producen resultados. Para lograr el éxito de los tratamientos y del negocio, es importante vender productos al por menor para que los clientes utilicen en el hogar.

El arte de la recomendación

Conozca al cliente. ¿Cuenta con disponibilidad de tiempo para consentirse? ¿O no cuenta con mucho tiempo? Según sus problemas principales, empiece por sugerirle dos productos básicos como, por ejemplo, un limpiador y un hidratante (**Figura 8–34**). Siempre está la posibilidad de agregar un producto nuevo al programa de cuidado en la siguiente visita, por ejemplo, un exfoliante o una crema para los ojos. Concéntrese en brindar un producto que producirá resultados en función de las inquietudes del cliente. Si usted no lo fuerza a comprar más productos de los que quiere, es más probable que confíe en su experiencia y regrese para otro tratamiento. Para entonces, ya habrá probado los productos que usted le recomendó y habrá visto los resultados.

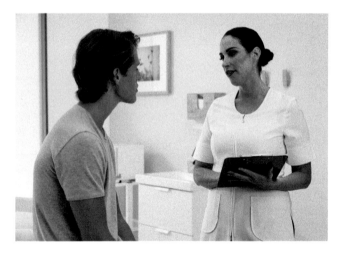

▲ **FIGURA 8–34** Recomiende productos para que los clientes utilicen en el programa de cuidado en el hogar.

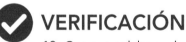 **VERIFICACIÓN**

10. Con sus palabras, describa cómo se consulta a los clientes respecto de los cuidados que realizan en el hogar.

Analizar las variantes del tratamiento facial básico

Recuerde que los pasos del procedimiento van a variar según el objetivo del tratamiento facial (**Figura 8–35**). Algunas veces se omite el vapor o el masaje. En algunas ocasiones, el masaje es el último paso después de la mascarilla, y en otras, se utilizan dos mascarillas. En el tratamiento facial básico de este capítulo, el masaje se realiza antes de las extracciones, para evitar una estimulación que provocaría mayor inflamación. Realizar un masaje luego de las extracciones podría generar lesiones secundarias y los clientes podrían experimentar erupciones.

Otros esteticistas pueden elegir realizar un masaje luego de la aplicación de una mascarilla, ya que algunas de las cremas y aceites de masaje que se utilizan en la industria podrían bloquear la penetración de un producto y los beneficios de los ingredientes activos.

El procedimiento que se utiliza depende de lo que trate de lograr. ¿Está tratando de hidratar y calmar la piel o de limpiarla profundamente y estimularla? Por ejemplo, si el cliente necesita hidratación, podrá optar por omitir la mascarilla de limpieza y las extracciones. Siga la guía de su instructor. No se preocupe demasiado por utilizar distintos métodos o procedimientos en este momento. A medida que practique, podrá variar los tratamientos que ofrece.

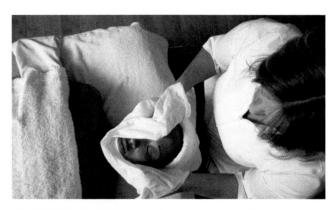

▲ **FIGURA 8–35** Hay muchas variantes en los tratamientos faciales.

El tratamiento facial breve

Las diferencias principales entre un tratamiento facial breve, llamado también minifacial, y un tratamiento facial básico son el tiempo y la cantidad de pasos y productos. Un **tratamiento facial breve** puede llevar de 15 a 30 minutos y no incluye todos los pasos de uno completo de 60 a 90 minutos. Los pasos que se omiten pueden ser la aplicación de vapor, el masaje o las extraccio-

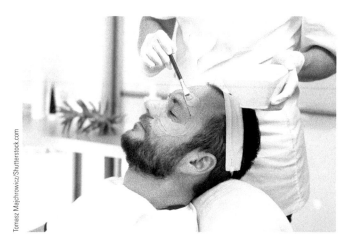

Tomasz Majchrowicz/Shutterstock.com

▲ **FIGURA 8-36** Un tratamiento facial breve puede llevar de 15 a 30 minutos.

nes. La limpieza y la aplicación de una mascarilla son los elementos más importantes del tratamiento facial breve, porque producen los resultados más visibles en 30 minutos. Los tratamientos faciales breves también pueden enfocarse en una sola área del rostro, como el contorno de ojos, o proporcionar una exfoliación y una hidratación rápidas (**Figura 8-36**).

El tratamiento facial breve les brinda a los clientes un tratamiento que puede completarse rápidamente si están apurados y que puede combinarse con otros servicios como depilación con cera, manicura o pedicura. Para los hombres, se puede incorporar a los servicios de afeitado y de cuidado de la barba. Además, un tratamiento facial breve es una excelente forma de presentarle al cliente un servicio beneficioso que puede dar lugar a una nueva cita para una serie de faciales más profundos, destinados a abordar problemas y afecciones específicas de la piel en el marco de un programa continuo.

PROCEDIMIENTO RÁPIDO

El tratamiento facial breve

1. Realice una consulta breve. Pídale al cliente que complete un formulario de consulta y analice el tipo de piel y los objetivos del tratamiento. Pregúntele acerca de su programa de cuidado actual de la piel, si toma algún medicamento o si padece alguna enfermedad que pueda presentar contraindicaciones con determinados tratamientos, como los peelings de glicólico. Averigüe acerca de sus preocupaciones respecto de la piel. El cliente firmará un formulario de consentimiento antes de que empiece el tratamiento.
2. Cubra al cliente y lávese las manos de forma adecuada.
3. Analice la piel con una lámpara con lupa.
4. Realice una limpieza para quitar el maquillaje. Enjuague bien con unos paños estéticos de aproximadamente 4" 3 4" (10 cm x 10 cm) humedecidos con agua tibia.
5. Realice una exfoliación o un masaje facial. Retire el exfoliante y tonifique la piel.
6. Aplique una mascarilla por aproximadamente 10 minutos.
7. Retire la mascarilla.
8. Aplique un hidratante y un protector solar para el día.
9. Recomiende al cliente un tratamiento para la próxima visita.
10. Recomiéndele productos para el cuidado inicial en el hogar y complete la ficha para este fin.

 VERIFICACIÓN

11. ¿En qué se diferencia un tratamiento facial breve de uno básico? Por ejemplo, ¿qué tratamientos se incluyen normalmente en un tratamiento facial breve?

Definir los objetivos del tratamiento para los tipos o condiciones de la piel

Las afecciones de la piel y los productos que se utilizan en cada caso se han tratado en los capítulos 5 y 6, revise los ingredientes y los factores que afectan la salud de la piel para elegir los tratamientos adecuados para cada cliente en particular. Los siguientes tratamientos incluyen los mismos procedimientos que el tratamiento facial básico, pero se añaden o se omiten ciertos pasos y productos según el tipo y la afección de la piel que se van a tratar.

Piel seca

La piel seca suele ser el resultado de glándulas sebáceas poco activas. Estas glándulas producen sebo, que suaviza la piel y genera una barrera protectora hidratante natural. La piel se ve gruesa, tensa, con un color apagado y, en algunos casos, con líneas y arrugas visibles (**Figura 8–37**). Otros factores que pueden provocar la sequedad de la piel son la sobreexposición al sol y al viento, el uso de jabones fuertes, una alimentación deficiente, la falta de ingesta de líquidos, los medicamentos, los factores ambientales y el envejecimiento. La piel seca puede deberse a la disposición genética o ser el resultado del envejecimiento de la piel. A medida que una persona envejece, los procesos de renovación del cuerpo se hacen más lentos y las células no se reemplazan tan rápidamente como antes. En este cuadro breve se describen las características de la piel seca:

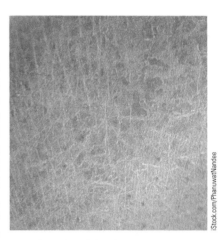

▲ **FIGURA 8–37** Piel seca.

Objetivos del tratamiento	☐ Hidratar la piel con mascarillas nutritivas y limpiadores cremosos, y realizar una exfoliación suave para eliminar las células muertas y secas de la piel para evitar que se acumulen en la superficie. El masaje suele ser muy eficaz.

TRATAMIENTOS PARA LA PIEL SECA

Para la piel seca o madura, los objetivos del tratamiento son similares: hidratar y nutrir la piel, y eliminar las células muertas acumuladas de la piel seca. Los tratamientos faciales y el mantenimiento en el hogar ayudan a disminuir la sequedad y a estimular la producción de sebo. Los masajes y la exfoliación son beneficiosos para la piel seca. Es importante proteger la función de barrera y mantener la piel seca bien lubricada. Al realizar un tratamiento facial para piel seca, tenga en cuenta lo siguiente:

- Los sueros y las cremas pueden equilibrar y proteger la piel, con los productos adecuados y en las cantidades correctas.
- Utilice una exfoliación suave con enzimas o con alfahidroxiácidos, o un tratamiento ligero de microdermoabrasión para exfoliar la piel.

- Para aplicar una mascarilla, se pueden utilizar péptidos, ácido hialurónico o emolientes, así como ingredientes naturales como algas marinas, o bien una mascarilla térmica. No olvide preguntarle al cliente si tiene alguna alergia antes de utilizar estos productos.

- Se pueden utilizar la máquina galvánica o el masaje para facilitar la aplicación de un suero hidratante.

- Se puede utilizar luz LED (consulte el capítulo 10 sobre el uso de las máquinas).

- El tratamiento se finaliza con una crema hidratante con una base de aceite, antioxidantes y un protector solar de espectro completo.

Piel deshidratada

La deshidratación de la superficie dérmica es uno los problemas de piel más comunes. Se debe principalmente a la evaporación y la pérdida de sebo de la superficie de la piel debido al uso de jabones fuertes o astringentes y álcalis, y a los meses más secos del invierno, el calor y los cambios climáticos. La piel de un cliente puede ser considerablemente grasa y aun así sentirse seca y escamada, debido a la falta de agua (**Figura 8–38**).

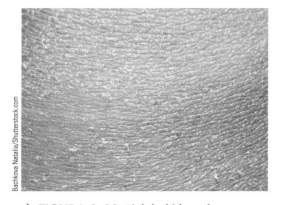

▲ **FIGURA 8–38** Piel deshidratada.

PÉRDIDA DE AGUA TRANSEPIDÉRMICA (TEWL)

La deshidratación de la epidermis ocurre debido a un proceso llamado *pérdida de agua transepidérmica (TEWL)*. Los tejidos más profundos de la piel constan de células grandes llenas de humedad, con una diferencia de humedad del 80 % en las capas inferiores y del 15 % en las superiores. Con tanta diferencia, es natural que haya una tendencia de la humedad a moverse de las capas más profundas a las más superficiales mediante *osmosis*. Este movimiento se denomina *pérdida de agua transepidérmica*.

La superficie de la piel contiene lípidos y sebo naturales que generan un factor natural de hidratación (NMF). Cuando el stratum corneum está intacto y saludable, sirve como una barrera eficaz que inhibe la evaporación (**Figura 8–39**). Si las células están muy juntas, el agua no puede circular a través de ellas, pero si las células están muy separadas y se desprenden, la humedad se evapora fácilmente. Además, el NMF tiene la capacidad de retener la humedad en la piel. Cuando se quita el NMF de la piel con jabones y otros álcalis, las células se secan y quiebran, lo que provoca la sequedad de la piel.

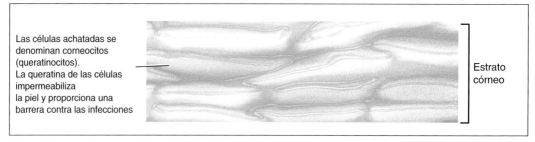

Las células achatadas se denominan corneocitos (queratinocitos).
La queratina de las células impermeabiliza la piel y proporciona una barrera contra las infecciones

Estrato córneo

▲ **FIGURA 8–39** La estructura de la barrera epidérmica.

Objetivos del tratamiento	☐ Restaurar la hidratación interna de la piel y retener la humedad, previniendo la pérdida de agua transepidérmica (TEWL). ☐ Concentrarse en los tratamientos hidratantes y nutritivos que proporcionan la mayor cantidad de humectación a la piel. ☐ Realizar masajes con sueros.

TRATAMIENTOS PARA LA PIEL DESHIDRATADA

Para conservar la salud de la piel, es importante mantener el factor natural de hidratación y el manto ácido natural. Una piel deshidratada es propensa a las líneas de expresión y las arrugas. También puede tener un aspecto delgado y de textura fina, pero se siente gruesa al tacto. Si la piel del cliente parece deshidratada por factores que requieren atención médica (como la dieta, los medicamentos o la falta de líquidos), el esteticista debe recomendarle que consulte a un médico o a un dermatólogo. Mientras tanto, será beneficioso realizar un tratamiento facial para mejorar la salud general de la piel y retener la humedad.

La deshidratación superficial siempre genera líneas de expresión en la superficie de la piel que, con el tiempo, se transformarán en arrugas más profundas. Por eso, el cuidado temprano antienvejecimiento también proporcionará enormes beneficios para este tipo de piel.

Piel madura o envejecida

Los tratamientos antienvejecimiento son una parte importante de nuestro negocio. Empezamos a envejecer desde el momento de nuestro nacimiento. La velocidad con la que la edad deja sus signos en nuestro rostro se relaciona no solo con el tiempo (cronológico), sino también con la codificación genética y los efectos del medioambiente (**Figura 8–40**). Una parte es genética y el resto es daño ambiental, generado en su mayor parte por la radiación UV. Se hace referencia a estos temas en el capítulo 3, "Fisiología e histología de la piel", donde encontrará más detalles.

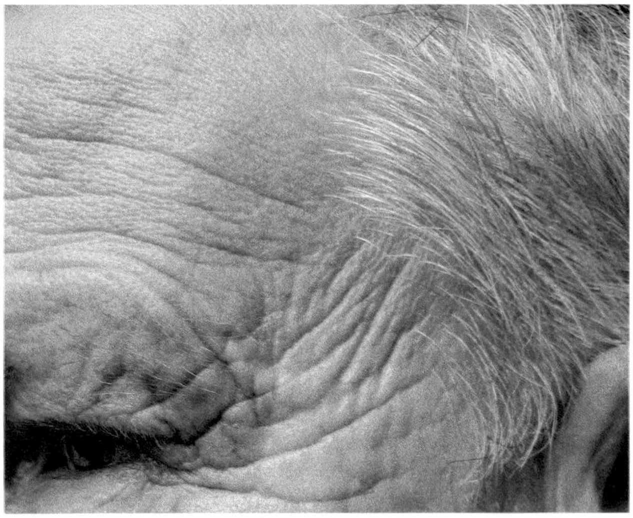

TanyaLovus/Shutterstock.com

▲ **FIGURA 8–40 Las arrugas aparecen cuando la piel pierde colágeno y elastina.**

CAMBIOS BIOLÓGICOS EN LA PIEL ENVEJECIDA

La piel envejecida y con daño causado por el sol es diferente a la piel joven y saludable. Las diferencias son notorias en la pérdida de humedad, en las líneas de expresión y las arrugas, y en el adelgazamiento de la epidermis. A medida que la piel envejece, sufre transformaciones biológicas, como la disminución del colágeno y la elastina, debido a la reducción del estrógeno (**Figura 8–41**). Con cada año que pasa, el contenido promedio de humedad del stratum corneum disminuye un poco, y esto se manifiesta como líneas de expresión. La epidermis adelgaza y la papila dérmica, que es el sostén de la epidermis, se aplana, lo que da como resultado una textura floja, similar a la de una tela. El ritmo de renovación celular disminuye, por lo que el proceso de recuperación se vuelve más lento también. La circulación se altera y genera una descamación irregular, lo que

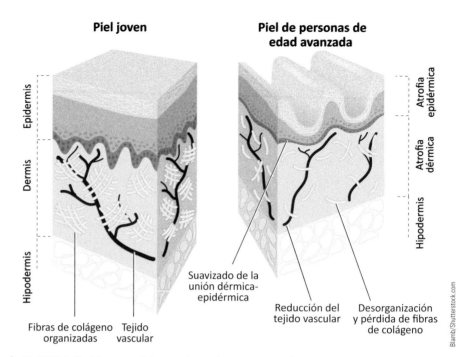

Piel joven

Piel de personas de edad avanzada

Epidermis

Dermis

Hipodermis

Atrofia epidérmica

Atrofia dérmica

Hipodermis

Suavizado de la unión dérmica-epidérmica

Fibras de colágeno organizadas

Tejido vascular

Reducción del tejido vascular

Desorganización y pérdida de fibras de colágeno

Blamb/Shutterstock.com

▲ **FIGURA 8–41** A medida que la piel envejece, sufre transformaciones biológicas.

afecta la uniformidad del tono de la piel. Asimismo, el stratum corneum pasa de ser traslúcido a opaco, lo que genera un tono de piel similar a un gris amarillento. Una vida de movimientos repetitivos en los músculos del rostro puede tener como resultado la formación de "líneas de expresión" alrededor de los ojos y la boca.

Como se ha señalado en capítulos anteriores, hay otros factores que contribuyen a los signos del envejecimiento como, por ejemplo, la contaminación, las hormonas, el fotoenvejecimiento por luz ultravioleta, la mala alimentación, el estrés, etc.

CONTAMINACIÓN

La contaminación del aire incluye partículas diminutas llamadas materia que contienen dióxido de nitrógeno (NO_2) e hidrocarburos aromáticos policíclicos (HAP). Cuando entran en contacto con la piel, activan diferentes vías de inflamación.

Algunas vías encienden los melanocitos, que crean demasiado pigmento, lo que se manifiesta en una hiperpigmentación. Algunas estimulan las enzimas que reabsorben el colágeno dañado. Cuando hay demasiada inflamación crónica, las enzimas eliminan más colágeno del que la piel puede crear. Esto produce flacidez en la piel, lo que genera un efecto cascada que desemboca en líneas de expresión y arrugas.

MALA ALIMENTACIÓN

Hay muchos ejemplos de cómo las malas elecciones de alimentación pueden afectar la piel. Por ejemplo, los productos lácteos pueden contener una hormona llamada IGF-1, que provoca inflamación. El queso, la leche y otros productos lácteos también pueden aumentar la cantidad de grasitud que secretan las glándulas sebáceas. Es probable que el exceso de grasitud obstruya los poros y provoque acné. Por último, los productos lácteos dificultan la eliminación de las células muertas de la piel, lo que también hace que se acumule grasitud y se inflame la zona. El azúcar aumenta los niveles de azúcar en la sangre, lo que estimula la producción de la *insulina* (una hormona que ayuda al cuerpo a almacenar y utilizar la glucosa) y la *IGF-1*.

Como se mencionó antes, la IGF-1 es una gran causa de inflamación. Por esta razón, las grandes cantidades de azúcar que se encuentran en los caramelos, refrescos y demás dulces no solo provocan mucha inflamación, sino que también tienen un efecto en las células de la piel y causan sequedad, disminución del color y arrugas prematuras (**Figura 8–42**). La cafeína es un diurético, es decir, provoca pérdida de agua y deshidratación.

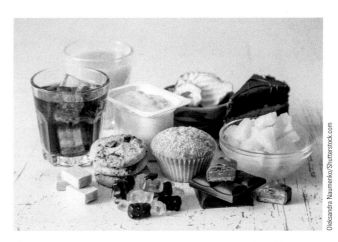

▲ **FIGURA 8–42** Una alimentación poco saludable tiene un impacto negativo en la piel.

HORMONAS

Las hormonas son sustancias químicas que secretan las células o las glándulas y que actúan como mensajeras que van de una parte del cuerpo a otra para enviar señales a las células. Las hormonas regulan el entorno interno del cuerpo. A medida que envejecemos, el cuerpo comienza a producir menores niveles de hormonas y la habilidad que tienen para comunicar mensajes disminuye.

Los efectos que tiene el desequilibrio hormonal en el envejecimiento de la piel incluyen el exceso de glucosa en la sangre, que puede dañar o destruir el colágeno; el exceso de radicales libres, que puede causar daño por oxidación a las células; y la hiperpigmentación, que genera cambios en el estrógeno y la progesterona. Los signos del envejecimiento en la piel debido al cambio hormonal no se ven exclusivamente en las mujeres. En los hombres, los niveles de hormonas como la testosterona disminuyen poco a poco. De modo que cerca de los cincuenta años, los hombres pueden experimentar hiperpigmentación, adelgazamiento de la piel, textura irregular y reducción de la firmeza. Los hombres pueden notar que la piel alrededor del área de la línea de la mandíbula y de la boca comienza a caerse, como resultado de una pérdida de la elasticidad y de la grasa subyacente. También pueden experimentar un aumento notable de la hinchazón en la zona de las mejillas y los ojos.

ESTRÉS

La respuesta al estrés conduce a la secreción de hormonas del estrés (adrenalina, cortisol y norepinefrina), que se envían al torrente sanguíneo para generar cambios fisiológicos específicos. Lamentablemente, este efecto hiperestimulante también puede desequilibrar los ciclos normales de renovación celular de la piel. Los mastocitos dérmicos (un tipo de glóbulo blanco) se vuelven más reactivos. Esto puede llevar a que se libere un gran número de mediadores proinflamatorios, que causan inflamación en el cuerpo y generan un enrojecimiento de la piel.

¡PRECAUCIÓN!

Los esteticistas no son nutricionistas y no deben sugerirles a los clientes que eliminen determinados alimentos de su dieta, sin el consentimiento del médico del cliente.

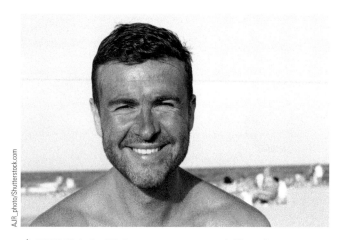

▲ **FIGURA 8–43** La constante exposición solar provoca el envejecimiento prematuro de la piel.

EXPOSICIÓN A RAYOS UV

Como se explicó en el capítulo 4, "Trastornos y enfermedades de la piel", la exposición repetitiva a los rayos solares *ultravioleta (UV)* puede ocasionar envejecimiento prematuro de la piel y las fuentes de rayos *UV artificiales* pueden afectar a los clientes en etapas durante toda la vida, como se señala en la siguiente lista (**Figura 8–43**):

- *Grupo 1*: clasificado como leve. No se forman arrugas en esta etapa. Los clientes observan cambios leves en la pigmentación y pocas arrugas.

- *Grupo 2*: clasificado como moderado. Los clientes pueden presentar manchas en la piel y signos tempranos de líneas en el surco nasogeniano (arrugas de la risa), y es posible que sientan la necesidad de utilizar una base de maquillaje para cubrir estos cambios en el rostro.

- *Grupo 3*: clasificado como avanzado. Los clientes observan signos evidentes de decoloración, capilares y queratosis visibles, y pueden sentir la necesidad de utilizar una base con mayor cobertura.

- *Grupo 4*: clasificado como grave. Los clientes pueden ver una coloración de la piel entre amarilla y gris, y arrugas por doquier.

OTROS FACTORES EXTERNOS

Los factores externos pueden aumentar la apariencia de los signos de envejecimiento en la piel. Estos factores incluyen los siguientes:

- cuidado de la piel inapropiado o insuficiente

- medicamentos, enfermedades fisiológicas, salud deficiente y problemas psicológicos (emocionales)

- excesiva pérdida de peso, que puede dar como resultado una pérdida de la tonificación muscular, surcos y flacidez en la piel, lo que, a su vez, le darán una apariencia de envejecimiento a la piel

- las elecciones de estilo de vida, como el fumar y el consumo excesivo de bebidas alcohólicas.

Tratamientos para la piel madura y envejecida

Es posible mejorar la piel madura del cliente, pero no se puede revertir el proceso de envejecimiento natural ni recuperar la misma condición vital de la juventud. Se le debe informar al cliente que los tratamientos pueden lograr que la piel luzca y se sienta mejor, pero que no existen tratamientos milagrosos que recuperen la piel envejecida (**Figura 8–44**). La prevención y los hábitos saludables son la clave para tener una piel hermosa a cualquier edad.

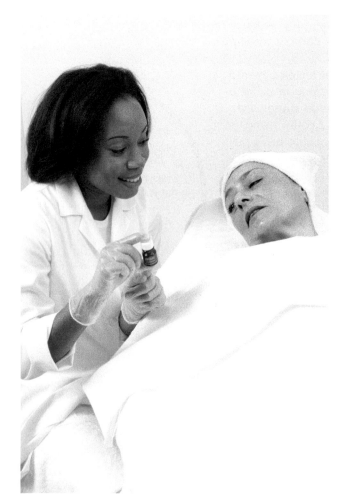

▲ **FIGURA 8–44** No existen los tratamientos milagrosos que recuperen la piel envejecida.

ENVEJECIMIENTO A TRAVÉS DEL PASO DE LAS DÉCADAS

Los 20

Hasta el **90 %** de los cambios visibles en la piel normalmente atribuidos al envejecimiento los provoca el **sol** y se pueden ver desde una edad tan temprana como los veinte años.

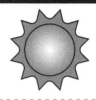

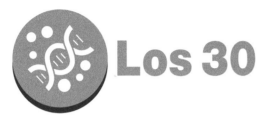

Los 30

▸ La renovación celular disminuye.
▸ Las células epidérmicas sufren más a causa del daño ambiental. Es posible que las arrugas aún no sean visibles.
▸ La dermis comienza a perder un poco de volumen y de elasticidad.
▸ Las fibras de colágeno no se entrelazan con tanta eficacia, el espiral de elastina se vuelve menos firme.

Los 40

▸ Reducción de la producción de sebo.
▸ El estrato córneo es más grueso a medida que más células muertas de la piel permanecen por más tiempo.
▸ La pigmentación más oscura puede aparecer debido al daño ambiental.
▸ Las líneas de expresión **se hacen más profundas**.
▸ **Las venas dilatadas** podrían aparecer.

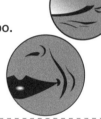

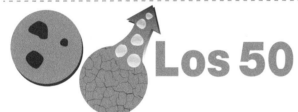

Los 50

▸ **Manchas de la edad** podrían aparecer.
▸ Los cambios hormonales (*disminución de estrógeno, aumento de andrógenos*) podrían provocar erupciones.
▸ La producción de sebo disminuye, lo que priva a la piel de su humedad **natural**.

Los 60
Los 70
y MÁS ALLÁ

▸ La disposición genética a algunos tipos de piel o problemas (por ej., bolsas debajo de los ojos, papada, pigmentación) se revela a sí misma.
▸ Los efectos del envejecimiento intrínseco vs. el envejecimiento por cuestiones ambientales son ahora visibles.
▸ Menor producción de sebo contribuye a la sequedad de la piel.
▸ La piel se hace más seca y frágil.

ELASTICIDAD DE LA PIEL

Por lo general, el envejecimiento de la piel hace que esta pierda elasticidad. La elasticidad es la capacidad del tejido cutáneo para volver a la longitud normal de descanso, cuando se elimina el factor estresante al cual fue sometido. Una forma de probar la elasticidad de la piel es tomar una pequeña sección de la piel del rostro o del cuello entre el dedo pulgar y el dedo índice y estirarla levemente hacia afuera. Si la elasticidad es buena, la piel vuelve de inmediato a su estado normal cuando se la suelta. Si la piel tarda en volver a su estado normal, falta elasticidad. Los ingredientes y los tratamientos reafirmantes son beneficiosos para la elasticidad de la piel.

INGREDIENTES PARA LA PIEL MADURA

La piel envejecida o dañada por el sol necesita antioxidantes que se administran en forma tópica y por vía oral. Los antioxidantes, como las vitaminas A, B$_3$, C y E, los minerales, el té verde y el extracto de semillas de uva ayudan a proteger al cuerpo de los radicales libres. Otros cuidados beneficiosos para el envejecimiento de la piel incluyen la protección de la función de barrera de la piel y el uso de protector solar. Además, los alfahidroxiácidos pueden ayudar a combatir los signos de envejecimiento y el daño solar. Los ingredientes hidratantes, como el ácido hialurónico, el hialuronato de sodio, el sodio PCA y la glicerina, aglutinan el agua en la piel y retienen la humedad que es esencial para la piel madura. Los péptidos, los lípidos, los poliglucanos, la coenzima Q10 y los liposomas son todos ingredientes muy beneficiosos.

Objetivos del tratamiento	☐ Hidratar y revitalizar la piel. ☐ Establecer evaluaciones programadas de forma habitual, que incluyan un análisis de la piel y una revisión con el cliente para hacer los cambios necesarios en los productos y el tratamiento. ☐ Llevar a cabo un programa continuo de tratamientos antienvejecimiento realizados en serie.

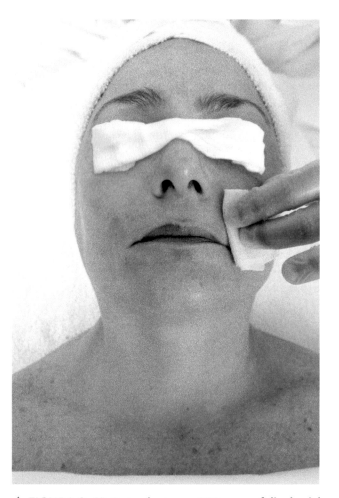

▲ **FIGURA 8–45** Tratamiento con AHA para exfoliar la piel.

TRATAMIENTOS PARA LA PIEL MADURA

Estas son algunas sugerencias para tratar la piel madura:

- Utilice procedimientos similares a los diseñados para la piel seca y adapte los ingredientes para incluir aquellos que ayuden a reducir la apariencia de líneas de expresión y arrugas.

- Realice un masaje extendido con un suero y una crema hidratante.

- Las mascarillas de colágeno, con péptidos y las hidratantes son de gran beneficio en un tratamiento facial para la piel madura.

- Una mascarilla térmica forzará la penetración de nutrientes en la piel y ayudará a suavizar la apariencia de la piel, porque disminuye la aparición de líneas de expresión y arrugas.

- Los productos reafirmantes pueden ser eficaces para tensar visiblemente el aspecto de la piel.

- Los tratamientos y productos con AHA pueden ayudar a exfoliar la piel y lograr un cutis más luminoso (**Figura 8–45**).

- Los tratamientos avanzados, como la terapia de luz, la iontoforesis, la microcorriente y la corriente galvánica, son herramientas eficaces para tratar la piel madura (consulte el capítulo 10, "Dispositivos y tecnología para el tratamiento facial").

Rosácea o piel muy sensible o sensibilizada

Nuestra piel, el órgano más grande del cuerpo humano, tiene una notable capacidad multifuncional no solo para mantener nuestro entorno interno, sino también para interactuar con los estímulos ambientales, tales como microbios, sustancias químicas y otros elementos físicos. Cualquiera de estos estímulos ambientales puede evocar una reacción de la piel, que puede conducir a una dermatitis (una inflamación de la piel).

Además del enrojecimiento (eritema), el edema (hinchazón), la inflamación y la sequedad características de la dermatitis, la piel sensible también experimenta una serie de efectos por la actividad de los radicales libres que provoca la formación de enzimas destructivas para la piel (**Figura 8–46**). Estas enzimas atacan la integridad de la piel y producen envejecimiento prematuro, que se manifiesta en forma de arrugas y pérdida de elasticidad.

Como se explicó en el capítulo 5, "Análisis de la piel", la *piel sensible* puede ser una condición biológica que consiste en la reacción rápida a una variedad de factores, tales como sustancias químicas específicas, residuos transportados por el aire o determinados ingredientes para el cuidado de la piel. Esto da como resultado una piel que puede presentar manchas, irritación o sequedad excesiva. A menudo, este tipo de piel presenta zonas secas y enrojecimiento. La piel puede enrojecerse y volverse caliente al tacto rápidamente. Este tipo de piel suele confundirse con un tipo de piel con rosácea o cuperosis.

La *piel sensibilizada* puede ser el resultado de una exfoliación demasiado agresiva o de la exposición a factores ambientales irritantes, como el frío, el viento, los bajos niveles de humedad y la contaminación atmosférica. La piel puede volverse muy sensible y necesitar un tratamiento para este tipo de piel hasta volver a su estado normal. Evite los ingredientes inflamatorios hasta que la piel vuelva a su estado normal. Entre los ingredientes irritantes y sensibilizadores están los aceites esenciales, los exfoliantes, las fragancias, los agentes colorantes y los conservantes. Todos ellos pueden causar alergias e irritación de la piel.

ROSÁCEA

Los esteticistas no pueden diagnosticar ni tratar una enfermedad y la rosácea se considera una. Esta afección se manifiesta típicamente como un enrojecimiento en forma de mariposa en el área central del rostro, donde se ubican las mejillas y la nariz, y se caracteriza por erupciones y remisiones (**Figura 8–47**). Con el tiempo, este enrojecimiento puede volverse más visible y persistente. Los vasos sanguíneos rotos también pueden hacerse más evidentes. Si no se trata, las pústulas y los nódulos grandes inflamados pueden diagnosticarse por error como acné. Luego de un período prolongado, esta afección puede dar como resultado un agrandamiento permanente del tejido de la nariz o rinofina, que es el

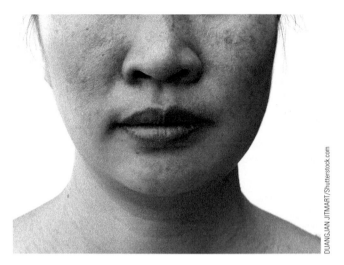

▲ **FIGURA 8–46** Piel sensible.

DUANGJAN JITMART/Shutterstock.com

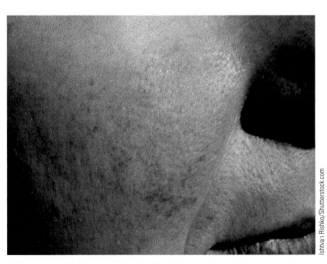

▲ **FIGURA 8–47** Los esteticistas no pueden diagnosticar ni tratar la rosácea.

Isthva 1 Ristiko/Shutterstock.com

agrandamiento y enrojecimiento de la punta de la nariz. Los ojos también pueden resultar afectados y presentar un aspecto acuoso o estar inyectados de sangre. Esta afección de la piel se puede exacerbar debido a ciertos factores como el consumo de alcohol, los alimentos picantes y el calor, que provocan que los síntomas sean similares a los de la piel hipersensible. Si bien los esteticistas no pueden tratar la rosácea, sí deben saber cómo proporcionar un tratamiento facial a un cliente que padece esta enfermedad. Puede encontrar más información sobre la rosácea en el capítulo 4, "Trastornos y enfermedades de la piel".

¡PRECAUCIÓN!

Contraindicaciones para la rosácea, o la piel sensible o sensibilizada

En personas con rosácea, o piel sensible o sensibilizada, se debe evitar lo siguiente:

- Los exfoliantes fuertes, por ejemplo, con materiales ásperos, la microdermoabrasión, los peelings agresivos con AHA o BHA, la succión al vacío, la máquina cepilladora y cualquier ingrediente con un pH de 3,5 o menor.
- La aplicación de vapor durante el tratamiento.
- Las máquinas estimulantes o el masaje manual. En lugar de un masaje facial manual, se puede utilizar un dispositivo de masaje refrescante con los ajustes necesarios para que sea más suave para la piel.
- Productos astringentes con un pH de 8 o superior.
- El calor excesivo como el del agua caliente, el vapor o las toallas. Se debe utilizar agua tibia durante los tratamientos faciales.

Objetivos del tratamiento

☐ Identificar y evitar los estímulos que provocan una respuesta de la piel con rosácea, sensible o sensibilizada.
☐ Brindarle a la piel una aplicación tópica de ingredientes que ayuden a calmar y suavizar su apariencia, tales como algas, plata, quercetina, rutina, aceite de oliva, extractos de hojas de olivo, calamina, carbonato de calcio, té verde y alantoína.
☐ Ayudar a mantener la barrera humectante protectora de la piel mediante el uso de ácidos grasos, ceramidas, ácido hialurónico, niacimamida, ácido linoleico, escualeno, fosfolípidos, lecitina, aceite de onagra, tocoferol (vitamina E), palmitato de ascorbilo (vitamina C), y porcentajes bajos de un AHA como el ácido láctico.
☐ Recomendar al cliente que consulte con un dermatólogo si experimenta una alta sensibilidad en la piel o brotes de rosácea.
☐ Para el cuidado en el hogar, recomiende a los clientes que eviten los vasodilatadores que dilatan los capilares: el calor, el sol, las comidas picantes y los productos estimulantes.

TRATAMIENTOS PARA LA ROSÁCEA O LA PIEL SENSIBLE Y SENSIBILIZADA

Siga el procedimiento del tratamiento facial e incorpore las siguientes pautas:

- Para disminuir la aparición de irritación, la mejor opción es un limpiador suave. Los limpiadores a base de detergentes pueden arrasar con los lípidos de la piel y con la función de barrera de protección.

- Las toallas frías son **vasoconstrictoras**, lo que significa que contraen los capilares y el flujo sanguíneo.

- Una exfoliación con enzimas, formulada para piel sensible, exfolia suavemente la piel.

- Una mascarilla calmante de crema o de gel de alginato es excelente para calmar y reducir la aparición de enrojecimiento. La calamina y el carbonato de calcio en polvo mezclados con aloe o yogur fresco también son excelentes opciones para la piel sensible.

- Otra buena opción son las mascarillas de colágeno secas por congelamiento para el enrojecimiento o la piel sensible.

- Los lípidos como el extracto de aceite de oliva y las algas marinas ayudan a crear una barrera humectante en la superficie de la piel.

- Utilice un suero y un hidratante con ácido hialurónico o escualeno para ayudar a aliviar los síntomas de la piel sensible.

- Se pueden utilizar bolas de plata o globos fríos para calmar el flujo sanguíneo y reducir el enrojecimiento. Con ellos se puede lograr un masaje suave, con presión controlada, para ayudar a masajear la piel y aplicar el producto (**Figura 8–48**).

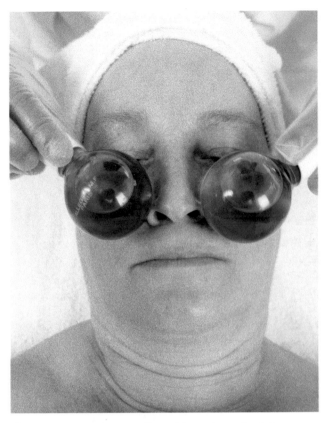

▲ **FIGURA 8–48** Las esferas frías calman la piel.

Tratamientos para la hiperpigmentación

La hiperpigmentación es un trastorno que afecta a muchas personas. La exposición solar, los medicamentos y las reacciones a determinadas sustancias químicas provocan zonas con pigmentación oscura en la piel que, a menudo, los clientes quieren eliminar (**Figura 8–49**). Aconséjeles que las mejores medidas preventivas son evitar la exposición solar, utilizar protector solar y usar ropa que proteja del sol a diario.

Siga el procedimiento del tratamiento facial e incorpore las siguientes pautas:

- Entre los ingredientes que pueden ayudar a aclarar la apariencia de la piel y reducir la aparición de manchas oscuras están el ácido kójico, la alfa arbutina, el ácido glicólico, la morera, la raíz de regaliz, el ácido azaleico, la gayuba y los cítricos como el limón.

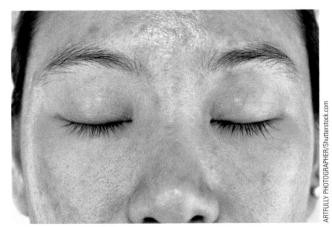

ARTFULLY PHOTOGRAPHER/Shutterstock.com

▲ **FIGURA 8–49** Recomiende a los clientes que presenten hiperpigmentación que eviten exponerse al sol.

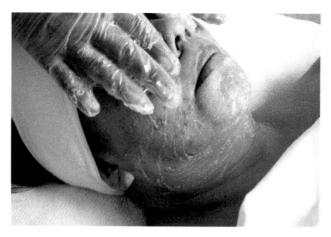

▲ **FIGURA 8–50** Los tratamientos exfoliantes pueden ayudar a aclarar la piel.

- Estos ingredientes pueden utilizarse en combinación con tratamientos de exfoliación con AHA, BHA, entre otros (**Figura 8–50**).
- Los agentes blanqueadores agresivos para la piel como la hidroquinona (que está prohibida en varios países) pueden dañar la piel y son objeto de controversias.
- Recuerde que el exceso de exfoliación puede generar daños y empeorar la hiperpigmentación o, por el contrario, provocar hipopigmentación. La hipopigmentación es el resultado de la reducción de la producción de la melanina, hasta el punto de que ciertas zonas de la piel se vuelven visiblemente más claras.

Objetivos del tratamiento	☐ Las exfoliaciones químicas y los agentes aclarantes pueden ser eficaces en la reducción de algunas de esas áreas hiperpigmentadas.

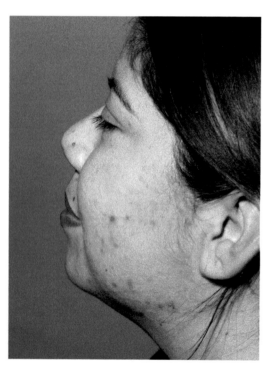

▲ **FIGURA 8–51** Puede acumularse sebo en los poros agrandados.

Tratamientos para la piel grasa

La piel grasa o mixta es causada por una excesiva actividad de las glándulas sebáceas y tiene una textura más gruesa. La piel presenta poros agrandados que pueden contener una acumulación de sebo, como causa de la interacción con el medio ambiente o por el uso de maquillaje comedogénico y otros productos (**Figura 8–51**). Presenta comedones y puntos blancos. La piel tiene un aspecto pálido y es más propensa a las manchas, pero presenta menos tendencia a las arrugas y a las líneas de expresión porque la grasitud actúa como lubricante y como barrera, lo que ayuda a evitar que se evapore la humedad de la piel.

Objetivos del tratamiento	☐ Tratar la piel con productos eficaces de limpieza y purificación profunda, ya que este tipo de piel tiende a desarrollar erupciones. ☐ Optar por la corriente galvánica, la aplicación de vapor y las extracciones puede ser beneficioso para la piel grasa porque ayuda a mantener los poros libres de comedones, y la exfoliación con ingredientes que controlan la grasa y con BHA también puede producir excelentes resultados.

 VERIFICACIÓN

12. Enumere un objetivo de los tratamientos faciales que sea adecuado para
   a. la piel seca, b. la piel deshidratada, c. la piel madura,
      d. la piel sensible, e. la hiperpigmentación y f. la piel grasa.

CAPACITACIÓN EN EXTRACCIONES

En el tratamiento del acné o la piel con imperfecciones, el paso más importante para el esteticista es la eliminación y la limpieza adecuadas de estas imperfecciones. Cuando los folículos se limpian de forma correcta, la piel del cliente empezará a mostrar una mejoría notable. Es importante explicarle al cliente que no siempre es posible eliminar todas las imperfecciones durante un tratamiento.

Es necesario estar capacitado y tener precaución antes de realizar extracciones. La piel debe estar exfoliada y tibia antes de realizarlas. También es indispensable que el esteticista utilice guantes durante las extracciones y los cambie antes de comenzar con el resto del tratamiento facial, para prevenir la propagación de la infección. Para ciertas instancias, también se recomienda el uso gafas protectoras. Es necesario aplicar los procedimientos de extracción adecuados para quitar la grasitud y los residuos de los folículos de manera segura. No realice extracciones si no cuenta con la capacitación o instrucción previa. Se deben utilizar guantes en todo momento.

MÉTODOS DE EXTRACCIÓN

Existen cuatro métodos para realizar las extracciones: dedos envueltos con gasa, hisopos de algodón, extractores de comedón y lancetas (**Figura 8–57**). Para los primeros tres métodos, presione con suavidad alrededor de la lesión.

- La extracción manual de los comedones (con guantes y los dedos envueltos en una gasa humedecida con astringente) es útil para la mayoría de los casos.

- Los extractores de comedones son herramientas de metal que se utilizan para los comedones abiertos y los filamentos sebáceos.

- Los hisopos de algodón son más pequeños que las puntas de los dedos y son especialmente útiles en el área alrededor de la nariz.

- Las lancetas sirven para la eliminación de milia o pústulas (consulte con la junta estatal si este método está permitido). *Nota importante:* Los quistes y nódulos deben ser tratados por un dermatólogo.

Para obtener un resultado óptimo, al realizar extracciones, debe ejercer presión sobre la piel alrededor de la pared folicular, con el fin de quitar la obstrucción y producir el menor traumatismo posible en el tejido circundante. Conocer el ángulo de los diversos folículos en las diferentes ubicaciones de la piel le permitirá realizar extracciones con facilidad y eficacia.

TRATAMIENTO PARA LA MILIA (COMEDONES CERRADOS)

Como se explicó en el capítulo 4, "Trastornos y enfermedades de la piel", la milia son pequeños quistes epidérmicos que a menudo se denominan *pequeños puntos blancos*. Por lo general, la milia se presenta alrededor de los ojos, en la parte superior de las mejillas y en la frente. Es posible que los clientes hayan intentado quitarla ellos mismos y no lo hayan logrado. Esto se debe a que la milia es sebo queratinizado que está atrapado bajo

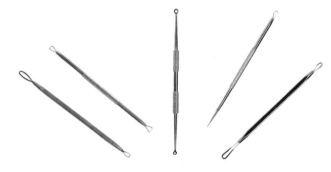

▲ **FIGURA 8–57** Un extractor de comedones de metal es una herramienta eficaz para las extracciones.

──REALIZAR──
Procedimiento 8-7
Realizar las extracciones

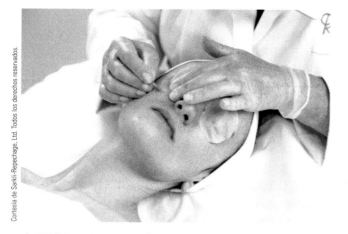

la superficie de la piel y, aunque parece que se puede extraer fácilmente, lo más probable es que necesite la ayuda de una lanceta para extraerla. Una lanceta es una aguja pequeña y con punta afilada que se utiliza para hacer una pequeña abertura en la epidermis y exponer la milia (**Figura 8–58**). Utilice siempre una nueva lanceta sellada y esterilizada. Asegúrese de que el sello no se encuentre roto. Como ya se mencionó, el uso de una lanceta debe estar permitido por la junta estatal. El uso inadecuado de la lanceta puede dejar cicatrices en la piel o causar infecciones.

▲ **FIGURA 8–58** Una lanceta ayuda en la extracción de milia.

✓ VERIFICACIÓN

13. Mencione cuatro consejos para el cuidado de la piel con acné que puede sugerir a un cliente con este problema.
14. Explique los métodos que pueden utilizarse para realizar extracciones y que estén permitidos en su estado.

Realizar un procedimiento de tratamiento para el acné

La siguiente es una descripción básica de un tratamiento facial que incluye limpieza profunda, extracción de comedones y un equilibrio de la piel para ayudar a que la piel grasa y con problemas vuelva a lucir hermosa y saludable. Se pueden omitir algunos pasos o cambiar el orden, según los objetivos del tratamiento y las necesidades del cliente.

Estos son los productos que necesitará:

- Algodón
- Almohadillas de algodón
- Almohadillas para los ojos
- Bata para el cliente
- Crema para las manos
- Desmaquillador

- Espátula
- Extractor de comedones
- Gasa
- Guantes
- Hisopos de algodón
- Lanceta (si lo permite la ley estatal)
- Paños sin aroma

- Recipiente con agua
- Recipiente para basura (con tapa)
- Recipiente para mezclar
- Ropa blanca limpia
- Tijeras
- Un recipiente para elementos filosos

Paso 1. Lávese las manos y póngase guantes.

Paso 2. Realice una limpieza profunda.

Limpie la piel con una fórmula sin jabón que limpie en profundidad sin causar resequedad, preferentemente una que contenga ácido salicílico para exfoliar con suavidad la piel (**Figura 8–59**). Además, los limpiadores deben contener ingredientes calmantes como algas marinas y té verde, blanco y de rooibos.

Paso 3. Analice la piel.

Utilice una lámpara con lupa para buscar poros abiertos, comedones abiertos y cerrados, pústulas, milia y cualquier tipo de enrojecimiento o irritación. Si la piel está irritada o sensible, omita la aplicación de vapor.

Paso 4. Aplique vapor y suero.

Aplique vapor en el rostro mientras coloca un suero liviano para la piel que combine ingredientes exfoliantes, como alfahidroxiácidos y betahidroxiácidos, con ingredientes calmantes, como algas marinas, y extractos naturales que tienen un efecto calmante en la piel, como la manzanilla y la lavanda. El suero puede aplicarse con suaves movimientos de tipo effleurage.

Paso 5. Continúe con la desincrustación.

Antes de continuar con la extracción, ablande la capa externa de la piel. Esto se debe a que los clientes suelen utilizar ingredientes deshidratantes, como el peróxido de hidrógeno, como parte del cuidado de la piel en el hogar para tratar sus espinillas. Es probable que el esteticista encuentre que, si bien la piel es grasa, está extremadamente tensa y tiene una acumulación de células muertas. Incluso el sebo en el interior de los poros se seca y se deshidrata. En esta etapa, puede lesionar la piel del cliente si intenta extraer un punto negro (comedón abierto) en este estado. La solución de desincrustación es el primer paso para ablandar el sebo y realizar una extracción suave pero completa (**Figura 8–60**).

Paso 6. Realice extracciones.

La destreza más importante que debe dominar un esteticista es la de llevar a cabo una extracción adecuada. Esta debe realizarse de tal manera que no cause más daño a la piel ni empeore el estado del acné. Consulte el **"Procedimiento 8–7: Realizar las extracciones",** para ver las instrucciones completas sobre cómo realizar las extracciones. Elija un método de extracción que esté permitido en su estado (se suele utilizar la eliminación manual de comedones, los extractores de comedones, los hisopos de algodón o las lancetas para la eliminación de milia o pústulas). Ejerza presión sobre la piel alre-

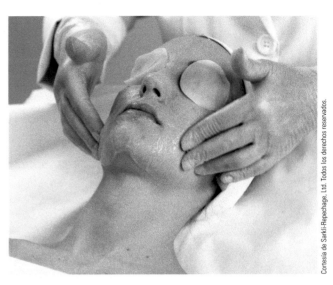

▲ **FIGURA 8–59** Realice una limpieza profunda de la piel.

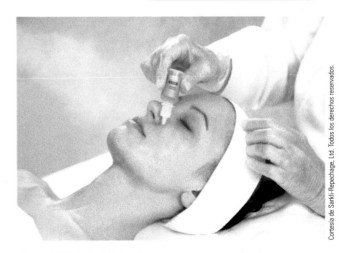

▲ **FIGURA 8–60** La desincrustación es el primer paso para ablandar el sebo.

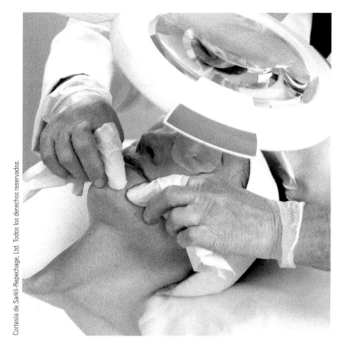

▲ **FIGURA 8–61** Realice extracciones.

dedor de la pared folicular, para quitar la obstrucción y producir el menor traumatismo posible en el tejido circundante (**Figura 8–61**).

Paso 7. Aplique el astringente o tonificante.

Una vez que haya completado las extracciones, empape los paños estéticos con un astringente que tenga una mezcla de ácido salicílico y té para calmar la piel. La aplicación de astringente es fundamental después de las extracciones para ayudar a limpiar y rehidratar la piel, y reducir la posibilidad de una infección secundaria. No frote el astringente. Aplíquelo con suavidad, prestando especial atención a las zonas donde realizó una extracción.

Paso 8. Aplique una mascarilla con base de arcilla para una limpieza profunda. Retírela con unos paños.

Continúe con una mascarilla a base de arcilla, que ayudará a limpiar profundamente los poros al mismo tiempo que contribuye a generar una sensación de calma en la piel (**Figura 8–62**). Elija una mascarilla que contenga barro de mar, zinc y caolín, para ayudar a promover la descamación de la superficie de la piel y eliminar el exceso de grasitud y residuos que puede provocar erupciones. Luego del proceso de extracción, es posible que haya quedado algo de sangre en la piel, así que continúe con los guantes puestos y utilice una espátula para aplicar la mascarilla. Déjela actuar de siete a diez minutos y luego retírela. Para ello, aplique algodones o paños tibios y húmedos por todo el rostro, deje que la mascarilla absorba la humedad por un momento y luego retírela con movimientos rápidos y suaves. Retire los restos de producto que pueden haber quedado con paños estéticos y un astringente.

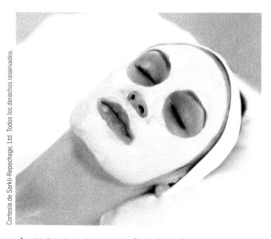

▲ **FIGURA 8–62** Aplicación de una mascarilla con base de arcilla.

Paso 9. Aplique una mascarilla con efecto calmante. Retírela con un algodón humedecido.

Continúe con una mascarilla con efecto calmante, como una mascarilla de calamina combinada con extractos de té, zinc y suero de leche orgánico en polvo, para ayudar a reducir el enrojecimiento de la piel (**Figura 8–63**). Déjela actuar por 10 minutos, mientras realiza un masaje de manos relajante. El cliente se lo agradecerá, luego de haberse sometido a las extracciones.

Pasados los 10 minutos, retire la mascarilla con un algodón humedecido y agua tibia no contaminada. Luego, aplique un astringente que ayude a tonificar el aspecto de la piel. *Nota:* Un cliente nunca debe abandonar el salón con la piel enrojecida e irritada luego de un tratamiento facial.

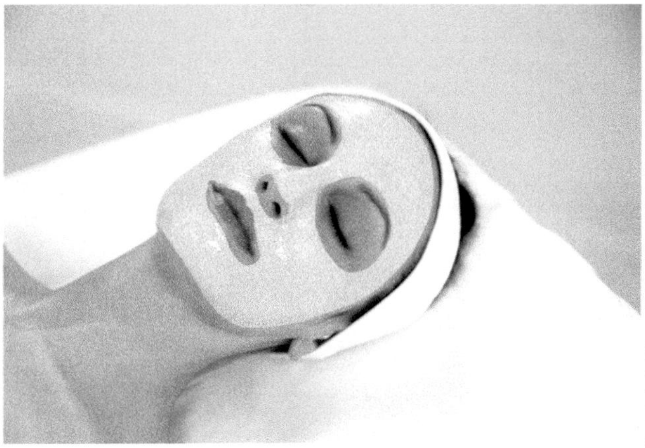

Paso 10. Aplique un hidratante.

Luego de las mascarillas, la piel está lista para aplicar un hidratante que no la obstruya, pero que ayude a reducir la aparición de grasitud. Recuerde que el cliente acaba de recibir una limpieza profunda y está a punto de salir al exterior. Para reducir la sequedad y la irritación de la piel, es fundamental que esté bien hidratada al finalizar el tratamiento facial. Utilice un hidratante matificante, formulado con zinc y escualano: un ingrediente hidratante que se encuentra naturalmente en el sebo como ácidos grasos esenciales que ayudan a restaurar la humedad de la piel y reducir la grasitud y el brillo.

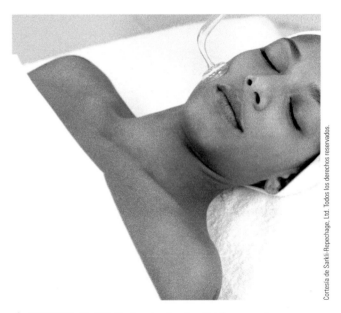

▲ **FIGURA 8–63** Aplicación de una mascarilla de calamina.

Paso 11. Realice un tratamiento con una máquina galvánica o de alta frecuencia.

Se pueden aplicar rayos germicidas de alta frecuencia en la piel para acelerar el proceso de curación de las lesiones y prevenir la aparición de infecciones secundarias (como ya se ha mencionado, recuerde consultar con la junta estatal local respecto del uso de dispositivos galvánicos y de alta frecuencia). El uso de alta frecuencia está contraindicado en casos de embarazo, presión arterial alta o enfermedades cardíacas y en pacientes con altas cantidades de metal en la boca debido a procedimientos odontológicos. Coloque el dedo índice en el electrodo y aplíquelo en el rostro del cliente con movimientos circulares, desplazándolo por todo el rostro de 3 a 5 minutos (**Figura 8–64**). Retire el dedo cuando el electrodo haga contacto con la piel. También puede enfocarse en áreas específicas, levantando el electrodo de la piel y volviendo a colocarlo. Este paso se puede incorporar luego de las extracciones.

▲ **FIGURA 8–64** Tratamiento de alta frecuencia.

Paso 12. Finalice con una consulta postratamiento.

La educación y el conocimiento son la clave para ayudar a los clientes con piel grasa o con problemas. Es necesario informar al cliente acerca de la importancia de los tratamientos en los salones y de realizar un seguimiento con un programa de cuidado en el hogar personalizado. Estos son otros puntos importantes que se deben cubrir:

- Deben abandonar los hábitos poco saludables, como pellizcarse y apretarse la piel.
- El exceso de exfoliación puede ser perjudicial para la piel con tendencia al acné. Puede irritar aún más la piel, eliminar la humedad esencial, causar inflamación y aumentar el riesgo de que aparezcan infecciones.
- Se recomienda que mantengan una alimentación saludable. Los estudios recientes han descubierto que los productos lácteos y los alimentos fermentados o a base de levadura pueden exacerbar los síntomas del acné. Entre estos productos figuran los quesos añejos, la leche altamente procesada, el vino, la cerveza, el champán y los hongos. Ahora, los expertos en el cuidado de la piel recomiendan el consumo de probióticos para contrarrestar la proliferación de bacterias nocivas en las paredes del estómago, que provocan inflamación y pueden contribuir a la aparición del acné.
- Tienen que evitar la exposición prolongada al sol, no solamente por el daño que provoca la luz UV. La luz UV, que en el pasado se utilizó como parte de los programas de tratamiento del acné, puede secar el exceso de sebo y reducir las pústulas en un principio, pero también puede generar una serie de reacciones que aumentan la producción de grasitud y la acumulación de sebo en la piel.

 VERIFICACIÓN

15. Describa los pasos necesarios antes de comenzar una extracción.
16. ¿Cuáles son los cuatro puntos importantes a tener en cuenta durante una consulta luego del tratamiento con un cliente que tiene acné?

Analizar las opciones de tratamiento para el cuidado de la piel masculina

Dado que los hombres invierten cada vez más tiempo y dinero en mejorar su apariencia mientras persiguen el éxito tanto profesional como social, los esteticistas deben educarse respecto de las diferencias clave entre las necesidades de la piel masculina y la femenina. Una de las mayores quejas que escuchan los propietarios de los spas de parte de los clientes varones está relacionada con la irritación luego del afeitado. Los hombres suelen tener una piel sensible que han maltratado durante años. El spa es el lugar ideal para educarlos sobre el modo correcto de afeitarse, para proteger la piel tanto antes como después de hacerlo.

Atributos de la piel masculina

Los hombres suelen tener poros más grandes y glándulas sebáceas más activas. Por lo general, la piel se caracteriza por tener exceso de grasitud y muchos puntos negros (**Figura 8–65**). Al mismo tiempo, la piel masculina se suele deshidratar debido al uso de jabones y champús agresivos, y a las duchas frecuentes con agua caliente. Paradójicamente, la piel puede presentar exceso de grasitud y sequedad en la superficie al mismo tiempo. Los hombres necesitan productos y tratamientos hidratantes, pero que también limpien en profundidad y refinen los poros.

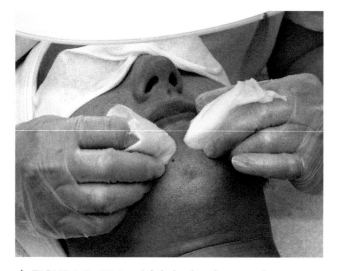

▲ **FIGURA 8–65** La piel de los hombres puede caracterizarse por tener un exceso de grasitud y puntos negros.

A los hombres también les preocupa el envejecimiento. Muchas veces, presentan hiperpigmentación en la piel luego de años de actividades al aire libre sin utilizar protector solar. Pueden tener patas de gallo y ojeras oscuras, debido al tiempo que pasan entrecerrando los ojos frente a las pantallas de las computadoras. Los hombres de la generación del "baby boom" ya están entrando en la edad madura. Además, los hombres de la generación del milenio, que ahora tienen 25 años o más, están entrando al mundo del trabajo con una visión más evolucionada respecto del aseo personal, según la cual está bien preocuparse por el estado de la piel.

CONCÉNTRESE EN

Consejos de tratamientos para hombres

- Evite utilizar productos perfumados o con fragancias en la sala de tratamiento facial. Es posible que los hombres ya se sientan un poco inquietos acerca del tratamiento facial, así que mantenga el servicio lo más simple que pueda. Cubra las necesidades específicas mediante la incorporación de servicios de arreglo personal, tales como recortar o depilar con cera las cejas y el vello de la nariz y las orejas.
- Los hombres no quieren salir de un spa con la piel roja y manchada luego de una sesión de extracción agresiva. Considere brindar servicios adicionales para calmar la piel, aplicar productos e incluso aplicar un maquillaje correctivo.
- Cuando tenga que elegir una línea de productos al por menor para hombres, tenga en cuenta el tipo de envases que prefieren ellos. No debería ser rosa o rojo, sino más bien elegante y simple. Elija productos que se puedan rociar de forma rápida y cambie los frascos por envases dispensadores, que se pueden guardar con facilidad en bolsos deportivos y equipaje para viajes.
- El marketing para los productos de venta al por menor debe enfatizar cualidades como "no graso", "de fácil enjuague" y "protege la piel". *Sin perfume, sin color, calmante* y *reduce el estrés* son términos de moda que puede utilizar para describir las ofertas y que atraerán a los hombres.

Marketing para hombres

Las necesidades de cuidado de la piel de los hombres son tan importantes como las de las mujeres. Es cada vez más frecuente que los hombres utilicen los servicios de spa y se cuiden la piel. Los esteticistas necesitan adoptar un enfoque simple y directo al conversar acerca del cuidado de la piel con los clientes varones (**Figura 8–66**). Por lo general, los hombres solo quieren una cantidad limitada de productos diarios.

Ellos están dispuestos a seguir las sugerencias y desean una rutina básica y sistemática. Suelen ser clientes fieles. Los hombres representan un porcentaje cada vez más alto de los clientes en el negocio de los spas. El desafío consiste en atraer a los clientes varones, para que, en primer lugar, realicen una visita inicial.

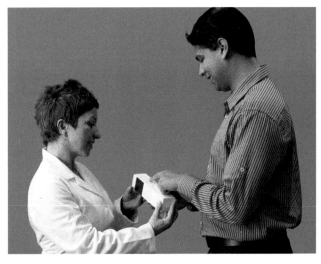

▲ **FIGURA 8–66** Adopte un enfoque simple y directo al conversar acerca del cuidado de la piel con los clientes varones.

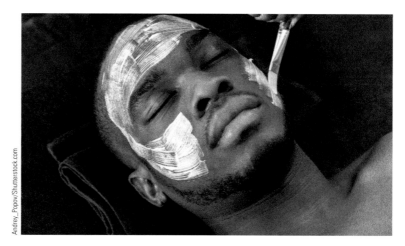

▲ **FIGURA 8–67** El mercado de servicios de cuidado de la piel para hombres continúa creciendo.

¿SABÍA QUE…?

Es mejor utilizar la expresión *tratamiento para la piel* en lugar de *tratamiento facial* para promocionar los servicios para hombres.

Una forma de atraer a la clientela masculina consiste en ofrecer servicios diseñados especialmente para ellos. Hágalos sentir cómodos y, con diplomacia, asegúreles que es normal que los hombres reciban servicios de spa y adopten hábitos saludables para el cuidado de la piel. Dirija las consultas en privado, sin hablar sobre los productos o los tratamientos en el área de recepción donde puede haber otros clientes. Algunos salones o spas atienden únicamente a hombres. El mercado para clientes varones seguirá creciendo en la medida en que los hombres se sientan cómodos con los servicios que reciben (**Figura 8–67**). De hecho, en el área de los servicios de barbería, hay una tendencia en alza de oferta de servicios para el cuidado de la piel luego de los afeitados.

Productos para el cuidado de la piel masculina

Para desarrollar el mercado, un salón o spa puede contar con una línea de productos para el cuidado de la piel masculina. La mayoría de las líneas de productos unisex funcionará, siempre y cuando el diseño y las fragancias no sean demasiado femeninos. Por lo general, los hombres tienen glándulas sebáceas más grandes y piel más grasa. Ellos también necesitan protección solar. Pueden tender a desatender el cuidado de la piel porque no es algo que se considera masculino o prioritario. Los clientes que estén particularmente contentos con los resultados visibles de un tratamiento estarán más dispuestos a probar un programa de mantenimiento en el hogar.

Al considerar una línea para el cuidado de la piel masculina, tenga en cuenta los siguientes puntos clave. Asegúrese de que los productos sean básicos y de que las rutinas sean sencillas (**Figura 8–68**). Los hombres no quieren productos muy perfumados o femeninos. Por ejemplo, las lociones deben ser livianas, sin perfume, con mucha capacidad de absorción y con un acabado mate. A la mayoría de los hombres no le gusta la sensación grasa de algunos productos.

Ellos prefieren rutinas simples y productos multiuso. Preferirían tener un hidratante que puedan utilizar de día y de noche, o una que ya contenga protector solar de

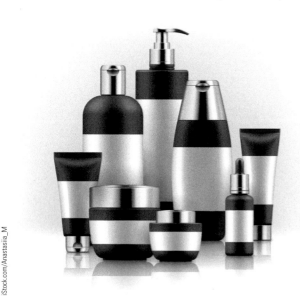

▲ **FIGURA 8–68** Los productos deben ser básicos y con rutinas de aplicación simples.

espectro completo. Les gustan los jabones que hacen espuma, por lo que un limpiador en espuma es una buena opción. Pueden utilizar un tonificante, del mismo modo que utilizarían una loción para después de afeitarse. Luego, deben aplicarse un hidratante suave con protector solar. Proporcióneles instrucciones precisas sobre cómo y cuándo utilizar los productos.

Cuando trabaje con clientes varones, tenga en cuenta los siguientes consejos:

- Los tubos y los surtidores fáciles de abrir son más apropiados para los varones que los frascos.

- El programa de cuidado en el hogar para ellos debe empezar solo con dos productos: un limpiador y una loción hidratante. Si él desea tres, agregue el protector solar.

- A medida que se acostumbre al programa y observe los resultados favorables, probablemente quiera comprar un tonificante, una crema para los ojos y una mascarilla para agregarlos a su programa de cuidado.

- Eduque al cliente respecto de la importancia de la protección solar y proporciónele información sobre el cáncer de piel, incluso si decide no comprar un protector solar.

- Los esteticistas pueden sugerirles a los clientes varones que se afeiten en dirección descendente (en la dirección del patrón del crecimiento del vello) porque es menos irritante hacerlo de esta forma.

- Una vez que se acostumbró a recibir tratamientos y a utilizar los productos, hay más probabilidades de que el cliente utilice una crema para los ojos, si usted le indica cómo hacerlo. Aunque los hombres sean conscientes de las líneas y arrugas alrededor de los ojos, rara vez le pedirán un producto para los ojos. Los esteticistas deben destacar los beneficios de estos y otros productos.

Tratamientos profesionales para hombres

Según las afecciones de la piel del cliente, puede ofrecerle varios tratamientos. La mayoría de los hombres adoran el vapor y la máquina cepilladora (**Figura 8-69**). Incluso si la piel del cliente es ligeramente sensible, preferirá la agresividad de un cepillo y de un limpiador espumoso. En la piel masculina, es necesario practicar un contacto más enérgico y realizar un masaje más profundo.

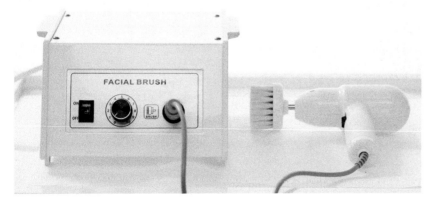

▲ **FIGURA 8-69** El tratamiento con máquina cepilladora es muy popular entre los clientes varones.

Hay algunos aspectos más a tener en cuenta en los tratamientos faciales para hombres. Primero, las esponjas y las toallas son más apropiadas para el rostro de los hombres. Las almohadillas de algodón o las gasas quedarán atrapadas en el vello de la barba y dejarán partículas adheridas al rostro. Afeitarse antes de un tratamiento facial hará que la piel esté más sensible. Sobre la piel recién afeitada, pueden estar contraindicados los productos o técnicas exfoliantes, incluidos los agentes sensibilizantes fuertes como los alfahidroxiácidos y la microdermoabrasión.

En un tratamiento facial para hombres, los movimientos del profesional deben ir en el sentido del crecimiento del vello. Por ejemplo, la mayoría de los movimientos para masaje en el área de la barba deben ser hacia abajo y no hacia arriba. Esto contradice el procedimiento estético tradicional de movimientos de levantamiento en el cuello y el rostro. En general, el área de la barba tiende a ser relativamente sensible debido al uso de lociones para afeitar que contienen perfume, alcohol u otras sustancias similares. El afeitado es, en sí mismo, muy abrasivo para la piel, por lo que un hombre necesita más productos con efectos calmantes y curativos.

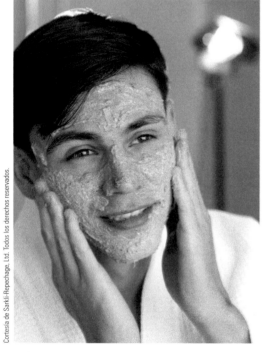

▲ **FIGURA 8–70** Un limpiador en espuma será más eficaz para el área de la barba.

FOLICULITIS

La **foliculitis** es la inflamación de los folículos pilosos. Este puede ser un problema para muchos hombres, sobre todo si tienen el vello de la barba muy grueso o rizado. La foliculitis es una infección que se caracteriza por presentar inflamación y pus. El afeitado incorrecto también puede causar **foliculitis de la barba**, donde el vello crece levemente debajo de la piel y queda atrapado allí, lo que provoca una infección bacteriana. El objetivo del tratamiento para esta afección consiste en aliviar la irritación, secar y desinfectar las pústulas y desensibilizar el área. Probablemente, una mascarilla calmante en gel sea el producto más adecuado para que un cliente se aplique en esta área.

La **pseudofoliculitis**, que también se conoce como *irritación de la piel producida por el afeitado*, se asemeja a la foliculitis, pero no presenta infección. Esta afección también es el resultado de técnicas de afeitado incorrectas.

Existen productos en el mercado para los vellos encarnados que ayudan a exfoliar y a mantener los folículos limpios. La exfoliación es necesaria para mantener los folículos abiertos. Un limpiador en espuma también será útil para el área de la barba (**Figura 8–70**). Los esteticistas pueden ayudar a los clientes a mantenerse informados acerca de cómo cuidar la piel de manera habitual.

Recursos web

www.cosmeticsandtoiletries.com
www.dayspa.com
www.lneonline.com
www.skininc.com

 VERIFICACIÓN

17. ¿Cuáles son los puntos clave a tener en cuenta cuando se eligen productos para el cuidado de la piel masculina?

Procedimiento 8-1:
Antes del servicio: preparación del cliente para el tratamiento facial

Después de finalizar este procedimiento con éxito, podrá demostrar cómo se cubre a un cliente de forma profesional.

Equipos, implementos y productos

Nota: Los productos variarán en función del plan de tratamiento recomendado para el cliente. Consulte la lista completa de insumos para un tratamiento facial básico en la página 262.

EQUIPOS
- ☐ Equipo para el tratamiento facial (calentador de toallas, vaporizador, lámpara con lupa)
- ☐ Recipiente de basura cubierto

IMPLEMENTOS
- ☐ 1 gorra para el cabello o banda para la cabeza
- ☐ 1 recipiente con agua tibia
- ☐ 2 toallas de mano
- ☐ 2 sábanas pequeñas
- ☐ 2 brochas descartables
- ☐ 1 recipiente de goma para mezclar
- ☐ Manta

- ☐ Cabezal
- ☐ Fichas del cliente
- ☐ Guantes
- ☐ Bata o capa
- ☐ Pinzas para el cabello
- ☐ Jabón líquido (en el área del lavamanos)
- ☐ Bolsa plástica para las joyas
- ☐ Almohada y funda
- ☐ Bata
- ☐ Pantuflas
- ☐ Espátulas

PRODUCTOS
- ☐ 1 limpiador
- ☐ 1 astringente o tonificante
- ☐ 1 hidratante
- ☐ 1 suero
- ☐ Mascarillas

Preparación

Realice el "Procedimiento 7–1: Preparación de la sala de tratamiento antes del servicio", como parte de la preparación de la sala y los insumos del tratamiento.

Procedimiento

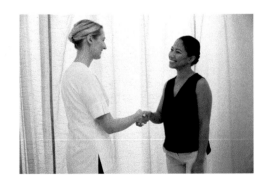

1 Reciba al cliente en el área de recepción con una sonrisa cálida y con profesionalismo. Preséntese, si no se conocían, haga contacto visual y dele la mano. No olvide que su apretón de manos debe ser firme y sincero.

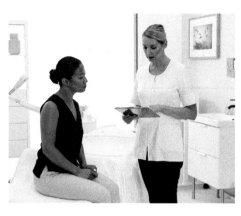

2 Analicen juntos el formulario de admisión del cliente en su totalidad y confirme el servicio. Pregúntele si tiene alguna duda y deje en claro las expectativas del servicio de ese día.

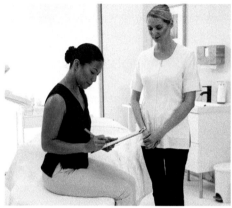

3 Asegúrese de que no haya contraindicaciones para el tratamiento programado. Pídale al cliente que firme el formulario de consentimiento antes de cada servicio.

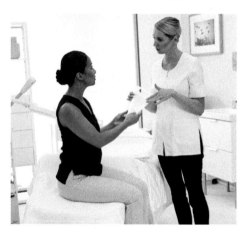

4 Acompañe al cliente al área de vestuario o a la sala de tratamiento para que se cambie. Infórmele al cliente dónde puede colocar sus pertenencias. Pídale al cliente que se quite todas las joyas y que las guarde en una bolsa de plástico para que estén seguras. Para evitar problemas de responsabilidad, no manipule las joyas del cliente. Pídale al cliente que se quite los lentes de contacto (opcional, en caso de que los use).

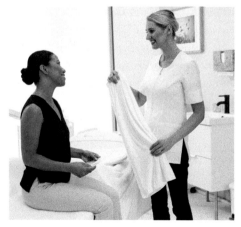

5 Proporciónele una bata, una capa y unas pantuflas al cliente. Explíquele qué prendas necesitará que se quite y muéstrele cómo colocarse la capa. Indíquele a dónde dirigirse una vez que esté listo. Luego, dele lugar para que se cambie en privado. Siempre toque la puerta antes de volver a ingresar a la sala.

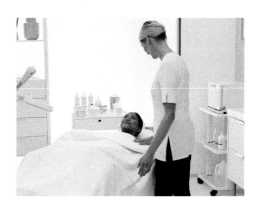

6 Instrúyale al cliente que se recueste boca arriba o boca abajo en la camilla de tratamiento o que se siente en la silla, dependiendo del tratamiento que se vaya a realizar.

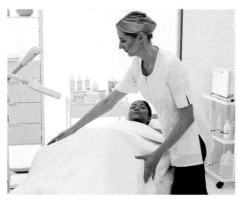

7 Cuando el cliente se deba recostar boca arriba, coloque un almohadón por debajo de las sábanas inferiores, a la altura de las rodillas del cliente, para reducir la presión de la parte baja de la espalda. (Esto alivia la presión de la parte baja de la espalda). Si el cliente va a recostarse boca abajo, coloque una toalla doblada o un pequeño almohadón debajo de los tobillos.

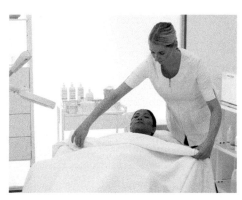

8 Cubra el pecho con la segunda sábana y una manta, de ser necesario. Luego, coloque una toalla de mano sobre el pecho, por encima de la manta.

9 Ajuste una banda para la cabeza, una toalla u otro tipo de cobertor en la cabeza del cliente para proteger el cabello, y asegurarse de que este permanezca lejos del rostro. Para cubrir la cabeza con una toalla, siga los pasos a, b y c.

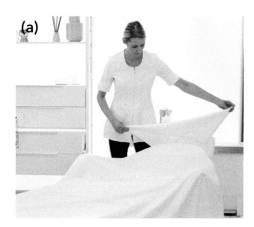

(a)

a. Durante la preparación, en el Procedimiento 7–1, coloque una toalla de manos en el apoyacabezas. Doble la toalla en forma de triángulo desde una de las esquinas superiores hasta la esquina inferior opuesta y póngala sobre el cabezal, con el doblez hacia abajo.

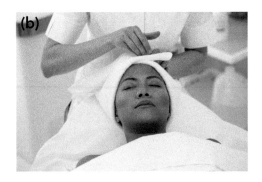

b. Cuando el cliente esté recostado, la parte trasera de la cabeza debe estar apoyada sobre la toalla, de forma que los lados de esta se puedan llevar hacia el centro de la frente para cubrir el contorno del cuero cabelludo.

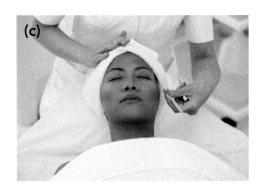

c. Utilice una banda para la cabeza descartable para sujetar la toalla en su lugar. Use una espátula o la punta de los dedos, pero asegurarse de que todo el cabello quede debajo de la toalla, que los lóbulos de las orejas no queden doblados y que la toalla no esté demasiado apretada.

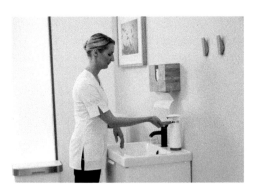

10 Lávese las manos con jabón y agua tibia como se detalla en el "Procedimiento 5–3: Lavado adecuado de manos", en *Bases para el estándar de Milady*. Siempre lávese las manos y colóquese guantes antes de comenzar un tratamiento.

11 Proceda con los siguientes pasos del tratamiento facial.

Procedimiento 8-2:
Eliminación del maquillaje de los ojos y de los labios

Equipos, implementos y productos

Reúna los siguientes insumos y productos para este procedimiento:

IMPLEMENTOS
- ☐ Jabón líquido y sanitizante de manos
- ☐ Recipiente de residuos con tapa
- ☐ Toallas faciales
- ☐ Cobertura o banda para sujetar el cabello
- ☐ Ropa blanca limpia
- ☐ Cabezal
- ☐ Bolsa plástica hermética para los objetos personales

ELEMENTOS DE UN SOLO USO
- ☐ Guantes
- ☐ Paños estéticos: almohadillas de algodón o de gaza de 4" × 4" (10 cm × 10 cm) o de 2" × 2" (5 cm × 5 cm) o esponjas descartables
- ☐ Hisopos de algodón

- ☐ Espátula
- ☐ Pañuelos de papel (sin aroma)

PRODUCTOS
- ☐ Desmaquillador o limpiador de ojos
- ☐ Limpiador facial

Preparación para retirar el maquillaje de los ojos

Realice el "Procedimiento 7–1: Preparación de la sala de tratamiento antes del servicio" y el "Procedimiento 8–1: Antes del servicio: preparación del cliente para el tratamiento facial".

Procedimiento

A. ELIMINACIÓN DEL MAQUILLAJE DE OJOS

Nota: Si el cliente tiene lentes de contacto, no le retire el maquillaje de los ojos. Debe ser especialmente cuidadoso al limpiar los ojos porque la piel que los rodea es muy sensible y puede irritarse. No permita que el limpiador ingrese en los ojos.

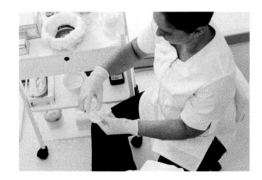

1 Empape dos esferas de algodón con un limpiador suave (por lo general, se recomienda uno con un pH de 7 a 7,2) o desmaquillador para ojos. También tiene la opción de utilizar guantes para aplicar el limpiador con las manos.

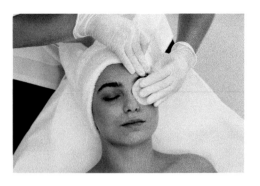

2 Pídale al cliente que cierre los ojos. Comience por el ojo izquierdo del cliente. Con una mano, levante y sostenga suavemente la ceja del cliente. Con la almohadilla de algodón en la otra mano, limpie con suavidad la parte superior del párpado desde la nariz hacia afuera. Realice movimientos descendentes con la almohadilla de limpieza para limpiar el párpado y las pestañas. Enjuague con suavidad con una almohadilla de algodón o gasa.

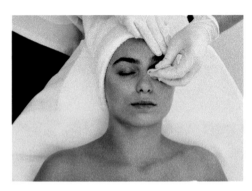

3 Mientras limpia los ojos, rote la almohadilla para obtener una superficie limpia y sin usar. Repita el paso 2 si es necesario, para eliminar bien el maquillaje de ojos.

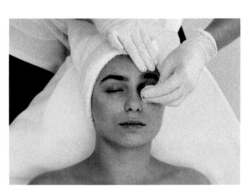

4 Limpie el área debajo de los ojos, deslizándose en dirección a la nariz. Retire todo resto de maquillaje que haya quedado debajo de los ojos y en la línea de las pestañas con un hisopo o una almohadilla de algodón. Coloque el borde de la almohadilla debajo de las pestañas inferiores, en la esquina exterior del ojo, y deslícelo hacia la esquina interior. El rímel irá aflojándose y podrá limpiarse poco a poco. Siempre trabaje con suavidad alrededor de los ojos y no frote o estire la piel, ya que es muy delicada y delgada.

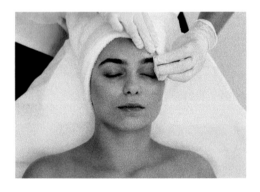

5 Realice un patrón circular completo alrededor del ojo. Utilice un hisopo o la almohadilla de algodón para limpiar el área debajo de los ojos hacia la nariz y luego hacia los extremos sobre la parte superior del párpado.

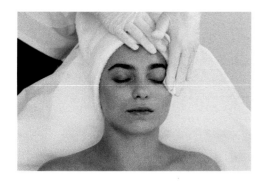

6 Enjuague toda el área con una almohadilla o con esferas de algodón embebidas en agua tibia (sin que chorree) para eliminar el desmaquillador de ojos. Asegúrese de enjuagar por completo para quitar todo el desmaquillador.

B. ELIMINACIÓN DEL LABIAL

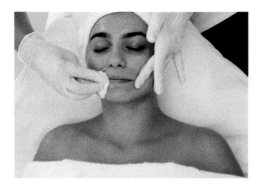

7 Para eliminar la mayor parte del labial, sujete primero el labio y luego retire el maquillaje con un paño desechable seco.

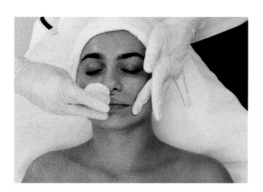

8 Luego, aplique limpiador a una gasa o almohadilla de algodón. Con la mano izquierda, sostenga con firmeza el lado izquierdo de la boca del cliente. Limpie desde el extremo hacia el centro para evitar que el labial se extienda a la piel que rodea la boca.

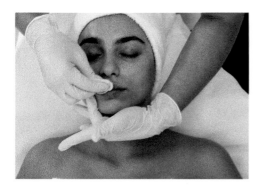

9 Repita el procedimiento en el otro lado, hasta que los labios estén limpios. Continúe con el siguiente paso del tratamiento facial básico.

Procedimiento 8-3:
Aplicación de un producto de limpieza

Equipos, implementos y productos

IMPLEMENTOS
- ☐ Jabón o sanitizante de manos
- ☐ Recipiente de residuos con tapa
- ☐ Espátula
- ☐ Toallas faciales
- ☐ Cobertura o banda para sujetar el cabello
- ☐ Ropa blanca limpia
- ☐ Cabezal

ELEMENTOS DE UN SOLO USO
- ☐ Guantes
- ☐ Bolsa plástica hermética para los objetos personales

☐ PRODUCTOS
- ☐ Desmaquillador o limpiador de ojos
- ☐ Limpiador facial

El siguiente método de aplicación se utiliza al aplicar limpiadores, cremas para masaje, cremas de tratamiento, sueros y productos protectores. De ser posible, utilice ambas manos al mismo tiempo para lograr una técnica más uniforme y eficaz. Para limpiar, realice movimientos uniformes y rectos o circulares.

Preparación

- Realice el "Procedimiento 7–1: Preparación de la sala de tratamiento antes del servicio" y el "Procedimiento 8–1: Antes del servicio: preparación del cliente para el tratamiento facial".

Procedimiento

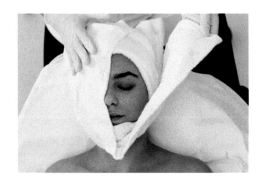

1 Aplique toallas tibias (opcional). Controle la temperatura y coloque una toalla en el pecho y otra en el rostro. Déjelas actuar por lo menos 1 minuto y quítelas.

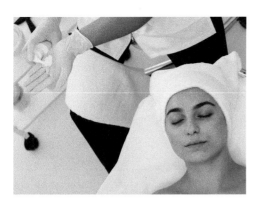

2 Elija un limpiador adecuado para el tipo de piel del cliente. Si el producto no está en un envase con dispensador o rociador, utilice una espátula para retirarlo del recipiente. Aplique aproximadamente una cucharadita del producto en los dedos o en la palma de las manos con guantes y distribúyalo de manera uniforme en toda la superficie y las yemas de los dedos.

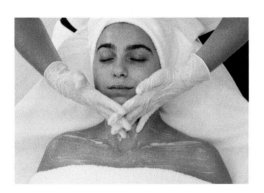

3 Realice movimientos circulares para distribuir el producto en la punta de los dedos. Ahora está listo para aplicar el producto en el pecho, el cuello y el rostro del cliente. Limpie cada una de las áreas en seis pasadas. Si comienza en la zona del pecho, empiece por la parte central y muévase hacia los extremos y hacia arriba en dirección al cuello. Siga la guía de su instructor.

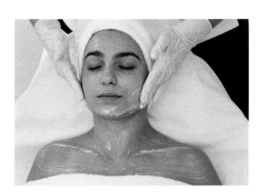

4 Comience aplicando una pequeña cantidad del producto con las dos manos, con las palmas hacia abajo, en el cuello. Deslice las manos hacia atrás, en dirección a las orejas, hasta que las yemas de los dedos estén justo debajo de los lóbulos. Se sugiere que, al aplicar el producto, no retire las manos del rostro del cliente hasta haber finalizado.

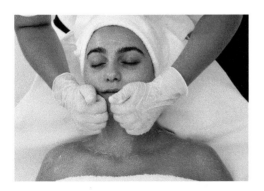

5 Gire las manos y ubique la parte posterior de los dedos sobre la piel, deslícelos a lo largo de la mandíbula hasta el mentón.

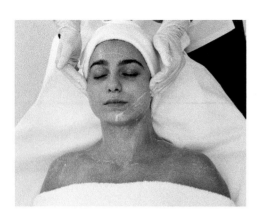

6 Gire las manos otra vez y deslice los dedos por las mejillas y el centro del rostro, hasta que las yemas de los dedos queden directamente frente a las orejas.

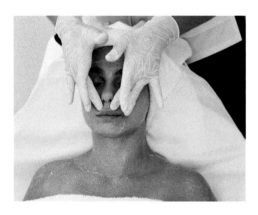

7 Nuevamente, gire las manos y deslice los dedos hacia delante, sobre los pómulos, hasta la nariz. Limpie el área del bozo, debajo de la nariz, con movimientos laterales desde el área central hacia afuera. Luego, deslícese hacia los costados de la nariz.

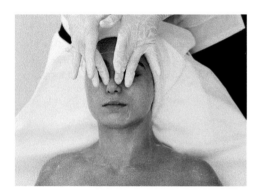

8 Con las yemas de los dedos del medio, realice pequeños movimientos circulares en la parte superior y en los costados de la nariz. Evite que el producto entre en la nariz del cliente.

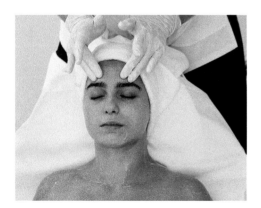

9 Deslice los dedos hacia la frente y hacia afuera, en dirección a las sienes, deténgase y ejerza una suave presión en ellas. Deslice los dedos por la frente con movimientos circulares o largos de lado a lado. Levante lentamente las manos del rostro del cliente.

10 Continúe con el "Procedimiento 8–4: Eliminación de los productos" si el producto utilizado (por ejemplo, limpiador o crema para masajes) debe retirarse.

Procedimiento 8-4:
Eliminación de los productos

Implementos y productos

☐ Guantes
☐ Paños estéticos de 4" x 4" (10 cm x 10 cm), esponjas descartables o toallas tibias de un gabinete para toallas calientes

Eliminación de los productos

Para retirar los productos, enjuague cada área de tres a seis veces como mínimo. Algunos esteticistas prefieren utilizar paños estéticos húmedos cuando retiran el producto. Otros prefieren utilizar toallas. Ambos métodos son correctos e igualmente profesionales, y muchos esteticistas utilizan los dos.

Generalmente, los movimientos en el rostro se realizan hacia arriba y hacia fuera, desde el centro hacia los bordes.

Procedimiento

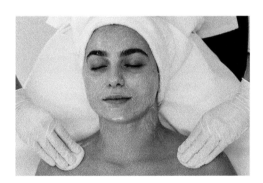

1 Comience por el pecho, limpie los laterales y siga hasta el cuello. Al retirar el limpiador, la mascarilla o el exfoliante, debe realizar tres pasadas o las que necesite, hasta que ya no haya restos de maquillaje visibles.

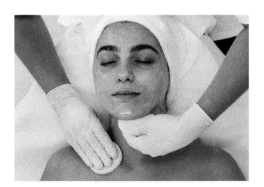

2 Limpie el cuello con movimientos ascendentes. Para evitar que la almohadilla se resbale de la mano, apriete el borde con el pulgar y la parte superior del dedo índice. Es importante que la mayor parte de la superficie de la almohadilla esté en contacto con la piel. No presione la zona de la nuez de Adán en el medio del cuello.

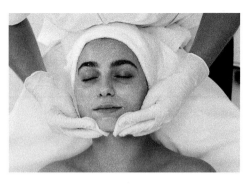

3 Comience directamente debajo del mentón, deslícese por la mandíbula y deténgase justo debajo de la oreja. Repita el movimiento en el otro lado del rostro. Alterne de un lado a otro tres veces en cada lado del rostro o haga movimientos simultáneos con ambas manos.

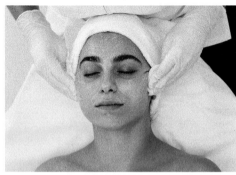

4 Comience en la mandíbula y realice movimientos ascendentes para limpiar las mejillas.

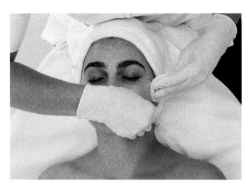

5 Continúe con movimientos ascendentes y pase por el mentón hacia la otra mejilla, si está utilizando una sola mano.

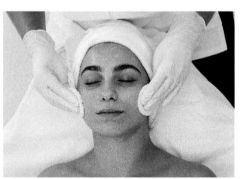

6 Continúe la limpieza con aproximadamente seis movimientos en cada mejilla.

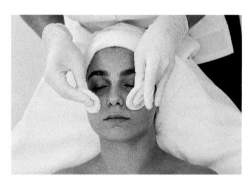

7 Debajo de los ojos, realice movimientos hacia el centro para evitar estirar el área de los ojos.

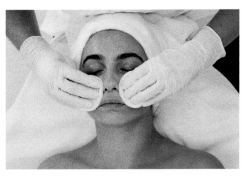

8 Limpie el área ubicada debajo de la nariz con movimientos laterales y descendentes. Comience por el centro y muévase hacia fuera, en dirección a los extremos de la boca. Enjuague al menos tres veces en cada lado del rostro.

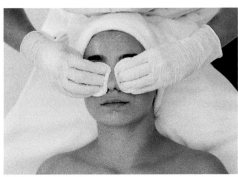

9 Empiece por el puente de la nariz, y limpie los costados y el área próxima de la nariz. Realice movimientos suaves y hacia afuera.

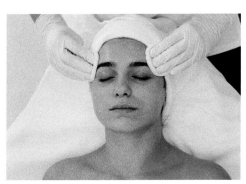

10 Comience por el centro de la frente, muévase hacia afuera en dirección a las sienes. Aplique una presión suave en los puntos de presión de las sienes. Repita los movimientos tres veces en cada lado de la frente.

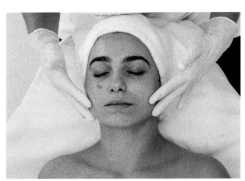

11 Revise el rostro para asegurarse de que no haya restos de productos en la piel. Verifique las áreas del rostro con las yemas de los dedos para comprobar que se limpiaron bien. Deseche todos los insumos utilizados en el recipiente para residuos.

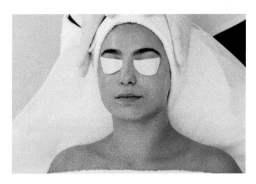

12 Cubra los ojos del cliente con almohadillas para los ojos y prepárese para analizar la piel.

Procedimiento 8-5:
Realizar un tratamiento facial básico

Equipos, implementos y productos

EQUIPOS
- ☐ Equipo para el tratamiento facial (calentador de toallas, vaporizador, lámpara con lupa)
- ☐ Un recipiente para elementos filosos

INSUMOS
- ☐ Solución desinfectante registrada en la EPA
- ☐ Jabón o sanitizante de manos
- ☐ Recipiente de basura cubierto
- ☐ Recipientes (si no hay un lavamanos disponible)
- ☐ Espátulas
- ☐ Brocha con punta de abanico y para mascarilla (no deben ser porosas y se tienen que poder desinfectar, por ejemplo, no deben ser de madera)

IMPLEMENTOS
- ☐ Fichas del cliente
- ☐ Agua destilada para el vaporizador
- ☐ Toallas de mano
- ☐ Ropa blanca y manta limpias
- ☐ Gorra, cobertura o banda para sujetar el cabello
- ☐ Capa para el cliente
- ☐ Cabezal

☐ ELEMENTOS DE UN SOLO USO
- ☐ Paños estéticos de algodón o de gaza de 4" × 4" (10 cm × 10 cm) o de 2" × 2" (5 cm × 5 cm), o esponjas descartables
- ☐ Esferas o almohadillas de algodón
- ☐ Hisopos de algodón
- ☐ Toallas de papel
- ☐ Guantes
- ☐ Pañuelos de papel (sin aroma)
- ☐ Agua destilada para el vaporizador

PRODUCTOS
- ☐ Desmaquillador de ojos
- ☐ Limpiador facial
- ☐ Opcional: exfoliante
- ☐ Mascarillas
- ☐ Loción para masaje
- ☐ Tonificante
- ☐ Hidratante
- ☐ Protector solar
- ☐ Opcional: sueros, crema para los ojos, bálsamo para labios, insumos de extracción

Ahora que ha practicado los pasos preliminares y la limpieza, es hora de ponerlos en práctica con un tratamiento facial completo. A continuación, se indican los pasos para realizar un tratamiento facial básico. Los procedimientos para el tratamiento facial varían, así que siga la guía de su instructor.

Preparación

- Realice el "Procedimiento 7–1: Preparación de la sala de tratamiento antes del servicio" y el "Procedimiento 8–1: Antes del servicio: preparación del cliente para el tratamiento facial".

- Caliente previamente el vaporizador. Revise que el nivel de agua esté en la línea de llenado correspondiente.

¡PRECAUCIÓN!

La Administración de Seguridad y Salud Ocupacional (OSHA, Occupational Safety and Health Administration) exige que se utilicen guantes durante todo el tratamiento facial, debido a la posibilidad de exposición a patógenos de transmisión hemática. Nunca retire los productos de los recipientes con los dedos. Utilice siempre una espátula. No toque las tapas o los envases abiertos con la punta de los dedos. Limpie y desinfecte los envases de los productos antes y después de cada servicio.

Procedimiento

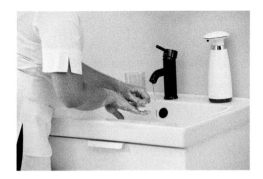

1 **Lávese las manos y colóquese guantes.**

2 **Aplique toallas tibias (paso opcional).** Después de controlar la temperatura, coloque una toalla en el pecho y otra en el rostro.

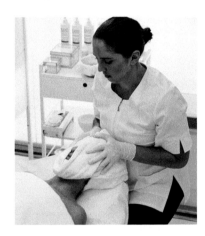

a. Sostenga los extremos de las toallas con ambas manos en ambos lados del rostro. Coloque el centro de la toalla en el mentón y cubra cada lado del rostro, lleve los extremos de la toalla hacia el lado opuesto en la frente.

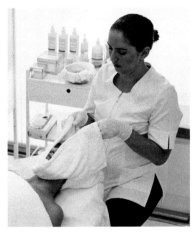

b. Para quitarla, levante cada extremo y retírela. Para retirar un producto: Utilice las toallas sobre las manos como mitones. Consulte a su instructor sobre este método.

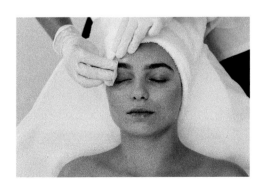

3 **Retire el maquillaje de los ojos y de los labios.** Como se explicó en el Procedimiento 8–2, recuerde preguntarle al cliente si utiliza lentes de contacto antes de colocar el producto en los ojos. Si el cliente tiene lentes de contacto, no le retire el maquillaje de los ojos.

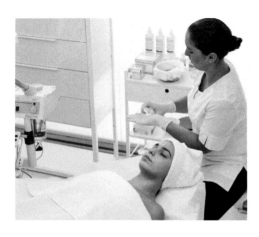

4 **Realice la limpieza facial (pasos 4 a 10).** Saque del envase de media a una cucharadita de limpiador (con una espátula limpia si el envase no es un rociador o un dispensador). Colóquelo en las yemas de los dedos o en la palma y luego aplique una pequeña cantidad en la punta de los dedos, con los guantes puestos. Esto le permite conservar la cantidad de producto que utiliza.

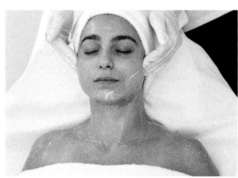

5 Comenzando en el cuello o el pecho, y con movimientos de barrido, emplee ambas manos para extender el limpiador hacia arriba y hacia afuera en el mentón, la mandíbula, las mejillas y las sienes.

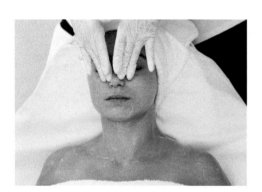

6 Esparza el limpiador hacia la nariz, en los costados y en el puente. Continúe con el área del bozo. Limpie el área del bozo, debajo de la nariz, con movimientos laterales desde el área central hacia afuera.

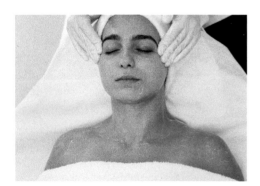

7 Realice pequeños movimientos circulares con las puntas de los dedos alrededor de las fosas nasales y a los costados de la nariz. Continúe con los movimientos de barrido hacia arriba entre las cejas y por la frente hasta las sienes.

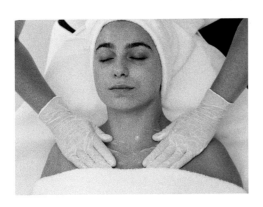

8 Aplique más limpiador sobre el cuello y el pecho con movimientos largos y hacia afuera. Limpie el área con pequeños movimientos circulares, desde el centro del pecho y el cuello hacia fuera y hacia arriba. Trate de utilizar ambas manos al mismo tiempo sobre cada lado al aplicar o quitar un producto.

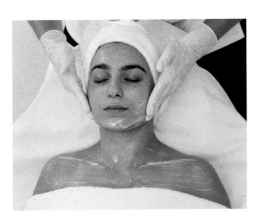

9 Visualmente, divida el rostro en dos mitades: derecha e izquierda. Continúe avanzando hacia arriba con movimientos circulares sobre el rostro desde el mentón y las mejillas en dirección a la frente, con ambas manos, una en cada lado.

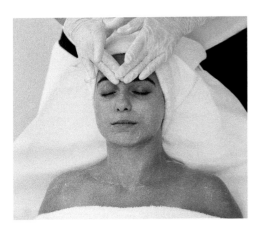

10 Desde el centro de la frente, continúe con el patrón circular hacia las sienes. Mueva las yemas de los dedos suavemente en círculos alrededor de los ojos hasta las sienes y luego vuelva al centro de la frente. Una vez que haya terminado la limpieza, retire las manos del rostro de forma lenta.

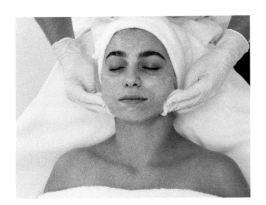

11 **Retire el limpiador.** Comience en el cuello o la frente y siga los contornos del rostro. Suba o baje por el rostro en un patrón continuo, según dónde comenzó, de acuerdo a los procedimientos del instructor. Retire todo el limpiador de un área del rostro antes de seguir con la otra. (Debajo de las fosas nasales, realice movimientos hacia abajo al aplicar o retirar los productos para evitar que el producto entre en la nariz. Esto es incómodo y hará que el cliente se ponga tenso.)

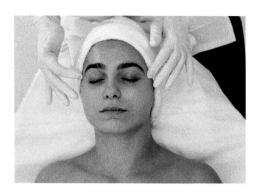

12 **Asegúrese de que no haya restos de productos en la piel.** Séquese las manos con una toalla limpia y toque el rostro con las puntas de los dedos secas para comprobar que no queden residuos.

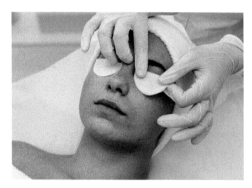

13 **Analice la piel (pasos 13 a 15).** Cubra los ojos del cliente con almohadillas para los ojos. Trate de no cubrir las áreas alrededor de los ojos que necesita observar.

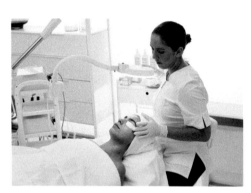

14 Ubique la lámpara con lupa en el lugar donde la necesite antes de comenzar el tratamiento facial, de manera que pueda desplazarla fácilmente sobre el rostro. Encienda la lámpara lejos del cliente antes de ubicarla sobre el rostro.

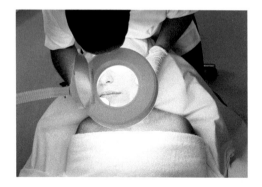

15 Observe el tipo y la afección de la piel, el grado de sensibilidad, la hidratación y la elasticidad, y sienta la textura. Recuerde observar, tocar, preguntar y escuchar.

Sobre la base del análisis de la piel, se seleccionarán los demás productos y los objetivos del tratamiento.

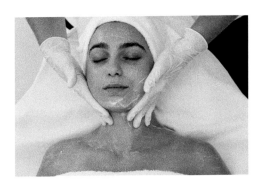

16 **Limpie el rostro otra vez (opcional).** Algunos protocolos de tratamiento no incluyen esta segunda limpieza. Siga la guía de su instructor.

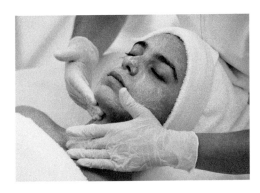

17 **Exfolie (opcional).** Si la exfoliación es parte del servicio, puede hacerse en este momento mientras se aplica el vapor. Tonifique luego de retirar el exfoliante, para reequilibrar el pH de la piel.

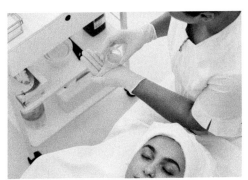

18 **Realice un masaje en el rostro (pasos 18 a 22).** Utilice las técnicas de masajes faciales descritas en el capítulo 9, "Masaje facial". Elija una crema para masajes soluble en agua o un producto apropiado para el tipo de piel del cliente.

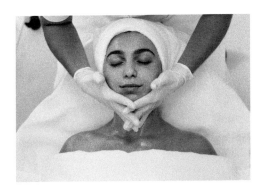

19 Con el mismo procedimiento que utilizó para la aplicación del producto, aplique la crema para masajes en el rostro, el cuello, los hombros y el pecho. Aplique el producto tibio con movimientos largos y lentos empleando los dedos o una brocha con punta de abanico y siguiendo un patrón determinado.

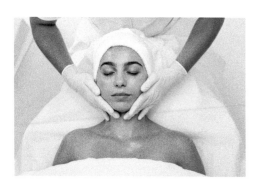

20 Realice el masaje como se indicó.

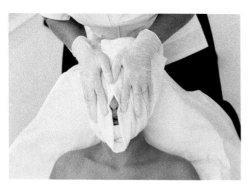

21 Retire el medio para masajes. Utilice toallas tibias o paños estéticos de 4" x 4" (10 cm x 10 cm) y siga el mismo procedimiento que utilizó para quitar otros productos o limpiadores.

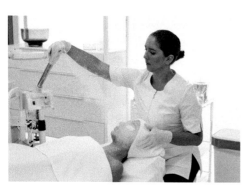

22 **Aplique vapor sobre el rostro con un vaporizador (pasos 22 y 23).** Salte al paso 24 si utiliza toallas. Precaliente el vaporizador antes de comenzar el tratamiento facial. Espere a que comience a despedir vapor y luego encienda el segundo botón de ozono (si lo tiene) mientras aplica el vapor. (Recuerde que no se debe utilizar vapor en pieles sensibles.)

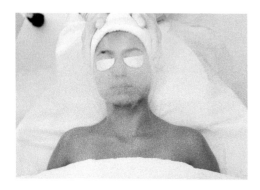

23 Asegúrese de que el vaporizador no esté demasiado cerca del cliente, debe estar a aproximadamente 18 pulgadas (45 cm), y que el rostro reciba el vapor de manera uniforme. Si coloca las manos cerca de los costados del rostro del cliente, podrá sentir si el vapor llega a ambos lados. Aplique vapor de 5 a 10 minutos, aproximadamente. Apague el vaporizador de inmediato después de utilizarlo.

¡PRECAUCIÓN!

Mantenga el vaporizador alejado del cliente hasta que esté listo para evitar la posibilidad de que se derrame agua. Esto podría ocurrir si la máquina se llena en exceso o no se realiza un mantenimiento adecuado.

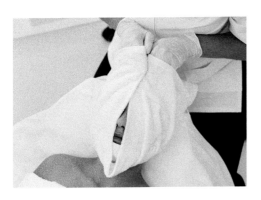

24 **Aplique vapor en el rostro con toallas.** Si utiliza toallas, en lugar del vaporizador, recuerde verificar que estén a la temperatura correcta. Pregúntele al cliente si está cómodo con la temperatura. Las toallas se dejan por aproximadamente 2 minutos o hasta que comienzan a enfriarse. El vapor o las toallas tibias deben utilizarse con cuidado sobre la piel con cuperosis.

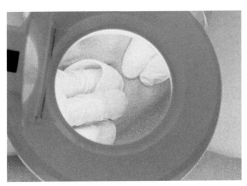

25 **Realice extracciones (en caso de ser necesarias).** Las extracciones se realizan de inmediato después de aplicar el vapor, cuando la piel todavía está tibia. Consulte la sección de este capítulo sobre las extracciones para incorporar este paso al procedimiento del tratamiento facial básico, si considera que es apropiado en función de las instalaciones.

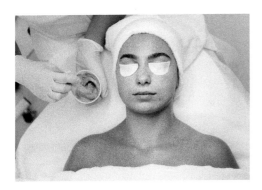

26 **Aplique una mascarilla (pasos 26 a 29).** Utilice una mascarilla formulada para la afección de la piel del cliente. Retírela del envase y colóquela en la palma o en un recipiente pequeño para mezclas (utilice una espátula o una brocha limpia, si es necesario, para evitar la contaminación cruzada). Se recomienda entibiar la mascarilla para obtener mejores resultados y para que el cliente esté más cómodo.

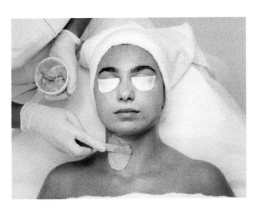

27 Aplique la mascarilla con una brocha o una espátula, se suele comenzar por el cuello. Realice movimientos largos y lentos del centro del rostro a los lados.

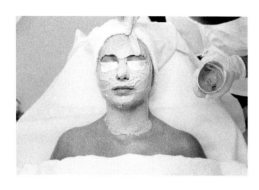

28 Continúe hacia la línea mandíbula y coloque la mascarilla en todo el rostro, desde el centro hacia fuera. Evite el área de los ojos a menos que la mascarilla sea adecuada para esa área.

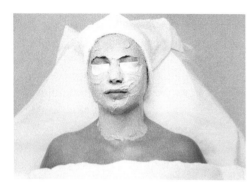

29 Deje la mascarilla en el rostro del cliente entre 7 y 10 minutos aproximadamente.

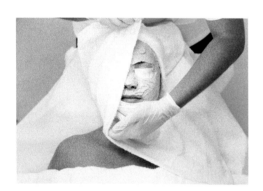

30 **Retire la mascarilla.** Para retirarla, emplee toallas húmedas y tibias o paños estéticos de 4" × 4" (10 cm × 10 cm). Las mascarillas en crema se pueden limpiar directamente, mientras que las mascarillas de arcilla se pueden quitar con una máscara estilo momia. Algunas mascarillas pueden tener un efecto de peeling, como la de alginato o en hojas.

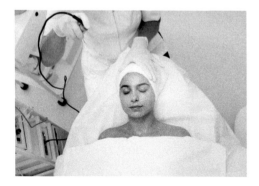

31 **Aplique el tonificante.** Aplique el producto tonificante adecuado para el tipo de piel del cliente.

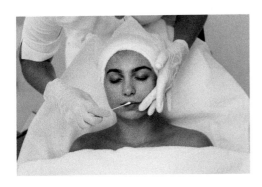

32 **Aplique sueros y tratamientos para labios y ojos.**
Los sueros, como también las cremas para ojos y labios, se aplican de forma opcional antes del hidratante final.

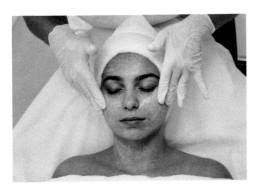

33 Aplique un hidratante (y un protector solar adicional, según corresponda).

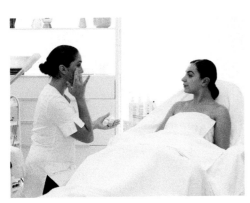

34 **Consulta posterior al tratamiento y cuidado en el hogar.** Finalice el tratamiento facial sacándose los guantes e indicándole con suavidad al cliente que ha terminado. Indíquele al cliente que se vista. Cuando esté listo, hágalo pasar al área de recepción para hablar de los productos y el programa para el cuidado en el hogar.

ETAPA POSTERIOR AL SERVICIO

- Complete el "Procedimiento 8–9: Procedimiento posterior al servicio" y el "Procedimiento 7–2: Limpieza posterior al servicio y preparación para el próximo cliente": esto incluye asesorar al cliente, promocionar los productos, programar una próxima cita, agradecerle al cliente por su visita, y limpiar y preparar la sala de tratamiento.

Procedimiento 8-6:
Aplicación y eliminación de compresas de algodón

Implementos y productos

- [ ] Almohadillas de algodón de 4" x 4" (10 cm x 10 cm)
- [ ] Recipiente con agua limpia
- [ ] Producto
- [ ] Pañuelos de papel
- [ ] Tonificante

Nota: Este procedimiento no está en vigencia, pero algunas juntas de licencias estatales aún pueden hacer pruebas al respecto.

Es fundamental retirar de forma adecuada las mascarillas faciales. Crear una compresa de algodón, también conocida como máscara de algodón estilo momia, prolonga los beneficios calmantes y relajantes del tratamiento facial. Al utilizar algodón desechable, se mantendrá el entorno limpio.

Procedimiento

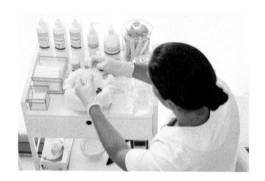

1 Luego de que la mascarilla o el producto se haya dejado durante el tiempo apropiado, tome un cuadrado de algodón de 4" x 4" (10 cm x 10 cm), estírelo hasta 4" × 8" (10 cm × 20 cm) y empápelo con agua.

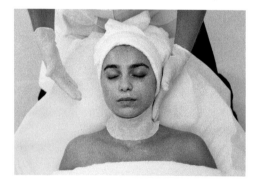

2 Luego de escurrir el exceso de agua, coloque el algodón a lo largo cubriendo el cuello en primer lugar.

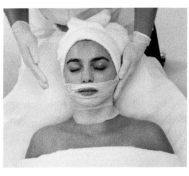

3 Empape una segunda pieza de algodón con agua y haga un pequeño orificio para la boca. Colóquela sobre el mentón y la boca, de un lado al otro de la mandíbula, justo debajo de la nariz.

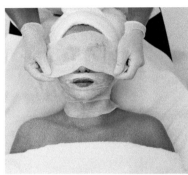

4 Al colocar la tercera pieza de algodón sobre el puente de la nariz y sobre los ojos, asegúrese de dejar las fosas nasales expuestas y las vías respiratorias libres.

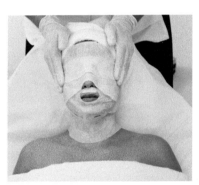

5 Coloque la cuarta pieza de algodón humedecido sobre la frente: debe ir de una sien a la otra, de una mejilla a la otra y de un hueso cigomático al otro. Mantenga el algodón humedecido para ayudar a aflojar la mascarilla y lograr una eliminación perfecta, pero no lo empape para evitar que el agua se escurra hacia el cuello del cliente.

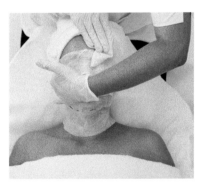

6 Para retirar la máscara estilo momia, comience por la frente y utilice una mano para eliminar el producto con movimientos de un lado al otro del rostro. Si es diestro, realice el movimiento de izquierda a derecha. Si es zurdo, de derecha a izquierda.

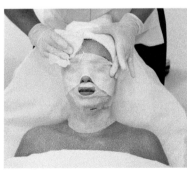

7 Vaya doblando el algodón hacia abajo a medida que va quitando la mascarilla, ya que así recogerá más producto y será más fácil eliminarlo de forma rápida y limpia.

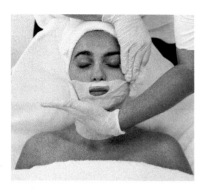

8 Repita el mismo movimiento en las mejillas y el área de la mandíbula. Termine de retirar el producto del área de las mejillas y de la nariz del cliente.

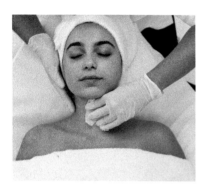

9 Quite el producto y el algodón de la zona del cuello. Utilice más algodón para eliminar cualquier residuo que haya quedado.

10 Una vez que la piel quede libre de residuos, refrésquela con un rocío hidratante o con el tonificador o el astringente adecuado, y luego seque con un paño.

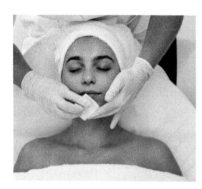 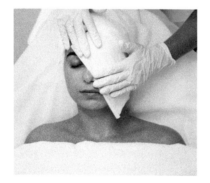

Procedimiento 8-7:
Realizar las extracciones

Implementos y productos

- ☐ Paños estéticos: de algodón o de gaza de 4" x 4" (10 cm x 10 cm) o de 2" x 2" (5 cm x 5 cm)
- ☐ Guantes
- ☐ Astringente
- ☐ Otros insumos, productos y equipos apropiados para los tratamientos faciales

- ☐ Acceso a agua corriente o un recipiente con agua
- ☐ Hisopos de algodón
- ☐ Lanceta
- ☐ Un recipiente para elementos filosos

Durante un tratamiento, las extracciones se realizan solo después de que se limpió y preparó la piel para la eliminación de los comedones. Esta preparación puede incluir exfoliación, desincrustación y aplicación de vapor. Estos métodos ayudan a ablandar los tapones de queratina dentro del folículo para facilitar las extracciones. No realice nunca extracciones de más de 10 minutos. Pueden resultarle incómodas al cliente y ser demasiado agresivas para la piel.

Preparación de almohadillas prefabricadas

- Si utiliza almohadillas prefabricadas de 4"×4" (10 cm × 10 cm) o de 2"×2" (5 cm × 5 cm), aplíqueles el astringente (sin saturarlas) y envuélvalas alrededor de los dedos. Utilice siempre guantes durante las extracciones y durante todo el tratamiento facial.

Preparación para las extracciones

Las extracciones deben realizarse de tal manera que no causen más daño a la piel ni empeoren el estado del acné.

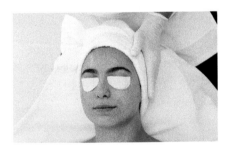

1 Lávese las manos y colóquese un par de guantes nuevos. Los guantes son fundamentales en este paso porque se trata de un procedimiento invasivo.

2 Cubra los ojos del cliente con almohadillas para los ojos.

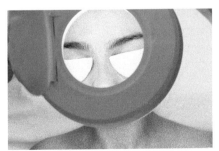

3 Ubique la lámpara con lupa sobre el rostro del cliente. Siempre observe a través de una lámpara con lupa cuando realice extracciones. Esto lo protegerá de cualquier residuo que provenga del poro obstruido. Como ya se mencionó, los casos de acné avanzado, como quistes y nódulos, solo deben ser tratados por un dermatólogo.

4 Continúe con la extracción manual de comedones, con la técnica del hisopo de algodón, un extractor de comedones o una lanceta, si es que está permitido su uso por los reglamentos de la junta estatal.

A. EXTRACCIÓN MANUAL DE COMEDONES

Prepare la piel del cliente. Durante un tratamiento, las extracciones se realizan una vez que la piel está tibia y preparada o suavizada con un producto.

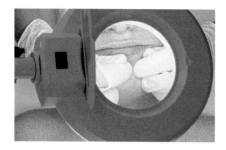

1 Cúbrase los dedos con una pieza algodón o gasa levemente humedecida con unas gotas de astringente en las puntas.

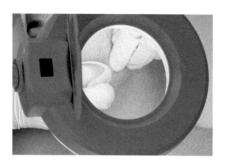

2 Para realizar una correcta extracción de los comedones, utilice el lado de las yemas de los dedos para ejercer una presión firme sobre la piel que rodea el punto negro o el comedón, aplique una ligera presión de lado a lado, alternando ángulos para levantar suavemente el comedón de la abertura del folículo. También se pueden utilizar extractores de comedones para esto (siga la guía de su instructor). No apriete con las uñas, solo con los laterales de los dedos.

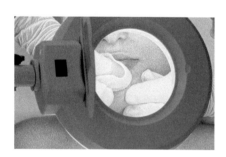

3 **Comience por el mentón.** En un área plana, presione hacia abajo, hacia adentro y empuje hacia arriba. Trabaje alrededor del tapón, presionando hacia abajo, hacia adentro y hacia arriba. Presione con los dedos alrededor de cada folículo sin pellizcar. Coloque el comedón en un paño y continúe con otras áreas.

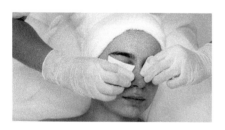

4 **La nariz.** Deslice los dedos hacia abajo a cada lado de la nariz, sostenga firmemente el tejido de las fosas nasales, pero sin apretar demasiado la nariz. Los dedos de arriba se deslizan mientras que el otro sostiene la parte inferior del folículo. No corte el flujo de aire de las fosas nasales.

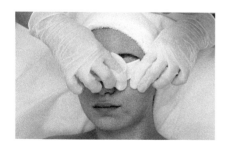

5 **Las mejillas.** Deslice los dedos juntos hacia abajo por las mejillas, sostenga la piel a medida que avanza. La mano que está más abajo sostiene y la otra se desliza hacia la mano que está abajo.

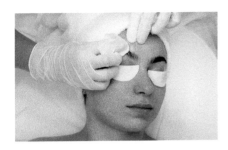

6 **La frente y la parte superior de los pómulos.** Realice las extracciones como en el mentón: presione hacia abajo, hacia adentro y hacia arriba.

7 Deseche de manera adecuada los guantes y los insumos. Cámbiese los guantes para continuar el tratamiento facial.

B. TÉCNICA DEL HISOPO DE ALGODÓN

Una alternativa para la extracción de comedones son los hisopos de algodón.

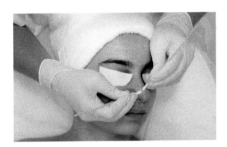

1 Sostenga el hisopo de algodón con los dedos índice y pulgar y presione suavemente hacia abajo en ambos lados del folículo.

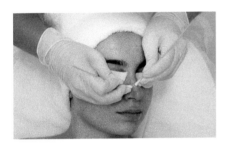

2 Si el contenido no se expulsa de inmediato, mueva los hisopos de un lado a otro y los residuos irán cediendo de a poco. No aplique demasiada presión, ya que puede causar moretones en la piel del cliente. En ambos casos, si el contenido aún no se expulsa, deje el comedón para el siguiente tratamiento y continúe con otra área que presente problemas.

C. EXTRACTOR DE COMEDONES

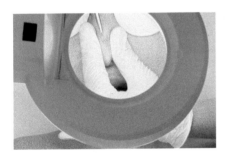

1 Para utilizar un extractor de comedones, ubique el bucle sobre la lesión de tal manera que esta quede dentro del bucle.

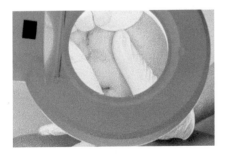

2 Presione con suavidad cerca de la lesión para empujar el comedón hacia arriba y hacia afuera. Cuide que la presión ejercida no produzca traumas en los tejidos. Las paredes de los folículos pueden romperse, y derramar sebo y bacterias en la dermis. Estos residuos pueden provocar infección e irritación, lo que será el inicio de más imperfecciones.

D. EXTRACCIÓN CON LANCETAS

Consulte con el organismo regulador correspondiente para determinar si el uso de lancetas está permitido en su estado.

Cuando una lesión está cerrada, como en el caso de los puntos negros viejos y los comedones cerrados, se utiliza una pequeña aguja o lanceta para la extracción.

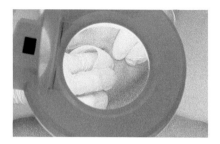

1 Envuelva los dedos índices con algodón o utilice hisopos de algodón esterilizados.

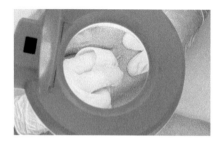

2 Sostenga la lanceta de forma paralela a la superficie de la piel o a un ángulo de 35 grados y perfore suavemente la piel de forma horizontal para liberar el sebo. Si pincha en la piel con un movimiento hacia abajo, puede ocasionar cicatrices.

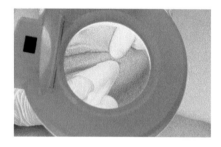

3 Después de perforar la piel de forma horizontal, presione con suavidad a ambos lados de la milia para retirarla.

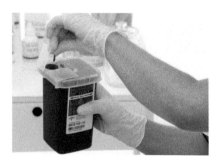

4 Deseche la lanceta en los contenedores para riesgos biológicos, también conocidos como cajas para elementos filosos. No vuelva a utilizar la lanceta.

Procedimiento 8-8:
Aplicación de una mascarilla en hojas

Implementos y productos

- ☐ Guantes
- ☐ Sueros apropiados para el tipo de piel del cliente (opcional)
- ☐ Mascarilla en hojas
- ☐ Otros insumos, productos y equipos apropiados para los tratamientos faciales

Procedimiento

Cuando llegue el momento de la mascarilla en el tratamiento facial, debe seguir los siguientes pasos:

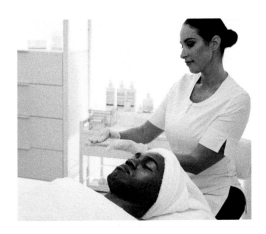

1 Aplique el suero que haya elegido (este paso es opcional, ya que puede optar por aplicar la mascarilla en hojas directamente en el rostro).

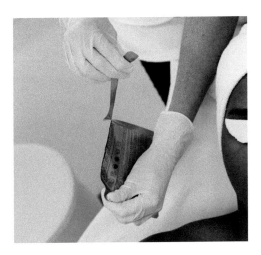

2 Con un nuevo par de guantes, abra el paquete de la mascarilla en hojas y colóquelo abierto en la estación.

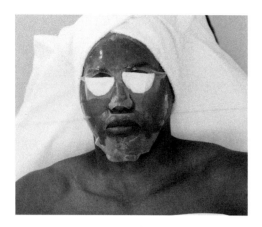

3 Retire la parte de atrás de la mascarilla en hojas desde el mentón. Aplique la mascarilla en hojas siguiendo un formato uniforme y alísela de tal manera que todo el rostro quede en contacto con ella y reciba sus beneficios.

4 Deje actuar la mascarilla de acuerdo a los tiempos recomendados por el fabricante.

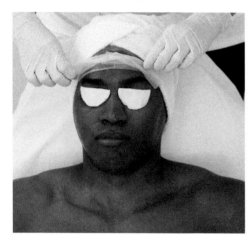

5 Retírela y continúe con los siguientes pasos del tratamiento facial.

Procedimiento 8-9:
Procedimiento posterior al servicio

A. ASESORAMIENTO DEL CLIENTE Y PROMOCIÓN DE LOS PRODUCTOS

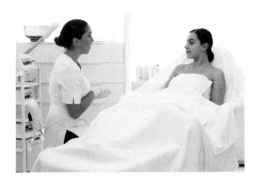

1 Antes de que el cliente abandone el área de tratamiento, pregúntele cómo se siente y si disfrutó el servicio. Explíquele las afecciones que presenta la piel y sus ideas sobre cómo mejorarlas. Asegúrese de preguntarle si tiene alguna duda o si hay algo más que desee conversar con usted. Sea receptivo y escuche. Nunca adopte una actitud defensiva. Determine un plan de futuras visitas. Comuníquele al cliente sus ideas, para que reflexione sobre ellas hasta la próxima visita.

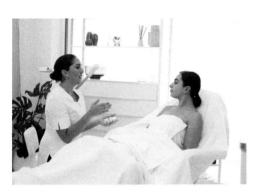

2 Asesore al cliente acerca del cuidado que debe realizar en el hogar y explíquele la forma en que los productos profesionales que le recomendó le ayudarán a mejorar las afecciones de la piel. Este es el momento para analizar sus recomendaciones de productos de venta al por menor. Explíquele que estos productos son importantes y la forma en que debe utilizarlos.

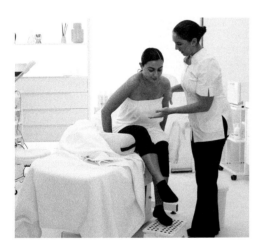

Programe la siguiente cita del cliente y agradézcale su preferencia

3 Acompañe al cliente a la recepción y complete la factura de servicio, que debe incluir el servicio ofrecido, el cuidado en el hogar recomendado y la siguiente visita o el próximo servicio que deben programar. Coloque todos los productos recomendados para el cuidado en el hogar sobre el mostrador, para que el cliente los vea. Revise con él la factura de servicio y los productos recomendados.

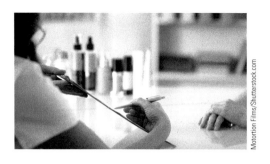

4 Después de que el cliente haya pagado por el servicio y por los productos que se llevará al hogar, pregúntele si puede programar su próxima visita. Fije la fecha, la hora y el tipo de servicio de la próxima visita, anote esta información en su tarjeta de presentación y entréguesela al cliente.

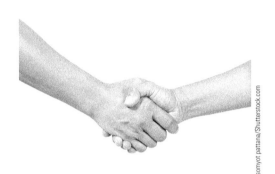

5 Agradezca al cliente por la oportunidad de trabajar con él. Exprese su interés por repetir la experiencia en el futuro. Invite al cliente a que se comunique con usted si tiene alguna pregunta o inquietud acerca del servicio que recibió. Si un cliente se muestra preocupado, ofrezca llamarlo en uno o dos días para hacer un seguimiento de cualquier problema que pudiese tener. Estréchele la mano, deséele honestamente que esté bien y que tenga un excelente día.

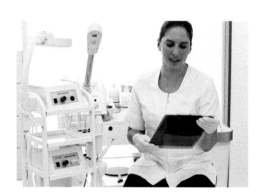

6 Asegúrese de registrar la información del servicio, las observaciones y las recomendaciones de productos en la ficha de registro del cliente, y guárdela en el lugar de archivo correspondiente.

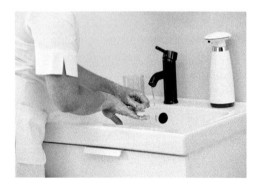

7 Continúe con la preparación para el siguiente servicio o con la lista de verificación al final del día, como se describe en el "Procedimiento 7-2: Limpieza posterior al servicio y preparación para el próximo cliente".

PROGRESO DE LAS COMPETENCIAS

¿Cómo le está yendo con los tratamientos faciales? **A continuación, marque los objetivos de aprendizaje del capítulo 8 que considera que domina y deje sin marcar aquellos objetivos a los que deberá volver:**

- ☐ Explicar la importancia de los tratamientos faciales como la base de todos los servicios de cuidado de la piel.
- ☐ Describir los beneficios de un tratamiento facial.
- ☐ Enumerar las destrezas esenciales necesarias para realizar un tratamiento facial.
- ☐ Llevar a cabo los procedimientos de preparación para los tratamientos.
- ☐ Explicar los pasos clave del tratamiento facial básico.
- ☐ Describir cómo se consulta a los clientes respecto de los cuidados que realizan en el hogar.
- ☐ Analizar las variantes del tratamiento facial básico.
- ☐ Definir los objetivos del tratamiento para los seis tipos o condiciones de la piel (pieles secas, deshidratadas, maduras, sensibles, hiperpigmentadas y grasas).
- ☐ Describir los tratamientos faciales para el acné.
- ☐ Realizar un procedimiento de tratamiento para el acné.
- ☐ Analizar las opciones de tratamiento para el cuidado de la piel masculina.
- ☐ Llevar a cabo los procedimientos de los tratamientos faciales.

GLOSARIO

desincrustación	pág. 314	proceso utilizado para suavizar y emulsionar el sebo y los comedones (puntos negros) en los folículos pilosos.
extracción	pág. 316	eliminación manual de impurezas y comedones.
tratamiento facial	pág. 298	servicio profesional diseñado para mejorar y rejuvenecer la piel.
tratamiento facial breve	pág. 321	un servicio profesional diseñado para mejorar la apariencia de la piel que toma menos de 30 minutos.
vasoconstrictor	pág. 333	proceso que ocasiona el estrechamiento vascular de los capilares y la reducción del flujo sanguíneo.

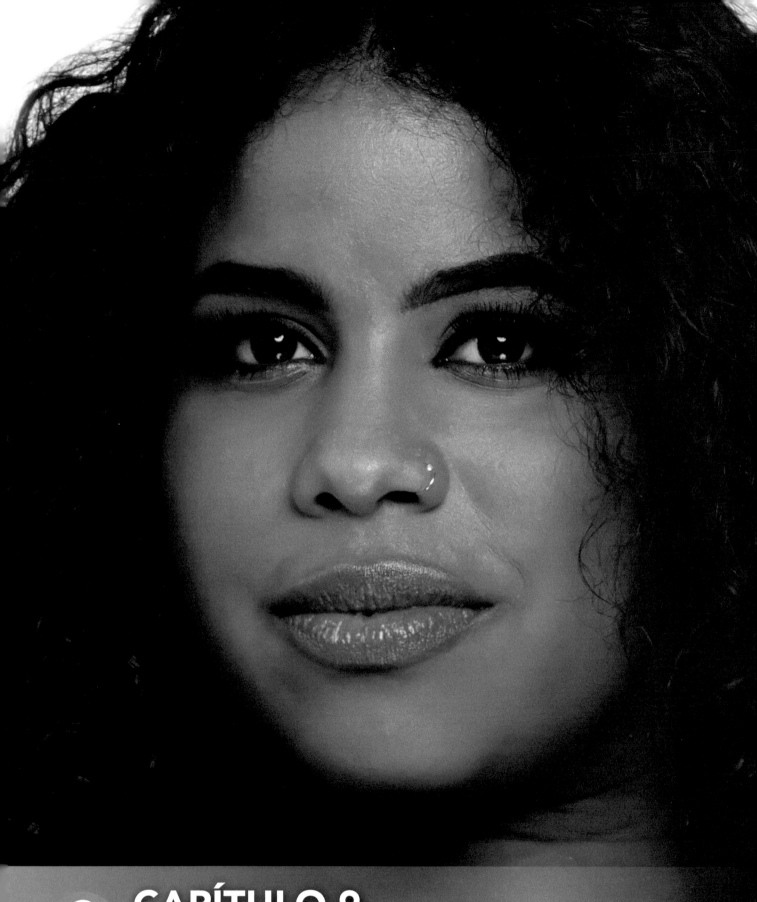

CAPÍTULO 9
Masaje facial

"Si el camino es bello, no preguntemos a dónde va".

–Anatole France

Objetivos de aprendizaje

Al finalizar este capítulo, usted podrá:

1. Explicar la importancia del masaje facial como servicio de estética.
2. Describir los beneficios del masaje.
3. Analizar las contraindicaciones del masaje facial.
4. Describir los cinco tipos de movimientos de masaje que usan los esteticistas.
5. Explicar cómo incorporar el masaje durante el tratamiento facial.
6. Realizar un masaje facial básico.

Explicar la importancia del masaje facial como servicio de estética

El masaje es un paso clave y una parte relajante del tratamiento facial que hace que los clientes regresen al salón. Un conocimiento exhaustivo de los músculos, los nervios, los tejidos conectivos y los vasos sanguíneos es vital para realizar un masaje correcto. El masaje es una manipulación manual o mecánica que se logra mediante fricción, amasamiento u otros métodos para estimular el metabolismo y la circulación (**Figura 9–1**). Tiene muchos beneficios mentales y físicos. Cuando el cuerpo detecta el tacto, los receptores de reflejos responden aumentando el flujo sanguíneo y linfático. El sistema nervioso central se ve afectado, lo que produce un estado de relajación. El masaje también ayuda a la absorción de productos y alivia el dolor.

Los esteticistas deben comprender bien el masaje facial por los siguientes motivos:

- Aprender y practicar la técnica le permitirá ofrecer a los clientes resultados superiores y crear una clientela leal.
- Usted debe poder explicar al cliente los beneficios fisiológicos y psicológicos del masaje facial.

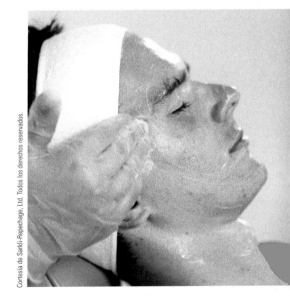

Cortesía de Sarkli-Repechage, Ltd. Todos los derechos reservados.

▲ **Figura 9–1** El masaje es una manipulación manual o mecánica que produce un estado de relajación.

- Conocer las técnicas apropiadas y las contraindicaciones del masaje facial es importante para la seguridad del cliente.

- Este es otro servicio fundamental que aumenta la eficacia del producto. El masaje facial ofrece relajación y aumenta la circulación para ayudar a oxigenar la piel y llevar nutrientes vitales a la epidermis, mientras que ayuda a eliminar los desechos.

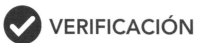 **VERIFICACIÓN**

1. ¿Cuál es la definición de masaje?

ACTIVIDAD

Colaboradores clave en la historia del masaje

El masaje es uno de los métodos terapéuticos más antiguos, que data de hace miles de años (**Figura 9–2**). Las culturas antiguas de China, Japón, Egipto, India, Grecia y Roma utilizaban el masaje como forma de medicina.

Averigüe datos adicionales sobre estos personajes históricos y su rol en el masaje para compartir con la clase:

- Pehr Henrik Ling de Suecia
- Olof Rudbeck
- Johann Georg Metzger
- George Henry Taylor
- Dr. Lucien Jacquet

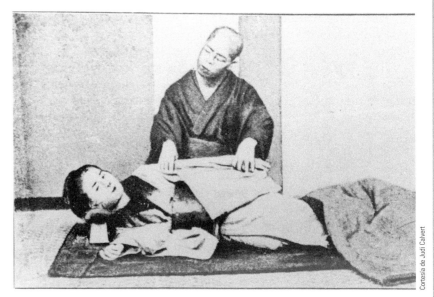

Cortesia de Judi Calvert

▲ **Figura 9–2** Un masajista en Japón (ca. 1880).

Describir los beneficios del masaje

El masaje durante los tratamientos faciales beneficia al cliente de muchas formas. Se puede usar una diversidad de técnicas para dar el mejor masaje según las necesidades individuales de cada cliente. Tenga en cuenta los resultados que pretende lograr cuando realice un masaje facial. El masaje nunca se debe realizar durante demasiado tiempo o con demasiada profundidad. Tenga siempre en cuenta la comodidad del cliente y ajuste la presión en consecuencia. La estimulación de los músculos y los puntos motores nerviosos contraerá los músculos y relajará al cliente. De hecho, un estudio encontró una reducción significativa de los niveles de cortisol, la sustancia química que libera el cuerpo cuando está estresado, con una reducción promedio de 31 por ciento. También se ha notado que el masaje aumenta los niveles de dopamina y serotonina, los neurotransmisores responsables de los sentimientos de felicidad y de la autoestima. Después del masaje, se ha notado un aumento promedio del 28 por ciento para la serotonina y un aumento del 31 por ciento para la dopamina.[1] La mayoría de los nuevos clientes se sorprenden de saber lo relajante que puede ser el tratamiento facial, y disfrutan los beneficios del rejuvenecimiento de la piel, así como también la sensación general de bienestar (**Figura 9–3**).

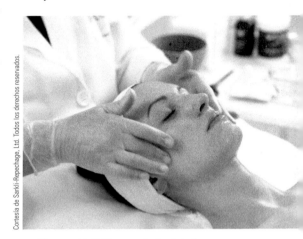

Cortesía de Sarkli-Repechage, Ltd. Todos los derechos reservados.

▲ **Figura 9–3** El masaje facial tiene numerosos beneficios.

Los siguientes son los beneficios del masaje facial:

- Relaja al cliente, particularmente los músculos faciales.
- Estimula la circulación sanguínea y linfática.
- Mejora el metabolismo general y activa la piel aletargada.
- Contribuye a la tonificación muscular.
- Ayuda a limpiar la piel de impurezas y ablanda el sebo.
- Ayuda a desprender las células de piel muerta.
- Reduce la inflamación y la sinusitis.
- Contribuye a la absorción de los productos.
- Alivia la tensión y el dolor muscular.
- Proporciona sentido de bienestar.

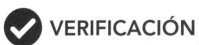

✓ VERIFICACIÓN

2. ¿Cuáles son los beneficios de los masajes? (Nombre por lo menos cinco).

---

[1]Hernandez-Reif, M., Diego, M., Schanberg, S., & Kuhn, C. (Octubre de 2005). El cortisol disminuye, y la serotonina y la dopamina aumentan después de la terapia de masaje. *Diario Internacional de Neurociencia (International Journal of Neuroscience)*, *115*(10), 1397–1413. Disponible en https://www.ncbi.nlm.nih.gov/pubmed/16162447.

Analizar las contraindicaciones del masaje facial

Ciertos problemas de salud y afecciones de la piel constituyen contraindicaciones para un masaje. Antes de realizar un servicio que incluya masaje facial, consulte el formulario de admisión del cliente. Durante la consulta, infórmese y analice cualquier enfermedad que pueda contraindicar un masaje facial (**Figura 9–4**).

Si un cliente expresa preocupación acerca del masaje facial y presenta una enfermedad relevante, pídale que hable con un médico antes de realizarse el servicio. Si tiene dudas, no incluya el masaje como parte del servicio. Si no puede realizar el masaje, puede modificar el servicio y reemplazarlo por otro paso o dejar una mascarilla por más tiempo. Un masaje ligero de acupresión también es una buena alternativa al masaje fuerte de estilo europeo.

Las contraindicaciones del masaje facial, como la alergia a los productos, son las mismas que las contraindicaciones faciales que se analizaron en el capítulo 8, "Tratamientos faciales". Las contraindicaciones incluyen:

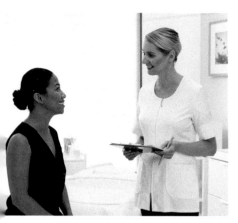

▲ **Figura 9–4** Antes de realizar un masaje facial, consulte el formulario de admisión del cliente.

- enfermedades contagiosas
- acné inflamado (no realice masajes sobre ninguna zona que tenga erupciones purulentas)
- quemaduras solares, quemaduras por el viento, irritación y enrojecimiento intenso
- piel sensible (o piel muy sensibilizada por el uso de medicamentos para el acné u otros agentes exfoliantes tópicos)
- lesiones abiertas, cortes, llagas y raspaduras
- trastornos de la piel
- hipertensión grave y no controlada
- diabetes no controlada.

Si el cliente tiene piel sensible o propensa al enrojecimiento, evite el uso de técnicas de masaje vigorosas o fuertes.

Aunque tradicionalmente estaba contraindicado, ahora es aceptable para muchos clientes que tienen presión arterial alta (hipertensión), diabetes, cáncer o enfermedades circulatorias recibir masajes faciales sin temores, especialmente si la enfermedad está siendo tratada y supervisada cuidadosamente por un médico.

Conozca su campo de acción

El servicio de masaje del esteticista comúnmente se limita a determinadas áreas del cuerpo: el rostro, el cuello, los hombros y el escote, de acuerdo con el campo de acción de su estado. El masaje terapéutico, como el masaje del tejido profundo y el drenaje linfático manual, debe ser realizado solo por masajistas con licencia que se especialicen en estas áreas.

¡PRECAUCIÓN!

Las personas que reciben tratamiento contra el cáncer, no deberían recibir masajes a menos que sea realizado por un esteticista capacitado en oncología. El movimiento de la linfa por el cuerpo podría provocar complicaciones para el cliente.

Si bien los tratamientos de la piel como los tratamientos faciales en la espalda y los tratamientos corporales son parte de los servicios de estética, no se realizan masajes cuando se trabaja en estas áreas de tratamiento, solamente se aplican los productos.

✅ VERIFICACIÓN

3. ¿Cuáles son las cinco contraindicaciones del masaje facial?
4. ¿En qué momento del tratamiento facial puede analizar las posibles contraindicaciones del masaje facial?
5. En general ¿sobre qué áreas del cuerpo se permite a los esteticistas realizar masajes?
6. ¿Cómo averigua cuáles son las reglamentaciones de licencia para masajes en su estado?

¡PRECAUCIÓN!

Consulte las reglamentaciones de la licencia del estado sobre su campo de acción con respecto a los servicios de masajes que puede practicar legalmente con su licencia. Solo realice masajes en las áreas incluidas en el campo de acción que establece su estado. El incumplimiento puede llevar a acciones legales, que incluyen la pérdida de su licencia de esteticista. También corre el riesgo de lastimar al cliente.

Describir los cinco tipos de movimientos de masaje que usan los esteticistas

La administración de los movimientos de masaje clásicos incluye cinco formas de manipulación de las manos: effleurage, pétrissage, tapotement, fricción y vibración. El masaje debe aplicar un movimiento rítmico a la piel y a los tejidos y como tal, normalmente requiere un medio para masajes que permita un deslizamiento suficiente para completar el masaje de forma cómoda y exitosa.

Effleurage

El **effleurage** es un movimiento suave y continuo que se realiza con los dedos (digital) y con las palmas (palmar) de la mano de forma lenta y rítmica (**Figura 9–5**). El movimiento de deslizamiento es calmante y relajante. Los dedos se usan en superficies más pequeñas como la frente o el rostro. Las palmas se usan en superficies más grandes como los hombros. El effleurage a menudo se usa para comenzar y terminar las sesiones de masajes. Se usa en la frente, el rostro, el cuero cabelludo, los hombros, el cuello, el pecho, los brazos y las manos.

Para adoptar la posición correcta de los dedos para los movimientos, cúrvelos ligeramente tocando la piel sólo con las yemas de los dedos. No use las puntas de los dedos porque no pueden controlar la presión y pueden arañar al cliente. Para ubicar correctamente las palmas para el movimiento, sostenga toda la mano con poca presión. Mantenga la muñeca y los dedos flexibles y curve los dedos para adaptarse a la forma del área que se masajea.

El effleurage, el más importante de los cinco movimientos, se usa junto con otros tipos de masajes. Una vez que comienza el effleurage, sus manos no deben dejar nunca el rostro o la otra parte del cuerpo que se masajea.

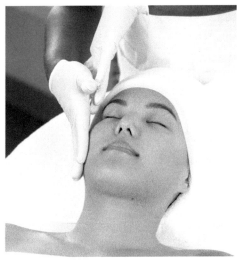

▲ **Figura 9–5** Effleurage.

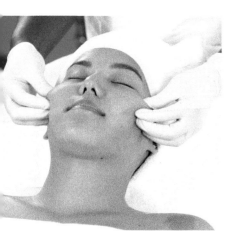

▲ **Figura 9–6** Pétrissage.

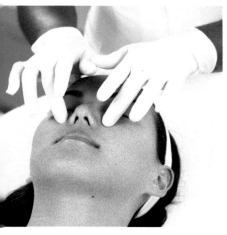

▲ **Figura 9–7** Tapotement.

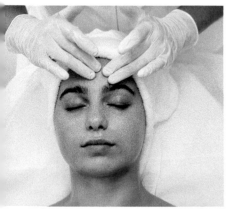

▲ **Figura 9–8** Fricción.

Pétrissage

El **pétrissage** es una técnica de compresión que incluye amasamiento, apretado y pellizcado. Esto inerva el tejido muscular más profundo del rostro. Los movimientos estimulan los tejidos subyacentes (**Figura 9–6**). Se agarran la piel y la carne entre el pulgar y el índice. Al levantar los tejidos de las estructuras subyacentes, estos se aprietan, enrollan o pellizcan mediante una presión suave y firme. El pétrissage se realiza en las partes más blandas del rostro, los hombros y los brazos. La presión debe ser ligera pero firme y los movimientos deben ser rítmicos. El pétrissage puede estimular la circulación, y en consecuencia mejorar la apariencia y el tono de la piel.

Tapotement

El **tapotement**, también conocido como *percusión*, es un estilo de percusión en el cual las puntas de los dedos tocan la piel con movimientos de sucesión rápida o con un golpeteo rápido (**Figura 9–7**). Esta técnica mejora la circulación al estimular la difusión de la red capilar. Y ayuda a nutrir la piel al liberar nutrientes. Esta técnica también purifica el sistema al liberar dióxido de carbono y otros materiales de desecho.

El tapotement es la forma de masaje más estimulante y debe aplicarse con cuidado y mesura. Es bueno para tonificar y es beneficioso para la piel aletargada. En el rostro solamente debe aplicar golpeteos suaves con los dedos. Se pasan las puntas de los dedos contra la piel en una sucesión rápida. Este movimiento a veces se llama *un movimiento de piano*.

Fricción

La **fricción** es una técnica de frotado vigorizante que estimula la circulación y la actividad glandular de la piel. Se puede realizar en forma circular o entrecruzada con los dedos enfrentados entre sí. Se mantiene la presión en la piel mientras los dedos o las palmas se mueven sobre las estructuras subyacentes (**Figura 9–8**). Los movimientos circulares con fricción se suelen aplicar sobre el cuero cabelludo, los brazos y las manos. Los movimientos de fricción circulares más ligeros se usan en el rostro y el cuello.

Vibración

La **vibración** es un movimiento de agitación rápido en el cual el esteticista normalmente utiliza su cuerpo y sus hombros (no solamente la punta de los dedos) para generar el movimiento. Se logra mediante contracciones musculares rápidas en los brazos (**Figura 9–9**). Las yemas de los dedos se presionan firmemente en el punto de aplicación. La vibración es un movimiento sumamente estimulante, pero se debe usar con moderación y nunca durante más de unos segundos en un mismo lugar.

Técnicas alternativas de masaje

Los diferentes tipos de masaje se basan en la estructura corporal y el flujo de energía dentro del cuerpo. La mayoría de las técnicas de masaje se basan en movimientos de masaje sueco o clásico. Existen muchas técnicas avanzadas adicionales que estimulan y eliminan las toxinas del cuerpo. Estas técnicas avanzadas de masaje requieren capacitación adicional. Se puede usar una combinación de técnicas en diversos tratamientos. Algunas de estas técnicas se describen con más detalle en el capítulo 13, "Temas y tratamientos avanzados".

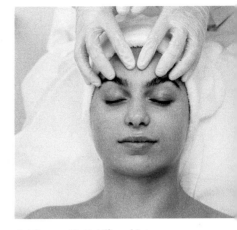

▲ **Figura 9–9** Vibración.

- La *acupresión* es una técnica de masaje que deriva de la medicina china y consiste en aplicar presión en puntos específicos del rostro y del cuerpo (puntos de acupresión) para liberar la tensión muscular, restaurar el equilibrio y estimular la *chi* (fuerza de vida; energía). Estos puntos siguen el mismo patrón que los meridianos del cuerpo, como lo hace la acupuntura.

- El *shiatsu* es una forma de acupresión y es la técnica japonesa de usar los puntos de masaje de acupresión para relajar y equilibrar el cuerpo. Muchos de los puntos motores en el rostro y el cuello son puntos de acupresión (**Figura 9–10**). Cada músculo tiene un punto motor, que es un punto específico en la piel sobre el músculo donde la presión o la estimulación causarán la contracción de ese músculo, la estimulación de los nervios y la relajación general. La técnica estándar del punto de presión es hacer una

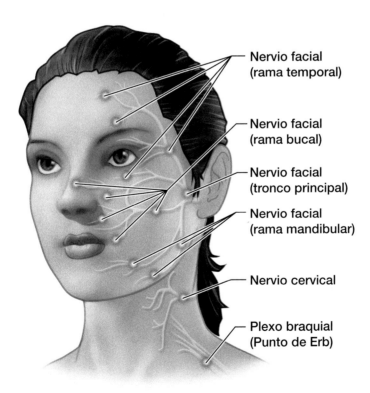

Nervio facial
(rama temporal)

Nervio facial
(rama bucal)

Nervio facial
(tronco principal)

Nervio facial
(rama mandibular)

Nervio cervical

Plexo braquial
(Punto de Erb)

▲ **Figura 9–10** Puntos nerviosos motores del rostro.

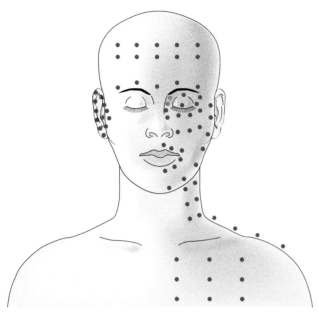

▲ **Figura 9–11** El masaje de puntos de presión es muy relajante y terapéutico.

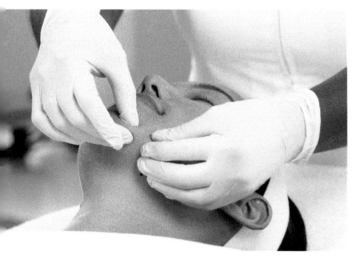

▲ **Figura 9–12** El drenaje linfático manual (DLM) aumenta el movimiento de la linfa hacia y a través del sistema linfático.

pausa durante unos cuantos segundos sobre los puntos motores, ejerciendo una presión suave. Esta técnica también se emplea sobre el cuero cabelludo.

- *El masaje de puntos de presión* es similar a la acupresión. En cada punto, el movimiento se repite de tres a seis veces. Espere de tres a seis segundos en cada punto, muévase de punto a punto, de arriba hacia abajo del rostro, con presión interna leve en cada punto y luego levante la presión para deslizarse al punto siguiente. Es necesaria la capacitación para realizar este masaje correctamente. Las técnicas y los patrones varían con diferentes métodos (**Figura 9–11**). El masaje de puntos de presión es una forma de acupresión, pero la técnica puede incorporarse a los tratamientos sin convertirse en un verdadero masaje de acupresión. Existen otros tipos de masaje de puntos de presión que no siguen los meridianos de acupresión específicos del cuerpo, como el masaje en puntos motores.

- El*masaje con aromaterapia* utiliza aceites esenciales mezclados con una emulsión o aceite que se aplican en la piel durante los movimientos del masaje. Estos aceites se usan frecuentemente durante el masaje facial para promover la relajación mental y tratar la piel de varias maneras.

- El **masaje de drenaje linfático manual (DLM)** usa presión suave y rítmica en el sistema linfático para desintoxicar y eliminar los materiales de residuo del cuerpo más rápidamente. Reduce la inflamación y se usa antes y después de una cirugía, para el cuidado pre y posoperatorio. Es un tacto muy delicado. Por ejemplo, moverse por el costado del cuello hacia la clavícula ayuda a drenar fluido desde el rostro al canal de drenaje linfático en esa área (**Figura 9–12**). En algunos estados, se permite a los esteticistas expertos realizar un drenaje linfático manual como parte de su campo de acción.

 VERIFICACIÓN

7. Enumerar los cinco tipos principales de movimientos básicos de masaje.
8. Describir brevemente cada uno de los movimientos de masaje.
9. Definir acupresión.
10. ¿Qué es el drenaje linfático manual?

Explicar cómo incorporar el masaje durante el tratamiento facial

Este capítulo contiene pautas generales que varían según cada tratamiento especializado. El momento en que se realiza el masaje durante el tratamiento facial depende de muchos factores. Una rutina de masaje facial variará según la capacitación o los protocolos establecidos por el establecimiento o por el fabricante del producto. En el tratamiento facial, el masaje se realiza aproximadamente durante 10 a 20 minutos. Algunos tratamientos incorporan más masaje y otros no lo incluyen en absoluto. Las técnicas del masaje también dependen del análisis de la piel del cliente y su enfoque en el tratamiento.

Cómo aprender las destrezas técnicas

Un masaje facial profesional es una de las principales diferencias entre un tratamiento profesional en un spa y un programa de cuidados en el hogar. Cuando se realiza correctamente, el masaje es relajante y beneficioso para el cliente (**Figura 9–13**). La clave es que el masaje se realice correctamente. Conozca algunos consejos y técnicas importantes para realizar un masaje facial (más información a continuación):

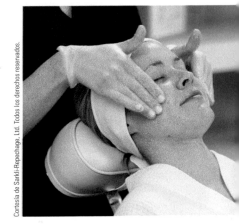

▲ **Figura 9–13** La concentración mental es importante cuando se realiza un masaje.

- Cuando realice el masaje, los movimientos de las manos deben fluir y ser uniformes, deslizándose fácilmente de un área a otra.

- La concentración mental es importante cuando se realiza un masaje. No permita que las distracciones mentales reduzcan su concentración en el masaje y en los clientes.

- Es útil explicar a los clientes lo que usted pretende lograr con sus técnicas de masaje facial.

- Comuníquese con los clientes y regule el tacto de acuerdo con sus preferencias.

- Eduque a los clientes para que entiendan que el masaje en exceso o profundo es demasiado brusco para la piel del rostro. Una presión excesiva en el rostro puede debilitar las fibras de elastina y dañar la elasticidad.

- La presión del masaje, el tipo de masaje y la duración variarán de acuerdo al tipo de piel.

- Un ritmo uniforme o un flujo rítmico fomentan la relajación. La secuencia de movimientos de masaje está diseñada para un flujo suave y delicado de un movimiento a otro.

- El masaje puede empezar en el mentón, el escote o la frente.

- No retire sus manos si ya ha hecho contacto con la piel.

- Siempre realice el masaje desde la inserción del músculo hacia el origen del músculo para no dañar el tejido muscular. Para los masajes en el rostro y en el cuello, se suelen emplear movimientos hacia arriba y hacia abajo.

Eddie Phantana/Shutterstock.com

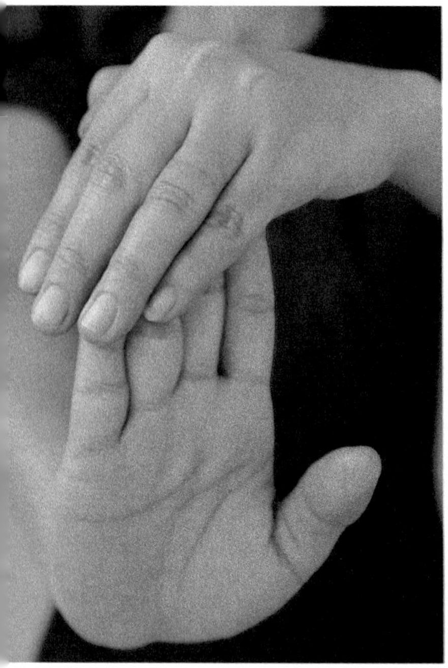

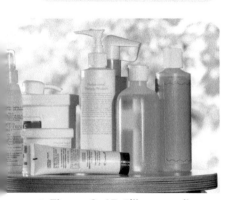

▲ **Figura 9–14** **Los ejercicios de manos son clave para evitar la fatiga y ayudan a fortalecer las manos.**

Mantener la movilidad de las manos

Las manos del esteticista deben ser flexibles y tener un tacto controlado y firme. También, deben ser suaves con uñas cortas, suaves y bien limadas. La movilidad de las manos es importante para mantener un ritmo suave y regular la presión del masaje. Las dos manos tienen que estar sincronizadas, ejerciendo igual presión en ambos lados. El equilibrio correcto se obtiene con la práctica y prestando atención al tacto.

Los ejercicios pueden ayudar a fortalecer las manos y evitar problemas causados por movimientos repetitivos, como el síndrome del túnel carpiano (**Figura 9–14**). Los esteticistas son susceptibles a tener problemas debido a los movimientos repetitivos, la tensión muscular y en los tendones; y a experimentar cansancio debido a una postura inadecuada o mala. (Consulte el capítulo 7, "La sala de tratamiento", para conocer los ejercicios que fortalecen las manos).

Utilizar productos para masaje adecuados

Cuando elija un producto para masaje, asegúrese de que el producto no solo se deslice con suavidad en el rostro, el cuello y el pecho, sino que la fórmula sirva para el tipo de piel del cliente. Un producto para masaje a base de suero o gel ofrece una fricción suave y el deslizamiento ideal para dejar todos los tipos de piel relajados e hidratados (**Figura 9–15**) Los productos a base de crema ricos en hierbas ofrecen el deslizamiento ideal para realizar los masajes faciales en tipos de piel seca, mientras que las esencias de los extractos de hierbas, que pueden incluir manzanilla romana, rosas y lavanda, pueden ser relajantes y calmantes. Asegúrese de consultar el formulario de admisión del cliente en busca de alergias antes de seleccionar un producto para masaje.

¿SABÍA QUE...?

Para mantener la piel suave, mantenga las manos hidratadas y exfoliadas. El lavado frecuente seca y deshidrata las manos, por lo tanto, hidrátelas de manera rutinaria con una loción. Mantenga sus uñas cortas y limadas para dar un buen masaje sin romper los guantes ni rasguñar la piel del cliente.

Relajación

Hablar elimina la terapia de relajación del masaje. Si el cliente habla, invítelo a relajarse y a disfrutar del masaje. No continúe la conversación. Hable con un tono suave y solo cuando sea necesario durante el tratamiento facial.

Deje de lado todas las distracciones durante el servicio. El estado de ánimo y la disposición mental del esteticista afectan el servicio y al cliente. Tómese un minuto para despejar la mente y olvidarse de todo excepto proporcionar un servicio relajante. Muchos esteticistas cierran los ojos y respiran profundo varias veces antes de trabajar con un cliente. El contacto cercano durante un masaje es muy personal e íntimo. Es un servicio que puede ser calmante tanto para el cliente como para el esteticista.

▲ **Figura 9–15** **Elija un medio para masajes que sea adecuado para la piel y las necesidades del cliente.**

Elegir sus puntos de inicio

Los puntos de inicio pueden variar. El masaje puede empezar en el mentón, el escote o la frente. Los diferentes movimientos de masaje se pueden usar en las diversas partes del rostro, el pecho y los hombros. La mayoría de los movimientos se repiten de tres a seis veces antes de pasar al siguiente. Use ambas manos al mismo tiempo o altérnelas con un ritmo que fluya, según los pasos. Deslice las manos hacia atrás en cada punto de inicio para repetir los movimientos en cada paso.

Mantener el contacto

La secuencia de movimientos de masaje está diseñada para un flujo suave y delicado de un movimiento a otro. Para mantener el flujo relajante y la conexión, no retire las manos del cliente si ya hizo contacto con la piel para empezar el masaje facial. Mantener el contacto le da al cliente un sentido de continuidad física que es muy relajante y calmante (**Figura 9–16**). Si es necesario levantar las manos del rostro del cliente, (si tiene que aplicar más producto, por ejemplo), disminuya los movimientos y luego aplique movimientos suaves y lentos similares a plumas (que suelen denominarse *movimiento de pluma*). Cuando regrese al rostro, haga contacto suavemente con el costado del rostro o encima de la cabeza para no sobresaltar al cliente. Para contribuir a la relajación, elija música instrumental con un ritmo lento y parejo.

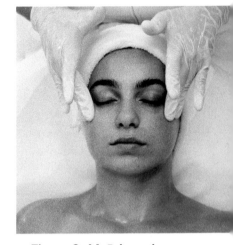

▲ **Figura 9–16** Evite retirar las manos del rostro del cliente si ya comenzó el masaje.

CONCÉNTRESE EN

La anatomía

Para proporcionar un masaje facial completo y eficaz, debe tener un conocimiento profundo de los músculos faciales y la estructura ósea subyacente. El conocimiento de los nombres correctos de los músculos y los huesos lo ayudará durante su capacitación en estética y en su carrera profesional. Consulte las siguientes figuras en el capítulo 2 para refrescar su memoria sobre el sistema óseo y los músculos relacionados con el rostro, la cabeza y el cuello:

Figuras 2–8 a y b: Huesos del cráneo y el rostro

Figuras 2–13 a y b: Músculos del cuero cabelludo, las cejas, la nariz, la boca y la masticación

Masajear desde la inserción hasta el origen

Siempre masajee desde la *inserción* del músculo hasta el *origen* (**Figura 9–17**). Conozca la dirección correcta del masaje para evitar romper los tejidos y la posibilidad de provocar envejecimiento prematuro.

- La *inserción* es la parte del músculo en la unión más móvil (donde se une a otro músculo, hueso o articulación móvil).
- El *origen* es la parte del músculo en la unión fija (donde se une a una sección inmóvil del esqueleto).

Para evitar la presión y el estrés excesivo, es importante masajear los músculos realizando movimientos hacia afuera. Los movimientos hacia el interior pueden debilitar la piel y causar pliegues y arrugas prematuras. Con los movimientos hacia afuera, no se tira de la piel y los músculos no se debilitan.

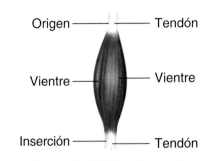

▲ **Figura 9–17** Masajee desde la inserción del músculo hasta el origen.

Controlar la presión

Es importante ajustar la presión según sea necesario. Hable con el cliente sobre su comodidad. Pregúntele sobre la presión que ejerce y si esta debe ser más o menos firme. Recuerde que el masaje facial debe ser más liviano que un masaje corporal y cuéntele al cliente que la piel del rostro debe tratarse con más cuidado. No somos masajistas, por eso es importante educar a los clientes sobre las razones por las cuales no realizamos un masaje de tejidos más fuerte y profundo sobre el rostro, de manera que no se decepcionen si esperaban un movimiento más fuerte. Un movimiento suave y firme, cuando se realiza bien, es más relajante que uno más pesado.

Mejorar su profesionalismo

Si un cliente se ve insatisfecho con un tratamiento facial, puede deberse a las siguientes razones:

- mal aliento u olor corporal desagradable
- manos ásperas, frías o uñas irregulares que pueden haber rasguñado la piel del cliente.
- dejar que la crema u otros productos faciales entren en los ojos, la boca, los orificios nasales o el contorno del cuero cabelludo.
- aplicar demasiado aceite o crema para masaje.
- toallas demasiado calientes o demasiado frías.
- hablar demasiado
- manipular la piel bruscamente o en la dirección incorrecta
- ser desorganizado e interrumpir el tratamiento facial para ir a buscar implementos
- descuido en la aplicación de los productos o en los movimientos.
- ruido o distracciones durante el servicio.

VERIFICACIÓN

11. ¿En qué dirección se masajean los músculos?
12. ¿Por qué siempre debería mantener al menos una mano sobre el cliente después de empezar el masaje facial?
13. ¿Cuántas veces debería repetir los movimientos de masaje?

Realizar un masaje facial básico

Se recomienda que antes de realizar el masaje, practique los pasos del masaje facial en un maniquí. Llegado a este punto de la capacitación, ya tendrá experiencia con los procedimientos de preparación, la consulta con el cliente y los procedimientos de control de infecciones.

El masaje es la parte más relajante tratamiento facial y tiene muchos beneficios. Se pueden incorporar diversas técnicas de masaje a los tratamientos faciales. Los movimientos de masaje apropiados se basan en la anatomía de la estructura facial, los nervios y los músculos (**Figura 9–18**). Es importante usar las técnicas correctas. También es necesario conocer las contraindicaciones de un masaje. Una vez que el masaje básico fluya normalmente, se pueden agregar otros movimientos a la rutina. Muchos esteticistas opinan que dar un masaje facial también es relajante para ellos y una de las partes más agradables del trabajo.

REALIZAR
Procedimiento 9-1
Masaje facial básico

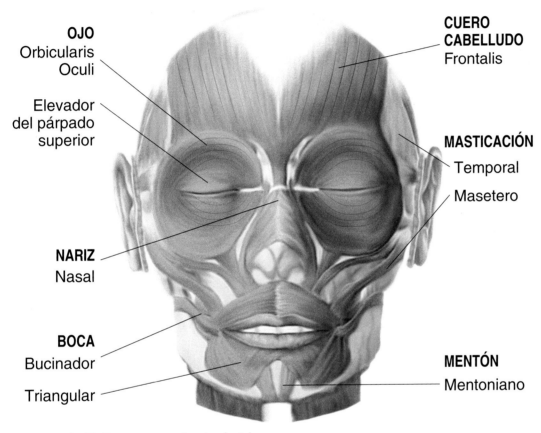

OJO
Orbicularis Oculi

Elevador del párpado superior

NARIZ
Nasal

BOCA
Bucinador

Triangular

CUERO CABELLUDO
Frontalis

MASTICACIÓN
Temporal
Masetero

MENTÓN
Mentoniano

▲ **Figura 9–18** Estructura y músculos faciales.

ACTIVIDAD

Repaso de los movimientos de masaje

Estos consejos útiles lo ayudarán a recordar los pasos y a sentirse cómodo cuando realiza el masaje.

1. Escriba los pasos del masaje y consúltelos con frecuencia mientras aprende el masaje y sus movimientos.

2. Practique los pasos del masaje facial en un maniquí facial o en la cabeza de un maniquí.

3. Consulte videos tutoriales que lo ayuden a dominar las técnicas de masaje.

Procedimiento 9-1:
Realizar un masaje facial básico

MATERIALES

- ☐ Toallitas estéticas de 10 cm x 10 cm (4" × 4")
- ☐ Guantes
- ☐ Loción, crema, suero, aceite o gel específico para el tipo de piel
- ☐ Brocha con punta de abanico suave (opcional)
- ☐ Toallas para un gabinete de toallas calientes

PREPARACIÓN

- ☐ Realizar el "Procedimiento 7–1: Preparación de la sala de tratamiento antes del servicio".
- ☐ Realizar el "Procedimiento 8–1: Antes del servicio: preparación del cliente para el tratamiento facial".

Llegado a este punto de sus estudios, ya tendrá experiencia con los procedimientos de preparación, la consulta con el cliente y los procedimientos de control de infecciones. No se pretende que se use el masaje con cada cliente de la misma manera. Se debe personalizar para satisfacer sus necesidades. Por ejemplo, una persona con piel sensible no debería recibir movimientos de fricción o tapotement.

Preparación

El siguiente procedimiento es para un masaje facial estándar. Tenga en cuenta los siguientes recordatorios antes de comenzar:

- Elija un producto que sea apropiado para el tipo de piel del cliente, como loción, suero, crema o gel. Empiece con un movimiento suave, y gradualmente vaya ejerciendo una presión más firme donde corresponda.

- La cantidad de movimientos que se realizan para cada paso puede variar. En esta rutina de masajes, se recomienda repetir cada movimiento (cada pasada) consecutivamente de tres a seis veces para mantener la consistencia.

- Cada instructor puede haber desarrollado su propia rutina. Siga las indicaciones de su instructor.

- La sangre que regresa al corazón de la cabeza, el rostro y el cuello fluye en forma descendente por las venas yugulares de cada lado del cuello. Todos los movimientos de masaje en el lado del cuello se hacen con un movimiento descendente (nunca ascendente). Siempre deslice los dedos suavemente hacia arriba en el centro del cuello formando un círculo y luego hacia abajo en los costados.

- Para mantener el flujo relajante y la conexión, no retire las manos del rostro del cliente si ya comenzó con el masaje. Elija música de spa con un ritmo lento y parejo.

¿SABÍA QUE...?

Cualquiera que sea el movimiento que use, sea uniforme en la cantidad de pasadas para cada paso. Si repite un paso tres o seis veces, repita todos los pasos la misma cantidad de veces. Realice siempre la misma rutina en los lados izquierdo y derecho del área que masajea.

Colocación de un producto para masaje facial

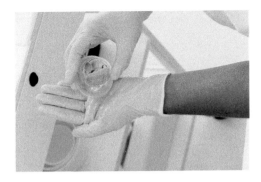

1 **Prepare el producto para masaje.** Con cuidado, coloque en un recipiente el producto adecuado para el tipo de piel y las necesidades del cliente. Una cucharadita (5 milímetros o 5 a 10 gramos) debería ser suficiente para la zona del rostro, el cuello y el escote.

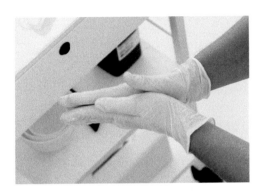

2 **Colóquese guantes y retire el producto para masaje.** Colóquese guantes apropiados para realizar el masaje facial de forma correcta. Asegúrese de que la crema para masaje esté distribuida en forma pareja en ambas manos. Ahora está listo para aplicar el producto en el pecho (incluya la parte superior del pecho, el cuello y el escote) y el rostro del cliente.

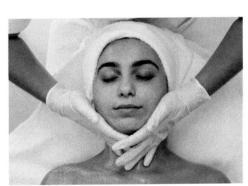

3 **Utilice el effleurage para aplicar el producto de manera uniforme en el escote, el cuello y el rostro.** Se sugiere que mientras aplique el producto, no retire las manos del cliente hasta haber finalizado. Comience con la aplicación de una pequeña cantidad del producto ubicando las dos manos, con las palmas hacia abajo, en el escote. Deslice las manos por el escote hacia los hombros, de vuelta al centro del escote, arriba por el cuello hasta el rostro y hacia afuera hasta las mejillas; luego deslícelas hacia adentro, por la nariz, y finalice la aplicación disminuyendo el movimiento hasta levantar gradualmente los dedos de la frente, un proceso también denominado *movimiento de pluma*.

Rutina del masaje facial

Opcional: Comience con masajes en el escote, los hombros y el cuello, como se explicó en la página 408, y luego proceda con el paso 1 que se encuentra a continuación o realice solo los pasos del masaje que se enumeran a continuación.

1 **Comience con las manos en el escote.** Usando toda la mano, incluida la palma, muévalas lentamente hacia los lados del cuello y del rostro hasta la frente. Desde la frente, deslice las manos siguiendo los siguientes pasos sin perder el contacto ni levantar los dedos del rostro.

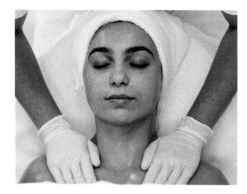
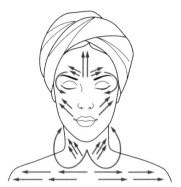

2 **Movimientos de effleurage en la frente.** Con los dedos medio y anular de cada mano, comience a hacer movimientos ascendentes en el centro de la frente; empiece en la línea de la ceja y vaya hacia arriba hasta el contorno del cuero cabelludo. Mueva las manos hacia la sien derecha y nuevamente al centro de la frente. Ahora muévalas hacia la sien izquierda y nuevamente al centro de la frente. Repita de tres a seis veces.

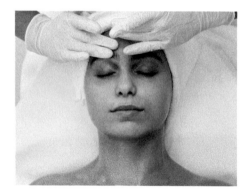
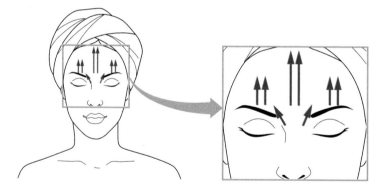

3 **Fricción circular en la frente.** Con el dedo medio o índice de cada mano, comience un movimiento circular en el centro de la frente y a lo largo de la línea de la ceja. Continúe este movimiento circular mientras trabaja hacia las sienes. Cada vez que los dedos lleguen a las sienes, deténgase un momento y aplique presión ligera en el área. Asegúrese de que la presión sea apropiada para el cliente. Lleve los dedos de nuevo hacia el centro de la frente, en un punto entre la línea de la ceja y el contorno del cuero cabelludo. Muévalos en la frente hacia el contorno del cuero cabelludo para los movimientos finales. Repita de tres a seis veces.

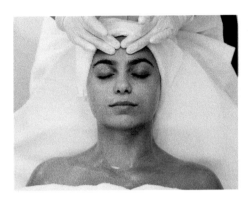 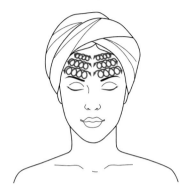

4 **Fricción con movimientos entrecruzados en la frente.** Con los dedos medio y anular de cada mano, comience un movimiento entrecruzado en el centro de la frente; empiece en la línea de la ceja y vaya hacia arriba hasta el contorno del cuero cabelludo. Mueva las manos hacia la sien derecha y nuevamente al centro de la frente. Ahora muévalas hacia la sien izquierda y nuevamente al centro de la frente. Repita de tres a seis veces.

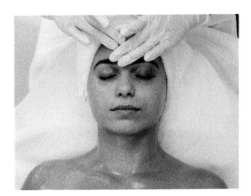 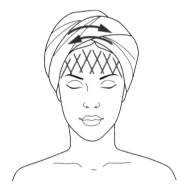

5 **Fricción cerca de las cejas.** Coloque los dedos anulares debajo de los ángulos internos de los párpados y los dedos del medio sobre las cejas. Deslice los dedos hacia el ángulo externo de cada ojo y levante la ceja al mismo tiempo. Este movimiento continúa con el siguiente paso.

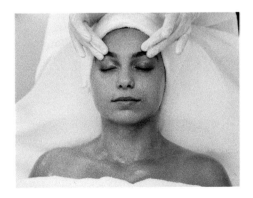 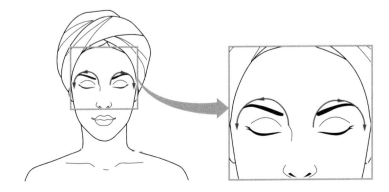

6 **Fricción circular en torno al área de los ojos y el hueso cigomático.** Comience un movimiento circular con los dedos medio y anular en el ángulo interior de cada ojo. Continúe el movimiento circular en el hueso cigomático (pómulo) hasta el punto debajo del centro del ojo y luego deslice los dedos nuevamente hacia el punto de inicio. Repita de tres a seis veces. La mano izquierda se mueve en el sentido de las agujas del reloj, mientras que la mano derecha lo hace en el sentido contrario.

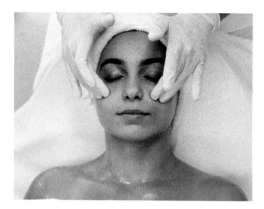 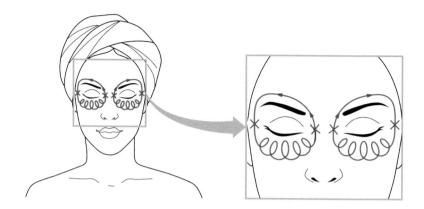

7 **Tapotement alrededor de los ojos.** Comience un movimiento de golpeteo ligero con la yema de los dedos. Golpetee ligeramente alrededor de los ojos, como si tocara el piano suavemente. Continúe golpeteando, moviéndose desde la sien hacia debajo del ojo, hacia la nariz, arriba de la ceja y hacia fuera de vuelta a la sien. No golpetee los párpados directamente sobre el globo ocular. Repita los movimientos de tres a seis veces.

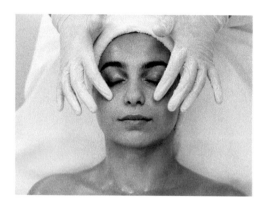 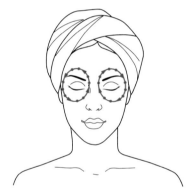

8 **Fricción circular por las mejillas hacia las sienes y de regreso.** Con el dedo medio, índice o anular de cada mano, comience un movimiento circular hacia la nariz y continúe por las mejillas hacia las sienes. Deslice los dedos por debajo de los ojos y de vuelta hacia el puente de la nariz. Repita los movimientos de tres a seis veces.

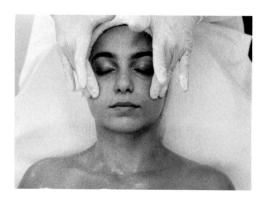 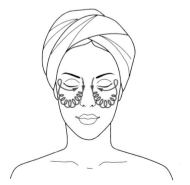

9 **Movimiento pétrissage en el mentón.** Con el dedo medio y el anular de cada mano, deslice los dedos desde el puente de la nariz, encima de la ceja (levantándola), y hacia abajo hasta el mentón. Comience un movimiento circular firme en el mentón con los pulgares. Cambie a los dedos medios en las comisuras de la boca. Gire los dedos cinco veces y deslícelos hacia arriba a los costados de la nariz y encima de la ceja, y después deténgase un momento en las sienes. Aplique una presión ligera en las sienes. Deslice los dedos hacia abajo en el mentón y repita los movimientos de tres a seis veces. El movimiento descendente en el costado del rostro debe tener un tacto muy delicado para no arrastrar la piel hacia abajo.

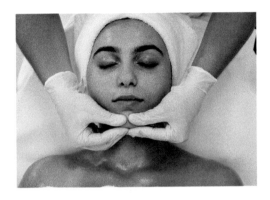
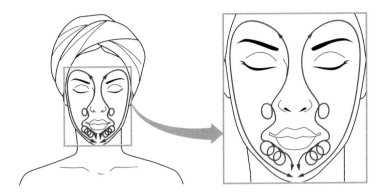

10 **Realice tapotement o pétrissage en las mejillas.**

a. Si utiliza pétrissage, sujete la piel entre el pulgar y el dedo índice, levántela suavemente y pellizque las zonas carnosas de las mejillas con una presión suave pero firme. Recuerde utilizar este tipo de movimiento pétrissage solo en las zonas carnosas del rostro. Trabaje en círculo alrededor de las mejillas. Repita los movimientos de tres a seis veces.

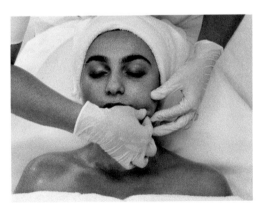
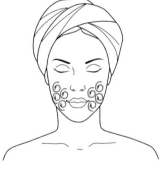

b. Si utiliza tapotement, comience un movimiento de golpeteo suave (como tocar el piano) en las mejillas, trabajando en círculos alrededor de ellas. Repita de tres a seis veces.

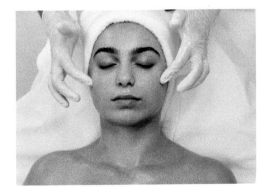
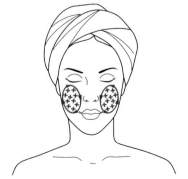

11 **Fricción circular o movimiento de frotación.** Deslícese hacia el centro del mentón. Con el dedo medio y anular de cada mano, comience un movimiento circular en el centro del mentón y mueva los dedos hacia los lóbulos de las orejas. Deslice los dedos medios hacia la comisura de la boca y luego continúe los movimientos circulares hacia el centro de las orejas. Regrese los dedos medios a la nariz y continúe los movimientos circulares hacia fuera alrededor las mejillas hasta la parte superior de la oreja. Repita cada una de las tres pasadas, de tres a seis veces. Deslícese hacia la boca.

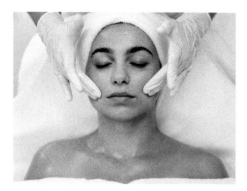 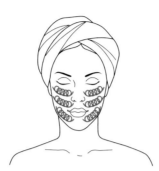

12 **Fricción con movimiento de tijeras.** Coloque el dedo índice arriba de la boca y el dedo medio debajo de ella. Comience el movimiento de "tijeras" deslizándose desde el centro de la boca y hacia arriba sobre el hueso cigomático (pómulo), deteniéndose en la parte superior de este. Alterne el movimiento de un lado al otro del rostro, usando la mano derecha en el lado derecho del rostro y luego la mano izquierda en el lado izquierdo. Cuando una mano alcanza el hueso cigomático (pómulo), comience con la otra en el centro de la boca. Repita los movimientos de tres a seis veces.

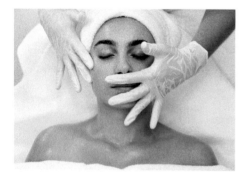 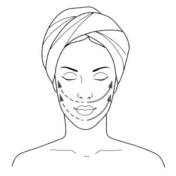

13 **Círculos alrededor de la boca y el mentón.** Con el dedo medio de ambas manos, lleve los dedos desde el centro del labio superior, alrededor de la boca y debajo del labio inferior, y luego continúe con un círculo debajo del mentón. Repita los movimientos de tres a seis veces.

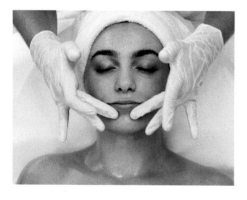 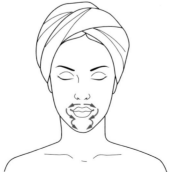

14 **Fricción con movimiento de tijeras.** Con el dedo índice encima del mentón y la mandíbula (los dedos medio, anular y meñique deben estar debajo del mentón y la mandíbula), comience un movimiento circular desde el centro del mentón y luego deslice los dedos a lo largo de la mandíbula hasta el lóbulo de la oreja. Alterne una mano después de la otra, usando la mano derecha en el lado derecho del rostro y la mano izquierda en el lado izquierdo. Repita de tres a seis veces en cada lado del rostro. Deslícese hacia el cuello.

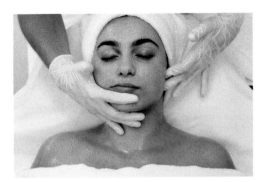 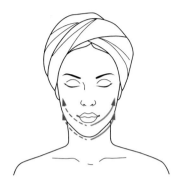

15 **Effleurage cerca del cuello.** Con ambas manos, aplique movimientos ascendentes ligeros sobre el frente del cuello. Realice círculos hacia abajo y después hacia arriba, con presión descendente firme hacia los lados externos del cuello. Repita los movimientos de tres a seis veces. No presione hacia abajo en el centro del cuello.

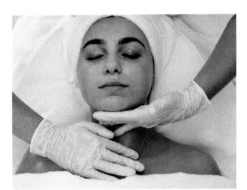 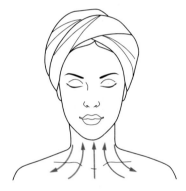

16 **Tapotement en la parte inferior del mentón.** Con los dedos medio y anular de la mano derecha, aplique dos golpeteos rápidos debajo del mentón, seguidos de un golpeteo rápido con los dedos medio y anular de la mano izquierda. Los golpes se deben dar con un movimiento continuo, manteniendo un ritmo estable, con tacto delicado pero con suficiente presión, de manera que se escuche un golpeteo suave. Continúe el movimiento de golpeteo mientras mueve las manos ligeramente hacia la derecha y luego hacia la izquierda, para cubrir toda la parte inferior del mentón. Sin detenerse ni interrumpir el ritmo del golpeteo, mueva los dedos hacia la mejilla derecha.

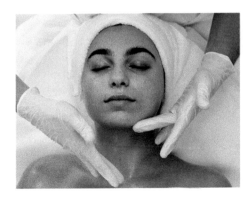 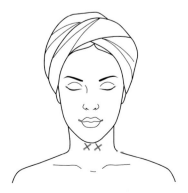

17 **Tapotement y movimiento de levantamiento en las mejillas.** Continúe el golpeteo en la mejilla derecha en la misma forma que debajo del mentón, excepto que el golpeteo con la mano izquierda tendrá un movimiento de levantamiento. El ritmo será golpeteo, golpeteo, levantamiento, golpeteo, golpeteo, levantamiento, golpeteo, golpeteo, levantamiento. Repita este movimiento rítmico de tres a seis veces. Sin detener el movimiento de golpeteo, mueva los dedos nuevamente debajo del mentón y encima de la mejilla izquierda; repita los movimientos de golpeteo y levantamiento. Muévase hacia arriba y hacia fuera del área con un patrón uniforme. Evite el golpeteo directamente en la mandíbula porque produce una sensación desagradable en el cliente.

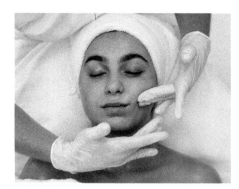 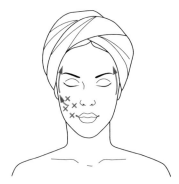

18 **Movimiento tapotement cerca de las comisuras de la boca.** Sin detener el movimiento de golpeteo, mueva las manos encima de las comisuras de la boca. Inicie un movimiento ascendente con los primeros tres dedos de cada mano. Un dedo sigue al otro y cada uno levanta la comisura de la boca. Utilice ambas manos al mismo tiempo o alterne cada mano: cuando una mano termina el movimiento, la otra empieza. Repita el movimiento de tres a seis veces.

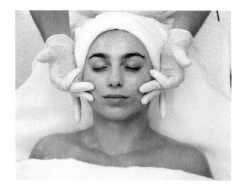 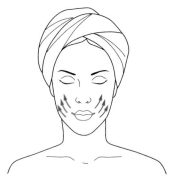

19 **Movimiento effleurage cerca del borde exterior de los ojos.** Sin detener el movimiento, muévase rápidamente hacia el borde exterior del ojo izquierdo y continúe el movimiento ascendente. Continúe el movimiento por la frente, hacia el borde exterior del ojo derecho. Realice este movimiento hacia delante y hacia atrás de tres a seis veces en cada dirección.

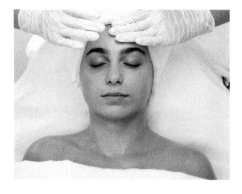 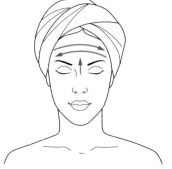

20 **Movimiento effleurage por la frente y rutina completa.** Continúe el movimiento hacia atrás y hacia delante por la frente y reduzca gradualmente el ritmo del movimiento. Deje que los movimientos se hagan más lentos y el tacto más y más delicado. Disminuya lentamente el movimiento hasta levantar gradualmente los dedos de la frente.

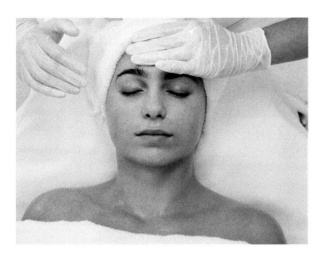 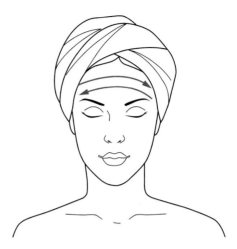

21 Retire el medio para masajes. Use toallas tibias o toallitas estéticas de 10 cm x 10 cm (4" x 4") y siga el mismo procedimiento que usó para quitar otros productos o limpiadores. Continúe con el servicio facial.

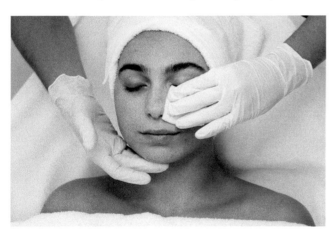 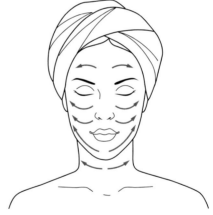

Etapa posterior al servicio

- Complete el procedimiento 7-2: Procedimiento posterior al servicio.

Masajes para el escote, los hombros y el cuello (opcional)

Los esteticistas pueden decidir incluir solo el masaje en el rostro y el cuello en el tratamiento facial. Si su meta es incluir un masaje extendido en el tratamiento facial, pueden elegir incluir el área del escote, los hombros, el cuello y el rostro. Si aumenta las áreas que reciben masaje en el tratamiento facial, tendrá que abreviar otros pasos del tratamiento facial para incorporar el tiempo adicional que necesita en esos segmentos, o aumentar el tiempo total del tratamiento facial.

Algunos prefieren tratar estas áreas antes de comenzar el masaje facial estándar. Hay variaciones de esta técnica estándar. Aplique crema para masaje y realice las siguientes manipulaciones:

- *Movimiento en el escote y la parte superior de la espalda*: realice un movimiento circular rotatorio por el escote hacia los hombros, y luego hacia adentro por los hombros hacia la espalda. Deslice los dedos hacia arriba por los lados de la base del cuello. Rote tres veces.

- *Movimiento en los hombros y la parte superior de la espalda*: rote sobre los hombros tres veces. Deslice los dedos hacia la columna y luego hasta la base del cuello. Aplique movimientos circulares hacia arriba y detrás de la oreja. Luego, deslice los dedos hacia el frente del lóbulo de la oreja. Rote tres veces. Deslícese por el cuello hacia los hombros y repita tres veces.

- *Masaje en los hombros*: use los pulgares y los índices flexionados para sujetar el tejido sobre los hombros con un movimiento tipo amasamiento. Rote seis veces. Deslícese hacia el cuello y continúe con el masaje.

PROGRESO DE LAS COMPETENCIAS

¿Cómo le está yendo con el masaje facial? **A continuación, marque los objetivos de aprendizaje del capítulo 9 que considera que domina y deje sin marcar aquellos objetivos a los que deberá volver:**

☐ Explicar la importancia del masaje facial como servicio de estética.

☐ Describir los beneficios del masaje.

☐ Analizar las contraindicaciones del masaje facial.

☐ Describir los cinco tipos de movimientos de masaje que usan los esteticistas.

☐ Explicar cómo incorporar el masaje durante el tratamiento facial.

☐ Realizar un masaje facial básico.

GLOSARIO

drenaje linfático manual	pág. 392	se abrevia como *DLM*; presión suave y rítmica en el sistema linfático para desintoxicar y eliminar los residuos del cuerpo más rápidamente; reduce la inflamación y se usa antes y después de una cirugía, para el cuidado pre y posoperatorio.
effleurage	pág. 389	masaje suave y continuo que se realiza con los dedos (digital) o con las palmas (palmar) de forma lenta y rítmica.
fricción	pág. 390	técnica de frotación vigorizante que requiere presión en la piel con los dedos o la palma mientras se mueven bajo una estructura subyacente.
masaje	pág. 385	manipulación manual o mecánica del cuerpo que se logra mediante frotación, pellizcos suaves, amasamiento, golpeteo y otros movimientos para aumentar el metabolismo y la circulación, estimular la absorción y aliviar el dolor.
pétrissage	pág. 390	movimiento de amasamiento que estimula los tejidos subyacentes; consiste en levantar, apretar y presionar el tejido, mediante una presión suave y firme.
tapotement	pág. 390	también se conoce como *percusión*; movimientos que consisten en palmadas y golpeteos cortos y rápidos.
vibración	pág. 390	referido a masajes, movimiento de agitación rápido en el cual el esteticista utiliza su cuerpo y sus hombros (no solamente la punta de los dedos), para generar el movimiento.

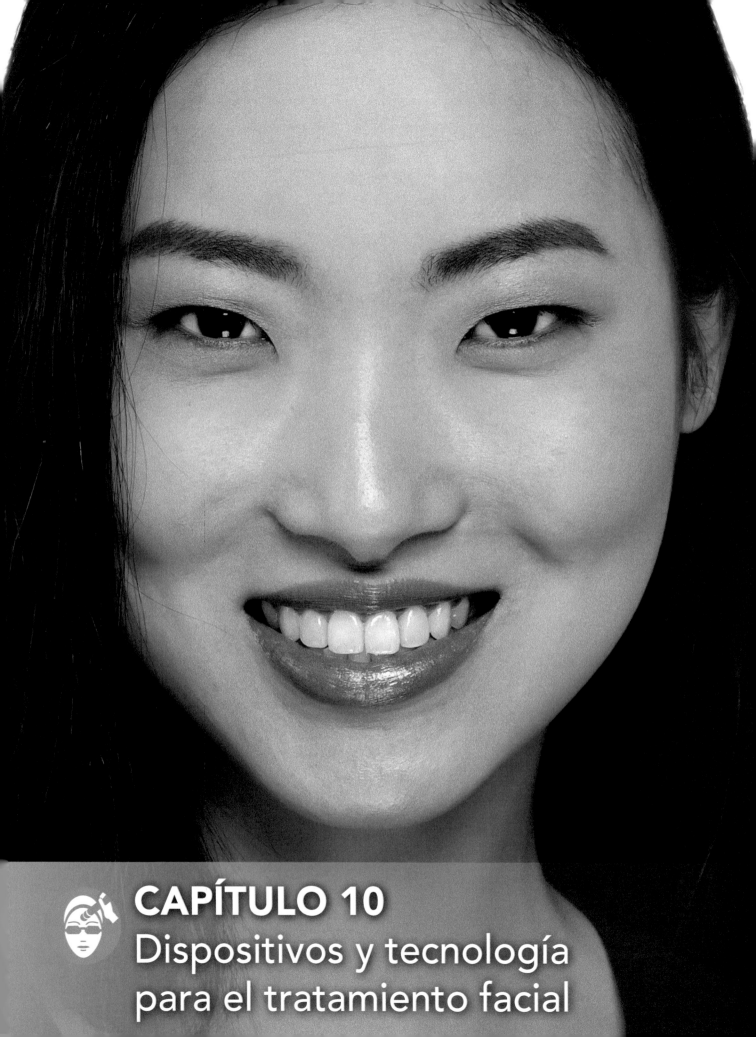

CAPÍTULO 10
Dispositivos y tecnología
para el tratamiento facial

"La belleza comienza en el momento en que decides ser tu misma".

-Coco Chanel

Objetivos de aprendizaje

Al finalizar este capítulo, usted podrá:

1. Explicar la importancia del uso de dispositivos y tecnología para el tratamiento facial.
2. Identificar los conceptos básicos de la electroterapia.
3. Explicar los beneficios del gabinete para toallas calientes.
4. Analizar la lámpara con lupa y sus usos.
5. Analizar la lámpara de Wood y sus usos.
6. Demostrar cómo utilizar el cepillo giratorio de manera segura y eficaz.
7. Demostrar cómo utilizar el vaporizador de manera segura y eficaz.
8. Demostrar cómo utilizar la máquina de succión de manera segura y eficaz.
9. Demostrar cómo utilizar la corriente galvánica de manera segura y eficaz.
10. Demostrar cómo utilizar la máquina de alta frecuencia de manera segura y eficaz.
11. Demostrar cómo utilizar la máquina rociadora de manera segura y eficaz
12. Mencionar el uso y los beneficios de la cera de parafina.
13. Mencionar el uso y los beneficios de las botas y los mitones eléctricos.
14. Identificar el motivo por el cual, como esteticista con licencia, debe tomar decisiones informadas al comprar un equipo.

Explicar la importancia del uso de dispositivos y tecnología para el tratamiento facial

Existe una gran variedad de máquinas y dispositivos útiles que mejoran los servicios del esteticista. Cada máquina o dispositivo brinda un beneficio específico para la piel y le hace sentir al cliente que está recibiendo un servicio especializado. En este capítulo aprenderá cómo se integran estas herramientas a los tratamientos faciales. Aunque los tratamientos faciales pueden realizarse eficazmente sin dispositivos eléctricos, se pueden obtener resultados óptimos y de manera más fácil con dispositivos y tecnología para el tratamiento facial.

Los esteticistas deben estudiar y comprender bien los dispositivos y la tecnología para el rostro porque:

- Deben utilizar las máquinas y los dispositivos de manera segura, ofrecer los mejores resultados posibles a los clientes y mejorar su menú de servicios.
- Es primordial que comprendan cómo utilizar cada máquina y dispositivo de manera segura y las posibles contraindicaciones que se puedan presentar.
- Existe una serie de máquinas y dispositivos útiles y nuevas herramientas de alto rendimiento que mejorarán los servicios del esteticista y es de gran importancia poder explicar los beneficios que otorga cada máquina o dispositivo.
- Para mantener la credibilidad profesional, los esteticistas deben continuar su formación sobre los métodos más recientes para el cuidado de la piel ya que, cada año, surgen nuevas máquinas y tecnologías.
- La inversión en máquinas y dispositivos de buena calidad aumentará tanto su credibilidad como sus ingresos comerciales.

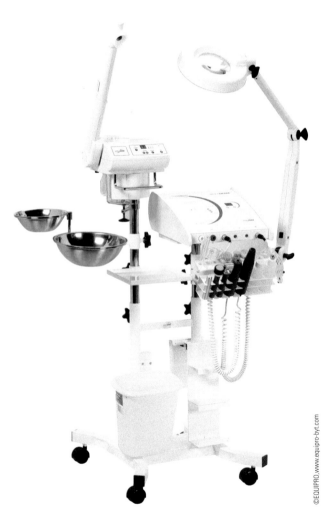

▲ **FIGURA 10–1** **Las máquinas multifuncionales son una opción popular cuando se trata de ahorrar espacio.**

Identificar los conceptos básicos de la electroterapia

La electroterapia es el uso de dispositivos eléctricos con fines terapéuticos. Los dispositivos eléctricos mejoran los tratamientos faciales ya que facilitan el análisis de la piel, ayudan a lograr una mejor penetración de los productos o exfolian la piel. Estas herramientas son particularmente eficaces en las afecciones de la piel más difíciles de tratar, como el envejecimiento o el daño causado por la exposición solar. Las máquinas y los dispositivos se pueden comprar por separado o como unidades multifuncionales con muchas de las modalidades (máquinas) en una sola unidad (**Figura 10–1**).

Los esteticistas deben continuar su formación acerca de los métodos más recientes para el cuidado de la piel, al mismo tiempo que deben ser cautelosos respecto de las máquinas caras y de moda. Los láser, la terapia de luz, la microdermoabrasión y la microcorriente son algunas de las máquinas de avanzada que se analizan posteriormente en el capítulo 13, "Temas y tratamientos de avanzada". Es de suma importancia estar familiarizado con todas las máquinas y los dispositivos aunque decida no trabajar con ellos ya que puede informar a los clientes los beneficios que estos ofrecen. En la actualidad, los clientes están capacitados y tienen mayor acceso a la información, por lo que esperan que usted sea experto en cualquier tema, tendencia y herramienta relacionados con el cuidado de la piel. Para mantener la credibilidad profesional, es importante estar al corriente de la tecnología actual.

Contraindicaciones generales de la electroterapia

Existen varias contraindicaciones para la electroterapia. Entre otras, se incluyen las contraindicaciones faciales estándar analizadas en capítulos anteriores. (Vea el capítulo 5, "Análisis de la piel".)

Para evitar un daño físico, algunas máquinas de electroterapia no se deben usar en clientes que reúnan alguno de los siguientes requisitos:

1. Tengan afecciones cardíacas, marcapasos, implantes metálicos o aparatos bucales
2. Estén embarazadas
3. Tengan epilepsia o sufran convulsiones
4. Tengan temor a la corriente eléctrica
5. Tengan piel abierta o lastimada

Si no tiene la certeza de que el cliente puede recibir electroterapia de manera segura, pídale que consiga una autorización de su médico para realizar el tratamiento de electroterapia. Asegúrese de que el cliente se quite las joyas y los piercings antes de ser sometido a un tratamiento con corriente galvánica. Use las máquinas como lo indica el fabricante, ya que máquinas similares pueden tener mecanismos diferentes y funcionar de otra manera. La mayoría de las máquinas analizadas en este capítulo se deben usar entre 5 y 10 minutos para integrarse al tratamiento facial.

✔ VERIFICACIÓN

1. ¿Cuáles son las cinco contraindicaciones de la electroterapia?

Explicar los beneficios del gabinete para toallas calientes

Los calentadores de toallas, también llamados *gabinetes para toallas calientes* o *cabinas de calor*, se utilizan para calentar toallas o productos que se usan en los tratamientos, por lo general, en la sala de tratamiento (**Figura 10–2**).

Cuándo usar un gabinete para toallas calientes

Las toallas calientes se pueden utilizar tanto para los tratamientos faciales como corporales. En un calentador de toallas o un calentador especial para productos también se pueden entibiar almohadillas de algodón y toallitas estéticas de 10 cm x 10 cm (4" × 4"). Algunos calentadores de toalla están equipados con lámparas ultravioleta. Las lámparas ultravioletas de los calentadores de toalla pueden reducir las bacterias, pero no son efectivas para desinfectar.

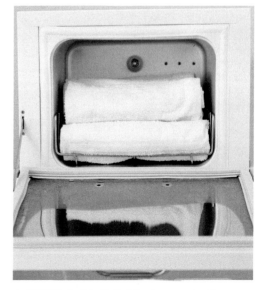

▲ **FIGURA 10–2** Gabinete para toallas calientes.

Efectos de las toallas entibiadas en gabinete para toallas calientes

Los clientes que no presentan contraindicación se ven beneficiados por el efecto calmante y suavizante de las toallas entibiadas al vapor, que se pueden usar de las siguientes maneras:

- Para quitar máscaras y productos faciales como cremas para masaje.
- Para ablandar la piel antes de realizar extracciones.

Contraindicaciones y mejores prácticas para las toallas entibiadas en gabinete para toallas calientes

Las toallas calientes no se deben usar en los clientes que tengan:

- Piel extremadamente frágil o sensible.
- Rosácea no controlada o avanzada.
- Heridas abiertas o afecciones de la piel contraindicadas, como excesivas lesiones de acné.

Antes de colocar la toalla caliente sobre la piel, asegúrese de respetar las siguientes pautas:

- Controle siempre la temperatura de la toalla o del producto en su muñeca antes de la aplicación.
- Las toallas nunca deben estar demasiado calientes ni deben dejarse sobre la piel por un tiempo prolongado ya que esto puede dañar los capilares, provocar sobreestimulación y aumentar el enrojecimiento o la irritación.
- El plástico se derrite en los calentadores de toallas; por lo tanto, use recipientes resistentes al calor para calentar los productos.

Es muy importante que comprenda que mientras está trabajando con un cliente, cada vez que ingrese al gabinete de toallas calientes para retirar algún objeto, primero, debe quitarse los guantes, de lo contrario, contaminará la puerta del gabinete y todos los elementos que están dentro de él. Una vez que haya retirado el objeto que necesita, colóquese un par de guantes nuevo antes de volver a trabajar con el cliente. La OSHA requiere que se evite todo tipo de contaminación cruzada, como la producida por el uso incorrecto de guantes, ya que puede quedar expuesto a patógenos de transmisión hemática con solo comenzar un servicio.

Con los avances en cuanto a productos, ingredientes y dispositivos, tal vez note que los tratamientos están más orientados a un enfoque clínico en lo relativo a la eliminación de productos. En principio, en este tipo de tratamientos se utilizan toallas estéticas de 10 cm x 10 cm (4" × 4") para la eliminación, en lugar de toallas calientes. A medida que aumenta la exfoliación o la estimulación de la piel, como ocurre en algunos servicios avanzados, descubrirá que probablemente esté contraindicado el uso de toallas calientes. Por ejemplo, en algunas exfoliaciones avanzadas al igual que en tratamientos de microdermoabrasión.

ALERTA DE LA OSHA

La OSHA requiere el uso de guantes cada vez que esté expuesto a los patógenos de transmisión hemática. En realidad, cada vez que trabaja con un cliente está en riesgo por exposición. Debe usar guantes en todo momento.

PREPARACIÓN DEL GABINETE PARA TOALLAS CALIENTES

Siga siempre las instrucciones del fabricante ya que puede haber algunas leves diferencias en el uso y la efectividad óptima de cada dispositivo. En general, estos son los pasos que debe seguir para preparar el gabinete de toallas calientes:

1. Colóquese guantes, doble la toalla por la mitad y enróllela.

2. Agregue agua tibia, estruje el exceso de la toalla, inserte la toalla en el gabinete y enciéndalo para que la toalla se caliente.

3. Cargue el gabinete con la cantidad de toallas deseadas para el tratamiento o planifique con anticipación la cantidad que necesita para cubrir la agenda de clientes completa.

Seguridad y mantenimiento del gabinete de toallas calientes

Cuando esté listo para usar la toalla entibiada al vapor en el gabinete:

- Colóquese un par de guantes nuevo y retire la toalla.
- Compruebe la temperatura de la toalla con el lado interno de la muñeca por encima del guante. Si la toalla está demasiado caliente, ábrala levemente, deje que se enfríe y vuelva a verificar la temperatura.
- Abra la toalla y aplíquela en el rostro del cliente, sin cubrir las áreas de la nariz y la boca. Una vez que haya colocado la toalla en el rostro del cliente, puede presionarla levemente para proporcionar mayor relajación.

Para quitar la toalla, comience lentamente por la zona de la frente y vaya hacia abajo, hasta retirarla por completo. Si se utiliza la toalla para quitar un producto restante, una vez que haya retirado la toalla, utilice los extremos de la toalla y, en forma metódica, forme círculos desde la parte superior del rostro hacia abajo.

Es importante mantener el gabinete para toallas calientes limpio y libre de moho. Al final del día:

- Limpie el interior y el exterior del gabinete con un desinfectante registrado por la EPA.
- Vacíe, limpie y desinfecte la bandeja de captación de agua que se encuentra debajo del gabinete.
- Deje la puerta abierta durante la noche para permitir que se sequen completamente el gabinete y los sellos de goma.

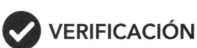
VERIFICACIÓN

2. ¿Por qué es importante usar guantes limpios cuando se ingresan las manos en el gabinete para toallas calientes?

Analizar la lámpara con lupa y sus usos

La lámpara con lupa (también llamada *lupa*) brinda aumento al rostro para ayudar al esteticista a tratar y analizar la piel (**Figura 10–3**).

- La lámpara utiliza una bombilla de luz fluorescente fría.

- La lámpara con lupa cuenta con varios grados de amplificación denominados *dioptrías*. Una dioptría amplía un objeto 10 veces. La mayoría de las lámparas en la industria vienen con valores de 3, 5 y 10 dioptrías, lo que significa un poder de aumento de 30, 50 y 100 veces, respectivamente.

- Cinco dioptrías es el aumento más común.

- Una lámpara de buena calidad debe tener lentes transparentes, libres de distorsión. Debido a que va a usar esta lámpara a menudo, cualquier distorsión acrecentará el esfuerzo visual que deba realizar y le dificultará ver la piel.

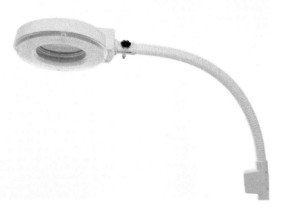

▲ **FIGURA 10–3** Lámpara con lupa.

Algunos dispositivos de análisis de la piel incluyen herramientas de aumento manuales, viseras y cámaras que ayudan a ver la piel con una amplificación de hasta 200 veces su tamaño, y pueden incluir componentes para evaluar el nivel de hidratación de la piel. Estos dispositivos son útiles, especialmente, para hacer un seguimiento del progreso del tratamiento en la medicina estética o cuando se realizan tratamientos de avanzada como la exfoliación o la microdermoabrasión.

Cuándo usar la lámpara con lupa

La lámpara con lupa se debe usar:

- Durante al análisis de la piel para determinar el tratamiento facial correcto.

- Durante las extracciones.

- Como fuente de iluminación adicional en un tratamiento.

Mejores prácticas para la lámpara con lupa

Las lámparas están diseñadas para asentarse en una base en el piso o para fijarse directamente en un carro facial. La base en la que se asienta una lámpara con lupa tal vez se venda por separado. Debido a que los carros no son tan fáciles de mover, se prefieren los pies para el piso. Vale la pena adquirir una lámpara de calidad con buenas perillas de ajuste, que se mantengan apretadas, en lugar de una lámpara con bisagras, ya que tendrá mayor duración ante los constantes ajustes que se necesitarán para colocar la lámpara en el lugar adecuado para cada cliente y tratamiento.

- Use siempre almohadillas para los ojos cuando la lámpara está colocada directamente sobre el cliente.
- Es importante aflojar las perillas de ajuste antes de subir o bajar el brazo de la lámpara. Siga las recomendaciones del fabricante para ajustar las perillas con el fin de garantizar la durabilidad del dispositivo. Si fuerza la lámpara para colocarla en una posición sin antes aflojar las perillas, desgastará la bisagra del mecanismo y, con el tiempo, no se mantendrá en su lugar.
- Para evitar estirarse y lastimar su espalda o muñecas, es posible que deba ponerse de pie para mover y ajustar la lámpara.
- Se recomienda no ajustar la bisagra mientras la lámpara esté sobre el rostro o el cuerpo del cliente.

Seguridad y mantenimiento de la lámpara con lupa

Las lámparas con lupa pueden durar muchos años si son de buena calidad y tienen un buen mantenimiento. Por el contrario, si se hace un mal uso de ellas y se las trata con torpeza, su durabilidad se verá comprometida. Por lo general, los problemas que presentan están asociados al brazo de ajuste. El resorte del brazo puede desgastarse y romperse si no se usa con cuidado. Algunas lámparas con lupa más económicas poseen bisagras en lugar de perillas de ajuste que, generalmente, se desgastan más rápido. Verifique los tornillos alrededor de la lámpara periódicamente para asegurarse de que no estén flojos. Es posible que el brazo y el tornillo que están debajo de la base también necesiten un ajuste. Es conveniente tener una caja de herramientas común con destornilladores y llaves.

- Para limpiar las lentes, apague la lámpara, deje que se enfríe, rocíe las lentes con un desinfectante y séquelas con un paño suave. Evite usar productos de papel ya que los pañuelos y las toallas de papel rayan las lentes.
- Limpie y desinfecte toda la lámpara, incluida la base, después de cada uso.

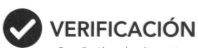

VERIFICACIÓN

3. ¿Cuál es la dioptría más común en una lámpara con lupa?

Analizar la lámpara de Wood y sus usos

La **lámpara de Wood**, desarrollada por el físico estadounidense Robert Williams Wood, es una luz negra filtrada que se utiliza para iluminar hongos, trastornos bacterianos, problemas de pigmentación y otros problemas de la piel (**Figura 10–4**).

Los visores de la piel son similares a las lámparas de Wood. Estas herramientas para analizar la piel de mayor tamaño utilizan luz UV con un espejo interior. Un cliente puede mirarse el rostro de un lado del visor

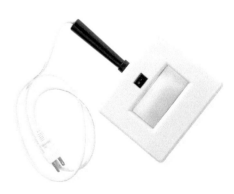

▲ **FIGURA 10–4** Lámpara de Wood.

mientras que, del otro lado, el esteticista mira a través del visor y examina la piel. Estos escáneres usan una lámpara con lupa y una luz negra para analizar características de la piel como la hidratación y la pigmentación.

Cuándo usar la lámpara de Wood

La lámpara de Wood le permite al esteticista realizar un análisis más profundo al iluminar los problemas de la piel que normalmente no se ven a simple vista. Bajo la lámpara, las diferentes afecciones aparecen en diversas tonalidades. Por ejemplo, cuanto más gruesa sea la piel, más blanca será la luz fluorescente.

La **Tabla 10–1** presenta algunos ejemplos de afecciones de la piel y cómo aparecen bajo la lámpara de Wood.

▼ **TABLA 10–1** Cuadro de referencia de la lámpara de Wood

Afección de la piel	Apariencia bajo la lámpara de Wood
Capa córnea gruesa	Fluorescencia blanca
Capa córnea de células de la piel muertas	Manchas blancas
Piel normal y sana	Blanco azulado
Piel deshidratada o delgada	Violeta/púrpura claro
Acné o bacterias	Amarillo o anaranjado
Áreas grasas del rostro/comedones	Amarillo o, en ocasiones, rosado o anaranjado
Hiperpigmentación o daño solar	Marrón
Hipopigmentación	Blanco azulado o amarillo verdoso

No todas las clases de pigmentación que aparecen bajo la lámpara de Wood pueden aclararse completamente con tratamientos exfoliantes comunes. La pigmentación ubicada en la unión de la dermis y la epidermis solo se puede tratar a nivel médico. Solo la pigmentación de la superficie de la piel puede aclararse con tratamientos exfoliantes y productos aclaradores. Es importante que los clientes sepan que tratar la pigmentación de la piel es un desafío constante, por ejemplo, en el caso de la pigmentación asociada al daño solar. La pigmentación puede volver a aparecer si la piel está en contacto con el estímulo inicial de calor o rayos UV.

Contraindicaciones y mejores prácticas para la lámpara de Wood

- Al usar la lámpara de Wood, la habitación debe estar totalmente a oscuras.
- Coloque pequeñas almohadillas en los ojos del cliente y asegúrese de que el área alrededor de los ojos quede visible.
- Las bombillas pueden calentarse, así que tenga cuidado de no tocar la piel con ellas ni mantener la lámpara encendida durante mucho tiempo.

Seguridad y mantenimiento de la lámpara de Wood

Trate la lámpara de Wood con cuidado, como lo haría con la lámpara con lupa. Siga las instrucciones del fabricante para su limpieza. Para proteger las bombillas, guarde la lámpara ya fría en un lugar seguro donde no se pueda romper. Los recipientes de plástico con tapa y los envoltorios protectores son útiles para guardar las partes de vidrio de diversas máquinas y herramientas.

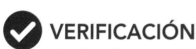 **VERIFICACIÓN**

4. ¿Qué afecciones de la piel revela una lámpara de Wood?

ACTIVIDAD

¡Pruébela!

Use la lámpara de Wood y la Tabla 10–1 para identificar las condiciones de la piel de algún compañero de la clase. Registre sus hallazgos e infórmeselos a su compañero.

Demostrar cómo utilizar el cepillo giratorio de manera segura y eficaz

El propósito principal del cepillo giratorio, también conocido como cepillo facial, es exfoliar levemente la piel (**Figura 10–5**). El cepillo puede usarse con diferentes velocidades y direcciones. Algunos cepillos son solo giratorios; otros vienen con opciones adicionales, como la tecnología ultrasónica que ofrece resultados de limpieza profunda. Los cepillos para el rostro son más pequeños, mientras que los cepillos para otras áreas del cuerpo, como la espalda, son más grandes y ofrecen dos o tres cepillos pequeños con texturas diferentes, que van de suave a firme. En los últimos años, tecnologías más avanzadas como la de la espátula ultrasónica, que se utiliza para la limpieza profunda, han reemplazado al cepillo giratorio.

Cuándo usar el cepillo giratorio

Incorporar el cepillo giratorio a su servicio puede ayudarlo a lograr varias metas:

- Use el cepillo cuando su objetivo sea exfoliar levemente la piel sin utilizar productos químicos como enzimas o exfoliantes.

- Use el cepillo durante el segundo paso en una limpieza de rostro para ahorrar tiempo.

Efectos del cepillo giratorio

Los efectos que causa el uso de un cepillo giratorio son los siguientes:

- El cepillo giratorio proporciona una exfoliación suave de la piel.
- Los cepillos de limpieza pueden estimular la piel y ayudar a ablandar el exceso de grasa, la suciedad y la acumulación de células muertas.

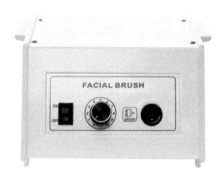

▲ **FIGURA 10–5** Cepillo giratorio.

Contraindicaciones y mejores prácticas para el cepillo giratorio

Para evitar lastimar al cliente, es importante conocer las contraindicaciones y las mejores prácticas para el uso del cepillo giratorio.

- Para evitar lastimar o irritar aún más la piel, no use cepillos ni dispositivos de succión en piel inflamada, frágil, con cuperosis o acné.
- Antes de usar el cepillo, humedézcalo para suavizar las cerdas.
- Para la piel más sensible se requiere una rotación lenta y constante, cepillos suaves y menos pasadas.
- La piel más gruesa y grasa tolera una velocidad mayor y cepillos más firmes con más cantidad de pasadas.
- La menor cantidad de pasadas causa una exfoliación menos profunda.
- No se debe usar el cepillo en exceso ya que causará irritación y sensibilidad.
- Aplique una presión leve.

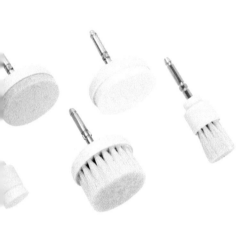

Seguridad y mantenimiento del cepillo giratorio

Es importante tener en cuenta que solo se deben usar cabezales de cepillos que se puedan sumergir por completo en un desinfectante de intensidad adecuada. Algunos cepillos de cerdas naturales pueden deteriorarse y su uso está prohibido debido a que no se pueden limpiar ni desinfectar. Las máquinas de cepillos giratorios vienen con cepillos desmontables para facilitar su limpieza. Estas son algunas pautas para realizar el mantenimiento de los cepillos:

- Quite los cepillos después de cada uso y lávelos cuidadosamente con agua y jabón.
- Limpie bien el mango, los cables y la máquina con desinfectante.
- Después de la limpieza manual, sumerja los cepillos en un desinfectante durante el tiempo recomendado en las instrucciones del fabricante.
  - Es importante lavar, enjuagar, secar y guardar los cepillos de tal manera que no se deformen al secarse. Si las cerdas se doblan o pierden su forma, no girarán correctamente.
  - Aunque pueden guardarse temporalmente en un esterilizador de rayos ultravioleta, los cepillos se arruinarán si se dejan en el esterilizador demasiado tiempo. Una vez que estén totalmente secos, guárdelos en un recipiente cerrado.

Recursos web

http://www.epa.gov
http://www.nlm.nih.gov/medlineplus
http://www.osha.gov/
http://www.skininc.com

El cepillo giratorio

1. Inserte el cepillo del tamaño adecuado en el aparato portátil.
2. Aplique limpiador o agua sobre la piel. No permita que el limpiador o el agua se escurran por el rostro o en los ojos. Utilice un trozo de algodón o una gasa de 10 cm x 10 cm (4" 3 4") para recoger todo exceso de agua.
3. Pase el cepillo hasta 3 veces por cada área, o entre 3 y 5 segundos, a menos que se indique lo contrario. (Limite la cantidad de pasadas según la sensibilidad de la piel o el área en la que está trabajando.)
4. Mantenga el cepillo siempre en movimiento, presione levemente, haga movimientos circulares y asegúrese de que las cerdas permanezcan derechas y descomprimidas a lo largo del proceso.
5. Aplique agua a las cerdas según sea necesario, ajuste la velocidad e inicie un patrón de movimientos horizontales a lo largo de la frente. No deje que el cepillo arrastre la piel. El cepillo debe estar húmedo, pero no demasiado para que no salpique al cliente. Quite el exceso de agua con una almohadilla o **toalla** de 10 cm x 10 cm (4" 3 4") si es necesario.
6. Continúe la secuencia hacia las mejillas, nariz, labio superior, mentón, mandíbula y cuello.
7. Retire el cepillo de la piel, apague la máquina y desconecte el accesorio.

VERIFICACIÓN

5. Mencione uno de los efectos de un cepillo giratorio.

Demostrar cómo utilizar el vaporizador de manera segura y eficaz

Muchos esteticistas consideran que el vaporizador es la máquina más importante que se utiliza en estética. Los vaporizadores profesionales vienen en varios tamaños y modelos. En el vaporizador solamente debe usarse agua destilada porque los depósitos de minerales y calcio del agua del grifo pueden dañar la máquina. El vaporizador demora de 5 a 10 minutos en calentarse. No dirija el brazo del vaporizador hacia el rostro del cliente hasta que comience a salir el vapor. El rocío/vapor se dirige hacia la superficie de la piel mediante una boquilla ubicada en el extremo del brazo del vaporizador. Los vaporizadores pueden tener un lugar para un anillo para aromaterapia en el interior del cabezal de la boquilla y también pueden tener un dispositivo especial para utilizar aceites esenciales. Un vaporizador de calidad dura varios años, mientras que un modelo más económico se rompe fácilmente. Vale la pena invertir más dinero en la compra de un vaporizador de buena calidad que dure y sea confiable (**Figura 10–6**).

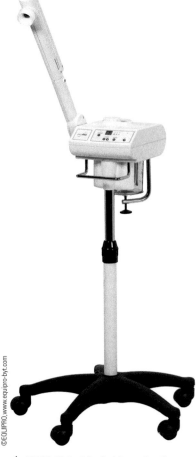

©EQUIPRO,www.equipro-byt.com

▲ **FIGURA 10–6** Vaporizador.

Cuándo usar el vaporizador

La incorporación de un vaporizador al servicio puede ayudar a ablandar la piel.

- Por lo general, el vaporizador se usa durante el segundo paso en una limpieza facial.
- Se puede utilizar antes de realizar extracciones con el fin de ablandar la piel, pero su efecto es solo temporal.
- Se puede utilizar para ablandar una mascarilla facial y facilitar su eliminación.

Efectos del vaporizador

El uso de un vaporizador durante un servicio ofrece muchos beneficios.

- El vapor ayuda a estimular la circulación, al igual que a ablandar el sebo, las células muertas y otros residuos. El calor relaja la piel y los tejidos y le facilita al esteticista la extracción de comedones.
- El vapor también puede ser beneficioso para la sinusitis y la congestión.
- Los vaporizadores con ozono (O_3) pueden tener un efecto antiséptico en la piel, lo que es beneficioso en el tratamiento del acné y la piel problemática.

VAPORIZADORES CON OZONO

El oxígeno común en la atmósfera consta de dos átomos de oxígeno (O_2). El ozono consta de tres átomos de oxígeno (O_3). El ozono es lo que se genera después de una tormenta eléctrica y tiene un olor particular. El ozono también tiene propiedades antisépticas. Estas moléculas tienen el poder de eliminar bacterias y otros microorganismos. El ozono también es un oxidante potente que crea radicales libres. El tercer átomo se puede desprender de la molécula O_3 y fijarse a otras moléculas.

Algunos vaporizadores tienen mecanismos de ozono. Las máquinas de alta frecuencia también crean ozono. Según la EPA, la exposición al ozono afecta al sistema respiratorio, puede irritar los ojos y causar falta de aire y tos. Los estándares de la OSHA establecen que una exposición normal no debe superar la 0,1 parte por millón (ppm). Los purificadores de aire con ozono no son eficaces y pueden superar los niveles seguros de O_3. Controle la salida de ozono de la máquina antes de comprarla o usarla para asegurarse de que esté por debajo del límite máximo de exposición.

Contraindicaciones y mejores prácticas para el vaporizador

Para evitar dañar al cliente, es importante conocer las contraindicaciones y las mejores prácticas para el uso del vaporizador.

- No use demasiado vapor en la piel con cuperosis o inflamada, ya que dilata los capilares y los folículos, y causa más enrojecimiento e irritación.
- No coloque el brazo del vaporizador demasiado cerca del rostro.
- Para no quemarse, no toque el recipiente de vidrio del vaporizador cuando esté caliente; recuerde que demora un largo rato en enfriarse. Pídale una demostración al instructor sobre cómo retirar, limpiar y reemplazar el recipiente de vidrio con seguridad.

- No abandone la sala mientras esté vaporizando a un cliente; si este comienza a despedir agua, puede quemar al cliente.
- No llene demasiado el vaporizador porque puede despedir agua en exceso y quemar al cliente.
- Limpie el vaporizador regularmente ya que la acumulación de minerales puede hacer que salpique agua y el cliente se queme. No permita que el vaporizador se quede con poca agua ya que el vidrio podría romperse si el vaporizador no tuviera un mecanismo de corte de seguridad. Si el vaporizador está colocado de tal forma que el vapor salga por abajo de la nariz y esté muy cerca del cliente, trate de vaporizar por encima de la cabeza. De ser necesario, muévalo algunas veces para que el vapor se rocíe en forma pareja en todo el rostro.
- No agregue agua fría al vaporizador hasta que se haya enfriado para que no se rompa el recipiente de vidrio.

Seguridad y mantenimiento del vaporizador

Lea y siga las instrucciones del fabricante para asegurar un uso correcto del vaporizador. Seguir estas pautas mantendrá su máquina en condiciones óptimas durante años.

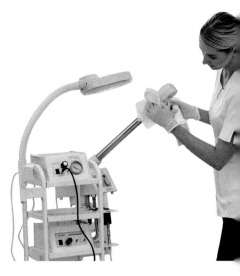

- Después de cada uso, limpie el exterior del vaporizador con un desinfectante.
- Por la noche, una vez que se haya enfriado el recipiente de vidrio por completo, desatornille el recipiente y vacíelo para dejarlo secar. Compruebe que el sello de goma alrededor del borde del recipiente esté limpio.
- Recargue el vaporizador con agua destilada nueva cada mañana. No lo llene excesivamente.
- Antes de cada tratamiento encienda el vaporizador para calentarlo. Esto lo ayudará a ahorrar un tiempo valioso en cada tratamiento.
- El agua que se utiliza en el vaporizador debe tener la menor cantidad posible de químicos y minerales, por lo que se recomienda el uso de agua destilada, no de agua de grifo. Por lo general, el agua del grifo contiene cloro, otros químicos y depósitos minerales.
- No deje agua en el vaporizador durante la noche o el fin de semana. Si el vaporizador no se vacía regularmente, se pueden acumular depósitos en el elemento térmico. Vacíe el recipiente y límpielo suavemente con vinagre y, luego, con agua y jabón. Deje secar los espirales.
- Los vaporizadores no cuidados tienden a salpicar agua caliente, debido a la acumulación de depósitos minerales que se produce con el uso diario. Los depósitos minerales pueden visualizarse como una película de corteza dura blanca o amarilla en el elemento térmico. El agua caliente puede caer en el rostro del cliente y causar quemaduras serias.
- Algunos modelos de vaporizador tienen tanques sólidos que impiden ver el elemento, por lo que necesitan limpiarse al menos dos veces por mes. Se debe utilizar una solución limpiadora de vinagre natural y agua.

- Nunca coloque aceites esenciales ni hierbas directamente en el agua. Los aceites esenciales son altamente activos. Cuando se vierten directamente en un recipiente cerrado con agua hirviendo, pueden hacer que despida agua en exceso o, aún peor, pueden obstruir el vaporizador o hacer que el vidrio se rompa debido a la presión. Algunos vaporizadores están equipados con un aparato tipo pabilo que se coloca en la punta de la boquilla. Aquí puede colocar un par de gotas de un aceite esencial antes de precalentar el vaporizador. El vapor recoge el aroma a medida que se vaporiza en la sala.

- Otros modelos de vaporizador tienen un recipiente especial para las hierbas. Estos vaporizadores especializados son normalmente más costosos; sin embargo, le brindan al esteticista el beneficio agregado de incorporar hierbas terapéuticas al proceso de vaporización. También puede colocar unas pocas gotas de aceite esencial en sus manos, en una almohadilla o hisopo de algodón y mantenerlo cerca del vapor para la aromaterapia.

- No abandone la sala mientras esté precalentando el vaporizador, ya que puede olvidárselo y dejar que quede poca agua y se rompa el vidrio. Los niveles de agua deben mantenerse sobre la línea de seguridad marcada arriba del elemento en el recipiente de vidrio. No todos los vaporizadores tienen apagado automático.

- Algunas máquinas pueden tener reguladores automáticos que detectan el nivel de agua. Cuando está muy bajo o vacío, se acciona un interruptor de seguridad que apaga la máquina.

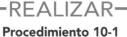

Procedimiento 10-1
Uso y cuidado del
vaporizador

- Algunas máquinas tienen temporizadores que las apagan en el horario establecido. Los temporizadores son útiles, pero algunos producen un sonido similar a las manecillas de reloj y luego suenan cuando el temporizador se apaga, lo lo que puede ser un ruido fuerte y molesto. Pruébelos antes de comprar la máquina.

- Siempre tenga a mano un recipiente de vidrio y un sello de goma extras.

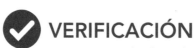

VERIFICACIÓN

6. Mencione los beneficios que otorga el uso de un vaporizador.

Demostrar cómo utilizar la máquina de succión de manera segura y eficaz

La **máquina de succión**, también conocida como *máquina de vacío*, es usada por el esteticista en un tratamiento facial cuando su meta es quitar impurezas, estimular la piel o realizar un masaje linfático con máquina en el rostro. La máquina utiliza ventosas de vidrio y metal que vienen de distintas formas y tamaños, según su aplicación. El movimiento de estas ventosas a lo largo del rostro y el cuello imita las contracciones realizadas en forma natural por los vasos linfáticos y ayudan, artificialmente, al movimiento del fluido linfático (**Figura 10–7**).

Cuándo usar la máquina de succión

El primer paso es determinar cuándo usar la máquina de succión durante un servicio.

- Esta máquina puede usarse después de la desincrustación y antes de la extracción.
- También puede usarse en lugar del masaje.

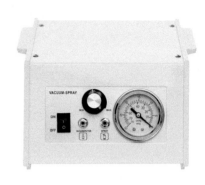

▲ **FIGURA 10–7** Máquina de succión.

Efectos de la máquina de succión

La máquina de succión tiene dos funciones principales:

- Succionar la suciedad y las impurezas de la piel.
- Estimular la capa dérmica al igual que el sistema linfático y la circulación sanguínea.

Contraindicaciones y mejores prácticas para la máquina de succión

Para evitar lastimar al cliente, es importante conocer las contraindicaciones y las mejores prácticas para la máquina de succión.

- Esta máquina no debe usarse en piel con cuperosis con capilares distendidos o dilatados o con lesiones abiertas. Para evitar dañar la piel del cliente, no use la succión sobre la piel inflamada, con rosácea o con cuperosis.
- No succione líquidos ni aceites dentro del aparato de succión.
- Evite usar una succión fuerte ya que puede causar daño al tejido o pequeños hematomas. Mantener la piel estirada con los ajustes adecuados le ayudará a no dañar la piel.

Seguridad y mantenimiento de las máquinas de succión

Siga estas pautas para limpiar y mantener la máquina de succión.

- Lave todos los dispositivos de vidrio con agua y jabón y remójelos en un desinfectante de intensidad adecuada.
- Siga las instrucciones del fabricante para la limpieza de mangos y mangueras.
- Normalmente, hay un filtro ubicado en el extremo de la manguera donde esta se enchufa a un orificio conectado a la máquina. Es posible que deba cambiar el filtro con frecuencia, según el uso.
- Envuelva los extremos en un paño para guardar la máquina en el área de almacenamiento y evitar que se rompa.

La máquina de succión

1. Aplique un medio, como el agua, para poder deslizar el aparato durante el proceso.
2. Conecte la punta de metal o de vidrio adecuada a la manguera después de insertar un trozo de algodón en la pieza manual como filtro (sin bloquear la presión de succión).
3. Encienda el aparato y ajuste la succión.
4. Con el dedo índice, cubra el orificio del mango mientras mueve el aparato alrededor de la piel, comenzando por la parte superior o inferior del rostro del cliente. Por lo general, son suficientes de 3 a 5 pasadas en cada área y se deben ajustar según la sensibilidad de la piel.
5. Mueva el aparato lentamente de manera horizontal sobre la piel humectada o húmeda. Continúe moviéndolo por el rostro sin detenerse. Mantenga la piel tensa con la otra mano en cada área del rostro.
6. Cambié a la punta pequeña para la nariz. Asegúrese de incluir los pliegues verticales cerca de la nariz.
7. Para evitar jalar de la piel, levante el dedo del orificio antes de retirar el aparato del rostro. Desconecte el accesorio de la manguera.

VERIFICACIÓN

7. ¿Cuáles son los dos efectos que causa un dispositivo de succión?

Demostrar cómo utilizar la corriente galvánica de manera segura y eficaz

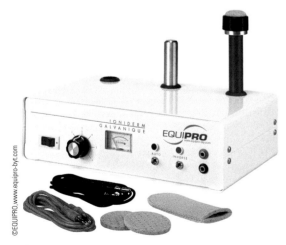

La corriente galvánica se usa para producir dos reacciones importantes en estética: la **desincrustación** química y la **iontoforesis** iónica. La máquina galvánica convierte la corriente alterna que recibe del tomacorriente eléctrico en corriente continua. Entonces, los electrones pueden fluir de manera constante en la misma dirección. Esto produce una respuesta de relajación que se puede regular para llegar a terminaciones nerviosas específicas de la epidermis. La máquina puede dejar un sabor metálico en la boca, lo cual es normal (**Figura 10–8**).

Cuándo usar corriente galvánica

La corriente galvánica se usa cuando la meta es preparar la piel para realizar extracciones o ayudar a que los productos se absorban en la piel. Se puede utilizar en un tratamiento facial

▲ **FIGURA 10–8** Máquina de corriente galvánica.

después del paso de exfoliación y antes de la extracción, además se puede usar antes de colocar una mascarilla para liberar sus ingredientes o durante las últimas etapas del tratamiento.

Efectos de la máquina galvánica

El uso de la máquina galvánica conlleva dos beneficios principales.

- La desincrustación causa una reacción alcalina que ablanda los folículos para una limpieza profunda.
- La iontoforesis se usa para introducir productos solubles en agua en la piel.

DESINCRUSTACIÓN

Para la proceso de desincrustación se usa la corriente galvánica con el fin de crear una reacción química en la piel que emulsiona el sebo y los depósitos de los folículos.

Para realizar la desincrustación, se aplica una solución electronegativa de base alcalina/pH negativo en la superficie de la piel. La solución está formulada para permanecer en la superficie de la piel, no para ser absorbida. Cuando el esteticista realiza una desincrustación, el cliente sostiene el electrodo positivo ajustado en polaridad positiva. El esteticista usa el electrodo negativo en el rostro, ajustado en polaridad negativa. Esto produce una reacción química que transforma el sebo de la piel en jabón, un proceso conocido como **saponificación**. El jabón se compone de grasa y lejía (hidróxido de sodio). Cuando la corriente eléctrica interactúa con las sales (cloruro de sodio) en la piel, produce un químico llamado hidróxido de sodio (o lejía). Esta sustancia jabonosa ayuda a disolver el exceso de grasa, los folículos obstruidos, los comedones y otros residuos en la piel, al mismo tiempo que la suaviza.

Existen varios tipos de electrodos para la máquina galvánica. Los más populares son el electrodo plano y el rodillo. Para que haga un contacto adecuado, cada electrodo se debe cubrir con algodón y el cliente debe sostener el electrodo cuya carga (ya sea positiva o negativa) sea opuesta a la del electrodo en la piel.

Para la anaforesis, se puede usar bicarbonato en agua como líquido de desincrustación. La mayoría de los sueros con base de agua pueden usarse como productos de iontoforesis en la cataforesis.

Efectos de la desincrustación La desincrustación es muy beneficiosa para la piel grasa o con acné porque ayuda a ablandar y a relajar los restos presentes en los folículos antes de las extracciones.

Mejores prácticas y las consideraciones de seguridad para la desincrustación Mantenga un contacto uniforme en la piel una vez que activa la máquina galvánica. La electricidad fluye a través del electrodo y cuando este se retira de la piel, aunque sea levemente, el cliente puede sentir un cosquilleo o una descarga. Para evitar esta sensación, primero apague la máquina y después retire el electrodo de la piel. Se le debe advertir a los clientes sobre esta posibilidad antes de comenzar el tratamiento.

¡PRECAUCIÓN!
No utilice corriente galvánica negativa en clientes que presenten vasos capilares rotos, acné pustular, presión sanguínea alta o implantes metálicos.

IONTOFORESIS

La iontoforesis es el proceso que utiliza corriente eléctrica para hacer penetrar las soluciones solubles en agua en la piel. Este proceso le permite al esteticista transferir o hacer penetrar los iones de una solución aplicada en las capas más profundas de la piel. Los **iones** son átomos o moléculas que transportan una carga eléctrica. La corriente fluye a través de soluciones conductoras tanto de la polaridad positiva como de la negativa. Este proceso se conoce como **ionización**, es decir, la separación de una sustancia en iones.

En teoría, la iontoforesis está basada en las leyes universales de atracción. Por ejemplo, el negativo atrae al positivo y viceversa. De manera similar a una respuesta magnética, la iontoforesis crea un intercambio de iones o cargas positivas y negativas.

El proceso de penetración de los iones ocurre de dos formas: **cataforesis**, que se refiere a la infusión de un producto positivo y **anaforesis**, que se refiere a la infusión de un producto negativo, como un fluido de desincrustación.

Efectos de la iontoforesis Durante la ionización, pueden ocurrir varias reacciones y efectos en la piel (**Tabla 10–2**).

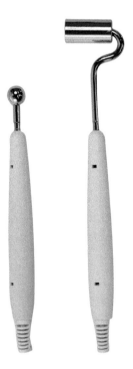

▼ **TABLA 10–2** Efectos de la corriente galvánica: Iontoforesis

EFECTOS DE LA CORRIENTE GALVÁNICA: IONTOFORESIS	
POLO NEGATIVO (CÁTODO): ANAFORESIS	**POLO POSITIVO (ÁNODO): CATAFORESIS**
Soluciones negativas	Soluciones positivas
Causa una reacción alcalina	Causa una reacción ácida
Suaviza y relaja los tejidos	Tensa la piel
Estimula las terminaciones nerviosas	Calma o relaja las terminaciones nerviosas
Aumenta la circulación sanguínea	Disminuye la circulación sanguínea

Mejores prácticas y las consideraciones de seguridad para la iontoforesis Mantenga un contacto uniforme en la piel una vez que activa la máquina galvánica. La electricidad fluye a través del electrodo y cuando este se retira de la piel, aunque sea levemente, el cliente puede sentir un cosquilleo o una descarga. Para evitar esta sensación, primero apague la máquina y después retire el electrodo de la piel. El electrodo debe estar todo el tiempo en movimiento.

Algunas máquinas tienen un interruptor en el panel que controla los modos positivo y negativo, de modo que no tiene que cambiar manualmente los cables rojo y negro, solo debe mover el interruptor.

Polaridad de las soluciones Siempre debe verificar la etiqueta del producto para identificar la polaridad de la ampolla o solución. Los productos con un pH ligeramente ácido se consideran positivos y se usan principalmente para la iontoforesis. Si el producto fuera positivo, el cliente y el esteticista deben usar los electrodos opuestos. El técnico sostiene el polo positivo y el cliente el negativo. Los productos con pH alcalino (o base) se consideran negativos y se utilizan para la desincrustación. Si el producto es negativo, el esteticista debe implantar la solución con el electrodo en negativo y electrodo en negativo y sostener el electrodo negativo. El cliente sostiene el electrodo positivo (**Figura 10–9**). Algunos fabricantes pueden incluir ingredientes en el mismo frasco que son simultáneamente positivos y negativos. En tal caso, el producto debe ionizarse de 3 a 5 minutos en negativo, seguido de 3 a 5 minutos en positivo. Si no se indica polaridad negativa ni positiva en una ampolleta, como norma general, el esteticista debe usar primero el polo negativo y luego el positivo. De esta manera está estimulando y suavizando la piel en primer lugar y preparándola para el tratamiento con anaforesis, para luego finalizar con la penetración del producto, el estiramiento de la piel y el suavizado con cataforesis.

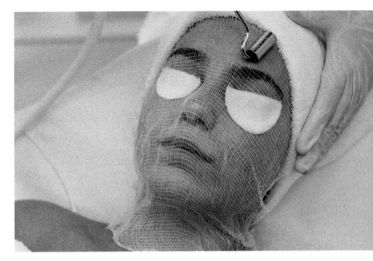

▲ **FIGURA 10–9** La corriente galvánica puede estimular y ablandar la piel.

- El peso molecular de un producto también es un factor en la permeabilidad. Las moléculas más pequeñas tienen una mayor capacidad de penetración, mientras que las moléculas más grandes no pueden penetrar en la piel.

- Los productos a base de agua penetran mejor que los productos a base de aceite.

Contraindicaciones y mejores prácticas para la máquina galvánica

Con el fin de evitar posibles complicaciones de salud, no use corriente galvánica en clientes que reúnan alguno de los siguientes requisitos:

- Tengan implantes metálicos o marcapasos
- Tengan correctores dentales
- Presenten afecciones cardíacas, incluido el PVM, prolapso de la válvula mitral
- Padezcan de epilepsia
- Estén embarazadas
- Tengan hipertensión, fiebre o cualquier infección
- Tengan sensibilidad insuficiente en los nervios debido a enfermedades, como la diabetes
- Tengan piel abierta o lastimada (por ej.: heridas, cicatrices recientes) o acné pustular inflamado
- Tengan piel con cuperosis o rosácea
- Tengan migrañas crónicas
- Tengan temor ante el uso de dispositivos eléctricos

Seguridad y mantenimiento de la máquina galvánica

Antes de intentar limpiar los electrodos, lea y siga las instrucciones del fabricante para la limpieza y desinfección del equipo.

- Desconecte el cable del electrodo.
- Retire todo el algodón que pudiera haber en el electrodo y deséchelo.
- Lave el electrodo en agua jabonosa tibia para eliminar todo material orgánico; enjuáguelo y séquelo. Sumerja el electrodo en desinfectante el tiempo que indique el fabricante, enjuáguelo, séquelo y guárdelo en un recipiente hermético.
- No coloque nunca un electrodo de metal en un autoclave, a menos que lo indique el fabricante. Rocíe suavemente con un desinfectante y limpie el cable de conexión del electrodo, la manija y la máquina.

┌──REALIZAR──┐
Procedimiento 10-2
Realizar la desincrustación y la iontoforesis con una máquina galvánica

VERIFICACIÓN

8. Enumere y defina las dos reacciones principales de la corriente galvánica.
9. ¿Cuáles son las contraindicaciones del uso de una máquina galvánica?
10. ¿Cuáles son los efectos que causa la anaforesis en la piel?
11. ¿Cómo afecta la piel el polo negativo de la corriente galvánica?
12. Defina cataforesis.

Demostrar cómo utilizar la máquina de alta frecuencia de manera segura y eficaz

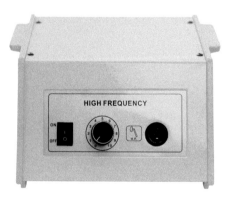

▲ FIGURA 10–10 Máquina de alta frecuencia.

La **máquina de alta frecuencia** es un aparato que utiliza corriente alterna o **corriente sinusoidal**, que es una corriente alterna suave y repetitiva, que produce un efecto de calor. La corriente oscilante de alta frecuencia pasa a través de un dispositivo que permite la selección de una corriente de pulsos *Tesla*. Esta corriente puede producir frecuencias de 60.000 a 200.000 hertz, según cómo se regule. La frecuencia indica la repetición de la corriente por segundo (**Figura 10–10**). Debido a que la corriente de alta frecuencia es capaz de cambiar la polaridad miles de veces por segundo, básicamente no tiene polaridad y de hecho no produce cambios químicos. Esto hace que la penetración del producto sea físicamente imposible. En cambio, la penetración del producto se logra con el uso de corriente galvánica.

La oscilación rápida creada por la máquina de alta frecuencia hace vibrar las moléculas de agua en la piel. Esto puede causar un efecto de calor que va de suave a fuerte. Es importante observar que los dispositivos estéticos de alta frecuencia tienen un efecto moderado. Un ejemplo de una reacción calórica más fuerte puede verse en la **termólisis**, la cual se usa en la electrólisis (depilación permanente). La máquina de alta frecuencia produce ruido y el ozono presenta un olor particular. Infórmele a los clientes qué deben esperar cuando se usa la máquina de alta frecuencia y dígales que lo que sucede es normal.

Electrodos

Hay disponibles diversos tipos de electrodos directos e indirectos con la alta frecuencia. Cada uno de estos electrodos tiene características y efectos beneficiosos únicos que producen reacciones fisiológicas particulares en los tratamientos estéticos. Si usa una máquina de alta frecuencia, será necesario que esté capacitado para realizar el procedimiento y usar los distintos electrodos.

Durante el proceso de fabricación, la mayor parte del aire es eliminada de los electrodos de alta frecuencia, lo que crea un vacío en el tubo. El aire se reemplaza principalmente con gas neón. Sin embargo, algunos electrodos también pueden contener gas argón. A medida que la electricidad pasa a través de estos gases, estos emiten matices visibles de luz. El gas neón produce una luz rosada, anaranjada o roja y, por lo general, se usa para la piel sensible y la piel envejecida. El gas de argón o gas enrarecido produce una luz azul o violeta y, por lo general, se usa para la piel de normal a grasa y la piel propensa al acné. En ocasiones, estas luces se denominan en forma errónea *infrarrojas* o *ultravioletas* debido a sus colores, pero no hay rayos infrarrojos ni ultravioleta en la alta frecuencia.

Además de los distintos gases, los electrodos vienen de distintos tamaños y formas para adecuarse al área del tratamiento.

TIPOS Y APLICACIONES GENERALES DE LOS ELECTRODOS

Existen muchos tipos de electrodos que se pueden usar en tratamientos con máquinas de alta frecuencia. Consulte la **Tabla 10–3** para conocer los distintos tipos y sus aplicaciones.

Cuándo usar la alta frecuencia

La máquina de alta frecuencia es una herramienta estética versátil y útil.

- Se puede aplicar después de las extracciones o usarse sobre un producto, pero no ayudará a que el producto penetre como lo hace la iontoforesis.
- La máquina también produce ozono, que tiene un efecto germicida en la piel.

Electrodo	Aplicación general
Hongo pequeño	1. Coloque el electrodo en el aparato portátil. Gírelo suavemente hasta que quede en su lugar. 2. Ajuste el reóstato en el valor adecuado si la máquina no es automática. 3. Coloque el dedo índice en el electrodo de vidrio para conectarlo a tierra hasta que toque la piel del cliente, luego quítelo. 4. Deslice el electrodo sobre la gasa con movimientos circulares (a través de la frente), y luego sobre el área de la nariz, las mejillas y el mentón. 5. Para retirarlo de la piel, coloque el dedo índice en el electrodo para conectarlo a tierra y, luego, quítelo. Apague el interruptor y desconecte el electrodo. Quite la gasa.
Hongo grande	1. El hongo grande se usa igual que el pequeño. 2. Otra manera eficaz de usar este aparato es abrir un trozo de gasa de algodón y deslizar el electrodo de hongo sobre la gasa que se coloca sobre el rostro del cliente. Esto produce un fino rocío de chispas sobre la piel. Este tratamiento es ideal para piel problemática o con acné. 3. Acabado del tratamiento facial: la alta frecuencia puede usarse al final de un tratamiento sobre la crema. Coloque una gasa de algodón entre la crema que está sobre la piel del cliente y el electrodo. Deslícese con movimientos circulares en toda el área. Quite la gasa.
Indirecto (espiral)	Los electrodos indirectos se usan para estimular la piel durante el masaje de manera indirecta. Este tratamiento es ideal para la piel cetrina y envejecida. 1. Aplique crema en el rostro del cliente. (No coloque gasa.) 2. Dele el electrodo de vidrio al cliente para que lo sostenga con ambas manos. 3. Ubique los dedos de una mano en la frente del cliente. 4. Con la mano contraria, encienda la máquina de alta frecuencia y mueva el ajuste a "bajo". 5. Con ambas manos, realice un movimiento similar al de tocar el piano, golpeteando suavemente la piel. Mueva las manos por todo el rostro de manera sistemática. 6. Para suspender el masaje, retire una mano de la piel, apague el aparato y desconecte el electrodo. 7. Para mantener el flujo de corriente, no pierda contacto con la piel durante el procedimiento.
Estimulación (punta de vidrio)	Un electrodo con punta de vidrio se usa para dirigir la estimulación a un área específica, como una lesión de acné. Ayuda a desinfectar y a cicatrizar la lesión. La estimulación es visible y produce un ruido similar al de una vibración. 1. Coloque el electrodo en el aparato portátil. 2. Coloque el electrodo de vidrio sobre el área de la lesión, quite el dedo de modo que el electrodo no esté conectado a tierra antes de colocarlo en el rostro con el fin de estimular el área por unos segundos. Coloque el electrodo en el área de color marrón por unos segundos y retírelo. Repita esto algunas veces. 3. Quite el electrodo de la piel colocando el dedo una vez más sobre el vidrio. Apague el interruptor y desconecte el electrodo.
Peine (rastrillo)	Para aplicar el electrodo de rastrillo, siga las instrucciones para el electrodo tipo hongo. Se usa principalmente para el tratamiento del cuero cabelludo.

Efectos de la alta frecuencia

La máquina de alta frecuencia beneficia a la piel de las siguientes maneras:

- Posee un efecto antiséptico y de curación en la piel.
- Estimula la circulación.
- Oxigena la piel.
- Incrementa el metabolismo celular.
- Ayuda a coagular y cicatrizar cualquier lesión abierta después de la extracción mediante la estimulación con el electrodo tipo hongo.
- Genera una sensación de calor que tiene un efecto relajante en la piel.

Contraindicaciones y mejores prácticas para la máquina de alta frecuencia

Asegúrese de conocer todas las contraindicaciones de uso de la máquina de alta frecuencia antes de implementarla en un tratamiento.

La alta frecuencia no se debe utilizar en clientes que que reúnan alguno de los siguientes requisitos:

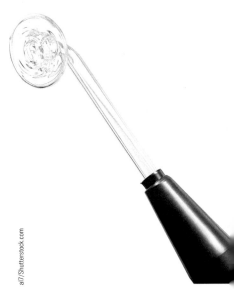

al7/Shutterstock.com

- Tengan piel con cuperosis
- Tengan áreas inflamadas
- Tengan marcapasos
- Tengan implantes metálicos
- Presenten problemas cardíacos
- Tengan presión arterial alta
- Tengan correctores dentales
- Padezcan epilepsia
- Estén embarazadas
- Tengan perforaciones corporales de la cintura para arriba; durante un tratamiento, el cliente debe evitar cualquier contacto con el metal, como apoyabrazos, joyas y pasadores metálicos para evitar la posibilidad de quemaduras.

Cumpla las siguientes pautas:

- Para evitar quemarse, el cliente debe evitar el contacto con el metal durante los tratamientos con la máquina eléctrica.
- Los clientes deben quitarse todas las joyas y piercing antes del tratamiento.
- El técnico debe antes colocar su dedo en el electrodo antes de aplicarlo al cliente y antes de quitarlo del cliente.
- El electrodo debe estar todo el tiempo en movimiento.
- Los electrodos se deben quitar suavemente del mango para evitar que se rompan.

Seguridad y mantenimiento de las máquinas de alta frecuencia

Siga estas pautas de mantenimiento para las máquinas de alta frecuencia.

- Después de cada uso, limpie el electrodo de vidrio con una solución de agua y jabón.
- No utilice alcohol en los electrodos.
- No sumerja los electrodos directamente en agua. Coloque solo la punta de vidrio del electrodo (no la metálica) en una solución desinfectante durante el tiempo recomendado por el fabricante. Limpie todo el electrodo con una toalla de papel con desinfectante.
- Enjuague los electrodos. No moje el extremo de metal. Séquelo con una toalla limpia y guárdelo en un recipiente hermético cerrado. No coloque los electrodos en un esterilizador de rayos ultravioleta o un autoclave.
- A menos que se rompan o se dañen, la mayoría de los electrodos no necesitan ser reemplazados, pero recuerde que son muy frágiles. Tenga especial cuidado de envolverlos en un material suave y guardarlos en un cajón donde no se puedan golpear o dañar. Algunas máquinas nuevas tienen ranuras incorporadas para guardar los electrodos. Asegúrese de cubrir los electrodos para que permanezcan limpios y sanos.
- El espiral de alta frecuencia debe reemplazarse después de unos años de uso si está perdiendo potencia.
- Limpie el mango, los cables y la máquina con desinfectante.
- Consulte al fabricante respecto de los requisitos de servicio adicionales.

┌─REALIZAR─┐
Procedimiento 10-3
Usar la máquina
de alta frecuencia

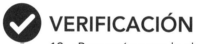

VERIFICACIÓN

13. ¿Para qué se usa la alta frecuencia?

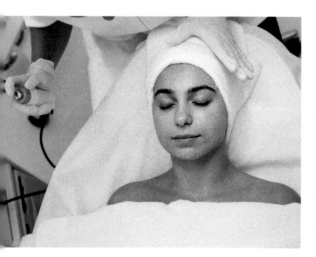

▲ **FIGURA 10–11** La máquina rociadora se puede usar para aplicar tonificador.

Demostrar cómo utilizar la máquina rociadora de manera segura y eficaz

El rociado es efectivo para calmar e hidratar la piel (**Figura 10–11**). La **máquina rociadora** forma parte de la máquina de succión y está conectada a una botella de plástico pequeña con una boquilla rociadora mediante una manguera.

Cuándo usar la máquina rociadora

Esta botella con boquilla rociadora se puede llenar con una solución refrescante o tonificante (1 parte de tonificante y 2 de agua destilada) para rociar suavemente el rostro del cliente luego de la limpieza u otro paso del tratamiento, tal como el masaje.

Efectos del uso de la máquina rociadora

La máquina rociadora afecta la piel ya que incorpora humedad durante o después de un tratamiento y se usa para calmar e hidratar la piel.

Contraindicaciones y mejores prácticas para la máquina rociadora

- No debe usarse en clientes con afecciones respiratorias ya que el rociado puede causar irritación en las vías respiratorias.
- No permita que líquido rociado caiga en los ojos, las orejas o la boca del cliente ni que se deslice hacia el cuello. Si usa el rociador por un tiempo prolongado, utilice almohadillas para los ojos como medida de seguridad.
- No deje tonificantes ni otros líquidos en la botella rociadora por periodos prolongados ni por la noche. Esto puede hacer que el plástico se quiebre.
- No use la máquina rociadora en una sala que no esté bien ventilada.

Seguridad y mantenimiento de la máquina rociadora

Estas son algunas pautas generales para el mantenimiento de la máquina rociadora.

- Después de usarla, limpie la botella rociadora, los cables y la máquina con desinfectante y siga las instrucciones de limpieza del fabricante. Enjuague con agua destilada regularmente.
- La acumulación de minerales en la boquilla del rociador debe limpiarse mensualmente o con mayor frecuencia.

┌─── REALIZAR ───┐
Procedimiento 10-4
Usar la máquina rociadora
└────────────────┘

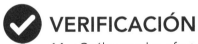

VERIFICACIÓN

14. ¿Cuáles son los efectos de la máquina rociadora?

Mencionar el uso y los beneficios de la cera de parafina

No se deben usar los calentadores de cera de parafina que permiten la inmersión directa de la mano o el pie del cliente en un baño de parafina debido al peligro de la contaminación cruzada. Sin embargo, se han desarrollado métodos más modernos. En uno de estos métodos se utiliza una máquina que calienta una manga de plástico de un solo uso llena

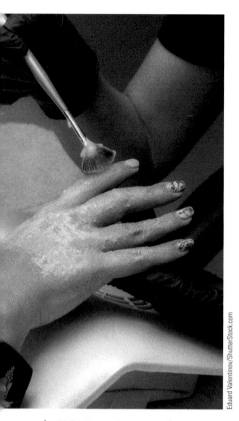

de parafina. Otra técnica desarrollada para evitar la contaminación de la cera es el uso de un cepillo descartable para aplicar la cera en el cliente. (**Figura 10–12**).

Cuándo usar la cera de parafina

La mascarilla de parafina caliente se usa para hidratar la piel seca y, generalmente, se aplica sobre una loción hidratante corporal en manos y pies.

Efectos del uso de cera de parafina

La cera de parafina le permite al esteticista realizar un tratamiento que ofrece resultados rápidos, aunque poco duraderos.

Contraindicaciones y mejores prácticas para la cera de parafina

Los clientes que tengan una piel comprometida, afecciones de la piel o enfermedades generales que no pueden recibir tratamientos a base de calor, tampoco pueden recibir tratamientos con cera de parafina.

Seguridad y mantenimiento

Los calentadores de cera de parafina permanecen a un nivel de temperatura bajo y seguro. Deben recargarse a medida que se descarta la cera usada. Estos calentadores tienden a demorar un largo tiempo en calentarse en la mañana. Use siempre una máquina de cera profesional que emita baja temperatura. Un calentador sustituto, como una olla eléctrica, regula la temperatura de manera diferente, por lo que no se recomienda. El uso de una máquina que calienta una manga de plástico de un solo uso llena de parafina en manos y pies impide la contaminación cruzada. Después de usarla, limpie la máquina con desinfectante y siga las instrucciones de limpieza del fabricante.

▲ **FIGURA 10–12** En las nuevas técnicas de cera de parafina se utiliza un cepillo descartable para la aplicación con el fin de evitar la contaminación cruzada.

Eduard Valentinov/ShutterStock.com

 VERIFICACIÓN

15. ¿Cuál es el mejor método para la aplicación de cera de parafina para prevenir la contaminación cruzada?

Mencionar el uso y los beneficios de las botas y los mitones eléctricos

Las botas y los mitones eléctricos son similares a las almohadillas de calentamiento eléctrico y ofrecen configuraciones ajustables. Aunque no se usan comúnmente, es importante conocer su función y los beneficios que brindan al cliente (**Figura 10–13**).

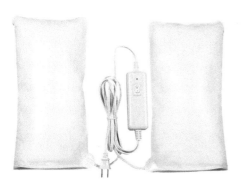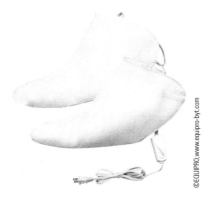

©EQUIPRO,www.equipro-byt.com

▲ **FIGURA 10–13** Botas y mitones eléctricos.

Cuándo usar botas y mitones eléctricos

- Las botas y los mitones calientan las manos y los pies con el fin de aumentar la circulación y promover la relajación general.
- Aunque a menudo se promocionan como meros accesorios de un servicio, las botas y los mitones en realidad cumplen una función importante. El calor contribuye a la penetración de la loción y calma el dolor de pies y manos.

Efectos de las botas y los mitones eléctricos

Debido a la aplicación de calor, las botas y los mitones eléctricos aumentan la penetración de las lociones y cremas que se aplican a la piel.

Contraindicaciones y mejores prácticas para botas y mitones eléctricos

- Para usar las botas y los mitones eléctricos, aplique loción en las manos o pies del cliente y cúbralos con bolsas de plástico de un solo uso antes de introducirlos en los calentadores.
- Caliente los mitones o las botas por aproximadamente 10 minutos.
- Asegúrese de que los calentadores no tomen demasiada temperatura. Si el cliente se siente sudoroso, la loción no penetrará.

Seguridad y mantenimiento de las botas y mitones eléctricos

- Para limpiar las botas y los mitones eléctricos, lávelos con un desinfectante después de cada uso.

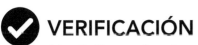 **VERIFICACIÓN**

16. ¿Cuáles son los efectos de las botas y los mitones eléctricos?

Identificar el motivo por el cual, como esteticista con licencia, debe tomar decisiones informadas al comprar un equipo

Es de suma importancia que investigue antes de comprar equipos. Las reglamentaciones determinan qué dispositivos se pueden usar dentro del campo de acción de un esteticista. Otra asunto a tener en cuenta al momento de comprar es la cobertura del seguro de los dispositivos para proteger a los clientes y a usted mismo. Asegúrese de que las afirmaciones del fabricante sean correctas y de que exista evidencia clínica que sostenga esas afirmaciones. Es aconsejable tomarse su tiempo cuando decida comprar máquinas costosas. Otros dos aspectos importantes a tener en cuenta al comprar un equipo son las garantías y la capacitación proporcionadas por el fabricante y distribuidor. Muchas máquinas de alta tecnología requieren de educación y capacitación.

Los avances de la ciencia y la tecnología han generado muchas herramientas nuevas de alto rendimiento que mejoran el trabajo del esteticista. Los esteticistas deben continuar su educación para mantenerse al tanto de los desarrollos más recientes en el cuidado terapéutico de la piel. En este capítulo, hemos presentado una visión general de las herramientas y de los equipos especializados diseñados para ayudar al esteticista a obtener los mejores resultados posibles en los tratamientos del cuidado de la piel. Si bien algunas máquinas no se usan regularmente, es importante estar familiarizado con ellas. Vea el capítulo 13, "Temas y tratamientos avanzados, para" obtener información acerca de los equipos más avanzados.

Estudie y repase las pautas sugeridas para el funcionamientos de las máquinas y practique sus destrezas hasta que se sienta cómodo trabajando con el equipo. Siempre sea meticuloso con las cuestiones de seguridad y las contraindicaciones cuando usa las máquinas. Los clientes quieren resultados instantáneos, así que asegúrese de que pueda cumplir lo que promete. Invierta en máquinas de buena calidad y su inversión incrementará su credibilidad e ingresos como esteticista. ¿Qué máquinas le gustaría incorporar a sus servicios? El equipo de alta tecnología puede ser lo que se imponga en el futuro.

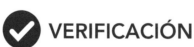 **VERIFICACIÓN**

17. ¿Por qué es importante preguntar sobre la cobertura del seguro antes de comprar un dispositivo?

Procedimiento 10-1:
Uso y cuidado del vaporizador

Implementos y materiales

- ☐ Preparación estándar de la camilla de tratamiento con ropa blanca
- ☐ Vaporizador
- ☐ Gafas o almohadillas para los ojos
- ☐ Agua destilada para llenar el vaporizador

- ☐ Toallitas estéticas húmedas de 10 cm x 10 cm (4" × 4")
- ☐ Guantes
- ☐ Sanitizante de manos
- ☐ Toallitas estéticas o esferas de algodón de 5 cm x 5 cm (2" × 2")

- ☐ Desmaquillante
- ☐ Tonificante
- ☐ Crema hidratante y protección solar
- ☐ Solución desinfectante o vinagre

☐A: Uso del vaporizador

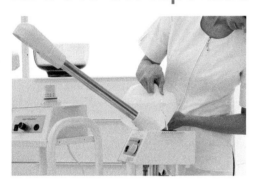

1 Realice el "Procedimiento 7–1: Preparación de la sala de tratamiento antes del servicio".

2 Vierta agua destilada en el recipiente designado a través de la abertura de la parte superior. Verifique que no esté demasiado lleno y que esté al nivel de la línea máxima de llenado.

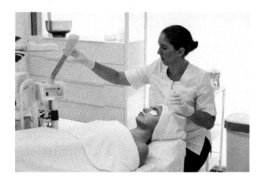

3 Realice una verificación previa del equipo y ajuste la posición de este para simplificar su uso y garantizar la seguridad del cliente. Antes de comenzar el tratamiento facial, ubique el vaporizador en el lugar que desea. Ajuste la altura. No coloque el brazo ni la boquilla del vaporizador en dirección al cliente. El vaporizador podría salpicar agua caliente sobre el cliente. Espere hasta que el vaporizador haya demostrado que vaporiza en forma segura y eficaz antes de dirigirlo hacia el cliente.

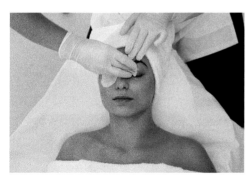

4 Realice el "Procedimiento 8–1: Preparación del cliente para el tratamiento antes del servicio".

5 Aplique desmaquillante a una toallita estética o una esfera de algodón y quite el maquillaje.

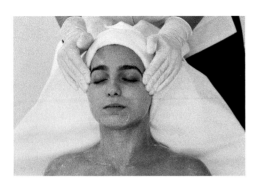

6 Aplique un limpiador facial y masajee para que penetre en la piel.

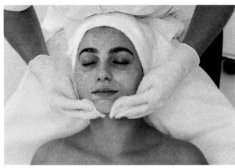

7 Retire el limpiador de la piel.

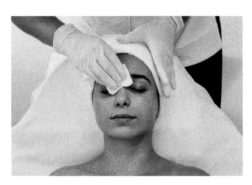

8 Con toallitas estéticas o esferas de algodón de 5 cm x 5 cm (2″ × 2″) humedecidos con tonificante, retire cualquier residuo.

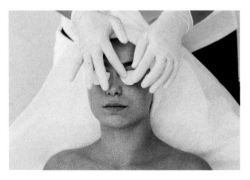

9 Aplique gafas o almohadillas para los ojos.

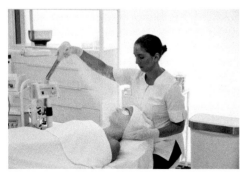

10 Encienda el vaporizador. Si el vaporizador tiene una opción secundaria de ozono o vapor, no encienda el segundo interruptor hasta que el vapor sea visible.

11 Cuando el agua esté hirviendo y el vapor sea visible, lentamente atraiga el brazo del vaporizador hacia el cliente.

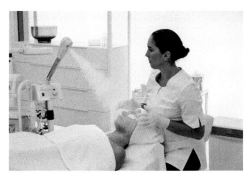

12 Mantenga el vapor a una distancia aproximada de 37,5 a 45 cm (15" a 18") del rostro. Ubique el vaporizador más lejos, si es necesario, de manera que se sienta tibio pero no demasiado caliente en el rostro. Si lo ubica demasiado cerca, el vapor puede causar sobrecalentamiento de la piel, posible irritación o quemaduras.

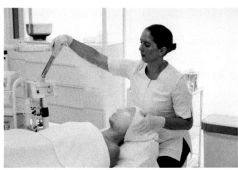

13 Siempre verifique el grado de comodidad del cliente y asegúrese de que el vapor se distribuya en forma pareja sobre el rostro. Si el vaporizador está colocado de tal forma que el vapor salga por abajo de la nariz y esté muy cerca del cliente, trate de vaporizar por encima de la cabeza. Muévalo según sea necesario para que el vapor se rocíe en forma pareja en todo el rostro.

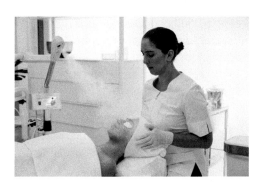

14 Siempre preste atención al cliente mientras realiza la vaporización ya que el agua puede salirse del recipiente y quemar al cliente. No vaporice la piel en exceso. La vaporización debe durar de 5 a 10 minutos, pero su tiempo se debe acortar de ser necesario.

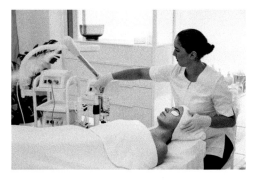

15 Cuando esté listo para interrumpir el vapor, aleje el vaporizador del cliente, luego apáguelo.

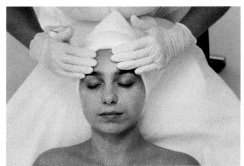

16 Continúe con el siguiente paso del tratamiento o cierre el procedimiento.

17 Quite las almohadillas o las gafas de los ojos, aplique crema hidratante y protección solar.

18 Realice el "Procedimiento 8–9: Procedimiento posterior al servicio".

19 Realice el "Procedimiento 7–2: Limpieza posterior al servicio y preparación para el próximo cliente".

B: Limpieza y desinfección del vaporizador

20 Agregue 2 cucharadas (10 milímetros) de vinagre blanco y llene el recipiente con agua hasta la línea de llenado.

21 Encienda el vaporizador y déjelo calentar hasta que comience a vaporizar. No encienda el ozono.

22 Deje que la máquina produzca vapor durante 20 minutos o hasta que el nivel de agua esté bajo, pero cerciórese de que se mantenga por encima de la línea de bajo nivel para evitar que el recipiente se rompa.

23 Apague el vaporizador y deje el resto de la solución de vinagre en la unidad durante 15 minutos. Debido a que el vinagre tiene un olor penetrante, limpie el vaporizador en el cuarto de servicios o en un área alejada de las salas de tratamiento. Cuando realice el mantenimiento, abra una ventana, si es posible, para evitar que los gases se vayan a otras áreas del salón.

24 Una vez que se haya enfriado, vacíe el recipiente del vaporizador por completo y luego recárguelo con agua. Deje que el vaporizador se caliente hasta vaporizar nuevamente y hágalo funcionar por aproximadamente 10 minutos. Si todavía queda olor, vacíe la unidad y repita el proceso.

> **¡PRECAUCIÓN!**
> No deje que la solución cáustica de vinagre y agua permanezca sobre el espiral si no vaporiza inmediatamente. Si lo deja durante la noche, corroerá los espirales de cobre.

> **NOTA**
>
> Por lo general, los vaporizadores tienen un botón de reinicio para seguridad adicional en caso de que el vaporizador se quede sin agua. Si el vaporizador no está funcionando, controle el botón de reinicio antes de pedir ayuda. El botón de reinicio generalmente se encuentra en la parte de atrás de la máquina.

Procedimiento 10-2:
Realizar la desincrustación y la iontoforesis con una máquina galvánica

Implementos y materiales

- ☐ Preparación estándar de la camilla de tratamiento con ropa blanca
- ☐ Máquina galvánica y accesorios
- ☐ Toallitas estéticas húmedas de 10 cm x 10 cm (4" × 4")
- ☐ Guantes
- ☐ Sanitizante de manos

- ☐ Toallitas estéticas de 5 cm x 5 cm (2" × 2")
- ☐ Esferas de algodón
- ☐ Limpiador
- ☐ Tonificante
- ☐ Agua
- ☐ Fluido para desincrustación
- ☐ Sueros y ampollas

- ☐ Máscara facial de gasa precortada o almohadillas de gasa
- ☐ Crema hidratante
- ☐ Protección solar
- ☐ Solución desinfectante y toallas de papel para la limpieza

Procedimiento

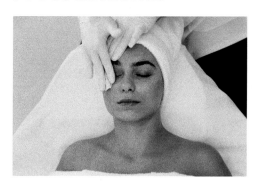

1 Realice el "Procedimiento 7–1: Preparación de la sala de tratamiento antes del servicio".

2 Realice el "Procedimiento 8–1: Preparación del cliente para el tratamiento antes del servicio".

3 Aplique desmaquillante a una toallita estética o una esfera de algodón y quite el maquillaje.

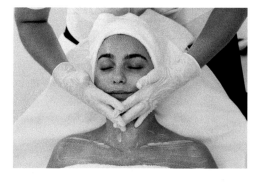

4 Aplique un limpiador en la piel.

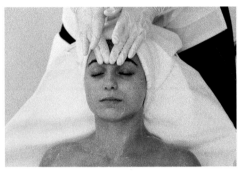

5 Masajee el limpiador sobre la piel para aflojar el maquillaje.

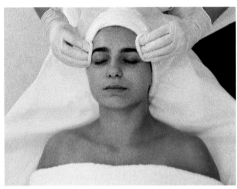

6 Retire el limpiador de la piel.

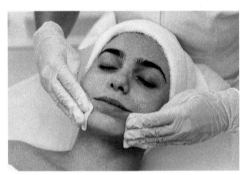

7 Con toallitas estéticas o esferas de algodón de 5 cm x 5 cm (2″ × 2″) humedecidos con tonificante, retire cualquier residuo.

Parte 1: Desincrustación

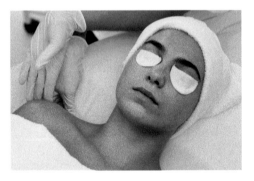

8 Cubra todo el electrodo positivo que hace contacto con el cliente con un trozo de algodón humedecido. Pídale al cliente que lo sostenga o colóquelo detrás de los hombros del cliente. El electrodo está conectado al cable positivo.

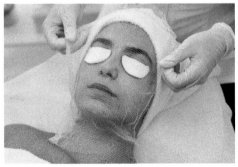

9 Aplique líquido de desincrustación sobre el rostro y, luego, coloque la máscara de gasa precortada sobre este.

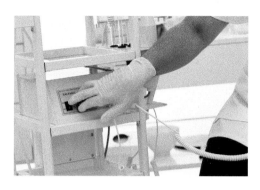

10 Coloque el electrodo en la frente del cliente. Asegúrese de que el electrodo esté directamente sobre la piel antes de conectar la corriente galvánica.

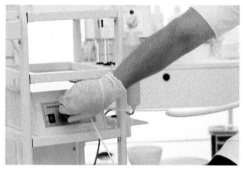

11 Ponga el interruptor en negativo y elija el nivel apropiado para el cliente.

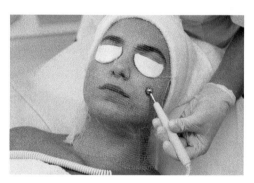

12 Gire suavemente el electrodo mientras lo desliza sobre el rostro del cliente. No levante el electrodo ni rompa el contacto una vez que la máquina esté sobre la piel, porque causará incomodidad al cliente. Mantenga el electrodo tan plano y paralelo a la superficie de la piel como sea posible.

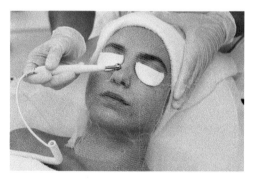

13 Continúe en la zona T debajo de la nariz y hasta el área del mentón (o hacia cualquier otra área que sea grasa o necesite desincrustación). La mejor práctica es usar la desincrustación solo en áreas congestionadas que la necesiten y evitar aquellas áreas donde la piel es seca.

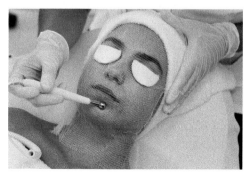

14 Mantenga el electrodo en movimiento constante para evitar la estimulación excesiva de un área. Mantenga la piel humectada. Agregue agua al rostro si la piel se seca mucho para permitir el deslizamiento.

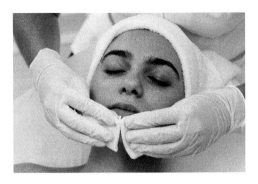

15 Al terminar, primero apague la máquina y después retire el electrodo. Enjuague la piel profundamente con toallitas estéticas humedecidas.

16 Siga con el próximo paso, la iontoforesis.

Parte 2: Iontoforesis

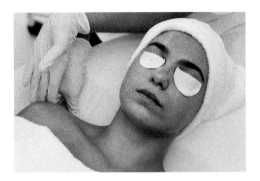

17 Cubra todo el electrodo positivo que hace contacto con el cliente con un trozo de algodón humedecido. Pídale al cliente que lo sostenga o colóquelo detrás de los hombros del cliente. El electrodo está conectado al cable positivo.

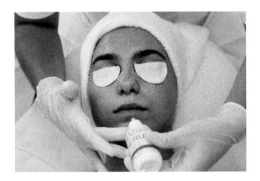

18 Aplique una ampolla o un suero sobre el rostro y, luego, coloque la máscara de gasa precortada sobre este.

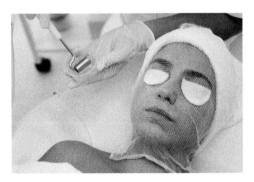

19 Sumerja el electrodo en agua o en una solución de gel conductor. Coloque el electrodo en la frente del cliente. Asegúrese de que el electrodo esté directamente sobre la piel antes de conectar la corriente galvánica.

> ### ¡PRECAUCIÓN!
> No se debe colocar un electrodo metálico directamente sobre la piel. Con los electrodos metálicos, se puede usar gel siempre y cuando la piel este completamente cubierta por este y una gasa. Los trozos de gasa se pueden mover alrededor del rostro y mantener en cada sección según sea necesario.

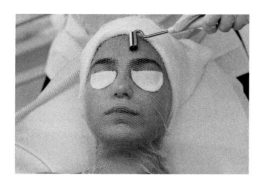

20 Tiene la opción de cambiar los polos positivo y negativo al infundir las soluciones. Para hacerlo, consulte las instrucciones del fabricante del producto.

21 Comience por la frente y gire suavemente el electrodo a medida que lo desliza por la frente del cliente. No levante el electrodo ni rompa el contacto una vez que la máquina esté sobre la piel, porque causará incomodidad al cliente. Mantenga el electrodo tan plano y paralelo a la superficie de la piel como sea posible.

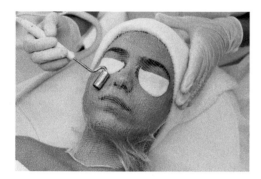

22 Continúe por las mejillas y el resto del rostro.

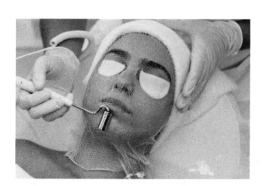

23 Mantenga el electrodo en movimiento constante para evitar la estimulación excesiva de un área. Conserve la piel humectada y las almohadillas mojadas. Agregue agua a la almohadilla o al rostro si la piel se seca mucho para permitir el deslizamiento.

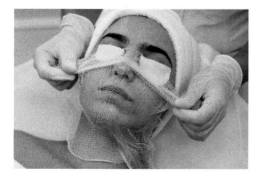

24 Al terminar, primero apague la máquina y después retire el electrodo. Quite la gasa y enjuague la piel completamente.

NOTA

Algunas compañías de productos recomiendan no enjuagar los sueros ni las ampollas después del tratamiento.

25 Realice el "Procedimiento 8–9: Procedimiento posterior al servicio".

26 Realice el "Procedimiento 7–2: Limpieza posterior al servicio y preparación para el próximo cliente".

Procedimiento 10-3:
Usar la máquina de alta frecuencia

Implementos y materiales

- ☐ Preparación estándar de la camilla de tratamiento con ropa blanca
- ☐ Máquina de alta frecuencia y accesorios
- ☐ Máscara facial de gasa precortada o almohadillas de gasa

- ☐ Crema para masaje, si se realiza como parte de un masaje, con el electrodo en espiral
- ☐ Toallitas estéticas húmedas de 10 cm x 10 cm (4" × 4")
- ☐ Guantes
- ☐ Sanitizante de manos

- ☐ Toallitas estéticas o esferas de algodón de 5 cm x 5 cm (2" × 2")
- ☐ Limpiador
- ☐ Tonificante
- ☐ Crema hidratante
- ☐ Protección solar
- ☐ Solución desinfectante y toallas de papel para la limpieza

Procedimiento

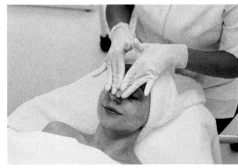

1 Realice el "Procedimiento 7–1: Preparación de la sala de tratamiento antes del servicio".

2 Realice el "Procedimiento 8–1: Preparación del cliente para el tratamiento antes del servicio".

3 Con los guantes puestos, aplique un limpiador adecuado y masajéelo para quitar el maquillaje de la piel.

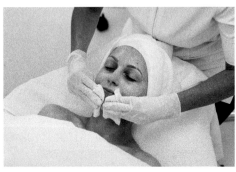

4 Retire el limpiador con toallitas estéticas mojadas de 10 cm x 10 cm (4" × 4") o el material que elija.

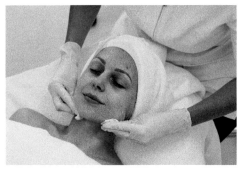

5 Con toallitas estéticas o esferas de algodón de 5 cm x 5 cm (2" × 2") humedecidos con tonificante, retire cualquier residuo.

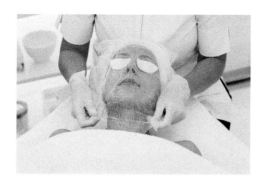

6 Aplique la máscara facial de gasa precortada sobre el rostro, a menos que las instrucciones de la aplicación del electrodo que se mencionan más adelante en este procedimiento no lo requieran.

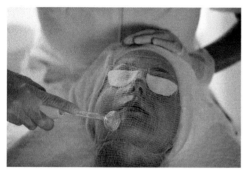

7 Siga con la selección del electrodo adecuado como se detalla en la Tabla 10–3 y continúe con los pasos indicados para el electrodo específico.

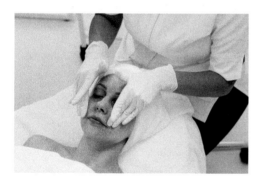

8 Siga con el siguiente paso del tratamiento facial o cierre el procedimiento con los pasos del 11 al 13.

9 Aplique una crema hidratante y protección solar.

10 Realice el "Procedimiento 8–9: Procedimiento posterior al servicio".

11 Realice el "Procedimiento 7–2: Limpieza posterior al servicio y preparación para el próximo cliente".

Procedimiento 10-4:
Usar la máquina rociadora

Implementos y materiales

- ☐ Preparación estándar de la camilla de tratamiento con ropa blanca
- ☐ Máquina rociadora
- ☐ Toallitas estéticas húmedas de 10 cm x 10 cm (4" × 4")
- ☐ Guantes
- ☐ Sanitizante de manos

- ☐ Toallitas estéticas o esferas de algodón de 5 cm x 5 cm (2" × 2")
- ☐ Toalla para colocar debajo del mentón del cliente mientras se realiza el rociado
- ☐ Desmaquillante

- ☐ Solución de rociado: solución refrescante o tonificador (una parte de tonificador, dos partes de agua destilada)
- ☐ Crema hidratante y protección solar
- ☐ Solución desinfectante y toallas de papel para la limpieza

Procedimiento

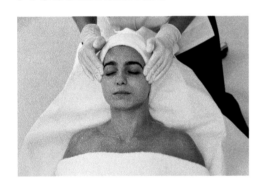

1 Realice el "Procedimiento 7–1: Preparación de la sala de tratamiento antes del servicio".

2 Realice el "Procedimiento 8-1 Preparación del cliente para el tratamiento antes del servicio".

3 Con los guantes puestos, aplique un limpiador adecuado y masajéelo para quitar el maquillaje de la piel.

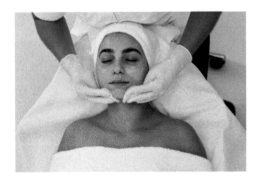

4 Retire el limpiador de la piel con toallitas estéticas mojadas de 10 cm x 10 cm (4" × 4") o el material que elija.

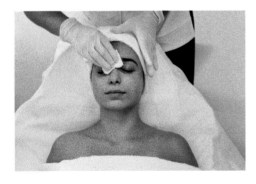

5 Con toallitas estéticas o esferas de algodón de 5 cm x 5 cm (2" × 2") humedecidos con tonificante, retire cualquier residuo.

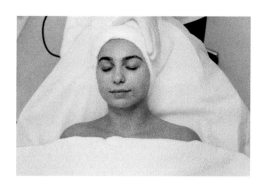

6 Si utiliza un rociador en una ubicación alta, puede colocar una toalla debajo del mentón del cliente para evitar que el rocío se escurra por el cuello. Encienda el aparato y ajuste la velocidad del rocío. Recuérdele al cliente mantener la boca y los ojos cerrados durante el rociado.

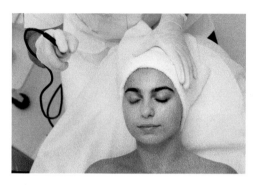

7 Sostenga el rociador a una distancia aproximada de 30 cm a 37,5 cm (12" a 15") del rostro y rocíe aproximadamente durante 5 a 20 segundos. Si es necesario, haga una pausa y permita que el cliente respire tranquilo en medio del rociado.

8 Apague el aparato.

9 Realizar el "Procedimiento 8–9: Procedimiento posterior al servicio".

10 Realice el "Procedimiento 7–2: Limpieza posterior al servicio y preparación para el próximo cliente".

¿Cómo le está yendo con los dispositivos faciales? **A continuación, marque los Objetivos de aprendizaje del capítulo 10 que considera que domina; deje sin marcar aquellos objetivos a los que deberá volver:**

☐ Explicar la importancia del uso de dispositivos y tecnología para el tratamiento facial.

☐ Identificar los conceptos básicos de la electroterapia.

☐ Explicar los beneficios del gabinete para toallas calientes.

☐ Analizar la lámpara con lupa y sus usos.

☐ Analizar la lámpara de Wood y sus usos.

☐ Demostrar cómo utilizar el cepillo giratorio de manera segura y eficaz.

☐ Demostrar cómo utilizar el vaporizador de manera segura y eficaz.

☐ Demostrar cómo utilizar la máquina de succión de manera segura y eficaz.

☐ Demostrar cómo utilizar la corriente galvánica de manera segura y eficaz.

☐ Demostrar cómo utilizar la máquina de alta frecuencia de manera segura y eficaz.

☐ Demostrar cómo utilizar la máquina rociadora de manera segura y eficaz

☐ Mencionar el uso y los beneficios de la cera de parafina.

☐ Mencionar el uso y los beneficios de las botas y los mitones eléctricos.

☐ Identificar el motivo por el cual, como esteticista con licencia, debe tomar decisiones informadas al comprar un equipo.

GLOSARIO

anaforesis	pág. 428	proceso de infundir un producto alcalino (negativo) en los tejidos desde el polo negativo hacia el polo positivo.
cataforesis	pág. 428	proceso por el cual un producto ácido (positivo) es introducido en los tejidos más profundos mediante el uso de corriente galvánica, desde el polo positivo hacia el polo negativo; tensiona y calma la piel.
cepillo giratorio	pág. 419	máquina que se utiliza para exfoliar ligeramente la piel y estimularla; también ayuda a eliminar el exceso de grasa, la suciedad y la acumulación de células muertas.
corriente sinusoidal	pág. 430	corriente alterna suave y repetitiva; forma de onda de corriente alterna que se usa con mayor frecuencia, se usa en la máquina de alta frecuencia; puede producir calor.
desincrustación	pág. 426	proceso utilizado para suavizar y emulsionar el sebo y los comedones en los folículos pilosos.
iones	pág. 428	átomos o moléculas que transportan una carga eléctrica.
ionización	pág. 428	la separación de un átomo o una molécula en iones positivos o negativos.

iontoforesis	pág. 426	proceso de infundir productos solubles en agua dentro de la piel mediante corriente eléctrica, como por ejemplo con el uso de los polos positivo y negativo de una máquina galvánica o un dispositivo de microcorriente.
máquina de alta frecuencia	pág. 430	aparato que utiliza corriente alterna o sinusoidal para producir un efecto de calor que va de suave a fuerte; a veces llamado *corriente de alta frecuencia Tesla o rayo violeta*.
máquina de succión	pág. 424	también conocida como *máquina de vacío*; dispositivo que aspira o succiona la piel para eliminar impurezas y estimular la circulación.
máquina rociadora	pág. 434	dispositivo rociador.
saponificación	pág. 427	reacción química que ocurre durante la desincrustación en la cual la corriente transforma el sebo en jabón.
termólisis	pág. 431	efecto de calor; una modalidad de electrólisis que utiliza corriente alterna (CA); se usa para el eliminación definitiva del vello.

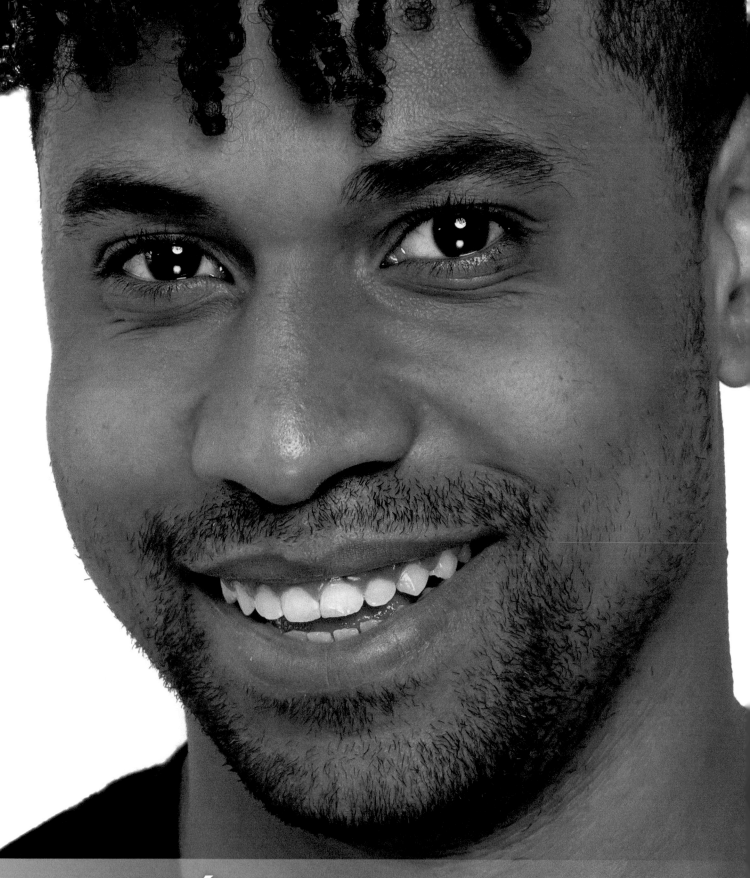

CAPÍTULO 11
Depilación

"Las personas rara vez tienen éxito si no se divierten haciendo lo que hacen".

–Dale Carnegie

Objetivos de aprendizaje

Al finalizar este capítulo, usted podrá:

1. Explicar la importancia de la depilación.
2. Describir la estructura del vello.
3. Explicar el ciclo de crecimiento del vello.
4. Identificar las causas del crecimiento excesivo del vello.
5. Comparar los métodos de depilación y reducción temporales y permanentes.
6. Explicar cuándo se deben utilizar métodos de depilación con cera blanda o dura.
7. Brindar una consulta exhaustiva al cliente sobre los servicios de depilación.
8. Enumerar los elementos necesarios de una sala de tratamiento de depilación con cera.
9. Llevar a cabo una depilación con cera blanda y dura en todo el cuerpo.

Explicar la importancia de la depilación

Los consumidores en los Estados Unidos gastan millones de dólares por año en productos y servicios de depilación.

Actualmente, se dispone de una diversidad de métodos de depilación, que abarcan desde la depilación con cera y con pinzas hasta ciertos procedimientos más avanzados que requieren una capacitación especial, como la electrólisis, el láser y la luz pulsada con láser (IPL). La depilación facial y corporal se ha vuelto cada vez más popular gracias a los avances tecnológicos que facilitan el procedimiento y proporcionan resultados más eficaces, tanto para hombres como para mujeres y con fines tanto estéticos como de rendimiento deportivo.

Los esteticistas deben estudiar y comprender bien la depilación por los siguientes motivos:

- La creciente popularidad de la depilación constituye una buena porción del negocio de los salones (**Figura 11–1**) y es uno de los servicios ofrecidos más lucrativos.

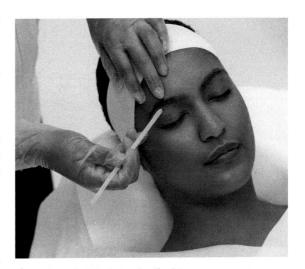

▲ **FIGURA 11–1** La depilación es una parte muy importante del negocio de un esteticista.

- La depilación con cera es el método más frecuentemente utilizado en los salones, por ende es de vital importancia aprender a brindar este servicio y ser competentes.

- Si un esteticista quiere ser exitoso en esta área tan rentable del mercado, es fundamental que entienda los beneficios y los riesgos que implica y que sepa ejecutar las diversas técnicas.

- Una parte importante de los procedimientos de depilación radica en el hecho de conocer qué métodos se utilizan, entender cómo preparar la sala, y conocer los procedimientos de seguridad y de control de infecciones.

Describir la estructura del vello

La tricología es el estudio científico del vello y de sus enfermedades. La piel del ser humano promedio al nacer aloja aproximadamente 5 millones de unidades pilosebáceas capaces de producir vellos. Es importante comprender todos los aspectos relativos al vello, incluidos los distintos tipos de vello que hay en el cuerpo, su estructura y sus apéndices. Esto lo ayudará a sugerirle y proporcionarle al cliente el mejor servicio de depilación posible.

El folículo piloso y sus apéndices

Un folículo piloso es una masa de células epidérmicas que forma un pequeño tubo o canal (Figura 11–2). Los folículos se adentran profundamente en la dermis. La unidad pilosebácea contiene el folículo piloso y sus apéndices, que incluyen la raíz del vello, el bulbo piloso, la papila, el tallo del cabello, el músculo arrector pili y las glándulas sebáceas.

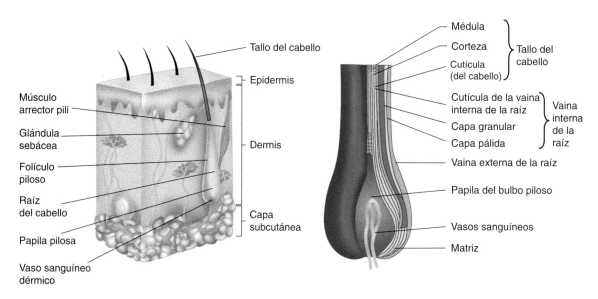

▲ FIGURA 11–2 La estructura y los apéndices del vello.

CANAL FOLICULAR

El *canal folicular* está recubierto por tejido epidérmico. Estas células epidérmicas producen el folículo piloso y la matriz del vello. La matriz es el lugar donde ocurre la mitosis (división) celular.

RAÍZ DEL CABELLO

La **raíz del vello** fija el cabello a las células de la piel y es la parte que se encuentra en la base del folículo, debajo de la superficie de la piel. La raíz es la parte del vello que se encuentra dentro de la base del folículo, donde este crece.

BULBO PILOSO

El **bulbo piloso** es una estructura gruesa, claviforme, conformada por las células epiteliales que rodean la papila. Conforma la parte inferior, o base, del folículo piloso. Este es el lugar donde crece el vello a partir de la división celular. La parte baja del bulbo se encaja en la papila y la recubre. El bulbo piloso contiene las células divisorias de la matriz encargada de producir el vello y tanto la vaina externa de la raíz (tejido epidérmico) como la vaina interna de la raíz que recubre el folículo. La vaina externa de la raíz está hecha de tejido epidérmico córneo. La vaina interna es la capa más profunda del folículo y la que está más cerca del vello. La vaina interna es la capa gruesa de células que se puede ver pegada a la base del vello, cuando se lo extrae.

PAPILA PILOSA

La **papila pilosa** es una elevación de tejido conectivo en forma de cono, que contiene los capilares y los nervios. Está ubicada en la base del folículo y dentro del bulbo. Las papilas pilosas son necesarias para el crecimiento y la nutrición del folículo. Los vasos sanguíneos llevan los nutrientes a la base del bulbo, lo que produce vellos nuevos y los hace crecer. La base del folículo está rodeada de nervios sensoriales.

TALLO DEL CABELLO

El **tallo del cabello** se define como la parte que se extiende por encima de la superficie de la piel. A medida que se produce la división celular dentro de la matriz, el cabello crece y se vuelve más largo. La queratinización finaliza cuando estas células se aproximan a la superficie de la piel, allí donde sobresale el tallo del cabello. Este proceso es similar a la división y la migración de las células de la piel. Las células basales se dividen en la matriz y forman las tres capas principales del tallo del cabello: la cutícula, la corteza y la médula. La cutícula es la capa más externa, la corteza es la intermedia y la médula es la capa central o más profunda del tallo. Las capas exteriores del tallo están compuestas por queratina dura y la capa interna, por queratina blanda.

LA GLÁNDULA SEBÁCEA

Las **glándulas sebáceas** segregan una sustancia cerosa llamada sebo, que lubrica la piel y el vello. Esto ayuda a mantener la elasticidad e impermeabilidad de la piel y la protege de los factores externos.

MÚSCULO ARRECTOR PILI

El *músculo arrector pili* se contrae cuando sentimos frío o ante otro tipo de estímulos. Tira del folículo y hace que el vello se pare, lo que provoca la piel de gallina. Se cree que esta reacción también mantiene la calidez de la piel porque crea un cúmulo de aire entre los vellos erectos. Además, la contracción del músculo ayuda a propagar los lípidos protectores de la glándula sebácea en la piel y el vello.

Enumerar los tipos de vello

En el cuerpo humano, existen tres tipos principales de vello: lanugo, vello suave y vello terminal.

LANUGO

El **lanugo** es un vello suave y aterciopelado presente en el feto. El lanugo se cae después del nacimiento y es reemplazado por un vello suave o terminal.

VELLO SUAVE

El **vello suave** se encuentra en las áreas que no están cubiertas por los vellos terminales más grandes y gruesos. Por ejemplo, suele crecer en las mejillas de las mujeres (también se lo conoce como pelusa). La eliminación del vello, especialmente si se hace a contravello, puede dar lugar a que los folículos produzcan nuevos vellos terminales, por lo que no se recomienda afeitarlos ni depilarlos con pinzas o cera.

VELLO TERMINAL

El **vello terminal** es el cabello más largo y grueso que se encuentra en la cabeza, las cejas, las pestañas, los genitales, los brazos y las piernas. Debido a los cambios hormonales de la pubertad, los folículos se regulan de tal forma que dejan de producir vello suave y comienzan a producir vello terminal en estas áreas.

 VERIFICACIÓN

1. ¿Para qué sirven las papilas capilares?
2. ¿Cuál es un beneficio del músculo arrector pili?
3. ¿Cuál es la diferencia entre el lanugo y el vello suave?
4. ¿Cuál es el principal catalizador para que los vellos suaves se transformen en vellos terminales?

Explicar el ciclo de crecimiento del vello

El crecimiento del vello es el resultado de la actividad celular de la capa basal. Estas células se encuentran dentro del bulbo piloso. Hay tres etapas de crecimiento: anágena, catágena y telógena (**Figura 11–3**). Estas etapas tienen diferentes duraciones en las distintas partes del cuerpo. Por ejemplo, el cabello (del cuero cabelludo) tiene una fase anágena más larga, por lo que,

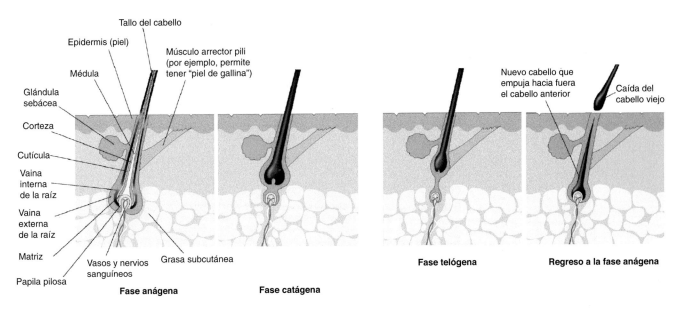

Tallo del cabello

Epidermis (piel)

Músculo arrector pili (por ejemplo, permite tener "piel de gallina")

Médula

Glándula sebácea

Corteza

Cutícula

Vaina interna de la raíz

Vaina externa de la raíz

Matriz

Papila pilosa

Vasos y nervios sanguíneos

Grasa subcutánea

Nuevo cabello que empuja hacia fuera el cabello anterior

Caída del cabello viejo

Fase anágena

Fase catágena

Fase telógena

Regreso a la fase anágena

▲ **FIGURA 11–3** El crecimiento del vello se da en tres etapas conocidas como fases anágena, catágena y telógena.

en algunos casos, el vello de esta área pude crecer hasta las rodillas. Por otro lado, las pestañas tienen una duración relativamente corta de la fase anágena, antes de desprenderse y ser reemplazadas por otras, es por esto que nunca necesitamos recortarnos las pestañas. Hay muchos factores que también determinan y afectan estos ciclos, entre los cuales se encuentran la edad, la genética, las hormonas, la salud y el consumo de medicamentos de cada persona. Puede usar las siglas ACT para recordar la secuencia de etapas de crecimiento. Si se toma una parte del cuerpo en un momento determinado, se observará que los folículos pilosos se encuentran en diferentes etapas.

Fase anágena

La **fase anágena** es la etapa de crecimiento durante la cual se produce vello nuevo. Durante esta etapa se fabrican nuevas células queratinizadas en el folículo piloso. La actividad aumenta en el bulbo piloso, que empuja hacia afuera a través de la dermis y se hincha en la matriz con la mitosis celular. Las células troncales, en la unión entre el músculo arrector pili y el folículo, crecen hacia abajo y estimulan la mitosis celular en la matriz. Las células nuevas producen vellos y vainas de raíz, y la parte más vieja del vello es empujada hacia afuera. Una vez que el vello alcanza la longitud máxima, puede permanecer en su lugar por semanas o años, dependiendo de su ubicación en el cuerpo. El vello del cuero cabelludo permanece en la fase anágena por años. Otras áreas, como las pestañas, presentan una fase anágena más corta. La duración de la fase anágena determina la longitud del vello. Esta etapa es la más importante para los esteticistas, porque la depilación que se realiza durante esta etapa es más eficaz en términos de reducción del vello a largo plazo.

Fase catágena

La **fase catágena** es la etapa de transición en el crecimiento del vello. En la fase catágena, se interrumpe la mitosis. Luego de haber completado su etapa de crecimiento, el vello se desprende de la papila dérmica. El folículo se degenera y colapsa y el tejido epidérmico se retrae en dirección a la superficie de la piel. El vello pierde la vaina interna de la raíz y se seca. En esta etapa, el vello maduro se conoce como *vello claviforme* (la base parece una porra o un palo de golf). Esta es la parte más corta del ciclo de crecimiento del vello.

Fase telógena

La **fase telógena** es la etapa final o de descanso. Durante la etapa telógena, el vello claviforme se desplaza hacia arriba en el folículo y está listo para desprenderse. El vello ya tiene su máximo tamaño y largo y se encuentra erguido en el folículo. Si aún no se desprendió, se lo puede ver claramente sobre la superficie de la piel. Como el bulbo piloso no está activo, el cabello se suelta y solo queda unido por las células epidérmicas. El vello puede permanecer en el folículo hasta ser expulsado por un nuevo vello en su fase anágena, o bien puede caerse por sí solo. En algunos casos puede compartir el folículo con este vello nuevo, y dar la impresión de que dos vellos crecen a partir del mismo folículo. El folículo que queda vacío permanece latente hasta que el ciclo vuelve a empezar con una nueva fase anágena.

 VERIFICACIÓN

5. ¿Cuál es la fase durante la cual la depilación resulta más eficaz?
6. ¿Qué hace que el cabello crezca más largo que las pestañas?

Identificar las causas del crecimiento excesivo del vello

La cantidad de vello varía según la persona. Un crecimiento normal del vello en una persona puede ser extremo en otra. En términos de densidad, el crecimiento del vello en el cuero cabelludo, el rostro y el cuerpo está determinado por la genética, el grupo étnico, la salud y las influencias hormonales. Es importante reconocer las diferencias, a la hora de evaluar al cliente que solicita servicios de depilación.

Hipertricosis versus hirsutismo

La *hipertricosis* es el crecimiento excesivo del vello terminal en aquellas áreas del cuerpo donde normalmente solo crece vello suave (baja espalda, párpados, abdomen) y no necesariamente en los patrones de crecimiento capilar del hombre (**Figura 11–4**). Este tipo de crecimiento capilar se hereda genética y étnicamente, pero también puede ocurrir debido a las circunstancias naturales de la vida (por ejemplo, pubertad, embarazo y menopausia), algunos procedimientos y tratamientos médicos (contra el cáncer, por ejemplo) o como reacción a determinados medicamentos (como los esteroides). No es producto de la estimulación de los andrógenos masculinos y, si bien puede no existir una cura para tratar la causa de este vello superfluo, sí se lo puede tratar estéticamente.

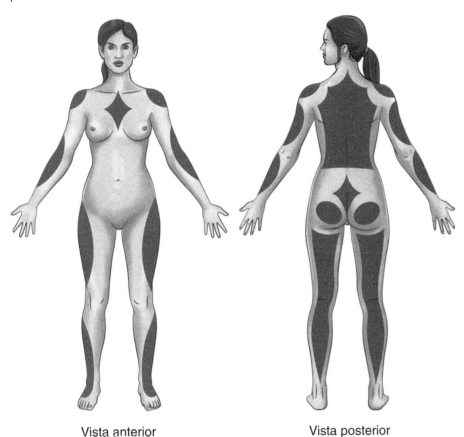

Vista anterior   Vista posterior

▲ **FIGURA 11–4** Áreas del cuerpo con tendencia a la hipertricosis.

El *hirsutismo* es el crecimiento excesivo del vello en el rostro, el pecho, las axilas y la ingle, especialmente en las mujeres. Está causado por una excesiva cantidad de andrógenos masculinos en la sangre (**Figura 11–5**). Este desequilibrio hormonal puede estar ocasionado por una estimulación de los andrógenos masculinos en la pubertad, medicamentos, enfermedades o estrés. Se puede resolver eliminando la causa de esta afección. El crecimiento excesivo de vello en el rostro o en el cuerpo de una mujer puede atribuirse a un desequilibrio hormonal y una producción exagerada de andrógenos por

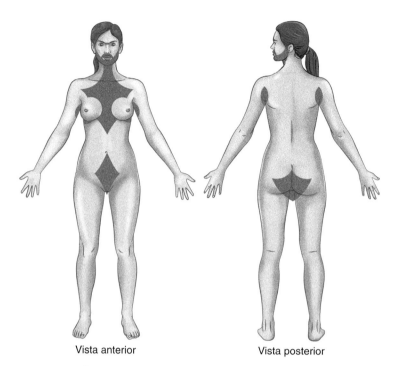

Vista anterior   Vista posterior

▲ **FIGURA 11–5** Áreas del cuerpo con tendencia al hirsutismo.

parte de los ovarios o las glándulas suprarrenales. La menopausia también puede producir un exceso de vello facial. Con el tiempo y con la atención médica adecuada, se pueden disipar estos cambios.

Enfermedades, trastornos y síndromes que normalmente afectan el crecimiento del vello

El crecimiento excesivo del vello puede indicar un problema médico y existen muchas enfermedades, trastornos y síndromes documentados que, si reciben un buen diagnóstico y tratamiento, pueden disminuir el problema del hirsutismo. Una enfermedad es una patología, como las afecciones causadas por determinados virus y bacterias, y presenta una serie de signos y síntomas. Un trastorno es una anomalía funcional, por ejemplo un defecto congénito o una insuficiencia heredada genéticamente. Un síndrome es un grupo de síntomas que, combinados, caracterizan una enfermedad o un trastorno.

ENFERMEDADES QUE AFECTAN EL CRECIMIENTO DEL VELLO
La acromegalia y el síndrome de Cushing son enfermedades que afectan el crecimiento del vello, debido a una producción excesiva de andrógenos.

TRASTORNOS QUE AFECTAN EL CRECIMIENTO DEL VELLO
El síndrome genitosuprarrenal es una disfunción de la corteza suprarrenal que causa una sobreproducción de andrógenos.

SÍNDROMES QUE AFECTAN EL CRECIMIENTO DEL VELLO

El síndrome más notable y prevalente relacionado con el crecimiento del vello es el síndrome del ovario poliquístico, formalmente conocido como síndrome de Stein-Levanthal. Una persona que padece este síndrome habitualmente presentará hirsutismo, menstruaciones irregulares, quistes ováricos y obesidad. Otro síndrome notable es el de Achard-Thiers, que es una combinación de los síndromes de Cushing y genitosuprarrenal.

CONCÉNTRESE EN

Medicamentos actuales y de uso frecuente que afectan el crecimiento del vello

Medicamentos que provocan hirsutismo	Medicamentos que provocan hipertricosis
• Esteroides anabólicos	• Clomid (citrato de clomifeno)
• Brevicon (noretindrona y etinilestradiol)	• Cortisone (acetato de cortisona)
• Ciclosporin (axorid)	• Dilantin (fenitoína)
• Restasis (ciclosporina)	• Loestrin (acetato de noretindrona, etinil estradiol, fumarato ferroso)
• Danazol (danocrina)	• Rogaine (minoxidil)
• Prednisone (corticosteroide)	• Proglycem (diazóxido)
• Provera (acetato de medroxiprogesterona)	• Provera (acetato de medroxiprogesterona)
• Premarin (estrógenos conjugados)	
• Tagamet (cimetidina)	
• Tamoxin (citrato de tamoxifeno)	

VERIFICACIÓN

7. ¿Qué enfermedad, trastorno o síndrome suele provocar hirsutismo?
8. Entre el hirsutismo y la hipertricosis, ¿cuál se atribuye a la genética y no a los andrógenos masculinos?

Comparar los métodos de depilación y reducción temporales y permanentes

Los métodos para la depilación entran en dos grandes categorías: temporales y permanentes, que incluyen la *reducción* permanente. La depilación temporal consiste en tratamientos repetidos a medida que crece el vello.

Con la eliminación permanente del vello, se destruye la papila, lo que imposibilita que el vello vuelva a crecer. Por lo general, las técnicas de salón o spa se limitan a métodos temporales, como la depilación con cera, con azúcar y con hilos, y algunos establecimientos ofrecen electrólisis como un método de depilación permanente. Algunos estados permiten la depilación con láser o luz pulsada intensa (IPL), que brinda una reducción permanente. Los spas médicos, con personal médico, suelen ofrecer depilación láser e IPL, pero rara vez brindan métodos temporales.

Métodos temporales: en el hogar y de tipo profesional

Los métodos temporales de depilación incluyen la eliminación superficial del vello y la eliminación desde la raíz (técnicamente, "epilación"). La **depilación** es el proceso que consiste en la eliminación del vello al nivel de la piel o cerca de este. Se incluyen en esta categoría tanto los métodos de rasurado como los de depilación química (**Figura 11–6**). Otro método temporal de depilación es la **epilación**, es decir, el proceso de eliminar el vello desde la base del folículo, separando el bulbo de la papila. El vello se extrae del folículo. Los métodos de depilación con pinzas, con cera y con azúcar son, técnicamente, métodos de epilación.

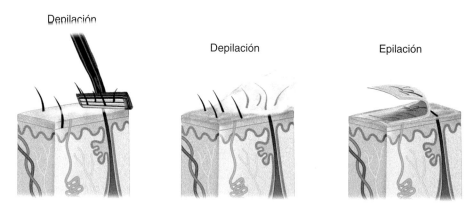

Depilación

Depilación

Epilación

▲ **FIGURA 11–6** Los efectos que tienen los distintos tipos de depilación en el folículo.

DEPILACIÓN CON PINZAS Y PINZAS ELECTRÓNICAS

El método de usar pinzas para extraer los vellos, uno por uno, desde la raíz se llama depilación con pinzas. Sirve, por ejemplo, para dar forma y contorno a las cejas. Las pinzas se usan, también, para eliminar los vellos restantes luego de una depilación con cera. Si los clientes son sensibles a la depilación con cera, la depilación con pinzas es una alternativa más lenta pero eficaz para eliminar el vello oscuro y grueso del rostro.

Otro método menos frecuente para eliminar el vello es la depilación con pinzas cargadas electrónicamente. Las pinzas se utilizan para sujetar un solo vello y transmitir energía de radiofrecuencia a través del tallo hacia el área del folículo. La idea es ir desecando la papila hasta destruirla; sin embargo, la eficacia de este método es objeto de controversia, porque el vello no es un buen conductor de calor ni de radiofrecuencia. Las pinzas electrónicas no son un método de depilación permanente y el proceso es lento. En algunos estados, se requiere una licencia especial para realizar depilación con pinzas electrónicas.

Ventajas de la depilación con pinzas:
- Costo mínimo después de la compra de un buen par de pinzas.
- Las pinzas son fáciles de usar.

Desventajas de la depilación con pinzas:
- Puede ser incómoda e incluso dolorosa.
- El uso de gafas dificulta la depilación con pinzas.
- Los problemas de vista representan un obstáculo.
- Lleva tiempo y trabajo eliminar el vello más denso.
- Solo es factible en áreas pequeñas.
- Los vellos quebrados por las pinzas pueden generar irritación y hacer aparecer granos.

─REALIZAR─
Procedimiento 11-1
Depilar las cejas
con pinzas

RASURADO

En el rasurado, como en cualquier método de depilación superficial, el vello se elimina hasta la superficie de la piel. Puede parecer que el vello crece más grueso y más oscuro después del afeitado, pero esto se debe a que se elimina la delgada punta del tallo y, a medida que sobresale, se hace visible la parte más gruesa de este. El cabello cortado que sobresale se siente áspero al tacto. Afeitar el vello terminal facial de una mujer podría ocasionar problemas, porque se eliminaría también el vello suave. El rasurado continuo estimula el recrecimiento terminal, sobre todo en las primeras etapas de la menopausia. Otros problemas que pueden aparecer son la pseudofoliculitis de la barba, término que se utiliza para referirse a la irritación, los sarpullidos y los vellos encarnados, y *la foliculitis,* que es la infección de los folículos pilosos. Ambos problemas pueden corregirse utilizando maquinitas de afeitar limpias, no rasurando tan cerca de la piel (para evitar que el vello cortado quede por debajo de esta) y manteniendo siempre la misma dirección del rasurado.

Ventajas del rasurado:
- Es económico.
- Es cómodo.
- Es rápido.
- Es indoloro.

Desventajas del rasurado:
- Favorece el crecimiento del vello áspero como el de la barba en uno a cuatro días.
- Al rasurar el vello terminal del rostro, se afeita también el vello suave.
- Puede ocasionar foliculitis, pseudofoliculitis de la barba y vellos encarnados.
- Puede cortar la piel.

DEPILATORIOS QUÍMICOS

Un **depilatorio** es una sustancia química que se esparce sobre la piel para disolver el vello sobre la superficie y por debajo del estrato córneo. Al entrar en contacto con el vello, este último se expande y se rompen los enlaces de disulfuro (proteína y cistina) que contiene. Después de esto, se puede quitar o limpiar el vello suelto. Los ingredientes activos son alcalinos, como el hidróxido de sodio o de potasio, el ácido tioglicólico o el tioglicolato de calcio. Si bien los depilatorios no se utilizan con mucha frecuencia, debe conocerlos en caso de que un cliente los haya usado o los esté usando. Si se deja el depilatorio por más tiempo que el recomendado, tal vez para intentar disolver el vello terminal grueso del rostro, podría ocasionarse una dermatitis. Por eso, como con cualquier otro método de cuidado en el hogar, es importante seguir las recomendaciones e instrucciones del fabricante.

Ventajas de la depilación química:

- Es relativamente económica, aunque más cara que el rasurado.
- Se puede realizar cómodamente en la privacidad del hogar.
- El vello vuelve a crecer más lento y suele ser más suave que tras el rasurado.

Desventajas de la depilación química:

- Los resultados no son tan duraderos como con la depilación con cera.
- Hay olores fuertes durante el proceso de depilación.
- Puede causar irritación y reacciones tardías como dermatitis de contacto, porque se compromete la barrera protectora natural de la piel a medida que se retira el depilatorio químico.
- No debe usarse sobre la piel deteriorada.

DEPILACIÓN CON HILOS

La depilación con hilos es un método ancestral de depilación que comenzó en Medio Oriente y que ahora se está extendiendo rápidamente por todo occidente. La **depilación con hilos**, también conocida como *banding*, funciona utilizando hilo de algodón que se enrosca y se retuerce formando un bucle que, al aplicarlo rápidamente en determinados lugares en la superficie de la piel, va enganchando y depilando los vellos no deseados (**Figura 11–7**).

Su efecto es equivalente al de un método de depilación rápido con múltiples pinzas.

La depilación con hilos se puede realizar con las dos manos o con la mano y la boca. La técnica a dos manos utiliza un bucle cerrado y la técnica de la "cuna del gato", en la que se enroscan los extremos alrededor de los dedos pulgares e índices. El pulgar y el índice de cada mano se abren y cierran por turnos, moviendo el hilo enroscado hacia adelante y hacia atrás. En la técnica de la mano y la boca, que no debe ofrecerse como un servicio profesional, se enrosca el hilo alrededor del pulgar y el índice de una sola mano. Se toma uno de los extremos con el otro pulgar y el índice, se coloca el otro extremo en la boca y se lo sujeta con los dientes. El practicante utiliza su cabeza para maniobrar el hilo.

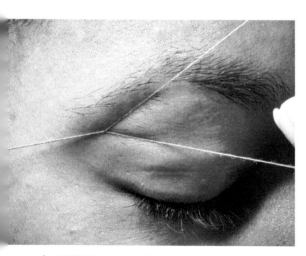

▲ **FIGURA 11–7** Ejemplo de una depilación con hilos.

Los requisitos de licencia y las regulaciones de la depilación con hilos varían según el estado.

Ventajas de la depilación con hilos:
- Es un método de depilación rápido y económico.
- Requiere un mínimo de insumos y productos.
- Es higiénico porque los hilos usados se descartan después de cada uso.
- Se puede realizar en clientes cuya piel es intolerante a la cera.

Desventajas de la depilación con hilos:
- Puede ser dolorosa, porque se enganchan numeroso vellos a la vez.
- No se debe realizar en el vello facial, porque deforma los folículos y, con el tiempo, los estimula a producir vello terminal.
- Puede provocar enrojecimiento e irritación.
- Puede cortar los vellos y provocar irritación y erupciones.

DEPILACIÓN CON AZÚCAR

La depilación con azúcar es otro método ancestral que se remonta a la época del antiguo Egipto. Es una alternativa para quienes tienen piel sensible o para aquellas personas a las que la cera les provoca irritación o enrojecimiento. La receta original es una mezcla de azúcar, jugo de limón y agua. Esta pasta se calienta hasta obtener un jarabe que se moldea en forma de esfera, se presiona sobre la piel y se retira rápidamente. Se puede utilizar el azúcar una y otra vez en el mismo cliente hasta que el vello que va quedando en el producto comience a obstaculizar el proceso. Luego se la descarta.

La **depilación con azúcar** es similar a los métodos de depilación con cera, la diferencia es que usa una pasta espesa a base de azúcar y es especialmente apropiada para tipos de pieles más sensibles. Una de las ventajas de la depilación con azúcar es que se puede eliminar el vello que mide, incluso, de 1/16 a 1/8 pulgadas (1,5 a 3 milímetros) de largo, sin adherirse a la piel. Se puede retirar en la dirección del crecimiento del vello, por lo que es menos irritante que la depilación con cera. Se puede usar con aquellas personas que tienen ciertas contraindicaciones con la cera.

Ahora, las mezclas de azúcar se fabrican en grandes cantidades y se venden en pequeños recipientes listos para colocar en un calentador. La mezcla de azúcar se derrite a una temperatura muy baja. Es un método higiénico, porque se la utiliza en un único cliente y luego se la descarta. Los productos de azúcar auténticos deben ser naturales y no deben contener resina. Los aditivos en la fórmula alterarán los resultados y los efectos sobre la piel.

En la depilación con azúcar, la aplicación y la eliminación del producto se realizan tanto en la dirección del crecimiento del vello como en la dirección opuesta. Los procesos de aplicación y eliminación dependen del producto y de las instrucciones del fabricante. Existen dos métodos de depilación con azúcar:

- Método de aplicación con la mano
- Método de aplicación con espátula

Método manual. Con el método manual, se sostiene el producto en la mano, se lo aplica en la dirección opuesta al crecimiento del vello y se lo retira en la dirección del crecimiento del vello. (**Figura 11–8**). La aplicación

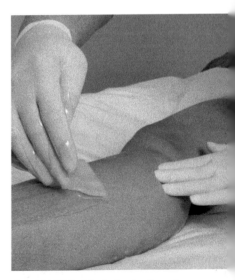

▲ **FIGURA 11–8** Pasta de azúcar aplicada a mano.

es similar a la de la cera dura. El método de aplicación manual se realiza a la temperatura corporal (98 °F/37 °C).

Ventajas de la depilación con azúcar a mano:

- No hay riesgos de quemaduras porque el azúcar se aplica a la temperatura corporal.
- El riesgo de hematomas es mínimo, ya que no se adhiere a la piel ni se tira de ella durante la extracción.
- Los fabricantes de la pasta de azúcar consideran que, como la temperatura y la adhesión a la piel son mínimas, es posible aplicarla sobre várices y arañas vasculares, psoriasis seca y eczema seco con comezón. Se debe realizar con cautela y con buen criterio.
- Se puede tratar la misma zona más de una vez durante un mismo servicio, sin riesgo de provocar irritación o lesiones.
- Se considera seguro para las personas con diabetes, pero en este caso, se debe solicitar la aprobación de un médico y se debe obtener una autorización firmada.
- El vello virgen (que no se ha tratado previamente) debe tener solo 0,06" (1,5 mm) de longitud para poder eliminarlo.
- No hay deformación del folículo piloso ni se quiebran los vellos, porque estos se eliminan en la dirección en que crecen.
- El vello que vuelve a crecer es más claro, más suave y menos denso.
- Limpieza fácil para el cliente.
- Tiene propiedades antisépticas naturales que inhiben la proliferación de bacterias.
- Es higiénica, porque la pasta de azúcar no se vuelve a utilizar en otros clientes.
- Limpieza fácil del equipo, la sala y la camilla de tratamiento, ya que el azúcar es soluble en agua.
- Es económica si la fabrica el esteticista.

Desventajas de la depilación con azúcar a mano:

- Es más lenta y requiere más tiempo que la cera blanda, sobre todo en áreas más grandes.
- Genera algunas molestias mínimas similares a la depilación con cera, pero menos intensas.
- No es adecuada para depilar zonas de precisión, como las cejas.
- Es posible que produzca foliculitis y vellos encarnados, aunque en menor medida que la depilación con cera mediante espátulas.

Método de depilación con azúcar de aplicación con espátula. Se aplica el producto con una espátula en la dirección del crecimiento del vello y se retira en la dirección opuesta, con tiras de muselina o de pellón (**Figura 11–9**). En el método de aplicación con espátula, el azúcar se calienta según las instrucciones del fabricante, ya que esta puede tener aditivos, como resinas.

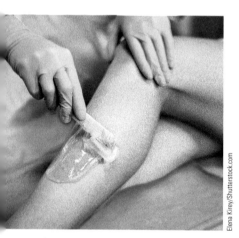

▲ **FIGURA 11–9** Pasta de azúcar aplicada con espátula.

Elena Kirey/Shutterstock.com

Ventajas de la depilación con azúcar mediante espátulas (si la pasta de azúcar no tiene resinas agregadas):

- Mínimo riesgo de quemaduras, porque el azúcar se aplica a una temperatura inferior a la cera.
- Es un servicio más rápido que el método a mano, ya que se hacen aplicaciones más grandes.
- Produce mínimas molestias y lesiones en la piel.
- Es seguro para la psoriasis seca y el eccema seco con comezón.
- Se puede tratar la misma zona más de una vez durante un mismo servicio sin riesgo de provocar irritación o lesiones.
- El vello virgen (que no se ha tratado previamente) debe tener solo 0,06" (1,5 mm) de longitud para poder eliminarlo.
- El vello que vuelve a crecer es más claro, más suave y menos denso.
- Limpieza fácil para el cliente.
- Tiene propiedades antisépticas naturales que inhiben la proliferación de bacterias.
- Es higiénica, porque la pasta de azúcar no se vuelve a utilizar en otros clientes.
- Fácil limpieza del equipo, las paredes, el piso y la camilla de tratamiento, porque el azúcar es soluble en agua (si no tiene resinas agregadas).

Desventajas de la depilación con azúcar mediante espátulas (si la pasta de azúcar contiene resinas):

- Riesgo de quemaduras si no se prueba que la temperatura de la pasta de azúcar sea segura antes de aplicarla.
- Algo de malestar, similar al de la depilación con cera.
- Puede ocasionar foliculitis y vellos encarnados.
- Posible deformación de los folículos pilosos.

DEPILACIÓN CON CERA

La depilación con cera es el principal método de depilación que utilizan los esteticistas. Es una técnica muy frecuente que utiliza cera, tanto blanda como dura, para eliminar el vello desde la raíz. Ambos productos se elaboran principalmente con resinas y cera de abejas (**Figura 11–10**). La cera de abeja es la más frecuente, y se le agrega cera de colofonia. Se aplica uniformemente sobre el vello y luego se la retira. La cera dura es más espesa que la cera blanda y no requiere tiras de tela para retirarla. Generalmente se recomienda un tiempo de reposo de cuatro a seis semanas entre un turno de depilación con cera y otro, dependiendo de las fases anágena y telógena del área a depilar y del porcentaje de vello que se encuentra en la fase anágena. La depilación con cera se tratará más adelante en este capítulo.

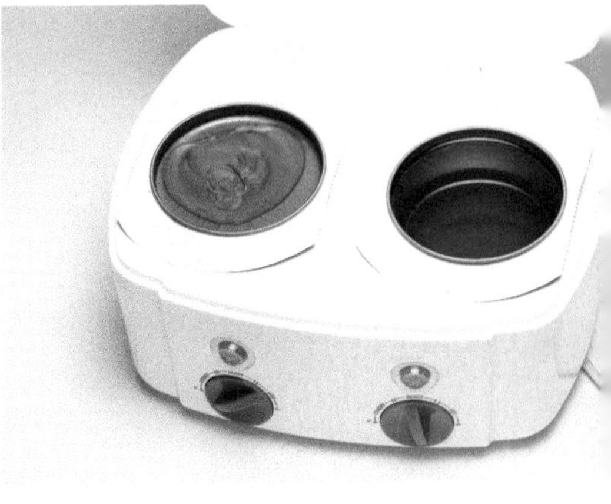

▲ **FIGURA 11–10** Se aplica la cera en sus versiones blanda y dura.

Ventajas de la depilación con cera:

- Es un método relativamente rápido y eficaz de eliminación temporal del vello no deseado.
- Hay una variedad de kits y productos disponibles para su uso en el hogar.
- Con capacitación y práctica, los esteticistas se pueden convertir en técnicos de depilación con cera exprés, reducir el tiempo típico del servicio a la mitad y aumentar los beneficios.

- Un tiempo de depilación más corto implica la reducción de las molestias que sufre el cliente.
- El vello puede tardar de seis a ocho semanas en volver a crecer.
- El vello que vuelve a crecer suele ser más suave al tacto.
- Algunos clientes manifiestan una disminución del crecimiento del vello luego de una serie de sesiones de depilación con cera.

Desventajas de la depilación con cera:

- Hay varias contraindicaciones relacionadas con la depilación con cera, especialmente con cera blanda.
- Las colofonias de la cera se adhieren a la piel y provocan irritación.
- Riesgo de irritación y quemaduras debido al sobrecalentamiento de la cera.
- Riesgo de levantamiento de la capa epidérmica de la piel, si la cera está demasiado fría y demasiado espesa.
- Hasta que el esteticista adquiere la destreza suficiente, puede ser desprolija.
- Para poder eliminar el vello, se requiere que este tenga una longitud de 0,5" (13 mm) para el vello grueso y 0,25" (6 mm) para el vello fino.
- Puede generar un crecimiento irregular, luego de múltiples tratamientos de depilación, sobre todo cuando se elimina el vello en la dirección opuesta al crecimiento.
- Una mala técnica puede dar como resultado hasta un 30 % de vellos quebrados, que se podrán ver a los pocos días.

Depilación y reducción permanente

Los métodos de depilación y de reducción permanente son la **electrólisis**, la **depilación con láser** y la *y la luz pulsada intensa (IPL)*. La electrólisis es el único método probado de *depilación* que ha sido reconocido y designado como permanente por la Administración de Drogas y Alimentos de los Estados Unidos (FDA) y la Asociación Médica Americana (AMA), debido a que se trata de un método eficaz para todos los tipos de vello y de piel.

El láser y la luz pulsada fueron designados como métodos de *reducción permanente*, porque la eficacia de ambos métodos depende de los niveles de pigmento (melanina) presentes en el cabello y la piel. En la depilación con láser, se aplica un rayo láser sobre la piel mediante el uso de una sola longitud de onda a la vez, lo que impide el crecimiento del vello. Se trata de una frecuencia intensa de radiación electromagnética.

ELECTRÓLISIS

Hay tres modalidades principales de electrólisis: termólisis, electrólisis galvánica y el **método mixto** (una combinación de los dos métodos aplicados de forma alterna o simultánea) (**Figura 11–11**). En la **termólisis** se emite una corriente alterna desde la sonda, que se aplica y se inserta en el folículo del vello que se pretende eliminar, para destruir la papila dérmica. La **electrólisis galvánica** utiliza corriente continua de la sonda lo que crea una reacción química de hidróxido de sodio (NaOH), también conocido como lejía, para causar la descomposición del folículo. La electrólisis debe ser

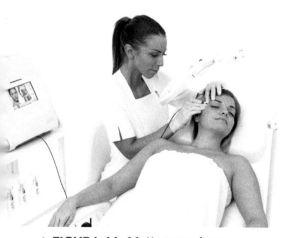

▲ **FIGURA 11–11** Un tratamiento con electrólisis.

Dectro International

realizada únicamente por un profesional certificado y con licencia en este tipo de prácticas (si el estado así lo exige). Si el estado no otorga una licencia especial para esta profesión, la persona que realice esta práctica debe ser un electrólogo profesional certificado (CPE), con una licencia emitida por la Asociación Americana de Electrología (AEA) o un médico clínico especializado en electrólisis (CME) de la Sociedad de Depilación Clínica y Médica (SCMHR), que es la asociación que también respalda a los profesionales de la depilación con láser o IPL. Hable con su instructor para obtener información adicional sobre las clases y la licencia necesarias para realizar electrólisis.

Ventajas de la electrólisis:

- Es el único método de depilación que la FDA considera permanente.
- Se puede realizar con éxito en todos los tipos de piel y con todos los colores de vello.
- Es eficaz en todos los tipos de piel (seca, grasa, madura) y para todos los grupos étnicos.
- Puede eliminar un vello a la vez con gran precisión, lo que la convierte en una excelente opción para un modelado perfecto de las cejas.

Desventajas de la electrólisis:

- Requiere el cese de otros métodos de depilación en las zonas a tratar, a excepción del recorte o el rasurado.
- Es más cara que la depilación con pinzas.
- Puede ser molesto para algunas personas.
- El éxito depende del compromiso del cliente con un programa de citas regulares.
- Los tratamientos pueden causar enrojecimiento, irritación e hinchazón.
- No se debe usar maquillaje en el área tratada hasta 24 horas después de un tratamiento.
- Los tratamientos extensivos de electrólisis pueden durar meses, incluso años, hasta completarse.
- Los tipos de piel más altos de la escala de Fitzpatrick pueden desarrollar hiperpigmentación postinflamatoria, si no se aplica el cuidado posterior apropiado con protector solar.

LÁSER Y LUZ PULSADA INTENSA

Tanto el láser como la luz pulsada intensa brindan una *reducción* permanente del vello. Si bien, a veces, estos métodos se llaman permanentes, el bulbo piloso se debe destruir por completo para que no vuelva a ocurrir un nuevo crecimiento. Las pautas de la Administración de Drogas y Alimentos (FDA) requieren que estos procedimientos se definan como *reducción permanente del vello*.

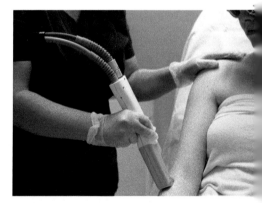

La palabra láser proviene del acrónimo inglés LASER (Light Amplification by Stimulated Emission of Radiation; amplificación de luz por emisión estimulada de radiación). El láser utiliza pulsos intensos de radiación electromagnética que, en el caso de la depilación, se dirigen hacia el pigmento, es decir, la melanina y le transmiten calor (**Figura 11–12**). Los mejores candidatos son aquellas personas que tienen vello oscuro y un mínimo pigmento en la piel. Por el contrario, las personas con cabello gris son los candidatos menos favorables, ya que el vello no suele responder debido a que el láser está diseñado para ser dirigido al pigmento. Los tipos de piel

▲ **FIGURA 11–12** Los rayos láser usan pulsos intensos de radiación electromagnética para dirigirse al pigmento.

IV a VI de la escala Fitzpatrick, serían los candidatos menos favorables, en oposición a los tipos I a III; porque los primeros tienen mayor pigmentación en la piel y, por ende, presentan un mayor riesgo de quemaduras e hiperpigmentación.

A diferencia del láser tradicional, la *luz pulsada intensa (IPL)* produce un rápido destello de luz. Estos pulsos cortos y potentes destrozan el objetivo, sin permitir que se acumule calor y se queme la piel circundante.

Tanto el láser como la IPL se realizan, por lo general, en un entorno médico o bajo supervisión de profesionales de la salud, aunque son los organismos reguladores locales los que establecen quiénes pueden usar estos dispositivos.

Ventajas de la depilación con láser e IPL:

- Ambos métodos ofrecen un tratamiento rápido y una reducción duradera del vello.
- El tratamiento puede generar resultados permanentes en la reducción del vello.
- Las áreas más grandes del cuerpo se pueden tratar más rápidamente, porque se cubren múltiples vellos a la vez, a diferencia del método de electrólisis que trabaja vello por vello.
- No hay riesgo de transmisión de enfermedades a través de la sangre.
- No se considera tan incómodo como la electrólisis, aunque esto es subjetivo.
- El vello que vuelve a crecer suele tener una textura más fina y un color más claro.

Desventajas de la depilación con láser o IPL:

- Es un tratamiento costoso que requiere un promedio de, al menos, tres a seis sesiones.
- Problemas de seguridad y eficacia a largo plazo.
- No es eficaz en vellos claros y no pigmentados, por ejemplo, rubios, colorados o canosos.
- Dependiendo del tipo de láser, en general, no son métodos eficaces en pieles oscuras o bronceadas.
- Hay cuestiones de seguridad para los ojos y es necesario el uso de gafas de protección.
- Es molesto para algunas personas.
- No hay garantía de satisfacción.
- Regulaciones, controles y pautas estatales inadecuadas o incoherentes.

 ## VERIFICACIÓN

9. ¿Cuáles son los ingredientes activos de los depilatorios químicos?
10. ¿Qué otro nombre recibe la depilación con hilos?
11. ¿Cuál es el mayor beneficio de una limpieza luego de una depilación con azúcar a mano?
12. ¿Cuál es la longitud mínima de vello que se puede eliminar con la depilación con azúcar?
13. ¿Qué modalidad de electrólisis usa corriente continua?
14. ¿Cuál es el principal beneficio de la electrólisis?
15. ¿Qué inconveniente presenta la electrólisis?
16. Indique un problema de seguridad relacionado con el láser o IPL.

Explicar cuándo se deben utilizar métodos de depilación con cera blanda o dura

La depilación con cera es el servicio más popular en salones y spas, y continúa siendo la forma más frecuente de depilación. Existen dos tipos de ceras:

- Cera dura: no se utiliza ninguna tira para retirarla
- Cera blanda: se utiliza una tira para retirarla

Cada cera posee diferentes cualidades, que convierten a una o a otra en la opción preferida para los diferentes tipos de servicios de depilación. Los esteticistas generalmente usan cera blanda en las áreas más grandes, como la espalda y las piernas, y cera dura en las áreas más pequeñas, como las cejas, las axilas y la entrepierna. Las fórmulas de ceras están hechas de colofonias (un derivado de la resina de los pinos), cera de abejas, parafina, miel u otras ceras y sustancias. También pueden contener aditivos, como azuleno o manzanilla, para la piel sensible; o aceite de árbol de té, por sus propiedades calmantes y antisépticas.

Tanto la consistencia como los puntos de fusión de los distintos productos de cera varían entre sí. Es importante mantener la cera a la temperatura que recomienda el fabricante, para que funcione de manera eficaz y óptima. Sobrecalentar la cera o dejar el calentador encendido toda la noche harán que el producto disminuya su efectividad y ello podría ocasionar heridas.

Tanto la depilación con cera dura como con blanda, hacen que el vello vuelve a crecer con menos fuerza y no se sienta áspero al tacto. Por lo general, el vello tarda de seis a ocho semanas en volver a crecer, después de la depilación con cera.

Nociones esenciales de la depilación con cera dura

Las ceras duras se comercializan en bloques, discos, gránulos o perlas (**Figura 11–13**). Cuanto más dura sea la cera, más calor se necesita para derretirla. Están hechas a partir de una resina llamada colofonia, que muchas veces viene en combinación con cera de abejas, así como también con ceras de candelilla y carnauba, para modificar el punto de fusión y aumentar la resistencia. La cera usada se descarta después de cada servicio.

Las ceras duras son lo suficientemente suaves para ser usadas en el área del rostro, pero lo suficientemente fuertes para depilar los vellos gruesos y las áreas donde el vello crece en distintas direcciones. Algunas personas prefieren usarla en la entrepierna y las axilas. La cera dura es más espesa que la blanda.

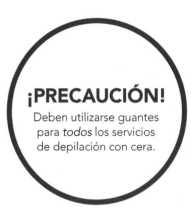

▲ **FIGURA 11–13** Las ceras duras se comercializan en bloques, discos, gránulos o perlas, como se muestra en la imagen.

TRATAMIENTO PREVIO A LA DEPILACIÓN CON CERA DURA

Limpie y prepare la piel del cliente con productos recomendados por el fabricante de la cera, que están formulados para que se obtengan los mejores resultados. Retire todos los restos de maquillaje del área que va a depilar con algodón y limpiador o desmaquillador, ya que el maquillaje puede causar irritación e impedir que la cera se adhiera a la piel. En las áreas más grandes del cuerpo, como los brazos, las piernas y la espalda, use un limpiador en aerosol con el producto recomendado por el fabricante de la cera, o bien un antiséptico general como el hamamelis, que es más rápido y económico. Normalmente, este método de depilación con cera requiere que se aplique una delgada capa de aceite antes de la cera, para proteger la piel. Este debería absorberse por completo y no dejar una película oleosa.

TÉCNICAS DE DEPILACIÓN CON CERA DURA

Para las ceras duras se utiliza un aplicador en un ángulo de 45 grados, directamente sobre la piel, en una capa que debe lucir espesa y húmeda y que se irá endureciendo a medida que la cera se enfría (**Figura 11–14**). Primero se aplica en la dirección opuesta al crecimiento del vello, luego se vuelve a aplicar en la dirección del crecimiento del vello, siguiendo un patrón en forma de ocho, como si se estuviera cubriendo una torta con un glaseado. Esto se hace para garantizar que se cubran todos los vellos, porque la cera dura no es tan fina ni suave como la cera blanda y tampoco se desliza por debajo del cabello como lo hace esta última. A medida que la cera se endurece, se pone tensa, sujeta el vello y puede separarse de la piel. Entonces, cuando la cera todavía se siente pegajosa, el esteticista toma la cera por un extremo y la levanta. Para facilitar el agarre, el esteticista debe crear un extremo ligeramente más grueso en una punta, como si fuera una lengüeta desde donde realizará el tirón.

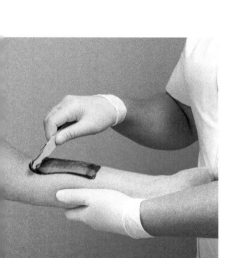

▲ **FIGURA 11–14** Una aplicación de cera dura.

Se puede retirar la cera dura en la dirección del crecimiento del vello, para no deformar los folículos. Aunque también se puede retirar en la dirección opuesta. Esto resulta especialmente eficaz en las áreas donde el vello crece en distintas direcciones o en pieles delgadas o frágiles. Es decir que tanto la aplicación como la extracción dependen de la zona que se esté depilando y del grosor del vello, así como de las instrucciones individuales del fabricante de la marca de cera dura que utilice. La cera dura puede aplicarse una segunda vez en la misma área durante un servicio.

CERA DURA: CUIDADO POSTERIOR AL TRATAMIENTO

Tal vez resulte incómodo tener que levantar y retirar todos los pedazos restantes de cera dura. En realidad, estos se deben retirar con un tratamiento posterior a base de aceite. Los productos que contienen manzanilla, aceite de árbol de té o aloe vera son ideales como posdepilatorios debido a su efecto calmante.

Lo que debe hacerse en la depilación con cera dura:
- Seguir las instrucciones del fabricante para calentar la cera.
- Revolver regularmente la cera y refrescarla con gránulos o perlas frías, de ser necesario.
- Probar la cera antes de aplicársela al cliente.
- Aplicar la cera con un movimiento en forma de ocho, en dirección opuesta al crecimiento del vello y luego siguiendo el crecimiento.
- Aplicar la cera de forma tal que los bordes sean definidos, para evitar dejar restos de cera luego de realizar el tirón.
- Aplicar una capa de cera del espesor de una moneda de cinco centavos, de forma tal que no se vean vellos a través de ella.
- Formar una especie de lengüeta en uno de los extremos, que sea ligeramente más gruesa que el resto, para tirar de ella al retirar la cera.
- Descartar la cera usada.
- Verificar si el cliente no tiene contraindicaciones y pedirle que firme un formulario de exención de responsabilidad.

Lo que no debe hacerse en la depilación con cera dura:

- No sobrecalentar la cera o dejar el calentador encendido toda la noche.
- Por motivos de seguridad, no aplicar la cera sobre la piel del cliente sin haber verificado la temperatura.
- No se debe introducir la espátula dos veces en la cera.
- No volver a utilizar la cera.
- No aplicar cera dentro del canal auditivo o en las fosas nasales.

Nociones esenciales de la depilación con cera blanda

La depilación con cera blanda es el método más frecuente de eliminación del vello. Existen muchas marcas que contienen diversos aditivos, para el rostro y para otras zonas del cuerpo, así como para los distintos niveles de sensibilidad de la piel; pero el ingrediente principal es la colofonia, que es la que se adhiere a la piel. Las ceras blandas profesionales tienen un punto de fusión más bajo y vienen en lata, pero hay otras opciones para el uso individual del cliente, por ejemplo en frascos de plástico y con rodillos de aplicación que reemplazan a las espátulas. La cera blanda tiene la consistencia de la miel derretida y está lista para usar. Al aplicar la cera blanda de forma adecuada, esta se desliza hacia abajo y cubre el vello al mismo tiempo que se adhiere a la piel. Por esta razón, se la debe retirar inmediatamente cuando aún está caliente, con una tira de muselina o pellón (**Figura 11–15**).

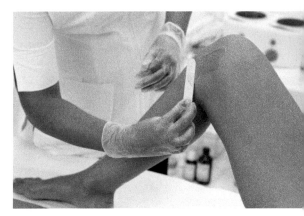

▲ **FIGURA 11–15** Una aplicación de cera blanda.

TRATAMIENTO PREVIO A LA DEPILACIÓN CON CERA BLANDA

Limpie y prepare la piel del cliente con los productos recomendados por el fabricante. Si el cliente no tiene maquillaje que haya que retirar, se puede utilizar directamente un producto como el hamamelis. Si se trata de una depilación en el rostro, se puede aplicar una película fina de aceite de árbol de té para proteger la piel y minimizar el enrojecimiento, y luego espolvorear talco para bebés, para asegurarse de que el área esté seca y sin restos de aceite.

TÉCNICA DE DEPILACIÓN CON CERA BLANDA

Debe probar la temperatura y la consistencia de la cera blanda, antes de aplicarla sobre la piel del cliente. Con un aplicador del tamaño adecuado para el área sobre la que se está trabajando, coloque una delgada capa de cera en la dirección del crecimiento del vello, deslizando rápidamente el borde del aplicador en un ángulo de 45 grados sobre el área y dejando caer la cera del aplicador a medida que este se desplaza. Coloque rápidamente una tira de muselina o pellón del tamaño adecuado sobre la cera. Asegúrese de dejar una porción de la tela sin cera en uno de los extremos, para tirar de allí y retirarla. Frote la tira con firmeza, dos o tres veces, en la dirección de crecimiento del vello. Coloque una mano firme sobre la piel, en el extremo donde realizará el tirón, mientras usa la otra mano para tomar la tela y tirar rápidamente de ella, de forma paralela a la piel, en la dirección contraria al crecimiento del vello. Aplique una leve presión sobre el área, inmediatamente después del tirón. El retirar la cera blanda en la dirección incorrecta puede tener consecuencias graves, al igual que depilar dos veces la misma zona durante un servicio.

> **¡PRECAUCIÓN!**
>
> Es posible que en algunas regiones esté prohibido el uso de cera en rodillos, debido a los riesgos de contaminación cruzada de la cera y la preocupación por la desinfección adecuada de los aplicadores.
> Los recipientes de cera que tienen aplicador de rodillo deben descartarse después del primer uso. El rodillo se debe desinfectar después de cada servicio, antes de usarlo con el próximo cliente. Asegúrese de cumplir con todas las regulaciones de la junta estatal y OSHA.

ARMONIZACIÓN O "BLENDING"

La armonización o "blending" es una técnica mediante la cual se utiliza la cera que se acumuló en la tira de muselina o pellón, para retirar los vellos más gruesos o evidentes y dejar los más finos. Genera un límite gradual entre la piel con algo de vello y la piel completamente depilada.

TRATAMIENTO POSTERIOR A LA DEPILACIÓN CON CERA BLANDA

Los residuos adheridos se deben retirar con una loción calmante para terminar de eliminar la cera. La hinchazón (sobre todo en el área del bozo) se puede tratar, inmediatamente después del servicio, con una aplicación de aloe vera, hielo en una bolsa o piedras frías. También puede haber algo de urticaria. Esto puede evitarse si el cliente toma un antihistamínico de venta libre.

DEPILACIÓN CON CERA EXPRÉS

La aplicación y la eliminación rápida de cera blanda se conoce como *depilación con cera exprés*. La velocidad brinda más comodidad al cliente. Los procedimientos más rápidos ahorran tiempo, generan más ingresos y garantizan un alto grado de satisfacción de los clientes. Para preparar las extremidades, es más rápido y más agradable para el cliente si rocía una solución limpiadora simultáneamente en ambas extremidades y luego las limpia parte por parte con ambas manos hasta llegar a los dedos (de las manos o de los pies). Para preparar la parte inferior de las piernas, debe doblarlas a la altura de las rodillas, para poder maniobrar sus manos sin incomodar al cliente. Seque el exceso de humedad con dos toallas de papel, una en cada mano.

Lo que hay que hacer durante la depilación con cera blanda:

- Seguir las instrucciones del fabricante para calentar la cera a la temperatura correcta y óptima.
- Probar la cera antes de aplicársela al cliente.
- Verificar que no haya contraindicaciones.
- Obtener un formulario de exención firmado.
- Usar guantes.
- Aplicar la cera en la dirección del crecimiento del vello.
- Aplicar la cera en una capa fina para evitar lesiones.
- Retirar la tira de cera en la dirección contraria al crecimiento del vello.

Lo que no hay que hacer durante la depilación con cera blanda:

- No proporcionar un servicio sin haber realizado una consulta y sin obtener un formulario de exención firmado.
- No aplicar la cera sin haber verificado la temperatura previamente.
- No aplicar la cera en una capa gruesa, ya que se lesionará al cliente.
- No introducir la espátula dos veces en la cera.
- No esperar a que la cera blanda se enfríe antes de tirar. Podría ocasionar hematomas o levantar la piel del cliente.
- No pasar cera por segunda vez en un área depilada en el mismo servicio, ya que se podría quemar, levantar o dañar la piel.

Seleccionar la cera adecuada para brindar el mejor servicio

Conocer las ventajas y desventajas tanto de la cera blanda como de la cera dura hace que la decisión respecto del mejor producto para el área que se va a tratar sea más fácil (consulte la **Tabla 11–1**).

▼ **TABLA 11–1** Cera dura versus cera blanda

Datos sobre la cera dura	Datos sobre la cera blanda
Cuando se retira la cera dura en la dirección del crecimiento del vello, no se deforman los folículos.	La cera blanda se retira siempre en la dirección contraria a cómo crece el vello y distorsiona el nuevo crecimiento. Los vellos nuevos crecen erectos, en lugar de horizontales.
La cera dura no se adhiere a la piel, por lo que causa menos irritación.	La cera blanda se adhiere a la piel y puede causar enrojecimiento e irritación.
La cera dura es eficaz en aquellas zonas donde el vello crece en múltiples direcciones, como el área de la axila.	En aquellas zonas donde el vello crece en múltiples direcciones, la cera blanda debe aplicarse en secciones pequeñas.
En una depilación brasileña de la entrepierna, lo mejor es usar cera dura en la zona de los labios.	La cera suave no se puede eliminar en la dirección contraria al crecimiento de vello en los labios, por lo cual no es una buena opción para una depilación brasileña de la entrepierna.
Con cera dura, se puede colocar cera por segunda vez en la misma área durante un servicio, siempre y cuando no haya irritación.	La cera blanda no puede aplicarse una segunda vez en la misma área durante un servicio.
Se puede usar cera dura con precaución en individuos que usan ácido glicólico u otro alfahidroxiácido (AHA) para el cuidado de la piel.	No se puede usar cera blanda en individuos que usan ácido glicólico o alfahidroxiácido (AHA).
Se pueden depilar las cejas con cera dura si el cliente tiene recetado Retin-A® o Differin® de forma tópica, pero no se ha aplicado estos productos directamente en la zona de los ojos.	No se puede utilizar cera blanda en el rostro del cliente, si este tiene recetado y utiliza Retin-A® o Differin®.
La depilación con cera dura es un método lento y trabajoso y lleva bastante más tiempo que la depilación con cera blanda, sobre todo en aquellas áreas del cuerpo como las piernas y la espalda.	La depilación con cera blanda es un método considerablemente más rápido que el que se realiza con cera dura y es la opción preferida para las áreas más grandes del cuerpo.
Con la cera dura, no se puede realizar la armonización o "blending".	La cera blanda que ha quedado en la tira de tela es perfecta para hacer "blending", particularmente en la zona de hombro, entre la espalda depilada y el pecho no depilado.
Si se deja la cera caliente durante demasiado tiempo en el calentador, sin agregar cera nueva de forma frecuente, la cera se pondrá vieja, quebradiza y perderá su capacidad para eliminar el vello.	No es necesario refrescar la cera blanda para que esta mantenga sus propiedades depilatorias.

DEPILACIÓN CON CERA EN EL ROSTRO DURANTE UN TRATAMIENTO FACIAL

Se pueden depilar las cejas o el bozo durante un tratamiento facial, siempre y cuando se realice luego de la limpieza, la exfoliación *suave*, la aplicación de vapor y las extracciones, pero antes de la mascarilla. No se debe aplicar cera si se ha realizado una exfoliación agresiva o sobre un área en la que se han realizado extracciones. La mascarilla debe tener efecto calmante. Si la mascarilla indicada *no* tiene efecto calmante, entonces se debe aplicar una loción calmante y algodón frío y húmedo en el área depilada. También se debe evitar colocar la mascarilla directamente sobre el área.

VERIFICACIÓN

17. ¿Cuáles son los dos beneficios de la depilación exprés?
18. Indique dos desventajas de la depilación con cera.

Brindar una consulta exhaustiva al cliente sobre los servicios de depilación

Un servicio de depilación exitoso solo se logra mediante una consulta exhaustiva, una sala bien preparada y siguiendo todos los protocolos de limpieza y de cuidado (antes, durante y luego de la depilación).

Completar los formularios de consulta con el cliente

Debe completar un formulario de admisión con cada cliente nuevo y guardarlo en la carpeta de archivo del cliente (**Figura 11–16**). Pídale al cliente que responda un cuestionario donde indique todos los productos y los medicamentos que consume, tanto tópicos (aplicados a la piel) como orales (ingeridos), así como cualquier trastorno de la piel o alergias de las que tenga conocimiento. Toda alergia o sensibilidad debe anotarse y documentarse. Entre una visita de un cliente y la siguiente puede haber cambios en los medicamentos, los tratamientos faciales y el cuidado de la piel, por lo cual se debe leer, actualizar y hacer firmar el formulario de exención de responsabilidad al comienzo de cada cita (**Figura 11–17**). También se les deben proporcionar a los clientes instrucciones y precauciones para el tratamiento posdepilatorio al comenzar del servicio y una vez más al término de este.

EL FORMULARIO DE ADMISIÓN Y EVALUACIÓN DEL CLIENTE
Para determinados procedimientos que requieren un historial clínico o para los clientes nuevos que pueden convertirse en habituales, los formularios de admisión o de evaluación pueden ser largos y detallados. No es necesario llenar un formulario de admisión detallado para todos los servicios de depilación con cera, pero sí hace falta preguntarles a los clientes regulares si ha habido algún cambio en su salud o en su programa de cuidado de la piel, antes de cada visita. Debe reservarse siempre un lugar en el formulario de admisión o en la ficha de registro para que el cliente dé su consentimiento para recibir el servicio y reconozca que es su responsabilidad informar al esteticista acerca de cualquier cambio que pueda afectar el resultado del procedimiento.

EL FORMULARIO DE EXENCIÓN DE RESPONSABILIDAD PARA LA DEPILACIÓN CON CERA
En lugar del formulario de admisión o la ficha del cliente más largos, se debe hacer firmar un formulario de exención más simple antes de cada servicio de depilación con cera, especialmente para los servicios de depilación facial, ya que

FORMULARIO DE EVALUACIÓN DEL CLIENTE

(Ejemplo de formulario)

(debe realizar y revisar la evaluación antes de cada tratamiento)

Nombre _____ Fecha _____

Teléfono _____ Dirección _____

Correo electrónico _____

¿Se ha depilado con cera anteriormente?	Sí ____ No ____

A continuación se indican posibles contraindicaciones de la depilación con cera:

¿Algún tratamiento de exfoliación química como una exfoliación con ácido glicólico o cualquier otro tratamiento con AHA? (espere por lo menos dos semanas antes de depilarse con cera):	Sí ____ No ____ Si la respuesta es sí, ¿cuándo?: _____
¿Se aplicó algún producto tópico que contuviera AHA (ácido glicólico o láctico), BHA (ácido salicílico) o geles blanqueadores o decolorantes? (espere por lo menos 48 horas, si espera una semana es aún mejor)	Sí ____ No ____
¿Se ha realizado microdermoabrasión, alisamiento con láser, terapia de luz u otro tratamiento inyectable? (espere 4 semanas o más, dependiendo del tratamiento)	Sí ____ No ____ Si la respuesta es sí, ¿cuándo?: _____
¿Está tomando medicamentos para el acné o usando productos tópicos exfoliantes como Retin-A® u otros productos que contengan vitamina A? (espere 3 meses o más, dependiendo del medicamento)	Sí ____ No ____ Si la respuesta es sí, ¿de qué tipo? _____
¿Ha estado expuesto al sol de forma prolongada, se ha rasurado, se ha realizado algún tipo de exfoliación o ha experimentado irritación en las últimas 48 horas?	Sí ____ No ____

Tratamientos para la piel: _____ Fecha(s): _____

¿Usa actualmente o ha usado los siguientes productos de uso tópico en el rostro o el cuello?

_____

Afecciones médicas: _____

¿Toma o ha tomado los siguientes medicamentos? _____

¿Está embarazada o amamantando?	Sí ____ No ____
¿Consulta regularmente o ha hecho alguna consulta con un dermatólogo?	Sí ____ No ____ Fecha:_____

Nombre del médico: _____

Alergias a productos o medicamentos: _____

¿Tiene antecedentes de herpes febril o labial?	Sí ____ No ____

¿Sigue un programa de bronceado o utiliza camas de bronceado? _____
Frecuencia: _____

Iniciales del cliente: _____

REGISTRO DE TRATAMIENTOS CON CERA

(el esteticista debe completar la ficha en la parte posterior del formulario de evaluación, en cada servicio)

Nombre del cliente: _____

Fecha	Esteticista	Servicio con cera	Notas
9/8	Teresa	Depilación de cejas con cera blanda	Nuevo cliente: modelado para mayor arco en ojos muy juntos Mentón depilado con pinzas Sin enrojecimiento

▲ **FIGURA 11–16** El formulario de admisión del cliente para la depilación con cera

Formulario de exención para la depilación con cera
(Ejemplo de formulario)

Nombre _____ Fecha _____

Teléfono _____ Dirección _____

Correo electrónico _____

Entiendo que las cremas de uso tópico, las enfermedades y los medicamentos pueden afectar los resultados de la depilación con cera. Comprendo que no puedo recibir un servicio de depilación si se presentan contraindicaciones como el hecho de consumir medicamentos tópicos para el acné o el uso de productos tópicos recetados que contengan Retin-A® (u otros agentes exfoliantes).

Comprendo que acepto la responsabilidad total sobre cualquier reacción en la piel si no le informo correctamente al técnico sobre las contraindicaciones, antes de la depilación con cera.

Ciertos medicamentos, productos y tratamientos que se usan antes de la depilación con cera pueden causar irritación, descamación de la piel, manchas, pigmentación y sensibilidad.

Entiendo que se puede ocasionar enrojecimiento o sensibilidad. Acepto evitar la exposición solar, el calor excesivo (saunas, bañeras calientes) y todos los productos activos durante las siguientes 48 horas o según lo indique el técnico.

Se me ha explicado el proceso de depilación y he tenido la oportunidad de hacer preguntas y recibir respuestas satisfactorias.

Doy mi consentimiento para ser depilado con cera y no responsabilizaré al salón o al técnico por ninguna reacción adversa a causa de los tratamientos o productos.

Nombre (en letra imprenta) _____ Firma _____

Padre, madre o tutor legal, si el cliente tiene menos de 18 años:

Nombre _____ Firma _____

Coloque las iniciales debajo por cada visita:

Fecha: _____ Iniciales del cliente: _____ Fecha: _____ Iniciales del cliente: _____

Fecha: _____ Iniciales del cliente: _____ Fecha: _____ Iniciales del cliente: _____

Fecha: _____ Iniciales del cliente: _____ Fecha: _____ Iniciales del cliente: _____

▲ **FIGURA 11–17** El formulario de exención para la depilación con cera.

los clientes pueden haber tenido cambios en sus recetas de medicamentos o en el programa de cuidado de la piel. Esto puede alertar al esteticista y al cliente acerca de algún aspecto que pueda presentar contraindicaciones con el servicio o afectar negativamente el resultado de este. El formulario de exención para la depilación con cera debe enumerar las contraindicaciones y los posibles riesgos que presenta el servicio y tener un espacio para la firma del cliente. Al firmar el formulario, el cliente asume la responsabilidad de informar al esteticista acerca de cualquier cambio que se haya producido en su salud o en su programa de cuidado de la piel, además de reconocer los riesgos relacionados con el procedimiento. El formulario de exención sirve como protección, tanto para el cliente como para el esteticista, contra una demanda formal.

EL CONSENTIMIENTO INFORMADO PARA LOS MENORES DE EDAD
Las personas menores de 18 años deben estar acompañadas por uno de sus padres, un tutor legal u otro proveedor de cuidados que tenga autorización escrita del padre o tutor. El adulto responsable debe firmar el formulario de exención que da el permiso para ofrecer los servicios de depilación con cera y debe estar presente durante tales servicios.

INSTRUCCIONES Y PRECAUCIONES POSTERIORES A LA DEPILACIÓN CON CERA

Luego de la depilación, los clientes deben evitar la exposición al sol, las cabinas de bronceado, la exfoliación, las cremas con perfume u otros ingredientes irritantes y el calor excesivo (por ejemplo, de jacuzzis, saunas, etc.) por lo menos 24 a 48 horas después del procedimiento y si hay enrojecimiento o irritación.

Analizar las indicaciones y las contraindicaciones del cliente

Las indicaciones son señales externas que indican si el servicio deseado va a ser ventajoso y exitoso. Las indicaciones para la depilación con cera incluyen los siguientes puntos:

- Si el vello que se va a depilar es virgen, es decir, no se lo ha tratado previamente, o es un vello fino que ha vuelto a crecer, debe tener una longitud mínima de 0,25" (0,6 cm).

- El vello debe tener 13 mm (0.5") de largo si se lo ha afeitado y es áspero; lo cual representa un crecimiento de, aproximadamente, 10 a 14 días después de haberlo rasurado.

- De ser posible, el cliente debe levantar los vellos encarnados cuatro días a una semana antes del servicio, sin retirar el vello del folículo y dándole lugar para que éste sane y se normalice.

- Se recomienda trabajar el área del cuerpo que se va a depilar con una esponja vegetal o un exfoliante antes de la depilación, pero no el mismo día.

- El cliente debe evitar broncearse el área que se va a depilar (ya sea con luz solar o en cabinas) 24 horas antes y después del servicio.

Una contraindicación es un síntoma o una afección que hace que un servicio o un procedimiento sea desaconsejable o que indica que se debe proceder con la máxima precaución. Consulte la **Tabla 11–2** para ver las contraindicaciones de la depilación con cera.

Tener en cuenta las necesidades de los clientes trans (transgénero o transexuales)

La reasignación de género de hombre a mujer es de especial interés profesional para los esteticistas, ya que los servicios profesionales de depilación son, a menudo, muy requeridos por estos clientes.

Las etapas que un paciente debe atravesar para completar la reasignación de género de hombre a mujer son las siguientes:

1. Asesoramiento emocional y psicológico: se debe aconsejar a los clientes que el cambio de vestuario debe ser gradual. En esta etapa temprana de la transición, ellos pueden solicitar los servicios temporales que se enumeran aquí, para sentir que su aspecto es cada vez más femenino. Es posible que no elijan demasiados servicios en el rostro por ahora, más allá de un buen rasurado, ya que, tal vez, deban volver al trabajo como hombres.

2. Terapia de reemplazo hormonal (TRH): una vez que se tomó la decisión de realizar una reasignación de género permanente, se ofrece un programa meticuloso de TRH para contrarrestar las hormonas masculinas con hormonas femeninas. En esta etapa de transición, el paciente también se somete a un tratamiento con láser o electrólisis en el rostro y en otras áreas del cuerpo, incluido el pene. Muchos pacientes solicitan servicios de belleza más radicales y obvios.

▼ TABLA 11–2 Contraindicaciones de la depilación con cera

Contraindicaciones para los procedimientos de depilación con cera

- La depilación con cera no se debe realizar en clientes que tengan várices.
- La depilación con cera corporal no debe realizarse en clientes con flebitis, trastornos de la piel, epilepsia, diabetes, hemofilia u otras afecciones médicas contraindicadas.
- No se debe efectuar depilación facial con cera en clientes que presenten cualquiera de las contraindicaciones que se indican en el resto de esta tabla, hasta que se obtenga la aprobación de los médicos.

Tratamientos o uso de productos recientes

- Exfoliaciones químicas que utilizan ácido glicólico, ácido salicílico u otro producto con una base ácida que se hayan realizado recientemente
- Microdermoabrasión o inyectables (Botox® u otros rellenos dérmicos) recientes
- Cirugía cosmética o reconstructiva, tratamientos con láser o IPL recientes
- Empleo de cualquier medicamento tópico de exfoliación, incluido el Adapaleno®, Retin-A®,
- Renova®, Tazorac®, Differin®, Azelex®, vitamina A, o cualquier otro agente exfoliante de uso tópico
- Uso reciente de hidroquinona para aclarar la piel
- Uso reciente de medicamentos con cortisona de administración tópica u oral

Afecciones médicas o uso de medicamentos

- Medicamentos para el acné como la tetraciclina y el accutane (se requiere la orientación de un médico)
- Uso reciente de medicamentos anticoagulantes (por ejemplo, Coumadin®, Lovenox® [warfarina, heparina])
- Trastornos circulatorios (p. ej., flebitis, trombosis)
- Quimioterapia o radiación
- Epilepsia, diabetes o hemofilia
- Trastornos autoinmunes (p. ej., VIH o sida o lupus)

Afecciones de la piel

- Acné vulgar agudo
- Rosácea o piel muy sensible
- Quemaduras de sol, inflamación, hematomas
- Antecedentes de ampollas febriles o herpes labial (herpes vulgar)
- Presencia de pústulas o pápulas en el área donde se aplicará la cera

Otras contraindicaciones

- Cicatrices, lunares, marcas en la piel, verrugas
- Trastornos de la piel (p. ej., eccema, seborrea, psoriasis)
- Piel fina y frágil
- Falta de sensibilidad en la piel

Otras consideraciones

- Evite el interior de la nariz, las orejas, los párpados, la aureola y los pezones.
- Las mujeres que se encuentren en el último trimestre de embarazo no deben recibir servicios de depilación con cera en los que tengan que permanecer recostadas por más de 20 minutos.
- Verifique que no haya alergias a los productos o a los ingredientes de la cera.
- Se deben suspender los productos y tratamientos contraindicados por un período de cuatro a seis semanas antes de la depilación con cera o de acuerdo con las recomendaciones de un médico. Cuando se ha expuesto la piel a ciertos productos y tratamientos agresivos, pueden transcurrir tres meses o más antes de que esté lista para la depilación con cera. Estas son solo pautas y es necesario revisar minuciosamente la información médica del cliente.

3. Cirugías de reasignación: existen tres tipos principales de cirugía a la que se puede someter un paciente transgénero, para cambiar de sexo masculino a femenino: (1) cirugía de feminización facial, que puede incluir cirugía plástica facial y de aumento de senos; (2) cirugía genital; y (3) cirugía de feminización de la voz, en la que se hacen ajustes en las cuerdas vocales.

SERVICIOS MÁS FRECUENTES

Los servicios más frecuentes para el cliente transgénero que pasa de hombre a mujer dependerán de la fase de transición en la que se encuentre la persona. En las primeras etapas, o en la fase 1 de la lista anterior, muchos solicitarán servicios de depilación de brazos y piernas, manicuras y pedicuras simples, recorte mínimo de cejas, tratamientos faciales, servicios y clases de maquillaje y pruebas de pelucas.

Durante la fase 2 de la lista anterior, los pacientes se someten a depilaciones con electrólisis o láser, exfoliaciones faciales más intensas, modelados de cejas más dramáticos con depilación con pinzas, cera o electrólisis; y otros servicios más para el cabello y las uñas que se suelen considerar como femeninos. En la fase 3 de la lista anterior, se continúa con los servicios brindados en la fase 2.

Enumerar los elementos necesarios de una sala de tratamiento de depilación con cera

La sala y el equipo para la depilación con cera deben permanecer inmaculadamente limpios, cálidos y ser cómodos. Lo ideal es contar con un lavamanos. La música puede ser más alegre que la música que se reproduce durante otros tratamientos más relajantes, como los masajes y los tratamientos faciales.

Equipos para la depilación con cera

Los muebles deben estar diseñados ergonómicamente, para la comodidad tanto del esteticista como del cliente.

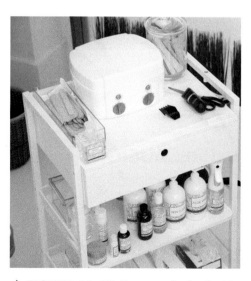

- La camilla de depilación debe poder ajustarse a diferentes alturas y reclinarse de una posición de asiento recto a una posición semireclinada para la depilación facial. Si esto no es posible, debe estar a la altura más conveniente para el esteticista, que tendrá que trabajar en servicios prolongados, sin hacer mayores esfuerzos.

- Debe haber un banquillo disponible, que puede ser útil para ayudar al cliente a subirse y bajarse de la camilla.

- Se puede acercar un carro rodante de varios niveles con los insumos y los recipientes para la depilación (**Figura 11–18**), para mantenerlos cerca y al alcance de la mano.

- Prepare una selección de recipientes con tapa para los aplicadores, el algodón y las gasas.

- Prepare diariamente una bandeja con tapa para los insumos y una solución desinfectante.

▲ **FIGURA 11–18** Un carro de depilación con cera bien surtido.

- Guarde los elementos desinfectados y limpios, como las pinzas y las tijeras, en un recipiente con tapa.
- Es necesario contar con un recipiente para residuos con tapa, para descartar adecuadamente todos los insumos usados.
- Es recomendable contar con una selección de toallas y ropa blanca en un armario, para poder tenerlas a su disposición.

NOCIONES ESENCIALES DEL TRATAMIENTO DE DEPILACIÓN CON CERA

- Calentadores de cera, uno con cera dura y el otro con cera blanda
- Pinzas de acero quirúrgico desinfectables con punta oblicua y aguzada.
- Tijeras para recortar las cejas (se tienen que poder desinfectar)
- Tiras de pellón (fibra) o muselina (algodón) para la cera, que vienen en rollos de 3″ (7.5 cm) de ancho o en cajas, en medidas precortadas para el cuerpo (3″ × 9″ [7.5 cm × 23 cm]) y para las cejas y el bozo (1″ × 3″ [2.5 cm × 7.5 cm]).
- Espátulas de metal que se puedan desinfectar (una cantidad suficiente para que no sea necesario sumergirlas más de una vez)

ELEMENTOS DE UN SOLO USO

- Ropa interior para depilar la entrepierna
- Esferas de algodón
- Toallas faciales
- Gasa
- Bandas, pinzas o invisibles para el cabello
- Cobertores de papel
- Toallas de papel
- Aplicadores de madera para cera descartables (de un solo uso): grandes (depresor lingual), medianos (palitos de helado) o pequeños
- Rollos de papel para la camilla de tratamiento
- Guantes que no sean de látex
- Tiras de cera de pellón (fibra) o muselina (algodón), que vienen en rollos de 7.5 cm (3″) de ancho o en paquetes de tiras precortadas de 7.5 cm x 23 cm (3″ × 9″) para el cuerpo y de 2.5 cm x 7.5 cm (1″ × 3″) para las cejas y el bozo.

MATERIAL DE CONSUMO

- **Cuidado previo:** jabón para manos; productos recomendados por el fabricante de la cera, limpiadores, desmaquilladores, lociones antisépticas como el hamamelis, el aceite de té verde y el talco para bebés, productos anestésicos tópicos, y aerosol desensibilizante.
- **Cuidado posterior:** vaselina para retirar la cera de las pestañas o de otro tipo de vellos. Loción para la piel para quitar la cera, productos con efecto calmante como el gel de aloe vera, loción de ácido salicílico, árnica y azuleno. Bicarbonato de sodio para una solución con efecto calmante. Lápices para cejas de varios colores, sacapuntas, cepillos para cejas.

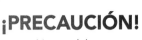

¿SABÍA QUE...?

De una tira para el cuerpo de 9″ × 3″ (23 cm x 8 cm), puede cortar 9 tiras de 1″ × 3″ (2.5 cm x 8 cm) para las cejas o los labios.

¡PRECAUCIÓN!

Nunca deben rociarse los productos desensibilizantes en aerosol en el rostro. En su lugar, rócielos sobre un algodón y aplíquelos.

CONTROL DE INFECCIONES Y SEGURIDAD

El hecho de seguir los protocolos y mantener altos estándares de higiene, limpieza y control de infecciones reduce el riesgo de contaminación cruzada del esteticista hacia el cliente o viceversa, de un cliente a otro o de un esteticista a otro.

- Cuando no los use, mantenga los aplicadores, las tiras, las gasas y los insumos de algodón en contenedores cerrados.
- Se pueden usar pinzas limpias para recoger los insumos luego de haber comenzado un servicio.
- Deben usarse guantes en todos los servicios y para limpiar y tratar el equipo.
- Las pinzas, así como cualquier otro artículo multiuso, deben limpiarse cuidadosamente, secarse y colocarse en una solución desinfectante, según las instrucciones del fabricante.
- Luego de limpiarlos, sumerja los instrumentos usados en una solución desinfectante registrada en la EPA, que esté diseñada para matar todos los microbios, incluidos estafilococos, tuberculosis, pseudomonas (un patógeno), hongos y el virus del VIH.
- Los instrumentos de acero inoxidable también se pueden tratar y esterilizar en un autoclave.
- Si usa una espátula de metal, debe hacerlo solamente con un único cliente, descartar la cera restante y desinfectar, rellenar o reemplazar el recipiente.
- Si usa varias espátulas metálicas, puede retirarlas sin volver a sumergirlas y procesarlas luego del servicio.
- Se considera inaceptable volver a sumergir un elemento en la cera.

PROTECCIÓN DE LA CAMILLA Y LA SILLA

Deben protegerse todas las partes de la camilla que vayan a entrar en contacto con la piel o el cuero cabelludo del cliente, ya sea con un papel que pueda descartarse de inmediato luego del servicio o con ropa blanca que se colocará rápidamente en un canasto cerrado para ropa sucia luego del uso y se reemplazará con cada cliente nuevo.

Coloque una sábana limpia o una hoja de papel que cubra toda la camilla de depilación, para cada cliente nuevo que reciba una servicio de depilación corporal. Si se realiza una depilación facial, coloque suficiente papel protector debajo de la cabeza, el cuello y los hombros del cliente.

COBERTURA Y PROTECCIÓN DESCARTABLE

Los clientes tienen distintas concepciones del pudor. La norma debería ser mantener las zonas que no se está depilando cubiertas, descubrirlas inmediatamente antes de la depilación con cera y volver a cubrirlas luego de la depilación. Los cobertores de papel descartable también sirven para este fin. Hasta que el esteticista pueda llevar a cabo un servicio de depilación con cera limpio y prolijo, se deben evitar las toallas y la ropa blanca y preferirse los cobertores descartables (**Figura 11–19**). La cera daña la ropa blanca y las toallas porque no se lava fácilmente. La ropa interior descartable para la depilación de la entrepierna no solo le brinda más comodidad al cliente sino que también

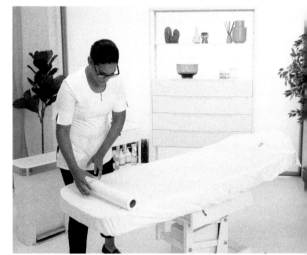

▲ **FIGURA 11–19** Los cobertores descartables son ideales para proteger la ropa de las gotas de cera.

protege las zonas sensibles. Las bandas descartables para la cabeza protegen el cabello suelto o rebelde de la cera.

APRENDER LAS MEDIDAS ADECUADAS PARA EL LAVADO DE MANOS Y EL CONTROL DE INFECCIONES

- Las manos de los esteticistas deben estar muy bien lavadas, tanto antes como después de entrar en contacto con el cliente.
- No introduzca las manos o los guantes contaminados en los recipientes limpios.
- Use guantes limpios o pinzas desinfectadas para abrir un cajón y alcanzar los insumos que necesite.
- El lavarse las manos en frente de los clientes les inspirará confianza.

COMPRENDER EL USO DE LOS GUANTES

Use guantes siempre. La depilación produce traumatismos en el folículo. Cuando se arranca enérgicamente el vello del folículo, puede haber sangrado y pueden subir sangre y demás fluidos a la superficie de la piel. Es normal que esto suceda, esta es la sangre que ha estado nutriendo la papila pilosa.

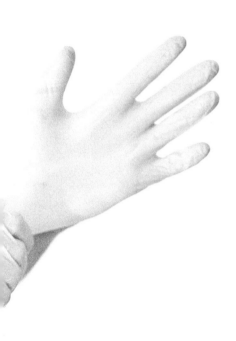

Use guantes de vinilo o nitrilo en lugar de látex. El látex se descompone fácilmente, por un proceso conocido como "wicking", que se produce cuando los guantes entran en contacto con la cera y ciertos productos que actúan como surfactantes y generan pequeños orificios que permiten el paso de patógenos. Cámbiese los guantes si se vuelven demasiado pegajosos durante el servicio de depilación con cera.

NO VOLVER A INTRODUCIR UN ELEMENTO EN UN RECIPIENTE

No sumerja dos veces la espátula o el aplicador, a menos que vaya a desechar la olla completa de cera después de tratar a ese cliente en particular. Por el contrario, use una espátula nueva cada vez que necesite retirar cera de la olla.

DESECHO DE LOS RESIDUOS CONTAMINADOS

Todo el algodón, la gasa o cualquier otro material contaminado con sangre o fluidos corporales debe descartarse inmediatamente. Colóquelos en una doble bolsa o en un recipiente para residuos con peligro biológico, para eliminarlo de forma adecuada.

DOMINAR LA LIMPIEZA

Los turnos de los clientes deben permitir que haya tiempo suficiente para ordenar y limpiar la sala entre un cliente y otro, de modo que el lugar esté presentable. En este proceso, es necesario seguir los siguientes pasos:

- Tire los cobertores descartables y otros artículos desechables.
- Limpie y desinfecte la camilla de tratamiento y el área de trabajo.
- Cambie la ropa blanca.
- Cambie los anillos protectores del calentador de cera si es que están demasiado sucios con restos de cera.
- Coloque las herramientas en una bandeja con desinfectante.
- Utilice una solución para eliminar la cera de todas las superficies, incluido el suelo.
- Busque instrumentos nuevos y limpios, y téngalos listos para el próximo servicio.
- Prepare todos los documentos, incluido los formularios de admisión y de exención para el servicio de depilación con cera.

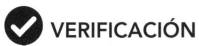 **VERIFICACIÓN**

19. Indique tres métodos de control de infecciones importantes.
20. ¿Cuál es la mejor forma de quitar la cera de las pestañas?

Llevar a cabo una depilación con cera blanda y dura en todo el cuerpo

Si bien la depilación con cera blanda o dura se puede realizar prácticamente en cualquier parte del rostro o del cuerpo (a excepción de la barba en los hombres, las fosas nasales, las orejas y los párpados), hay algunas opciones de cera que son mejores para determinadas áreas y situaciones. Se abordarán ambas opciones, poniendo énfasis en los mejores métodos.

Lo que debe y no debe hacerse en la depilación general con cera

Lo que debe hacerse en la depilación general con cera

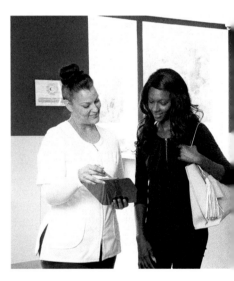

- Complete una ficha de consulta con el cliente y pídale que lea y firme un formulario de exención de responsabilidad.
- Verifique que el cliente no tenga alergias, especialmente a la cera de abeja. Si lo cree necesario, puede realizar una prueba del parche en un zona poco visible.
- Utilice guantes descartables, para evitar el contacto con posibles patógenos de transmisión hemática.
- El vello debe medir de 0,25" (6 mm) a 0,5" (13 mm) para que la depilación con cera sea eficaz.
- Antes de la depilación, corte el vello si mide más de 0,75" (2 cm).
- Siempre pruebe la temperatura de la cera en la parte interna de su muñeca antes de aplicarla sobre la piel del cliente.
- Raspe la parte inferior de la espátula o el aplicador al sacarla de la olla con cera, para evitar dejar hilos de cera.
- Evite que caigan hilos o gotas de cera sobre los ojos o las pestañas del cliente.
- Durante una depilación facial con cera, el cliente debe mantener los ojos cerrados.
- Durante una depilación facial, proteja el cuero cabelludo del cliente con una banda para la cabeza.
- Proteja la ropa para evitar que caigan gotas de cera cerca del área que está depilando.
- Elija la mejor opción de cera y lleve adelante el tratamiento previo y posterior más adecuado.
- Siempre aplique una presión suave (con los dedos en las zonas pequeñas o con toda la mano en las zonas más grandes) inmediatamente después de retirar la cera.
- A veces, puede surgir enrojecimiento e inflamación en la piel sensible. Aplique un gel de aloe, una crema de cortisona o una compresa de gasa con bicarbonato de sodio para calmar y relajar la piel después de la depilación.
- Siempre proporcione las instrucciones adecuadas que el cliente debe seguir después del tratamiento.

Lo que no debe hacerse en una depilación general con cera

- No aplique cera sin haber verificado la temperatura previamente.
- No vuelva a aplicar la misma cera blanda en la misma zona durante una sesión.
- No toque al cliente sin antes haberse lavado las manos.
- No vuelva a introducir un elemento en un recipiente.
- No elimine el vello suave; si lo hace, este podría perder su suavidad y uniformidad.
- No aplique la cera sobre de verrugas, lunares, raspaduras o piel irritada o inflamada.
- Nunca coloque cera sobre una zona curva o sobre dos planos diferentes en una aplicación.
- No depile el bigote, el vello de la barba ni las patillas en el rostro de un hombre, ya que se trata de un tipo de vello terminal, áspero y que se adentra muy profundamente en la piel.

Depilación facial con cera para el hombre y la mujer

La siguiente sección contiene información sobre la depilación con cera en las cejas, el bozo, el mentón y los costados del rostro.

DEPILACIÓN DE LAS CEJAS CON CERA

Las cejas realzan las facciones y dan expresión al rostro. Brindan un marco natural para los ojos. Unas cejas mal modeladas pueden dar una apariencia extraña a todo el rostro, mientras que unas cejas bien modeladas pueden realzar la belleza y el atractivo natural. El modelado correcto de las cejas es un arte, que debe combinarse con una serie de reglas simples. La ceja comienza en la esquina que está más cerca de la nariz, asciende hasta el punto del arco y luego desciende hasta el extremo exterior, que es donde termina. El inicio, el arco y el punto final se determinan con la colocación de un aplicador, utilizando la guía ilustrada (**Figura 11–20a**). Algunos clientes tienen fosas nasales más anchas que otros, lo cual podría afectar la línea de inicio. Una alternativa es apoyar el aplicador a lo largo de la nariz, justo encima de la fosa nasal, para precisar el lugar de inicio de la ceja (**Figura 11-20b**).

Si se trata de una primera cita para modelaje de cejas, necesitará más tiempo que si se trata de una visita de mantenimiento. Exponga detalladamente todos sus conocimientos profesionales y su experiencia en relación con la forma deseada; pero también escuche con atención la opinión del cliente. Con un espejo de mano y usando el mango del cepillo para cejas, muéstrele al cliente dónde está el arco y, si está fuera de lugar, indíquele dónde debería estar. Hay cejas que requieren un moldeado mínimo, mientras que otras pueden necesitar uno completo, es decir, no solo la eliminación del vello no deseado, sino también el uso de lápiz de cejas para rellenar los lugares donde se debe dar lugar al vello para que vuelva a crecer. Puede enseñarles a los clientes a que se apliquen lápiz para cejas mientras esperan que crezca el vello que se eliminó por error. Antes de proceder a la depilación con cera, cepille la ceja y comunique claramente al cliente lo que desea lograr, asegúrese de que ambos estén completamente de acuerdo. La depilación por encima de las cejas, sobre todo en la zona donde estas descienden, puede implicar la eliminación de vellos que tal vez sean deseados en el futuro, cuando las cejas se vuelvan más finas y los ojos caigan levemente.

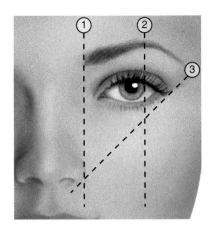

▲ **FIGURA 11–20a** Pautas para el modelado de las cejas.

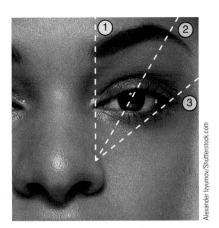

▲ **FIGURA 11–20b** Pautas alternativas para el modelado de las cejas.

Alexander Izyumov/Shutterstock.com

Luego de depilar con cera, se pueden depilar con pinzas los vellos que estaban muy cortos y no se llegaron a eliminar. De esta forma, estos vellos estarán en la misma fase telógena que los vellos que se depiló con cera. El cuidado posdepilatorio, consiste en aplicar una loción antiséptica con efecto calmante en la zona y masajear ambas cejas simultáneamente, ejerciendo una suave presión en la sien.

Depilación de cejas con cera blanda para hombres

Por lo general, los clientes varones solo quieren que se eliminen los vellos del entrecejo y los vellos muy tupidos debajo de las cejas, pero sin que se marque demasiado el arco. Comparado con el de las mujeres, el punto de inicio de la cejas de los hombres, en el borde interno del ojo, debe estar un poco más hacia el centro. Sea cauteloso con la cantidad de vello que va a depilar, para evitar marcar una línea muy dura que puede dar un aspecto extraño a un rostro masculino. Por ejemplo, puede depilar con pinzas el vello de la línea de la frente de forma intermitentemente, para lograr un aspecto más natural.

Depilación del área de los labios con cera

Con cualquier depilación facial, pero especialmente en el área de los labios, pregúntele a los clientes nuevos si tienen una ocasión especial y explíqueles que puede aparecer enrojecimiento, hinchazón e incluso granitos después de la depilación. La cera dura es una excelente opción para esta área. También puede utilizar una cera blanda o en crema diseñadas para pieles más sensibles y que reduzcan la aparición de enrojecimiento.

Para depilar el bozo, que es la zona ubicada entre el labio superior y la nariz, se divide el área en dos secciones iguales. El vello crece hacia abajo y hacia afuera, en un ligero ángulo que sigue la línea de los labios. Debajo de la nariz, el vello crece hacia abajo. En esta zona es imposible eliminar el vello en la dirección contraria al crecimiento. En esa mitad del labio superior, el vello, que suele ser de textura fina, se elimina fácilmente tirando de él de forma paralela a la línea de los labios y en la misma dirección en la que crece el resto del vello, en ese mitad de la parte superior del labio. Si el vello es grueso, la mejor opción suele ser la cera dura (**Figura 11–21**).

┌─────**REALIZAR**─────┐
Procedimiento 11-2
Depilación de las cejas con cera dura

┌─────**REALIZAR**─────┐
Procedimiento 11-3
Depilación de las cejas con cera blanda

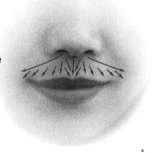

Dirección de crecimiento del cabello

▲ **FIGURA 11–21** El vello del bozo crece hacia abajo y hacia afuera, en un ligero ángulo que sigue la línea de los labios.

Los clientes pueden optar por depilarse el vello superfluo debajo del labio inferior. Como el vello en esta zona crece hacia abajo, alejándose del labio, la cera blanda suele ser muy eficaz. La cera dura también es aceptable, si ya está usándola en el bozo.

Con frecuencia aparecen vellos molestos en la línea del labio, el **borde color bermellón** y en la esquina exterior de la línea del labio. Aplique la cera lo más cerca posible del borde sin tocar la delicada piel del labio, ya que podría levantarse y lastimarse fácilmente. Si la cera toca los labios, la debe eliminar con vaselina o con una loción para quitar la cera. Finalice aplicando una loción posdepilatoria con un masaje con las yemas de los dedos en ambos lados al mismo tiempo y ejerciendo una leve presión en los extremos exteriores del labio. Si el área sigue estando sensible o presenta hinchazón, ofrézcale al cliente un poco de hielo dentro de una bolsa.

———REALIZAR———
Procedimiento 11-4
Depilación del labio superior (bigote) con cera dura

———REALIZAR———
Procedimiento 11-5
Depilación del labio superior (bigote) con cera blanda

Depilación del mentón con cera

Generalmente se considera que la depilación del mentón incluye, además, el área debajo de la mandíbula. Si el cliente nunca se ha depilado el vello con cera y si solo hay unos pocos vellos esporádicos, no debe considerarse la depilación con cera como la opción principal para el área del mentón. Si se realizan sucesivas depilaciones con cera blanda en la dirección contraria al crecimiento, el vello que vuelve a crecer lo hace con un patrón irregular, erguido y ralo.

Además de eliminar el vello no deseado, la depilación con cera elimina el vello fino que no molesta al cliente, lo cual lleva a un crecimiento aun más irregular. No hay límites claros para el mentón. Mientras más se depila con cera, más necesaria se volverá la depilación, y se extenderá el problema hacia la mandíbula, los lados del rostro y la garganta. Eliminar el vello facial de un área hace que el vello adyacente sea más visible. Tarde o temprano, el cliente tendrá que solucionar un problema de crecimiento demasiado irregular y habrá que esperar hasta que el vello vuelva a crecer antes de poder depilarlo con cera, lo cual producirá vellos encarnados, foliculitis y el riesgo de lesiones en la piel a medida que esta madura. El cliente no podrá utilizar la mayoría de los tratamientos disponibles contra el envejecimiento o el acné.

Si hay una abundancia de vello superfluo, los mejores métodos son la depilación con láser o la IPL. Si solo hay unos pocos vellos terminales que rodean el vello suave, la electrólisis es la mejor opción. Si esa opción no está disponible, entonces lo mejor será usar cera dura y eliminar el vello en la misma dirección del crecimiento.

No debe depilarse con cera el vello facial terminal, grueso y profundo, como el de la barba.

Para depilar el área del mentón debe pararse en la cabecera de la camilla, detrás del cliente. Esto le permitirá eliminar el vello más fácilmente y con menos restricciones. Primero se depila el área debajo de la mandíbula y la garganta. Pídale al cliente que incline la cabeza lo más posible, para ayudar a estirar la piel. Si separa el área de la garganta de la del mentón, evitará pasar la cera por encima de las curvas. Esto podría ocasionar hematomas. Después de depilar la zona de la garganta y debajo de la línea de la mandíbula, continúe con el mentón. En esta zona también deberá proceder por secciones pequeñas.

———REALIZAR———
Procedimiento 11-6
Depilación del mentón con cera dura

Depilación de los costados del rostro con cera

Depilar los costados del rostro podría causarle problemas al cliente en el futuro. (**Figura 11–22**). Si nunca se ha depilado los costados del rostro, explíquele las posibles consecuencias a futuro. El vello fino no pigmentado es normal y se considera aceptable. Sin embargo, las luces fuertes y los espejos con gran aumento pueden hacer parecer que el vello es más superfluo de lo que realmente es. Pídale al cliente que se coloque frente un espejo normal de mano sosteniéndolo a poca distancia y con iluminación normal. Si el vello no es visible, no debería considerarse un problema, y tal vez no se justifique la perturbación y los problemas que puede generar la depilación con cera, que incluso pueden hacer que el cliente se arrepienta de haber solicitado este servicio.

Hay varios tratamientos con cera blanda que pueden distorsionar los folículos pilosos y provocar un crecimiento irregular del vello. Con el tiempo, el vello suave con folículos poco profundos y más cerca de la epidermis puede adentrarse más profundo en la dermis, ya que esta tiene un suministro de sangre más abundante. Si un cliente experimenta cambios hormonales, el vello cambia su patrón de crecimiento y se vuelve terminal. A medida que la piel del cliente madura, se vuelve más frágil y los tratamientos con cera pueden ocasionar reacciones adversas. El cliente queda en una disyuntiva, con la necesidad de elegir otros métodos como el láser o, si el vello es grueso pero gris, la electrólisis.

Si se va a depilar el área con cera, la mejor opción es utilizar cera dura y retirarla en la dirección del crecimiento del vello, es decir, sin deformar los folículos afectados. La depilación con azúcar también es una opción si el cabello no es demasiado grueso. La cera dura también tomará los vellos más fuertes del área de la patilla, sin irritar demasiado la piel.

Depilación de las axilas con cera

Axila es el término correcto desde el punto de vista anatómico y profesional. La axila es la región que une el brazo y la pared torácica. A menudo, el vello crece de forma asimétrica en esta área. En uno de los lados, los vellos pueden crecer en muchas más direcciones que en el otro. Como las distintas direcciones de crecimiento convergen en el centro, la depilación con cera dura es la mejor opción. El vello puede ser grueso en esta zona, sobre todo si se lo ha rasurado, en cuyo caso la cera dura es la mejor opción. Las glándulas sudoríparas sensibilizan la piel, así que si la opción elegida no es la cera dura, considere aplicar una crema o cera de miel para la piel sensible.

Estudie exhaustivamente las direcciones del crecimiento del vello y decida qué sección va a depilar primero. Debe comenzar a depilar el costado externo y proceder desde afuera hacia el centro (**Figura 11–23**).

Luego de depilar una de las axilas, aplique una loción con efecto calmante en la zona, para evitar que la piel se vuelva pegajosa mientras trabaja el otro costado. Si la axila está particularmente sensible, se puede aplicar una compresa de algodón con agua fría y bicarbonato de sodio, mientras depila el otro lado.

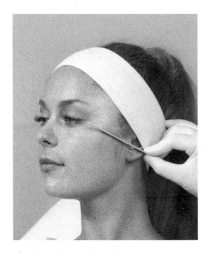

▲ **FIGURA 11–22** Apartar el cabello en los costados del rostro.

¡PRECAUCIÓN!

No depile las axilas con cera si el cliente se realizó una mastectomía o tiene mastitis.

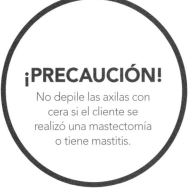

▲ **FIGURA 11–23** Determine las direcciones de crecimiento del vello antes de aplicar la cera.

REALIZAR

Procedimiento 11-7
Depilación de las axilas con cera dura

Depilación del brazo y la mano con cera

─REALIZAR─

Procedimiento 11-8
Depilación de las axilas
con cera blanda

─REALIZAR─

Procedimiento 11-9
Depilación de brazos
y manos con cera dura

─REALIZAR─

Procedimiento 11-10
Depilación de brazos
y manos con cera blanda

La forma más rápida y más eficaz de eliminar el vello de los brazos es la depilación con cera blanda. Sin embargo, si retira la cera en la dirección opuesta al crecimiento del vello, podría ocasionar que este vuelva a crecer hacia arriba y de forma desordenada. La depilación con cera dura o con azúcar, en la que el vello se elimina en la misma dirección en la que crece, evita que esto ocurra, aunque ambos métodos depilatorios son más lentos que el de cera blanda. Si el vello ya crece duro o de forma desordenada, entonces la cera blanda es la mejor opción. Si el vello es fino y virgen, es decir que no se ha depilado antes, vale la pena que se tome el tiempo necesario para depilarlo con cera dura o azúcar, para eliminarlo en la dirección en la que crece y no distorsionar los folículos pilosos. Esto es especialmente importante si el cliente viene a depilarse por única vez, para una ocasión especial.

DEPILACIÓN DEL BRAZO CON CERA

Muchas veces, el brazo solo tiene unos pocos vellos justo por encima del codo. A menudo, estos vellos se pueden eliminar con la técnica de la armonización, utilizando la cera que ya está en la tira. Si el vello del brazo es muy visible, será necesaria una depilación completa.

Depilación con cera de la parte superior del cuerpo del hombre o de la mujer

Aunque no es común que las mujeres necesiten depilarse el pecho o la espalda, hay algunas mujeres que solicitan estos servicios. Por lo general, el vello se presenta en pequeñas manchas, como la mancha en forma de diamante en la base de la columna vertebral, o bien converge en el escote entre los senos.

Por el contrario, muchos hombres solicitan servicios de depilación con cera para eliminar al máximo el vello en ciertas partes del cuerpo, ya sea por preferencias personales o para mejorar el desempeño atlético. Por esta razón, la descripción que sigue es importante tanto para los clientes hombres como mujeres.

Para poder depilar el vello corporal, puede ser necesario recortarlo para que no supere los 0,5" (13 mm), aproximadamente. Si utiliza una cortadora eléctrica, cubra el recipiente de cera o recorte el cabello lejos de la cera, para evitar que esta se contamine con los vellos que pueden volar.

Depilación del pecho

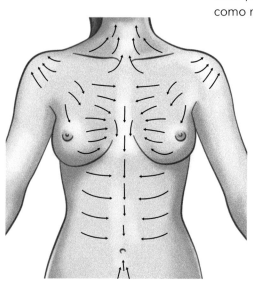

▲ **FIGURA 11–24** Diagrama del pecho que muestra la dirección del crecimiento del vello.

Aunque no se debe aplicar cera en la aureola de los senos de las mujeres, sí se pueden depilar los vellos que la rodean. Estos vellos crecen en una dirección circular, alrededor de la aureola, desde el exterior hacia el centro del pecho. A veces, algunos vellos pueden desviarse de esta dirección de crecimiento, especialmente si han sido depilados con pinzas. Por lo general, el vello crece hacia arriba en la parte superior del escote y hacia el centro en el pecho y a lo largo de los senos. Luego, en el centro, pasa a crecer gradualmente hacia abajo (**Figura 11–24**).

Antes de depilar el pecho de un hombre, pídale que se saque la camisa y analice con él qué áreas le gustaría depilarse. A veces, los hombres reservan este servicio porque quieren eliminar el vello abdominal o de los hombros, pero no el del área del pecho. Es importante comprender bien esto antes de comenzar.

—REALIZAR—
Procedimiento 11-11
Depilación del pecho masculino
con cera dura

—REALIZAR—
Procedimiento 11-12
Depilación del pecho masculino
con cera blanda

Depilación de la espalda con cera

Cuando los hombres reservan un servicio de depilación para la espalda, por lo general quieren eliminar todo el vello, desde debajo de la cintura hacia arriba. Si el cliente tiene puesto un traje y va a volver al trabajo, sugiérale que se quite los pantalones y la ropa de arriba. Ofrézcale una percha para que cuelgue su ropa y una toalla o cobertor para que se coloque alrededor de la cintura. Abandone la sala para que pueda cambiarse tranquilo. Si el cliente no necesita quitarse los pantalones, pídale que, por lo menos, se saque el cinturón, para estar más cómodo, y que se desabroche el botón superior para que usted pueda colocarle toallas de papel en los bordes del pantalón.

A menos que llegue a todas las áreas que va a depilar desde un mismo lugar, párese del lado que va a depilar primero y cambie de lado luego de haber completado esa mitad. El vello crece desde afuera hacia dentro (**Figura 11–25**). Si va a pararse del mismo lado durante todo el servicio, complete la mitad que le queda más lejos primero. De este modo, evitará fatigarse y sentir tensión en la espalda.

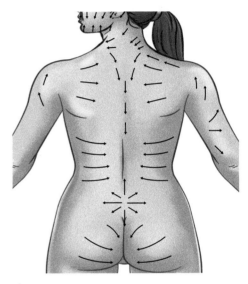

▲ **FIGURA 11–25** Diagrama de la parte posterior que muestra la dirección del crecimiento del vello.

Depilación con cera de la parte baja del cuerpo del hombre o de la mujer

Depilar la parte baja del cuerpo incluye la entrepierna, el abdomen y las piernas completas.

—REALIZAR—
Procedimiento 11-13
Depilación de la espalda
masculina con cera dura

—REALIZAR—
Procedimiento 11-14
Depilación de la espalda
masculina con cera blanda

DEPILACIÓN CON CERA DE LA ENTREPIERNA
Existen tres maneras de depilar la entrepierna: la americana (o estándar), la francesa y la brasileña (**Figura 11–26**). El método de depilación utilizado dependerá de la preferencia de la cliente y de la extensión del vello. Si bien la cera suave es más apropiada para las regiones externas, se prefiere la cera dura para las áreas donde el vello crece en diferentes direcciones, para el vello más grueso y la piel delicada. Infórmele al cliente que es normal y aceptable que haya manchas de sangre cuando se depila la entrepierna.

Estilos de depilación de la entrepierna. El estilo estándar o *americano* de depilación con cera de la entrepierna es la eliminación de todo el vello que sobresalga de la parte inferior del bikini.

La depilación *francesa* (llamada así por el vello característico que sobresale de la ropa interior francesa) deja vello en el área púbica delantera y elimina todo lo demás. La forma y la cantidad de vello que desea el cliente en el área púbica delantera debe quedar claro antes de comenzar el procedimiento de depilación con cera.

Con la depilación *brasileña* se elimina todo el vello de la entrepierna, incluido el del pubis, el área genital y el perineo.

Importancia de la comunicación previa a los servicios de depilación de la entrepierna (para determinar el alcance de la depilación). Es fundamental establecer una buena comunicación con el cliente, para garantizar que ambas partes entienden qué debe depilarse y qué no. Puede suceder que un cliente quiera que se elimine el vello de los labios y el perineo, y pedir una depilación con cera brasileña, cuando en realidad quiere mantener algo de vello en el pubis.

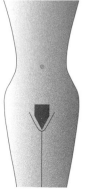
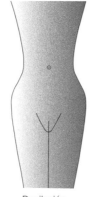

Depilación americana o estándar del área de la entrepierna

Depilación francesa del área de la entrepierna

Depilación brasileña del área de la entrepierna

▲ **FIGURA 11–26** Diferentes estilos de depilación de la entrepierna.

─REALIZAR─
Procedimiento 11-15
Depilación americana de la entrepierna con cera dura

─REALIZAR─
Procedimiento 11-16
Depilación americana de la entrepierna con cera blanda

─REALIZAR─
Procedimiento 11-17
Depilación de las piernas con cera blanda

DEPILACIÓN DE LAS PIERNAS CON CERA

La depilación con cera de media pierna puede variar considerablemente dependiendo de si se trata de la pierna o el muslo. El vello del muslo suele ser menos denso en su crecimiento que el de la pierna (parte inferior), pero la superficie de cobertura para depilar es mayor, lleva más tiempo y se usa más cera (**Figuras 11–27** y **11–28**).

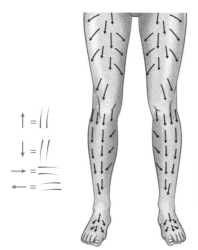
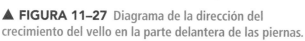

▲ **FIGURA 11–27** Diagrama de la dirección del crecimiento del vello en la parte delantera de las piernas.

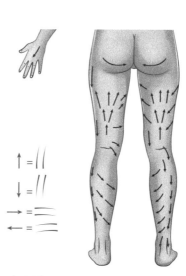

▲ **FIGURA 11–28** Diagrama de las direcciones del crecimiento del vello en la parte posterior de las piernas.

Procedimientos: 11-1 a 11-17

Materiales, implementos y equipos

Reúna los siguientes insumos y productos que se requieren para los procedimientos de depilación.

EQUIPOS E INSUMOS

☐ Bandeja cubierta para las soluciones desinfectantes

☐ Calentadores de cera, uno con cera dura y el otro con cera blanda

☐ Camilla para la depilación con cera

☐ Carro con ruedas de varios niveles

☐ Desinfectante

☐ Espátulas reutilizables que se puedan desinfectar, en una cantidad suficientes para no tener que introducirlas más de una vez

☐ Fichas del cliente

☐ Jabón para las manos

☐ Lápices para cejas en variedad de colores

☐ Perchas o ganchos para colgar la ropa

☐ Pinzas de acero quirúrgico desinfectables con punta oblicua y aguzada.

☐ Recipiente de acero con tapa para los elementos desinfectados como las pinzas y las tijeras (opcional)

☐ Recipiente de basura cubierto

☐ Sacapuntas

☐ Sanitizante de manos o jabón antibacteriano

☐ Selección de recipientes con tapa para los aplicadores, el algodón y las gasas

☐ Selección de toallas y ropa blanca

☐ Taburete

☐ Tijeras desinfectables para recortar las cejas

☐ Tiras de pellón (fibra) o muselina (algodón) para la cera, que vienen en rollos de 3" (7.5 cm) de ancho o en cajas, en medidas precortadas para el cuerpo (3" × 9" [7.5 cm × 23 cm]) y para las cejas y el bozo (1" × 3" [2.5 cm × 7.5 cm]).

ELEMENTOS DE UN SOLO USO

☐ Aplicadores de madera para cera: grandes (depresor lingual), medianos (palitos de helado) o pequeños

☐ Bandas para la cabeza

☐ Bolsa para basura

☐ Brochas para sombras

☐ Cobertores de papel

☐ Esferas o almohadillas de algodón

☐ Gasa

☐ Guantes de nitrilo o vinilo

☐ Hisopos de algodón

☐ Pañuelos de papel (sin aroma)

☐ Pinzas para el vello, de metal desechables o de plástico lavables

☐ Rollos de papel para la camilla de tratamiento

☐ Ropa interior para depilar la entrepierna

☐ Tiras removedoras de cera de pellón (fibra) o muselina (algodón), que vienen en rollos de 7.6 cm (3") de ancho o en paquetes con tiras precortadas: de 7.5 cm × 23 cm (3" × 9") para el cuerpo y de 2.56 cm x 7.5 cm (1" × 3") para las cejas y el bozo.

☐ Toallas de papel

PRODUCTOS

☐ Bicarbonato de sodio para una compresa calmante

☐ Desmaquillador o limpiador

☐ Lociones antisépticas (hamamelis, aceite de árbol de té, talco para bebés, productos anestésicos tópicos)

☐ Loción para quitar la cera de la piel, productos con efecto calmante como el gel de aloe vera, la loción de ácido salicílico, el árnica y el azuleno.

☐ Productos desensibilizantes en aerosol (solución anestésica tópica)

☐ Productos recomendados por el fabricante de la cera

☐ Vaselina para retirar la cera de las pestañas o de otra área

Procedimiento 11-1:
Depilar las cejas con pinzas

Duración de este servicio: 10 minutos y 15 minutos para un modelado completo.

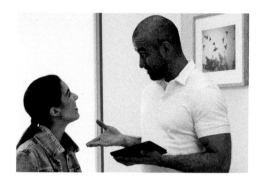

1 Analice con el cliente cuál es la forma de ceja deseada y adecuada.

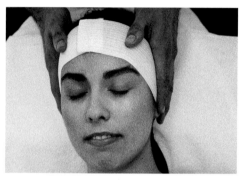

2 Debe cubrir con papel protector el extremo de la camilla donde se apoyan la cabeza, el cuello y los hombros del cliente. El cliente debe estar en una posición semireclinada sobre la camilla, con el cuero cabelludo protegido y lejos del rostro. Lávese las manos, séquelas y colóquese guantes.

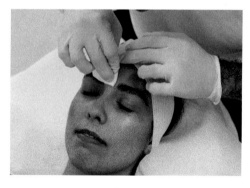

3 Limpie y prepare la piel, con un desmaquillador, si el cliente tiene maquillaje, o bien con un antiséptico suave.

4 Con un cepillo descartable, mida el punto de inicio, el punto final y la ubicación correcta del arco.

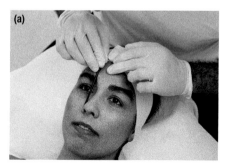
(a)

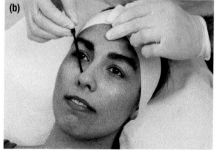
(b)

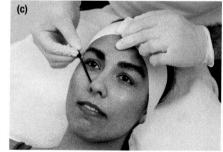
(c)

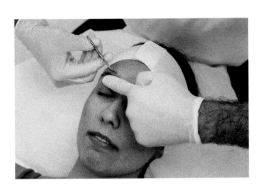

5 Cepille las cejas hacia arriba y separe los vellos más largos que necesiten ser recortados. Recorte los vellos más largos con unas tijeras pequeñas de punta redonda, para que queden paralelos a la línea natural de la ceja. Cepille los vellos que están por encima de las línea de las cejas y decida cuáles hay que eliminar.

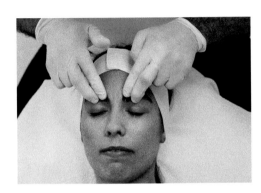

6 De pie o sentado detrás del cliente, utilice los dedos del medio e índice y realice una suave fricción en el área de las cejas, para calentar el área, abrir los poros y minimizar la incomodidad durante la depilación con pinzas.

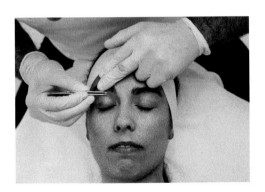

7 Mantenga la piel de la frente firme, con los dedos índice y medio de la mano que no esté sosteniendo las pinzas. Comience por depilar los vellos no deseados que se ubican debajo de la ceja más cerca de la nariz y muévase hacia el borde externo. Con movimientos rápidos y delicados, tome el vello con la pinza lo más cerca posible de la piel sin pellizcarla y tire de él en la dirección del crecimiento, y no hacia arriba.

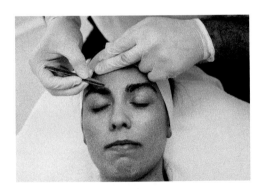

8 Cepille el vello hacia abajo y depile los vellos que pueda haber debajo de la ceja, si lo cree necesario para lograr la forma deseada. Una vez que terminó con una ceja, repita el procedimiento en la otra ceja.

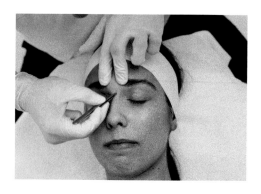

9 Continúe con el **entrecejo**, el área entre una ceja y la otra, donde suelen crecer vellos, algunos hacia arriba y otros hacia abajo.

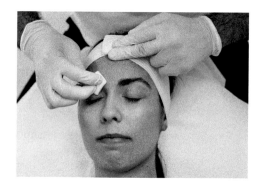

10 Limpie el área tratada con una loción antiséptica calmante y no irritante para cerrar los folículos y reducir el riesgo de infección.

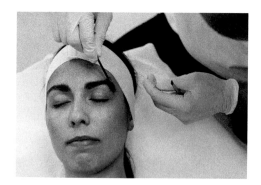

11 Finalice cepillando las cejas para que queden prolijas.

Procedimiento 11-2:
Depilar las cejas con cera dura

Duración de este servicio: 20 minutos y 30 minutos para un modelado completo.

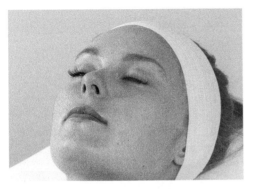

1 Debe cubrir con papel protector el extremo de la camilla donde se apoyan la cabeza, el cuello y los hombros del cliente. El cliente debe estar en una posición semireclinada sobre la camilla, con el cuero cabelludo protegido y lejos del rostro. Lávese las manos, séquelas y colóquese guantes.

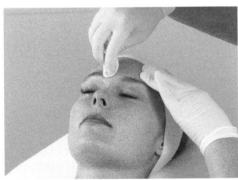

2 El área que va a depilar debe estar libre de maquillaje, grasitud y contaminantes.

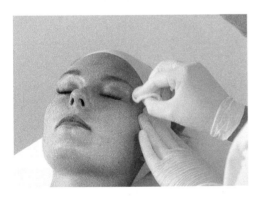

3 El tratamiento previo debe respetar las recomendaciones del fabricante de la cera; lo cual, en el caso de la cera dura, puede significar utilizar el aceite complementario predepilatorio.

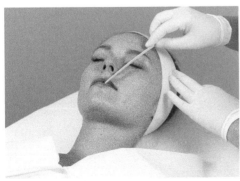

4 Luego de acordar la forma deseada en la consulta, cepille las cejas con una brocha o cepillo. Mida las cejas para definir el punto de inicio, el punto final y el punto máximo del arco.

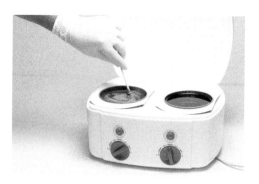

5 Sumerja el aplicador pequeño en la cera y retire el excedente de la parte inferior, para evitar los hilos de cera.

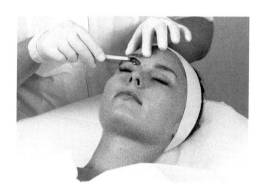

6 Ubíquese detrás del cliente y aplique la cera en toda el área debajo de la ceja con una pequeña espátula: primero en la dirección contraria al crecimiento del vello y luego en la dirección del crecimiento. Es posible que sean necesarias dos o tres capas, hasta que ya no se vean ni el vello ni la piel a través de la cera. Para facilitar la eliminación de la tira de cera y no dejar restos, esta debe tener bordes limpios y prolijos y una especie de lengüeta más gruesa en uno de los extremos, desde donde se efectuará el primer tirón.

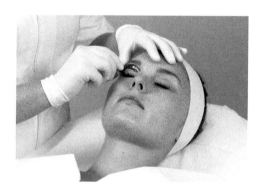

7 En 30 segundos, cuando la cera luzca opaca y se pueda imprimir una huella digital en ella, estará lista para ser retirada. Levante rápidamente el extremo de la cera desde el borde exterior de la ceja mientras mantiene la piel firme con un pulgar. Tome la cera y dé un tirón rápido en la dirección contraria a como crece el vello, lo más cerca que pueda de la piel.

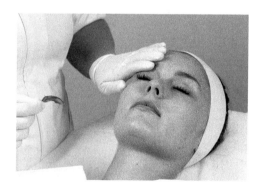

8 Rápidamente, ejerza algo de presión en el área. Una vez que domine el método de la depilación con cera dura, podrá aplicar la cera en la segunda ceja mientras espera que se fije la de la primera ceja.

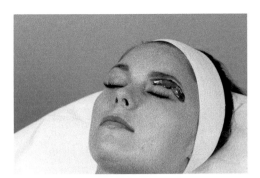

9 Repita el procedimiento en la otra ceja.

10 El procedimiento para el entrecejo es el mismo: primero aplique una capa de cera en la dirección contraria al crecimiento del vello, luego otra en la dirección del crecimiento y retírela en la dirección contraria. Si bien algunos vellos pueden crecer hacia arriba en la parte superior del entrecejo y hacia abajo en la parte superior de la nariz, la cera dura puede eliminarlos en ambas direcciones, de una sola vez.

Nota: Si es necesario, termine de depilar con pinzas cada ceja para eliminar los vellos sueltos y recorte los vellos más largos con unas tijeras de punta redonda.

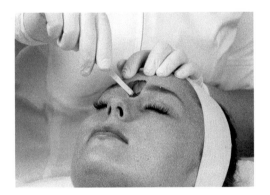
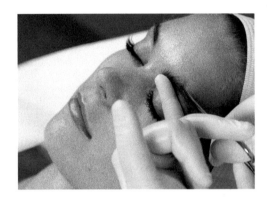

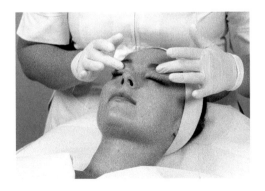

11 Finalice con un cuidado postratamiento que consiste en realizar un masaje simultáneo en ambas cejas con una loción calmante. Luego, cepíllelas.

Procedimiento 11-3:
Depilar las cejas con cera blanda

Duración de este servicio: 15 minutos y 30 minutos para un modelado completo.

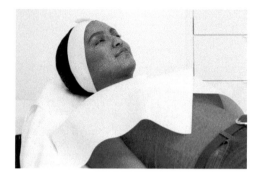

1 Debe cubrir con papel protector el extremo de la camilla donde se apoyan la cabeza, el cuello y los hombros del cliente. El cliente debe estar en una posición semireclinada sobre la camilla, con el cuero cabelludo protegido y lejos del rostro. Lávese las manos, séquelas y colóquese guantes.

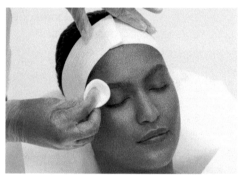

2 El área que va a depilar debe estar libre de maquillaje, grasitud y contaminantes.

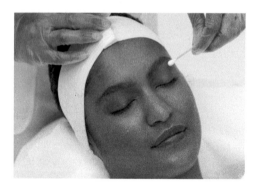

3 Realice un tratamiento previo en la zona que va a depilar con los productos recomendados por el fabricante de la cera blanda o con una capa delgada de aceite de árbol de té y un poco de talco para bebés.

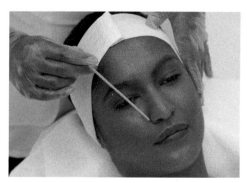

4 Luego de acordar la forma deseada en la consulta, cepille las cejas con una brocha o cepillo. Mida las cejas para definir el punto de inicio, el punto final y el punto máximo del arco.

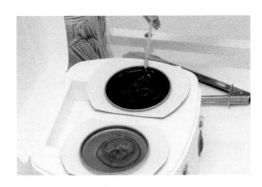

5 Sumerja el aplicador pequeño en la cera y retire el excedente de la parte inferior, para evitar los hilos de cera.

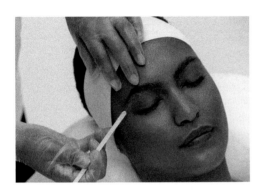

6 Ubíquese detrás del cliente y deslice el aplicador en un ángulo de 45 grados en la parte de abajo de la ceja, desde el punto de la nariz hasta el borde exterior, siguiendo la línea deseada de depilación. Para un modelado extensivo que implique la eliminación de más vellos, se puede usar una pequeña cantidad de cera en el aplicador para separar y tirar de los vellos hacia abajo y así alejarlos de la línea de la ceja. Esto se puede realizar de frente al cliente, aunque se recomienda que la depilación con cera en sí se lleve a cabo desde atrás.

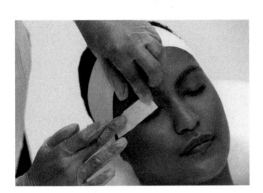

7 Luego coloque la tira de 2.5 cm x 7.5 cm (1" × 3") sobre la cera, dejando un borde libre en uno de los extremos para poder tirar de allí. Realice dos o tres tirones rápidos, en la misma dirección del crecimiento del vello.

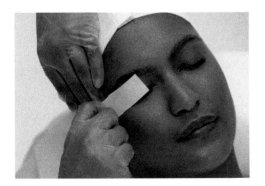

8 Coloque los dedos índice y medio en uno de los extremos de la tira mientras mantiene la piel firme y tire rápidamente de ella en la dirección contraria al crecimiento del vello, lo más cerca que pueda de la piel.

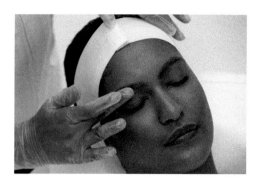

9 Rápidamente, ejerza una leve presión con los dedos que usó para mantener la piel estirada.

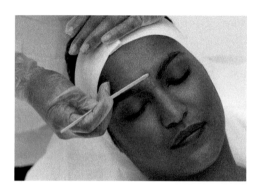

10 Repita el procedimiento en la otra ceja y luego en el entrecejo. Siguiendo las reglas para la aplicación y eliminación de la cera blanda, se debe tratar de forma separada a los vellos de más arriba que crecen hacia arriba y los de la parte superior de la nariz que crecen hacia abajo. *Nota:* Si es necesario, depile la parte superior de las cejas con pinzas para eliminar los vellos sueltos y recorte los vellos más largos con unas tijeras de puntas redondas.

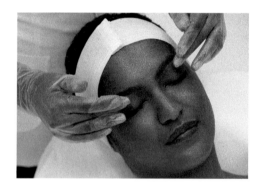

11 Finalice con un cuidado postratamiento que consiste en realizar un masaje simultáneo en ambas cejas con una loción calmante. Luego, cepíllelas.

Procedimiento 11-4:
Depilación del labio superior (bigote) con cera dura

Duración de este servicio: 15 minutos.

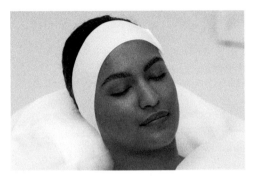

1 Termine las preparaciones previas al tratamiento y cubra al cliente adecuadamente, como se describe en el Procedimiento 11–2.

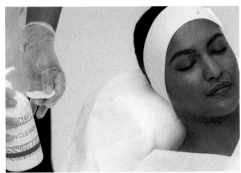

2 El área que va a depilar debe estar libre de maquillaje, grasitud y contaminantes.

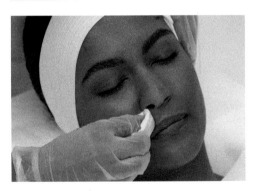

3 El tratamiento previo debe respetar las recomendaciones del fabricante de la cera; lo cual, en el caso de la cera dura, puede significar utilizar el aceite complementario predepilatorio.

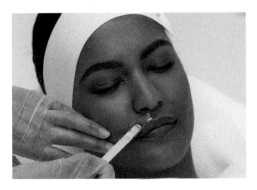

4 Ubíquese detrás del cliente y aplique la cera en la mitad del bozo con un aplicador mediano, deslizándola por debajo del vello, en la dirección contraria al crecimiento, desde el borde exterior hasta el medio y por debajo del tabique, y luego al revés, como formando un ocho. Se puede eliminar el vello tanto en la dirección del crecimiento (si no quiere deformar los folículos pilosos) como en la dirección contraria. Debe dejar una especie de lengüeta más gruesa en uno de los extremos de la cera, para poder tirar de allí.

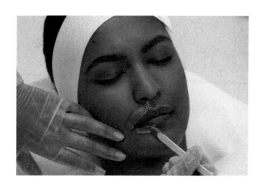

5 Si también va a depilar el área debajo del labio inferior, se recomienda que comience a aplicar la cera en la mitad de esta área mientras se fija la cera de la parte superior.

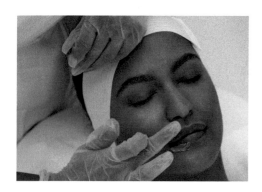

6 Cuando la cera haya perdido la consistencia pegajosa y el brillo de la humedad, tome la lengüeta y tire de ella lo más cerca y paralelo a la piel como sea posible. Inmediatamente, ejerza algo de presión.

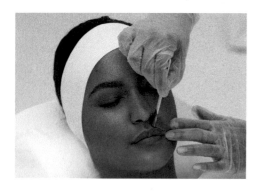

7 Repita el procedimiento en el lado opuesto del bozo (y en la parte inferior, si se solicitó este servicio).

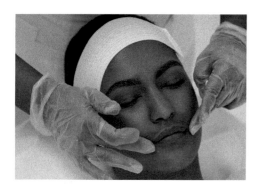

8 Finalice realizando un masaje con ambas manos con una loción calmante posdepilatoria.

Procedimiento 11-5:
Depilación del labio superior (bigote) con cera blanda

Duración de este servicio: 10 minutos.

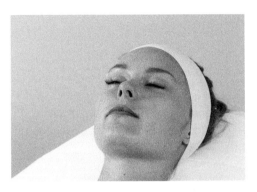

1 Termine las preparaciones previas al tratamiento y cubra al cliente adecuadamente, como se describe en el Procedimiento 11-3. El área que va a depilar debe estar libre de maquillaje, grasitud y contaminantes.

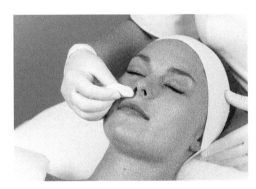

2 El tratamiento previo debe respetar las recomendaciones del fabricante de la cera.

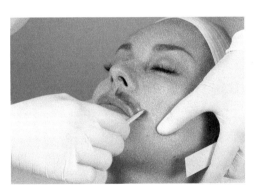

3 Ubíquese detrás del cliente y comience aplicando la cera debajo del tabique nasal con un aplicador mediano, coloque una capa delgada de cera con un movimiento hacia abajo y hacia afuera. Es importante asegurarse de eliminar todos los vellos del área de las fosas nasales y del labio pero sin cubrir con cera ni los orificios de la nariz ni la piel de los labios.

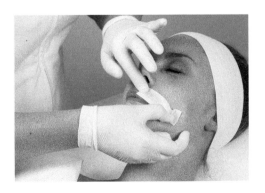

4 Inmediatamente después de aplicar la cera, coloque la tira de 2.5 cm x 7.5 cm (1″ × 3″) sobre ella, dejando suficiente borde libre para poder tirar de allí. Frote la tira con firmeza, dos o tres veces, en la dirección de crecimiento del vello.

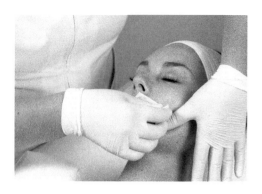

5 Mientras mantiene el borde exterior del labio tenso y estable con los dedos, tome la tela y tire de ella rápidamente sobre el área del labio, en la dirección contraria al crecimiento del vello, tan cerca de la piel como pueda y termine de quitarla con movimientos rápidos como de barrido.

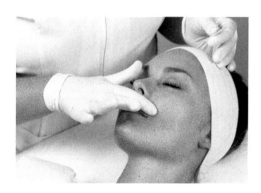

6 Rápidamente, ejerza una leve presión en el área con la mano que usó para mantener la piel estirada, para aliviar la sensación de picazón o ardor que suele ocurrir al depilar esta área con cera.

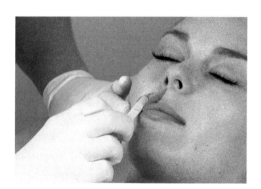

7 Continúe con el otro lado.

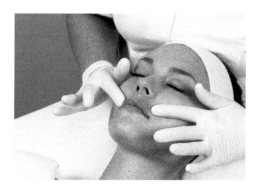

8 Finalice aplicando una loción con efecto calmante.

Procedimiento 11-6:
Depilar el mentón con cera dura

Duración de este servicio: 15 minutos.

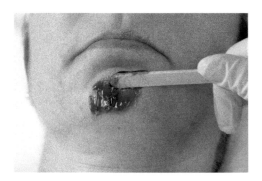

1 Termine las preparaciones previas al tratamiento y cubra al cliente adecuadamente, como se describe en el Procedimiento 11–2.

2 Decida en cuántas secciones se deberá aplicar la cera, considerando que cada sección deberá tener como máximo unos 2" x 3" (5 cm x 7,5 cm) para eliminar el vello del área debajo de la mandíbula y de la garganta y divida el área en consecuencia. El vello de la garganta crece en dirección al mentón, desde el centro hacia afuera, sobre la línea de la mandíbula. En el mentón, el vello crece hacia abajo.

3 Ubíquese detrás del cliente, a la altura de la cabeza, y aplique la cera en la primera sección con una espátula mediana. Para mayor conveniencia, puede aplicar la cera simultáneamente en otra sección, siempre y cuando esta no sea inmediatamente adyacente a la primera.

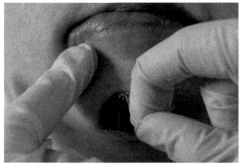

4 Mantenga la piel estirada con una mano y retire la cera de una sección o de varias, en la dirección del crecimiento del vello. Cuando termine de retirar la cera ejerza algo de presión.

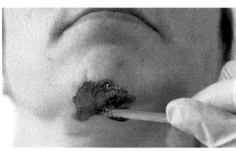

5 Aplique la cera en secciones pequeñas, debajo de la curva de la línea de la mandíbula.

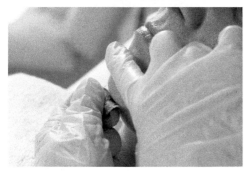

6 Retire la cera. Por el tipo de curvas del mentón, en esta área se debe aplicar la cera en secciones pequeñas.

7 Si hay vello en la mandíbula, se lo puede eliminar de costado, al igual que en el área de los labios, para evitar deformar los folículos.

8 Finalice con los cuidados posdepilatorios, tal como se indicó anteriormente.

Procedimiento 11-7:
Depilar las axilas con cera dura

Duración de este servicio: aproximadamente 20 minutos.

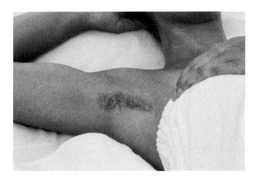

1 Termine de cubrir al cliente y realice las preparaciones previas al tratamiento. Luego pídale que se acueste sobre la camilla. Si la axila es muy profunda, realice una almohadilla con una toalla y colóquela debajo de la espalda, directamente debajo de la axila.

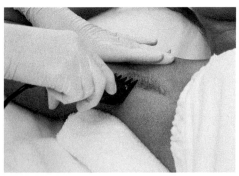

2 Si el vello está demasiado largo y se forman rulos, debe rasurarlo o recortarlo para que tenga una longitud de 13 mm (0.5"). Esto hará que el servicio sea más ameno y será más fácil evaluar las distintas direcciones de crecimiento de los vellos.

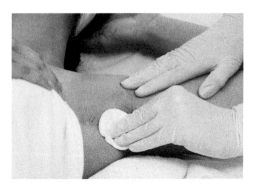

3 Asegúrese de que ambas axilas estén perfectamente limpias y secas, sin rastros de sudor ni desodorantes.

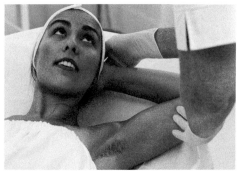

4 Pídale al cliente que levante el brazo por encima del hombro y que coloque la mano detrás de la cabeza. Luego, pídale que se tome la piel del pecho con la otra mano y la estire hacia abajo, lejos de la axila.

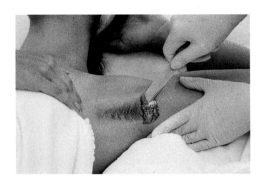

5 Aplique la cera en la dirección contraria al crecimiento del vello, asegúrese de que todos los vellos que crecen en diferentes direcciones queden cubiertos antes de pasar otra capa de cera. Deje un extremo más grueso para poder tirar de allí.

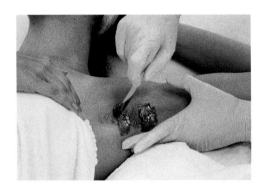

6 Si es necesario hacer tres aplicaciones de cera, puede realizar la segunda mientras la primera se está endureciendo, siempre y cuando no sean contiguas y haya suficiente espacio entre una y otra para realizar una tercera aplicación.

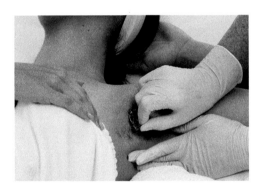

7 Pídale al cliente que aleje el rostro de la axila, para evitar golpearlo cuando retire la cera de un tirón.

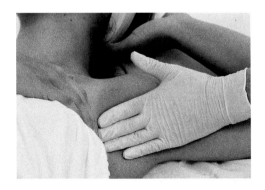

8 Ejerza algo de presión en el área para aliviar cualquier molestia, inmediatamente después de retirar cada aplicación de cera.

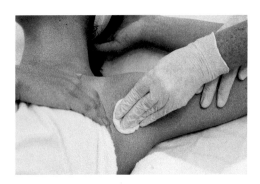

9 Como cuidado posterior, coloque una loción calmante en toda la axila, antes de pasar al otro lado.

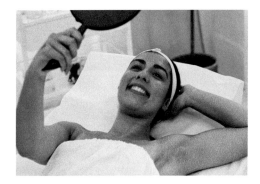

10 Complete el otro lado y termine con los cuidados posdepilatorios. Asegúrele al cliente que si hay manchas de sangre, es porque se han arrancado los vellos de las papilas, que esto indica que la depilación fue exitosa y que pronto la piel la absorberá. Pídale que se abstenga de usar desodorante en esta zona por al menos 24 a 48 horas y hasta que pasen todos los signos de enrojecimiento e irritación.

Procedimiento 11-8:
Depilar las axilas con cera blanda

Duración de este servicio: aproximadamente 15 minutos.

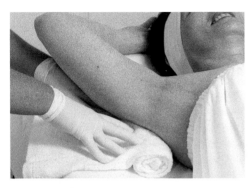

1 Termine de preparar todo, ubique al cliente y cúbralo para que se sienta cómodo. Invite al cliente a que se recueste sobre la camilla. Si la axila es muy profunda, realice una almohadilla con una toalla y colóquela debajo de la espalda, directamente debajo de la axila. Pídale al cliente que levante el brazo por encima del hombro y que coloque la mano detrás de la cabeza.

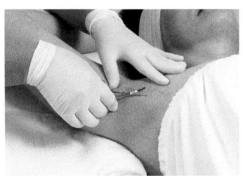

2 Si el vello está demasiado largo y se forman rulos, debe rasurarlo o recortarlo para que tenga una longitud de 13 mm (0.5"). Esto hará que se sienta más cómodo y será más fácil evaluar las distintas direcciones de crecimiento de los vellos.

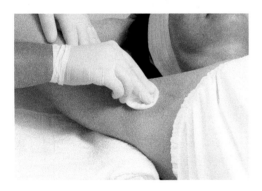

3 Limpie cuidadosamente ambas axilas, eliminando cualquier rastro de transpiración y desodorante y séquelas dando palmaditas.

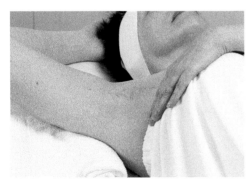

4 Pídale que se tome la piel del pecho con la otra mano y la estire hacia abajo para alejarla de la axila.

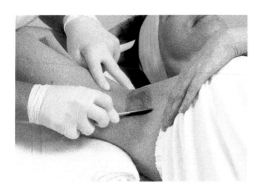

5 Con la punta de un aplicador grande, aplique cera en un ángulo de 45 grados, en la dirección del crecimiento del vello de ser posible. Si los vellos crecen en diferentes direcciones dentro de un mismo sector, podrían quebrarse y algunos vellos quedarían en la piel. Como no se puede aplicar cera dos veces en la misma zona durante un servicio, si quedan vellos, deberá depilarlos con pinzas.

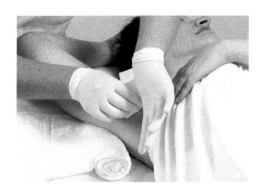

6 Coloque una tira sobre la cera de 7.5 cm x 23 cm (3" × 9") y frótela un par de veces en la dirección del crecimiento del vello. Pídale al cliente que dé vuelta la cabeza, para evitar golpearlo cuando tire rápidamente de la cera, en la dirección contraria al crecimiento del vello y lo más cerca posible de la piel.

7 Para retirar la cera, debe ir tirando de los bordes exteriores en dirección al centro, hasta haber eliminado todo el vello.

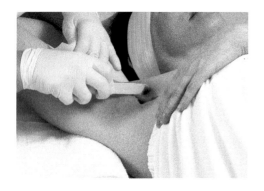 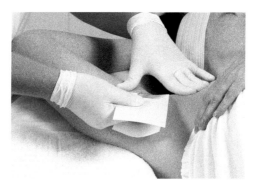

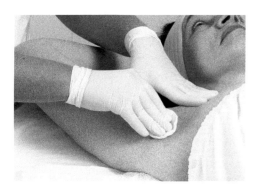

8 Como cuidado posterior, coloque una loción calmante en toda la axila, antes de pasar al otro lado.

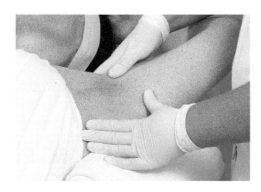

9 Evalúe la dirección en que crece el vello en la segunda axila, ya que puede variar considerablemente con respecto a la primera. Esto es especialmente importante para el método de depilación con cera blanda.

10 Termine de aplicar y retirar la cera en el otro lado y finalice con el cuidado posdepilatorio, como se indicó en el Procedimiento 11–8, paso 8. Como no se puede aplicar cera dos veces en la misma zona durante un servicio, si quedan vellos, deberá depilarlos con pinzas.

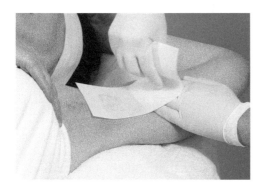
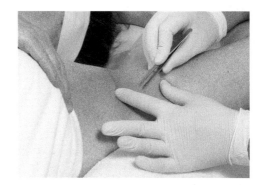

Procedimiento 11-9:
Depilar los brazos y las manos con cera dura

Duración de este servicio: la depilación del antebrazo lleva aproximadamente 20 minutos y la del brazo completo que incluye las manos, de 30 a 40 minutos.

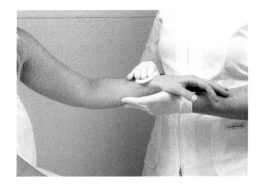

1 Invite al cliente a que tome asiento en un extremo de la camilla y que se desvista los brazos, dejando visible el área que se va a depilar.

Para finalizar la preparación para el tratamiento con cera dura, ofrézcale al cliente un delantal de plástico descartable para que se cubra o coloque un cobertor sobre el regazo de este.

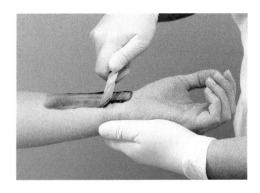

2 El cliente debe estirar el primer brazo que va a depilar, colocando la palma hacia arriba. Comience por aplicar la cera en la parte interior del antebrazo que tiene menos vellos, avance en dirección a la muñeca, siguiendo las reglas de aplicación de la cera dura.

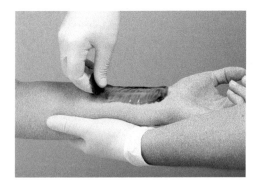

3 Si su objetivo es no deformar los folículos, puede realizar el tirón para retirar la cera dura en la dirección del crecimiento del vello.

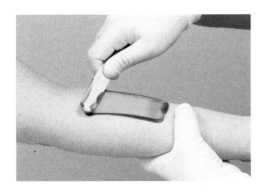

4 La próxima sección que depile debe estar justo arriba de la anterior.

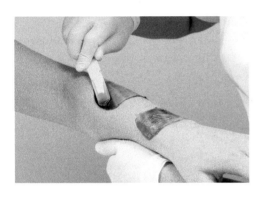

5 Cuando termine de depilar la parte interna del brazo, pídale al cliente que voltee el brazo aún estirado, de modo que la palma quede hacia abajo. Luego sostenga el brazo firmemente en su lugar y aplique la cera en la parte superior del brazo. Comience por la muñeca, desde adentro (del lado del pulgar) hacia afuera (del lado del meñique) y deje un espacio del ancho de una tira entre una aplicación y otra. Continúe hasta llegar al antebrazo y al codo.

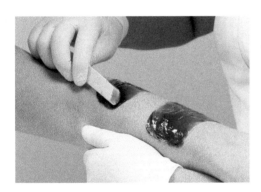

6 Luego de retirar la cera, aplique más cera en los lugares intermedios que quedaron sin depilar.

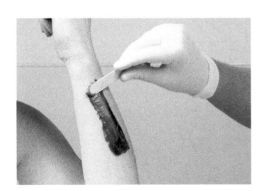

7 Después, pídale al cliente que sostenga el brazo levantado y con el codo flexionado, para depilar el lado que sigue, desde el dedo meñique hacia abajo. Lo puede hacer en dos secciones, comenzando cerca del codo y subiendo hacia la muñeca. En la zona del codo el vello crece hacia abajo. Retire la cera.

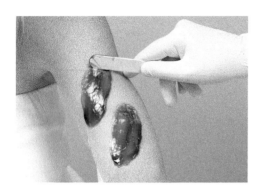

8 Para depilar la parte superior, pídale al cliente que relaje el brazo y deje que el antebrazo descanse sobre su regazo. Aplique la cera en secciones alternas, comenzando en la zona del codo y subiendo hacia el hombro.

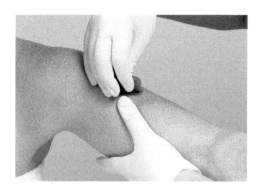

9 Luego de retirar la cera dura de estas secciones, aplique cera en las secciones intermedias que quedaron sin depilar. Retire la cera. Si solo va a depilar el brazo, realice los cuidados posdepilatorios.

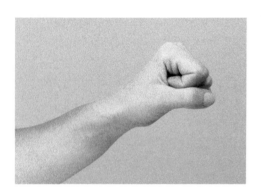

10 Para continuar con la depilación de la mano, pídale al cliente que forme un puño cerrado para que se estire la piel.

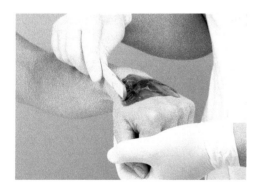

11 Aplique la cera hacia abajo, en dirección a los dedos, inclinándose levemente hacia el dedo meñique. La parte superior de la mano se debe depilar de una sola vez.

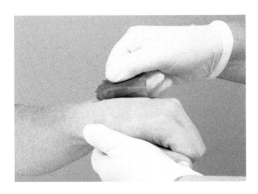

12 Como la mano del cliente está en el aire y no tiene un soporte sólido, es importante que la sostenga firmemente antes de tirar de la cera.

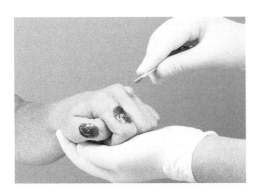

13 Si hace falta depilar los dedos, porque el vello crece en forma de herradura, se puede aplicar un círculo de cera en cada dedo, del pulgar al meñique.

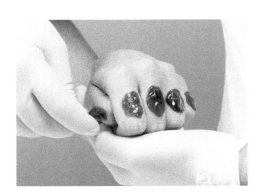

14 Una vez que haya aplicado cera en todos los dedos, estará listo para empezar a retirarla, en el mismo orden en que la aplicó.

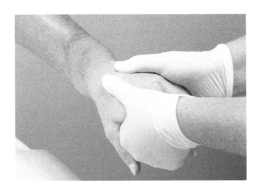

15 El cuidado posterior consiste en aplicar una loción con efecto calmante con movimientos largos, en dirección al codo y de vuelta hacia la mano, seguido de un masaje en la mano y los dedos. Continúe con el otro brazo.

Procedimiento 11-10:
Depilar los brazos y las manos con cera blanda

Duración de este servicio: la depilación del antebrazo lleva aproximadamente 20 minutos y la del brazo completo que incluye las manos, 30 minutos.

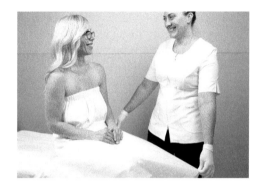

1 Invite al cliente a que tome asiento en un extremo de la camilla y que se desvista los brazos, dejando visible el área que se va a depilar.

Para finalizar la preparación, ofrézcale al cliente un delantal de plástico descartable para que se cubra o coloque un cobertor sobre el regazo de este.

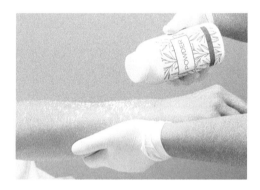

2 Realice el tratamiento previo para la depilación con cera blanda.

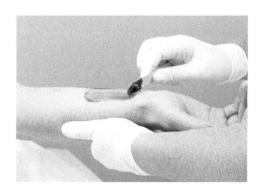

3 Mientras el cliente sostiene el brazo extendido con la palma hacia arriba, comience por colocar la cera en la parte interior del antebrazo, cerca de la muñeca, donde crece menos vello. El vello crece hacia abajo en esta zona, así que la cera se coloca siguiendo la dirección del crecimiento y se retira en la dirección contraria.

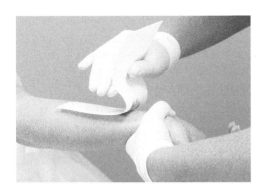

4 Coloque la tira y frótela con firmeza dos o tres veces, en la dirección de crecimiento del vello. Estire la piel con una mano para mantenerla tensa y retire la tira de cera con un tirón rápido. La próxima sección que depile debe estar justo arriba de la anterior.

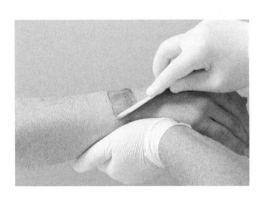

5 Luego, el cliente tiene que voltear el brazo aún estirado, de modo que la palma quede hacia abajo. Luego sostenga el brazo firmemente en su lugar y comience a aplicar la cera en la muñeca, con el ancho de una tira. Siga por toda la parte superior del brazo, desde adentro (del lado del pulgar) hacia afuera (del lado del meñique). Siga las reglas de aplicación y eliminación de la cera.

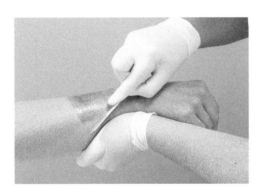

6 Continúe aplicando parches de cera del tamaño de una tira por todo el antebrazo, hasta llegar al codo.

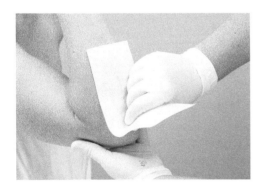

7 Después, pídale al cliente que sostenga el brazo levantado, con el codo flexionado y aplique la cera en el otro lado, desde el dedo meñique hacia abajo. Se puede depilar esta zona dividiéndola en dos secciones. En la zona del codo el vello crece hacia abajo.

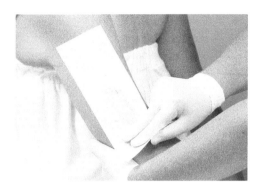

8 Para depilar la parte superior, pídale al cliente que relaje el brazo y deje que el antebrazo descanse sobre su regazo. Aplique cera en la dirección de crecimiento del vello, hacia abajo en dirección al codo. Retire la cera por secciones, comenzando en la zona del codo y subiendo hacia el hombro. Si es necesario realice la técnica de armonización o "blending" en la parte de arriba. Si solo va a depilar el brazo, realice los cuidados posdepilatorios.

9 Para continuar con la depilación de la mano, pídale al cliente que forme un puño cerrado para que se estire la piel. Aplique la cera en la dirección del crecimiento del vello, hacia los dedos, inclinándose levemente hacia el dedo meñique. La parte superior de la mano, sin incluir los dedos, se debe depilar de una sola vez.

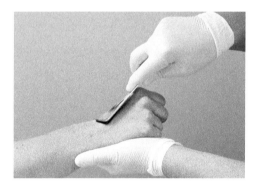
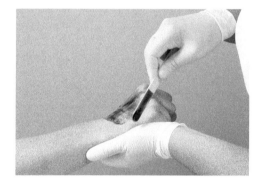

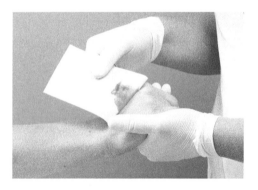

10 Coloque la tira sobre toda el área y frótela con firmeza en la dirección de crecimiento del vello. Como la mano del cliente está en el aire sin un soporte sólido, es importante sostenerla firmemente para tirar de la cera, con un movimiento rápido en la dirección contraria al crecimiento del vello. Ejerza algo de presión en el área después de retirar la banda de cera.

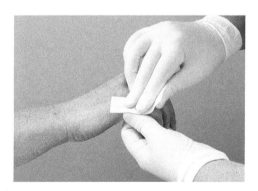

11 Si los dedos presentan un vello mínimo y suave, se lo puede depilar con la cera que ya está en la tira. El vello crece en dirección al nudillo medio, así que tome un dedo a la vez, presione la cera sobre el vello, frote en la dirección de crecimiento y tire rápidamente de la cera en la dirección contraria al crecimiento.

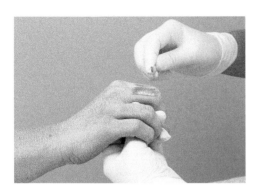

12 Si el vello de los dedos no se puede depilar presionando la tira saturada de cera, finalice el proceso aplicando cera nueva en cada dedo, comenzando por el pulgar, para luego regresar rápidamente y retirarla una por una.

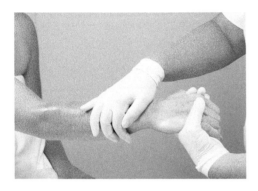

13 El cuidado posterior consiste en aplicar una loción con efecto calmante con movimientos largos, en dirección al codo y de vuelta hacia la mano, seguido de un masaje en la mano y los dedos. Continúe con el otro brazo.

Procedimiento 11-11:
Depilar el pecho masculino con cera dura

Duración de este servicio: aproximadamente 30 a 45 minutos, dependiendo de la cantidad de vello.

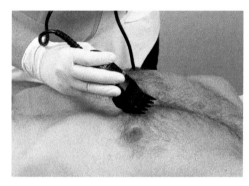

1 Termine de cubrir al cliente, déjelo desvestido de la cintura para arriba y totalmente reclinado. Recorte el vello si mide más de 13 mm (0.5").

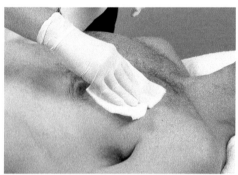

2 Cepille los restos de vello recortado, limpie la piel y aplique el tratamiento previo para la depilación con cera dura.

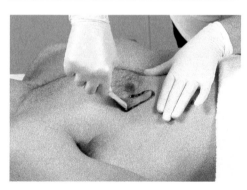

3 Con un aplicador grande, coloque cera en el extremo inferior externo del área del pecho, donde hay un mínimo de vello.

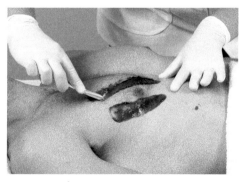

4 Para mayor conveniencia, se puede hacer una segunda aplicación de cera mientras se espera que se seque la anterior, siempre y cuando no se trate de sectores contiguos.

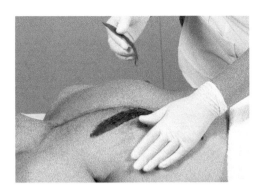

5 Retire la cera. En las zonas sensibles como esta, ejerza una leve presión sobre el área, inmediatamente después de cada tirón.

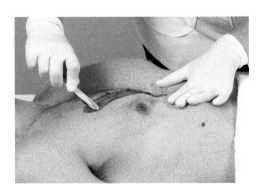

6 Vaya por secciones, hacia arriba y hacia el centro. A medida que avanza hacia áreas con más densidad de vellos, tenga en cuenta los cambios en la dirección en que estos crecen y asegúrese de que queden completamente cubiertos con cera.

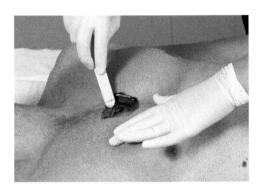

7 Después de completar el lado más alejado a usted, continúe de la misma manera con el lado más cercano, empezando por el extremo inferior, que tiene menos vello.

8 A continuación, preste atención al vello que crece en distintas direcciones en el centro. Nuevamente, comience en el área en que hay menos vello, por lo general en la parte inferior del pecho, y avance hacia donde hay más cantidad, por lo general en el centro y más arriba.

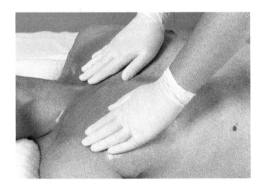

9 Una vez que termine de depilar esta zona, aplique una loción calmante con unos masajes, para eliminar la cera restante y verifique que no haya manchas de sangre antes de que el cliente se vista. Recuérdele al cliente que es normal que haya manchas de sangre cuando el vello es grueso y crece desde muy profundo, que estas son un indicio de que la depilación fue exitosa y que no tiene por qué preocuparse.

Procedimiento 11-12:
Depilar el pecho masculino con cera blanda

Duración de este servicio: aproximadamente 30 a 45 minutos, dependiendo de la cantidad de vello.

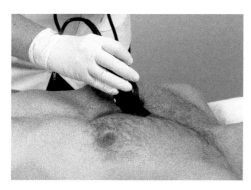

1 Termine de cubrir al cliente, déjelo desvestido de la cintura para arriba y totalmente reclinado. Recorte el vello si mide más de 13 mm (0.5″).

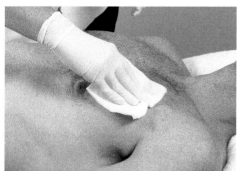

2 Cepille los restos de vello recortado, limpie la piel y aplique el tratamiento previo para la depilación con cera blanda.

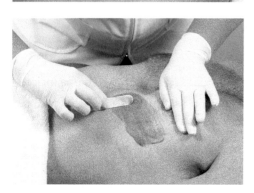

3 Con un aplicador grande, coloque cera en el extremo inferior externo del área del pecho, donde hay un mínimo de vello. No realice aplicaciones de cera más grandes que la tira para retirar la cera que tiene 7.5 cm x 23 cm (3″ × 9″).

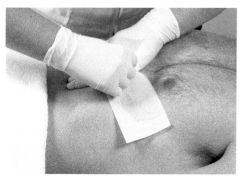

4 Frote la tira en la dirección del crecimiento del vello y retírela rápidamente, en la dirección contraria. En las zonas sensibles como esta, ejerza una leve presión sobre el área, inmediatamente después de cada tirón.

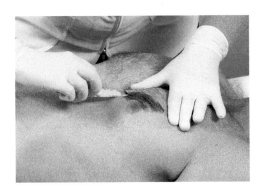

5 Vaya por secciones, hacia arriba y hacia el centro. A medida que avanza hacia áreas con mayor densidad de vellos, tenga en cuenta los cambios en las direcciones en que estos crecen.

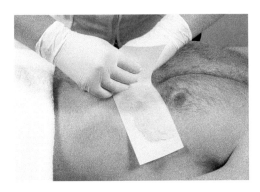

6 Después de completar el lado más alejado a usted, continúe de la misma manera con el lado más cercano, empezando por el extremo inferior, que tiene menos vello.

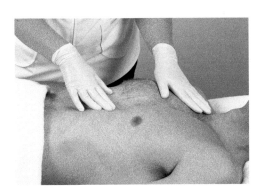

7 A continuación, depile los vellos que crecen en varias direcciones en el centro, comenzando donde hay menos vello, por lo general en la parte inferior del pecho. Luego avance hacia donde hay más cantidad de vello, por lo general en el centro y más arriba. Depile esta área en secciones más pequeñas, prestando atención a la dirección del crecimiento del vello predominante. Otra opción es trabajar con cera dura en estas áreas.

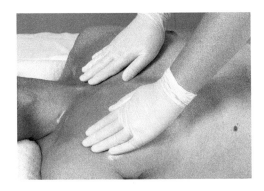

8 Una vez que termine de depilar esta zona, aplique una loción calmante con unos masajes, para eliminar la cera restante y verifique que no haya manchas de sangre antes de que el cliente se vista. Recuérdele al cliente que es normal que haya manchas de sangre cuando el vello es grueso y crece desde muy profundo, que estas son un indicio de que la depilación fue exitosa y que no tiene por qué preocuparse.

Procedimiento 11-13:
Depilar la espalda masculina con cera dura

Duración de este servicio: aproximadamente 30 a 45 minutos, dependiendo de la cantidad de vello.

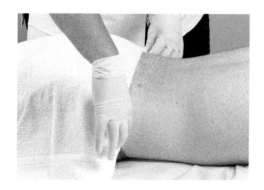

1 Termine de cubrir al cliente, déjelo desvestido de la cintura para arriba y totalmente reclinado, boca abajo. El rostro del cliente debe estar en el anillo para el rostro (con un cobertor descartable) o con la frente apoyada en las manos y los codos para afuera. Para mayor comodidad, puede colocar una toalla doblada o un pequeño almohadón debajo de sus pies.

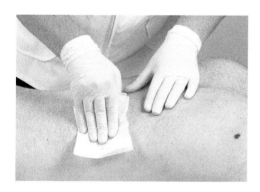

2 Lleve a cabo la limpieza y las preparaciones previas correspondientes a la depilación con cera dura. Mientras limpia, vaya estudiando las direcciones de crecimiento del vello en la espalda del cliente, el largo del vello y busque indicios de papilomas cutáneos, lunares y lesiones.

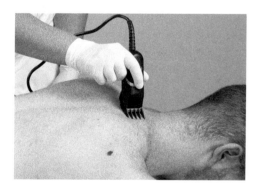

3 Si el vello mide más de 13 mm (0.5″), debe recortarlo. Luego, limpie los restos de vellos con una toalla y aplique talco, o el producto indicado por el fabricante de la cera dura para el tratamiento previo.

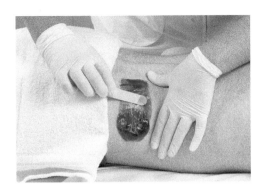

4 Con un aplicador grande, empiece por aplicar la cera en el costado exterior del torso, sobre la línea de la cintura, donde hay un mínimo de vello. Aplique la cera formando una tira de aproximadamente 2″ × 5″ (5 cm x 12 cm) y siguiendo las reglas para aplicar la cera dura.

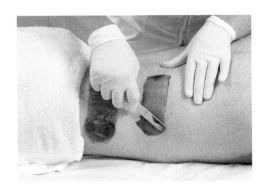

5 Para mayor conveniencia, mientras esta se endurece, puede realizar otra aplicación de cera en una segunda sección, siempre y cuando esta no sea contigua a la primera.

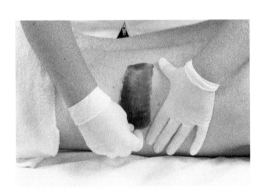

6 Retire las tiras de cera, siguiendo las instrucciones para este fin. Ejerza rápidamente una suave presión en el área tratada.

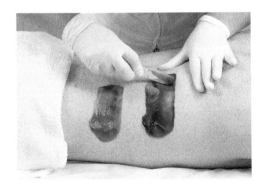

7 Vuelva a la sección que quedó sin depilar y realice una tercera aplicación de cera. Luego, mientras la tercera se fija, aplique una cuarta en el área contigua a la segunda aplicación, y así sucesivamente.

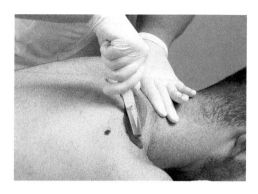

8 Continúe así hasta haber cubierto uno de los costados, respetando siempre las reglas para depilar con cera que tienen en cuenta la dirección de crecimiento del vello. Si el cliente lo solicita, incluya la parte posterior del hombro.

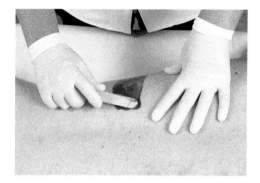

9 Repita el procedimiento en el lado opuesto.

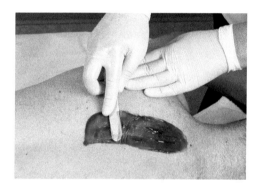

10 Luego, depile el vello que crece hacia abajo en el centro de la espalda, a la altura de la columna vertebral.

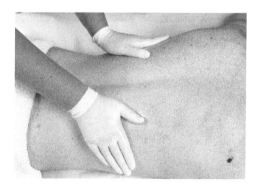

11 Con movimientos de masaje estilo effleurage, aplique una loción antiséptica posdepilatoria en el área que depiló para eliminar los restos de cera. Tenga cuidado de no extenderse más allá de las áreas tratadas, ya que puede haber más vellos en la parte superior, que tendrá que depilar con el cliente sentado.

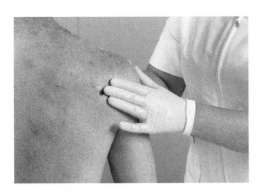

12 El cliente tendrá que sentarse frente a usted, con los brazos a los costados y un cobertor en su regazo, para que pueda terminar de depilar el área de los hombros que falta. Estas son áreas más pequeñas, así que depile una superficie a la vez para evitar hacerlo sobre una curva.

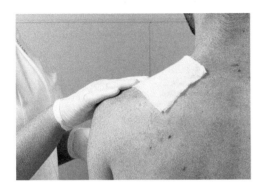

13 Asegúrese de que ambos lados estén parejos. La depilación del frente se considera parte de otro servicio (la depilación del pecho). Aplique el producto posdepilatorio en las áreas restantes.

14 Luego de eliminar los restos de cera, aplique una compresa fría empapada con una solución de bicarbonato de sodio durante unos minutos. Recuérdele al cliente que es normal que se produzca algo de irritación en las zonas tratadas y que debería volver a la normalidad luego de una hora aproximadamente. Aplique un producto con ácido salicílico en el área, para ayudar a reducir el enrojecimiento y la irritación. Como el cliente no puede verse la espalda, deberá indicarle el momento en que hayan disminuido las manchas de sangre, para que sepa cuándo vestirse.

Procedimiento 11-14:
Depilar la espalda masculina con cera blanda

Duración de este servicio: aproximadamente de 30 a 45 minutos, dependiendo de la cantidad de vello, y si se realiza una depilación normal con cera blanda o una depilación exprés.

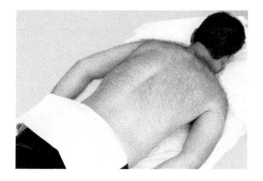

1 Termine de cubrir al cliente, déjelo desvestido de la cintura para arriba y totalmente reclinado, boca abajo. El rostro del cliente debe estar en el anillo para el rostro (con un cobertor descartable) o con la frente apoyada en las manos y los codos para afuera. Se debe proteger el borde de la ropa y la ropa interior con toallas descartables.

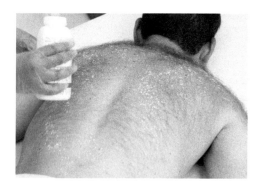

2 Lleve a cabo la limpieza y las preparaciones previas correspondientes a la depilación con cera blanda. Mientras limpia, vaya estudiando las direcciones de crecimiento del vello en la espalda del cliente, el largo del vello y busque indicios de papilomas cutáneos, lunares y lesiones.

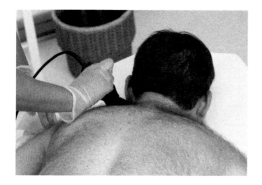

3 Si el vello mide más de 13 mm (0.5") debe recortarlo. Luego, limpie los restos de vellos con una toalla y aplique un poco de talco.

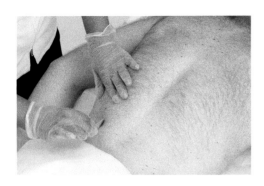

4 Con una espátula grande, comience a depilar el área que está arriba de la cintura o del pantalón. La primera aplicación de cera debería empezar por el costado externo del torso, donde crece menos vello.

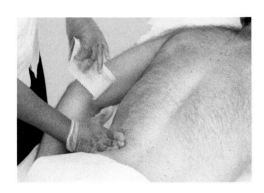

5 Siga las normas estándar para la aplicación y eliminación de cera blanda. Mientras mantiene la piel tensa, tome la tira y tire de ella rápidamente, en paralelo al vello y en la dirección contraria al crecimiento. Ejerza una suave presión inmediatamente después de retirar la cera, para aliviar cualquier tipo de molestia.

6 La siguiente aplicación debe hacerse inmediatamente al lado de la anterior (foto A).

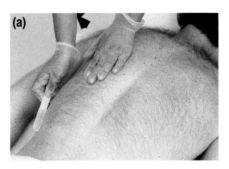

(a)

Si la tira de cera es demasiado larga para depilar todo a la vez, entonces aplique una segunda tira al lado de la primera. Primero retire la tira exterior y luego la del centro (consulte las fotos B y C, para ver un ejemplo).

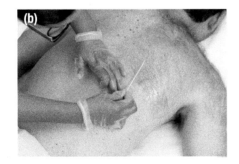

(b)

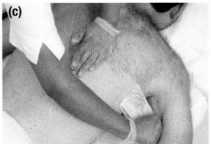

(c)

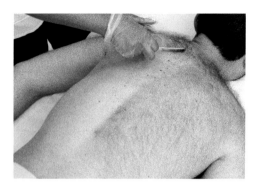

7 Repita el mismo proceso hasta llegar a la parte superior (cerca de los hombros), donde notará un cambio en la dirección del vello. En el centro de la espalda, a la altura de la columna, el vello comienza a dirigirse hacia abajo.

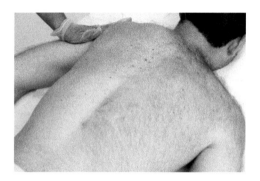

8 Termine de depilar ese lado, respetando las reglas de la depilación con cera y teniendo en cuenta los cambios de dirección. Si el cliente lo solicita, incluya la parte posterior del hombro.

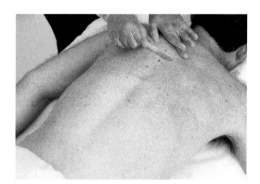

9 Repita el procedimiento en el otro lado y allí donde los vellos crecen hacia abajo en el centro, sobre la columna vertebral.

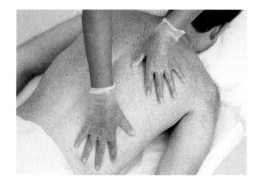

10 Aplique abundante loción antiséptica con efecto calmante en el área que depiló, para eliminar los restos de cera. Tenga cuidado de no extenderse más allá de las áreas tratadas, ya que tal vez tendrá que hacer algunas aplicaciones de cera adicionales con el cliente sentado.

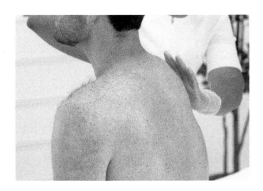

11 El cliente tendrá que sentarse frente a usted, con los brazos a los costados y un cobertor en su regazo, para que pueda terminar de depilar el área de los hombros que falta.

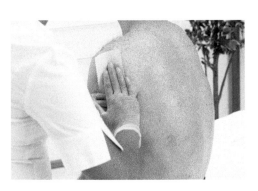

12 En el área de los hombros, se depila una superficie a la vez. No intente aplicar una tira de cera en una curva. En el área de los hombros, el vello suele crecer hacia el centro de los hombros tanto desde la espalda como desde el frente.

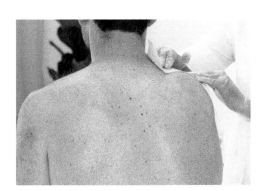

13 Termine de armonizar con la técnica del "blending" en la zona cercana a la parte frontal y superior del brazo, utilizando la cera que quedó en la tira, y asegúrese de que ambos lados estén equilibrados y uniformes. La depilación de la parte frontal se considera un servicio aparte (depilación del pecho), pero es completamente aceptable armonizar un poco con la cera existente.

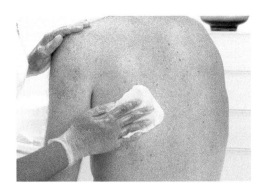

14 Luego de eliminar los restos de cera, aplique una compresa fría empapada con una solución de bicarbonato de sodio durante unos minutos. Aplique un producto con ácido salicílico en el área, para ayudar a reducir el enrojecimiento y la irritación. Infórmele al cliente cuando hayan disminuido las manchas de sangre, para que sepa cuándo vestirse.

Procedimiento 11-15:
Realizar una depilación americana de la entrepierna con cera dura

Duración de este servicio: aproximadamente 30 a 40 minutos, dependiendo de la cantidad de vello.

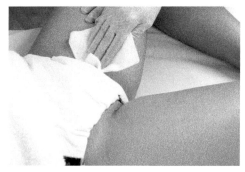

1 Termine de preparar al cliente, ofreciéndole ropa interior descartable para depilación o cubriendo la propia ropa interior del cliente con cobertores de papel. El cliente debe recostarse boca arriba o estar semireclinado. Limpie el área que va a depilar.

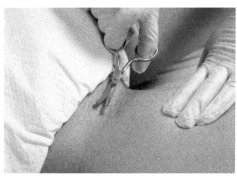

2 Seleccione el vello que va a depilar con un aplicador, marcando bien los márgenes, de forma que estén equilibrados en ambos lados. Mantenga el vello que no se va a depilar apartado y protegido de la cera.

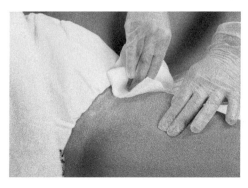

3 Si el vello mide más de 13 mm (0.5"), debe recortarlo.

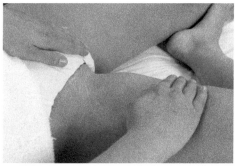

4 Realice el tratamiento previo para la depilación con cera dura.

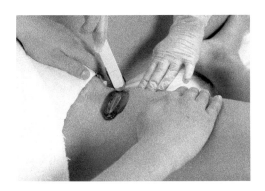

5 Pídale al cliente que coloque la planta del otro pie a la altura de la rodilla de la pierna estirada. El cliente debe apoyar firmemente una mano sobre el papel olaprenda interior descartable a la altura del pubis, con los dedos apuntando hacia abajo. La otra mano debe estar apoyada en el muslo de la pierna estirada, para ayudar a mantener tensa la piel. Luego se invierte la posición de las manos y las piernas, para depilar el otro lado.

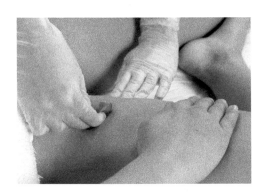

6 Con un aplicador grande, coloque la cera siguiendo la línea de las ropa hasta la cresta femoral. Coloque una tira de cera de 2" (5 cm) de ancho y 4" a 5" (10 cm a 13 cm) de largo, aproximadamente. Siga las reglas para la depilación con cera dura, dejando una especie de lengüeta más gruesa en el extremo más cercano a la cresta femoral, para empezar el tirón desde allí. Si el área con vellos es muy ancha, puede realizar dos aplicaciones paralelas, comenzando con la parte más externa y avanzando hacia el centro.

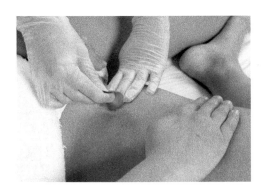

7 Retire la cera, siguiendo las reglas de depilación con cera dura y ejerza algo de presión en el área inmediatamente después de retirar la cera.

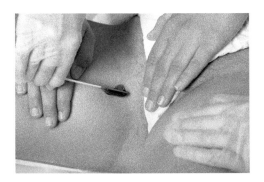

8 La siguiente aplicación se realiza desde la cresta femoral hacia la camilla, dejando suficiente espacio para que la mano mantenga la piel estirada. Para facilitar este procedimiento, pídale al cliente que lleve la planta del pie un poco más arriba, a la altura de la rodilla.

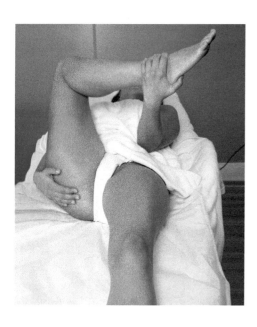

9 Luego, pídale que levante la pierna en dirección al pecho, tomándola por debajo de la rodilla o que la lleve hacia el abdomen tomándola por el tobillo. Esto debería dejar expuesta la última y tercer área para depilar, que antes se encontraba demasiado cerca de la camilla. Además, esta posición garantiza que la piel esté estirada.

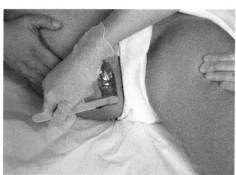

10 Primero aplique la cera hacia arriba, cubriendo la parte inferior del vello con cera y luego una vez más, hacia abajo, por encima de la primera capa.

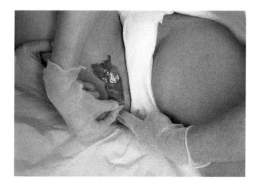

11 Para retirar la cera, realice el tirón hacia arriba. Cuando termine con el primer lado, continúe con el otro.

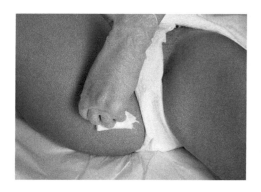

12 Aplique un producto posdepilatorio con efecto calmante y recuérdele al cliente que es normal y aceptable que aparezcan manchas de sangre en esta área, y que son un indicio de que la depilación fue exitosa.

Procedimiento 11-16:
Realizar una depilación americana de la entrepierna con cera blanda

Duración de este servicio: aproximadamente 20 a 30 minutos, dependiendo de la cantidad de vello.

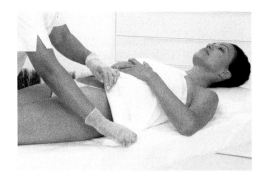

1 Termine de preparar al cliente, ofreciéndole ropa interior descartable para depilación o cubriendo la propia ropa interior del cliente con cobertores de papel. El cliente debe recostarse boca arriba o estar semireclinado.

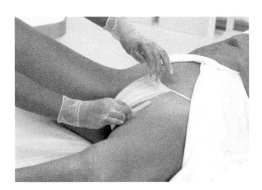

2 Seleccione el vello que va a depilar con un aplicador, marcando bien los márgenes, de forma que estén equilibrados en ambos lados. Mantenga el vello que no se va a depilar apartado y protegido de la cera.

Si el vello mide más de 13 mm (0.5"), debe recortarlo.

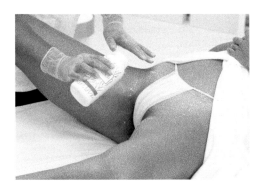

3 Lleve a cabo la limpieza y las preparaciones previas correspondientes a la depilación con cera blanda.

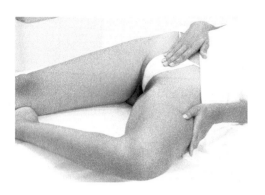

4 Empezando por el lado que está más alejado a usted, pídale al cliente que coloque la planta del otro pie a la altura de la rodilla de la pierna estirada. El cliente debe apoyar firmemente una mano sobre el papel o la prenda interior descartable a la altura del pubis, con los dedos apuntando hacia abajo. La otra mano debe estar apoyada en el muslo de la pierna estirada, para ayudar a mantener tensa la piel. Luego se invierte la posición de las manos y las piernas, para depilar el otro lado.

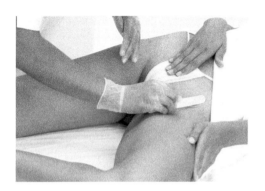

5 Con un aplicador grande, aplique la cera siguiendo la línea de las ropa hasta la cresta femoral. Coloque una tira de cera de 2" a 3" (5 a 7,5 cm) de ancho y 4" a 6" (10 a 15 cm) aproximadamente, y siga las reglas para la aplicación con cera blanda. Si el área con vellos es muy ancha, puede realizar dos aplicaciones paralelas, comenzando con la parte más externa y avanzando hacia el centro.

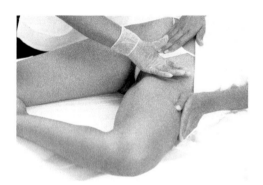

6 Retire la cera, siguiendo las reglas de depilación con cera blanda y ejerza algo de presión en el área inmediatamente después de retirar la cera.

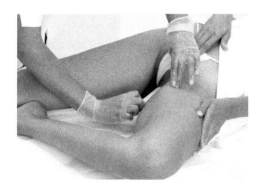

7 La siguiente aplicación se realiza desde la cresta femoral hacia la camilla, dejando suficiente espacio para que la mano mantenga la piel estirada. Para facilitar este proceso, pídale al cliente que acerque la planta del pie un poco más arriba, a la altura de la rodilla.

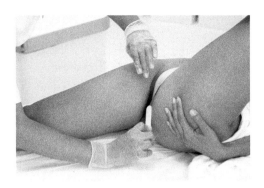

8 Luego, pídale que levante la pierna en dirección al pecho, tomándola por debajo de la rodilla o por el tobillo. Esto debería dejar expuesta la última y tercer área para depilar, que antes se encontraba demasiado cerca de la camilla. Además, esta posición garantiza que la piel esté estirada. La cera blanda se aplica hacia abajo.

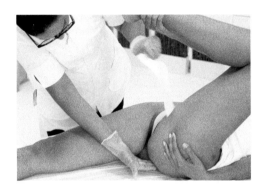

9 Para retirar la cera, realice el tirón hacia arriba.

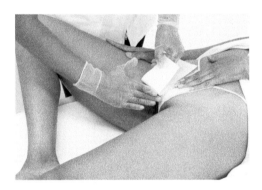

10 Cuando termine con el primer lado, continúe con el otro.

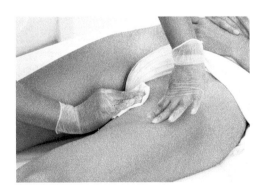

11 Aplique un producto posdepilatorio con efecto calmante y recuérdele al cliente que es normal y aceptable que aparezcan manchas de sangre en esta área, y que son un indicio de que la depilación fue exitosa.

Procedimiento 11-17:
Depilar las piernas con cera blanda

Duración de este servicio: aproximadamente 30 minutos para la depilación de media pierna y 45 minutos para la pierna entera.

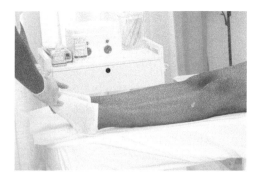

1 Termine de cubrir al cliente que ya se desvistió de la cintura para abajo y que se encuentra completamente reclinado sobre la camilla con las piernas estiradas. Si se van a depilar los pies y los dedos de los pies además de las piernas, asegúrese de mantenerlos cálidos, con medias o con una toalla, hasta que proceda a depilarlos; de otro modo es posible que la cera no se fije y se levante de la piel.

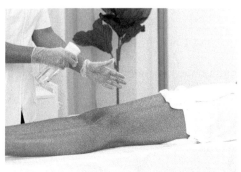

2 El tratamiento previo para la depilación de las piernas consiste en rociar toda el área frontal con una loción antiséptica y luego aplicar talco para bebés.

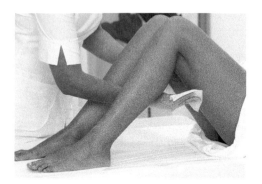

3 Pídale al cliente que flexione las rodillas y apoye las plantas de los pies en la camilla. Luego aplique el rocío y el talco, lo más abajo posible. Para hacer más rápido, puede preparar ambas piernas a la vez.

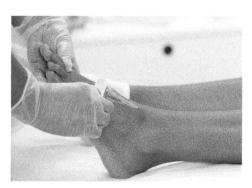

4 Comience con la pierna y el pie que están más lejos de usted, si es que no puede caminar hacia el otro lado de la camilla. Frote bien el pie con ambas manos hasta que sienta que esté cálido. Aplique la cera en la parte superior del pie, hacia abajo en dirección a los dedos.

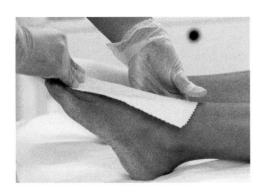

5 Coloque la tira antes de que se enfríe la cera y retírela rápidamente, realizando el tirón lo más cerca que pueda de la piel. Rápidamente, ejerza algo de presión en el área.

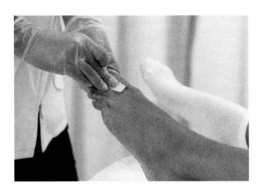

6 Si hay muy poco vello en los dedos de los pies, la cera de la tira puede ser suficiente para eliminarlo. En este caso presione la cera sobre el vello y retírela rápidamente, asegurándose de realizar la presión en la dirección del crecimiento del vello y de realizar el tirón en la dirección opuesta. Si hay una cantidad importante de vello, aplique un poco de cera nueva en cada dedo.

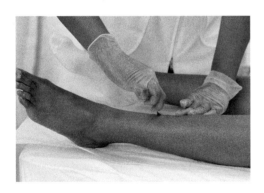

7 Gire el pie, para que apunte hacia afuera. La próxima área es la de la parte interior del tobillo. Aplique la cera hacia abajo en dirección al tobillo, comenzando a una distancia de 7" a 8" (18 cm a 20 cm) de este. Realice otra aplicación, directamente contigua a la anterior. Repita el procedimiento de la misma manera hasta llegar a la rodilla.

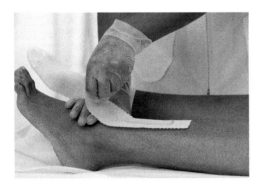

8 Rote el pie, para que vuelva a apuntar hacia el centro. Luego, vuelva a realizar el procedimiento desde abajo, realizando aplicaciones de cera del mismo tamaño en la parte superior de la pierna, desde la tibia hasta la rodilla.

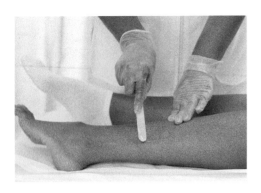

9 Gire el pie, para que apunte hacia adentro. Ahora, depile el lado externo de la pierna, comenzando de nuevo desde abajo y con aplicaciones del mismo tamaño, hasta llegar a la rodilla.

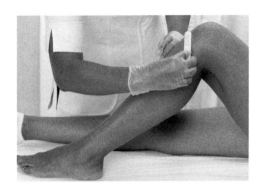

10 Para depilar las rodillas, pídale al cliente que flexione las rodillas y apoye las plantas de los pies en la camilla. En esta área la piel suele ser más gruesa, con presencia de células muertas, y, en algunas personas, pliegues. Esta posición garantiza que la piel esté estirada. Aplique la cera hacia abajo y hacia afuera, en secciones sucesivas desde el centro de la rodilla y cubriendo la parte más baja.

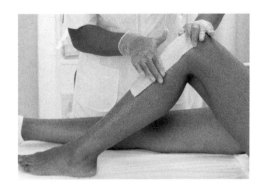

11 Coloque la tira, frote con firmeza hacia abajo y retírela rápidamente hacia arriba tratando de rodear la rodilla.

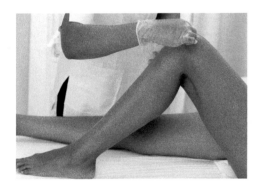

12 Luego, aplique la cera en la parte superior de la rodilla, apuntando hacia abajo, desde arriba hacia el centro. Retire la cera.

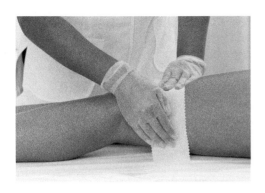

13 Ahora pase al área del muslo. Si no va a depilar el muslo, puede pasar directamente a la otra pierna. El vello crece hacia abajo en el centro del muslo y hacia afuera en los costados. Acueste la pierna del cliente y pídale que gire el pie para que apunte hacia adentro, para facilitar el acceso a la zona. Aplique la cera desde la parte superior de la rodilla, desde el centro hacia afuera.

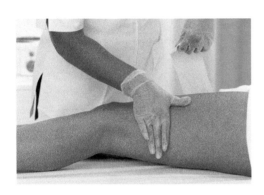

14 Continúe depilando esta área hasta llegar a la parte superior del muslo y con aplicaciones de cera que vayan desde el centro hacia afuera. Es muy importante que mantenga la piel estirada, ya que en esta área suele estar un poco más floja que en la parte inferior de la pierna.

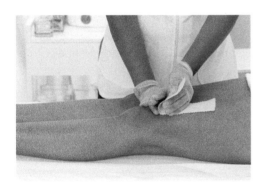

15 Gire la pierna hacia el centro y aplique la cera en dirección descendente, desde una distancia de 8″ (20 cm) de la rodilla, hacia abajo y en dirección a esta.

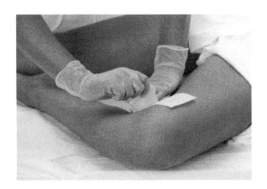

16 Después de despejar el centro, para depilar la parte interna del muslo, pídale al cliente que flexione la pierna, llevándola a la misma posición que se utiliza para depilar la entrepierna: con la planta del pie apoyada a la altura de la rodilla de la otra pierna. Comience justo por encima de la rodilla, aplicando la cera en la parte interna del muslo, hacia abajo. Deje suficiente espacio para mantener la piel estirada con una mano, cuando retire la cera de un tirón. Continúe con la parte interna del muslo hasta llegar a la entrepierna, pero no incluya esta última, a menos que forme parte del mismo servicio.

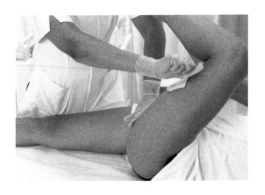

17 Luego, pídale al cliente que se tome del tobillo o debajo de la rodilla y lleve la pierna hacia el pecho, para que los vellos de la parte posterior del muslo queden expuestos y para estirar la piel de la zona, a fin de que el tirón sea menos molesto y la depilación, más eficaz. Asegúrese de que la piel esté lo más estirada posible, para evitar que aparezcan hematomas. Se puede justificar una aplicación adicional de talco para bebés.

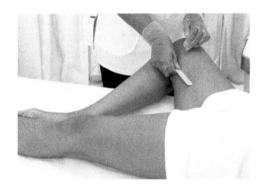

18 Después de completar la parte posterior del muslo, pase a depilar la otra pierna del mismo modo.

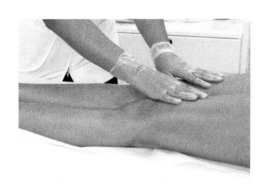

19 Una vez que se haya terminado de depilar la segunda pierna, se debe aplicar una loción en las áreas depiladas para eliminar cualquier resto de cera y para que el papel no quede adherido a la piel del cliente cuando este se dé vuelta. Esto se puede realizar con ambas manos al mismo tiempo.

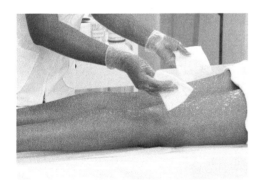

20 Pida al cliente que se dé vuelta para terminar de depilar la parte posterior de las piernas. Pida al cliente que coloque los pies por fuera de la camilla y aplique un poco más de polvo, si lo cree necesario.

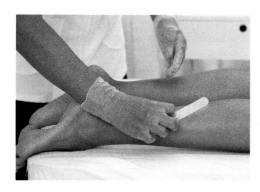

21 Comience por la parte inferior de la pierna y depile la pantorrilla desde afuera hacia adentro. Luego continúe de la misma manera hasta llegar a la parte posterior de la rodilla.

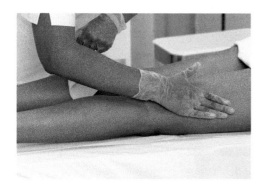

22 El patrón de crecimiento del vello puede variar en la parte posterior de la rodilla y tendrá que evaluarlo al momento de depilar esta zona. Verifique que no hayan quedado zonas con vello en la parte posterior del muslo.

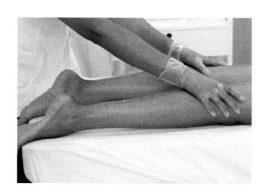

23 Cuando se haya eliminado todo el vello de ambas piernas, consienta al cliente aplicando abundante loción y utilizando movimientos suaves de effleurage. Masajee y relaje las piernas con movimientos ascendentes hacia arriba en el centro y con golpecitos suaves en los costados.

¿Cómo le está yendo con la depilación? **A continuación, marque los objetivos de aprendizaje del Capítulo 11 que considere que ha dominado, deje sin marcar aquellos conceptos a los que deberá volver.**

- ☐ Explicar la importancia de la depilación.
- ☐ Describir la estructura del vello.
- ☐ Explicar el ciclo de crecimiento del vello.
- ☐ Identificar las causas del crecimiento excesivo del vello.
- ☐ Comparar los métodos de depilación y reducción temporales y permanentes.
- ☐ Explicar cuándo se deben utilizar métodos de depilación con cera blanda o dura.
- ☐ Brindar una consulta exhaustiva al cliente sobre los servicios de depilación.
- ☐ Enumerar los elementos necesarios de una sala de tratamiento de depilación con cera.
- ☐ Llevar a cabo una depilación con cera blanda y dura en todo el cuerpo.

GLOSARIO

anágena	pág. 459	primera etapa del crecimiento durante la cual se produce el vello nuevo.
axila	pág. 491	el término anatómico correcto y profesional para la región entre el brazo y la pared torácica.
borde bermellón	pág. 490	borde de la línea de los labios.
bulbo piloso	pág. 457	hinchazón en la base del folículo que proporciona nutrición al cabello; estructura gruesa claviforme que constituye la parte inferior de la raíz capilar.
candelilla	pág. 473	cera dura que se usa para modificar el punto de fusión y dar mayor resistencia a la cera dura para depilación.
carnauba	pág. 473	cera dura que se usa para modificar el punto de fusión y dar mayor resistencia a la cera dura para depilación.
catágena	pág. 460	segunda etapa de transición del crecimiento del vello; en esta etapa, el tallo del cabello crece hacia arriba y se desprende del bulbo.
cera de colofonia	pág. 469	aditivo presente en la cera blanda.
colofonia	pág. 473	resina utilizada en la fabricación de la cera blanda.
depilación con azúcar	pág. 467	antiguo método de depilación, la receta original es una mezcla de azúcar, jugo de limón y agua que se calienta hasta obtener un jarabe, se moldea para formar una esfera, se presiona sobre la piel y se retira rápidamente.
depilación con hilos	pág. 466	también conocida como banding; método de depilación; los hilos de algodón se tuercen y se hacen rodar por la superficie de la piel de forma tal que enroscan el vello entre ellos y lo levantan del folículo.
depilación con láser	pág. 470	tratamiento de fotodepilación para la reducción del vello en el que se aplica un rayo láser sobre la piel mediante el uso de una sola longitud de onda a la vez, lo que impide el crecimiento del vello; radiación electromagnética pulsada intensa.
depilación	pág. 464	proceso de eliminar el vello al nivel de la piel.

depilatorio	pág. 466	sustancia utilizada para eliminar temporalmente el vello superfluo disolviéndolo al nivel de la superficie de la piel, por lo general una preparación cáustica alcalina.
electrólisis galvánica	pág. 470	corriente continua (CC) utilizada en la electrólisis.
electrólisis mixta	pág. 470	modalidad de electrólisis que combina la corriente continua (CC) y la corriente alterna (CA).
electrólisis	pág. 470	eliminación del vello mediante una corriente eléctrica que destruye la raíz capilar.
entrecejo	pág. 498	el área entre las cejas y la parte superior de la nariz.
epilación	pág. 464	elimina el vello desde el folículo, depilación con cera o pinzas.
folículo piloso	pág. 456	masa de células epidérmicas que forman una depresión o cavidad en la piel o el cuero cabelludo en forma de tubo o canal y que contiene la raíz capilar.
lanugo	pág. 458	vello de un feto; vello sedoso y suave.
papila pilosa	pág. 457	elevaciones cónicas en la base del folículo que están dentro del bulbo piloso, las papilas están llenas de un tejido que contiene los vasos sanguíneos y las células necesarios para el crecimiento del vello y la nutrición de los folículos.
raíz del cabello	pág. 457	ancla el vello a las células de la piel y forma parte del vello que se ubica en la base del folículo, por debajo de la superficie de la piel; parte del vello que se encuentra dentro del folículo en su base, donde crece el vello.
síndrome	pág. 462	grupo de síntomas que, combinados, caracterizan una enfermedad o un trastorno.
tallo del cabello	pág. 457	parte del vello que se proyecta fuera de la piel; se compone de la capa externa (cutícula), la capa interna (médula) y la capa media (corteza); el cambio de color sucede en la corteza.
telógena	pág. 460	también conocida como fase de descanso; la etapa final en el ciclo del crecimiento del vello que dura hasta que este se cae cuando ya llegó a un punto máximo de crecimiento.
tricología	pág. 456	estudio científico del cabello, sus enfermedades y cuidados.
vello suave	pág. 458	también conocido como lanugo, vello sedoso, corto, fino y sin pigmentación que aparece en todo el cuerpo, a excepción de las palmas de las manos y las plantas de los pies.
vello terminal	pág. 458	vello más largo y grueso que se encuentra en la cabeza, el rostro y el cuerpo.

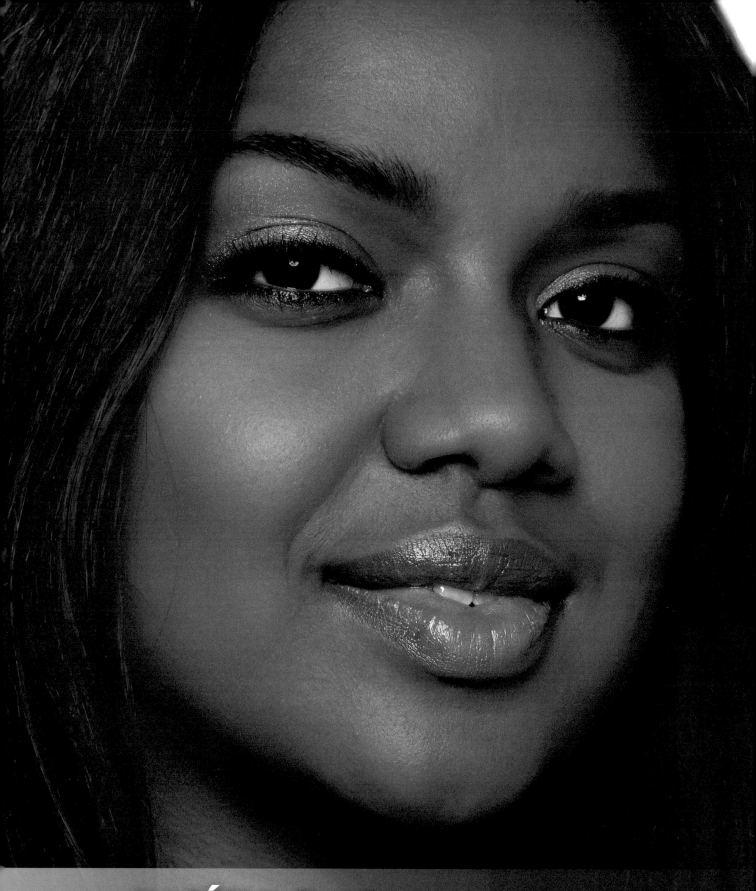

CAPÍTULO 12
Nociones básicas del maquillaje

"Todas las personas son artistas. El sueño de sus vidas es hacer hermosas obras de arte".

–Don Miguel Ruiz

Objetivos de aprendizaje

Al finalizar este capítulo, usted podrá:

1. Explicar las nociones básicas del maquillaje que se relacionan con las destrezas de un esteticista.
2. Describir los principios sobre la teoría del color para los cosméticos.
3. Utilizar la teoría del color para elegir y coordinar la selección de colores en el maquillaje.
4. Identificar los tipos y proporciones del rostro para la aplicación de maquillaje.
5. Describir los diferentes tipos de cosméticos y los usos.
6. Preparar la estación de maquillaje y los insumos para el cliente.
7. Cumplir con los requisitos del control de infecciones para los servicios de maquillaje.
8. Realizar una consulta de maquillaje integral con un cliente.
9. Practicar las técnicas de aplicación de maquillaje.
10. Utilizar las técnicas de realce y contorno para lograr equilibrio y proporción.
11. Crear estilos de maquillajes para ocasiones especiales.
12. Aplicar maquillaje para sesiones fotográficas y eventos especiales.
13. Reconocer los beneficios del maquillaje de camuflaje.
14. Demostrar cómo aplicar las pestañas artificiales.
15. Describir los tintes para pestañas y cejas en un cliente al que aplicará maquillaje.
16. Definir la aplicación del maquillaje permanente.
17. Describir los beneficios que brinda una carrera en maquillaje.
18. Promover los servicios minoristas como artista del maquillaje.

Explicar las nociones básicas del maquillaje que se relacionan con las destrezas de un esteticista

Ya sea que quiera dedicarse exclusivamente al maquillaje o que lo considere un complemento para la práctica estética, tener un conocimiento básico sobre la piel es el distintivo de un maquillaje excelente. La piel es el lienzo en el que trabaja el artista del maquillaje. Por lo tanto, el artista del maquillaje con capacitación en estética posee una ventaja y más oportunidades disponibles. El maquillaje puede fortalecer la confianza del cliente sobre su apariencia, lo que es una experiencia gratificante, pero también puede ser una opción lucrativa en las destrezas de los esteticistas.

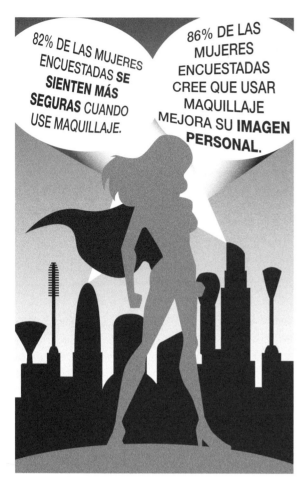

82% DE LAS MUJERES ENCUESTADAS **SE SIENTEN MÁS SEGURAS** CUANDO USE MAQUILLAJE.

86% DE LAS MUJERES ENCUESTADAS CREE QUE USAR MAQUILLAJE MEJORA SU **IMAGEN PERSONAL.**

La industria de los cosméticos es una empresa de miles de millones de dólares. Las ventas suelen permanecer estables a pesar de la restricción de los presupuestos en el hogar, ya que los clientes buscan nuevas tendencias en maquillaje o solo mejorar su apariencia. El arte del maquillaje puede generar muchas oportunidades para lograr una carrera estable, diferente y gratificante.

Los esteticistas deben comprender bien las cuestiones del maquillaje porque:

- Conocer sobre el maquillaje y las destrezas de aplicación suma experiencia que ayuda a mejorar la reputación, aumentar el número de clientes e incrementar los ingresos y opciones de servicios.

- Los clientes confían en que los artistas del maquillaje diseñarán estilos de maquillaje modernos, de opciones para la industria de la belleza y la moda a alternativas innovadoras y editoriales.

- Los lanzamientos por temporada de productos nuevos en la industria del maquillaje pueden ofrecer oportunidades para vender los colores más recientes y crear estilos nuevos para los clientes.

- Conocer los productos, la teoría del color, las técnicas de maquillaje y el análisis de los rasgos faciales es un elemento necesario para convertirse en un artista del maquillaje exitoso.

- Los esteticistas capacitados se sentirán seguros al momento de ofrecer consultas, recomendaciones de productos, aplicaciones de maquillaje y procedimientos para pestañas.

Describir los principios sobre la teoría del color para los cosméticos

El arte del maquillaje cuenta con solo algunas reglas. El color sirve para crear estados de ánimo, emoción y armonía. Sin embargo, la selección de colores dependerá de las reglas de la teoría del color. La teoría del color es la base de la selección del color, influye en todas las áreas del maquillaje desde las bases hasta el rubor, la sombra y los lápices labiales (**Figura 12–1**). Es importante para ayudar a los clientes a encontrar soluciones y crear estilos armoniosos en cada rostro. Lo guiará en la selección de los colores apropiados de maquillaje para mejorar el tono de la piel, dramatizar los rasgos o reinventar por completo el aspecto del cliente.

La rueda de colores

Para comprender la teoría del color, debemos comenzar con la rueda de colores. La rueda de colores se basa en los tres colores primarios: rojo, amarillo y azul.

RUEDA DE COLORES

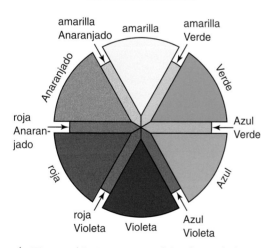

amarilla Anaranjado

amarilla

amarilla Verde

Anaranjado

Verde

roja Anaranjado

Azul Verde

roja

Azul

roja Violeta

Violeta

Azul Violeta

▲ **Figura 12–1** La teoría del color es la base de la selección del color, desde el rubor hasta la sombra y los lápices labiales.

La rueda de colores tradicional es una creación de varias combinaciones de colores que se originan a partir de las tres tonalidades primarias y que crean 12 divisiones principales. El término *tonalidad* se refiere a los colores en su forma más pura, sin ninguna mezcla de negro (sombra) ni de blanco (tinte). La tonalidad de un color representa solo una dimensión de un color particular. La rueda de colores no cambia y siempre servirá como la guía principal para la selección de colores.

COLORES PRIMARIOS

Los **colores primarios** son los colores básicos que no se pueden obtener de una mezcla. Los colores primarios son el rojo, el amarillo y el azul (**Figura 12-2**). Este es el espectro de colores principal de la luz que se ve en un prisma con la luz del sol.

COLORES SECUNDARIOS

Los **colores secundarios** se obtienen al mezclar cantidades iguales de dos colores primarios. Los colores secundarios son el naranja, el verde y el violeta. El rojo (primario) combinado con el amarillo (primario) forma el anaranjado (secundario). El rojo (primario) combinado con el azul (primario) forma el violeta (secundario). El amarillo (primario) combinado con el azul (primario) forma el verde (secundario) (**Figura 12–3**). Observe en la rueda de colores la posición triangular de los colores primarios en relación de unos con otros y cómo los colores secundarios se ubican entre ellos.

COLORES TERCIARIOS

Los **colores terciarios** se forman mezclando partes iguales de un color primario y el color secundario contiguo en la rueda de colores. Dichos colores reciben el nombre del color primario seguido del color secundario. Por ejemplo, si se mezcla azul (primario) con el violeta (secundario), el color resultante se denomina azul violáceo (terciario) (**Figura 12–4**). Otros ejemplos de colores terciarios incluyen azul verdoso, amarillo verdoso (oliva), rojo anaranjado (bermellón), rojo violáceo y amarillo anaranjado.

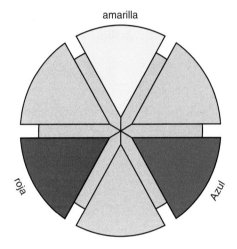

COLORES PRIMARIOS

amarilla

roja

Azul

▲ **Figura 12–2** Colores primarios.

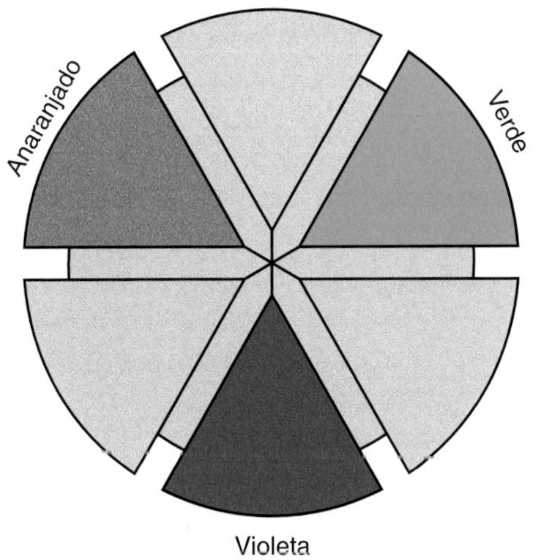

COLORES SECUNDARIOS

Anaranjado

Verde

Violeta

▲ **Figura 12–3** Colores secundarios.

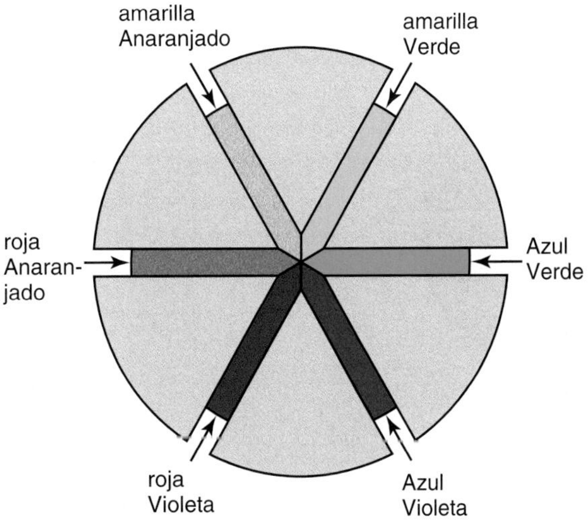

COLORES TERCIARIOS

amarilla Anaranjado

amarilla Verde

roja Anaranjado

Azul Verde

roja Violeta

Azul Violeta

▲ **Figura 12–4** Colores terciarios.

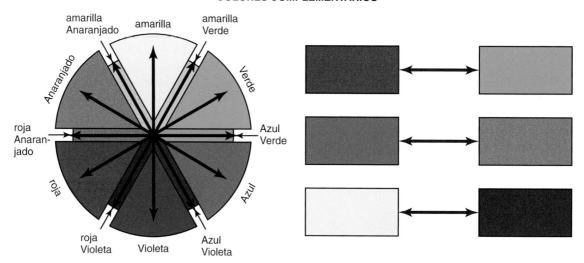

COLORES COMPLEMENTARIOS

▲ **Figura 12–5** Colores complementarios.

Estos son los seis colores finales de la rueda de colores tradicional. Los tonos tierra, colores como el marrón y el caqui, son colores terciarios que se crean mezclando los tres colores primarios juntos.

COLORES COMPLEMENTARIOS

Los **colores complementarios** son los colores que se ubican directamente uno frente a otro en la rueda de colores. Cuando se ubican uno junto a otro, crean un contraste evidente, ya que cada uno intensifica la apariencia del otro. Esto puede resultar beneficioso cuando se desea destacar un color en particular. (**Figura 12–5**). Por ejemplo, si coloca el azul junto al naranja, el azul parece más azul y el naranja parece más brillante. Los colores complementarios suelen utilizarse cuando el objetivo de una aplicación de maquillaje es lograr una apariencia vibrante, dinámica y dramática, como al enfatizar el color de los ojos.

COLORES ANÁLOGOS

Los **colores análogos** son aquellos que se ubican uno junto al otro en la rueda de colores. Crean un contraste mínimo y, por lo tanto, se combinan muy bien. Los colores análogos se utilizan en la aplicación de maquillaje para lograr apariencias suaves y sutiles, como en el maquillaje cotidiano o en muchas aplicaciones para novias. También pueden aplicarse para llevar la atención a un rasgo facial en especial, en lugar de al maquillaje mismo (**Figura 12–6**).

Saturación de color

La saturación de **color** se refiere a la pureza de un color o al dominio de una tonalidad en un color. La intensidad puede variar. Un color totalmente saturado es la versión más real de ese color y es muy vivo, fuerte e intenso. Por ejemplo, las tonalidades utilizadas para cada uno

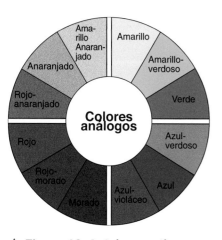

▲ **Figura 12–6** Colores análogos.

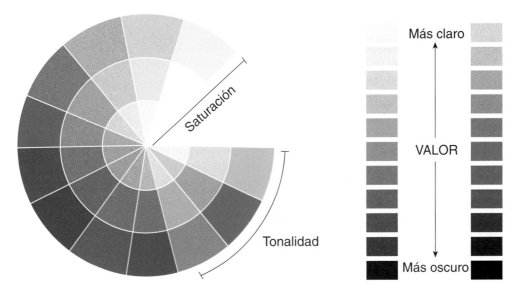

▲ **Figura 12–7** Valor, tonalidad y saturación del color.

de los 12 colores de la rueda de colores básicos son saturadas. La saturación cambia a medida que la tonalidad avanza desde el borde externo de la rueda de colores hacia el centro, donde es menos intensa y comienza a verse gris (**Figura 12–7**).

Cuando un color pierde saturación, significa que se quitó una gran cantidad del color puro. Los colores desaturados son aquellos mezclados con el blanco y que se ubican en el anillo interior de la rueda de colores. Contienen una gran cantidad de gris y muy poco de color restante puro, suelen considerarse neutros. El grado de saturación es la gama que va desde el borde externo de la rueda de colores (totalmente saturada) hacia el centro (totalmente desaturada), perpendicular al eje del valor. El **valor** o brillo de un color es qué tan oscuro o claro es. Esto depende de la cantidad de luz que emana del color. Si es más claro y está más cerca del blanco, el color es más brillante y posee un valor más alto.

Los distintos grados de saturación crean los tintes, las sombras y los tonos. Un **tinte** es el resultado de añadir blanco a una tonalidad pura. Una **sombra** es el resultado de añadir negro a una tonalidad pura. Un tono es el resultado de añadir gris a una tonalidad pura (**Figura 12–8**).

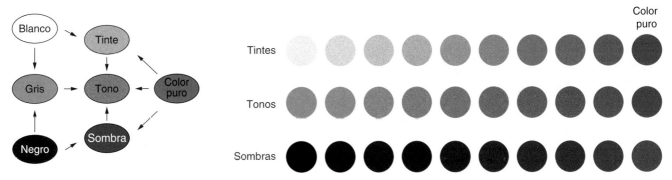

▲ **Figura 12–8** Tintes, tonos y sombras.

Colores cálidos y fríos

Conocer con exactitud los colores fríos y cálidos lo ayudará a determinar el tono de piel y mejorar de manera adecuada la apariencia del cliente con un aspecto armónico y favorecedor.

Los **colores cálidos** poseen matices amarillos que van del amarillo y el dorado a los anaranjados, los rojos anaranjados, la mayoría de los rojos y hasta algunos amarillos verdosos.

Los **colores fríos** poseen un matiz azulado, sugieren frialdad, y en ellos predominan los azules, los verdes, los violetas y los azules rojizos. Los colores de maquillajes cálidos y fríos se pueden utilizar para alterar y enfatizar rasgos faciales, en especial el color de los ojos. También pueden dramatizar un atuendo o un estilo especial.

Si dividiera una rueda de colores por la mitad, en medio del verde y en medio del rojo, una mitad representaría a los colores cálidos y la otra a los colores fríos (**Figura 12–9**). El lado rojo y amarillo de la rueda representa los colores cálidos y el lado azul y verde, los colores fríos. La línea al centro de los colores verde y rojo muestra que tanto el verde como el rojo pueden ser tanto colores cálidos como fríos. Si el rojo tiene como base el naranja, es cálido. Si el rojo tiene como base el azul, es frío. Con el verde ocurre algo similar. Si el verde tiene como base el amarillo, es cálido. Si el verde tiene como base el azul, es frío.

Los **colores neutros** son aquellos que no complementan ni contrastan con ningún otro color. Algunos ejemplos son el marrón y el gris, junto con las numerosas variaciones de cada uno (**Figura 12–10**). Son una mezcla perfecta de tonos tierra. En el maquillaje, representan colores naturales, suaves y frescos, y son opciones de color aceptables para cualquier tono de piel. Los colores neutros que más se utilizan son el marrón grisáceo, el beige y el bronceado.

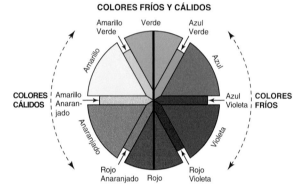

▲ **Figura 12–9** Colores cálidos y fríos.

Colores neutros

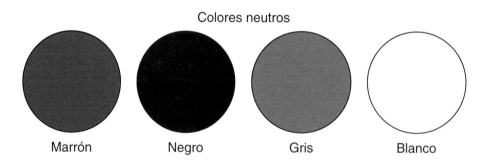

| Marrón | Negro | Gris | Blanco |

▲ **Figura 12–10** Colores neutrales.

 VERIFICACIÓN

1. Enumere los colores primarios y los secundarios.
2. ¿Qué son los colores complementarios?
3. Defina los colores cálidos y los fríos.
4. Brinde dos ejemplos de colores cálidos y dos de colores fríos.

Utilizar la teoría del color para elegir y coordinar la selección de colores en el maquillaje

Ahora que ya comprende los conceptos básicos de la teoría del color, conoceremos la cantidad de paletas de colores que tiene a su disposición y cómo elegir los mejores colores para el cliente. Recuerde que esta es solo una forma de elegir colores. El arte de la aplicación del maquillaje permite más de una forma de obtener el resultado deseado. Una vez que conozca las reglas básicas de la selección de colores, puede ampliar la manera de combinarlos. A medida que practica con la ayuda de estos conceptos y guías, se volverán algo natural y tendrá más confianza al momento de elegir los colores.

Cuando observe la rueda de colores, piense en ella como una herramienta para elegir un color. Existen tres factores principales que se deben tener en cuenta al elegir los colores para un cliente: el color de piel, el color de ojos y el color de cabello.

Durante la consulta, debe analizar la forma y los rasgos del rostro del cliente, que analizaremos en breve.

Resumen de la selección de colores

Para determinar una selección de colores, siga estos pasos:

1. Determine el color de piel:
   - Claro, medio u oscuro
   - Cálido, frío o neutro
2. Determine el color de los ojos:
   - Azul, verde, marrón u otro
3. Determine el color del cabello:
   - Cálido o frío

Una vez que identifique estas tres áreas clave, puede comenzar con la selección de colores del maquillaje para ojos según los colores complementarios o contrastantes, y combinar el labial y el rubor dentro de la misma familia de colores.

Lo mejor de elegir colores es la cantidad ilimitada de opciones con las que cuenta. Pruebe uno o todos los métodos para elegirlos. Puede elegir colores a partir del color de los ojos y el tono de piel o puede descubrir que le resulta más cómodo trabajar con colores complementarios.

Determine el color de piel

Para determinar el color de la piel, primero debe decidir si es clara, media u oscura. Sin importar la raza, la piel varía en cuanto al color y el tono entre las personas. El **tono** de la piel también se conoce como *tonalidad*. En términos de la piel, *tono* se utiliza para describir si un color es cálido o frío y suele clasificarse en claro, medio u oscuro.

A continuación, determine si el **matiz** es cálido o frío. Existen tres matices generales:

- Colores fríos (matiz rosa, rojo o azulado)
- Colores cálidos (matiz amarillo, durazno o dorado)
- Colores neutros (una mezcla de matices cálidos y fríos).

Para determinar el matiz de un cliente, utilice el cuello o el antebrazo. Si el cliente se expone con frecuencia al sol, utilice el cuello como indicador principal del matiz de la piel. Bajo la luz natural, coloque un pedazo de papel o tela blanco junto a la piel limpia y determine qué color es el más evidente. Busque los matices amarillo, rojo (rosa), verde (oliva) o azul (marrón).

- Los matices fríos incluirán tonalidades rosas y azuladas.
- Los matices cálidos irán del durazno al amarillo y el dorado.

Los matices también se aplican a los productos de maquillaje. Es posible que haya escuchado que un color tiene mucho azul en su composición. Esto no significa que el color sea en realidad azul. Significa que se mezcló un pigmento azul para crear esa fórmula cosmética. Por ejemplo: los labiales rojo oscuro se fabrican con una base azul.

Consulte la **Tabla 12–1** para obtener más información sobre los tonos y matices de la piel. Consulte la **Tabla 12–2** para obtener más información sobre la intensidad del color de la piel y determinar los colores adecuados según el tono y el matiz.

CONSEJOS PARA LA APLICACIÓN DE MAQUILLAJE SEGÚN EL TONO Y MATIZ

- Si el color de la piel es claro, puede utilizar colores claros para obtener una apariencia natural y suave. Los colores medios y oscuros producirán un aspecto más dramático.
- Si el color de la piel es medio, los tonos medios le permitirán crear un estilo sobrio. Los tonos claros u oscuros le proporcionarán mayor contraste y una apariencia más audaz.
- Si la piel es oscura, los tonos oscuros serán más sutiles. Los tonos de medio a medio claros o luminosos dan una apariencia impactante y vívida.
- Para un tono de piel neutro, combine el color de la base con el color de la piel o utilice las técnicas correctivas que se mencionan más adelante en este capítulo.

CONSIDERACIONES PARA CAMBIAR EL TONO DE LA PIEL

Por varios motivos, es posible que algunos clientes quieran alterar el tono de la piel. Desde el punto de vista del maquillaje correctivo, trabajará con dos tonos básicos de piel: el rojizo y el cetrino.

- Para la piel **rojiza** (la piel de color rojo poco natural quemada por el viento o afectada por la rosácea), aplique una base amarilla o verdosa sobre las zonas afectadas y matice con cuidado. Una base amarilla neutralizará el exceso del color rojo en la piel. Una base verdosa (color opuesto al rojo) bloqueará el exceso de enrojecimiento, pero podría generar un estilo apagado para toda la piel. Elija la técnica que mejor se adapte a sus necesidades. Después

▼ **TABLA 12–1** Identificar los tonos y matices de la piel.

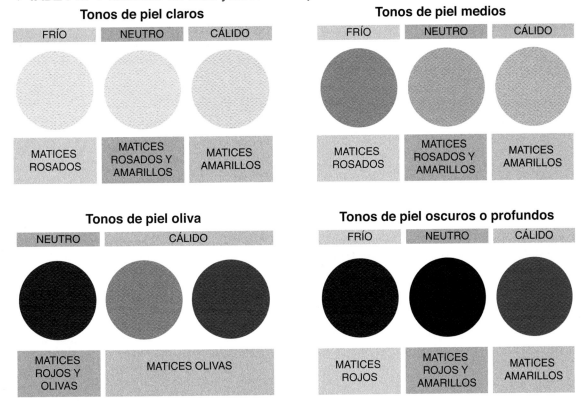

Tonos de piel claros

FRÍO	NEUTRO	CÁLIDO
MATICES ROSADOS	MATICES ROSADOS Y AMARILLOS	MATICES AMARILLOS

Tonos de piel medios

FRÍO	NEUTRO	CÁLIDO
MATICES ROSADOS	MATICES ROSADOS Y AMARILLOS	MATICES AMARILLOS

Tonos de piel oliva

NEUTRO	CÁLIDO
MATICES ROJOS Y OLIVAS	MATICES OLIVAS

Tonos de piel oscuros o profundos

FRÍO	NEUTRO	CÁLIDO
MATICES ROJOS	MATICES ROJOS Y AMARILLOS	MATICES AMARILLOS

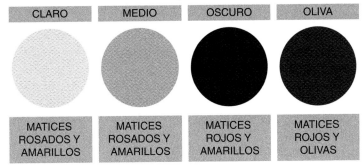

Tonos de piel neutros

CLARO	MEDIO	OSCURO	OLIVA
MATICES ROSADOS Y AMARILLOS	MATICES ROSADOS Y AMARILLOS	MATICES ROJOS Y AMARILLOS	MATICES ROJOS Y OLIVAS

de aplicar la base de color, puede utilizar una capa ligera de una base color piel sobre el color correctivo para que la piel tenga un brillo natural, debe fijarla con polvos translúcidos. En esta aplicación, es posible que no necesite rubor. Si desea agregar rubor, evite los tonos rojizos y rosas. En su lugar, puede utilizar un matiz de bronceado neutro.

• Para la piel **cetrina** (la piel que tiene una tonalidad amarillenta), aplique una base rosada en las zonas afectadas y matice con cuidado hacia la mandíbula y el cuello. Fíjela con polvos translúcidos. Evite utilizar colores con base amarilla en los ojos, las mejillas y los labios.

Color del maquillaje	Intensidad del color	Descripción
Rosa	Frío o cálido	El rosa puede ser cálido o frío, según la intensidad y el matiz. Combina bien con otros tintes y sombras de azul, negro, verde, amarillo, gris, violeta, marrón, beige y blanco.
Azul	Frío	El azul es complementario de la mayoría de los tonos de piel. Los azules más claros realzan la piel más oscura, mientras que los azules más oscuros resaltan el color y son complementarios con la piel más clara. El azul combina bien con casi todos los colores.
Violeta	Frío o cálido	Si se mezcla con tintes pálidos de orquídea y lavanda, el violeta es frío. Los tonos más oscuros (ciruela) con matices rojos son cálidos. El violeta con matices rojos puede realzar el rojo de la piel con rosácea y acné. El violeta combina bien con rosa, blanco, gris, celeste, beige, negro y amarillo pálido.
Verde	Frío o cálido	El verde es agradable a la vista y favorecedor para muchos tonos de piel. El verde brillante puede intensificar el rojo de la piel. Los azules verdosos son colores fríos y suelen ser atractivos para pieles claras y oscuras. El verde combina bien con otros tonos de verde, azul, amarillo, naranja, beige, marrón, blanco y negro.
Marrón	Cálido	El marrón es un buen color básico y puede ser favorecedor para muchos tonos de piel. Se pueden utilizar otros colores que lo reflejen o lo acentúen cerca del rostro si la piel es de color marrón oscuro. El marrón combina bien con los colores cálidos, verde, beige, azul, rosa, amarillo, naranja, dorado, blanco y negro. Los marrones rojizos pueden no ser los indicados por el mismo motivo que los violetas y rojos, pueden hacer que la piel y los ojos parezcan cansados o rojizos.
Rojo	Cálido o frío	El rojo es un color vibrante. El rojo con matices azules es frío y con matices amarillos es cálido. Un cierto tinte o sombra de rojo puede no ser favorecedor para una tez rojiza. Las pecas se ven más oscuras cuando el rojo se refleja en el rostro. El rojo combina bien con muchos otros colores. Entre ellos, con negro, blanco, beige, gris, azul, azul marino, verde y amarillo.
Negro	Neutro	El negro combina bien con todos los colores. Una vestimenta negra puede crear contraste con la piel y el cabello claros. Cuando la piel y el cabello son oscuros, un color más claro que contraste cerca del rostro sirve para enmarcarlo o iluminarlo.
Blanco	Frío o neutro	El blanco es fácil de llevar, pero hay que tener cuidado con los matices. Algunos materiales reflejan los matices beige o amarillos (los tonos blancuzcos son cálidos), mientras que otros parecen levemente azules. El blanco combina bien con todos los colores.
Gris	Neutro	Un gris neutro con base fría combina bien con todos los colores, en especial con los colores fríos.

Determine el color de los ojos

Así como existen muchos colores de piel, existen muchos colores de ojos. Es fácil categorizar los ojos en azul, verde, marrón y avellana. Sin embargo, como artista del maquillaje, sabe que cada uno de estos colores tiene muchas variaciones. El color de ojos individual ayuda a los artistas del maquillaje a elegir los colores de la sombra de ojos, según si intenta realzar el color natural o hacer que se destaque con un color que contraste.

Al elegir colores para ojos, los tonos neutros serán siempre la elección más segura. Estos colores contienen elementos cálidos y fríos. Además, complementan cualquier color de piel, ojos y cabello. El rango de los colores neutros va de marrón grisáceo a marrón y de gris a blanco o negro.

Pueden tener una base cálida o fría. Por ejemplo, el marrón ciruela, el gris carbón y el azul grisáceo se consideran colores neutros fríos. Un anaranjado marrón es un neutro cálido. La aplicación de una sombra del mismo color de los ojos crea un campo monocromático con una profundidad de contraste menos dramática. La elección de sombras de ojos con colores complementarios enfatizará más los ojos. Puede consultar la rueda de colores para obtener ayuda al determinar los colores complementarios para las sombras de ojos. Recuerde coordinar los productos de las mejillas y los labios dentro de la misma familia de colores, agregando colores neutros con colores cálidos y fríos, según lo desee.

A continuación, se resumen las opciones de colores complementarios para los ojos:

- Colores complementarios para ojos azules: el naranja es el color complementario del azul. Como el naranja contiene amarillo y rojo, las sombras con cualquiera de estos colores harán que los ojos se vean más azules. Entre las opciones más comunes están el dorado, los naranjas marrón cálidos como el durazno y el cobre, los rojos marrones como los malvas y los ciruelas y los neutros como el marrón grisáceo o el beige (**Figura 12–11**).

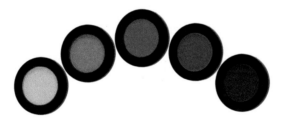

▲ **Figura 12–11** Colores complementarios para ojos azules.

- Colores complementarios para ojos verdes: el rojo es el color complementario del verde. Debido a que las sombras rojas tienden a hacer que los ojos se vean cansados o inyectados en sangre, no se recomienda utilizar tonos rojos puros. En cambio, opte por colores rojos con base marrón u otros colores próximos al rojo en la rueda de colores. Estos incluyen el rojo anaranjado, el rojo violeta y el violeta. Algunas opciones muy populares son los cobres, los óxidos, los rosas, los ciruelas, los malvas y los púrpuras (**Figura 12–12**).

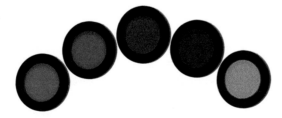

▲ **Figura 12–12** Colores complementarios para ojos verdes.

- Colores complementarios para ojos marrones: los ojos marrones son neutros y pueden utilizar cualquier color. Entre las opciones recomendadas están los colores contrastantes como los verdes, azules, grises y plateados (**Figura 12–13**).

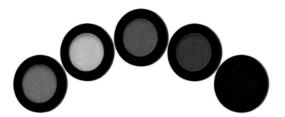

▲ **Figura 12–13** Colores complementarios para ojos marrones.

COMBINE LOS COLORES DEL RUBOR Y EL LABIAL CON EL COLOR DE OJOS

Después de elegir el maquillaje para los ojos, combine el rubor y el labial dentro de la misma familia de colores cálidos o fríos. Por ejemplo, si el cliente tiene ojos verdes, le puede recomendar tonos ciruela, que son fríos. Después debe continuar con colores fríos para las mejillas y los labios, para que combinen con el maquillaje de los ojos. También puede elegir colores neutros, ya que contienen elementos cálidos y fríos, y combinan con cualquier color de maquillaje. Una vez que conoce la teoría del color, puede comenzar a experimentar. Por ejemplo, pruebe una sombra de ojos violeta en un cliente con ojos verdes junto con un labial anaranjado rojizo, en vez de un color ciruela.

Determine el color del cabello

Por último, considere el color del cabello del cliente cuando elija la paleta de colores para la aplicación de maquillaje. Para la combinación de colores que consideró según el tono de piel natural y el color de ojos del cliente, tenga en cuenta el color del cabello actual del cliente como último factor y busque la mejor paleta que combine con el color del cabello para crear el mejor estilo.

Si bien debe tener en cuenta el color del cabello al seleccionar los colores del maquillaje, priorice el tono frío o cálido natural de la piel del cliente. Recuerde que el color del cabello actual y el color del cabello natural del cliente pueden ser diferentes. Uno puede ser frío y el otro cálido. Recuerde esto cuando determine los mejores colores de maquillaje. Coloque la rueda de colores al lado de la piel y el cabello para determinar la dirección en la que desea moverse en la selección de colores en general. Analizar lo que ve con los clientes les permite comprender mejor sus decisiones. Es posible que los clientes no tengan en cuenta las diferencias. Ahora pueden decidir si prefieren una estrategia más que otra o quizás opten por probar dos opciones diferentes en distintas sesiones de maquillaje.

Piel madura y con textura

Estos son algunos consejos para trabajar con clientes que tienen una piel madura o clientes que presentan una piel con poros agrandados y con textura debido a las cicatrices del acné o exposición solar excesiva.

- Los productos con brillo pueden acentuar la piel con textura.
- Los colores más mate (sin brillo) pueden reducir la apariencia de la textura tanto de las líneas de expresión como de la piel desigual (**Figura 12–14**).

VERIFICACIÓN

5. ¿Cuáles son los tres pasos principales para elegir los colores del maquillaje?
6. ¿Qué colores se utilizan para atenuar el rojo?

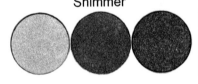

Matte

Shimmer

iStock.com/Preto_perola

▲ **Figura 12–14** Utilice tonos mate en lugar de brillosos para reducir la apariencia de las líneas de expresión y la piel desigual.

Identificar los tipos y proporciones del rostro para la aplicación de maquillaje

Comprender las formas del rostro sirve para determinar dónde se debe utilizar los tonos más claros y los más oscuros de maquillaje para producir un mayor impacto. Puede utilizar colores claros y oscuros para acentuar o atenuar ciertos rasgos.

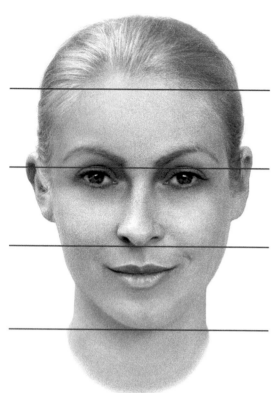

▲ Figura 12–15 El rostro ovalado.

Análisis de las formas del rostro

La capacidad de analizar las formas del rostro es de gran ayuda para varias áreas de la estética. La forma del rostro puede ser un factor determinante en los estilos de cabello, en el tamaño y la forma de los sombreros o en los lentes de sol y las joyas. Para el artista del maquillaje, comprender cómo puede ayudar al cliente a acentuar los rasgos que desea destacar y a atenuar los que prefiere disimular es una destreza fundamental. Consulte la tabla "Formas del rostro" (**Tabla 12–3**) para conocer la lista completa de las formas del rostro. Consultará estas proporciones artísticas estándar al practicar las técnicas de aplicación del maquillaje de realce y contorno que se analizarán más adelante en este capítulo.

ROSTRO OVALADO

Como profesionales del mundo moderno, sabemos muy bien que no existe eso del rostro "perfecto". Todos los clientes son perfectos a su manera. Aunque todas las formas de rostros son atractivas a su manera, el rostro ovalado con rasgos bien proporcionados se ha considerado el ideal por mucho tiempo. El rostro se divide en tres secciones horizontales iguales. El primer tercio se mide desde el contorno del cuero cabelludo hasta la parte superior de las cejas. El segundo tercio se mide desde la parte superior de las cejas hasta la punta de la nariz. El último tercio se mide desde la punta de la nariz hasta la parte inferior del mentón. Los rostros ovalados tienen una longitud que es una vez y media mayor que el ancho de la frente (**Figura 12–15**). La distancia ideal entre los ojos es igual al ancho de un ojo.

▼ TABLA 12–3 Formas del rostro.

Forma del rostro	Características
Ovalado	Es más ancha en las sienes y la frente, y se afina en el área del mentón. Se considera la forma facial perfecta debido al equilibrio y aspecto general de simetría.
redondeadas	Esta forma de rostro es más ancha a la altura de los pómulos y suele ser del mismo largo y ancho. Tiene una línea de la mandíbula suavemente redondeada, mentón corto y un contorno redondeado del cuero cabelludo sobre una frente más bien ancha.

Forma del rostro	Características
cuadradas	Esta forma de rostro tiene una mandíbula y frente angulares y anchas. Las líneas de este tipo de rostro son derechas y angulares.
Rectangular (oblonga)	Esta forma del rostro es angosta y alargada, las mejillas suelen estar hundidas debajo de unos pómulos prominentes. Se puede aplicar maquillaje correctivo para crear la ilusión de amplitud en la línea de los pómulos, lo que hace que el rostro parezca más corto y más ancho.
Triangular (con forma de pera)	Al igual que una pirámide, este rostro es más ancho en la base o mandíbula, se afina en las mejillas y llega hasta su parte más angosta en la frente. El rostro en forma de pera se caracteriza por una mandíbula que es más ancha que la frente. Se puede aplicar maquillaje correctivo para hacer más ancha la frente, afinar la línea de la mandíbula y alargar el rostro.
Corazón	Esta forma facial es ancha en la zona de las sienes y la frente, se va afinando hacia el mentón, que es angosto, y tiene forma de corazón (triángulo invertido). Por lo general, es más suave que angular y los pómulos son algo prominentes.
Romboidal	Este rostro es más ancho a la altura de los pómulos y tiene el mentón y la frente angostos. Tiene forma angular y la mandíbula y el contorno del cuero cabelludo miden aproximadamente lo mismo.

VERIFICACIÓN

7. ¿Por qué es importante tener destreza para analizar las formas del rostro?
8. ¿Cuáles son las siete formas del rostro básicas?

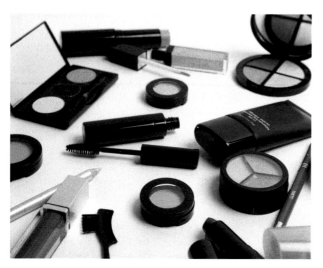

▲ **Figura 12–16** Diversos productos de maquillaje.

Describir los diferentes tipos de cosméticos y los usos

La mayoría de los productos vienen en varias formas (como polvos, cremas y líquidos) y en distintos tipos de contenedores y paquetes (**Figura 12–16**). Las fórmulas de maquillaje evolucionan con el objetivo de mantener más saludable la piel. Veamos las fórmulas, las técnicas de aplicación y las funciones para el rostro de cada tipo de producto disponible en la actualidad.

Base

La **base**, también llamada *base de maquillaje*, es un cosmético de color que se utiliza para emparejar el color y el tono de la piel, disimular las imperfecciones y proteger la piel de los elementos del clima, la suciedad y la contaminación. Las ojeras, las manchas, la pigmentación, el enrojecimiento y otras preocupaciones se pueden disimular con la base. El maquillaje facial viene en varias formas: principalmente en crema, en polvo, líquido o mineral. La mayoría de las personas necesitan colores diferentes de maquillaje durante el verano (más oscuros) y en el invierno (más claros).

- Las bases que por lo general contienen aceite mineral u otros aceites se conocen como **a base de aceite**. Estos productos son una buena opción para las pieles normales a secas.

- Los productos libres de aceite se conocen como **a base de agua**. Generalmente, las bases a base de agua proporcionan un acabado más **mate** (opaco, no brillante), y ayudan a disimular imperfecciones y decoloraciones menores. Estas bases son más adecuadas para las pieles grasas y sensibles.

- Los **productos a base de silicona** son buenos para ocluir la piel y proporcionar una superficie más uniforme. También pueden disimular las imperfecciones. El maquillaje a base de silicona permanece por un tiempo más prolongado y es una excelente opción para el maquillaje para novias.

- El **maquillaje a base de alcohol** también dura mucho y es popular entre los artistas de efectos especiales, al igual que para los tatuajes temporales. El maquillaje a base de alcohol no es bueno para un uso prolongado ya que empeora la piel seca.

Los ingredientes de productos continúan evolucionando. Los ingredientes de una base consisten principalmente en agua, emolientes, hidratantes, pigmentos, aglutinantes, fragancias y conservantes. En algunos maquillajes para el rostro también se añade protector solar, extractos de plantas, vitaminas y otros ingredientes buenos para la piel (**Figuras 12–17a** y **12–17b**).

A

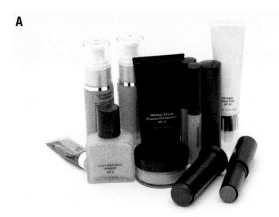

B

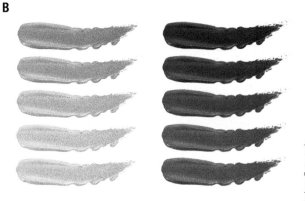

▲ **Figuras 12–17a y 12–17b** Diferentes tipos de bases (a) y algunos ejemplos de muestrarios de colores de bases (b).

Algunas **bases líquidas** son combinaciones de pigmentos orgánicos e inorgánicos en soluciones a base de alcohol y de agua. La bentonita (una base de arcilla) se agrega para conservar la mezcla de los productos y absorber el exceso de grasitud. La fórmula líquida suele ser adecuada para los clientes con piel grasa a normal que deseen una cobertura delgada a mediana. Otras bases líquidas son a base de aceite.

Las bases **cremosas** son más espesas y ofrecen una cobertura mediana a gruesa. Por lo general, son adecuadas para las pieles secas a normales.

El **maquillaje compacto,** también conocido como *maquillaje pancake*, es una base cremosa de consistencia espesa. Suele aplicarse en el rostro con una esponja cosmética húmeda y se utiliza para el teatro y el cine o cuando se necesita una gran cobertura.

El **maquillaje teatral** es un maquillaje cremoso de consistencia espesa que se utiliza con fines escénicos. Algunos productos de maquillajes se crean para lograr un efecto y funcionan muy bien por periodos breves y para pequeñas áreas de cobertura. La mayoría de los maquillajes para efectos y fines escénicos se hacen con alcoholes y aceites que pueden ser comedogénicos. Asegúrese de recomendar una rutina adecuada para el cuidado de la piel con un limpiador suave pero eficaz.

Las bases en polvo consisten en una base de polvo mezclada con un agente colorante (pigmento). Las bases que van de crema a polvo se sienten húmedas al aplicarse, pero tienen un acabado de polvo al secarse.

Las **prebases** son fórmulas a base de silicona o líquidos diseñadas para aplicarse antes de la base y otros productos. Preparan la piel para el maquillaje y ayudan a mantener el producto en la piel. Las prebases brindan una superficie suave para el maquillaje, mientras que evitan el contacto de los productos con la piel para que los aceites naturales de la piel no lo afecten.

Maquillaje mineral

El maquillaje mineral está compuesto por minerales y otros ingredientes, y está diseñado para mejorar la salud de la piel. Una base mineral puede considerarse menos comedogénica (es menos probable que obstruya los poros) y más natural que una base líquida. Este maquillaje no es tan espeso como otros tipos de productos. Los pigmentos minerales se encuentran en una variedad

CONCÉNTRESE EN

Cremas BB y CC

Como se analizó en el capítulo 6, las cremas BB son productos multifuncionales para utilizar durante el día que incluyen una crema diaria hidratante, protector solar, cobertura de base de maquillaje, prevención contra el envejecimiento e ingredientes correctivos, todo en un simple paso, y están disponibles para todos los tipos de piel.

Un subproducto, la crema CC (color y corrección) es similar a la crema BB, pero brinda una cobertura más pesada similar a un corrector. Las cremas CC contienen aclaradores y aumentadores de brillo para mejorar las decoloraciones de la piel.

de productos, que incluyen polvos, sombras y rubor. Las bases minerales brindan una buena cobertura, pero a la vez son livianas. Una aplicación ligera basta para que el maquillaje mineral refracte la luz de las líneas y pliegues, y minimice las imperfecciones. El maquillaje mineral se utiliza mucho como maquillaje de camuflaje después de una cirugía.

Muchas compañías ofrecen una línea de maquillaje mineral. La calidad de los ingredientes y el tipo de minerales que se utilizan en las fórmulas afectarán la cobertura, apariencia y sensación del maquillaje. Algunas fórmulas tienen tendencia a ser brillosas y pueden ser muy secas para algunos clientes con piel madura que prefieren las bases líquidas. Si se aplican en exceso, pueden acentuar las arrugas y hacerlas más visibles. Los ingredientes del maquillaje mineral pueden ser, entre otros, dióxido de titanio, óxido de zinc, mica, sílice, estearato de magnesio, oxicloruro de bismuto, óxidos de hierro, caolín y polvo de arroz. En los cosméticos, suelen utilizarse conservantes sintéticos, fragancias, talco y tinturas, pero no son ingredientes recomendables porque pueden generar reacciones alérgicas.

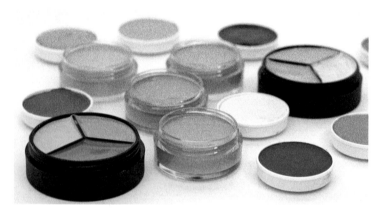

▲ **Figura 12–18** Correctores en una gama de colores para abordar distintos problemas.

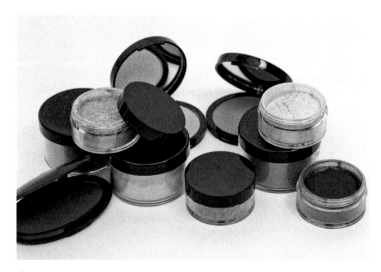

▲ **Figura 12–19** Polvos faciales.

Corrector

Los **correctores** se utilizan para cubrir manchas y decoloraciones, y se pueden aplicar antes o después de la base. Vienen en frascos, lápices, aplicadores y barras, en una amplia gama de colores para coordinar o combinar con los tonos de la piel (**Figura 12–18**). Los correctores pueden contener cremas hidratantes o controlar la sgrasitud, según la fórmula. La composición química de los correctores es similar a la de la base cremosa.

Polvos faciales

El polvo facial se utiliza para darle al rostro un acabado mate o sin brillo. Realza el color natural de la piel y ayuda a disimular las imperfecciones y decoloraciones menores. Además, atenúa el color y el brillo excesivos. También se utiliza para fijar la base.

Las dos formas de polvos faciales que más se utilizan son los polvos compactos y sueltos. (**Figura 12–19**). Ambas poseen la misma composición básica. Los polvos compactos están comprimidos y unidos mediante aglutinantes, de esta forma no se resquebrajan. Los polvos faciales vienen en una variedad de tintes y sombras, y la consistencia varía (livianos o espesos). La cobertura depende de la consistencia, la fórmula y la aplicación.

Los polvos faciales consisten en una base de polvo mezclada con un agente colorante (pigmento). Los polvos pueden contener, entre otros ingredientes, talco, óxido de zinc, dióxido de titanio, dimeticona, caolín, acetato de tocoferol, estearato de zinc y estearato de magnesio.

Rubor

El colorete viene en forma de crema, líquido, pasta seca (compacto) y polvo suelto. El **rubor** le proporciona al rostro un brillo natural y ayuda a crear un equilibrio en el rostro (**Figura 12–20**).

El rubor en polvo es el colorete más común y contiene ingredientes similares a los polvos con colorantes agregados. Los coloretes cremosos o en gel son similares a las bases cremosas y suelen ser más aptos para pieles secas y normales. El rubor líquido y cremoso se divide en dos categorías: a base de aceite y emulsiones.

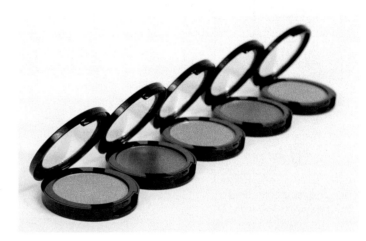

▲ **Figure 12–20** Rubor.

Las fórmulas a base de aceite son combinaciones de pigmentos sobre una base de aceite o grasa. Las mezclas de ceras (cera de carnauba y ozocerita) y líquidos aceitosos (miristato de isopropilo y estearato de hexadecilo) crean un producto resistente al agua. Además, los coloretes cremosos contienen agua, tinturas, espesantes y una variedad de surfactantes o detergentes que facilitan que las partículas penetren en los folículos pilosos y las grietas de la piel. Debido a que estos ingredientes pueden tapar los folículos, es importante recordar a los clientes que deben quitarse el maquillaje por las noches.

Iluminador

Los iluminadores son más claros que el color de la piel de los clientes, por lo que acentúan y realzan ciertos rasgos, como los huesos de las cejas, las sienes, el mentón y los pómulos. Suelen encontrarse en forma de polvo o líquido.

Sombra

Las **sombras** acentúan y marcan el contorno de los ojos. Las sombras están disponibles en una gran variedad de colores: de cálidos a fríos, de neutros a brillantes y de claros a oscuros. Algunas sombras en polvo pueden utilizarse húmedas o secas. También se encuentran en una gran variedad de acabados, como mates o brillantes.

Las sombras de ojos pueden ser cremosas, compactas y en polvo (**Figura 12–21**). Las sombras cremosas y en barra son a base de agua y contienen aceite, petrolato, espesantes, cera, perfume, conservantes y colorantes. Las sombras resistentes

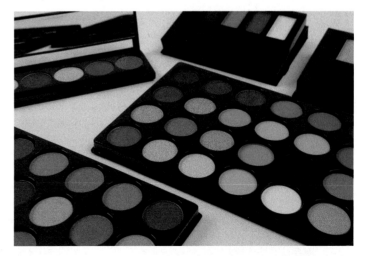

▲ **Figura 12–21** Sombra.

al agua tienen una base de solvente, como esencias minerales. Los ingredientes de las sombras compactas y en polvo son similares a los polvos faciales, el maquillaje mineral y el rubor.

Delineadores de ojos

Los **delineadores de ojos** se utilizan para realzar los ojos. Están disponibles en forma de lápiz, líquidos o compactos. Con el delineador de ojos, puede crear una línea en el párpado cerca de las pestañas para lograr que los ojos parezcan más grandes y las pestañas más abundantes. El tipo de delineador de ojos de uso más frecuente es el lápiz. Los delineadores de ojos líquidos o en gel crean un efecto más dramático. Los delineadores o las sombras en polvo pueden utilizarse húmedos o secos. Si se aplican húmedos, el color es más intenso y duran más tiempo que si se aplican secos.

Los lápices delineadores de ojos contienen cera (parafina) o una base de aceite solidificado (petrolato) con varias sustancias adicionales para crear color. Los lápices se encuentran disponibles en forma blanda y dura, y se utilizan en las cejas y los ojos. Los delineadores de ojos contienen ingredientes como alcanolamina (un alcohol graso), celulosa, éter, polivinilpirrolidona, metilparabeno, antioxidantes, perfumes y dióxido de titanio.

Color para las cejas

Las cejas son el marco de los ojos. La forma correcta de las cejas mejora la apariencia de todo el maquillaje y el rostro. Los **lápices para cejas**,

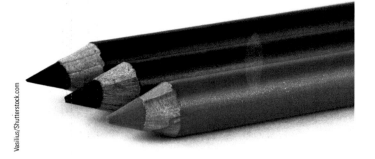

las sombras, las pomadas y el gel se utilizan para agregar color y dar forma a las cejas. Se pueden utilizar para oscurecerlas, corregir la forma o llenar las áreas con vello escaso. Para obtener mejores resultados, utilice el mismo color natural de las cejas o un matiz de marrón parecido. Por lo general, la química de los productos para cejas es similar a la de los lápices delineadores y las sombras de ojos (**Figura 12–22**).

▲ **Figura 12–22** Color para cejas.

Vasilius/Shutterstock.com

Rímel

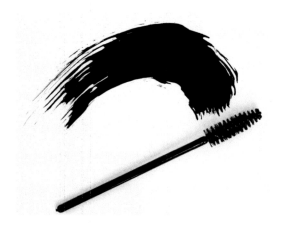

El **rímel** oscurece, define y engrosa las pestañas (**Figura 12–23**). Existen dos tipos principales de rímel: común y resistente al agua. Los dos tipos de rímel están disponibles en forma líquida, compacta y cremosa, así como en una variedad de matices y tintes. El tipo de rímel más popular es la forma líquida en color negro o marrón. Estos colores realzan las pestañas naturales, para que se vean más gruesas y largas.

El **rímel común** es un buen producto para el uso diario que se puede quitar de manera fácil con un desmaquillador de ojos común. No se recomienda para clientes que suelen lagrimear con frecuencia debido a las alergias estacionales, para las novias o los clientes que suelen estar en contacto directo con el viento o el agua.

▲ **Figura 12–23** Rímel.

El **rímel resistente al agua** está diseñado para que no se corra ni manche al estar en contacto con el agua. Es ideal para clientes con ojos llorosos debido a las alergias estacionales, las novias o los clientes que pueden estar en contacto directo con el viento o el agua. Es posible que necesite un desmaquillador de ojos a base de aceite para eliminar el rímel resistente al agua.

El rímel es un producto con polímeros que contiene agua, cera, espesantes, formadores de película y conservantes. Los pigmentos del rímel deben ser inertes (incapaces de combinarse con otros elementos) y, por lo general, son negro carbón, carmesí, ultramarino, óxido de cromo y óxidos de hierro. Algunos rímeles con aplicadores contienen fibras de rayón o nailon para alargar y engrosar las pestañas. Los geles y acondicionadores de pestañas también son productos conocidos. Los potenciadores de pestañas son productos diseñados para estimular el crecimiento de las pestañas.

Desmaquillador de ojos

Los **desmaquilladores** suelen ser a base de agua o de aceite (**Figura 12-24**).

- Por lo general, los que son a base de aceite están compuestos de aceite mineral y una pequeña cantidad de perfume. Los desmaquilladores a base de aceite son ideales para quitar el rímel resistente al agua, el maquillaje de ojos dramático y las pestañas artificiales.

- Los desmaquilladores a base de agua están compuestos de una solución de agua a la cual se agrega agua de hamamelis, ácido bórico, aceites, lanolina o derivados de la lanolina y otros solventes. Estos son ideales para eliminar el rímel común y el maquillaje suave de ojos, y son una buena alternativa para los clientes sensibles al aceite.

La mayoría delos productos se quitan con limpiadores. No se recomienda quitar el maquillaje de ojos si lleva lentes de contacto, ya que puede irritar los ojos.

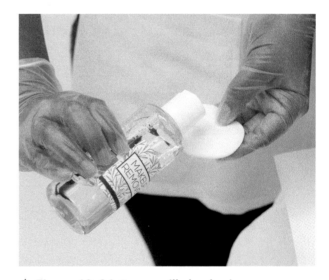

▲ **Figura 12–24** Desmaquillador de ojos.

Labial

El **labial**, el lápiz de labios o el brillo para labios proporcionan color al rostro y un toque final en el diseño del maquillaje. Utilizar solo labial realza el rostro como ningún otro producto lo hace. Algunos labiales contienen protector solar para proteger los labios de los efectos dañinos del sol. La mayoría contiene hidratantes para evitar que los labios se sequen o agrieten.

El labial viene en varias presentaciones: cremas, brillos, lápices y barras (**Figura 12–25**). Las fórmulas incluyen aceites, ceras y tinturas. En los lápices labiales también suele encontrarse aceite de ricino. Otros aceites utilizados son el aceite de oliva, el aceite mineral, el aceite de sésamo, la manteca de cacao, la vaselina, la lecitina y los aceites vegetales hidrogenados. Las ceras que se incluyen comúnmente como ingredientes son la parafina, la cera de abeja, la cera de carnauba y la cera de candelilla. Las sustancias de los tintes de Rojo D&C n.° 27 la laca Anaranjada D&C n.° 17 y otros tintes relacionados

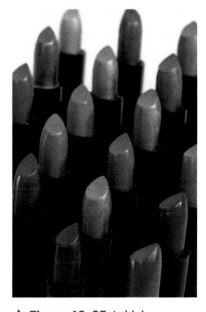

▲ **Figura 12–25** Labial.

son ejemplos de agentes colorantes de uso frecuente. Las lacas son pigmentos orgánicos insolubles. Los óxidos de hierro, la mica y el anato son colorantes naturales que a veces se utilizan en los labiales. El brillo labial, los labiales con efecto de volumen y los tintes de labios también son populares.

DELINEADOR DE LABIOS

El delineador de labios es un producto de maquillaje diseñado para cubrir áreas irregulares en los bordes exteriores de los labios y así definir la forma. También sirve para delinear los labios y mantener el lápiz de labios dentro del área de los labios, lo que evita que el labial se corra. El delineador de labios suele venir en forma de lápiz, pero las consistencias varían desde un lápiz firme de cera hasta un lápiz cremoso más suave. Los colores están disponibles en la misma amplia gama de los labiales, lo que permite combinar de forma adecuada el delineador con la tonalidad de labial elegida.

✓ VERIFICACIÓN

9. Enumere las categorías específicas de productos que se utilizan en la aplicación de maquillaje.

Preparar la estación de maquillaje y los insumos para el cliente

Antes de comenzar con un servicio de maquillaje, tendrá que contar con los productos, las herramientas y los insumos necesarios para preparar el equipo de maquillaje y el área de trabajo para el cliente.

Insumos y accesorios

Hay una gran cantidad de insumos y accesorios que serán útiles para aplicar el maquillaje (**Figura 12–26, Tabla 12–4**). Estos insumos pueden ser:

- Esponjas: son buenas para matizar las bases, los correctores y los polvos. Las esponjas en forma de huevo y de cuña, conocidas como matizadores de belleza, son muy populares. Al aplicar una base, utilice el extremo más grueso y grande de la esponja para una mayor cobertura y control. Utilice los bordes más pequeños para matizar alrededor de los ojos. Nota: Las esponjas son porosas, no se pueden limpiar o desinfectar y utilizarse nuevamente. Se deben desechar después de utilizarlas.

- Espátulas: se pueden utilizar para tomar los productos como el corrector o el lápiz labial de los tarros y recipientes. No tome los productos con los dedos. Siempre debe utilizar una espátula nueva y de un solo uso o una limpia y desinfectada. No la introduzca dos veces en el recipiente.

- Pañuelos de papel: utilice un pañuelo de papel para quitar el exceso de lápiz labial o polvos.

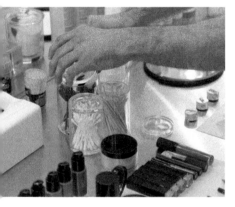

▲ **Figura 12–26** Insumos de maquillaje.

▼ **TABLA 12–4** Lista de verificación de los insumos de maquillaje.

Equipos
☐ Capa y elementos de cobertura
☐ Insumos para desinfección y limpieza registrados por la EPA
☐ Pinzas
☐ Espejo
☐ Pinza o banda para la cabeza
☐ Brochas
☐ Sacapuntas
☐ Tijeras pequeñas
☐ Peine para cejas
☐ Peine para pestañas
☐ Rizador de pestañas
☐ Elementos de un solo uso: espátulas, hisopos de algodón, aplicadores de rímel, recipientes para mezcla, esponjas, pañuelos de papel, aplicadores
☐ Toalla de mano
☐ Bandeja o paleta de artista
☐ Guantes
☐ Ficha del cliente
☐ Gráficas de rostros
Productos para el cuidado de la piel
☐ Limpiador
☐ Tonificante
☐ Crema hidratante
☐ Acondicionador de labios
Productos de maquillaje
☐ Prebase
☐ Base
☐ Polvo
☐ Sombra
☐ Delineador de ojos
☐ Rímel
☐ Rubor
☐ Brillo labial
☐ Delineador de labios
☐ Lápiz de labios
☐ Corrector
☐ Iluminador
☐ Color de contorno

- Aplicador: utilice un aplicador nuevo de un solo uso para tomar el rímel. No lo introduzca dos veces en el recipiente. Haga girar el aplicador en círculos en lugar de empujarlo hacia adentro y hacia fuera ya que esto seca el rímel.
- **Peine para cejas**: es una herramienta que se utiliza para peinar los pelos de las cejas en la dirección deseada, crea un aspecto finamente arreglado. Además del peine mismo, muchos peines para cejas tienen un cepillo en un lado.
- **Peine para pestañas**: se utiliza para separar las pestañas, de manera que tengan un acabado prolijo y no queden pegadas ni desordenadas. Se utiliza antes de aplicar el rímel o cuando el rímel está húmedo. No posicione los peines y los cepillos en dirección a los ojos y no dé golpecitos en la piel del cliente. Mantenga las puntas hacia arriba y alejadas de los ojos. Si es necesario, puede apoyar con suavidad el lado del dedo meñique sobre el rostro para una aplicación firme. Si el área alrededor de los ojos del cliente es sensible, déjelo que se aplique el rímel.
- Hisopos de algodón: son útiles para matizar debajo de los ojos y, en particular, para limpiar el rímel y otras manchas.
- Capas de papel: las toallas de papel son formas económicas y fáciles de proteger proteger la ropa del cliente durante un retoque.
- Agentes de limpieza: utilice un limpiador de cepillos para limpiar los cepillos. Cuando no tenga disponible agua y jabón, utilice sanitizante de manos para limpiarse las manos (si está permitido en su estado). Utilice un desinfectante aprobado por la Agencia de Protección Ambiental (EPA) para las superficies y herramientas. Nota: No basta con solo limpiar los cepillos con cada cliente nuevo ya que se deben desinfectar.
- **Brochas**: puede utilizarlas para matizar polvos, rubores y sombras de ojos, ya que funcionan mejor que las puntas de las esponjas o los dedos. Las brochas varían en tamaño, forma, fabricación, uso, costo y duración. Las brochas son la herramienta más importante del artista, ya que brindan mayor control y una mejor aplicación. También son más agradables al tacto. Las cerdas de las brochas se clasifican en dos categorías: naturales y sintéticas. Cada tipo de cerda tiene características, cualidades y funciones distintas.

Las brochas descartables son ideales para trabajar con los clientes. Si no utiliza brochas de un solo uso, asegúrese de limpiar y desinfectar las brochas sintéticas entre clientes y siempre disponga de brochas limpias para usos múltiples a lo largo del día. En las tiendas de arte o mayoristas, puede encontrar varias opciones de brochas económicas.

¡PRECAUCIÓN!

Para poder desinfectar una brocha, debe ser sintética (no de cerdas naturales). La mayoría de las brochas costosas son de cedas naturales y, por lo tanto, no se pueden desinfectar. El método más seguro para la aplicación es colocar un poco del producto en una paleta, luego limpiar o desinfectar todas las brochas sintéticas y desechar las brochas descartables.

- *Rizador de pestañas*: para las pestañas rectas, se puede utilizar un rizador de pestañas antes de aplicar el rímel.
- *Pinzas para el cabello o una banda para la cabeza*: utilice las pinzas para el cabello o una banda para la cabeza para retirar el cabello del rostro. Antes de mostrarle el resultado final al cliente, retire estos elementos y arréglele el cabello.

- *Capa*: utilice una capa o toalla alrededor del cuello del cliente para proteger la ropa. Coloque un pañuelo de papel, una tolla limpia o una banda para el cuello de un solo uso debajo y alrededor del cuello, asegúrese de utilizar una capa nueva con cada cliente.

- *Pinzas*: las pinzas se utilizan para extraer vellos individuales del área de las cejas y para quitar vellos sueltos presentes encima, debajo y alrededor de los ojos y el mentón.

  Los tipos de pinzas se analizan con más detalles en el capítulo 11, "Depilación".

- *Sacapuntas*: los sacapuntas pueden ser de plástico o metal y están disponibles en diferentes tamaños de orificios para adecuarse a lápices de distintos tamaños.

- *Espejos*: debe ser una superficie reflectante de alta calidad para que el cliente pueda ver la aplicación.

- *Recipientes para mezcla*: pueden utilizarse para mezclar colores de base o para mezclar la base con una crema hidratante con el fin de obtener una base más clara. Las *paletas* de los artistas también son muy útiles para colocar los productos.

Uso de la paleta de maquillaje

Utilice una espátula de un solo uso para colocar una pequeña cantidad de producto sobre una paleta. Esto mantendrá el producto principal libre de patógenos, como las bacterias y hongos, y protegerá al cliente de infecciones. Las paletas son derechas y planas (para mezclar cremas) o tienen pequeñas hendiduras para trabajar con productos sueltos como los polvos. En algunos estados, el uso de una paleta es obligatorio. Consulte con el consejo estatal sobre los requisitos de la licencia. Recuerde tomar notas de los productos con los que trabaja en la paleta y agréguelos en la ficha del cliente.

Brochas para maquillaje

Las brochas para maquillaje vienen en una variedad de formas y tamaños (**Figura 12–27**). Las brochas se componen de tres partes: la cerda (pelos), el mango y la férula. Si pasa la brocha a lo largo de la mano, puede probar la suavidad de la cerda y la caída.

- Las cerdas de las brochas pueden ser sintéticas o de cabello natural de animales. A diferencia de las brochas con cerdas naturales, las brochas sintéticas se pueden desinfectar. En las brochas, se utiliza una mezcla de pelo de marta, ardilla, visón, cabra o pony, entre otros. Las brochas con cabello natural son más costosas que las sintéticas. Las de cabello natural se utilizan más en la aplicación de polvos secos, mientras que las sintéticas son mejores para la aplicación de productos húmedos. El cabello del primer corte es de mejor calidad y no se considera una crueldad porque se obtiene de la

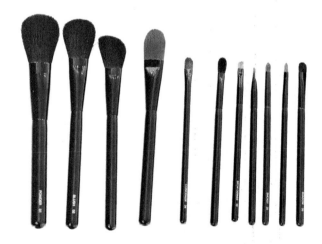

▲ **Figura 12–27** Brochas de maquillaje.

punta del pelaje. Los cortes rectos son menos costosos, pero más gruesos y espinosos. Las cerdas de Taklon y nailon sintético son más duras y se utilizan en brochas para cejas, correctores y bases.

- El largo del mango varía, pero el largo estándar para las brochas es de 7 pulgadas (17,5 centímetros). Si el mango es muy largo, es más difícil de controlar.
- La **férula** es la parte de metal que mantiene las brochas intactas. Seleccionar brochas de maquillaje de calidad es importante, busque una férula con engarzado doble para evitar que el mango se salga rápido.

Consulte la **Tabla 12–5** para conocer las brochas más utilizadas en el maquillaje.

▼ **TABLA 12–5** Brochas de maquillaje.

Brocha estándar	Tipo de brocha	Descripción y uso
La mayoría de las brochas se pueden intercambiar y utilizar para más de un propósito.		
	Brocha para polvo	Es una brocha suave y grande que se utiliza para matizar y aplicar polvos o rubor.
	Brocha para rubor	Es una versión más pequeña y cónica de la brocha para polvos que se utiliza para aplicar rubor en polvo y puede ser angulada.
	Brocha para base	Tiene cerdas más largas y planas que terminan en una forma compacta redonda u ovalada, se utiliza para aplicar y matizar las bases líquidas, cremosas y pastosas.
	Brocha para corrector	Suele ser angosta y firme con un borde plano. Se utiliza para aplicar corrector alrededor de los ojos y sobre las imperfecciones y en otras áreas.
	Brochas kabuki	Son brochas cortas con gran cantidad de cerdas para el polvo o rubor, suele utilizarse con movimientos circulares para aplicar y matizar los polvos.

▼ **TABLA 12–5** (*continuación*)

Brocha estándar	Tipo de brocha	Descripción y uso
	Brochas para sombras	Están disponibles en varios tamaños y van de suaves a firmes. Cuanto más suave y grande sea la brocha, más difusa quedará la sombra. Una brocha rígida es mejor para depositar color espeso que para matizarlo, las brochas pequeñas son mejores para los colores oscuros.
	Brocha para delinear ojos	Es delgada, cónica y con cerdas rígidas. Se utiliza para aplicar delineador de ojos.
	Cepillo en ángulo para cejas	Tiene cerdas firmes y delgadas. Se utiliza en ángulo para maquillar las cejas o delinear los ojos.
	Cepillo para cejas y pestañas	El lado del peine se utiliza para eliminar el exceso de rímel en las pestañas y el lado del cepillo es para las cejas. También se encuentran disponibles peines de metal para pestañas, pero es mejor que sean de plástico porque son descartables.
	Brocha para labial	Es similar a la brocha para corrector, pero más pequeña y con un borde más cónico y redondeado. Se utiliza también para aplicar corrector.

CUIDADO DE LAS BROCHAS PARA MAQUILLAJE

Si invierte en brochas para maquillaje de alta calidad, le servirán durante años. Para utilizarlas de forma segura durante años, se recomienda quitar el maquillaje del contenedor original, emplear la paleta para las aplicaciones de maquillaje y limpiar o desinfectar después del uso con cada cliente.

Cómo limpiarlas. Cuide muy bien las brochas al limpiarlas con cuidado. Para una limpieza rápida, se puede emplear un limpiador comercial, aunque los limpiadores instantáneos en aerosol contienen un alto grado de alcohol y resecarán las brochas con el tiempo. El alcohol limpia, pero perjudica en gran medida la brocha. Para limpiar en profundidad las brochas, es conveniente utilizar un champú suave, jabón líquido o un solvente especial. Estos productos no dañarán las brochas e incluso pueden lograr que duren más tiempo.

Las brochas siempre deben colocarse en agua corriente o en un recipiente con agua, con la férula (el anillo de metal que une las cerdas con el mango) apuntando hacia abajo. Si la brocha apunta hacia arriba, el agua puede eliminar el pegamento que sostiene las cerdas en su lugar.

Enjuague muy bien las brochas después de la limpieza. Evite tirar de las cerdas ya que podrían aflojarse. Como al secarse toman la forma en la que se dejaron, dé forma a las cerdas húmedas y deje las brochas en posición horizontal para que se sequen.

Cómo desinfectarlas. Las brochas deben limpiarse y desinfectarse de manera adecuada después de utilizarlas con cada cliente. Utilice un jabón líquido y un desinfectante registrado en la EPA, recuerde que las cerdas naturales son porosas y no se pueden desinfectar. Por este motivo, las brochas descartables son ideales. Los mangos de madera son porosos y no se pueden desinfectar. Puede ser que los limpiadores de brochas estándar no basten para desinfectarlas.

¿SABÍA QUE...?

No deje las brochas en desinfectante durante más tiempo del necesario. Esto puede hacer que se arruinen más rápido. Para conservar la vida útil, siga siempre las instrucciones del fabricante. Siempre debe asegurarse de mezclar bien el desinfectante para minimizar el desgaste de las brochas.

Enjuáguelas, séquelas y cúbralas con una toalla mientras se secan para mantenerlas limpias y, una vez que estén secas, colóquelas en un recipiente cerrado o un cajón.

ACTIVIDAD

Realice un cuadro con imágenes digitales

Pídales a los estudiantes que creen un cuadro con imágenes digitales con sus estilos favoritos. Después de crear el cuadro, pídales a los estudiantes que analicen en clase qué brocha para maquillaje utilizarían para crear cada rasgo (ojos, labios, mejillas, etc.) y por qué.

VERIFICACIÓN

10. Sin tener en cuenta el maquillaje, enumere los insumos y accesorios necesarios para aplicar maquillaje.
11. ¿Cuáles son los tipos de brochas para maquillaje? ¿Para qué se utiliza cada uno? ¿Cómo deben cuidarse?

Cumplir con los requisitos del control de infecciones para los servicios de maquillaje

El control de infecciones es importante para protegerse a uno mismo y a los clientes. Consulte los reglamentos locales para conocer los requisitos del control de infecciones adecuado de las brochas y los productos de maquillaje. A continuación, se enumeran algunas reglas básicas del control de infecciones para los servicios y los productos de maquillaje. Para evitar la contaminación del producto, debe seguir estas medidas de seguridad al aplicar maquillaje:

- Debe lavarse las manos antes de tocar o aplicar el maquillaje.
- No debe tocar el contenido del producto con los dedos, ya que puede propagar bacterias desde la piel y contaminarlo.
- No toque los productos abiertos con aplicadores usados. Esto se conoce como inmersión doble y puede propagar infecciones. Utilice espátulas descartables de un solo uso para retirar el producto y colocarlo sobre una paleta limpia antes de la aplicación.
- Cuando utilice polvos compactos, raspe el producto con una espátula limpia y colóquelo sobre una paleta o pañuelo de papel limpios antes de la aplicación.
- Nunca aplique el lápiz labial, el brillo o la sombra de ojos directamente del tubo o recipiente en el cliente. Utilice una espátula para retirar el producto y después aplíquelo con un aplicador descartable.
- Nunca aplique el rímel directamente del recipiente sobre las pestañas del cliente. Utilice un aplicador de rímel descartable para retirar el producto y después aplíquelo con un aplicador nuevo.

- Si el producto se contamina por accidente, siga las indicaciones del supervisor, ya sea para desechar el producto o dárselo al cliente. No vuelva a colocarlo con los productos limpios para reutilizarlo.

Para limpiar los aplicadores, los lápices y los probadores multiuso, siga estas pautas:

- *Aplicadores*: utilice brochas, espátulas y aplicadores nuevos o desinfectados para distribuir los productos. Desinfecte las herramientas multiuso después de cada uso. No vuelva a introducir las espátulas, los aplicadores o las brochas sucias en los recipientes. Deseche los aplicadores de un solo uso como las puntas de las esponjas, ya que son porosas y no se pueden desinfectar.

- *Lápices*: sáquele punta a los lápices y límpielos con un pañuelo de papel. Si no se les saca punta, no se pueden limpiar. No se les puede sacar punta a los lápices retráctiles o rotuladores, por lo que nunca deben utilizarse con los clientes. Los sacapuntas deben limpiarse y desinfectarse después de cada uso para garantizar que se eliminó todo el producto y la cuchilla está desinfectada.

- *Probadores*: mantenga los probadores limpios en el área de venta al por menor. Para evitar contaminación, asista a los clientes que utilicen los probadores. Si utilizan los dedos o aplicadores de inmersión doble, propagarán contaminantes que pueden causar enfermedades. Cualquier producto contaminado no debe utilizarse como probador y debe desecharse.

- *Paletas e insumos*: lave y desinfecte las bandejas, las paletas, las brochas, los sacapuntas y los recipientes para mezcla de bases después de cada uso.

 ## VERIFICACIÓN

12. Enumere al menos cinco medidas de seguridad que debe seguir al aplicar maquillaje para evitar la contaminación del producto.

Realizar una consulta de maquillaje integral con un cliente

La consulta con el cliente es una herramienta valiosa tanto para usted como para el cliente. Le permite pasar tiempo con los clientes y conocer sus preferencias antes de comenzar. Si es posible, siéntese con el cliente y ayúdelo a completar el cuestionario del cliente (**Tabla 12–6**). Esto lo ayudará a comprender mejor las necesidades del cliente y a revisar la información antes de comenzar la sesión de maquillaje. El cliente apreciará que se tome el tiempo para ayudarlo a completar el formulario y responder todas las preguntas que puedan surgir. Algunas de las preguntas comunes que se realizan durante una consulta son:

- ¿Cuáles son sus expectativas o necesidades actuales?
- ¿Asistirá a una ocasión especial?

▼ **TABLA 12–6** El cuestionario de cliente.

Cuestionario de maquillaje confidencial

EN LETRA IMPRENTA   Fecha de hoy: _____

Nombre: _____ Apellido: _____ Fecha de nacimiento _____ / _____

Calle _____ Dpto. n.º ____ --- _____ Ciudad _____ Estado _____ Código postal _____

Teléfono: Fijo ( ) _____ Trabajo ( ) _____ Móvil ( ) _____ Correo electrónico: _____

Recomendado por (elija una opción): Amigo   Red social   Certificado de regalo   Búsqueda en navegador   Otro:____

- ¿Se realizó alguna vez un cambio de imagen profesional? ☐ Sí ☐ No
- Si es así, ¿qué cosas le gustaron (le disgustaron) de la sesión?
  _____
- ¿Cuáles son algunos de sus objetivos hoy?
  _____
- ¿En qué áreas en especial le gustaría concentrarse?
  _____
- ¿Cuáles son sus colores de ropa y maquillaje favoritos?
  _____
- Describa un estilo ideal para el maquillaje.
  _____
- ¿Utiliza lentes de contacto? ☐ Sí ☐ No   Si la respuesta es sí, son: ☐ Duros ☐ Suaves
- ¿Toma algún medicamento que le genere sequedad o picazón en los ojos? ☐ Sí ☐ No
  Si la respuesta es sí, ¿cuál? _____
- ¿Toma o alguna vez tomó medicamentos recetados que afecten la piel? ☐ Sí ☐ No
  Si la respuesta es sí, describa la duración y el curso del tratamiento. _____
- ¿Padece alguna enfermedad que podría causar sensibilidad en la piel o en la zona de los ojos? ☐ Sí ☐ No
  Si la respuesta es sí, ¿cuál? _____
- ¿Tiene alergias? ☐ Sí ☐ No   Si la respuesta es sí, indique a qué. _____
- ¿Es alérgico a algún producto para el cuidado de la piel? ☐ Sí ☐ No   Si la respuesta es sí, ¿cuál? _____

Declaro que no tengo ninguna alergia conocida a ningún producto de maquillaje, enfermedad contagiosa o ya las enumeré con anterioridad.

Firma: _____

Políticas del salón

(Nota: Esto es solo un ejemplo de las políticas que pueden utilizarse).

1. Exigimos un aviso de cancelación de 24 horas de anticipación.
2. Sea puntual en las citas.
3. Se cobra un cargo de $25 por no acudir a la cita.
4. Las normas de salud no nos permiten aceptar la devolución de productos a menos que no hayan sido abiertos y se encuentren en el envase original.
5. Para las devoluciones, se otorga únicamente crédito para gastar en el salón. No se proporcionan reembolsos en efectivo.

Comprendo todo y estoy de acuerdo con las políticas del salón anteriores.

Firma del cliente: _____ Fecha: _____

- Describa el maquillaje que utiliza.
- ¿Cuánto tiempo dedica a aplicarse el maquillaje?
- ¿En qué áreas le gustaría concentrarse?
- ¿Cuáles son sus colores favoritos?
- ¿Tiene algún problema con el maquillaje, como alergias o irritaciones?

A pesar de que algunas de las preguntas anteriores se encuentran en el cuestionario, siempre es una buena idea iniciar una conversación con el cliente. La consulta lo ayudará a establecer los parámetros del trabajo que puede realizar para ellos. Conocer si el cliente tuvo enfermedades, lesiones, cirugías o si utiliza lentes de contacto lo ayudará a determinar las mejores prácticas para la aplicación del maquillaje que planea realizar.

Después de completar el formulario de consulta con el cliente, puede agregar las preferencias del cliente, como anotar los colores que prefiere durante la aplicación de maquillaje en la tabla del cliente (**Tabla 12–7**).

▼ **TABLA 12–7** La ficha del cliente.

Nombre: _____ Fecha: _____

Cuidado de la piel
Desmaquillador _____
Limpiador _____
Refrescante _____
Crema hidratante _____

Maquillaje
Mate_____ Fresco_____ Brillante_____
Base: Líquida_____ Húmeda/Seca _____ Mineral _____
Color _____
Corrector _____
Polvo _____
Color de las cejas _____
Sombras _____
Área orbital _____
Pliegue _____
Párpado _____
Delineador de ojos _____
Rímel _____
Acondicionador de labios _____
Lápiz delineador de labios _____
Lápiz de labios _____
Brillo labial _____
Otros

Instrucciones especiales
_____
_____
_____

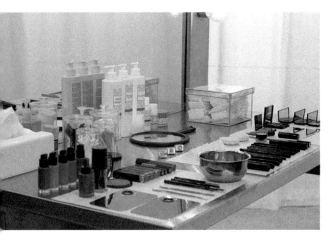

▲ **Figura 12–28** Estación de maquillaje.

La estación de maquillaje y el área de consulta

Procure que la estación de maquillaje esté en un área visible pero reservada del salón. Asegúrese de que la estación y el equipo de maquillaje estén limpios y bien organizados, antes y después de cada cliente (**Figura 12–28**). También se sugiere contar con una buena referencia visual mientras analiza los estilos de maquillaje con el cliente. De esta forma identificará el estilo deseado. Tenga cerca ejemplos de maquillaje para utilizar de referencia e inspirar al cliente, como revistas o imágenes digitales actuales. Asegúrese de actualizar las referencias con frecuencia para mantenerse al día e inspirado.

ILUMINACIÓN

Una iluminación adecuada y favorecedora es esencial para la aplicación del maquillaje. En el momento adecuado del día, la luz natural indirecta desde una gran ventana puede ser buena, pero será más azul en un día nublado que durante un día despejado y cambiará a anaranjada hacia el atardecer. Debido a este cambio, hasta un espacio con luz que proviene de una ventana necesitará una luz artificial consistente.

Lo ideal es una fuente de luz frontal, uniforme y brillosa con un equilibrio del color de la luz del día. Colocar hileras verticales de luces en ambos lados del espejo y una hilera o fila horizontal sobre el espejo producirá una luz consistente. Las luces pueden ser filas de bombillas individuales o tubos fluorescentes. Los tubos fluorescentes consumen poca energía y emiten menos calor que las bombillas convencionales, pero deben ser tubos con un equilibrio del color de la luz del día para trabajar con maquillaje. Las tradicionales bombillas incandescentes son económicas y se encuentran disponibles en la temperatura de color de la luz del día, pero son las que producen más calor. Las bombillas LED se encuentran disponibles en la temperatura de color de la luz del día y emiten mucho menos calor que las bombillas convencionales. A pesar de que son más costosas que las bombillas incandescentes, lo ayudarán a ahorrar dinero con el tiempo ya que consumen muy poca energía y poseen una larga vida útil. Las luces alrededor del espejo deben ser la fuente de luz más brillosa de la sala o el área. Si el resplandor de las luces que se encuentran sobre o detrás del cliente es más brillante, debe apagarlo o bloquearlo de alguna forma.

Cursos de maquillaje versus aplicación de maquillaje

Un curso de maquillaje cuenta con instrucciones sobre cómo duplicar las técnicas que emplea con el cliente mientras trabaja. Establezca un tiempo adecuado cuando agende el servicio, así podrá responder preguntas y permitir que los clientes practiquen las técnicas.

Por otro lado, la aplicación de maquillaje es cuando usted aplica el maquillaje, que suele ser para un evento, y el cliente no recibe instrucciones paso a paso. Los clientes suelen hacer preguntas mientras les aplica el maquillaje y debe hacer lo mejor que pueda para brindar comentarios y una perspectiva útiles mientras cuente con el tiempo, pero sin retrasar el proceso de la aplicación de maquillaje. En casos de que el cliente desee aprender las técnicas que utiliza, debe invitar al cliente a que vuelva para realizar un curso de maquillaje.

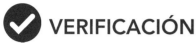

VERIFICACIÓN

13. Enumere cinco preguntas sobre maquillaje que debe formularle al cliente durante una consulta.

Practicar las técnicas de aplicación de maquillaje

Ahora que comprende muchas de las facetas para seleccionar los colores preferidos del cliente, veamos las técnicas de aplicación para cada tipo de producto.

Aplicación de la base

Cuando se aplica de forma correcta, la base crea un lienzo parejo para el resto del maquillaje. El tono de la piel determina la elección del color de la base. Como se indicó antes, los tonos de la piel suelen clasificarse como claro, medio y oscuro. Los matices son cálido, frío y neutro. Los tonos cálidos poseen matices de color amarillo. Los tonos fríos poseen matices azules. La piel de tono neutro contiene cantidades iguales de tonos cálidos y fríos.

COMBINAR Y MATIZAR

La base siempre debe coincidir lo más posible con el color real de la piel. Si el color de la base es demasiado claro, tendrá una apariencia terrosa o pálida y se "acumulará" sobre la superficie de la piel. Si el color es demasiado oscuro, la piel tendrá una apariencia sucia o artificial. La mejor manera de determinar el color de base adecuado para el cliente es aplicar una raya vertical del color de 1 a 2 pulgadas (de 2,5 a 5 centímetros) debajo de la mejilla, cerca del contorno de la mandíbula. Matice suavemente y luego, si es necesario, pruebe otros colores. Aquel color que "desaparezca" y se matice en la piel es el indicado. Evite los contrastes entre el color del rostro y el del cuello. El maquillaje se debe matizar suavemente sin que queden líneas visibles (sin línea de demarcación). Es posible mezclar colores diferentes para crear una combinación de colores personalizada. Tal vez necesite cambiar los colores de la base de maquillaje según las estaciones y la exposición solar: más oscuros durante el verano y más claros en el invierno.

INSUMOS PARA LA APLICACIÓN DE LA BASE

La base se aplica en el rostro con una esponja para maquillaje descartable o una brocha. En algunos estados, las esponjas están prohibidas, así que asegúrese de consultar con el organismo regulador local. La esponja puede estar húmeda o seca. Realizar palmaditas suaves (también conocido como *punteado*), en lugar de friccionar, brinda una mejor cobertura donde sea necesaria. Para la aplicación de maquillaje correctivo, el punteado es una técnica que crea la ilusión de una piel con textura cuando no se posee ninguna. Evite la fricción en exceso y aplique una presión suave mientras matiza. Las prebases debajo del maquillaje ayudan a que el producto se distribuya sin problemas y permanezca por más tiempo.

Aplicación del corrector

En la mayoría de los casos, los correctores coinciden con el tono de la base. Puede aplicarse antes o después de la base debajo de los ojos y en otras áreas que necesite corregir. Para retirar corrector del recipiente, se debe utilizar una espátula y aplicarse con una brocha para corrector o una esponja. Coloque una pequeña cantidad sobre las imperfecciones o zonas decoloradas y matice. Es importante que el color del corrector coincida lo más posible con el de la piel.

Si se utiliza un corrector mucho más claro que la piel, puede ser evidente y dirigir la atención hacia una zona problemática, como las ojeras. Si desea cubrir una imperfección, el color del corrector debe ser tan parecido al tono de la piel como sea posible, con el fin de evitar que la imperfección se destaque. Los correctores con un tono amarillo y verde deben matizarse bien y cubrirse con la base.

Los principios que se aplican en la elección de los colores de la base también son válidos en el caso de los correctores. El corrector se puede utilizar solo, sin base, si se elige y se matiza en forma correcta. Asegúrese de utilizarlo con moderación y suavice los bordes para que el cutis luzca natural.

Los correctores también pueden utilizarse como iluminador, si el producto es más claro que la piel, para acentuar y resaltar los rasgos. Un tono más oscuro de corrector sirve para dar contorno. Los tonos más claros resaltan los rasgos y los oscuros los disimulan.

Realce y sombra

Los **iluminadores** son más claros que el color de la piel, por lo que acentúan y realzan ciertos rasgos, como los huesos de las cejas, las sienes, el mentón y los pómulos.

Los colores de **contorno** son tonos más oscuros que se utilizan para dar definición a los pómulos y hacer que los rasgos parezcan más pequeños. Los colores oscuros disimulan o disminuyen la apariencia de los rasgos.

Estos productos de realce y contorno (sombra) están disponibles en polvo o líquidos. Según el lugar, se pueden aplicar de varias formas, similar a la aplicación de sombra, rubor o corrector.

Aplicación de los polvos faciales

Los polvos faciales deben coincidir con el tono natural de la piel y con la base. Los **polvos translúcidos** (incoloros y finos) se mezclan con todas las bases y no cambian de color al entrar en contacto con la piel.

Los polvos fijan la base y proporcionan un acabado al maquillaje. Generalmente, se aplican después de la base y antes del resto del maquillaje. También se aplican después del rubor para ayudar a matizarlo y fijarlo. No aplique demasiado polvo ya que la piel podría parecer seca y resaltar las arrugas. Asegúrese de que el cliente cierre los ojos para evitar que el polvo entre en contacto con los ojos.

Aplique los polvos faciales con una brocha. Utilice una brocha para matizar y retirar el excedente del polvo. Realice movimientos circulares o hacia abajo para aplicarlo. Según el cliente, puede recomendar los polvos sueltos y los compactos.

APLICACIÓN DEL POLVO SUELTO

Los productos en forma de polvo suelto son fáciles de derramar. Dele golpecitos al frasco antes de abrirlo para asentar el producto y tome solo una pequeña cantidad (con poco cubre mucho). Una pincelada parcial del producto suele ser más que suficiente. Para retirar el producto de un recipiente, utilice una brocha limpia o una espátula nueva de un solo uso y descartable, luego coloque el producto sobre la paleta que utilizará. Vuelva a tapar el producto de inmediato para evitar derrames y mantenerlo limpio.

APLICACIÓN DEL POLVO COMPACTO

Los polvos compactos son de consistencia maciza y son fáciles de llevar para los retoques rápidos durante el día.

Los productos compactos pueden convertirse en polvo suelto si los raspamos con una espátula nueva de un solo uso, o una brocha nueva o desinfectada. Es una forma rápida de sacar más producto compacto del recipiente.

¿SABÍA QUE...?

Si cree que aplicó demasiado polvo, utilice una esponja humedecida en agua para eliminar el exceso de producto. De forma alternativa, puede rociar el rostro con agua con la ayuda de un atomizador. Esto eliminará la apariencia seca sin afectar el maquillaje.

Aplicación del rubor

El rubor le da color al rostro y acentúa los pómulos. Elija un color parecido al del rostro cuando se sonroja. En la mayoría de los casos, es un tono de rosa a rojo, según el color de la piel. Aplique rubor justo debajo de los pómulos, y matice en la parte superior del pómulo hacia la parte superior de las mejillas. Cuando desee alcanzar el lugar más favorecedor del rubor para acentuar los pómulos del cliente, pídale que incline la cabeza hacia atrás sobre el eje del punto occipital del cuello. Notará cómo se acentúan los pómulos. Después, gire con suavidad la cabeza del cliente hacia la izquierda y la derecha. De esta manera, tendrá una mejor perspectiva para la aplicación. El área principal del rubor es a una distancia de las fosas nasales a la altura del centro de las pupilas y no más abajo hacia el maxilar que la línea imaginaria que puede trazar desde la punta de la nariz hasta la mitad de la oreja (**Figura 12–29**). El rubor también alcanza un poco el área de la sien, pero sin llegar al área del contorno del cuero cabelludo.

Según el tipo de preparación, el rubor se suele aplicar con una brocha. Las cremas se aplican con brochas rígidas o esponjas. Matice el color sobre los pómulos de manera que se difumine suavemente en la base. Aplique el rubor lejos del área de la nariz y debajo de la sien.

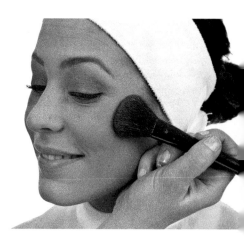

▲ **Figura 12–29** Aplicación del rubor.

¿SABÍA QUE...?

Cuando elija el polvo
y el rubor, recuerde la regla
de oro: polvo sobre polvo,
crema sobre crema.

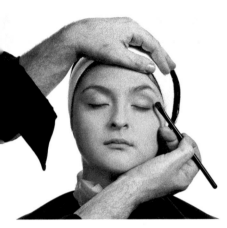

▲ **Figura 12–30** Aplicación de la sombra.

¡PRECAUCIÓN!

Siga las normas de su estado
sobre si el posicionamiento de
las manos está incluido en el examen
práctico. Algunos artistas realizan
pequeñas líneas precisas cuando
aplican cualquier delineador,
de ojo o labio, en lugar del
posicionamiento de las manos.

Aplicación de las sombras

Elija colores que realcen los ojos, aunque la aplicación sea sutil. Al aplicarla en los párpados, la sombra hace que los ojos se vean más brillantes y expresivos. Si se utiliza un color diferente al color de los ojos (es decir, un color contrastante o complementario), se destacarán los ojos. El uso de contrastes claros y oscuros también llama la atención hacia los ojos.

Por lo general, una sombra más oscura hace que el color natural del iris parezca más claro, mientras que una sombra más clara hace que el iris parezca más intenso. Las únicas reglas a la hora de seleccionar los colores de las sombras son que estas deben realzar los ojos del cliente y que las opciones de color deben ser favorecedoras. La clave está en matizar, especialmente cuando se utilizan colores oscuros.

Por lo general, los colores para las sombras se conocen como de realce, de base y de contorno o colores oscuros (**Figura 12–30**).

- El color de *realce* es más claro que el color de piel del cliente. Los más populares son el mate o el iridiscente (brillante). Estos colores realzan un área específica, como la de las cejas. Un color más claro, como el blanco, hará que un área parezca más grande.

- Generalmente, un color de *base* es un tono medio que se aproxima al color de piel del cliente. Este color se utiliza para igualar el tono de la piel del párpado. Se aplica a menudo sobre el párpado y el hueso de las cejas, desde las pestañas hasta las cejas, antes de aplicar otros colores. Esto proporciona una superficie lisa para la mezcla de otros colores. Si se utiliza de esta forma, se prefiere un acabado mate.

- Un color de *contorno* es más intenso y oscuro que el color de piel del cliente. Se aplica para disimular un área específica, para crear un contorno en un pliegue o para definir la línea de las pestañas.

- Nota: Las prebases para el maquillaje de ojos se pueden utilizar antes del maquillaje para que dure más tiempo y generar colores más reales.

POSICIONAMIENTO DE LAS MANOS DURANTE LA APLICACIÓN

El **posicionamiento de las manos** requiere de práctica. Pero es una técnica que posiciona una o ambas manos de manera tal de no lesionar al cliente, y mantiene las manos firmes y al cliente seguro. Para posicionar las manos alrededor de los ojos, coloque la parte posterior de la mano dominante sobre el rostro del cliente para mantenerse firme y con la ayuda de los dedos de la misma mano manipule el aplicador, brocha o lápiz. Es posible que solo necesite utilizar una mano para trabajar alrededor del área del ojo. En algunas ocasiones, se utiliza un pañuelo de papel debajo de la mano. Muchos artistas del maquillaje utilizan la mano opuesta para sostener su propia muñeca. Para el ojo, posicione la mano justo arriba de la ceja, no en la parte superior de la cabeza.

Para la aplicación de la sombra de ojos:

- Saque el producto del envase con una espátula y después utilice un aplicador de un solo uso o una brocha limpia y desinfectada.

- Aplique la sombra de color base cerca de las pestañas en el párpado y extiéndala ligeramente hacia arriba y hacia afuera.

- El color debe llegar hasta la parte interna del borde externo de la ceja.
- Los iluminadores se utilizan justo debajo de las cejas y el párpado. Las sombras más oscuras se utilizan en los pliegues. Difumine para lograr el efecto deseado.

Aplicación del delineador de ojos

El delineador de ojos realza los ojos. El delineador de ojos se puede aplicar antes o después de la sombra. Algunos clientes prefieren un delineador de ojos que sea del mismo color de las pestañas o del rímel para obtener una apariencia más natural. Es posible elegir colores más intensos que combinen con el color de la sombra o que sigan las tendencias de color de la temporada.

En lugar de utilizar lápices, se puede aplicar sombra con una brocha fina que se haya sumergido en agua, funciona bien como delineador húmedo. También se puede aplicar la sombra seca con una brocha fina y firme. Los geles y los líquidos también son productos elegidos. El delineador se aplica en el borde superior e inferior de los ojos, por fuera de las pestañas, no por la parte interna del ojo. Si se aplica en la membrana mucosa interna, puede ser poco saludable para el ojo y producir infecciones.

Al igual que en la aplicación de la sombra, tenga cuidado al aplicar el delineador de ojos. Debe tener buen pulso y asegurarse de que el cliente no se mueva. Coloque la base de la mano envuelta en un pañuelo de papel con suavidad sobre la mejilla del cliente. Si es necesario, sáquele punta al lápiz delineador y límpielo con un pañuelo de papel nuevo antes y después de cada uso. También, recuerde limpiar y desinfectar el sacapuntas después de utilizarlo. Deben sacarse todos los residuos (cera/madera) del sacapuntas. Después, debe desinfectar el sacapuntas con un desinfectante aprobado en su estado, ya sea por inmersión, con un paño o aerosol (si está permitido).

Realice trazos cortos y parejos con una presión suave. El lugar principal es cerca de la línea de las pestañas. Para aplicar un delineador de sombra en polvo, raspe una cantidad pequeña en un pañuelo de papel o bandeja y aplíquela en el área de los ojos con un aplicador de un solo uso o una brocha limpia. Si lo desea, humedezca la brocha antes de utilizarla en el color para obtener un color más intenso y duradero.

Para crear un efecto de delineado más suave, se puede aplicar sombra como delineador con una brocha para delineador de ojos. Ya sea que utilice una sombra o un lápiz delineador, es útil estirar la piel con suavidad hacia arriba, justo por debajo de la ceja sin distorsionar la forma del ojo, para que la aplicación sea pareja. Utilice un toque suave cuando trabaje con clientes que llevan lentes de contacto, ya que pueden ser más sensibles a la aplicación de producto cerca de los ojos.

Aplicación del rímel

Introduzca un aplicador de un solo uso en un tubo de rímel limpio y aplíquelo desde muy cerca de la base de las pestañas hacia las puntas, asegúrese de que el cliente esté cómodo durante la aplicación. Tendrá más control si coloca la mano con suavidad sobre el rostro. Se puede cubrir primero las pestañas inferiores o superiores. Pida al cliente que mire hacia arriba para aplicar el rímel

> **¡PRECAUCIÓN!**
> Según la Asociación Médica Estadounidense, el delineador de ojos nunca debe utilizarse para dar color al borde interno de los ojos. Ya que se puede provocar una infección del conducto lagrimal y ocasionar lagrimeo, visión borrosa y pigmentación permanente de la membrana mucosa en el interior del ojo.

en las pestañas inferiores. Permita que el rímel se seque durante algunos segundos. Después, pida al cliente que mire hacia abajo o hacia el costado para aplicar el rímel en las pestañas superiores.

Para una mejor cobertura, haga movimientos de lado a lado con el aplicador cuando realice la aplicación desde la base hacia la punta de las pestañas. La punta del aplicador también se puede utilizar para aplicar más rímel en las puntas de las pestañas. Sostenga el aplicador de costado, no con la punta hacia el ojo. Aplique el rímel con cuidado. La lesión más común durante la aplicación del rímel es meter el aplicador en el ojo. Practique la aplicación del rímel varias veces hasta que se sienta lo bastante cómodo para hacerlo con los clientes.

Deseche cada aplicador en el recipiente cubierto para residuos. Nunca vuelva a introducir el mismo aplicador en el rímel. Antes de que se seque el rímel, peine las pestañas con un separador de pestañas para evitar que se peguen entre sí. Evite el uso de productos a base de polvo después de aplicar el rímel, incluso los polvos faciales, ya que pueden adherirse al rímel húmedo y decolorar el producto. La aplicación del rímel es el paso final, después del polvo.

Rice las pestañas antes de aplicar el rímel. Esto mantiene limpio el rizador de pestañas y evita manchar el párpado superior con rímel. Puede practicar rizar las pestañas postizas mientras se encuentran en la bandeja o colocarlas en la cabeza de un maniquí. Pídale a su instructor una demostración antes de intentar utilizar un rizador de pestañas en un cliente o compañero. Es posible que los clientes prefieran rizarse ellos mismos las pestañas.

Aplicación del color para cejas

Determine la forma de las cejas y siga las pautas sobre el modelado de cejas en la medida de lo posible (consulte la Tabla 12–3 en la página 564). Antes de comenzar el servicio, controle las cejas para determinar si debe depilar algún vello suelto.

Por lo general, la mejor forma de comenzar con el color de las cejas es variar de un marrón claro a los más oscuros y de los colores suaves a los más intensos. Para un cliente con cabello castaño oscuro o negro, seleccione un negro cálido o un marrón muy oscuro. Para un cliente con cabello rubio pálido o rubio platinado, elija un marrón grisáceo muy suave. Para un cliente mayor con cabello gris plateado, lo mejor suele ser un marrón grisáceo claro. Además, para un cliente con cabello rojizo, el marrón grisáceo o el marrón oscuro funcionan muy bien. Para determinar el mejor color, compare el color del cabello con un marrón grisáceo para los tonos rubios rojizos y para el color del cabello más claro. Para los tonos rojo profundo, utilice marrón oscuro. Si utiliza color rojo en las cejas, puede lucir artificial.

Para colorear las cejas, aplique un movimiento de barrido para seguir el patrón del cabello. Posicione la mano justo por encima de la ceja. Difumine de un lado a otro dentro de la línea de la ceja para lograr una apariencia natural.

Aplicación del labial

Cuando elija el labial, tenga en cuenta el diseño general del maquillaje (para la noche o el día, natural o dramático, etc.). Los labiales se encuentran disponibles en varios tipos (translúcidos/coloridos u opacos), colores (de claros a oscuros) y acabados (de brillosos a mate).

Los colores claros hacen que los labios se vean más grandes, mientras que los oscuros hacen que los labios se vean más pequeños.

- El **brillo para labios** da un aspecto brillante e hidratado a los labios.
- El **acondicionador de labios** es un hidratante labial que se aplica antes de comenzar a aplicar el maquillaje, de manera que penetre y humecte los labios antes de aplicar el delineador. Antes de colocar el labial, se puede aplicar una prebase, una base o un labial con efecto de volumen.
- El **delineador de labios** es un lápiz de color que se utiliza para delinear y definir los labios. Delinear los labios también ayuda a mantener el labial y evitar que se corra. El delineador de labios se utiliza con frecuencia en el maquillaje correctivo. Los delineadores de labios se pueden encontrar en forma de lápices delgados o gruesos y las fórmulas son similares a las de los lápices para ojos. Algunos delineadores de labios se pueden utilizar como lápiz labial.

El delineador de labios se suele aplicar antes del labial para definir y dar forma a los labios. Elija un delineador de labios que combine con el color natural de los labios o con el lápiz labial. El color del delineador no debe ser ni mucho más oscuro ni mucho más claro que el tono de los labios. Si desea utilizar un delineador más oscuro, rellene la mayor parte de los labios con el delineador y matícelo con el labial para evitar líneas demasiado notorias.

Para perfeccionar o corregir el contorno del labio y ayudar a definir las líneas, aplique una pequeña cantidad de base o polvo con una brocha pequeña para eliminar y matizar el área delineada, según sea necesario.

Sáquele punta al delineador de labios y límpielo con un pañuelo de papel limpio antes de cada uso. También, recuerde limpiar y desinfectar el sacapuntas antes de utilizarlo. Deben sacarse todos los residuos (cera/madera) del sacapuntas. Después, debe desinfectar el sacapuntas con un desinfectante aprobado en el estado, ya sea por inmersión, con un paño o aerosol (si está permitido).

- *Lápiz de labios*: el labial no debe aplicarse directamente del envase, a menos que pertenezca al cliente. Utilice una espátula para retirar el labial del envase y luego tómelo de la espátula con una brocha para labios descartable. Con la punta de la brocha, siga la línea de los labios. Una los puntos del centro de los labios mediante pinceladas circulares, siguiendo el contorno natural del labio. Para un color más duradero, utilice un delineador, luego un lápiz de labios y, finalmente, aplique brillo.

Consejos y pautas para la aplicación del maquillaje

Para la aplicación del maquillaje, se deben tener en cuenta las siguientes pautas:

- Debe tener las uñas de las manos cortas y con bordes lisos. Tenga mucho cuidado al trabajar cerca de los ojos del cliente.
- Aunque las herramientas de un solo uso no son la primera opción de muchos artistas, son una manera limpia, segura y económica de realizar un trabajo. Se deben utilizar aplicadores y brochas descartables para evitar el contagio de infecciones y ofrecer siempre una aplicación limpia.
- Matizar y emparejar son los factores más importantes de una buena aplicación de maquillaje.

- Debe aplicar los productos cremosos o líquidos antes de los polvos. Las cremas sobre los polvos no se matizan.

- Realice movimientos suaves. Evite frotar la piel o generar demasiada fricción y evite sostener la cabeza del cliente.

- Levante con cuidado la piel alrededor del ojo. Levantar la piel puede hacer que los ojos se vean diferentes cuando la piel vuelva a su lugar. Le resultará útil que el cliente abra y cierre los ojos durante la aplicación, así podrá ver el resultado del trabajo y realizar cualquier cambio que sea necesario.

- Asegúrese de que el cliente cierre los ojos cuando aplique el polvo o la sombra.

- Aplique la base y el polvo hacia abajo, en la dirección de los vellos del rostro, para obtener un mejor matizado.

- Incorpore las técnicas para posicionar las manos para aplicar el maquillaje con seguridad (**Figuras 12–31a** y **12–31b**). Al aplicar maquillaje en los ojos y labios del cliente, asegúrese de posicionar la parte posterior de la mano o los dedos con suavidad sobre el rostro del cliente, así tendrá la mano firme durante la aplicación. Puede colocar un pañuelo de papel entre la mano y la piel del cliente para no estropear el maquillaje debajo.

  - Cuando realice una aplicación en el labio, quizás prefiera utilizar las dos manos. Coloque la mano no dominante sobre el borde del mentón. Esto le brinda soporte a la mano dominante que realiza el trabajo. También se puede posicionar sobre la comisura de la boca y aplicar desde la comisura hacia el centro.

  - Para el ojo, posicione la mano justo arriba de la ceja, no en la parte superior de la cabeza.

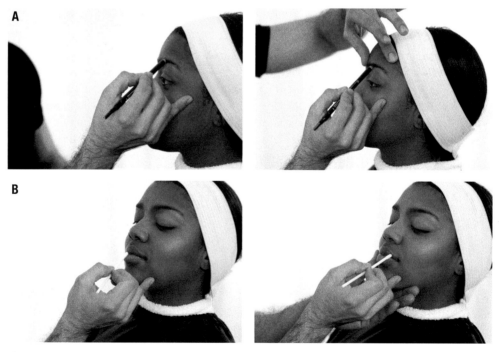

▲ **Figuras 12-31a y 12-31b** Posicionamiento de una o dos manos cerca de los ojos (a) y cerca de los labios (b).

Utilizar las técnicas de realce y contorno para lograr equilibrio y proporción

El realce y el contorno utilizan tonos claros y oscuros de maquillaje para destacar o atenuar rasgos particulares del rostro (**Figuras 12–32a** y **12–32b**). Una regla básica que debe tener en cuenta para el realce y el contorno es que el realce enfatiza un rasgo, mientras que el contorno o sombreado lo disimula. Un realce se crea cuando se utiliza un cosmético más claro que la base original aplicada. Por el contrario, el contorno (sombreado) se forma cuando el producto es más oscuro que el color de la base o de la piel. El uso del sombreado (con colores y tonos oscuros) disimula los rasgos prominentes para que se noten menos. Puede satisfacer el deseo del cliente de tener una apariencia más equilibrada con el uso del realce y el contorno, ya que puede destacar o atenuar los rasgos y las formas del rostro.

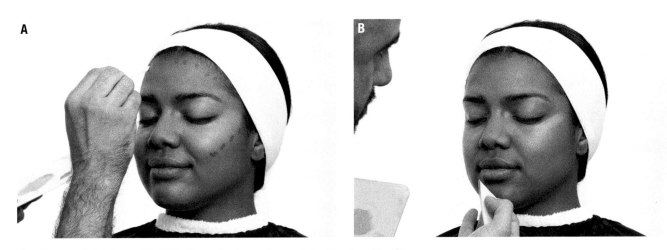

▲ **Figuras 12-32a y 12-32b** Ejemplo de contorno (a) e iluminación (b).

La comprensión de las formas del rostro le facilitará equilibrar los rasgos que el cliente desea destacar o atenuar (**Tabla 12–8**). Los productos que se utilizan para realzar y dar contorno son las bases y los polvos. Experimente con los tonos más claros y más oscuros para lograr el efecto deseado.

Área de la mandíbula y el cuello

Para realzar y dar contorno al área de la mandíbula y el cuello, debe matizar el producto para que sea uniforme desde el rostro hasta el cuello. De la misma gama de tonos que la base, seleccione un color un tono más claro para realzar y un tono más oscuro para el contorno. Asegúrese de utilizar un polvo translúcido para fijar el maquillaje y evitar que manche la ropa. Si desea destacar el cuello, utilice el color más claro hacia abajo por el centro y los tonos más oscuros debajo de la mandíbula y a ambos lados.

Rasgo facial	Técnicas de corrección
Rostro redondo o cuadrado	Utilice dos bases, una clara y otra oscura, matice el tono más oscuro en los bordes externos de las sienes, los pómulos y la mandíbula, y la base clara desde el centro de la frente hasta el centro del rostro y la punta del mentón.
Rostro triangular	Aplique una base más oscura en el mentón y el cuello, una base más clara en las mejillas y debajo de los ojos hasta las sienes y la frente. Luego, matícelas sobre la frente para un acabado uniforme y natural.
Rostro angosto	Matice una base más clara sobre los bordes externos de los pómulos para resaltar los lados del rostro.
Mandíbula ancha	Aplique una base más oscura en la parte inferior de los pómulos y a lo largo de la mandíbula, matice hacia el cuello.

Rasgo facial	Técnicas de corrección
Papada	Para disimular la papada, debe aplicar sombreado en toda el área debajo de la mandíbula y el mentón.
Mentón largo y prominente	Para hacer que un mentón prominente y largo parezca menos prominente, aplique una base más oscura en la zona.
Mentón hundido	Realce el mentón con una base más clara que la que se utilizó en el rostro.
Frente sobresaliente	Aplique una base más oscura sobre el área de la frente.

Rasgo facial	Técnicas de corrección
Frente angosta	Aplique una base más clara a lo largo del contorno del cuero cabelludo y sobre la frente.
Nariz ancha	Aplique una base más clara en el centro de la nariz. Aplique una base más oscura en ambos lados y matícela.
Nariz corta	Matice una base más clara en la punta de la nariz y entre los ojos.

Para un rostro pequeño con cuello corto y grueso, utilice una base un poco más oscura en el costado del cuello que la que utilizó sobre el rostro. Esto hará que el cuello parezca más delgado.

Formas de los ojos

Los ojos son muy importantes para equilibrar los rasgos faciales. La aplicación adecuada de color y sombra en los ojos puede crear la ilusión de ojos más grandes o más pequeños, y mejorar la apariencia en general (**Tabla 12–9**).

Formas de los ojos	Técnicas de corrección
Monopárpado	La sombra se utiliza para crear un pliegue deseado y agregar definición al área de los ojos. 1. Con un color más oscuro, cree un pliegue en la mitad del párpado superior. Evite los colores fuertes. 2. Ilumine el hueso de la ceja y el área oculta. 3. Delinee con suavidad las pestañas superiores e inferiores con una línea delgada (puede omitir el delineado superior). 4. Aplique un rímel claro (marrón).
Ojos pequeños	Para hacer que los ojos pequeños parezcan más grandes, extienda la sombra un poco más allá de los costados de los ojos. 1. Aplique una sombra más clara en el párpado, matícela hacia las sienes y hasta las cejas. 2. Aplique una sombra más oscura en el pliegue y en las comisuras exteriores de los párpados inferiores. 3. Matice el delineador de ojos con suavidad desde el centro hasta las comisuras externas de ambos ojos, siguiendo la línea de contorno de las pestañas. Otra alternativa es no utilizar delineador de ojos. 4. Aplique rímel y peine las pestañas con cuidado.
Ojos redondos	Los ojos redondos se pueden alargar extendiendo la sombra más allá de la comisura externa de los ojos. 1. Aplique una sombra de tono medio y matícela sobre el párpado hacia afuera, en dirección al borde de la ceja. 2. Aplique una sombra más oscura en el pliegue y matícela hacia afuera, en dirección a la sien. 3. Delinee el ojo con un lápiz delineador. 4. Extienda y matice los colores aplicados en los pasos 1 y 3 hacia la comisura externa del ojo. 5. Aplique rímel en las pestañas, una mayor cantidad en las comisuras externas de los ojos.
Ojos sobresalientes	Los ojos sobresalientes se pueden disimular aplicando sombra oscura con cuidado sobre la parte prominente del párpado y extendiéndola un poco hacia las cejas. Utilice un color de sombra de medio a intenso. 1. Aplique un tono medio en todo el párpado y matícelo hacia la ceja. 2. Ilumine el área del hueso de la ceja. 3. Delinee el ojo. 4. Aplique el rímel.
Ojos hundidos	Para los ojos hundidos, utilice colores brillantes y claros que reflejen la luz. 1. Aplique una sombra clara a lo largo del pliegue del párpado. 2. Matice con un color medio al lado de las comisuras externas de los párpados. 3. Utilice un color suave para realzar los ojos. 4. Delinee con claridad los ojos a lo largo del contorno de las pestanas. 5. Elija un tono oscuro de rímel.

Formas de los ojos	Técnicas de corrección
Ojos muy unidos 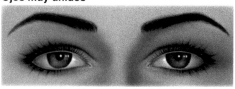	Los ojos muy unidos están a una distancia inferior al ancho de un ojo. Para los ojos que están demasiado unidos, aplique apenas una sombra más oscura en el borde externo de los ojos y sombra clara en la parte interna cerca de la nariz. 1. Aplique un tono más pálido en el párpado y un tono más oscuro en la comisura externa. 2. Delinee el ojo desde el centro hacia la comisura y matice la sombra hacia afuera. 3. Aplique rímel con movimientos ascendentes y hacia fuera.
Ojos separados 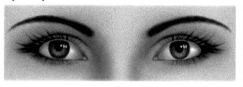	Para los ojos muy separados, aplique el color más oscuro en la parte interna del párpado, hacia la nariz y matice con cuidado. 1. Extienda una sombra más oscura hacia la comisura interna del ojo, en dirección a la nariz, para que los ojos parezcan estar más cerca. 2. Matice con una sombra más clara desde el centro hacia la comisura externa. Matice los colores claros y oscuros juntos en la mitad, para que no sea evidente. 3. Aplique delineador hacia el borde interior del ojo, cerca de la nariz. 4. Aplique rímel con un movimiento hacia adentro en dirección a la nariz.
Ojos caídos 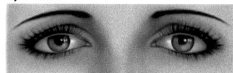	Para los párpados caídos, sombree el párpado de manera uniforme y ligera desde el borde de la línea de las pestañas hasta el pequeño pliegue de la cavidad del ojo. Utilice un color más claro en el párpado y un color de medio a oscuro (poca cantidad) sobre el pliegue. Para contrarrestar los ojos caídos, que suelen estar acompañados de una estructura de hueso baja o un pliegue del párpado bajo, se recomienda dar la apariencia de un levantamiento en toda el área del ojo. 1. Depile la zona debajo de la parte más externa de la ceja para lograr un arco más prominente. 2. Aplique un poco de sombra de un color medio a lo largo del pliegue y esfume hacia arriba y hacia afuera. 3. Aplique un iluminador directamente debajo del arco de la ceja. 4. Aplique una línea muy fina de delineador de ojos (si se utiliza) y hágala un poco más gruesa en el borde exterior, con forma de cuña para levantar la apariencia del ojo.
Ojos muy unidos 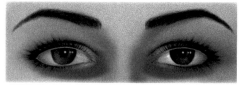	Para disimular las ojeras, aplique corrector sobre el área oscura, matice y suavice hacia la zona circundante. Fije con un poco de polvo translúcido. 1. Aplique el corrector mate. 2. Utilice una esponja descartable para esfumar suave y levemente el corrector debajo del ojo. Trabaje desde la comisura interna hacia la externa hasta matizar el corrector. 3. Equilibre el matiz más prominente al elegir el color del corrector. 4. Aplique la base sobre las áreas con corrector. 5. Fije con un poco de polvo translúcido. Nota: El polvo puede acentuar las líneas finas y la sequedad. Puede aplicar un poco debajo del ojo o no aplicar nada.

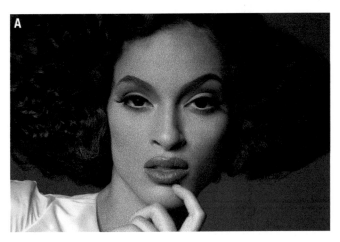
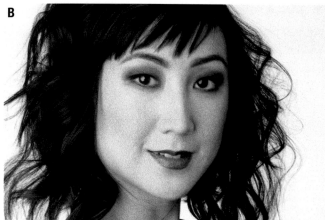

▲ **Figura 12–33a** y **12–33b** Las cejas enmarcan los ojos, de forma dramática (a) y natural (b).

Cejas

Dar forma y definición a las cejas puede ser un arte en sí mismo. Las cejas bien cuidadas forman parte de una aplicación de maquillaje completa. Las cejas son el marco de los ojos (**Figura 12–33a** y **12–33b**). Es posible que las cejas demasiado depiladas no vuelvan a crecer y hagan que el cliente luzca mayor. Sea cuidadoso al eliminar el vello de las cejas, ya sea mediante la depilación con pinzas o con cera. Los cambios sutiles en la forma de las cejas pueden influir muchísimo en el aspecto general del cliente. Los cambios en la forma de las cejas también pueden utilizarse para mejorar otras facciones del rostro (**Tabla 12–10**).

▼ **TABLA 12–10** Alteración de la forma de las cejas.

Forma de las cejas	Técnicas de corrección
Arco alto	Cuando el arco es demasiado alto, elimine los vellos adicionales de la parte superior de la ceja y rellene la parte inferior con un lápiz para cejas o con sombra. Dé forma aplicando capas ligeras de color hasta obtener el efecto deseado.
Frente baja (pequeña)	Un arco bajo da la ilusión de más altura y espacio a una frente muy baja.

Forma de las cejas	Técnicas de corrección
Ojos separados	Los ojos pueden parecer más unidos si se extienden las líneas de las cejas más allá de las comisuras internas de los ojos. Sin embargo, debe evitar dar al cliente la apariencia de un ceño fruncido.
Ojos muy unidos	Para lograr que los ojos parezcan más separados, amplíe la distancia entre las cejas y extiéndalas ligeramente hacia fuera, más allá de la parte externa de los ojos.
Rostro redondo	Dé a las cejas un arco alto, con forma más angular para que el rostro parezca más angosto.
Rostro alargado	Las cejas casi rectas (con menos arco) crearán la ilusión de un rostro más corto. No extienda las líneas de las cejas más allá de los ángulos externos de los ojos.
Rostro cuadrado	El rostro parecerá más ovalado si la ceja tiene un arco más grande.

Cuando un cliente quiere corregir la forma de las cejas, comience por eliminar todos los vellos innecesarios y después muéstrele cómo utilizar los lápices o sombras para cejas para rellenar hasta que haya crecido el vello natural. Los espacios entre los vellos de las cejas se pueden rellenar con retoques que imiten el vello, utilizando un lápiz para cejas o una sombra aplicada con una brocha en ángulo. Utilice un cepillo para cejas o una esponja de maquillaje para suavizar los trazos del lápiz o la sombra.

LA FORMA IDEAL DE LAS CEJAS

La forma ideal de las cejas puede determinarse con tres líneas (**Figura 12–34a** y **12–34b**). La primera línea es vertical y se mide desde el lado más ancho de la nariz y la comisura interior del ojo hacia arriba. Aquí es donde debería comenzar la ceja. En caso de las fosas nasales más anchas, apoye el aplicador justo encima de la fosa nasal, para contar con un punto de inicio más preciso. La segunda línea se traza desde la esquina exterior de la nariz hasta la comisura exterior del ojo. Aquí es donde debería terminar la ceja. La tercera línea es vertical, va desde el círculo exterior del iris (la parte del ojo que tiene color) hasta el punto más alto del arco de la ceja. Para determinar esta línea, el cliente debe mirar hacia el frente. Idealmente, la tercera línea se encuentra donde debería estar la parte más alta del arco de la ceja.

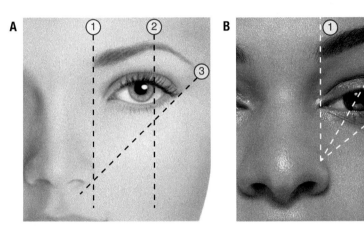

▲ **Figura 12–34 Forma de ceja perfecta.**

Desde luego, no todas las personas tienen cejas que coinciden exactamente con estas medidas, por lo tanto utilícelas solo como pauta. Para medir estas líneas, puede utilizar el borde más fino de alguna herramienta, como una regla pequeña, un cepillo para cejas o un lápiz. Si lo desea, puede utilizar un lápiz para cejas y dibujar pequeños círculos para marcar los tres puntos. Esto también será de ayuda para marcar el área donde debe eliminar el vello.

Labios

Los labios suelen estar proporcionados de manera tal que las curvas o puntas del labio superior están directamente alineadas con el centro de las fosas nasales. En algunos casos, un lado de los labios puede ser diferente del otro. Se pueden utilizar varias técnicas y labiales para que los labios parezcan mejor proporcionados, como se ilustra en la **Tabla 12-11**. Lo mejor es seguir lo más posible el contorno natural de los labios.

 VERIFICACIÓN

14. ¿Para qué se utilizan el contorno o el sombreado?
15. ¿En qué parte del rostro puede aplicar un iluminador?
16. ¿Cómo se determina la forma ideal de las cejas?

ACTIVIDAD

Practicar la forma de las cejas

En un papel, dibuje varios tipos de formas de cejas en distintas formas de rostro. Luego, trace algunas líneas y las ideas sobre el maquillaje para mostrar cómo aplicaría el maquillaje.

──REALIZAR──
Procedimiento 12-1
Aplicación profesional del maquillaje

Forma de los labios	Técnicas de corrección
Labio inferior fino	Delinee justo fuera del labio inferior para que parezca más carnoso. Rellénelo con labial para equilibrar los labios superior e inferior.
Labio superior fino	Utilice un delineador para delinear el labio superior y rellenarlo con labial con el fin de equilibrarlo con el labio inferior.
Labios superior e inferior finos	Delinee el labio superior y el inferior con un contorno levemente más ancho, pero trate de no alejarse más allá del contorno natural de los labios. Utilice un color más claro para que los labios parezcan más grandes.
Labio superior puntiagudo (o en forma de arco de Cupido)	Para suavizar las puntas del labio superior, utilice un delineador de color medio y dibuje una curva menos pronunciada dentro de los puntos. Extienda la línea para lograr la forma deseada. Rellene con labial.
Labios grandes y carnosos	Dibuje una línea fina justo dentro del contorno natural del labio. Utilice colores de labiales suaves y opacos que llamen menos la atención que los colores brillantes o con brillo.
Boca y labios pequeños	Delinee tanto el labio superior como el inferior. Rellene los labios con colores suaves o brillantes para que parezcan más grandes.
Comisuras hacia abajo	Delinee los labios para formar las comisuras de la boca. Esto minimizará el aspecto caído. Rellene los labios con un color suave.

Forma de los labios	Técnicas de corrección
Labios asimétricos	Delinee ambos labios con un color suave para crear la ilusión de una proporción igual.
Labio superior recto	Con un delineador, forme una ligera depresión en el centro del labio superior, directamente debajo de los orificios nasales. Rellénelos con un color favorecedor.
Líneas de expresión alrededor de los labios	Delinee los labios con un lápiz delineador duradero y después rellénelos con un producto que esté formulado para evitar que el labial se corra por las líneas de expresión. Los colores claros son mejores y no destacan tanto las líneas como los colores rojos u oscuros.

Crear estilos de maquillajes para ocasiones especiales

Cuando trabaje con un cliente para una ocasión especial, intente obtener toda la información posible sobre el evento. Saber si se trata de un evento al aire libre o a la noche lo ayudará a crear un estilo que lucirá bien y será más duradero. Si trabaja con un cliente que irá a un evento de noche, con menos iluminación y más formal, sugiera un estilo de maquillaje más intenso, quizás con pestañas artificiales. Si el evento es durante el día o al aire libre, asegúrese de trabajar en condiciones de iluminación similares para garantizar que el cliente lucirá bien.

Los eventos son una oportunidad para que los clientes compren maquillaje que deseen tener a mano, como un labial, polvo o bronceante que utilizó. Consulte al cliente para saber si necesitará un estilista o algún otro servicio. Si se encuentra en un salón, es la oportunidad perfecta para brindar todo lo que el cliente necesita para la ocasión. Si brinda el servicio en un spa o en otro local de tratamientos estéticos, puede recomendar un buen salón en el área. El cliente apreciará que lo ayude en todo lo que necesite. Además, le permite crear una red de compañeros de trabajo que recomendarán sus servicios. La publicidad cruzada es un beneficio para todos.

Maquillaje para novias

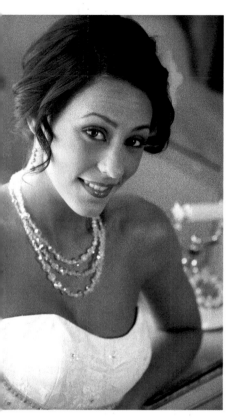

Para la novia, el maquillaje es una parte importante de la boda (**Figura 12–35**).

El maquillaje para novias es muy solicitado y se puede reservar con meses de anticipación. Se recomienda realizar una consulta o prueba para establecer el aspecto deseado y los plazos para el día del evento. Esto ayudará a garantizar que todo salga lo mejor posible el día de la boda.

Para la consulta, establezca los colores preferidos de la novia y el tipo de maquillaje que desea. Solicite ver una fotografía del vestido para determinar qué tan formal es el evento. La foto también lo ayudará a decidir el diseño adecuado para el maquillaje. Con la ayuda de una capa, practique proteger el cabello y el rostro mientras coloca y quita una prenda. En el día de la boda, muchas novias prefieren retrasar el maquillaje hasta el último momento posible, por lo que quizás deba trabajar en conjunto con el estilista para terminar a tiempo. Puede ser útil practicar el trabajo en equipo durante la consulta. También es el momento adecuado para analizar el cronograma del día de la boda. Planee contar con tiempo adicional para garantizar que podrá realizar el trabajo incluso si ocurre algún evento improvisto. Durante la consulta, sugiérale a la novia productos que quizás quiera comprar para la boda y la recepción.

▲ **Figura 12–35** Maquillaje para novias.

CONCÉNTRESE EN

Servicios especiales

Las bodas y ocasiones especiales son una gran oportunidad para realizar ventas y brindar servicios a los clientes. Las novias y las personas que asisten a eventos especiales desearán verse lo mejor posible. Los tratamientos faciales, los productos para el cuidado de la piel y la depilación con cera son una parte importante en la preparación para ese gran día.

Deje bastante tiempo para que los clientes puedan comenzar un programa de mantenimiento de belleza y asegúrese de que los productos son eficaces y no generan reacciones negativas en la piel.

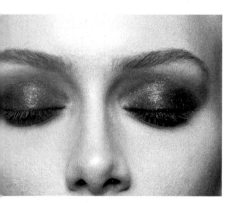

Maquillaje de ojos para ocasiones especiales

OJOS CON CONTORNO DESTACADO

Siga estas técnicas para lograr ojos más glamorosos (**Figura 12–36**):

1. Aplique el color de base desde las pestañas hasta la ceja con una brocha o aplicador de sombras.

2. Aplique un tono medio de color sobre el párpado y matícelo desde la línea de las pestañas hasta el pliegue con el aplicador o brocha para sombras.

3. Aplique un color de medio a intenso en el pliegue, matice hacia arriba, en dirección a la ceja, pero termine debajo de la misma. Extienda un poco más el color, justo hacia la parte externa del ojo.

▲ **Figura 12–36** Ojos glamorosos.

4. Aplique sombra de realce con brillo debajo del hueso de las cejas con el aplicador o brocha para sombras.

5. Aplique delineador de ojos (líquido o seco) en el contorno de las pestañas superiores desde la comisura exterior hacia adentro, afine el trazo a medida que se aproxime a la comisura interior. Matice con una brocha pequeña o un aplicador.

6. Aplique sombra del mismo color que el delineador, directamente sobre este. Esto hará que el delineador dure más y tenga mayor intensidad. Si lo desea, haga lo mismo en el contorno de las pestañas inferiores.

7. Aplique dos capas de rímel con un aplicador de rímel de un solo uso. No se debe introducir el aplicador dos veces.

OJOS CON SOMBREADO INTENSO

Siga estas técnicas para lograr ojos con un sombreado intenso (**Figura 12–37**):

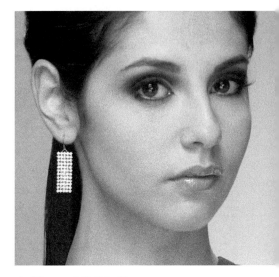

▲ **Figura 12–37** Ojos con sombreado intenso.

1. Utilice un gris oscuro, negro, marrón o cualquier color oscuro que desee alrededor de todo el ojo cerca del contorno de las pestañas, en la parte superior e inferior del ojo. Difumine con una pequeña brocha o aplicador de sombras de un solo uso.

2. Aplique sombra oscura desde la línea superior de las pestañas hasta el pliegue, y suavice y matice a medida que se acerque a este. La sombra deber ser oscura desde la comisura externa hasta la interna. Puede elegir sombras con acabado mate o brillante. Matice hacia el borde de la ceja (con forma de cuña, más gruesa cerca del ojo y más fina en la parte exterior de la ubicación del color).

3. Aplique sombra sobre el delineador en la línea inferior de las pestañas y matice con cuidado los bordes muy marcados.

4. Si lo desea, agregue un color de realce con acabado mate o brillante al área superior de las cejas con un aplicador o brocha para sombras.

5. Aplique dos o tres capas de rímel con un aplicador descartable.

6. Agregue pestañas postizas en tiras o individuales si lo desea.

 VERIFICACIÓN

17. ¿Por qué es importante obtener toda la información posible sobre el evento cuando aplique maquillaje para una ocasión especial?

18. ¿Cuáles son los detalles importantes para tener en cuenta en la planificación del maquillaje para novias?

Aplicar maquillaje para sesiones fotográficas y eventos especiales

En esta sección, aprenderemos sobre el maquillaje para sesiones fotográficas, el cine y los videos.

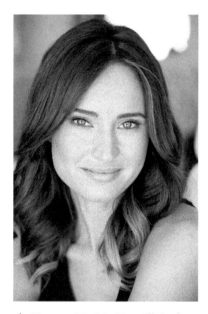

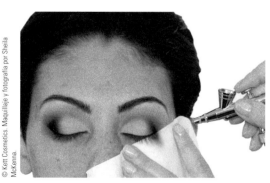

ACTIVIDAD

Armar la carpeta de trabajos

Arme su propia carpeta de trabajos y practique iluminar y marcar contornos más intensos. Tome fotografías del antes y el después. Consulte algunos libros de maquillaje para ver cómo los artistas profesionales han creado estilos impactantes.

▲ **Figura 12–38** Maquillaje de alta definición.

▲ **Figura 12–39** Maquillaje con aerógrafo.

Aplicaciones para sesiones fotográficas y videos

Con la incorporación de las cámaras HD (de alta definición), las imperfecciones de la piel (y el maquillaje) se volvieron más visibles en la pantalla. Para solucionar esto, algunos artistas del maquillaje comenzaron a aplicar bases más gruesas. Sin embargo, ese tipo de maquillaje era muy evidente, por lo que no se consideró una buena solución. En su lugar, los artistas del maquillaje actuales se enfrentan al desafío de la alta definición con el uso de productos seleccionados cuidadosamente y colocados de manera estratégica, lo que genera un aspecto más natural.

La combinación del HD y la iluminación intensa pueden diluir el aspecto del maquillaje, pero esto no significa que deba agregar más maquillaje. Ajustar el tono oscuro de las cejas y elegir colores un poco más intensos para los ojos, las mejillas y los labios es una buena solución, sin la necesidad de aplicar mucha base. La aerografía es una buena opción para los eventos en vivo, el cine y los videos. La cobertura es perfecta y se puede utilizar de manera eficaz en el rostro y el cuerpo.

Ya sea que trabaje en la filmación de un video o en una sesión fotográfica, pregunte si puede ver el maquillaje en la pantalla más grande disponible. De esta manera, podrá determinar si la intensidad del color es suficiente bajo las condiciones de iluminación y el lente que se utilizan.

El **maquillaje de alta definición** se diseñó para ser invisible ante as cámaras de alta definición (**Figura 12–38**). Este maquillaje posee micropartículas muy finas que se matizan con la piel para brindar un cutis perfecto. Los pigmentos fotocromáticos reaccionan a todo tipo de iluminación, por lo que la piel luce natural y perfecta. Los correctores ópticos y los pigmentos de cristal líquido reflejan tanto la luz natural como la artificial. Las prebases, los polvos y las bases de alta definición disimulan los poros y suavizan el tono de la piel.

Maquillaje con aerógrafo

El maquillaje con aerógrafo se utiliza para sesiones fotográficas, producciones de películas, obras de teatro, estilos de fantasía y para bodas.

Se aplica por medio de un atomizador y las técnicas pueden ser a mano alzada o mediante plantillas de esténcil (**Figura 12–39**).

El maquillaje con aerógrafo ofrece los siguientes beneficios:

- Es higiénico, duradero, resistente al agua y la fricción, pero fácil de quitar.
- Es más eficaz y se aplica más rápido que el maquillaje tradicional.
- Crea un aspecto liviano, natural y sin imperfecciones.

El maquillaje con aerógrafo se utiliza para las siguientes aplicaciones:

- arte facial y corporal, tatuajes temporales y bronceados artificiales
- aplicación de maquillaje: bases, sombreado y realce, uso de plantillas de esténcil

- aplicación en el arte del cabello y de uñas: adornos para el cabello, coloración y cobertura del cuero cabelludo
- maquillaje popular para sesiones fotográficas, producciones de películas, obras de teatro, estilos de fantasía y para bodas.

 VERIFICACIÓN

19. ¿Qué es el maquillaje de alta definición? ¿Cuál es la diferencia con el maquillaje común?
20. Enumere los beneficios de la aerografía.

Reconocer los beneficios del maquillaje de camuflaje

El maquillaje de camuflaje es un recurso importante para trabajar con pacientes en período posoperatorio, personas con defectos congénitos o cicatrices y personas con alguna lesión o enfermedad. Por lo general, este tipo de trabajo se realiza en el consultorio de un médico, hospital o centro oncológico. Es necesario contar con una capacitación avanzada para aprender sobre las contraindicaciones específicas relacionadas con las necesidades de estos clientes, que pueden presentar reacciones adveras a ciertos productos o métodos de aplicación. Esta es una carrera gratificante para aquellos intere-sados en la capacitación avanzada (**Figuras 12-40a** y **12-40b**).

ACTIVIDAD

Cubrir tatuajes

Trabaje en usted o en un compañero y utilice la teoría del color para cubrir un tatuaje. ¿No tiene un tatuaje? Utilice los tatuajes temporales seguros para piel y practique cubrir diferentes tatuajes.

A
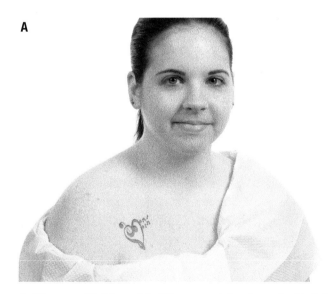

B
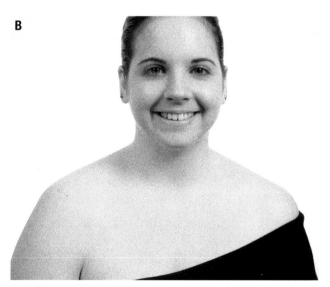

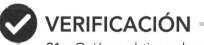 **Figuras 12-40a y 12-40b** Antes (a) y después (b) del maquillaje de camuflaje.

 VERIFICACIÓN

21. ¿Quiénes obtienen beneficios del maquillaje de camuflaje?

Demostrar cómo aplicar las pestañas artificiales

Las pestañas artificiales son una manera sencilla de agregar longitud, intensidad y espesor a cualquier aplicación de maquillaje. Este servicio requiere tiempo adicional, además del costo del juego de pestañas, por lo que deberá agregar un cargo adicional en la cuenta del cliente.

Tipos de pestañas

Por lo general, se utilizan tres tipos de pestañas artificiales: pestañas individuales, mechones y en tiras.

1. Las **pestañas postizas en tiras**, también llamadas *pestañas en tiras*, son pestañas sobre una tira que se aplica con pegamento sobre el contorno de las pestañas naturales (**Figura 12–41**).

2. Los **mechones** son pequeños grupos de tres o cuatro pestañas con un punto de adhesión (**Figura 12–42**).

3. Las **pestañas individuales** son pestañas artificiales separadas que se aplican sobre las pestañas naturales superiores de una en una (**Figura 12–43**). No deben confundirse con las extensiones de pestañas sintéticas que pueden durar hasta dos meses. Las pestañas individuales se adhieren directamente a las pestañas del cliente en la base.

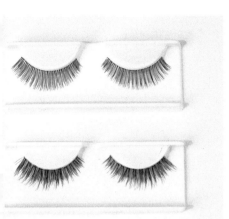

▲ **Figura 12–41** Pestañas en tiras.

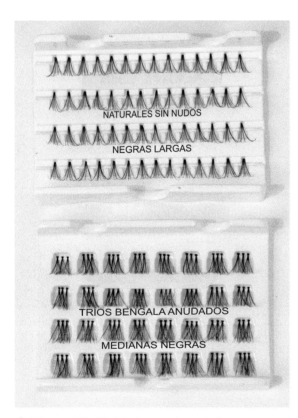

▲ **Figura 12–42** Mechones de pestañas.

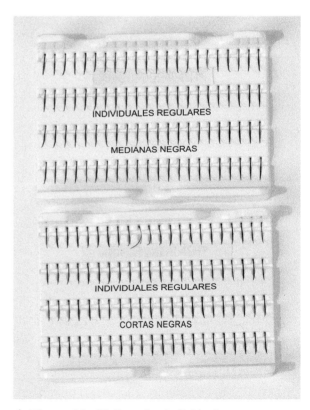

▲ **Figura 12–43** Pestañas individuales.

En ocasiones, este proceso se denomina **aplicación de pestañas postizas individuales**. Las pestañas en mechones son grupos de pestañas (de dos a cinco por mechón) que se aplican con una técnica similar a la que se emplea con las pestañas individuales. Crean una línea de pestañas más abundantes en menos tiempo.

Las pestañas artificiales vienen en varios tamaños y colores. Pueden elaborarse con vello humano, de animales o con fibras sintéticas. Las pestañas de fibras sintéticas están hechas con un rizo permanente y no reaccionan a los cambios climáticos. Las pestañas artificiales están disponibles en colores naturales, que van del marrón claro al oscuro y al negro o marrón rojizo, así como en colores brillantes de moda. El negro y el marrón oscuro son los colores más populares.

Adhesivo

El adhesivo para pestañas se utiliza para que las pestañas artificiales se adhieran, o se peguen, a la línea natural de las pestañas (**Figura 12–44**). Es posible que algunos clientes sean alérgicos al adhesivo. Si tiene dudas, efectúe una prueba del parche de alergia antes de aplicar las pestañas.

La prueba se puede realizar de dos maneras:

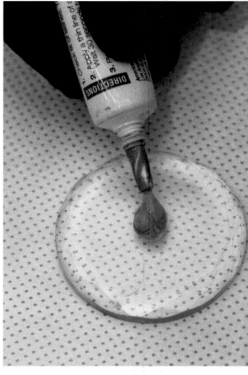
▲ **Figura 12–44 Adhesivo para pestañas.**

- Coloque una gota de adhesivo detrás de una oreja. De forma alternativa, puede colocar una gota en el ángulo interior del codo o detrás de la rodilla.

- Pegue una sola pestaña en la base de la pestaña. No la adhiera a la piel.

En ambos casos, si no hay reacción dentro de las 24 horas, puede proceder con la aplicación.

Contraindicaciones

Dada la sensibilidad del área del ojo y la importancia de tener ojos saludables, hay algunas situaciones en las cuales no se deben aplicar extensiones de pestañas:

- embarazo
- irritaciones oculares
- infecciones oculares
- alergias oculares
- blefaritis (inflamación crónica de los párpados)
- glaucoma (consulte la sección "¿Sabía que…?")
- lacrimación excesiva
- quimioterapia*
- problemas tiroideos que afectan al crecimiento de las pestañas o causan pérdida de cabello
- asma (puede causar sensibilidad al olor del adhesivo).

ACTIVIDAD

La práctica hace pestañas perfectas

Aplique pestañas artificiales en un maniquí y practique colocar el rímel. Esto lo ayudará a desarrollarse como un artista con destreza firme y suave.

*La quimioterapia suele producir la caída de las pestañas, que actúan de barrera protectora para evitar que el polvo y los residuos ingresen en el ojo. Sin pestañas, el cliente ya tendrá problemas de irritación ocular y lagrimeo. El vapor del adhesivo que se utiliza para colocar las pestañas artificiales en el párpado puede empeorar la irritación y el lagrimeo ocular. En su lugar, enséñele al cliente cómo utilizar el delineador de ojos para crear la ilusión de la línea de las pestañas, de manera cuidadosa para evitar que el delineador ingrese en el párpado. Un labial colorido ayuda a disimular la escasez de pestañas. Las pestañas vuelven a crecer en aproximadamente 56 días.

Cómo quitar las pestañas artificiales

Para quitar las pestañas artificiales, utilice almohadillas para ojos con desmaquillador a base de aceite, que sirve para quitar el rímel resistente al agua. La base de las pestañas también se puede suavizar aplicando un paño o algodón humedecido en agua tibia y un limpiador facial suave. Mantenga el paño sobre los ojos durante unos segundos para ablandar el adhesivo. Comience por el ángulo exterior y saque las pestañas con cuidado para no arrancar las pestañas naturales del cliente. Tire de las pestañas en tiras en forma paralela a la piel, no hacia afuera. Utilice almohadillas o hisopos de algodón húmedos para quitar los restos de maquillaje y adhesivo del párpado.

┌─ **REALIZAR** ─┐
Procedimiento 12-2
Aplicación de pestañas artificiales

✓ **VERIFICACIÓN**

22. Nombre y describa los dos tipos de pestañas artificiales.

¡PRECAUCIÓN!

No todos los tintes son seguros y de uso legal, por lo que debe consultar las leyes y regulaciones locales para determinar cuáles están permitidos en su área. El uso de tintes ilegales puede hacer que pierda su licencia y le apliquen multas.

- No utilice tintes con derivados de la anilina (a base de alquitrán mineral). No están aprobados por la FDA y pueden causar ceguera.
- Los vendedores al por menor venden algunos tintes en el mercado, pero son ilegales en los Estados Unidos.
- Las tinturas vegetales pueden estar permitidas en algunas regiones, pero no funcionan de la misma manera y duran menos.
- En algunas regiones, está prohibido el uso de cualquier tipo de producto de coloración para teñir las pestañas y cejas.
- La coloración permanente nunca debe utilizarse en las cejas.

Describir los tintes para pestañas y cejas en un cliente al que aplicará maquillaje

Los tintes para cejas y pestañas se utilizan para oscurecer las pestañas y las cejas. En el caso de los clientes con cabello claro, es bueno contar con un color que dure algunas semanas, en lugar de tener que utilizar lápiz para cejas o resignarse a tener pestañas claras si no se aplican rímel. El uso de tintes resulta práctico en aquellas personas que tienen suficiente vello para oscurecer. Si el vello es escaso, puede ser que el tinte no se destaque lo suficiente como para ser eficaz. La tintura es un procedimiento rápido que puede ser un gran servicio adicional para los procedimientos faciales o la depilación con cera.

La aplicación debe coincidir perfectamente con la forma de las cejas. Es muy importante evitar que el tinte entre en contacto con la piel, a menos que sea necesario para la zona de las cejas. El color se fija muy rápido, así que cualquier exceso que haya quedado sobre la piel debe retirarse enseguida, de lo contrario, podría permanecer durante semanas. Se puede aplicar tinte en las pestañas o las cejas, los clientes no siempre desean una aplicación en ambas áreas.

Otros servicios para pestañas

EXTENSIÓN DE PESTAÑAS

La extensión de pestañas son hebras de cabello natural o sintético que se aplican una por una a las pestañas naturales con un adhesivo especial. Para aplicar las extensiones, se utilizan pinzas de punta fina. La aplicación de un juego de pestañas puede demorar hasta dos horas. Las aplicaciones parciales y los retoques toman menos tiempo.

La adhesión durará lo que dura el ciclo de vida natural de las pestañas, es decir, alrededor dos meses. Es necesario rellenar y retocar las pestañas a medida que crecen los vellos y sustituir las extensiones anteriores. Para que las extensiones de pestañas duren, la aplicación de maquillaje y la limpieza deben ser suaves en esta zona. Se recomienda buscar información sobre la calidad y seguridad del adhesivo. Antes de realizar este difícil procedimiento, es necesario que el esteticista se capacite y practique lo suficiente.

┌─── REALIZAR ───
Procedimiento 12-3
Tintura para cejas y pestañas

Permanente de pestañas

La permanente de pestañas es un proceso químico mediante el cual se rizan las pestañas. Se recomienda buscar información sobre la calidad y seguridad de la solución de permanente. Antes de realizar este delicado procedimiento, es necesario que el esteticista se capacite y practique lo suficiente. Consulte siempre con el organismo regulador correspondiente si es legal ofrecer servicios de permanente de pestañas.

✔ **VERIFICACIÓN**

23. ¿Cuál es el ingrediente que no debe utilizarse y que se encuentra en los productos para teñir pestañas?
24. ¿Cuánto duran las extensiones de pestañas? ¿Cuál es la mejor forma de aplicarlas para que duren el mayor tiempo posible?

Definir la aplicación del maquillaje permanente

Para realizar el maquillaje permanente, se necesita mucha capacitación. En esta sección, la intención es describir de manera breve el tema y hacer saber que en muchos estados se necesita una autorización especial, además de una licencia de esteticista. Es importante abordar el tema, ya que es un campo que crece con rapidez y atrae a los esteticistas porque es una posible fuente de ingreso.

El **maquillaje permanente** es una técnica de implantación cosmética que deposita un pigmento de color en el estrato reticular superior de la dermis, similar a realizarse un tatuaje (**Figura 12–45**). Las técnicas especializadas que se utilizan en la aplicación de cosméticos permanentes se suelen conocer como *micro-blading, micropig-*

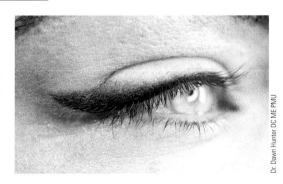

▲ **Figura 12–45** Aplicación de maquillaje permanente.

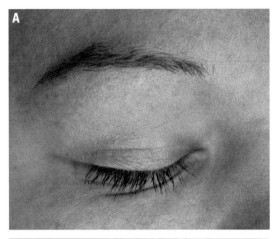

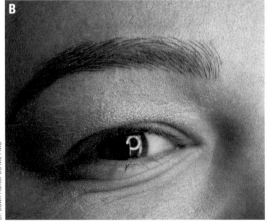

▲ **Figuras 12-46a y 12-46b** Antes (a) y
después (b) de la micropigmentación.

mentación, implantación de micropigmentos o *dermopigmentación*. El camuflaje de cicatrices y el arte corporal también se ofrecen como aplicaciones de cosméticos permanentes, aunque los servicios más solicitados son el tatuaje de cejas y el delineado de ojos.

Un área específica para las cejas de continuo crecimiento se conoce como *micropigmentación*. La micropigmentación se define como un tatuaje o técnica de maquillaje semipermanente donde se utiliza un pequeño aparato portátil con agujas diminutas para añadir pigmentos a la piel. Se considera semipermanente porque el color se desvanece y se necesitan retoques. Consulte en su estado los requisitos necesarios para realizar esta técnica, ya que es una técnica avanzada que requiere capacitación adicional.

Los procedimientos de aplicación de cosméticos permanentes se realizan mediante diversos métodos, los cuales incluyen las máquinas tradicionales para tatuajes, las máquinas o lapiceras giratorias y los métodos manuales (**Figura 12–46**). Este proceso incluye una consulta inicial, la aplicación del pigmento y por lo menos una o más visitas de seguimiento para ajustar la forma, el color o la densidad del pigmento.

Técnicamente, las aplicaciones de cosméticos permanentes se consideran permanentes debido a que el color se implanta en el estrato reticular superior de la dermis y no se puede quitar. Sin embargo, al igual que con cualquier tatuaje, la aplicación suele desteñirse, por lo que es necesario realizar un mantenimiento y retoques periódicos.

Los esteticistas, los tatuadores y los técnicos en medicina realizan este tipo de servicios. Los requisitos de licencia y capacitación varían según el estado. Es necesario realizar un programa de capacitación exhaustivo y adquirir experiencia práctica antes de prestar estos servicios. Se recomienda a los clientes que elijan con cuidado al técnico: deben tener en cuenta la capacitación y experiencia, además de analizar la carpeta de trabajos. Es fundamental recordar que la forma y la aplicación del pigmento en el lugar adecuado son tan importantes como el color correcto. Este es un procedimiento permanente y, de ninguna manera, hay lugar para errores. Para realizar este servicio, debe tener buen pulso y prestar atención a los detalles.

Consideraciones para el maquillaje permanente

El procedimiento inicial suele demandar entre 1 hora y 2 horas y media. Los procedimientos de retoque no suelen demorar tanto tiempo. La mayoría de los clientes se sienten un poco incómodos. Esto varía según la resistencia al dolor de cada persona y la destreza del técnico que realiza el servicio. Por lo general, la zona tratada se inflama un poco. Si bien las cejas pueden mostrar un poco de hinchazón después del procedimiento, el contorno de los ojos y los labios se hinchan más, donde el edema (inflamación) puede durar de

2 a 72 horas. Durante el procedimiento, puede haber un poco de sangrado y magulladuras. Suele haber un poco de sensibilidad en la zona durante algunos días. El color es mucho más oscuro durante los primeros 6 a 10 días.

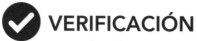
VERIFICACIÓN

25. Defina el maquillaje cosmético permanente.

Describir los beneficios que brinda una carrera en maquillaje

Los artistas del maquillaje cumplen una función importante en el campo de la estética. Existen muchas oportunidades laborales para los artistas del maquillaje en las clínicas y en la industria del cine, el video, el teatro y la moda. Estas formas de arte proporcionan a las personas una oportunidad de ser creativas. Como parte natural de la lista de servicios integrales de spas y salones, los servicios de maquillaje complementan otros servicios que ofrecen los esteticistas.

Para prosperar en este negocio, es importante estar al tanto de las tendencias actuales, promocionarse a sí mismo y tener buena presencia.

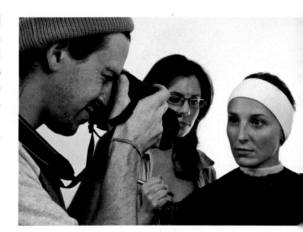
▲ **Figura 12–47** Fotografía comercial.

- Los fotógrafos comerciales suelen trabajar con artistas del maquillaje independientes. En la fotografía de la moda, el artista del maquillaje trabaja con modelos (**Figura 12–47**). A menudo, los diseños de revistas y publicidades requieren peinados y maquillajes muy a la moda para llamar la atención hacia los productos o la ropa.

- Otra posibilidad emocionante para el artista del maquillaje puede ser la televisión, el teatro, el cine y los espectáculos de moda. En este campo altamente competitivo, tal vez necesite mayor tiempo de aprendizaje y afiliarse a un sindicato.

- Otra opción de los artistas del maquillaje es la profesión en la ciencia funeraria. Muchas personas creen que ver a la persona fallecida tiene un efecto psicológico consolador en la familia y los amigos angustiados y es una costumbre muy practicada. La capacitación incluye el estudio del arte de restauración, que es la preparación del difunto. El trabajo de restauración requiere un alto grado de destreza y debe realizarse bajo la dirección de un agente funerario. En esta profesión, el esteticista o cosmetólogo trabaja solo en la preparación y aplicación de cosméticos.

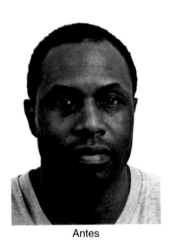

Artistas del maquillaje independiente

Los artistas del maquillaje independientes brindan servicios fuera del salón para sesiones fotográficas, filmaciones de videos y otros eventos (**Figura 12–48**). Los estudios cinematográficos, las producciones teatrales, los eventos de moda y otros eventos especiales solicitan artistas del maquillaje en el lugar. Los hombres también necesitan maquillaje para participar de videos, eventos de moda y publicaciones impresas (**Figura 12–49**).

Ser un artista del maquillaje independiente es una parte emocionante y vertiginosa en el negocio del maquillaje. Puede ser un desafío trabajar en el lugar del evento. Debe ser flexible, rápido y organizado para seguir el ritmo del equipo y el cronograma. El área de trabajo puede ser pequeña y la iluminación adecuada no está siempre disponible, pero es gratificante ver el resultado del trabajo en acción. Ser un artista del maquillaje independiente puede ser una carrera interesante y lucrativa (**Figura 12–50**).

▲ **Figura 12–48** Servicios de artistas del maquillaje independientes fuera del salón.

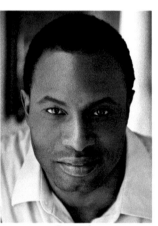

Antes   Después

▲ **Figura 12–49** Maquillaje para hombres.

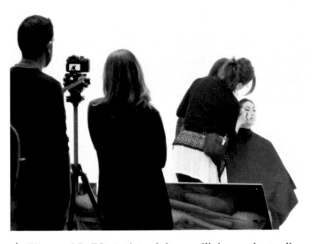

▲ **Figura 12–50** Artista del maquillaje en el estudio.

¿SABÍA QUE...?

Una prueba, o sesión de prueba, es un término de la industria de la fotografía que describe una sesión planificada para explorar nuevas ideas creativas o una solución técnica. Por lo general, todas las personas en el estudio (el modelo, el asesor de guardarropa, el estilista y el fotógrafo) crean una imagen o una serie de imágenes sin cobrar. Y estas imágenes suelen estar disponibles para la autopromoción de todos los participantes. Dedicar parte de su tiempo a una prueba de fotografía es una gran manera de obtener experiencia y crear imágenes profesionales para su carpeta de trabajos sin gastar demasiado dinero.

Un artista del maquillaje con capacitación y certificación en estética posee una ventaja distintiva. Como artista del maquillaje, descubrirá que los clientes tienen muchas dudas sobre la piel. La piel es el lienzo donde se aplica el maquillaje y, por lo tanto, es importante comprender su estructura y función. Saber cómo trabajar con las necesidades del cuidado de la piel del cliente ayudará a crear confianza en sus destrezas para brindar otros servicios y vender productos.

MARKETING DE LOS SERVICIOS DE MAQUILLAJE INDEPENDIENTES

Cree cuentas en las redes sociales para el trabajo de maquillaje independiente, aparte de sus cuentas personales. Publique imágenes que muestren el antes y después del trabajo y publique las imágenes más creativas como ejemplo en el perfil de Instagram. Estas son dos maneras efectivas y económicas de generar seguidores. Asegúrese de contar con el permiso por escrito de cada cliente o modelo para utilizar su imagen con fines comerciales. Para eso, puede encontrar cesiones estándar de derechos de imagen en línea. Además, debe comentarles a todos que es un artista del maquillaje independiente. Comunicarse con fotógrafos y compañías productoras en el área puede ayudarlo a establecer relaciones que generen un trabajo pago.

Consejos sobre la comercialización del maquillaje

- Informe sobre los servicios de maquillaje a los clientes que se realicen tratamientos faciales.
- Ofrezca consultas gratuitas.
- Entregue su tarjeta de negocio o folletos a fotógrafos, tiendas para novias, estudios de televisión y agencias publicitarias.
- Establezca una relación con consultorios médicos (dermatología, cirugía estética).
- Cuente con una carpeta de antecedentes de buena calidad para compartir con clientes potenciales. Realizar una sesión fotográfica profesional es importante para crear una carpeta de antecedentes si desea especializarse en el maquillaje independiente.
- Asista a los eventos para novias y publicite en las publicaciones para novias.
- Promociónese en lugares para eventos donde se lleven a cabo grandes funciones.
- Piense en otras tiendas al por menor y lugares donde pueda ofrecer consultas gratuitas.
- Aproveche todas las redes sociales, los medios y los sitios de comercialización por Internet.

CREACIÓN DE UN KIT DE MAQUILLAJE PORTÁTIL

Crear un kit de maquillaje especial para el trabajo independiente puede ser una experiencia divertida. Cada vez que salga con el kit, notará qué más puede agregar para que el trabajo independiente sea más sencillo.

Comience con una caja resistente con muchos compartimentos para mantener las herramientas y el maquillaje seguros durante el traslado hacia la ubicación del trabajo. La caja debe contar con espacio suficiente, es conveniente que pueda apilarse y debe tener ruedas. Como alternativa, un carrito de mano plegable puede ser una buena solución. En especial, cuando trabaje en grandes estudios o pasillos largos.

Agregue estos elementos básicos a su kit de maquillaje (consulte la Tabla 12–4):

- una amplia gama de colores de bases y polvos para todos los tonos de piel;
- una variedad de tonos y acabados de sombras, delineadores y lápices para cejas, y sacapuntas;
- rímel común y resistente al agua en color negro y marrón

¿SABÍA QUE...?

La división de nuevos rostros de las agencias de modelos representa a los modelos prometedores. Todos los modelos nuevos necesitan fotografías para las carpetas de trabajo y otras promociones. Conocer al agente de contratación de los nuevos modelos puede generar una relación beneficiosa. Además, muchas agencias de modelos representan a artistas del maquillaje.

ACTIVIDAD

Arme un kit de maquillaje

Arme un kit de maquillaje portátil que pueda llevar con usted para los eventos especiales.

- colorete para todos los tipos de piel, en varios colores de claros a más intensos, y una variedad de acabados, que incluya rubor brillante, mate y cremoso para piel seca
- delineadores de labios, sacapuntas para los delineadores, labiales, brillos e hidratante labial claro (tanto como para hombres, mujeres y niños)
- un juego profesional de brochas para maquillaje y limpiador de brochas, con brochas adicionales así no tiene que esperar a que las brochas se sequen para trabajar con otro modelo
- un juego de brochas y aplicadores desechables y de un solo uso, además de esponjas, pañuelos de papel e hisopos de algodón
- insumos para el cabello: pinzas, bandas, laca, cepillo, peine, horquillas
- otros insumos: pinzas, tijeras, pasadores de seguridad, aceite para la piel, sanitizante de manos, espejo, toallitas, pajillas para beber (para proteger el labial), capa para maquillaje
- pestañas artificiales, adhesivo y rizador de pestañas
- para el exterior: sombrilla, protector solar y agua
- según sea necesario: mesa portátil pequeña, silla, cortina de ducha y tela para tener privacidad, cinta aislante, luces e iluminación, extensión de cable y tomacorriente múltiple
- paños desmaquilladores y desmaquillador de ojos
- otros accesorios para el estilista e insumos para el lugar: toallas de papel, pañuelos de papel, bocadillos, mentas, gotas para ojos, apósitos, lágrimas artificiales, aerosol antihistamínico, kit de emergencia para lavar los ojos, cesto de basura, etc.

 VERIFICACIÓN

26. ¿Qué es una sesión de prueba?
27. ¿Por qué es importante promocionarse como artista del maquillaje y cómo puede hacerlo?

Promover los servicios minoristas como artista del maquillaje

La venta al por menor de cosméticos es una parte importante del negocio. También es una forma eficaz de aumentar los ingresos. La mayoría de los salones pagan una comisión de entre 5 y 10 por ciento por los productos vendidos por los esteticistas.

Como profesional con licencia, tendrá acceso a marcas para consumidores o comerciales y privadas. Muchas de las marcas nacionales poseen programas para que los artistas profesionales del maquillaje obtengan descuentos del precio minorista.

Cuando piense en vender una línea de maquillaje en el salón o spa, elija una con la cual le guste trabajar y se sienta cómodo al recomendársela a los clientes. Esto hará que la venta al por menor sea más fácil. Tenga en cuenta la capacitación y el apoyo que la empresa puede brindar. El conocimiento es esencial cuando trabaja con productos que utilizará y venderá. Elija una línea que cuente con garantía de calidad con una empresa estable que ofrezca productos en una amplia variedad de bases, así puede adaptarse a todos los tonos y tipos de piel.

Una de las mayores dificultades que los clientes enfrentan al comprar cosméticos es encontrar los colores y acabados adecuados. Durante el servicio de maquillaje, deje que el cliente conozca los productos que utiliza y póngalos a su disposición. Es una forma efectiva y conveniente para que el cliente compre los productos y repita el estilo en el hogar.

También debe contar con una sección de venta al por menor que exhiba productos y sea accesible a los clientes (**Figura 12–51**). Tenga disponibles probadores para que los clientes se diviertan al probar los productos. Ayúdelos a mantener los probadores limpios y utilizar aplicadores de un solo uso para evitar la contaminación.

Contar con una exhibición atractiva, una variedad de opciones de maquillajes y conocer bien los productos que ofrece es una obligación al responder las preguntas de los clientes y para ayudarlos a seleccionar los mejores artículos que disfrutarán en el hogar o en esa ocasión especial.

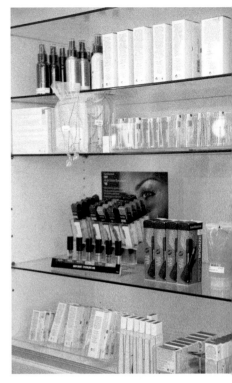

▲ **Figura 12–51** Sección de venta de maquillaje.

ACTIVIDAD

Practicar técnicas de entrevistas

Pídales a los estudiantes que entrevisten a vendedores profesionales (de cualquier campo) y que expliquen los tres consejos más importantes que darían para realizar ventas. Luego, analicen esto en clase para destacar las mejores formas de abordar una venta.

El precio de los servicios y productos será diferente según la ubicación geográfica del salón y la demografía del área. Las aplicaciones para eventos especiales, cambios de imagen y cursos son más costosas que las aplicaciones básicas.

Recursos web

www.makeupabout.com
www.safecosmetics.org

 VERIFICACIÓN

28. Enumere los factores que debe tener en cuenta al promover los servicios de ventas al por menor.

Procedimiento 12-1:
Aplicación profesional del maquillaje

Implementos y materiales

- ☐ Productos para el cuidado de la piel
- ☐ Limpiador
- ☐ Tonificante
- ☐ Crema hidratante (prebase para la piel opcional)
- ☐ Acondicionador de labios

MAQUILLAJE
- ☐ Corrector
- ☐ Iluminador
- ☐ Color de contorno
- ☐ Base
- ☐ Polvo
- ☐ Sombra
- ☐ Delineador de ojos
- ☐ Rímel
- ☐ Rubor
- ☐ Delineador de labios
- ☐ Lápiz de labios
- ☐ Brillo labial
- ☐ Otros: bronceantes, artículos especiales

INSUMOS
- ☐ Capa e insumos de cobertura
- ☐ Fichas del cliente
- ☐ Solución desinfectante registrada en la EPA
- ☐ Pinza o banda para la cabeza
- ☐ Toalla de mano
- ☐ Peine para pestañas
- ☐ Rizador de pestañas
- ☐ Cesto para residuos con tapa
- ☐ Brochas para maquillaje
- ☐ Espejo
- ☐ Sacapuntas
- ☐ Tijeras pequeñas
- ☐ Pinzas

ELEMENTOS DE UN SOLO USO
- ☐ Espátulas
- ☐ Algodón (hisopos y esferas)
- ☐ Aplicadores de rímel
- ☐ Esponjas
- ☐ Pañuelos de papel
- ☐ Aplicadores
- ☐ Toallas de papel

Hay muchas maneras de abordar la aplicación de maquillaje. El siguiente ejemplo es una de las maneras. Con el tiempo, encontrará la rutina adecuada para usted y los clientes. Desarrollar su estilo personal lo ayudará a diferenciarse de otros artistas y hará que el proceso sea más eficaz. Una aplicación de maquillaje completa incluye la consulta, la preparación, la aplicación y los procedimientos de limpieza (consulte las Tablas 12–1, 12–2 y 12–3).

Preparación

- Realizar los "Procedimientos 7-1 y 8–1: Procedimientos previos al servicio".
- Comience con la preparación de algunas selecciones de colores: neutros, fríos o cálidos.
- Se debe exfoliar e hidratar la piel del cliente para que la aplicación del maquillaje sea exitosa. Esto debe realizarse antes del procedimiento, pero si tiene tiempo adicional, el cliente puede lavarse y exfoliarse el rostro en un lavamanos. Para esto, puede pedirle que llegue más temprano.

Procedimiento

1 **Determine las necesidades del cliente** y elija los productos y colores correspondientes. Es apropiado hablar del cuidado de la piel o de la depilación con cera con un cliente al que aplicará maquillaje. Complete todo el cuestionario del cliente (consulte la Tabla 12–6) y asegúrese de realizar las siguientes preguntas:

- ¿Utiliza lentes de contacto o tiene una piel sensible?
- ¿Qué tipo de estilo le gustaría lograr?
- ¿Qué tipo de productos de maquillaje utiliza normalmente?
- ¿Qué colores de ropa suele utilizar?
- ¿Asistirá a una ocasión o evento especial?

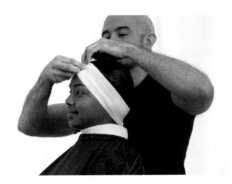

2 **Lávese las manos.**

3 **Cubra al cliente** y utilice una pinza o banda para sujetar el cabello y mantenerlo lejos del rostro.

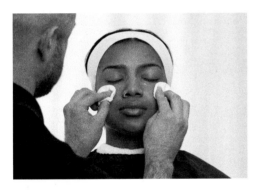

4 **Limpiador**: después de lavarse las manos, limpie el rostro del cliente si está utilizando maquillaje o si la piel está grasa.

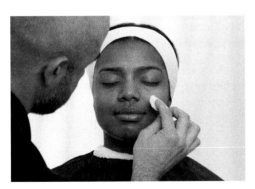

5 **Tonificante**: utilice un algodón para aplicar el tonificante, eliminar cualquier resto de maquillaje y restaurar el equilibrio del pH de la piel.

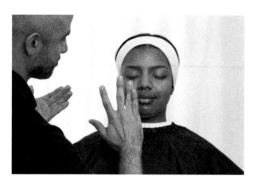

6 **Crema hidratante**: aplique una pequeña cantidad de hidratante para preparar la piel para el maquillaje. Aplique una prebase si corresponde.

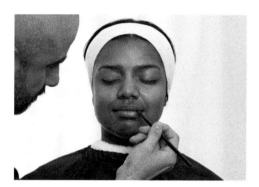

7 **Acondicionador de labios**: utilice una espátula nueva de un solo uso para retirarlo del recipiente. Aplique con una brocha descartable o desinfectada. Para darle más tiempo para que penetre e hidrate los labios, aplique el acondicionador de labios al principio de la aplicación del maquillaje.

Nota: Si los labios están agrietados, pídale al cliente que retire la piel seca con un paño húmedo, paños estéticos o un exfoliante para labios antes de comenzar el servicio. En este caso, no se recomiendan las toallas o los pañuelos de papel porque son secos y dejan pelusas en los labios.

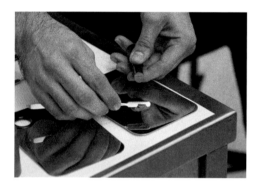

8 **Corrector**: con una espátula, saque el producto del recipiente. Seleccione un color similar al de la base y del mismo colore que la piel.

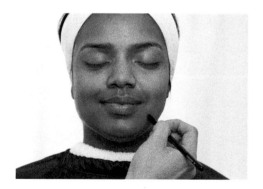

9 Empareje la piel cerca de las áreas donde desea cubrir los tonos oscuros (debajo de los ojos, sobre manchas de color rojo u oscuras). Para el realce, puede utilizar un corrector un tono más claro. Aplíquelo con una brocha o esponja, con movimientos cortos.

Nota: Siempre utilice cremas y líquidos antes de aplicar los polvos para matizar con facilidad. Si va a utilizar un corrector en polvo o polvo para el color de contorno, aplíquelos después de la base.

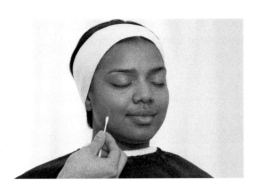

10 **Base**: seleccione algunos colores con los que desee trabajar para matizar y emparejar la piel. Utilice una espátula para retirar el producto del recipiente y luego coloque el producto sobre la paleta o directamente sobre una esponja descartable. Aplíquela sobre la línea de la mandíbula para corroborar que coincida con el color de la piel.

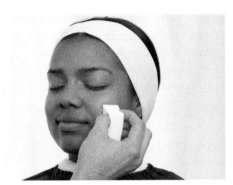

11 Cubra la piel con una delgada capa del producto realizando movimientos parejos. Matice a lo largo de la mandíbula y los bordes del rostro. Extienda hacia abajo en dirección al crecimiento del vello facial y también hacia abajo alrededor del contorno del cuero cabelludo. Dé palmaditas suaves alrededor de los ojos.

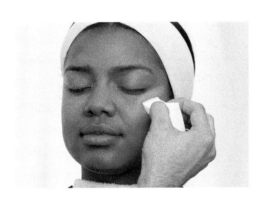

12 **Iluminador**: con una espátula, saque el producto del recipiente. Aplique un color más claro que el tono de piel del cliente para acentuar y resaltar las facciones a lo largo del hueso de las cejas, las sienes, el mentón o los pómulos. Con una brocha o esponja, matice bien.

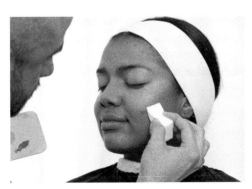

13 **Contorno**: con una espátula, saque el producto del recipiente. Aplique una pequeña cantidad de un tono más oscuro debajo de los pómulos y en otros rasgos que desee que parezcan más pequeños. Matice bien.

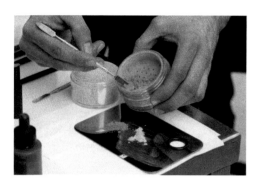

14 **Polvo**: coloque un poco de polvo en una paleta o pañuelo de papel limpio para evitar la contaminación cruzada.

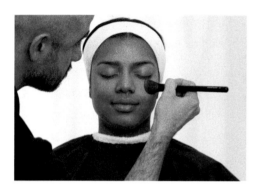

15 Aplíquelo en la brocha y retire el exceso con golpecitos sobre el pañuelo de papel. Utilice una brocha para polvos y extiéndalo por toda la superficie del rostro para fijar la base.

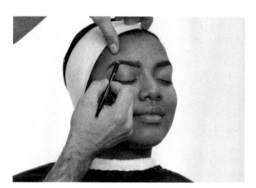

16 **Cejas**: utilice un tono parecido al color del cabello o uno que le guste al cliente. Posicione la mano justo por encima de la ceja y aplique el color con movimientos cortos, puede aplicarlo con una sombra mediante una brocha o con un lápiz.

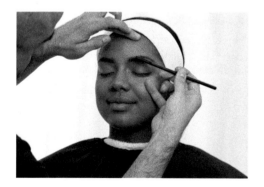

17 Extiéndalo con una brocha o esponja de maquillaje en la dirección opuesta al crecimiento del vello para matizar. Luego, vuelva a alisar las cejas con un cepillo para cejas.

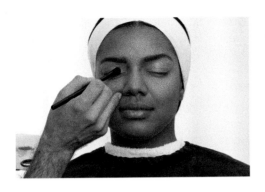

18 Sombra

Tono claro: elija un color de base claro y aplíquelo en todo el párpado, desde el contorno de las pestañas hasta la ceja. Aplique el color hasta la comisura externa del ojo y suba hasta la parte externa de la ceja. Para sostener con firmeza la mano y evitar lesiones en los ojos, coloque con suavidad la base de la mano sobre la mejilla del cliente. En algunas ocasiones, se utiliza un pañuelo de papel debajo de la mano. Para el ojo, posicione la mano justo por encima de la ceja.

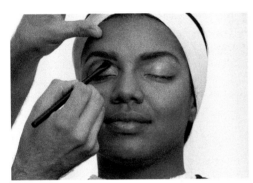

19 *Tono oscuro*: aplique un tono oscuro en el pliegue, parcialmente en la parte superior del pliegue y parcialmente debajo de él. Primero, elimine el exceso de polvo de la brocha con golpecitos. Nunca sople la brocha. Aplique mayor color en la comisura externa del ojo y hacia el área del pliegue sobre la parte interna del iris.

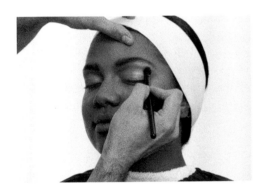

20 Este color oscuro cubre tres cuartos de la zona sobre la parte exterior del ojo. Matice el color.

Opcional: aplique delineador de ojos antes de aplicar la sombra oscura.

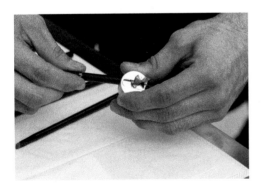

21 Elija un delineador de ojos: sáquele punta al delineador antes y después de cada uso. También se puede utilizar sombra como un delineador húmedo con una brocha limpia o de un solo uso para delinear. La sombra de ojos se puede aplicar como delineador con una brocha fina húmeda. También se puede aplicar la sombra seca con una brocha fina y firme para obtener una apariencia más natural. Asegúrese de que el delineador no sea demasiado áspero o seco porque, de lo contrario, no se deslizará bien sobre el ojo. Para utilizar delineadores líquidos, se necesitan aplicadores descartables o que se puedan desinfectar. Cada vez que desee sumergir el aplicador en el líquido, deberá utilizar uno nuevo.

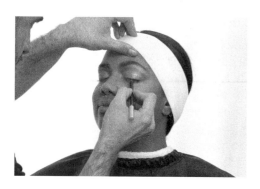

22 **Aplique delineador de ojos**: pídale al cliente que cierre los ojos al aplicar el delineador en la parte superior de los párpados, cerca de las pestañas.

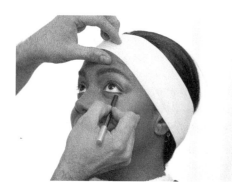

23 Pida al cliente que mire hacia arriba y hacia otro lado para aplicar el delineador debajo de los ojos. Aplique el delineador debajo de las pestañas inferiores.

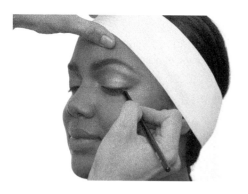

24 **Termine de colocar el delineador de ojos y matice**: coloque el delineador tres cuartos hacia el centro del ojo desde la comisura externa del ojo, con un acabado suave en la parte interior del iris. Matice para difuminar el color. Si coloca delineador más cerca de la nariz, puede hacer que los ojos luzcan más juntos. Delinear solamente la comisura externa hace que los ojos parezcan más separados. Asegúrese de que la línea no se detenga de manera abrupta. Matice el delineador con una brocha pequeña y firme.

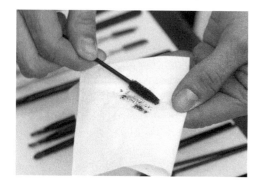

25 **Rímel**: sumerja el aplicador descartable y luego elimine el exceso de producto.

Nota: Algunos artistas prefieren comenzar por las pestañas inferiores para evitar que el rímel toque la parte superior del área del ojo cuando el cliente mira hacia arriba para la aplicación en la parte inferior.

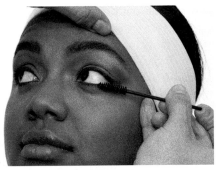

26 **Aplique en las pestañas inferiores**: pida al cliente que baje el mentón mientras mira hacia arriba para aplicar el rímel en las pestañas inferiores. Asegúrese de posicionar la mano con suavidad sobre el rostro para tener mayor control. Cepille y separe las pestañas antes de que el rímel se seque.

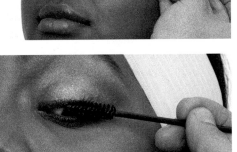
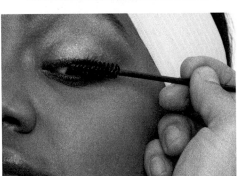

27 **Aplique en las pestañas superiores**: elimine el exceso de producto del aplicador. Solicite al cliente que mire hacia abajo y que se concentre en un punto para aplicar el rímel en las pestañas superiores, desde la base hacia las puntas. Asegúrese de posicionar la mano con suavidad sobre el rostro para tener mayor control. Para evitar que se estropee, utilice un cepillo para pestañas antes de que el producto se seque y antes de que el cliente mire hacia otro lado.

Nota: Utilice un hisopo de algodón o una brocha pequeña y firme con un poco de base o polvo para corregir o borrar las manchas.

Opcional: rice las pestañas antes de aplicar el rímel. Sostenga el rizador sobre la base de las pestañas sin tirar y abra el rizador antes de retirarlo de las pestañas.

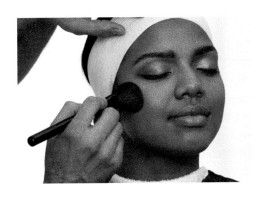

28 **Rubor**: el orden en el que aplica el rubor es una cuestión personal. (Nota: Si emplea un rubor cremoso, aplíquelo antes de los polvos). Elimine el exceso de polvo de la brocha con golpecitos. Aplique rubor justo debajo de los pómulos y matice hacia arriba y abajo a lo largo del pómulo. Para obtener los mejores resultados, el color no debe sobrepasar la línea de la sien ni aplicarse más abajo de la línea de la nariz. El área principal del rubor es a una distancia de las fosas nasales no menor que a la altura del centro de las pupilas y no más cerca del maxilar que la línea imaginaria que puede trazar desde la punta de la nariz hasta la mitad de la oreja. Además, el rubor debe matizarse con el contorno del cuero cabelludo, pero no en él. Una aplicación más horizontal del rubor hará que el rostro parezca más ancho, mientras que una aplicación más vertical hará que luzca más angosto. Generalmente, seguir la línea de los pómulos es lo mejor.

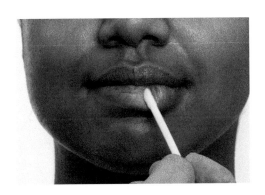

29 **Opcional: Acondicionador de labios**: este paso se realiza si los labios están secos o no aplicó hidratante de labios. Con una espátula, saque el producto del recipiente. Utilice una brocha descartable para aplicar el producto. Aplique un hidratante de labios, así puede penetrar e hidratar los labios antes de comenzar a aplicar el delineador.

Nota: Algunos artistas utilizan una prebase o base en los labios debajo del labial para que dure más.

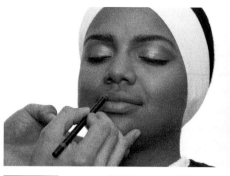

30 **Delineador de labios**: sáquele punta al delineador. Solicite al cliente que sonría y estire los labios. Posicione la mano sobre la comisura de la boca. Con los labios bien estirados, el delineador y la brocha del lápiz de labio se deslizan más fácilmente. Primero, delinee los contornos externos de los labios con movimientos firmes y cortos. Luego, rellénelos y utilice el delineador como lápiz de labios. Esto hace que el lápiz de labios y el color duren más.

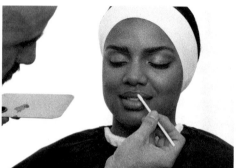

31 **Lápiz de labios**: con una espátula, saque el producto del recipiente. Pídale al cliente que elija un color entre dos o tres opciones. Aplique el lápiz de labios de manera uniforme con una brocha para labios. Apoye el dedo anular cerca del mentón del cliente para mantener firme la mano. Solicite al cliente que relaje los labios y que los separe un poco. Aplique el labial. Después, pídale al cliente que sonría un poco para que pueda suavizar el labial en las hendiduras.

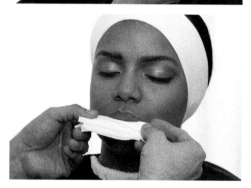

32 **Seque los labios con un pañuelo de papel** para eliminar el exceso de producto y fijar el labial. Termine con un acabado de brillo, si lo desea.

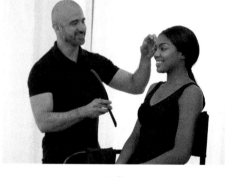

33 **Muéstrele al cliente la aplicación terminada**: quite la capa y las pinzas para el cabello para que puedan ver el estilo final. Analice cualquier necesidad que el cliente tenga acerca de los productos o colores.

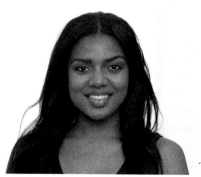

ESTILO TERMINADO

ETAPA POSTERIOR AL SERVICIO

- Complete los "Procedimientos 7-2 y 8–9: Procedimientos posteriores al servicio".

Procedimiento 12-2:
Aplicación de pestañas artificiales

Nota: Este procedimiento es para la aplicación de pestañas en tiras y las individuales.

Implementos y materiales

INSUMOS
☐ Desinfectante
☐ Banda o pinza para sujetar el cabello
☐ Pinzas
☐ Peine o cepillo para pestañas
☐ Rizador de pestañas
☐ Espejo de mano
☐ Tijeras pequeñas (de manicura)
☐ Luz ajustable
☐ Bandeja de adhesivos o papel de aluminio donde colocar el adhesivo
☐ Vaso Dappen o paleta pequeña desinfectada donde colocar las pestañas antes de la aplicación
☐ Capa para maquillaje
☐ Sanitizante de manos
☐ Recipiente de residuos con tapa

PRODUCTOS
☐ Pestañas artificiales
☐ Limpiador de párpados y pestañas
☐ Adhesivo para pestañas
☐ Producto para eliminar el adhesivo para pestañas
☐ Desmaquillador de ojos

ELEMENTOS DE UN SOLO USO
☐ Hisopos de algodón
☐ Almohadillas de algodón
☐ Palillo u horquilla
☐ Aplicador de rímel
☐ Toallas de papel

Preparación

- Realizar los "Procedimientos 7-1 y 8–1: Procedimientos previos al servicio".
- Decida con el cliente el largo deseado de las pestañas y el efecto que busca lograr.
- Lávese las manos y póngase guantes.
- Ubique al cliente en la silla para maquillaje con la cabeza a una altura cómoda para trabajar. El rostro del cliente deberá estar bien iluminado, pero evite que la luz llegue directamente a los ojos. Trabaje desde atrás o al costado del cliente. Siempre que sea posible, evite trabajar justo enfrente del cliente.
- Si el cliente utiliza lentes de contacto, debe quitárselos antes de iniciar el procedimiento.
- Si el cliente solo quiere aplicarse pestañas artificiales y usted aún no lo ha hecho, retire el rímel para que el adhesivo para pestañas se pegue correctamente. Trabaje con cuidado y delicadeza. Siga con atención las instrucciones del fabricante.

Nota: Si la aplicación de pestañas artificiales se realiza junto con una aplicación de maquillaje, complete el maquillaje sin aplicar rímel a las pestañas y luego termine con las pestañas postizas. Después, agregue el rímel, que suele ser solo necesario en las pestañas inferiores.

Procedimiento

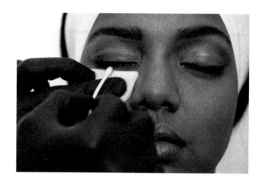

1 Peine las pestañas del cliente para asegurarse de que estén limpias y sin sustancias extrañas, como partículas de rímel.

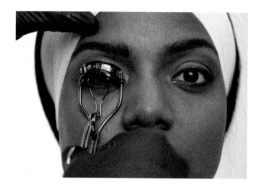

2 Si las pestañas del cliente son rectas, se pueden rizar con un rizador de pestañas antes de aplicar las pestañas artificiales.

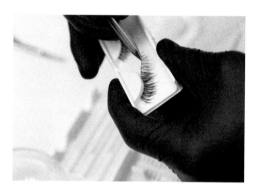

3 Retire con cuidado las pestañas en tiras del paquete. Para esto, puede utilizar las pinzas.

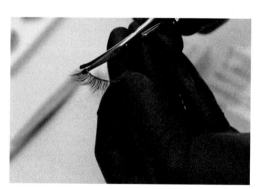

4 Comience con las pestañas superiores. Sosténgalas sobre el ojo para medir el largo. Utilice los dedos para doblar las pestañas en forma de herradura y hacerlas más flexible para que coincidan con el contorno del párpado. Si la tira de pestañas es muy larga y no coincide con la curva del párpado superior, recorte la punta externa.

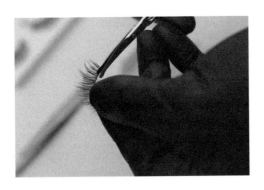

5 Recorte las pestañas postizas en tiras rectas, de manera que la longitud quede dispareja en el extremo (en formas de "w"), utilizando las puntas de las tijeras, si lo desea. Esto crea una apariencia más natural.

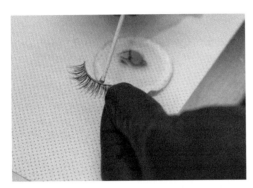

6 Con una brocha descartable o la punta redonda de un palillo, aplique una línea delgada de adhesivo en la base de las pestañas postizas y espere unos segundos para colocarlas.

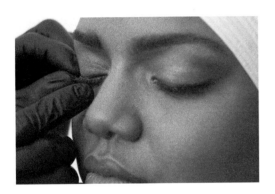

7 **Aplique las pestañas**

Pestañas en tiras: para aplicar las pestañas, sosténgalas de los extremos con los dedos o con una pinza. Comience con la parte más corta de las pestañas y ubíquelas sobre las pestañas naturales en el ángulo interior del ojo, hacia la nariz.

Nota: Si no afecta la adhesión de las pestañas postizas, puede aplicar delineador de ojos antes.

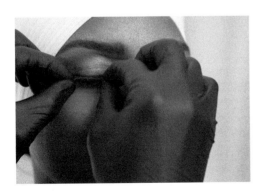

8 Aplique el resto de las pestañas artificiales lo más cerca posible de las pestañas naturales del cliente y no sobre la piel. Asegúrese de que no haya exceso de adhesivo y que el cliente pueda abrir los ojos después de la aplicación. Elimine cualquier exceso de adhesivo y vuelva a colocar las pestañas, según sea necesario.

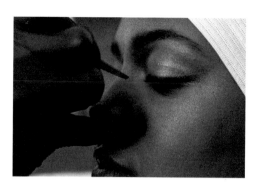

9 **Pestañas individuales**: con la ayuda de una pinza, coloque una a la vez hasta contar con cinco o seis pestañas espaciadas de manera uniforme a lo largo de la línea de las pestañas.

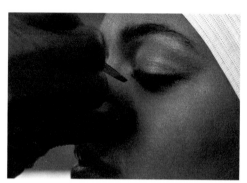

10 Utilice pestañas más largas en los bordes externos del ojo, medianas en el centro y cortas en la parte interna cerca de la nariz. Puede cortar el largo de las pestañas, según sea necesario.

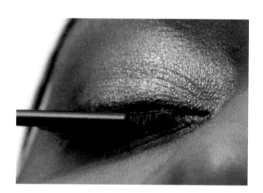

11 Utilice el extremo redondeado de la brocha delineadora o las pinzas para presionar la pestaña, sin adherir la brocha ni las pinzas al adhesivo. Sea muy cuidadoso y delicado al aplicar las pestañas. Elimine cualquier exceso de adhesivo y vuelva a colocar o a cepillar las pestañas, según sea necesario.

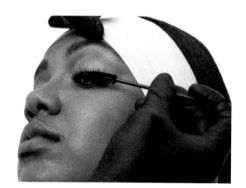

12 Si no afecta la adhesión de la pestaña postiza, puede aplicar delineador de ojos líquido para darle un acabado al estilo. Agregar una capa de rímel puede ayudar a que las pestañas postizas se adhieran mejor a las naturales.

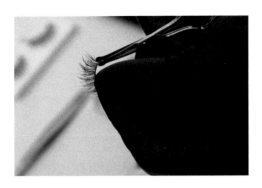

13 Opcional: aplique las pestañas inferiores, si se desea. Recorte las pestañas según sea necesario. No debe utilizar las tijeras cerca de las pestañas del cliente, ya que podría cortar las pestañas naturales por accidente. Siempre corte las pestañas lejos del cliente. Después de cortarlas, coloque las pestañas cerca del ojo para corroborar el tamaño. Si necesita cortarlas más, aléjelas de los ojos del cliente. Cuando estén listas, aplique adhesivo de la misma manera que lo hizo con las pestañas superiores. Coloque las pestañas encima o debajo de las pestañas inferiores del cliente. Aplique las pestañas más cortas hacia el centro del ojo y las más largas hacia la parte exterior.

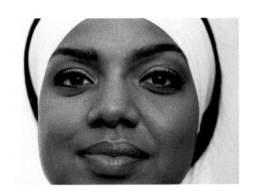

14 Revise la aplicación terminada y asegúrese de que el cliente esté cómodo con las pestañas. Recuérdele que debe tener cuidado especial con las pestañas artificiales al nadar, bañarse y al limpiarse el rostro. El agua, el aceite o los productos de limpieza aflojarán las pestañas artificiales. La aplicación de pestañas postizas en tiras dura un día y están diseñadas para quitarse por la noche.

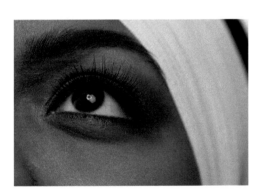

ESTILO TERMINADO

ETAPA POSTERIOR AL SERVICIO

- Complete los "Procedimientos 7-2 y 8–9: Procedimientos posteriores al servicio".

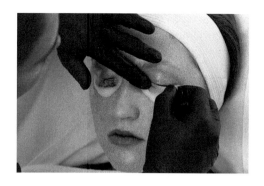

Nota: Algunos fabricantes pueden sugerir una segunda capa de papel protector que puede colocarse sobre las pestañas con tinte durante este periodo.

15 **Aplique el tinte para cejas**: aplique el color desde la parte interna hacia el borde externo de las cejas. No introduzca el mismo aplicador dos veces. Utilice uno nuevo y trabaje a lo largo de las cejas. **Precaución:** Las cejas pueden absorber el color con rapidez, por lo que debe estar listo para quitarlo de inmediato para evitar el exceso de color.

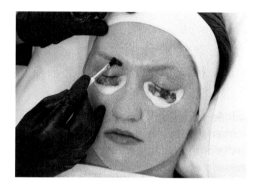 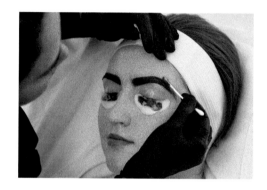

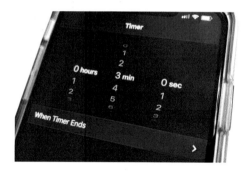

16 Inicie el temporizador y deje reposar durante tres minutos o según las indicaciones. Si necesita agregar oxidante a su kit en un paso diferente, utilice un aplicador nuevo para aplicar con cuidado el oxidante (botella n.° 2 en algunos kits) durante un minuto o según las indicaciones.

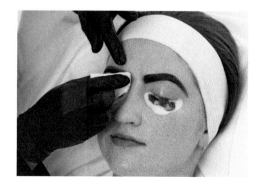

17 Enjuague cada zona con agua al menos tres veces con hisopos y almohadillas de algodón húmedos, sin dejar que entre agua en los ojos. Tenga a disposición un kit de emergencia para lavar los ojos en caso de que el producto ingrese en el ojo del cliente.

Sugerencia: Antes de enjuagar, puede reemplazar las cubiertas protectoras de papel de debajo de los ojos, si es necesario (si el color se está filtrando a través de las almohadillas hacia la piel). Asegúrese de que el tinte no toque la piel.

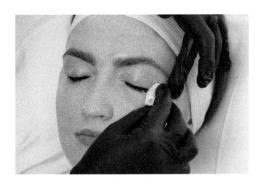

18 Quite las almohadillas protectoras y enjuague completamente el área.

> # ¡PRECAUCIÓN!
> Para evitar lesiones, no deje que caiga tinte ni agua en los ojos del cliente. Pídale que mantenga los ojos cerrados durante el tratamiento.

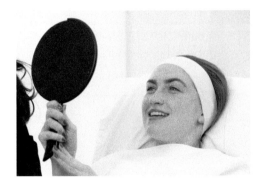

19 Pregúntele al cliente si siente alguna molestia en los ojos y, si es necesario, indíquele que se los lave con agua del lavamanos. Es común sentir los ojos un poco granulosos después de la tintura, por lo que enjuagarlos es una buena idea. Muéstrele al cliente cómo quedó la aplicación.

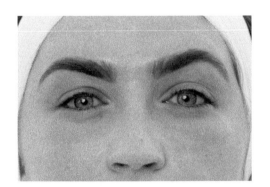

ESTILO TERMINADO

ETAPA POSTERIOR AL SERVICIO

- Complete los "Procedimientos 7-2 y 8–9: Procedimientos posteriores al servicio".

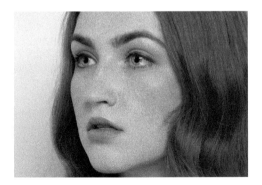

¿Cómo le está yendo con las nociones básicas del maquillaje? **A continuación, marque los objetivos de aprendizaje del capítulo 12 que considere que ha dominado, deje sin marcar aquellos conceptos a los que deberá volver.**

☐ Explicar las nociones básicas del maquillaje que se relacionan con las destrezas de un esteticista.

☐ Describir los principios sobre la teoría del color para los cosméticos.

☐ Utilizar la teoría del color para elegir y coordinar la selección de colores en el maquillaje.

☐ Identificar los tipos y proporciones del rostro para la aplicación de maquillaje.

☐ Describir los diferentes tipos de cosméticos y los usos.

☐ Preparar la estación de maquillaje y los insumos para el cliente.

☐ Cumplir con los requisitos del control de infecciones para los servicios de maquillaje.

☐ Realizar una consulta de maquillaje integral con un cliente.

☐ Practicar las técnicas de aplicación de maquillaje.

☐ Utilizar las técnicas de realce y contorno para lograr equilibrio y proporción.

☐ Crear estilos de maquillajes para ocasiones especiales.

☐ Aplicar maquillaje para sesiones fotográficas y eventos especiales.

☐ Reconocer los beneficios del maquillaje de camuflaje.

☐ Demostrar cómo aplicar las pestañas artificiales.

☐ Describir los tintes para pestañas y cejas en un cliente al que aplicará maquillaje.

☐ Definir la aplicación del maquillaje permanente.

☐ Describir los beneficios que brinda una carrera en maquillaje.

☐ Promover los servicios minoristas como artista del maquillaje.

GLOSARIO

a base de aceite	pág. 566	bases que contienen aceite mineral u otros aceites.
a base de agua	pág. 566	productos sin aceite, las bases a base de agua generalmente proporcionan un acabado más mate y ayudan a disimular imperfecciones y decoloraciones poco evidentes.
a base de alcohol	pág. 566	maquillaje de extensa durabilidad popular entre los artistas de efectos especiales, al igual que para los tatuajes temporales. El maquillaje a base de alcohol no es recomendable para el uso prolongado, ya que puede empeorar la piel seca.
a base de silicona	pág. 566	productos que son buenos para ocluir la piel y proporcionar una superficie más uniforme, también pueden cubrir imperfecciones.
acondicionador de labios	pág. 589	hidratante labial que se coloca al comenzar la aplicación del maquillaje, de manera que penetre y humecte los labios antes de aplicar el delineador, la prebase, la base o el labial con efecto volumen que se coloca antes del labial.
aplicación de pestañas postizas individuales	pág. 607	procedimiento en que pestañas sintéticas individuales se adhieren directamente a la base de las pestañas del cliente.

base	pág. 566	también se conoce como *base de maquillaje*. Cosmético con color que se utiliza para cubrir o emparejar el tono y el color de la piel.
base líquida	pág. 567	tipo de base formulada con suspensiones de pigmentos orgánicos e inorgánicos en soluciones a base de alcohol y agua. La bentonita (una base de arcilla) se agrega para conservar la mezcla de los productos y absorber el exceso de grasitud. La fórmula del líquido suele ser adecuada para los clientes con piel grasa a normal que deseen una cobertura liviana a mediana.
brillo labial	pág. 589	proporciona brillo y da un aspecto hidratado a los labios.
brochas (para maquillaje)	pág. 574	se utilizan para aplicar y matizar polvo, rubor y sombra, funcionan mejor que las puntas de las esponjas o los dedos. Las brochas vienen en distintos tamaños, formas, materiales, uso, costos y durabilidad. Son la herramienta básica de los artistas, ya que permiten mayor control y matices.
cetrina	pág. 559	piel con una tonalidad amarillenta.
colores análogos	pág. 554	colores que se ubican directamente uno junto al otro en la rueda de colores.
colores cálidos	pág. 556	gama de colores con matices amarillos que van del amarillo al dorado, pasando por los anaranjados, rojizos anaranjados, la mayoría de los rojos y hasta algunos amarillos verdosos.
colores complementarios	pág. 554	colores primarios y secundarios opuestos en la rueda de colores.
colores fríos	pág. 556	colores con un matiz azulado que sugieren frialdad, entre los que predominan los azules, los verdes, los violetas y los azules rojizos.
colores neutros	pág. 556	colores que no complementan ni contrastan con ningún otro color, como el marrón y gris junto con las numerosas variaciones de cada uno.
colores primarios	pág. 553	amarillo, rojo y azul, los colores básicos que no se pueden obtener a partir de una mezcla.
colores secundarios	pág. 553	colores que se obtienen de la mezcla en partes iguales de dos colores primarios.
colores terciarios	pág. 553	colores intermedios que se logran mezclando partes iguales de un color secundario y el color primario contiguo en la rueda de colores.
contorno	pág. 584	colores de maquillaje en tonos más oscuros que se utilizan para dar definición a los pómulos y hacer que los rasgos parezcan más pequeños.
correctores	pág. 568	cosméticos que se utilizan para cubrir las manchas y las decoloraciones, se pueden aplicar antes o después de la base.
delineador de ojos	pág. 570	maquillaje que se utiliza para realzar los ojos. Está disponible en forma de lápiz, líquido o compacto.
delineadores de labios	pág. 589	lápices de color que se utilizan para delinear y definir los labios.
desmaquilladores	pág. 571	fórmulas a base de agua o de aceite que eliminan varios tipos de maquillaje.
férula	pág. 576	la parte de metal que mantiene intacta las brochas para maquillaje.
fórmulas de gel para cejas	pág. 570	maquillaje que se utiliza para agregar color y dar forma a las cejas.

iluminadores	pág. 584	maquillaje más claro que el color de la piel, acentúa y realza ciertos rasgos, como los huesos de las cejas, las sienes, el mentón y los pómulos.
labial	pág. 571	maquillaje que proporciona color al rostro y un toque final en el diseño del maquillaje.
lápices para cejas	pág. 570	maquillaje que se utiliza para agregar color y dar forma a las cejas.
maquillaje compacto	pág. 567	también se conoce como *maquillaje pancake*. Maquillaje de gran cobertura prensado en forma sólida que se aplica en el rostro con una esponja cosmética húmeda.
maquillaje de alta definición	pág. 604	se diseñó para ser invisible ante las cámaras de alta definición, posee micropartículas muy finas que se matizan con la piel para brindar un cutis perfecto.
maquillaje permanente	pág. 609	técnica de implantación cosmética que deposita un pigmento de color en el estrato reticular superior de la dermis, parecido a los tatuajes.
maquillaje teatral	pág. 567	maquillaje espeso que se utiliza en actuación.
mate	pág. 566	opaco y sin brillo.
matiz (de la piel)	pág. 558	también se conoce como *pigmento contribuyente*, es un matiz tenue de un color. Un color sobre el que se impone otro y se puede ver a través del otro color. Color subyacente que emerge durante el proceso de levantamiento de melanina que contribuye al resultado final.
mechones	pág. 606	pequeños grupos de tres o cuatro pestañas artificiales con un punto de adhesión.
peine para cejas	pág. 574	una herramienta que se utiliza para cepillar los vellos de las cejas en la posición deseada, crea un aspecto finamente arreglado. Además del peine, algunos poseen un cepillo del otro lado.
peine para pestañas	pág. 574	se utiliza para separar las pestañas, de manera que tengan un acabado prolijo y no queden pegadas ni desordenadas. Se utilizan antes de aplicar el rímel o cuando el rímel está húmedo.
pestañas individuales	pág. 606	pestañas artificiales separadas que se aplican sobre las pestañas naturales una por vez.
pestañas postizas en tiras	pág. 606	también se conocen como *pestañas en tiras*. Vellos de pestañas en una tira que se aplica con adhesivo en el contorno de las pestañas naturales.
polvo translúcido	pág. 584	maquillaje incoloro y liviano que se mezcla con todas las bases y no cambia de color al entrar en contacto con la piel.
pomadas para cejas	pág. 570	maquillaje que se utiliza para agregar color y dar forma a las cejas.
posicionamiento de las manos	pág. 586	técnica donde se utiliza una o ambas manos para no lesionar al cliente, mantiene las manos firmes y al cliente seguro.
prebases	pág. 567	fórmulas a base de silicona o líquidos diseñadas para utilizarse debajo de la base y otros productos para preparar la piel para el maquillaje y ayudar a mantener el producto en la piel. Las prebases brindan una superficie suave para el maquillaje, mientras que mantienen el producto en la piel y evitan que los aceites naturales de la piel lo afecten.
rímel	pág. 570	maquillaje que oscurece, define y engrosa las pestañas.

rímel común	pág. 570	maquillaje que oscurece, define y engrosa las pestañas, es un buen producto para el uso diario que se puede quitar de manera fácil con un desmaquillador de ojos común.
rímel resistente al agua	pág. 571	maquillaje que oscurece, define y engrosa las pestañas, está diseñado para que no se corra ni manche al estar en contacto con el agua.
rojiza	pág. 558	piel roja, quemada por el viento o afectada por rosácea.
rubor	pág. 569	maquillaje que le proporciona al rostro un brillo natural y ayuda a crear un equilibrio.
saturación	pág. 554	pureza de un color o dominio de una tonalidad en un color.
sombras	pág. 569	maquillaje que se utiliza para acentuar y dar contorno a los ojos.
sombras para cejas	pág. 570	maquillaje que se utiliza para agregar color y dar forma a las cejas.
tinte	pág. 555	grado de saturación resultado de añadir blanco a una tonalidad pura.
tonalidad	pág. 553	los colores en su forma más pura, sin negro (sombra) ni blanco (tinte). La tonalidad de un color representa solo una dimensión de un color particular.
tonalidad	pág. 555	grado de saturación resultado de añadir negro a una tonalidad pura.
tono (de la piel)	pág. 557	también se conoce como *tonalidad*, se utiliza para describir si el color de la piel es cálido o frío y suele clasificarse en claro, medio u oscuro.
valor	pág. 555	también conocido como el *brillo de un color*, qué tan oscuro o claro es, lo que depende de la cantidad de luz que emana del color.

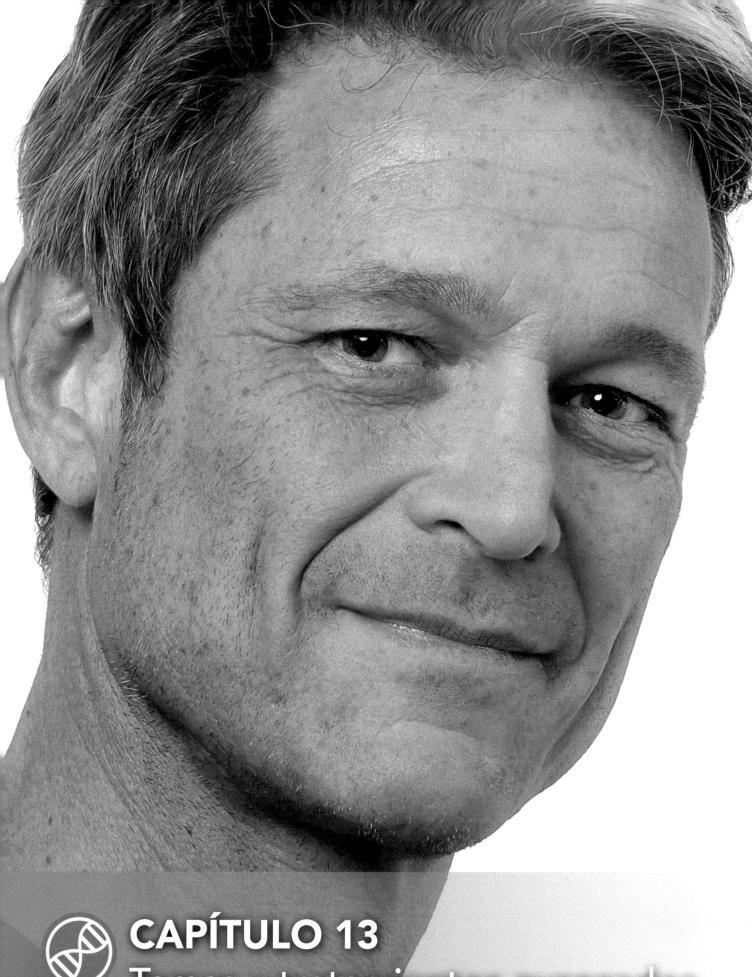

"Ama lo que haces y atrévete a ser diferente".

–Joel Gerson

Objetivos de aprendizaje

Al finalizar este capítulo, usted podrá:

1. Explicar temas y tratamientos avanzados para el cuidado de la piel para esteticistas con licencia y capacitados.
2. Describir la limpieza y exfoliación química.
3. Identificar cómo utilizar la exfoliación y la limpieza química de forma segura y efectiva.
4. Analizar los beneficios de la microdermoabrasión por tipo de dispositivo.
5. Explicar los beneficios de la tecnología láser.
6. Explicar los tipos de terapias de luz y sus beneficios.
7. Analizar los tratamientos con microcorriente.
8. Analizar el ultrasonido.
9. Analizar las inyecciones con microagujas y la nano infusión.
10. Describir tratamientos corporales de spa.
11. Analizar tratamientos comunes utilizados para tratar la celulitis.
12. Explicar los beneficios del drenaje linfático manual.
13. Describir el campo de la medicina estética.

Explicar temas y tratamientos avanzados para el cuidado de la piel para esteticistas con licencia y capacitados

Comprender las bases de los equipos, las indicaciones y las contraindicaciones le permitirá emplear terapias combinadas que brindarán mejores resultados y mayor satisfacción del cliente. Los tratamientos avanzados han ampliado el repertorio de los esteticistas para incluir más tratamientos, basados en resultados como la exfoliación química y la microdermoabrasión, la microcorriente, el ultrasonido y el diodo emisor de luz (LED) **(Figura 13–1)**.

Los esteticistas deben estudiar y comprender bien los temas avanzados y los tratamientos porque:

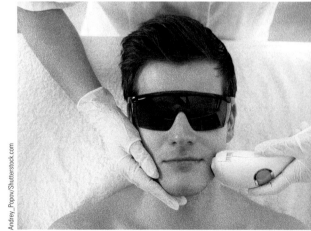

▲ **Figura 13–1** Con las nuevas tecnologías que se desarrollan, el mundo de la estética avanzada continúa creciendo.

- La tecnología avanzada de máquinas siempre se está desarrollando y mejorando y algunas de estas tecnologías son expansiones de los formatos originales.
- Ofrecer tratamientos avanzados mantendrá la competitividad de los técnicos en el mercado.
- La experiencia profesional del esteticista para analizar la piel y recomendar el mejor programa ayuda a que estos procedimientos sean seguros y eficaces.

Describir la limpieza y exfoliación química

¿Qué es la exfoliación química? En el campo del cuidado de la piel, el proceso que consiste en quitar la acumulación de células muertas de las capas córneas de la epidermis se define como *exfoliación superficial*, *exfoliación*, *queratólisis* y *descamación.* Estos términos son intercambiables. Este proceso se puede realizar mecánicamente (microdermoabrasión), manualmente (exfoliantes) o químicamente mediante el uso de productos específicos (exfoliaciones con enzimas, alfahidroxiácidos (AHA), betahidroxiácidos (BHA), solución Jessner ligera y ácido tricloroacético ligero (TCA), formulados para lograr este resultado. Para llevar a cabo los tratamientos de exfoliación y limpieza se necesita una capacitación avanzada y certificación. Los servicios de exfoliación y limpieza son eficaces y toman menos tiempo que los faciales, más relajantes y profundos. Los servicios de exfoliación y limpieza química producen resultados más significativos, ayudan a producir un cambio clínico en la piel y se usan comúnmente para tratar el fotoenvejecimiento, el acné y la hiperpigmentación, entre otras afecciones.

Los servicios de exfoliación y limpieza química vienen en muchas fórmulas e intensidades diferentes. Su organismo regulador determinará las pautas para el intensidad y el pH de los productos que puede utilizar. Usted determinará el protocolo de tratamiento, incluido el tipo de ácido, el tiempo del procedimiento, la intensidad, el proceso de aplicación y los ingredientes auxiliares. Los protocolos varían según la línea de productos, pero el proceso básico consiste en aplicar el producto, neutralizarlo y eliminarlo en unos pocos minutos. Algunas exfoliaciones no requieren neutralización, ya que son autoneutralizantes.

Ácido, alcalino y relaciones del pH

Para comprender la intensidad de las exfoliaciones y las diferentes fórmulas, es importante comprender las relaciones ácidas, alcalinas y de pH. El pH es una consideración especialmente importante en productos para exfoliaciones.

- Los ácidos tienen un pH de 0 a 6; neutro es 7.
- Los alcalinos van del 8 al 14.

El pH promedio de la piel es 5.0 (normalmente entre 4.5 y 5.5). Los ácidos penetran en la piel y pueden causar irritación por su tamaño molecular pequeño. No se recomienda un pH de menos de 3 para las exfoliaciones de salón. La mayoría de los estados no permiten el uso de un pH inferior. Los *agentes neutralizantes* son ingredientes agregados a los productos para hacerlos menos irritantes. Los productos con un alto porcentaje de ácido y un pH bajo son más irritantes. Para que un ácido sea eficaz, debe tener un pH inferior al pH de la piel (**Figura 13–2**).

En perspectiva:

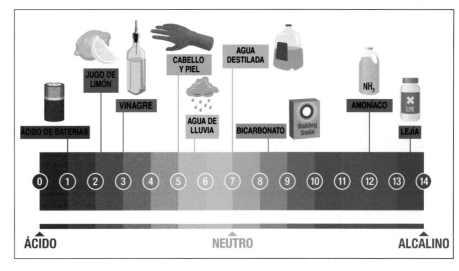

▲ **Figura 13–2** La escala de potencial de hidrógeno (pH) se usa para medir la acidez y la alcalinidad de las sustancias.

- El ácido glicólico de spa con una concentración del 30 % está formulado generalmente para tener un pH de 3 si está correctamente neutralizado.
- Las exfoliaciones médicas tienen una mayor concentración porcentual y un pH más bajo.
- Las fórmulas de productos con AHA de venta libre (OTC) para uso en el hogar contienen entre el 2 y el 15 % de un ácido.
- Las fórmulas de productos con AHA que se venden en spas contienen entre el 5 y el 10 % de un ácido.
- Los médicos pueden conseguir productos con porcentajes de ácido más altos.

Las exfoliaciones se usan a veces para restaurar el brillo natural de la piel, que puede inhibirse en la piel hiperqueratinizada y en la piel que no funciona de manera óptima a nivel fisiológico. El **factor de renovación celular (CRF)** o *índice de renovación celular,* es la velocidad de la mitosis y de la migración celular desde la dermis hasta la parte superior de la epidermis. Este proceso se hace más lento con la edad. La velocidad promedio de renovación celular en los bebés es de 14 días; en los adolescentes, entre 21 y 28 días; en los adultos, entre 28 y 42 días; y en los mayores de 50 años, entre 42 y 84 días. Mantener la mitosis celular en movimiento es uno de los objetivos de la preservación de la piel.

Los factores que afectan el CRF incluyen la genética, el entorno natural, el historial médico, el estilo de vida, el cuidado personal y los métodos de exfoliación. La capa córnea que contiene queratina consta aproximadamente de 15 a 20 capas y su espesor varía en las diferentes áreas del cuerpo. Aunque la exfoliación es excelente para la piel, es necesario mantener el equilibrio hidrolipídico, especialmente en las pieles alipídicas (secas). El exceso de exfoliación es perjudicial para la piel y el monitoreo del cliente durante un plan de tratamiento es imperativo.

¿Cuál es la diferencia entre exfoliaciones suaves, medias y profundas?

La exfoliación superficial elimina las células solo del estrato córneo. Las exfoliaciones superficiales o suaves (exfoliantes químicos) las realizan esteticistas y generalmente (según el alcance de la licencia y la práctica exigidos por el estado) incluyen enzimas, ácido glicólico (30 por ciento o menos), ácido láctico (30 por ciento o menos) y en algunos casos, solución de Jessner y bajo porcentaje de TCA (de una a tres capas). El término *exfoliación química* se utiliza a veces en lugar de la palabra *exfoliación* para diferenciar las *exfoliaciones* medias y más profundas de las exfoliaciones químicas más suaves que se realizan en los spas (**Figura 13–3**).

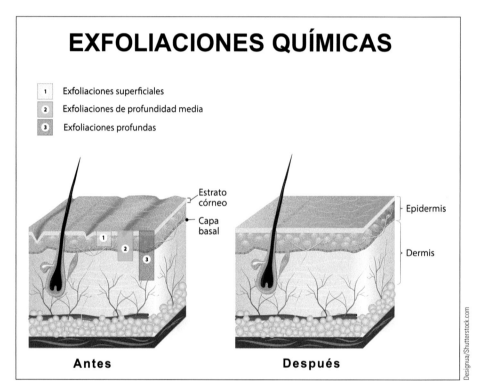

▲ **Figura 13–3** Fotos de antes y después de una exfoliación química de la piel.

Los médicos utilizan fórmulas para exfoliación de alta intensidad diseñadas para penetrar profundamente en la piel (la capa dérmica). Estas exfoliaciones se conocen comúnmente como exfoliaciones *medias* o *profundas*. En las exfoliaciones que realizan los médicos se utilizan los siguientes químicos:

- Resorcinol.
- Fenol (acido carbólico, también llamado *exfoliación de Baker*).
- Ácido tricloroacético (TCA).
- Ácido glicólico (50 por ciento o más).
- La **exfoliación de Jessner**; de 4 a 10 capas, contiene ácido láctico, ácido salicílico y resorcinol en un solvente de etanol.
- El TCA es un exfoliante de intensidad media que elimina la epidermis hasta la dermis.

- El fenol es un exfoliante altamente ácido que exfolia hasta el interior de la dermis. Esta exfoliación no se usa comúnmente, pero es importante tenerla en cuenta.

Las exfoliaciones de profundidad media se realizan por médicos, principalmente con concentraciones de TCA más fuertes para eliminar la epidermis completa y parte de la dermis papilar. Aunque no se usa con frecuencia, los médicos realizan exfoliaciones profundas principalmente con una solución de fenol para exfoliar profundamente dentro de la dermis. Ha habido un movimiento hacia el uso de láseres ablativos (erbium y CO_2 fraccional) en contraposición con las soluciones de exfoliación profunda debido a la capacidad de controlar la profundidad del procedimiento con el método anterior. Con los láseres, puede limitar el número de pasadas, pero las soluciones de exfoliación pueden penetrar más allá de la profundidad deseada.

Efectos generales de la limpieza y exfoliación química

Los resultados de la limpieza y exfoliación química son:

- mejora de la textura de la piel, la función de protección y la retención de la humedad
- aumento del factor de renovación celular (CRF), la hidratación y lípidos intercelulares
- reducción en las líneas de expresión, las arrugas y la pigmentación de la superficie
- piel más suave y tersa
- mejora de la piel al controlar afecciones como el acné, la hiperpigmentación, los poros obstruidos y la piel seca
- Potencial estimulación de la producción de colágeno y elastina.

Tenga en cuenta que cuanto más intensa sea la exfoliación, mejores serán los resultados, pero también debe tener cuidado para evitar complicaciones. El cliente también debe ser consciente de las diferencias en el "tiempo para descansar" en lo que respecta a la intensidad de la exfoliación.

Contraindicaciones generales y precauciones para la limpieza y exfoliación química

La piel exfoliada debe protegerse contra la exposición solar y el bronceado para evitar la hiperpigmentación y el daño a la piel. Cuando se utilicen tratamientos o productos con AHA u otro exfoliante fuerte, debe usarse diariamente protector solar.

Las limpiezas y exfoliaciones químicas pueden causar quemaduras que requieran de atención médica y que pueden dejarle una cicatriz al cliente. Es importante obtener toda la capacitación posible para trabajar con químicos. Consulte con el cliente antes de aplicar exfoliantes químicos, siga las instrucciones del fabricante y siempre que sea posible, realice la prueba del parche (en la parte interior del brazo o la muñeca, el pliegue interno del codo o detrás de la oreja) entre 24 y 48 horas antes del tratamiento, para observar si se presenta alguna reacción adversa al producto.

Las contraindicaciones de la exfoliación química incluyen las siguientes:

- Cirugías cosméticas recientes, alisamiento con láser, exfoliaciones químicas o dermoabrasión
- Rellenos dérmicos inyectables recientes o Botox® (*Nota*: Depende de qué tan reciente y de la profundidad de la exfoliación, por lo que debe consultar a su médico o especialista que administró el tratamiento)
- El uso de Retin-A® u otro medicamento para exfoliar o adelgazar la piel (por ejemplo, el cliente no debe haber utilizado Accutane por seis meses antes del servicio)
- Alergias o sensibilidad a los productos o ingredientes
- Embarazo
- Herpes simple activo
- Tendencia a la hiperpigmentación
- Acné o rosácea con inflamación
- Enfermedades infecciosas
- Llagas abiertas o lesiones sospechosas
- Piel irritada o quemada por el sol
- Medicamentos fotosensibilizantes (hacen que la piel sea muy sensible al sol)
- Otras drogas o medicamentos contraindicados.

Para prevenir el daño de la piel, advierta a los clientes que eviten la exposición solar, los exfoliantes, la frotación, la extracción de células muertas, los depilatorios, la depilación con cera, el peróxido de benzoilo y los exfoliantes o productos con ácido glicólico durante al menos 24 a 48 horas antes o después de cualquier procedimiento de exfoliación química. Recomiende un período mayor si la condición de la piel del cliente lo justifica.

 VERIFICACIÓN

1. ¿Cuáles son los beneficios principales de la exfoliación química?
2. ¿Cuáles son las contraindicaciones generales de la exfoliación química?

Identificar cómo utilizar la exfoliación y la limpieza química de forma segura y efectiva

Es importante identificar los tipos de limpieza y exfoliación química disponibles en el mercado hoy en día y comprender los beneficios y las contraindicaciones de cada uno.

¿Qué es una exfoliación con enzimas?

Los tratamientos con enzimas a menudo se denominan exfoliaciones con enzimas o mascarilla enzimática. Mientras los exfoliantes físicos trabajan para eliminar las células muertas que se encuentran en la superficie de la piel, las enzimas son de naturaleza proteolítica y trabajan para digerir la queratina (proteína) en las células muertas de la superficie de la piel. Los tratamientos con enzimas, según su composición y la piel del cliente, pueden ser lo suficientemente suaves como para repetirlos una vez a la semana. Encontrará que la mayoría de los tratamientos faciales clínicos incluyen el uso de una mascarilla enzimática para mejorar la exfoliación y ayudar a preparar la piel para realizar extracciones más fáciles. Las enzimas también pueden combinarse con microdermoabrasión (puede denominarse también combinación de exfoliación y microdermoabrasión), LED y muchos otros tratamientos avanzados para preparar la piel y así, obtener mejores resultados y/o mejorar la exfoliación.

Encontrará que los tratamientos con enzimas vienen en un par de formas diferentes, como mascarillas listas para usar o un polvo con un activador líquido que debe mezclar justo antes de la aplicación.

Los ingredientes que se encuentran en las enzimas incluyen:

- La bromelaína, que es una enzima derivada de la piña.
- La papaína, que es una enzima derivada de la papaya.
- La pancreatina y la tripsina, que provienen de subproductos de la carne.

Siga siempre las instrucciones del fabricante para mezclar, aplicar y quitar cualquier tipo de tratamiento con enzimas.

CUÁNDO UTILIZAR ENZIMAS

Para determinar si un tratamiento es apropiado para un cliente, se deben tener en cuenta los siguientes factores: el tipo de piel, la actividad de las glándulas sebáceas, las afecciones de la piel, la filosofía del cliente respecto de la exposición solar, el uso de productos y cosméticos y si el cliente usa Retin-A u otros ácidos/AHA o medicamentos para el acné como la Tetraciclina o Doxiciclina.

Las exfoliaciones con enzimas se pueden aplicar una vez cada una o dos semanas, pero por lo general se usan junto con un tratamiento clínico facial o para preparar un tratamiento avanzado como la microdermoabrasión con ultrasonido o LED. Las enzimas no se utilizan normalmente antes de una exfoliación química.

LOS EFECTOS DE UNA EXFOLIACIÓN CON ENZIMAS

Los resultados son muy superficiales, temporales y proporcionan una apariencia fresca y húmeda, pero ningún cambio clínico profundo, como los que se observan con las exfoliaciones con AHA, BHA, solución de Jessner o TCA.

- Debido a que la mayoría de las soluciones vienen en forma de mascarilla, es posible que no pueda ver la respuesta de la piel y se basará en la información obtenida del cliente para determinar si el tratamiento se desarrolla de acuerdo con las expectativas. (No debe haber otra reacción más allá de un hormigueo muy leve o ausencia de cualquier hormigueo).
- Si está aplicando una mascarilla, puede ver la piel a través de ella. Se espera que inicialmente vea cómo la piel experimenta un eritema muy leve o incluso se vuelve rosa. El cliente puede experimentar un mínimo hormigueo o ningún hormigueo en absoluto mientras la solución se procesa activamente. Busque un color rosado, no rojo, ya que es una exfoliación con enzimas.

CONTRAINDICACIONES Y MEJORES PRÁCTICAS PARA LAS EXFOLIACIONES CON ENZIMAS

- Recuerde consultar siempre las instrucciones del fabricante.

- Se recomienda siempre utilizar gafas para proteger al cliente y al técnico. La OSHA requiere que cada vez que se use un agente corrosivo, el técnico utilice gafas con protectores laterales. También se requiere una estación para lavar los ojos aprobada por OSHA, en caso de emergencia. No todas las enzimas se categorizan como corrosivas, por lo que debe consultar la Hoja de datos de seguridad (HDS) proporcionada por el fabricante para obtener información completa.

- El fabricante proporcionará instrucciones sobre los procesos de aplicación y eliminación. El proceso de aplicación general para una exfoliación básica con enzimas implica limpiar, tonificar, aplicar la exfoliación con enzimas, procesar de acuerdo a las instrucciones del fabricante, enjuagar y aplicar una crema hidratante y un producto con FPS.

- Algunas áreas del rostro pueden procesarse antes que otras y es posible que necesite realizar una eliminación de manchas en esas áreas. La piel de algunos clientes permite procesar el rostro completo antes del tiempo de procesamiento mínimo recomendado por el fabricante, en cuyo caso deberá quitar la exfoliación completa de inmediato.

- La regla de oro para los esteticistas más nuevos, que aún no han dominado eficientemente los procesos de aplicación y eliminación, es prepararse para eliminar la exfoliación justo antes de llegar al punto final para garantizar que pueda completar la neutralización y la eliminación antes de que el cliente se procese en exceso. También se recomienda tener un recipiente cerrado de toallitas húmedas estéticas de 4" x 4" (10 cm x 10 cm) disponible para su uso si es necesario, ya que necesitará que sean fácilmente accesibles.

---REALIZAR---

Procedimiento 13-1
Mascarilla de enzimas

---REALIZAR---

Procedimiento 13-2
Facial de espalda con mascarilla de enzimas

¿Qué es una exfoliación con AHA o BHA?

Los alfahidroxiácidos (AHA) son ácidos suaves que vienen en diferentes porcentajes y niveles de pH y ayudan a disolver los desmosomas entre las células para mantener exfoliadas las células de la piel. Los AHA están diseñados para penetrar el estrato córneo a través de la matriz intercelular y aflojar los enlaces entre las células. La matriz intercelular está formada por ceramidas, lípidos, glicoproteínas y enzimas activas. Los AHA estimulan la producción de los lípidos intercelulares. *El ácido glicólico*, un ácido AHA comúnmente utilizado, puede penetrar en la epidermis con más eficacia porque tiene el tamaño molecular más pequeño de los AHA. Siga el procedimiento de exfoliación con ácido glicólico suave como se describe en el Procedimiento 13–3 (**Figura 13–4**).

La mayoría de las exfoliaciones con AHA que utilizará no estarán en un nivel que produzca descamación o descascaramiento.

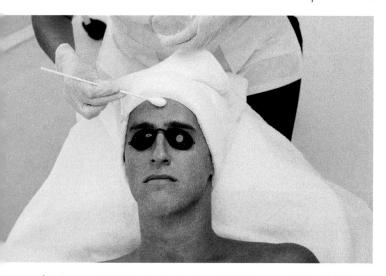

▲ **Figura 13–4** Tratamiento de exfoliación con ácido glicólico.

Los AHA incluyen los siguientes ácidos:

- El ácido glicólico es un derivado de la caña de azúcar y es el AHA más fuerte.
- El ácido láctico es un derivado de la leche.
- El ácido tartárico es un derivado de las uvas.
- El ácido málico es un derivado de las manzanas.
- El ácido cítrico deriva de los cítricos (el ácido cítrico ahora se considera un AHA, en lugar de un BHA).
- El ácido mandélico es un derivado de la almendra amarga.

Los BHA funcionan bajo la misma premisa que los AHA pero son más adecuados para disolver el aceite y se utilizan principalmente para la piel grasa y el acné. Encontrará que las exfoliaciones con BHA son generalmente más fuertes que las exfoliaciones con AHA, pero esto dependerá de las fórmulas químicas. Es posible que aparezca un poco de desprendimiento de piel o una descamación suave, dependiendo de la intensidad de la exfoliación con BHA.

Los BHA incluyen ácido salicílico, que es un derivado del abedul dulce, la corteza del sauce y la gaultería y tiene propiedades antisépticas y antinflamatorias.

CUÁNDO UTILIZAR EXFOLIACIONES CON AHA

- Para determinar si un tratamiento de exfoliación con AHA es apropiado para un cliente, se deben tener en cuenta los siguientes factores: el tipo de piel, la actividad de las glándulas sebáceas, las afecciones de la piel, la filosofía del cliente respecto de la exposición solar, el uso de productos y cosméticos y si el cliente usa Retin-A u otros ácidos/AHA o medicamentos para el acné como la Tetraciclina o Doxiciclina.
- Es preferible (pero no obligatorio) que los clientes comiencen un programa de cuidado en el hogar para preparar la piel para las exfoliaciones, pero no todos los clientes están dispuestos a comprometerse de esta manera. El tratamiento previo ayuda a obtener resultados óptimos porque está comenzando el plan con una superficie de piel más aclimatada y preparada. Un plan de cuidado en el hogar debe incluir al menos un limpiador, retinol y/o crema AHA, vitamina C y un producto con protector solar. Deben agregarse otros productos de acuerdo con los problemas que quiere tratar, como los productos para aclarar la piel para los problemas de pigmentación.
- Los planes de cuidado en el hogar que funcionan en conjunto con el plan de tratamiento clínico en el consultorio son muy importantes. La mejor manera de transmitir su importancia a un cliente es enfatizando que está proporcionando la exfoliación para ayudar a restaurar la piel a una capacidad de funcionamiento óptima, pero no está realizando ningún mantenimiento en el hogar; descuidar el mantenimiento en el hogar es como dar dos pasos hacia adelante y uno hacia atrás. El plan de cuidado en el hogar es similar al plan de tratamiento previo mencionado anteriormente en este análisis.
- Los planes de tratamiento comienzan con una serie de tratamientos para impulsar el progreso. Una serie puede constar de seis a ocho exfoliaciones administradas una vez a la semana durante seis a ocho semanas. Durante la serie y al final de la serie, controle el progreso del cliente y determine

REALIZAR

Procedimiento 13-3
Exfoliaciones con glicólico suave

¡PRECAUCIÓN!

Cuando emplee exfoliaciones con BHA, tenga en cuenta que la aspirina se deriva de los salicilatos, por lo que los clientes que son alérgicos a la aspirina pueden ser alérgicos a los ingredientes salicílicos. Se debe indicar a los clientes que sigan todos los pasos del cuidado en el hogar para garantizar resultados óptimos y minimizar las complicaciones.

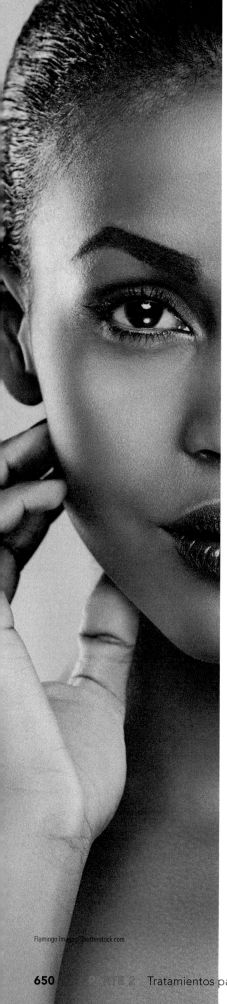

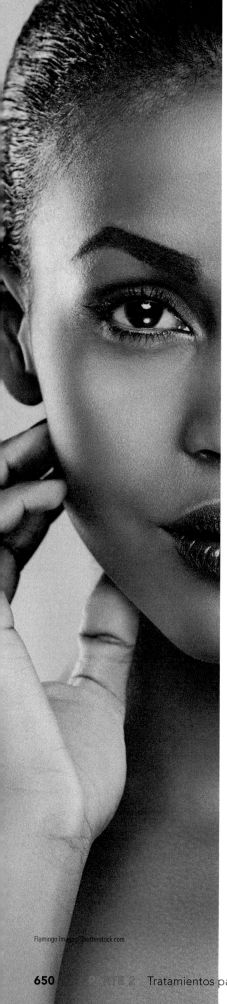 Flamingo Images/Shutterstock.com

si se han alcanzado las metas o si necesita administrar otra serie (su evaluación determina el número de sesiones y la duración de la serie), avanzar a una mascarilla más intensa o pasar a la fase de mantenimiento.

- En la fase de mantenimiento, usted mantiene los resultados al administrar una exfoliación de mantenimiento mensual. También puede impulsar el progreso a lo largo del año agregando una serie cuando lo desee. Un ejemplo sería programar una serie cada otoño para abordar cualquier fotodaño del verano.

- Los planes de tratamiento de algunos técnicos funcionan en un sistema de exfoliación gradual en el que se comienza con la exfoliación de nivel más suave, como ácido láctico al 2 por ciento para las primeras exfoliaciones de la serie y luego se pasa a una dosis baja de ácido glicólico, con dosis de hasta un 20 por ciento y luego se termina con dosis de un 30 por ciento.

- Se realizan tratamientos de exfoliación superficial más intensos a los clientes cuya piel está limpia para este nivel de exfoliación y para aquellos que desean lograr resultados más rápidos o tienen afecciones que se abordan mejor con una exfoliación superficial más fuerte, como daño severo por el sol, problemas relacionados con la edad o la hiperpigmentación. Un ejemplo es una serie de exfoliaciones con TCA al 5 por ciento una vez cada tres o cuatro semanas o TCA al 10 por ciento una vez cada cuatro semanas. Cuando se trabaja en este nivel avanzado, el técnico debe ser diligente en el monitoreo del progreso para asegurarse de que está realizando la próxima exfoliación solo después de que la piel se haya recuperado de la exfoliación anterior. La opinión del cliente es de suma importancia.

- Documentar de forma fotográfica el antes y después de las exfoliaciones (y durante la serie) es ventajoso porque es una buena práctica comercial para sus registros personales y también es una documentación beneficiosa para controlar el progreso del cliente. Recordatorio importante: La programación de las exfoliaciones dependerá de la intensidad del producto y de la tolerancia del cliente al procedimiento.

CUÁNDO UTILIZAR EXFOLIACIONES CON BHA

- Las pautas para el tratamiento previo y el cuidado en el hogar son las mismas que para los AHA, pero puede agregar productos específicamente para clientes con piel más grasa y con acné, por ejemplo, un suero para acné y manchas.

- Los BHA se usan principalmente en clientes con piel más grasa y con acné. Verá que estas exfoliaciones generalmente vienen en concentraciones del 20 a 30 por ciento y son mucho más fuertes que los AHA, por lo que probablemente, administre las exfoliaciones solo una vez cada dos semanas o más. Es importante mencionar esto en la consulta, ya que los clientes notarán descamación y desprendimiento de piel.

- Es aconsejable comenzar con una exfoliación más suave y subir la intensidad una vez que tenga un punto de referencia de la reacción del cliente al procedimiento.

- Se puede implementar una serie de acuerdo con las metas del cliente y de acuerdo a los resultados alcanzados.

- La fase de mantenimiento comienza una vez que se ha alcanzado la meta y desea mantener los resultados.

CONTRAINDICACIONES Y MEJORES PRÁCTICAS PARA LAS EXFOLIACIONES CON AHA Y BHA

Por lo general, seguirá el mismo curso de acción durante y después de las exfoliaciones tanto de AHA como de BHA, incluidas las siguientes:

- Antes de un servicio de exfoliación química, plantee los problemas y contraindicaciones potenciales enumerados en el recuadro de precauciones durante la consulta con el cliente. Explique los procedimientos, los resultados esperados y metas realistas.

- En un diagnóstico facial o análisis de la piel previos a la programación de los tratamientos, tome nota en el formulario de admisión de la condición de la piel, incluyendo condiciones de deshidratación, hiperpigmentación, lesiones abiertas y cualquier otra afección de la piel del cliente. Además, elija el tipo de exfoliante de acuerdo con la condición de la piel del cliente y los resultados deseados.

- Tenga siempre en cuenta las instrucciones del fabricante durante todo el proceso y mientras realiza la consulta de exfoliación.

- Se recomienda siempre utilizar gafas para proteger al cliente y al técnico. La OSHA requiere que cada vez que se use un agente corrosivo, el técnico utilice gafas con protectores laterales. También se requiere una estación para lavar los ojos aprobada por OSHA, en caso de emergencia.

- Se pueden tomar otras precauciones, como la aplicación de barreras oclusivas en las esquinas de los ojos, la boca y alrededor del área de la nariz.

- Debido a que el sol es más fuerte durante el verano y la exposición al aire libre es más frecuente, la exfoliación química y otros procedimientos de exfoliación (por ejemplo, microdermoabrasión) deben usarse con extrema precaución durante esos meses y deben evitarse en algunos casos en los que el cliente no está dispuesto a tomar precauciones para evitar la exposición solar accidental durante sus actividades diarias.

- El fabricante proporcionará instrucciones sobre los procesos de aplicación y eliminación. La aplicación general para una exfoliación básica implica limpiar, tonificar, aplicar la exfoliación, procesar de acuerdo a las instrucciones del fabricante, neutralizar si lo indica el fabricante, enjuagar y aplicar una crema hidratante y un producto con FPS.

- Durante la aplicación, el cliente puede sentir un ligero picazón u hormigueo y es posible que desee proporcionarle un ventilador para enfriar el rostro durante la aplicación.

- Durante el paso de neutralización o enjuague, la exfoliación puede reactivarse temporalmente durante unos segundos debido a que el agua rehidrata la exfoliación y el cliente puede experimentar una mayor sensación de hormigueo o picazón.

- Inmediatamente después de la aplicación, el cliente tendrá un brillo color rosado e incluso un leve eritema de la piel.

- En una exfoliación con BHA puede haber un residuo de cristal salicílico presente, lo que no debe confundirse con el blanqueamiento de una exfoliación con solución de Jessner o TCA. En algunos casos, cuando se usa un 30 % de BHA, el cliente puede experimentar un blanqueamiento alrededor de la piel delgada, como debajo de los ojos, en las esquinas de los ojos y la boca o incluso alrededor de manchas (por lo que algunos fabricantes recomiendan usar una barrera oclusiva en algunas áreas).

- A veces, se utiliza una lámpara de Wood con aplicaciones BHA para ver la precisión y la uniformidad de la aplicación de la exfoliación, ya que la lámpara puede iluminar el producto.

¿Qué es una exfoliación con solución de Jessner o TCA?

La exfoliación de Jessner se clasifica como una exfoliación superficial más fuerte y utiliza una solución de Jessner, que es una mezcla de ácido salicílico, resorcinol, ácido láctico y etanol. Puede que estas fórmulas contengan 2 % de fenol. Las exfoliaciones con ácido tricloroacético se conocen también como exfoliaciones con TCA. Algunos estados permiten a los esteticistas realizar una exfoliación superficial con solución de Jessner o TCA. Estas exfoliaciones se logran a nivel superficial mediante la aplicación de porcentajes bajos y menos capas que las que se encuentran en las exfoliaciones de nivel medio realizadas por los médicos, que eliminan toda la epidermis y parte de la dermis papilar.

Las exfoliaciones Jessner y TCA funcionan bajo la premisa de coagulación de proteínas; por lo tanto, habrá descamación y desprendimiento de piel. La descamación dependerá de la intensidad de la exfoliación y del cliente. Estas exfoliaciones no se neutralizan y, en ocasiones, pueden permanecer en el rostro y el cliente enjuaga el residuo varias horas después. Se debe indicar a los clientes que sigan todos los pasos del cuidado en el hogar para garantizar resultados óptimos y minimizar las complicaciones.

CUÁNDO UTILIZAR EXFOLIACIONES CON SOLUCIÓN DE JESSNER Y TCA

- Para determinar si un tratamiento específico es apropiado para un cliente, se deben tener en cuenta los siguientes factores: el tipo de piel, la actividad de las glándulas sebáceas, las afecciones de la piel, la filosofía del cliente respecto de la exposición solar, el uso de productos y cosméticos y si el cliente usa Retin-A u otros ácidos/AHA o medicamentos para el acné como la Tetraciclina o Doxiciclina.

- Las pautas para el tratamiento previo y el cuidado en el hogar son las mismas que para los AHA, pero puede agregar productos para tratar el envejecimiento o el daño solar, como los antioxidantes o agentes aclaradores de la piel. Para aquellos que tienen una piel más grasa y con acné, puede agregar productos como un suero para acné y manchas.

- Las exfoliaciones con solución de Jessner se usan principalmente en clientes con piel más grasa y con acné, pero también se usan para tratar el daño solar. La solución de Jessner se aplica generalmente en varias capas, según las instrucciones del fabricante. Verá que estas exfoliaciones son mucho más fuertes que las exfoliaciones con AHA, por lo que probablemente administre las exfoliaciones solo una vez cada tres a cuatro semanas o más. Es importante mencionar esto en la consulta, ya que los clientes notarán descamación y desprendimiento de piel.

- Las exfoliaciones con TCA se utilizan principalmente para clientes que desean tratar el envejecimiento y daños por el sol. La solución de TCA se aplica generalmente en varias capas, según las instrucciones del fabricante. Verá que estas exfoliaciones son mucho más fuertes que las exfoliaciones con AHA, por lo que probablemente administre las exfoliaciones solo una vez cada tres a cuatro semanas o más. Es importante mencionar esto en la consulta, ya que los clientes notarán descamación y desprendimiento de piel.

- Es aconsejable comenzar con una exfoliación más suave y subir la intensidad una vez que tenga un punto de referencia de la reacción del cliente al procedimiento.

- Se puede implementar la serie de acuerdo con las metas del cliente y de acuerdo a los resultados alcanzados. Un ejemplo es una serie en la que se administran cuatro exfoliaciones con TCA, una vez cada tres o cuatro semanas, y luego se avanza a la etapa de mantenimiento con una dosis baja como AHA al 30 % una vez al mes.

- La fase de mantenimiento comienza una vez que se ha alcanzado la meta y usted y el cliente desean mantener los resultados. Recuerde siempre que si está utilizando una exfoliación más avanzada antes de la fase de mantenimiento, una exfoliación de dosis más baja no mantendrá los resultados en su totalidad y debe administrarse una nueva exfoliación (o serie) periódicamente.

CONTRAINDICACIONES Y MEJORES PRÁCTICAS PARA LAS EXFOLIACIONES CON SOLUCIÓN DE JESSNER O TCA

Por lo general, seguirá el mismo curso de acción durante y después de las exfoliaciones tanto con solución de Jessner como con TCA, incluidas las siguientes especificaciones:

- Durante la consulta con el cliente antes de un servicio de exfoliación química, converse sobre los problemas que el cliente desea tratar y las posibles contraindicaciones. Explique los procedimientos, los resultados esperados y objetivos realistas. En un diagnóstico facial o análisis de la piel previos a la programación de los tratamientos, tome nota en el formulario de admisión de la condición de la piel, incluyendo condiciones de deshidratación, hiperpigmentación, lesiones abiertas y cualquier otra afección de la piel del cliente. Además, elija el tipo de exfoliante de acuerdo con la condición de la piel del cliente y los resultados deseados.

- Recuerde siempre consultar las instrucciones del fabricante durante todo el proceso y mientras realiza la consulta previa a la exfoliación.

- Se recomienda siempre utilizar gafas para proteger al cliente y al técnico. La OSHA requiere que cada vez que se use un agente corrosivo, el técnico utilice gafas con protectores laterales. También se requiere una estación para lavar los ojos aprobada por OSHA, en caso de emergencia.

- Se pueden tomar otras precauciones, como la aplicación de barreras oclusivas en las esquinas de los ojos, la boca y alrededor del área de la nariz.

- Debido a que el sol es más fuerte durante el verano y la exposición al aire libre es más frecuente, la exfoliación química y otros procedimientos de exfoliación (por ejemplo, microdermoabrasión) deben usarse con extrema precaución durante esos meses y deben evitarse en algunos casos en los que el cliente no está dispuesto a tomar precauciones para evitar la exposición solar accidental durante sus actividades diarias.

- El fabricante proporcionará instrucciones sobre los procesos de aplicación y eliminación. El proceso de aplicación general para una exfoliación con solución de Jessner o TCA implica limpiar, tonificar, aplicar la exfoliación, procesar de acuerdo a las instrucciones del fabricante, neutralizar si lo indica el fabricante, enjuagar y aplicar una crema hidratante y un producto con protección FPS.

- Durante el proceso de aplicación, el cliente puede sentir más picazón u hormigueo que con las exfoliaciones con AHA y BHA y es posible que desee proporcionarle al cliente un ventilador para enfriar el rostro durante

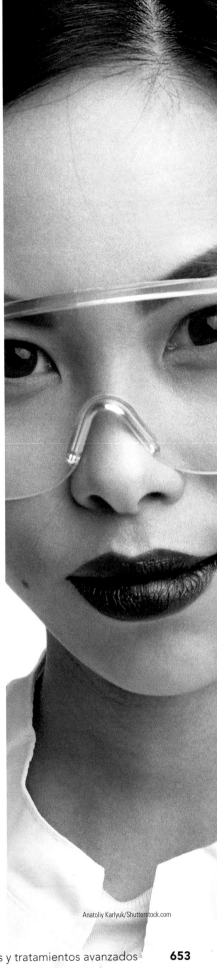

Anatoliy Karlyuk/Shutterstock.com

la aplicación. A veces, se utiliza una lámpara de Wood con aplicaciones BHA para ver la precisión y la uniformidad de la aplicación de la exfoliación, ya que la lámpara puede iluminar el producto.

- Inmediatamente después de la aplicación, el cliente tendrá un eritema leve, color rosado o enrojecimiento de la piel y puede haber áreas de formación de escamas en la piel o un leve blanqueamiento general (dependiendo de la profundidad de la piel) debido a la coagulación de proteínas. Con las exfoliaciones más superficiales con solución de Jessner o TCA, el blanqueamiento se presentará como una mancha opaca blanquecina, pero aún verá el rosa o el enrojecimiento por debajo. Con exfoliaciones medias o más profundas, a medida que se hayan agregado más capas, el blanqueamiento se volverá más pronunciado.

- Unas horas más tarde y especialmente al día siguiente, la piel se volverá color bronce y se tensará durante los próximos días.

- La descamación o desprendimiento de piel comenzará sobre las áreas del rostro que más se mueven, luego todas las otras áreas experimentarán lo mismo. La intensidad de la descamación dependerá del tipo y nivel de exfoliación. Es importante que los clientes reciban instrucciones de no retirar o despegar la piel suelta, ya que esto puede causar una herida que podría provocar una hiperpigmentación o cicatrización postinflamatoria.

- Una vez que el proceso de exfoliación se ha completado y la piel se ha normalizado, los clientes pueden volver a utilizar sus productos habituales para el cuidado de la piel.

¿Qué es una exfoliación de diseñador?

Para obtener resultados más específicos se pueden agregar ingredientes adicionales a las fórmulas de los exfoliantes, esto incluye aclaradores de pigmento, ingredientes para el acné y cremas hidratantes o humectantes y otros (**Tabla 13–1**).

▼ **TABLA 13–1** Ingredientes beneficiosos para combinar con exfoliaciones químicas

Afección de la piel	Ingredientes beneficiosos
Piel madura y/o sensible	Acido glicólico, ácido láctico, ceramidas, ácido hialurónico, fosfolípidos, ácido linoléico, áloe vera, alantoína, ácido kójico, raíz de regaliz, péptidos
Hiperpigmentación	Ácido glicólico, ácido kójico, raíz de regaliz, extracto de mora, extracto de gayuba, ácido aceláico, ácido ascórbico
Acné	Ácido glicólico, ácido láctico, ácido salicílico, ácido aceláico, ácido cítrico

 VERIFICACIÓN

3. ¿Cómo exfolian la piel los alfahidroxiácidos?
4. ¿Qué son las exfoliaciones con enzimas y sus resultados más comunes?
5. ¿Qué tipo de condiciones de la piel se benefician más con la exfoliación BHA?
6. ¿Qué es una exfoliación con solución de Jessner?

Analizar los beneficios de la microdermoabrasión por tipo de dispositivo

La **microdermoabrasión** es un tratamiento de exfoliación mecánica que utiliza un spray de cristal o puntas de diamante para pulir suavemente las células muertas de la superficie de la piel. Hoy en día, muchos modelos de microdermoabrasión están disponibles para que los utilicen los esteticistas y médicos. Las máquinas de nivel médico generalmente consisten en configuraciones de vacío más fuertes y puntas de diamante más abrasivas (**Figura 13–5**).

Microdermoabrasión con cristales

En el procedimiento de microdermoabrasión con cristales se rocían microcristales de alta calidad compuestos por polvo de coridón, dióxido de aluminio o un material abrasivo similar en la superficie de la piel, por medio de una pieza manual.

La técnica de microdermoabrasión con cristales es similar a pasar la máquina de aspiración/succión por el rostro. Primero se rocían cristales en la piel con una pieza de mano y luego se usa la succión para aspirarlos simultáneamente. Debido a que no todos los cristales se eliminan con la succión, este tratamiento se considera desprolijo y requiere una limpieza adicional para el esteticista y el polvo de cristal puede representar, también, un riesgo respiratorio para el esteticista. Los cristales usados se recogen en un tubo de recolección y se deben desechar de acuerdo con el proceso de limpieza de riesgo biológico recomendado por el fabricante de la máquina. Los cristales también pueden usarse manualmente sin la máquina; este proceso se considera más suave para la piel y se denomina microdermoabrasión manual.

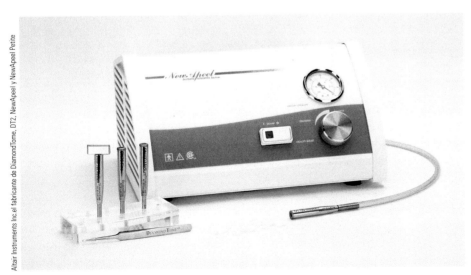

Altair Instruments Inc. el fabricante de DiamondTome, DT2, NewApeel y NewApeel Petite

▲ **Figura 13–5** Las máquinas de nivel médico generalmente consisten en configuraciones de vacío más fuertes y puntas de diamante más abrasivas.

Microdermoabrasión sin cristales

La técnica de microdermoabrasión sin cristales consiste en un aplicador con punta de diamante que pule suavemente las capas superiores de la piel sin el uso desprolijo de cristales y ha ganado popularidad con respecto a la opción con cristales, ya que produce los mismos resultados sin tener que lidiar con la limpieza ni el costo de los cristales (**Figura 13–6**). Siga los pasos descriptos en Procedimiento 13-4: Microdermoabrasión sin cristales (punta de diamante).

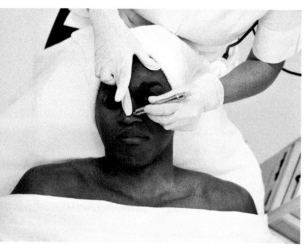

▲ **Figura 13–6** La microdermoabrasión utiliza máquinas para exfoliar la piel.

Hidradermoabrasión (microdermoabrasión húmeda)

Un procedimiento similar a la microdermoabrasión, que se llama *hidradermoabrasión* o *microdermoabrasión húmeda*, está ganando popularidad. Este procedimiento no invasivo y no irritante combina la exfoliación mecánica y líquida con la penetración y la hidratación del suero mediante una máquina similar al sistema de circuito cerrado que se encuentra en una máquina de microdermoabrasión con cristales. El suero se expulsa a través de una pieza de mano que tiene puntas intercambiables. En las etapas iniciales del tratamiento, la pieza de mano se utiliza con una punta abrasiva que entra en contacto con la piel para proporcionar una limpieza profunda, extracción y exfoliación. La pieza de mano luego toma el suero usado y lo deposita en un frasco de recolección para ser desechado después del tratamiento. Luego, la punta se cambia para centrarse en la deposición y la penetración de sueros con objetivos específicos, como los factores de crecimiento y brillo, así como los sueros para calmar e hidratar la piel. Este tratamiento también se puede combinar con LED o microcorriente para obtener beneficios adicionales contra el envejecimiento. El beneficio de esta tecnología es que proporciona una exfoliación confiable sin los efectos secundarios del secado de la microdermoabrasión o la dureza de algunas exfoliaciones químicas, con el beneficio adicional de una hidratación prolongada después del tratamiento.

Tiempos y técnica

Los tratamientos de microdermoabrasión son servicios rápidos de 30 minutos que pueden ofrecerse solos o como parte de un tratamiento facial. También, como parte de un tratamiento avanzado como el LED. Debido a que puede secar un poco la piel, se puede agregar un gel hidratante y nutritivo rápido o una mascarilla hecha de fibras naturales como parte de un tratamiento de microdermoabrasión.

La técnica desempeña un papel muy importante en el logro de resultados óptimos con la máquina de microdermoabrasión. El uso apropiado de la pieza de mano, la velocidad del flujo de cristales y la configuración del dispositivo de succión contribuyen al éxito del tratamiento. El tratamiento se realiza en el área de la piel estirada entre el pulgar y el dedo índice, también llamada zona de acción. Se pueden utilizar otras técnicas para estirar la piel, pero es imperativo hacerlo para evitar daños en la piel y obtener resultados óptimos de exfoliación.

El número de pasadas utilizados durante el tratamiento será determinado por el tipo y la condición de la piel del cliente, la presencia de eritemas y la tolerancia del cliente al tratamiento. Normalmente, los pases consisten en aplicaciones direccionales horizontales, verticales y diagonales (**Figura 13–7**). El método cruzado implica utilizar solo dos pasadas. Se puede usar para completar el tratamiento más rápido y es uno de los enfoques más populares. En tipos sensibles puede utilizar solo una pasada. Las áreas más sensibles, como el cuello, también pueden requerir menos pasadas, comúnmente una o dos. Los ajustes de succión más altos, el tiempo en contacto con la piel y más pasadas producen tratamientos más agresivos. El punto final para un tratamiento de microdermoabrasión es la presencia de eritema.

La lectura del manual no le proporcionará una experiencia inmediata en el uso de esta máquina. La capacitación y la certificación son obligatorias. Las máquinas de microdermoabrasión deben ser utilizadas únicamente por profesionales del cuidado de la piel con licencia y debidamente entrenados.

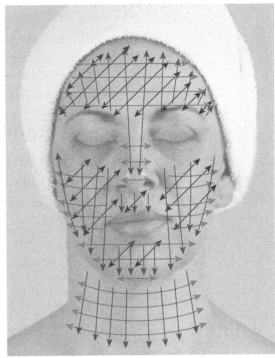

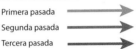

▲ **Figura 13–7** Normalmente, las pasadas se realizan en aplicaciones en el rostro de forma horizontal, vertical y diagonal.

CUÁNDO UTILIZAR LA MICRODERMOABRASIÓN

Las personas que no toleran los ácidos pueden ser candidatas a la microdermoabrasión.

La diferencia entre los AHA y la microdermoabrasión es que los AHA son de naturaleza química y penetran en la epidermis, mientras que la microdermoabrasión es un método mecánico de exfoliación a nivel de la superficie. Si bien la microdermoabrasión exfolia la epidermis de manera efectiva y estimula el metabolismo y la circulación celular, los beneficios de los ácidos que penetran en la piel y estimulan la mitosis celular y la tasa de recambio celular no se logran con la microdermoabrasión. Generalmente, se puede considerar la microdermoabrasión como una herramienta más eficaz para exfoliar la superficie y las que se realizan con AHA, para exfoliar debajo de la superficie. El uso tanto de las exfoliaciones como de la microdermoabrasión en una serie de tratamiento es una práctica común.

EFECTOS DE LA MICRODERMOABRASIÓN

La microdermoabrasión se puede utilizar para reducir las siguientes afecciones:

- Daño solar
- Pigmentación
- Comedones abiertos y cerrados
- Arrugas y líneas de expresión
- Piel engrosada y poros agrandados.

Además de los beneficios más comunes de la exfoliación, el mecanismo de succión estimula el metabolismo celular y el flujo sanguíneo.

CONTRAINDICACIONES Y PRECAUCIONES PARA LA MICRODERMOABRASIÓN

Las contraindicaciones de la microdermoabrasión incluyen lo siguiente:

- Cirugías cosméticas recientes, alisamiento con láser, exfoliaciones químicas o dermoabrasión
- Rellenos dérmicos inyectables recientes o Botox®

- El uso de Retin-A u otro medicamento para exfoliar o adelgazar la piel
- Alergias o sensibilidad a los productos o ingredientes
- Embarazo (algunos proveedores de atención médica pueden autorizar a la cliente a realizar el servicio)
- Herpes simple activo
- Tendencia a la hiperpigmentación
- Acné o rosácea con inflamación
- Enfermedades infecciosas
- Llagas abiertas o lesiones sospechosas
- Piel irritada o quemada por el sol
- Piel frágil o con cuperosis
- Medicamentos fotosensibilizantes (hacen que la piel sea muy sensible al sol)
- Otras drogas o medicamentos contraindicados.

Para prevenir el daño de la piel, advierta a los clientes que eviten la exposición solar, sudoración excesiva, los exfoliantes, la frotación, la extracción de células muertas, los depilatorios, la depilación con cera, el peróxido de benzoilo y los exfoliantes o productos con ácido glicólico durante al menos 24 a 48 horas antes o después de cualquier procedimiento de exfoliación química. Recomiende un período mayor si la condición de la piel del cliente lo justifica.

Otras consideraciones:

- No utilice la microdermoabrasión de una forma tan agresiva que el cliente se sienta incómodo.
- Una vez que la piel comienza a presentar eritema o enrojecimiento, se considera el momento preciso para terminar el procedimiento.
- Para evitar el daño ocular o la inhalación de cristales durante la microdermoabrasión, los especialistas deben usar mascarillas y gafas protectoras.
- Los clientes deben utilizar gafas protectoras y tener los ojos cerrados en todo momento.
- Evite el contacto de los cristales con los ojos, la boca, la nariz o las orejas del cliente.
- El uso inadecuado de la microdermoabrasión puede provocar hipopigmentación e hiperpigmentación. También puede provocar sensibilidad y otros problemas. Todo procedimiento de exfoliación fuerte requiere que el cliente no se exponga al sol y que use protector solar diariamente.

CONTRAINDICACIONES Y CONSIDERACIONES DE SEGURIDAD PARA LA MICRODERMOABRASIÓN

- Antes de un servicio de microdermoabrasión, plantee los problemas potenciales y contraindicaciones durante la consulta con el cliente. Explique los procedimientos, los resultados esperados y objetivos realistas.
- En un diagnóstico facial o análisis de la piel previos a la programación de los tratamientos, tome nota en el formulario de admisión de la condición de la piel, incluyendo condiciones de deshidratación, hiperpigmentación, lesiones abiertas y cualquier otra afección de la piel del cliente. Además,

elija el nivel de exfoliación junto con el tratamiento de microdermoabrasión de acuerdo con la condición de la piel del cliente y los resultados deseados.

- Recuerde siempre consultar las instrucciones del fabricante durante todo el proceso y mientras realiza la microdermoabrasión.

- Se recomienda siempre utilizar gafas para proteger al cliente y al técnico. También se requiere una mascarilla para el técnico.

- Los procedimientos de exfoliación por microdermoabrasión deben realizarse con extrema precaución durante la exposición al aire libre y deben evitarse en algunos casos en los que el cliente no está dispuesto a tomar precauciones para evitar la exposición solar accidental durante sus actividades diarias.

- El fabricante proporcionará instrucciones sobre el proceso de aplicación y tratamiento. Los pasos para la aplicación general de una microdermoabrasión implican limpiar, tonificar, proceder con el tratamiento de microdermoabrasión, enjuagar o una limpieza adicional, aplicar una crema hidratante y un producto con FPS.

- Es preferible (pero no obligatorio) que los clientes comiencen un programa de cuidado en el hogar para preparar la piel para la microdermoabrasión, pero no todos los clientes están dispuestos a comprometerse de esta manera. El tratamiento previo ayuda a obtener resultados óptimos porque está comenzando el plan con una superficie de piel más aclimatada y preparada. Un plan de cuidado en el hogar debe incluir, al menos, un limpiador, retinol y/o una crema AHA, vitamina C y un producto con FPS. Se pueden agregar otros productos de acuerdo con los temas a los que se dirige, como los productos para aclarar la piel en el caso de problemas de pigmentación.

- Los planes de cuidado en el hogar que funcionan en conjunto con el plan de tratamiento clínico en el consultorio son muy importantes. La mejor manera de transmitir esto a un cliente es comunicando que le está proporcionando el tratamiento de microdermoabrasión para ayudar a restaurar la piel a una capacidad de funcionamiento óptima y no realizar ningún tipo de mantenimiento en el hogar sería como dar dos pasos hacia adelante y uno hacia atrás. El plan de cuidado en el hogar es similar al plan de tratamiento previo mencionado anteriormente en este análisis.

- Los planes de tratamiento comienzan con una serie de tratamientos para impulsar el progreso. Una serie puede constar de seis a ocho tratamientos de microdermoabrasión administrados una vez a la semana durante seis a ocho semanas. Durante la serie y al final de la serie, controle el progreso del cliente y determine si se han alcanzado las metas o si necesita administrar otra serie (su evaluación determina el número de tratamientos y la duración de la serie la determinará usted con su evaluación), o avanzar a la fase de mantenimiento.

- Durante la fase de mantenimiento, usted mantiene los resultados al administrar un tratamiento de microdermoabrasión de mantenimiento mensual. También puede impulsar el progreso a lo largo del año agregando una serie cuando lo desee. Un ejemplo sería programar una serie cada otoño para abordar cualquier fotodaño del verano.

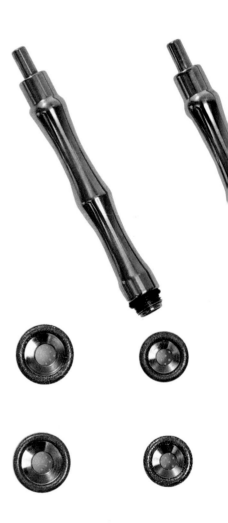

¡PRECAUCIÓN!

Verifique con el organismo regulador correspondiente las leyes que regulan el uso de máquinas avanzadas, como las que se utilizan en la microdermoabrasión y la terapia de luz. Muchas áreas requieren licencias especiales y capacitación para operar legalmente ciertos equipos.

- Documentar de forma fotográfica el antes y después de los tratamientos, y durante la serie, es ventajoso ya que es una buena práctica comercial para sus registros personales y también es una documentación beneficiosa para controlar el progreso del cliente.
- Recordatorio importante: La programación del tratamiento dependerá de la tolerancia del cliente hacia el procedimiento.

SEGURIDAD Y MANTENIMIENTO DE LAS MÁQUINAS DE MICRODERMOABRASIÓN

- El cuidado diario y el uso apropiado evitarán reparaciones innecesarias a la máquina.
- Las máquinas de microdermoabrasión tienen motores internos, mangueras, filtros y piezas de mano. Las mangueras y las piezas de mano deben estar secas para que los cristales puedan fluir adecuadamente.
- Utilice solamente los cristales recomendados por el fabricante. No es necesario usar cristales en exceso para obtener buenos resultados. Un flujo constante y parejo de los cristales permitirá un tratamiento suave y eficaz. Los cristales deben fluir solo en la superficie de la piel.
- Evite inhalar los cristales o que estos entren en los ojos o la nariz.
- Use guantes de goma y una mascarilla para limpiar cuidadosamente los cristales. Son preferibles las máquinas que tienen recipientes de cristales separados, para los cristales limpios y para los usados. De esta manera, los cristales usados permanecen en el recipiente y no entran en contacto con el especialista. Estos recipientes herméticos son más seguros para desechar. Siga las instrucciones del fabricante sobre desecho y mantenimiento.
- También debe controlar y limpiar la sala de tratamiento y la ropa blanca de residuos de cristales y contaminación.

VERIFICACIÓN

7. ¿Cuáles son los beneficios de la microdermoabrasión en la piel?

Explicar los beneficios de la tecnología láser

Leon Prete LMT y Barbara Prete, CE SafeLase para Cosmetic Laser Training

▲ **Figura 13–8 Un cliente en tratamiento con láser en la axila.**

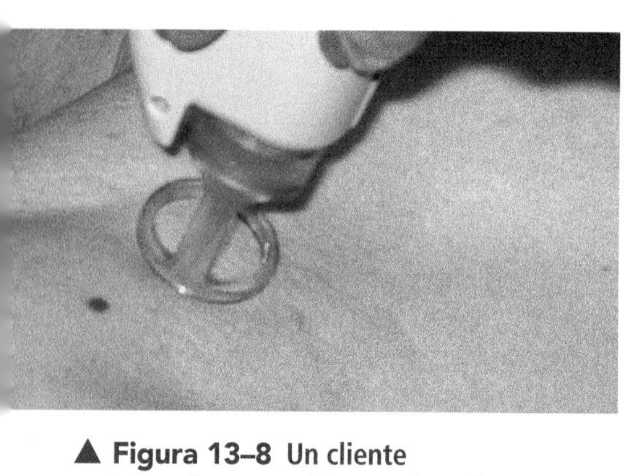

Los **dispositivos láser** son instrumentos médicos que se usan para la depilación y los tratamientos de la piel (**Figura 13–8**). Láser es una sigla en inglés que significa *amplificación de luz por emisión estimulada de radiación.* Se trata de dispositivos de alta potencia que utilizan pulsos intensos de radiación electromagnética y una sola longitud de onda al mismo tiempo. Una de las principales diferencias entre el láser y otras terapias de luz es que, dependiendo de la condición de la piel que desee tratar, los láseres están diseñados para dirigir toda la potencia de luz, con en el mismo color y que viajan a una profundidad

específica, en una dirección. Por el contrario, otras terapias de luz, como la luz pulsada intensa (IPL), tienen varias profundidades, colores y longitudes de onda diversos y la luz puede ser dispersa. El punto más importante a conocer acerca de la terapia de luz es que el equipo que se utilice se debe seleccionar de acuerdo con el tipo de piel y la condición que se va a tratar. Las diferentes longitudes de onda afectan a los distintos componentes de la piel. El láser se basa en un medio (sólido, líquido o gaseoso o semiconductor) que emite luz cuando es estimulado por una fuente de energía. El medio se coloca en una cámara específicamente diseñada con espejos ubicados en ambos extremos del interior. La cámara se estimula con una fuente de energía como corriente eléctrica, que a su vez estimula las partículas. Las superficies reflexivas crean luz que queda atrapada y avanza y retrocede en el medio y obtiene energía con cada pasada. El medio determina la longitud de onda del láser y su uso (**Figura 13-9**).

Los dispositivos láser y la IPL son máquinas calificadas por la Administración de Drogas y Alimentos de Estados Unidos (FDA) como dispositivos médicos de clase IV. Los LED están calificados como dispositivos más seguros de clase I o II y no están regulados tan estrictamente. No todos los estados permiten que los esteticistas utilicen láseres o IPL y algunos estados ni siquiera permiten el uso de LED a menos que sea bajo la supervisión de un médico.

Cuándo usar la tecnología láser y sus efectos

Todos los láseres y los métodos de terapia de luz utilizan una *fototermólisis* selectiva. Recuerde que *termólisis* significa efecto de calor. Los láseres emiten ondas de luz de la misma longitud, mientras que los dispositivos de fototerapia no láseres, como el IPL, utilizan un espectro de diferentes longitudes de onda. Para el rejuvenecimiento de la piel, el calentamiento y el daño del tejido dérmico estimulan los fibroblastos para reparar y reconstruir tejidos como el colágeno. El láser es una herramienta de precisión que se usa en procedimientos quirúrgicos. En el alisamiento de la piel con láser, los rayos aplicados son tan precisos que pueden dirigirse para "quemar" la superficie de la piel sin siquiera tocar la dermis inferior.

Estos distintos tratamientos pueden estimular la producción de colágeno, reducir las arañas vasculares, disminuir el crecimiento del vello o exfoliar la piel (**Figura 13-10**). Algunos dispositivos láser apuntan a

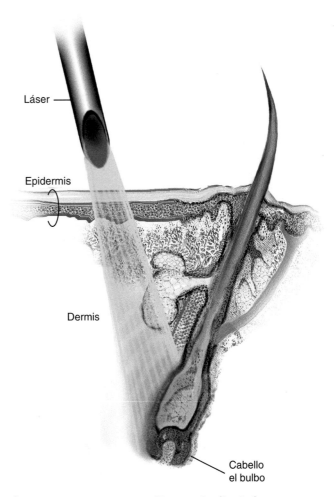

▲ **Figura 13-9** Los rayos láser están diseñados para concentrar toda la energía de la luz del mismo color que viaja a una profundidad específica y en una dirección.

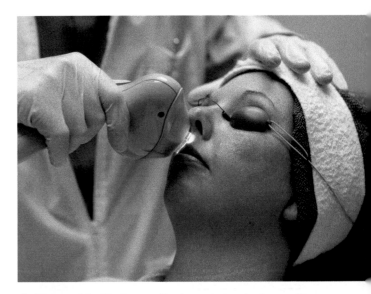

▲ **Figura 13-10** Desarrollo de un tratamiento con láser.

sustancias específicas (como la melanina, el cabello oscuro, los vasos sanguíneos, los crecimientos de la piel y la pigmentación), que absorben la energía del láser. El láser Alexandrita 755 es conocido como el láser estándar de oro para la reducción del vello en los clientes que se encuentran en los niveles más bajos de la escala de Fitzpatrick.

Un láser produce luz de color. Las longitudes de onda se seleccionan para tratar una variedad de afecciones de la piel. Por ejemplo, un láser está diseñado para producir luz amarilla. La luz amarilla absorberá selectivamente el color rojo. La luz del láser pasará por la piel sin causar daño y apuntará únicamente a la hemoglobina de los glóbulos rojos. La energía del láser calienta y destruye las células, pero deja completamente intacta las células de piel normal.

Los dispositivos láser actualmente se utilizan con más frecuencia para procedimientos no invasivos. Los tipos de láser incluyen la alexandrita, el diodo y el Nd:YAG. Otro tratamiento se conoce como terapia *fotodinámica* y es mejor para tratar principalmente las queratosis actínicas. Muchos fabricantes tienen nombres diferentes para sus dispositivos y tratamientos específicos, lo que puede ser confuso. Constantemente aparecen en el mercado dispositivos nuevos.

Los dispositivos láser combinados con radiofrecuencias se consideran aun más eficaces. Esta tecnología de energía combinada enfoca y calienta el tejido conectivo para estimular la producción de colágeno y proporcionar un efecto de firmeza. Las ondas de radio de una cierta frecuencia penetran y son absorbidas por los tejidos. El fuerte efecto dañino del calor es lo que promueve la curación y el estiramiento de la piel. También es eficaz para la depilación y se utiliza para reducir la celulitis. El uso de ondas de radio en la piel es un proceso similar al modo en que un microondas cocina los alimentos. Los dispositivos médicos que utilizan esta tecnología son muy fuertes, mientras que los que se venden para uso doméstico son mucho más débiles.

Los dispositivos láser y de terapia de luz son temas avanzados. En esta etapa, no es necesario aprender todos los detalles relacionados con estos dispositivos. Se mencionan para que se familiarice con la tecnología, la cual continúa en permanente evolución. Consulte el capítulo 11, "Depilación", para obtener información adicional sobre los láseres utilizados para la depilación.

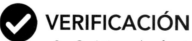 **VERIFICACIÓN**

8. ¿Qué tipos de afecciones de la piel se tratan con láser?

Explicar los tipos de terapias de luz y sus beneficios

La terapia de luz es la aplicación de rayos de luz en la piel para el tratamiento de arrugas, capilares, problemas de pigmentación o vello indeseado. La terapia de luz utiliza distintos tipos de dispositivos: láseres, luz pulsada intensa (IPL) y tecnologías de diodos emisores de luz (LED). La potencia y la eficacia de las máquinas varía y depende de factores como la longitud de onda, el calor y la potencia de penetración. Las longitudes de onda usadas en la terapia con luz son visibles, infrarrojas e infrarrojas lejanas (**Figura 13–11**).

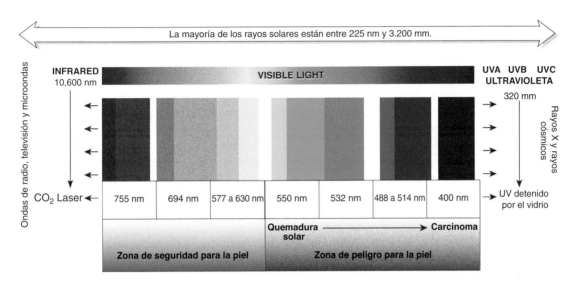

La mayoría de los rayos solares están entre 225 nm y 3.200 mm.

Ondas de radio, televisión y microondas

INFRARED
10,600 nm

VISIBLE LIGHT

UVA UVB UVC
ULTRAVIOLETA

320 mm

Rayos X y rayos cósmicos

CO_2 Laser

| 755 nm | 694 nm | 577 a 630 nm | 550 nm | 532 nm | 488 a 514 nm | 400 nm |

UV detenido por el vidrio

Quemadura solar ⟶ Carcinoma

Zona de seguridad para la piel   Zona de peligro para la piel

▲ **Figura 13–11** Longitudes de onda utilizadas en la terapia de luz.

¿Qué es la luz infrarroja y cuándo se utiliza?

La terapia de luz con uso de calor infrarrojo se ha usado durante años para tratar afecciones físicas como el dolor y para promover la cicatrización. Las lámparas infrarrojas a menudo se han utilizado en los salones para calentar acondicionadores y productos químicos en los tratamientos para el cabello. También se usan en spas y saunas para relajación y para calentar los músculos, desintoxicar el cuerpo y reducir el dolor. Hay usos de la luz casi infrarroja para signos de envejecimiento (como arrugas), curación de heridas y aumento de la circulación, ya que tiene la longitud de onda más larga de todas las terapias de luz y por lo tanto, es la que puede penetrar con mayor profundidad en la piel.

Las lámparas terapéuticas también se usan para la terapia de luz. La terapia del color utiliza diferentes colores de luz para varios efectos psicológicos: La roja se considera estimulante mientras que la verde es calmante (**Figura 13–12**).

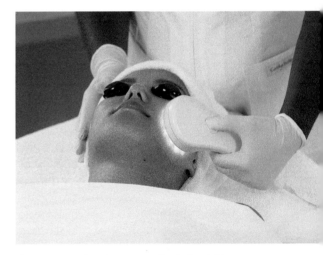

▲ **Figura 13–12** La terapia de luz LED tiene muchos beneficios para el cliente.

¿Qué es la IPL y cuándo se utiliza?

Los dispositivos de **luz pulsada intensa** (IPL) son similares a los láseres. Los dispositivos IPL utilizan pulsos de varias longitudes de onda (en comparación con la única de los láseres) para reducir la pigmentación, eliminar los capilares de la superficie y rejuvenecer la piel. La luz pulsada intensa emite luz absorbida por la hemoglobina (vascular), la melanina (lesiones pigmentadas) y los folículos pilosos (depilación).

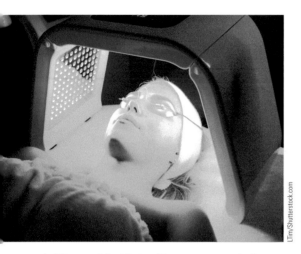

▲ **Figura 13–13** Las lámparas terapéuticas también se utilizan para la terapia de luz.

El *fotorrejuvenecimiento* es otro término para la tecnología en crecimiento que utiliza la terapia de luz para mejorar la piel (**Figura 13–13**). Es el tratamiento no ablativo (que no causa lesiones en la piel) de los signos extrínsecos e intrínsecos del envejecimiento, como las irregularidades superficiales vasculares y pigmentadas, junto con una pérdida de elasticidad y colágeno.

¿Cuáles son los efectos de la IPL?

Los trastornos comunes que pueden tratarse con un dispositivo IPL y fotorrejuvenecimiento incluyen los siguientes:

- Arrugas y líneas de expresión
- Cambios en la textura de la piel como ser aspereza y rugosidad
- Telangiectasias o arañitas vasculares
- Lesiones pigmentadas o discromía
- Poiquilodermia de Civatte
- Síntomas de rosácea: eritema o enrojecimiento, ruborización y pápulas.

¿Qué es la LED y cuándo se utiliza?

LED es el acrónimo de **diodo emisor de luz**, un dispositivo que se usa para disminuir el acné, aumentar la circulación de la piel y mejorar el contenido de colágeno en la piel. La tecnología LED no es térmica, lo que significa que no usa calor. La tecnología LED funciona bajo la premisa de una estimulación celular no térmica y no ablativa llamada fotomodulación. Esta acción desencadena una respuesta fotobioquímica en lugar de depender de una lesión térmica (como con los láseres).

Los esteticistas utilizan la luz LED para el rejuvenecimiento de la piel. Las longitudes de onda individuales del LED se utilizan a baja intensidad y no son tan fuertes como las modalidades láser y luz pulsada intensa. El LED usa luz visible, como azul, roja o ámbar, e infrarroja (invisible). Los diferentes rayos de color producen efectos distintos sobre la piel. Se ha demostrado que el LED contribuye con el sistema linfático y con el aumento de la producción de energía ATP en las células. El LED funciona liberando luz en la piel para estimular respuestas específicas a profundidades precisas del tejido cutáneo. Cada color de luz corresponde a una profundidad diferente en la piel (**Tabla 13–2**). El color de la luz LED también busca color en la piel conocida como cromóforo. El término *cromóforo* deriva del término griego *chroma* que significa "color". Un **cromóforo** es un componente de color dentro de la piel como la sangre o la melanina. Cuando la luz de color alcanza una profundidad específica en la piel, desencadena una reacción, como la de estimular la circulación o reducir la cantidad de bacterias.

Los dispositivos de mano son cada vez más populares. El uso de máquinas, terapias de luz y la medicina estética continúa en desarrollo. Los descubrimientos y los avances científicos están cambiando el rostro de la industria antienvejecimiento.

Los efectos de un tratamiento con LED

Según el tipo de equipo utilizado, el LED puede ser azul, rojo, amarillo o verde (Tabla 13–2).

▼ **TABLA 13–2** Efectos de la terapia de LED (diodo emisor de luz)

Efectos de la terapia de LED (diodo emisor de luz)	
Color en (nm [nanómetros])	**Efectos benéficos**
Luz roja de 640 a 660 nm	Aumenta los procesos celulares Mejora la producción de colágeno y elastina Estimula la curación de las heridas
Luz amarilla de 575 a 595 nm	Reduce la inflamación Mejora el flujo linfático Desintoxica y aumenta la circulación
Luz verde de 500 a 525 nm	Disminuye la hiperpigmentación Reduce el enrojecimiento Calma y alivia
Luz azul de 410 a 450 nm	Mejora el acné Reduce las bacterias *Se utiliza con medicamentos para lesiones precancerosas

*Solo procedimientos médicos

Contraindicaciones y mejores prácticas para la luz LED

Las siguientes afecciones de la piel son contraindicaciones para los tratamientos con LED:

- Embarazo

- Lesiones cutáneas abiertas o no identificadas

- Trastornos convulsivos

- Trastornos autoinmunes

- El cliente toma medicamentos fotosensibilizantes

- Al igual que con toda la terapias de luz, es importante asegurarse de ver el formulario de consulta del cliente para constatar que no haya contraindicaciones.

- La terapia de luz no se debe realizar en personas con sensibilidad a la luz (fotosensibilidad), que tengan reacciones fototóxicas, que tomen antibióticos, tengan cáncer o epilepsia, estén embarazadas o bajo atención médica. Si no está seguro de si debe o no aplicar un tratamiento a determinados clientes, siempre derive al cliente a su médico.

- La luces LED se utilizan en los tratamientos faciales por aproximadamente 15 minutos. Se utilizan gafas para proteger los ojos del cliente y del técnico. El área tiroidea también debe cubrirse. El dispositivo LED puede estimular la tiroides, como lo demuestra el uso no indicado en la etiqueta del LED rojo en el tratamiento del hipotiroidismo por parte de los médicos.

Seguridad y mantenimiento de las máquinas de LED

Las máquinas de LED deben mantenerse según las instrucciones del fabricante. Las máquinas y las gafas protectoras deben desinfectarse después de cada uso.

 VERIFICACIÓN

9. ¿Qué es la terapia de luz?
10. ¿Para qué se usa la terapia de luz?
11. ¿Para qué se usan los LED?

Analizar los tratamientos con microcorriente

Los dispositivos de **microcorriente**, o terapia con ondas, imitan la forma en que el cerebro envía mensajes a los músculos. Por lo tanto, la microcorriente se utiliza en el campo médico para tratar muchas afecciones, como la parálisis de Bell y la parálisis por apoplejía. El uso creciente de la estimulación neuromuscular eléctrica en microamperios incluye la curación de músculos y heridas, el control del dolor y hasta la unión de huesos fracturados. Existe un potencial aún mayor para este tipo de terapia. En el área de la estética, la microcorriente se usa para relajar los músculos y fortalecer y tonificar los músculos al estimular los nervios motores y contracciones de los músculos.

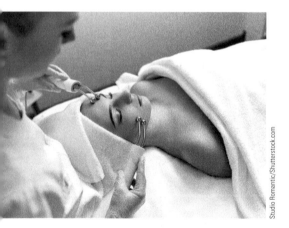

Studio Romantic/Shutterstock.com

La técnica estándar utiliza dos sensores de mano que se ubican en los grupos de músculos faciales (**Figuras 13–14**). En cada uno de los puntos del rostro se usa una técnica de movimiento específica. Se puede aplicar una ampolla debajo del gel conductor o se puede colocar un gel conductor solo en la piel antes de comenzar el tratamiento. La corriente eléctrica se regula de acuerdo a la resistencia de la piel. Para obtener resultados visibles, los tratamientos se administran una vez a la semana durante al menos 10 sesiones. Los tratamientos deben administrarse cada cuatro semanas para mantener los beneficios y resultados.

▲ **Figura 13–14** Ionizador con microcorriente.

Cuándo usar microcorriente

Muchos procesos biológicos están relacionados con los impulsos eléctricos. Los músculos y la tonificación de la piel del rostro se relacionan con este sistema. A medida que envejecemos, los impulsos se vuelven más lentos y provocan el debilitamiento de la piel. Es posible que los músculos no se contraigan completamente después del uso, como en el caso de los músculos flácidos de la mandíbula (músculos del maxilar). El mismo efecto también puede observarse en el resto del cuerpo. Esta es la razón por la cual el ejercicio y el estiramiento son extremadamente importantes a medida que envejecemos.

- Se cree que la microcorriente ayuda a curar y a reparar los tejidos e influye en el metabolismo.

- Trabaja suavemente y ayuda a acelerar los procesos regenerativos naturales del cuerpo cuando se usan la intensidad de corriente y la frecuencia adecuadas.

- Se espera que el tratamiento dé como resultado una piel más firme y saludable.

Los dispositivos de microcorriente están diseñados para trabajar en armonía con las corrientes bioeléctricas naturales que se encuentran en el cuerpo.

Algunos modelos de dispositivos de mano se combinan con la tecnología del ultrasonido (**Figura 13–15**) para una mayor penetración y efectos adicionales de exfoliación.

La microcorriente, combinada con la terapia de luz, puede ser aun más eficaz. Cuando use un dispositivo eléctrico, debe obtener un historial médico completo del cliente y realizar una consulta antes del tratamiento. Las contraindicaciones son las mismas que las descritas para otros dispositivos eléctricos.

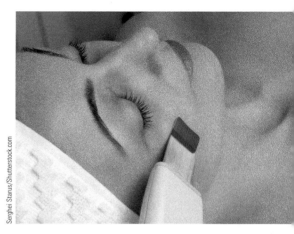

▲ **Figura 13–15** Tecnología del ultrasonido

Efectos de la microcorriente

En estética, la microcorriente se usa fundamentalmente para tonificar y estimular los músculos faciales. Esta técnica terapéutica se considera como una forma pasiva de ejercicio, la cual ayuda a estimular los nervios motores hasta que pueda verse una contracción de los músculos. La microcorriente tiene la capacidad de afirmar los músculos y estimular la actividad celular. Mejora la circulación sanguínea y linfática y también puede ayudar en la absorción de productos. En el pasado, la corriente farádica se utilizó para estimular los nervios motores.

Contraindicaciones y precauciones para la microcorriente

Al igual que con todos los dispositivos eléctricos, la microcorriente no se debe usar en clientes con las siguientes afecciones:

- Heridas abiertas, enfermedades musculares, diabetes avanzada, marcapasos, epilepsia, cáncer, embarazo, hemofilia, flebitis, trombosis; cualquier persona bajo el cuidado de un proveedor de atención médica por una afección que puede estar contraindicada

- Uso típico recomendado de tratamientos de microcorriente con inyectables: espere dos semanas después del procedimiento de inyección.

Contraindicaciones y consideraciones de seguridad para la microcorriente

Como los movimientos de la microcorriente son complejos, potencialmente largos y específicos de las recomendaciones del fabricante y debido a que el tratamiento depende del posicionamiento adecuado, es importante revisar

¡PRECAUCIÓN!

Al igual que con todos los dispositivos eléctricos, la microcorriente no se debe usar en clientes con las siguientes afecciones: marcapasos, epilepsia, cáncer, embarazo, flebitis o trombosis. La microcorriente no debe emplearse en cualquier persona bajo el cuidado de un proveedor de salud por una afección que puede estar contraindicada. Si no está seguro de si debe o no aplicar un tratamiento a determinados clientes, siempre derívelos a su médico para que obtengan su consentimiento.

¿SABÍA QUE...?

La mayoría de los dispositivos de alta tecnología, como los de LED y microcorriente, requieren varias sesiones para lograr los resultados deseados.

la ubicación, el origen y la inserción del músculo. La colocación incorrecta podría tener como consecuencia la ausencia de mejoras. Siga siempre las instrucciones y recomendaciones del fabricante de su dispositivo.

Seguridad y mantenimiento de las máquinas de microcorriente

Las máquinas de microcorriente deben mantenerse según las instrucciones del fabricante. Las máquinas y las gafas protectoras deben desinfectarse después de cada uso.

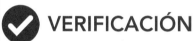 **VERIFICACIÓN**

12. ¿Qué es la microcorriente y qué efecto tiene para la piel?

Analizar el ultrasonido

Ultrasonido y *ultrasónico* son sinónimos que se refieren a una frecuencia que está por encima del rango sonoro que puede oír el oído humano. Estos equipos emplean ondas de sonido no invasivas para crear tratamientos orientados a los resultados. El equipo **ultrasónico** se basa en oscilaciones mecánicas de alta frecuencia producidas por una herramienta tipo espátula.

Cuándo usar la tecnología del ultrasonido y sus efectos

En estética, la tecnología del **ultrasonido** se puede utilizar para la penetración de los productos y para la reducción de la celulitis. Las vibraciones, creadas a través de un medio acuoso, ayudan a limpiar y a exfoliar la piel a través de la eliminación de las células muertas. El ultrasonido penetra profundamente: estimula el tejido, aumenta la circulación sanguínea y promueve la oxigenación. Tenga en cuenta que cuanto menor sea la frecuencia, mayor será la penetración. En cambio, una mayor frecuencia tiene menos penetración. Trabaja sobre la celulitis mediante la manipulación de calor del tejido y movimientos linfáticos realizados con el dispositivo. Se genera calor y la vibración en las células estimula la circulación, el metabolismo y el drenaje linfático. El daño producido por el calor del ultrasonido y otras modalidades (como el láser) es lo que estimula la producción de colágeno.

El ultrasonido también envía ondas a través de la piel para contribuir con la penetración del producto. Este proceso se denomina *sonoforesis* y es similar a la iontoforesis (la iontoforesis utiliza iones cargados eléctricamente por lo que resulta necesaria una carga eléctrica de los electrodos). Algunos equipos de ultrasonido para estética están calificados por la FDA como dispositivo de clase II y pueden estar fuera del campo de acción del esteticista si no es dentro de un centro médico. Son necesarios un entrenamiento avanzado e investigación técnica sobre las afirmaciones del equipo, antes de usar cualquier máquina de estética avanzada. Las distintas frecuencias de ultrasonido se usan también para la obtención de imágenes médicas, para la fisioterapia y para el control del dolor. Los dispositivos ultrasónicos de baja frecuencia se usan como cepillos de dientes y limpiadores de joyas.

Los dispositivos de mano para el cuidado personal de la piel de un consumidor utilizados en el hogar son más suaves, pero se deben usar con moderación para evitar dañar la piel.

Debido a su naturaleza suave y no abrasiva, este tratamiento puede ser una opción viable para clientes con afecciones cutáneas sensibles o rosácea comparado con otros servicios exfoliantes. A pesar de que la terapia ultrasónica es suave, algunos clientes todavía no son buenos candidatos.

Contraindicaciones y precauciones para la tecnología del ultrasónico

Las contraindicaciones del ultrasonido incluyen lesiones cutáneas abiertas o no identificadas, afecciones cardíacas, marcapasos o implantes eléctricos, epilepsia, embarazo, diabetes avanzada y lesiones cancerosas o el uso en cualquier persona actualmente bajo el cuidado de un médico por una condición que pueda estar contraindicada. Como con todas las máquinas, el uso excesivo puede ser perjudicial.

Contraindicaciones y consideraciones de seguridad para la tecnología del ultrasonido

Para evitar acumulación excesiva de calor y cavitación inestable, es importante mantener un movimiento constante de la pieza de mano sobre la piel húmeda. Se debe tener precaución con la piel frágil y en áreas delgadas y delicadas, como el área alrededor del ojo.

Seguridad y mantenimiento de máquinas de ultrasonido

Las máquinas de ultrasonido deben mantenerse según las instrucciones del fabricante. Las máquinas deben desinfectarse antes de cada uso.

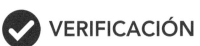

VERIFICACIÓN

13. ¿Qué es el ultrasonido y para qué se utiliza en la estética?

Analizar las inyecciones con microagujas y la nano infusión

Se debe tener en cuenta que no todos los estados permiten que los esteticistas realicen inyecciones con microagujas o rotación dérmica y lo clasifican como un procedimiento médico que requiere supervisión médica.

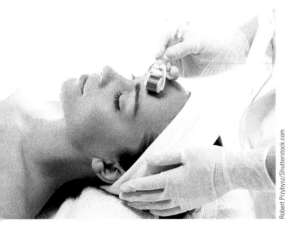

▲ **Figura 13–16** Las inyecciones con microagujas realiza pequeños pinchazos con agujas en la piel a través de rodillos o piezas de mano electrónicas que inducen la formación de colágeno a partir del proceso de cicatrización de la herida.

Inyecciones con microagujas o rotación dérmica

La rotación cosmética y médica, también llamada **inyecciones con microagujas** o *rotación dérmica*, es una forma de terapia de inducción de colágeno (CIT). Este procedimiento realiza pequeños pinchazos con agujas en la piel a través de rodillos o piezas de mano electrónicas que inducen la formación de colágeno durante el proceso de cicatrización de la herida (**Figura 13–16**).

Nano infusión

La nano infusión es una tecnología popular utilizada por los esteticistas en los estados que no permiten las inyecciones con microagujas en el campo de acción de un esteticista. La tecnología de nano infusión incluye el uso de una pieza de mano de inyecciones con microagujas, pero con nano puntas sin agujas en contraposición con la punta de inyecciones con microagujas estándar que tiene agujas que perforan la piel y pueden penetrar a nivel epidérmico o dérmico, dependiendo de lo agresivo que sea con la configuración de la pieza de mano de inyecciones con microagujas. La punta de nano infusión es un tratamiento alternativo popular porque no es invasivo. Utiliza un cartucho estéril de un solo uso, hecho de silicona o módulos de pirámide de acero quirúrgico que son microscópicos. Los módulos piramidales son más pequeños que un cabello humano y casi invisibles a simple vista. Este diseño especializado permite un tratamiento seguro sin tiempo de inactividad ya que los nano puntas no penetran en la dermis. La ciencia detrás de este tratamiento crea miles de microcanales por minuto sobre la piel, mientras que la acción vibratoria de la pieza de mano de inyecciones con microagujas ayuda al producto tópico elegido a penetrar.

 VERIFICACIÓN

14. ¿Qué son las inyecciones con microagujas?
15. ¿Qué es la nano infusión?

¡PRECAUCIÓN!

Recomiéndeles a los clientes que beban mucha agua para limpiar el sistema y rehidratar el cuerpo después de desintoxicarlo con los tratamientos corporales. Si no reponen el agua del cuerpo, pueden sentirse cansados o enfermos. Además, los tratamientos desintoxicantes no son tan eficaces cuando el cuerpo no se ha limpiado y rehidratado con agua.

Describir tratamientos corporales de spa

Los tratamientos de spa brindan una experiencia maravillosa y relajante. Los tratamientos corporales tienen un efecto terapéutico y se aplican a la piel de todo el cuerpo. Incluyen envolturas, exfoliantes y mascarillas. Antes de trabajar con los clientes, tenga en cuenta las contraindicaciones y alergias a los ingredientes (por ejemplo, a las algas marinas o a los frutos secos).

Cuándo usar los tratamientos corporales de spa y sus efectos

- Las **envolturas corporales** son tratamientos en los que se aplica el producto en el cuerpo, para luego cubrirlo o envolverlo. Las envolturas se utilizan por varias razones y pueden proporcionar minerales, hidratar, estimular, desintoxicar o favorecer la relajación. El producto utilizado determinará los efectos y los resultados. Para las envolturas pueden usarse productos como áloe, gel, lociones, aceites, algas marinas, hierbas, arcilla o barro. Se utiliza ropa de cama o plástico para envolver a los clientes y estimular la penetración del producto. Las mantas o las sábanas son el capullo de las "envolturas". Las envolturas reductoras, que son otro tipo de envoltura, están diseñadas para eliminar las toxinas del cuerpo y estimular la reducción de medidas. Las envolturas reductoras tienen un efecto diurético y su eficacia es un tema controvertido. Si se hace correctamente, la desintoxicación del cuerpo puede ayudar a la pérdida de peso (**Figura 13–17**).

- Los **exfoliantes corporales** usan fricción para exfoliar e hidratar, aumentar la circulación y nutrir la piel mediante una combinación de ingredientes como frutos secos, semillas de albaricoque, fécula de maíz, perlas de jojoba, miel, sal o azúcar con aceite o loción. Los tratamientos de exfoliación también se denominan *pulidos* y *brillos* (**Figura 13–18**). La exfoliación prepara la piel para recibir productos o tratamientos adicionales. El cepillado en seco también es beneficioso y se utiliza para exfoliar y estimular la piel.

- Las **mascarillas corporales** remineralizan y eliminan las toxinas del cuerpo principalmente mediante el uso de arcilla, barro o mezclas de algas marinas. Determinadas mascarillas corporales se utilizan para tratar la celulitis. Generalmente, se envuelve a los clientes después de la aplicación de la mascarilla y de esa manera, las mascarillas son similares a las envolturas. Los ingredientes y los procedimientos que se usan en el tratamiento determinan si el proceso se llamará *mascarilla* o *envoltura* (**Figura 13–19**).

- La **hidroterapia** es otro tratamiento de spa que usa el agua en sus tres estados (sólido, gaseoso y líquido). Las tinas de hidroterapia, las mangueras de Scotch, la ducha de Vichy (**Figura 13–20**), los masajes de Watsu®, los

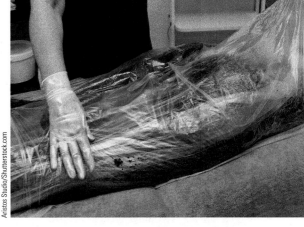

▲ **Figura 13–17** Para las envolturas pueden usarse productos como el áloe, geles, lociones, aceites, algas marinas, hierbas, arcilla o barro.

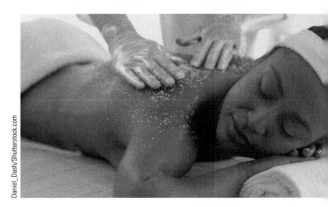

▲ **Figura 13–18** Tratamiento de exfoliación con sales.

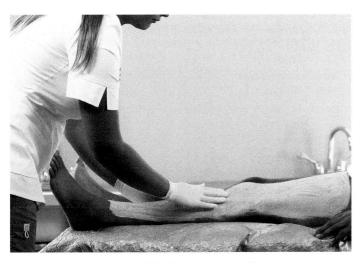

▲ **Figura 13–19** Aplicación de una mascarilla corporal.

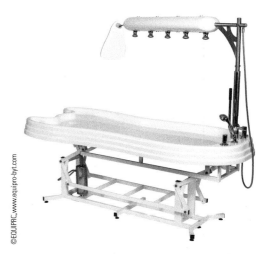

▲ **Figura 13–20** La ducha Vichy se utiliza en tratamientos de hidroterapia.

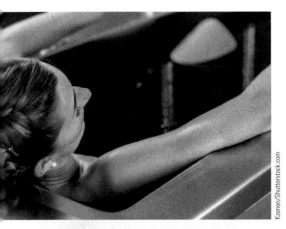

▲ **Figura 13–21** La balneoterapia es otro tipo de hidroterapia.

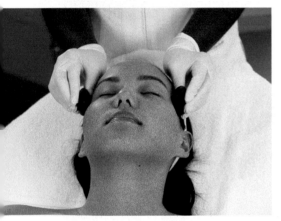

▲ **Figura 13–22** La terapia con piedras calientes es una opción relajante para el cliente.

baños calientes, las salas de vapor, los saunas, la piscina de agua helada, los baños para pies y los hidromasajes, son todas formas diferentes de hidroterapia que se pueden recibir en un spa.

Todos los tratamientos de spa, especialmente los tratamientos intensivos de hidroterapia, pueden ser intensos, razón por la que es importante la capacitación antes de ofrecer estos servicios.

- La **balneoterapia** es el tratamiento de afecciones físicas mediante baños de agua terapéuticos (**Figura 13–21**). Los minerales, el barro o fango, las sales del mar Muerto, las algas marinas, las enzimas o la turba, son todos productos que se usan en baños (*balneum* es el término en latín para baño).

- El **masaje con piedras** es la técnica que usa piedras calientes o frías para masajes u otros tratamientos (**Figura 13–22**). Se pueden incorporar piedras faciales para masajes a los tratamientos faciales regulares.

- La **reflexología de pies** es la técnica de aplicar presión a los pies con base en un sistema de zonas y áreas en los pies que corresponde directamente a la anatomía del cuerpo (**Figura 13–23**). La reflexología se realiza en los pies, manos y orejas, ya que estas son las áreas que corresponden a las zonas del cuerpo. Es relajante, aumenta la circulación y equilibra todo el cuerpo. Los esteticistas generalmente no reciben capacitación en reflexología, por lo que debe tener en cuenta las regulaciones sobre su campo de acción y su licencia. Generalmente, la reflexología se realiza por masajistas con licencia. El masaje puede ser peligroso si se realiza incorrectamente.

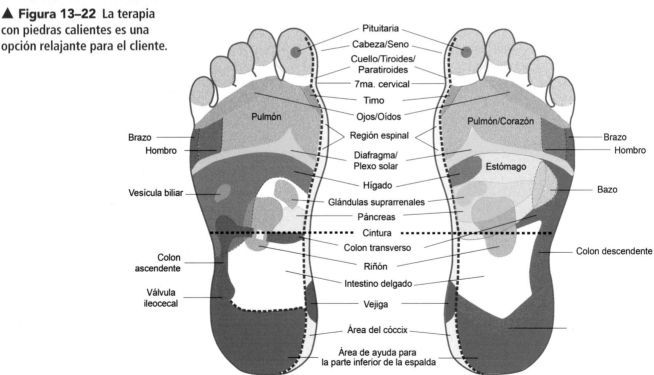

▲ **Figura 13–23** Mapa de reflexología del pie.

- Los conceptos de **ayurveda** están basados en tres *doshas*, o tipos de mente y cuerpo. Los tratamientos incluyen el masaje *Shirodhara* (**Figura 13–24**), masajes y faciales que usan conceptos e ingredientes de la India antigua adaptados a los tres tipos de cuerpo y mente: *pitta, kapha* y *vatta*. La ayurveda se originó hace más de 5.000 años en India. Es una filosofía de medicina y equilibrio de la vida y el cuerpo con diversos métodos que incluyen desde el masaje hasta hábitos de alimentación. *Ayur* significa "vida, fuerza vital"; *veda* significa "conocimiento". *Ayurveda* se traduce del sánscrito como "ciencia de la salud o bienestar". Shirodhara es un tratamiento ayurvédico que consiste en aplicar aceite tibio en el área del tercer ojo de la frente durante 30 minutos. Este relajante proceso de meditación libera el estrés y calma la mente.

- El *bronceado sin sol* es un servicio que ofrece la aplicación de un producto como una alternativa de bronceado (**Figura 13–25**). Se rocía el producto o se aplica manualmente.

- La **endermología** es un tratamiento para la celulitis. Ayuda a estimular la reducción del tejido adiposo mediante un masaje de vacío que combina un masaje vigoroso junto con la succión. Las máquinas y otros métodos endermológicos se usan en spas y en centros médicos.

- El **reiki** es una técnica japonesa para reducir el estrés y relajar, lo que también promueve la curación. Se realiza al "colocar las manos" y se basa en la idea de que una "energía de fuerza vital" invisible fluye a través de nosotros y es lo que nos hace estar vivos.

- Otras prácticas energéticas incluyen el equilibrio de energía y chakras. Según la antigua filosofía hindú, nuestros cuerpos tienen siete vórtices principales a través de los cuales procesamos nuestra energía de fuerza vital (a veces conocida como *ki*, o *chi*). Un bloqueo en cualquiera de estos centros de poder puede crear desequilibrio, enfermedad o una sensación abrumadora de cansancio y de sentirse "atascado". El enfoque del equilibrio de chakras es identificar cualquier bloqueo en los chakras, abrirlos y reconectar su cuerpo energético.

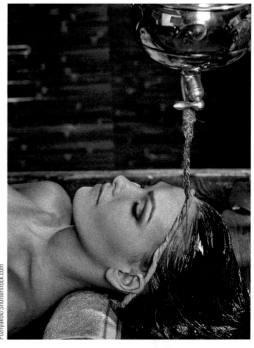

▲ **Figura 13–24** Shirodhara es un tratamiento ayurvédico que consiste en aplicar aceite tibio en el área del tercer ojo de la frente.

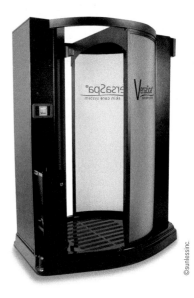

▲ **Figura 13–25** Las opciones de bronceado sin sol son una alternativa segura para que los clientes obtengan una piel dorada.

ACTIVIDAD

Más información sobre tratamientos de spa

Para obtener más información acerca de los tratamientos de spa, aquí tiene una idea de investigación: consulte las ofertas y los folletos de los spas de su zona o en sitios de Internet. Las publicaciones comerciales para profesionales y los proveedores de productos para spa ofrecen excelente información relacionada con una variedad de procedimientos de los tratamientos. Muchas revistas de spas también son buenos recursos para obtener conocimiento acerca de la industria. ¿Qué servicios de tratamiento corporal está más interesado en aprender? Una buena manera de aprender es someterse al tratamiento usted mismo. ¡Reserve una cita para tener un día de investigación de spa!

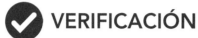

VERIFICACIÓN

16. ¿Para qué se usan las envolturas?
17. ¿Qué es la endermología?

Analizar tratamientos comunes utilizados para tratar la celulitis

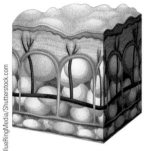
Piel con celulitis

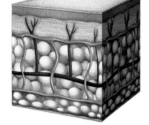
Piel sin celulitis

▲ **Figura 13–26** Piel con celulitis en contraposición con una piel lisa.

La **celulitis** aparece como piel con hoyuelos o con bultos, causada principalmente por las hormonas femeninas y la genética. La celulitis consiste en células grasas. Las células grasas dérmicas se hinchan, pero esa no es la única causa de la celulitis. La celulitis es visible cuando las células grasas dérmicas están más cerca de la superfice de la piel (**Figura 13–26**). Esto ocurre por un daño en la dermis. Si se pierde el agua y el tejido se debilita, la grasa dérmica comienza a empujar dentro de la dermis.

Además, si la epidermis está débil o deshidratada, la celulitis es más visible.

Mantener saludables el colágeno y la elastina ayuda a reducir la celulitis. Para reducir la celulitis, las células y el tejido conectivo necesitan ser fortalecidos e hidratados con nutrientes y mediante el consumo de agua. Beber agua no es suficiente; nuestras células deben poder mantener el agua. El agua desechada en el cuerpo se acumula y da lugar a la retención de líquidos y a la hinchazón. La circulación sanguínea y el flujo de nutrientes por los vasos sanguíneos hacia la piel también afecta la celulitis. En el tratamiento de la celulitis, es muy importante reparar el daño celular tanto del tejido conectivo como del estrato córneo.

Los siguientes nutrientes e ingredientes recomendados pueden ser beneficiosos para reducir la celulitis:

- Lecitina y lípidos para las paredes celulares
- Glucosaminoglucanos (GAG) para humectar y afirmar
- Glucosamina para producir GAG y tejido conectivo
- Vitaminas B para retener la humedad y proveer nutrientes
- Aminoácidos para generar colágeno y elastina
- Ácidos grasos esenciales para atraer agua para el tejido conectivo
- Antioxidantes
- Antinflamatorios
- El áloe vera, un antinflamatorio que mejora la hidratación y contiene enzimas y minerales
- AHA (alfahidroxiácidos)
- Ácido alfa lipoico.

La efectividad de algunos tratamientos endermológicos es controvertida. Las dietas desintoxicantes y los sistemas de estimulación muscular no reducen la celulitis. Algunas envolturas corporales dan como resultado solo una pérdida temporal de agua. Los dispositivos electrónicos con vacío pueden reducir la celulitis temporalmente.

El drenaje linfático manual, la mesoterapia (microinyección que se aplica en la dermis para derretir la grasa), los rellenos dérmicos, los rayos láser, las exfoliaciones químicas y la microdermoabrasión son todos métodos que se han probado para ayudar a reducir la celulitis. La mayoría de estas técnicas se consideran que proveen resultados temporales y su nivel de eficacia varía. Para reducir la celulitis se recomienda: incrementar la circulación sanguínea, estimular el colágeno y la elastina, atraer el agua a las células y reparar las membranas celulares. Además, reducir el desecho de agua, evitar el daño de los radicales libres y reducir la inflamación son parte de un método saludable para tratar la celulitis y la piel. Se cree que el ejercicio, junto con una dieta saludable y baja en grasas con una ingesta reducida de alimentos procesados ayuda a reducir la celulitis.

Los tratamientos profesionales para la celulitis deben realizarse regularmente en sesiones continuas. Un tratamiento de spa común consiste en la exfoliación con cepillo seco o exfoliante seguida de una mascarilla y envoltura desintoxicante. Esto estimula el metabolismo y la circulación. Para dar por terminado el servicio, se aplica una crema para el tratamiento de la celulitis.

La exfoliación y el cepillado de la piel también son buenos para los vasos sanguíneos y la circulación. Otro tratamiento popular es la *talasoterapia*. La talasoterapia es el uso del agua de mar como una forma de terapia. Los beneficios terapéuticos del mar y de los productos derivados del agua marina incluyen varios minerales y nutrientes. Los masajes también pueden ayudar a ablandar la celulitis endurecida. La celulitis es una afección muy común en la mayoría de las mujeres y mejorar la salud de la piel es un proceso continuo.

Explicar los beneficios del drenaje linfático manual

El drenaje linfático manual (DLM) estimula el flujo de la linfa por los vasos linfáticos.

Cuándo usar el drenaje linfático manual y los efectos de esta modalidad

Esta técnica ayuda a limpiar y desintoxicar el cuerpo. La congestión, el agua y los residuos de los vasos linfáticos crean un edema en el tejido. Eliminar este líquido del cuerpo con los movimientos del masaje suave reducirá la hinchazón que causa el exceso de líquido (**Figura 13–27**). El DLM es un excelente agregado para un facial u otros tratamientos. También se usa antes y después de la cirugía porque acelera la cicatrización y mejora el metabolismo celular. El drenaje linfático mecánico es un servicio muy beneficioso realizado con máquinas. Los cursos de capacitación avanzada en DLM están disponibles

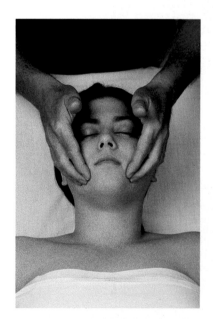

▲ **Figura 13–27** El drenaje linfático manual puede limpiar y desintoxicar el cuerpo.

tanto para esteticistas como para masajistas; sin embargo, algunos estados requieren una licencia avanzada antes de que un esteticista pueda realizar este servicio.

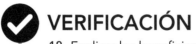

VERIFICACIÓN

18. Explicar los beneficios del drenaje linfático manual.

Describir el campo de la medicina estética

La medicina estética es una industria que genera miles de millones de dólares. La industria está desarrollando constantemente nuevos productos y servicios para nuestra sociedad orientada hacia la juventud. La cirugía plástica, los tratamientos con láser y los inyectables se centran en mantener una apariencia juvenil. La medicina estética integra procedimientos quirúrgicos y no quirúrgicos con tratamientos estéticos. Los esteticistas también realizan servicios como exfoliaciones, microdermoabrasión y terapia de luz. Algunos asisten en los procedimientos médicos y controlan la recuperación del paciente.

Además, que los esteticistas recomienden productos para el cuidado en el hogar ayuda a los pacientes a curarse más rápidamente y a mantener la salud de su piel. Teniendo en cuenta que la medicina estética está en constante evolución, el papel de los esteticistas puede moldearse para adaptarse a las necesidades del establecimiento. Todos los ambientes varían, por lo que es importante definir las responsabilidades que están incluidas en la descripción del cargo del esteticista.

Los esteticistas clínicos están bien capacitados, tienen experiencia y en algunos casos, están certificados; sin embargo, no todos los esteticistas deben estar certificados para trabajar en medicina estética. La mayoría de los procedimientos clínicos deben realizarse en un consultorio médico, bajo la supervisión de un proveedor de salud. Los spas médicos son una combinación de clínicas médicas y spas en un mismo lugar que ofrecen tanto servicios médicos como estéticos.

Los servicios más populares del spa médico son las exfoliaciones químicas, la microdermoabrasión, el Botox®, los rellenos, la depilación con láser y la terapia de luz/fotorrejuvenecimiento. Los esteticistas no están calificados para realizar ciertos procedimientos, pero es importante estar familiarizado con todos ellos porque muchos clientes le harán preguntas y utilizarán estos procedimientos. Actualmente, la sociedad está inundada de información sobre la medicina estética. Persistir en la búsqueda de una gratificación inmediata y del mantenimiento de la belleza física forma parte de la sociedad moderna. Los spas médicos son un segmento de rápido crecimiento en el rubro de la belleza.

Cuidado pre y posoperatorio

Los esteticistas realizan los tratamientos pre y posoperatorios y brindan al paciente capacitación antes de la cirugía cosmética. Estos tratamientos son importantes para una recuperación más rápida del paciente. Los esteticistas también llevan a cabo faciales, exfoliaciones suaves, extracciones y microdermoabrasión antes de la cirugía. El maquillaje de camuflaje, las ventas minoristas y el asesoramiento para el cuidado en el hogar son otras de las responsabilidades del esteticista en la medicina estética.

El cuidado preoperatorio consiste en preparar la piel para el procedimiento. Dejar la piel en su estado óptimo y tan saludable como sea posible, hará que la cirugía resulte menos traumática para los tejidos y que el tiempo de recuperación sea más corto. Incrementar el metabolismo de la piel y reducir los desechos celulares de la superficie forman parte del acondicionamiento de la piel. La planificación y programación para el cuidado pre y posoperatorio son definidas por el equipo médico, antes de la cirugía del paciente.

El cuidado posoperatorio incluye proveer cuidado a la piel para una rápida cicatrización de las heridas y para evitar infecciones. Las metas son reducir la inflamación, calmar, humectar y proveer protección solar. El masaje, la hidratación, la protección y el maquillaje de camuflaje forman parte del cuidado posoperatorio. Las instrucciones del cuidado en el hogar para un mantenimiento a largo plazo también son importantes. El maquillaje permanente, algunas veces denominado *micropigmentación*, es otra técnica utilizada en la medicina estética.

Microdermoabrasión y exfoliaciones químicas

Los tratamientos con glicólico pueden efectuarse para acondicionar la piel antes de un alisamiento con láser o de una cirugía. Estas "exfoliaciones de la hora del almuerzo" pueden mejorar la fuerza y la función de barrera de la epidermis. Los beneficios de la microdermoabrasión para la epidermis son similares a los de los tratamientos con AHA, aunque los efectos son más superficiales.

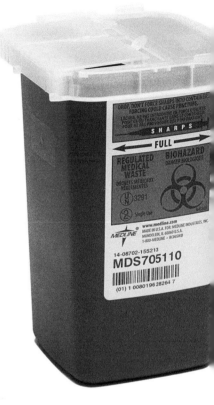

Documentación

Las fichas del paciente son un registro de lo que el paciente informa, lo que el esteticista observa, de la valoración y el análisis y del plan de acción para el tratamiento. Se siguen los protocolos de los procedimientos clínicos. Los formularios de consentimiento informado del cliente y los registros del tratamiento son obligatorios y forman parte del procedimiento estándar.

Otros procedimientos clínicos

En los centros de salud especializados se encuentran numerosas oportunidades para los esteticistas. Los centros médicos y de láser ofrecen reducción del vello, eliminación de las arañitas vasculares, tratamientos no ablativos para las arrugas y otros tipos de procedimientos láser. Los procedimientos **no ablativos** no eliminan tejido. Los tratamientos no ablativos para reducir arrugas utilizan luz pulsada intensa (IPL) que pasa a través de la epidermis y estimula el colágeno en la dermis para promover la reducción de arrugas. Los esteticistas pueden asistir a los proveedores de salud en estos procedimientos si están adecuadamente entrenados y certificados.

Otros procedimientos comunes realizados por los proveedores de salud incluyen inyectables de relleno dérmico y el Botox®.

INYECTABLES

El Botox® y los rellenos dérmicos son inyectables que constituyen una parte importante de la industria. Los inyectables se han convertido en el producto

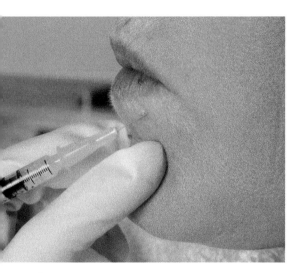

▲ Figura 13–28 El Botox® es un tratamiento que desean algunos clientes.

de crecimiento más rápido en la industria del spa médico. Los **rellenos inyectables** son sustancias que se utilizan en procedimientos no quirúrgicos para rellenar o levantar áreas de la piel. Los rellenos aprobados por la FDA son no tóxicos, duraderos, biocompatibles y fáciles de usar; estos son los atributos necesarios de un relleno seguro.

EL BOTOX®

La inyección de Botox® es un servicio clínico no quirúrgico popular. **Botox®** es un suero de bloqueo neuromuscular (toxina botulínica) que paraliza las células nerviosas del músculo cuando se inyecta en el organismo. El Botox® se inyecta en los músculos para causar parálisis o reducir el movimiento a través del bloqueo de los neurotransmisores. Esto relaja los tejidos y disminuye las líneas de expresión. El entrecejo es el área entre las cejas donde los músculos crean un pliegue al fruncir la frente o entrecerrar los ojos. Tiene músculos fuertes y es el lugar más común para las inyecciones de Botox® (**Figura 13–28**). Millones de inyecciones de Botox® se aplican cada año en los Estados Unidos.

RELLENOS DÉRMICOS

Los **rellenos dérmicos** se utilizan para rellenar líneas de expresión, arrugas y otras imperfecciones faciales. A medida que envejecemos perdemos el colágeno dérmico, el ácido hialurónico y la grasa y así, la piel pierde su forma. Los primeros rellenos fueron de origen animal, específicamente el colágeno bovino. En la actualidad, los tratamientos con colágeno utilizan un relleno, generalmente un derivado bovino (de la vaca), para rellenar las arrugas o aumentar el grosor de los labios. Los rellenos dérmicos duran más cuando se usan junto con el Botox®.

En la actualidad, los rellenos se obtienen de una variedad de fuentes. Muchos son sustancias y materiales combinados. El colágeno puede derivar de fuentes tanto humanas como animales. Las fuentes sintéticas son las siliconas y los ácidos hialurónicos (HA). La última tendencia es usar rellenos no animales (Restylane®) y rellenos de ácido hialurónico basados en animales (Hylaform®). Juvéderm® es uno de los muchos rellenos de HA cruzado. El ácido hialurónico es un polisacárido que se encuentra en el cuerpo y en los tejidos conectivos. Un componente de la función de hidratación natural de la piel que mantiene hasta 1.000 veces su peso en agua. El enlace cruzado es un proceso en el que los ingredientes se combinan para aumentar la estabilidad y durabilidad de un producto.

Otro tipo de relleno es el calcio acuoso (Radiesse® FN), basado en el calcio. Otro inyectable que no es un relleno, sino un estimulador dérmico se llama ácido poliláctico (PLLA). Este producto (comercializado como Sculptra®) incrementa la actividad de los fibroblastos y la producción de colágeno. Habitualmente aparecen en el mercado productos nuevos.

Procedimientos quirúrgicos

Existen dos tipos de cirugías: reconstructivas y cosméticas.

- La **cirugía reconstructiva** se define como la "restauración de una función corporal". Este tipo de cirugía es necesaria para personas sobrevivientes de accidentes, con desfiguraciones congénitas u otras enfermedades.

- La **cirugía cosmética** también conocida como *cirugía estética*, es una intervención optativa para mejorar y modificar la apariencia.

PROCEDIMIENTOS DE LA CIRUGÍA COSMÉTICA

Los procedimientos de cirugía cosmética más comunes son los estiramientos faciales y de la frente, los levantamientos de párpados, las reconstrucciones nasales, los alisamientos con láser y las exfoliaciones profundas.

- Una **ritidectomía** es un estiramiento facial. Este procedimiento elimina el exceso de grasa en la línea de la mandíbula, tensa los músculos flojos y atrofiados y elimina la piel floja (**Figura 13–29a** y **Figura 13–29b**).

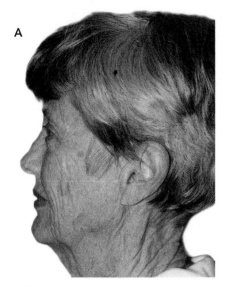 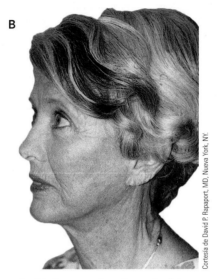

Cortesia de David P. Rapaport, MD, Nueva York, NY.

▲ **Figuras 13–29a y 13–29b** Antes (a) y después (b) de un estiramiento facial.

- Un estiramiento de la frente, también llamado *levantamiento de la ceja*, puede realizarse por separado o en combinación con el levantamiento de párpados.
- Una **blefaroplastia** es un levantamiento de párpados. Elimina el exceso de piel y grasa de los párpados superiores e inferiores para lograr una apariencia con menos arrugas y bolsas (**Figura 13–30a** y **Figura 13–30b**). Cuando la caída de los párpados le dificulta la visión al paciente, se considera una enfermedad que puede ser cubierta por el seguro.

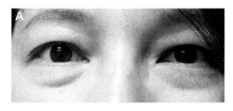 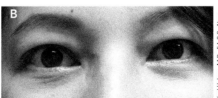

Yael Halaas, M.D., F.A.C.S., New York, N.Y.

▲ **Figuras 13–30a y 13–30b** Antes (a) y después (b) de un levantamiento de párpados.

- Una **blefaroplastia transconjuntiva** se realiza dentro del párpado inferior y su objetivo es eliminar los abultamientos de grasa, que muchas veces son congénitos.

- La **rinoplastia** es una cirugía de nariz que reduce el tamaño de la nariz o que cambia su apariencia de alguna otra manera. Algunas veces la rinoplastia es necesaria por razones de salud y para mejorar la capacidad del paciente para respirar.

- El **alisamiento con láser** se utiliza para suavizar arrugas o aclarar cicatrices de acné. La remodelación del colágeno estimula el crecimiento de colágeno nuevo en la dermis (**Figura 13–31a** y **Figura 13–31b**). Este tipo de tratamiento con láser elimina la capa de la epidermis y requiere de un período de recuperación.

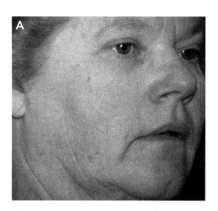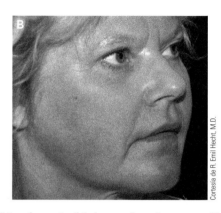

Cortesía de R. Emil Hecht, M.D.

▲ **Figuras 13–31a y 13–31b** Antes (a) y después (b) de un alisamiento con láser.

- La **dermoabrasión** es un método de exfoliación intensa que usa un cepillo mecánico para eliminar físicamente el tejido que llega hasta la dermis. Es una exfoliación muy profunda usada principalmente sobre cicatrices. Los dispositivos láser están reemplazando este procedimiento médico.

  No hay que confundir la dermoabrasión con la microdermoabrasión. La microdermoabrasión es un método de exfoliación mecánica suave y superficial.

- Las **exfoliaciones con ácido tricloroacético (TCA)** son profundas y se usan para tratar el daño solar y las arrugas.

- Las **exfoliaciones con fenol** son las más intensas y pueden ser tóxicas. Todavía se utilizan y son menos costosas, pero requieren de un período de recuperación más largo que las exfoliaciones con TCA o el alisamiento con láser.

PROCEDIMIENTOS CORPORALES

Muchas personas se hacen cirugías optativas. Esto quiere decir que es importante estar familiarizado con estos procedimientos, especialmente si usted ofrece tratamientos corporales.

- La *escleroterapia* reduce las venas varicosas (vasos sanguíneos dilatados) y otras varicosidades mediante la inyección de agentes químicos en las zonas afectadas. Los rayos láser son un método secundario para la terapia de las venas. Más del 50 % de las mujeres y el 40 % de los hombres tienen venas varicosas y arañitas (telangiectasia) en las piernas.[1] Las potenciales causas son la herencia, la raza, el género, la postura, las hormonas, y el embarazo. Los golpes y las heridas producen inflamación en los vasos. La flebitis es la inflama-

[1] La oficina de salud de la mujer en el Departamento de Salud y Servicios Sociales de los Estados Unidos. "Venas varicosas y arañitas vasculares" https://www.womenshealth.gov/a-z-topics/varicose-veins-and-spider-veins. Acceso el 22 de febrero de 2018.

ción de una vena. Para aliviar la presión de las venas, mantenga las piernas elevadas, use medias de compresión, evite cruzar las piernas, haga ejercicio y no permanezca en la misma posición por períodos prolongados.

- La **mamoplastia** es la cirugía de mama que aumenta o reconstruye los senos. Este procedimiento también se denomina agrandamiento de senos o implantes. La reducción de senos disminuye o corrige la ubicación de las mamas. Esto se realiza a veces por razones de salud, principalmente para aliviar el dolor de espalda.

- La **liposucción** es el procedimiento que elimina quirúrgicamente las acumulaciones de grasa.

- Una **abdominoplastia** elimina los depósitos excesivos de grasa y la piel floja del abdomen para tensar y acomodar el área.

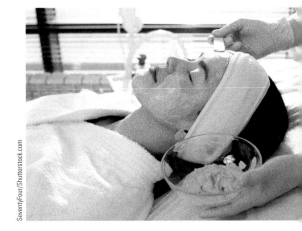

Recursos web

A continuación encontrará algunos excelentes sitios web para obtener más información:
Sociedad Estadounidense de Cirujanos Plásticos: www.plasticsurgery.org
eMedicine: www.emedicine.com
Mayo Clinic: www.mayoclinic.com
Publicación médica para los profesionales del cuidado de la piel: www.pcijournal.com

El esteticista clínico

Trabajar como esteticista clínico en la medicina estética puede ser enriquecedor (**Figura 13–32**). Esta especialidad requiere compasión y paciencia, ya que trabajará con personas que experimentan dolor o un traumatismo físico. Muchos pacientes se sienten más cómodos con el esteticista que con el médico, quien posiblemente no tenga tiempo para mantener una conversación más personal y empática. Recuerde concentrarse en los objetivos del tratamiento y mantener un rol profesional en todo momento. El rol de un esteticista puede ser sumamente valioso en un contexto médico, porque brinda a los pacientes cuidado pre y posoperatorio, capacitación y otros servicios.

Una carrera en estética es siempre emocionante y fascinante. Las áreas de estudio avanzado van desde la estética médica hasta tratamientos corporales exóticos. El uso de exfoliaciones con AHA y terapia de luz para el cuidado de la piel son dos de las herramientas más eficaces disponibles en la actualidad para los esteticistas. Las oportunidades para la capacitación avanzada son ilimitadas.

Existen muchos servicios en los que es posible especializarse. A medida que la industria continúa creciendo, es necesario mantenerse actualizado con los cambios y la tecnología moderna, aunque no formen parte de su lista de servicios. Una vez que domine las técnicas de estética básica, es un progreso natural agregar tratamientos avanzados a los servicios que se ofrecen actualmente. Esto es lo hermoso de la estética: el aumento de la capacidad para mejorar la salud de la piel a medida que la industria evoluciona. Siempre se requerirán especialistas capacitados y habilidosos.

▲ **Figura 13–32** El rol de un esteticista puede ser sumamente valioso en un contexto médico, porque brinda a los pacientes cuidado pre y posoperatorio, capacitación y otros servicios.

 VERIFICACIÓN

19. ¿Cuáles son los servicios que prestan los esteticistas médicos?
20. ¿Para qué se utilizan los rellenos inyectables?
21. ¿Cuáles son los términos médicos para el estiramiento facial, el levantamiento de ojos y la cirugía de nariz?

Procedimiento 13-1:
Realizar un servicio de mascarilla de enzimas

Aviso del organismo regulador: No todos los estados permiten a los esteticistas realizar exfoliaciones. Consulte con el organismo regulador antes de realizar procedimientos avanzados. Al igual que con todas las exfoliaciones y procedimientos, asegúrese de obtener y mantener el nivel más alto de capacitación, certificación y licencia disponible dentro de su campo de acción.

Materiales, implementos y equipos

- ☐ Crema hidratante
- ☐ Desmaquillador
- ☐ Espátula descartable o brocha con punta de abanico
- ☐ Gafas/Protección para los ojos
- ☐ Guantes
- ☐ Insumos para utilizar después del servicio (solución desinfectante, toallas de papel, etc.)

- ☐ Lámpara con lupa
- ☐ Limpiador
- ☐ Mascarilla de enzimas
- ☐ Preparación estándar de la camilla de tratamiento con ropa blanca
- ☐ Protección para los ojos
- ☐ Protección solar
- ☐ Toallitas estéticas de 2" × 2" (5 cm x 5 cm) o esferas de algodón

- ☐ Toallitas estéticas humedecidas de 4" x 4" (10 cm x 10 cm) (o esponjas de un solo uso, compresas de algodón o paños faciales para usar con agua en un recipiente)
- ☐ Tonificante (adecuado para el tipo de piel del cliente)
- ☐ Sanitizante de manos

Procedimiento

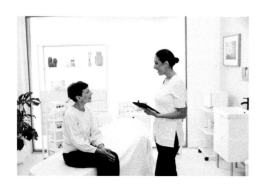

1 Complete el procedimiento 7–1: Realizar los pasos previos al servicio como cubrir al cliente. Asegúrese de que el cliente no tiene dudas sobre el servicio que desea antes de proceder. Hable con el cliente sobre el resultado esperado de este tratamiento para que tenga expectativas realistas de lo que el tratamiento puede y no puede lograr.

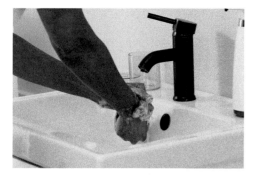

2 Lávese las manos y póngase guantes.

> ### ¡PRECAUCIÓN!
> Como nuevo esteticista, hasta que esté familiarizado con la reacción del cliente a este tratamiento, es mejor ser más conservador que enfrentar una reacción adversa.

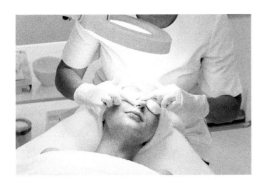

3 Realice un análisis visual de la piel para asegurarse de que esté intacta y que el tratamiento no esté contraindicado. Complete el procedimiento 5–1: Análisis de la piel.

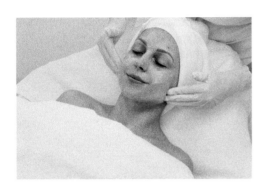

4 Aplique un limpiador adecuado para quitar el maquillaje con los guantes puestos. Masajee el limpiador para aflojar el maquillaje. Retire el limpiador.

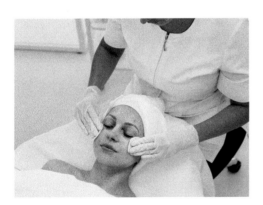

5 Con apósitos de gasa o esferas de algodón de 2" x 2" humedecidos con tonificante, retire cualquier residuo.

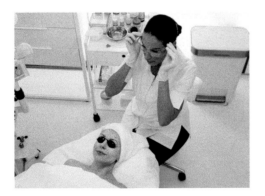

6 Colóquese gafas o antiparras y también al cliente para proteger los ojos de cualquier producto irritante.

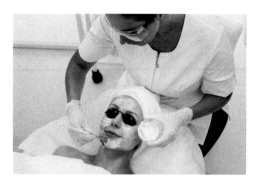

7 Con una espátula descartable o una brocha con punta de abanico, aplique la mascarilla de enzimas comenzando por la frente y moviéndose hacia las sienes, luego hacia las mejillas derecha, izquierda, el mentón, el labio superior y la nariz.

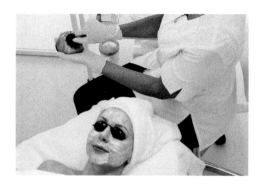

8 Tome el tiempo con un temporizador y procese la mascarilla de acuerdo con las instrucciones del fabricante. NOTA: Retire antes si el cliente no puede tolerar el tratamiento o si la exfoliación se ha procesado antes del tiempo de finalización mínimo recomendado. **Indicador de finalización del servicio: eritema muy leve**.

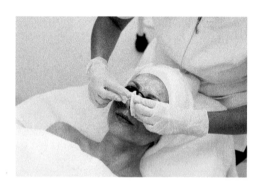

9 Retire la mascarilla con toallitas estéticas humedecidas de 4" x 4" (10 cm x 10 cm) o el material que elija.

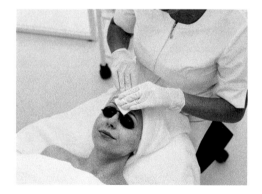

10 Aplique tonificante en la piel para quitar cualquier residuo.

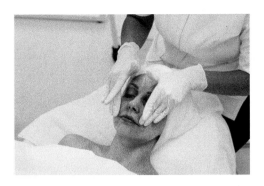

11 Aplique una crema hidratante y protección solar.

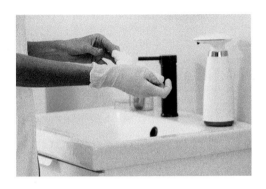

12 Quítese los guantes y lávese las manos.

13 Haga observaciones y comente cualquier recomendación con el cliente.

14 Realizar los "Procedimientos 7-2 y 8-9: Etapa posterior al servicio".

Respuesta esperada a la mascarilla de exfoliación con enzimas:

No debe haber otra reacción más allá de un hormigueo muy leve o ausencia de cualquier hormigueo. Si está aplicando una mascarilla, puede ver la piel a través de ella. Se espera que inicialmente vea cómo la piel experimenta un eritema muy leve o incluso se vuelve rosa. El cliente puede experimentar un mínimo hormigueo o ningún hormigueo en absoluto mientras la solución se procesa activamente. Busque un color rosado, no rojo, ya que es una exfoliación con enzimas.

Procedimiento 13-2:
Realizar un facial de espalda con mascarilla de enzimas

Materiales, implementos y equipos

- ☐ Aplicador o brocha descartable
- ☐ Crema hidratante
- ☐ Desmaquillador
- ☐ Gafas/Protección para los ojos
- ☐ Guantes
- ☐ Insumos para utilizar después del servicio (solución desinfectante, toallas de papel, etc.)
- ☐ Lámpara con lupa

- ☐ Mascarilla de enzimas
- ☐ Preparación estándar de la camilla de tratamiento con ropa blanca
- ☐ Protección solar
- ☐ Sanitizante de manos
- ☐ Toallas tibias en un gabinete para toallas calientes
- ☐ Toallitas estéticas de 2" × 2" (5 cm x 5 cm) o esferas de algodón

- ☐ Toallitas estéticas humedecidas de 4" x 4" (10 cm x 10 cm) (o esponjas de un solo uso, compresas de algodón o paños faciales para usar con agua en un recipiente)
- ☐ Tonificante (adecuado para el tipo de piel del cliente)
- ☐ Vaporizador (opcional)

Procedimiento

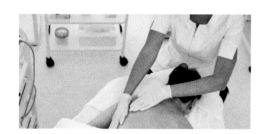

1 Complete el procedimiento 7–1: Antes del servicio. Asegúrese de que el cliente no tiene dudas sobre el servicio que desea antes de proceder.

2 Limpie y analice la piel. Aplique un limpiador adecuado para la piel del cliente para quitar el maquillaje con los guantes puestos. Masajee suavemente el limpiador con movimientos circulares. Retire el limpiador con apósitos de gasa humedecidas de 4" × 4" o el material que elija. Complete el procedimiento 5–1: Análisis de la piel.

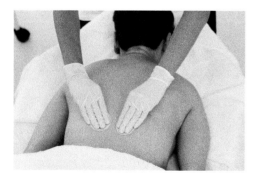

3 Con toallitas estéticas o esferas de algodón de 2" × 2" (5 cm x 5 cm) humedecidas con tonificante, retire cualquier residuo.

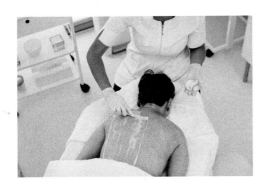

4 Con una espátula descartable o una brocha con punta de abanico, aplique la mascarilla de enzimas en el área de la espalda.

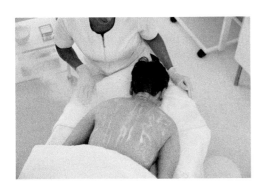

5 Procese la mascarilla de acuerdo con las instrucciones del fabricante. (Retire antes si el cliente no puede tolerar el tratamiento o si la exfoliación se ha procesado antes del tiempo de finalización mínimo recomendado).

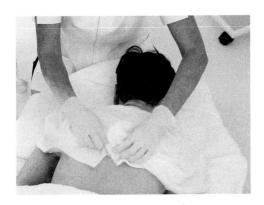

6 Retire la mascarilla con toallas tibias, toallitas estéticas humedecidas de 4" x 4" (10 cm x 10 cm) o el material que elija.

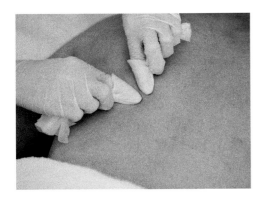

7 Opción: Realice extracciones.

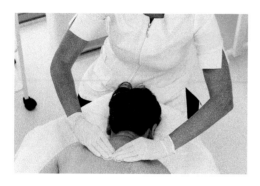

8 Con toallitas estéticas o esferas de algodón de 2" × 2" (5 cm x 5 cm) humedecidas con tonificante, retire cualquier residuo.

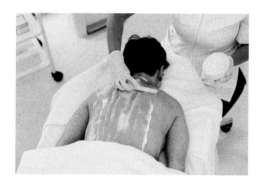

9 Con una espátula descartable o una brocha con punta de abanico, aplique una mascarilla apropiada para la piel del cliente en el área de la espalda.

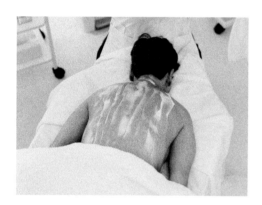

10 Procese la mascarilla.

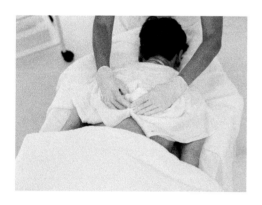

11 Retire la mascarilla con toallas tibias, toallitas estéticas humedecidas de 4" x 4" (10 cm x 10 cm) o el material que elija.

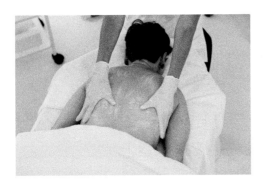

12 Aplique crema hidratante con movimientos circulares y luego aplique protección solar.

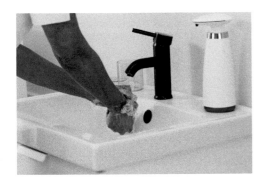

13 Quítese los guantes y lávese las manos.

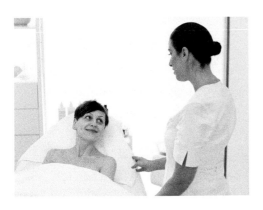

14 Haga observaciones y comente cualquier recomendación con el cliente.

15 Realizar los "Procedimientos 7-2 y 8-9: Etapa posterior al servicio".

Procedimiento 13-3:
Realizar exfoliaciones con glicólico suave

Aviso del organismo regulador: No todos los estados permiten a los esteticistas realizar exfoliaciones. Consulte con el organismo regulador antes de realizar procedimientos avanzados.

Materiales, implementos y equipos

- ☐ Aplicadores grandes con punta de algodón
- ☐ Crema hidratante
- ☐ Exfoliaciones con glicólico suave
- ☐ Gafas/Protección para los ojos
- ☐ Guantes
- ☐ Insumos para utilizar después del servicio (solución desinfectante, toallas de papel, etc.)
- ☐ Lámpara con lupa

- ☐ Limpiador
- ☐ Neutralizante de exfoliación
- ☐ Preparación estándar de la camilla de tratamiento con ropa blanca
- ☐ Protección solar
- ☐ Sanitizante de manos
- ☐ Toallitas estéticas de 2" × 2" (5 cm x 5 cm) humedecidas o esferas de algodón

- ☐ Toallitas estéticas humedecidas de 4" x 4" (10 cm x 10 cm) (o esponjas de un solo uso, compresas de algodón o paños faciales para usar con agua en un recipiente)
- ☐ Tonificante (adecuado para el tipo de piel del cliente)
- ☐ Ungüento protector

Procedimiento

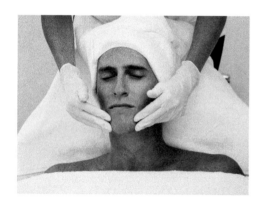

1 Complete el procedimiento 7–1: Antes del servicio. Asegúrese de que el cliente no tiene dudas sobre el servicio que desea antes de proceder.

2 Limpie y analice la piel. Aplique un limpiador adecuado para la piel del cliente para quitar el maquillaje con los guantes puestos. Masajee suavemente el limpiador con movimientos circulares. Retire el limpiador con apósitos de gasa humedecidas de 4" × 4" o el material que elija. Complete el procedimiento 5–1: Análisis de la piel.

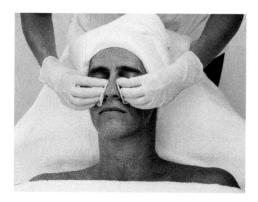

3 Con toallitas estéticas o esferas de algodón de 2"× 2" (5 cm x 5 cm) humedecidas con tonificante, retire cualquier residuo.

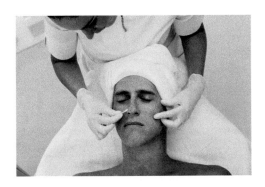

4 Aplique algún ungüento protector en el contorno de ojos, ángulos de la nariz y sobre los labios.

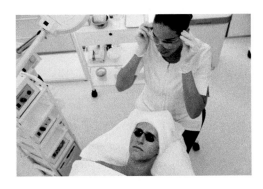

5 Colóquese protección para los ojos y también, al cliente.

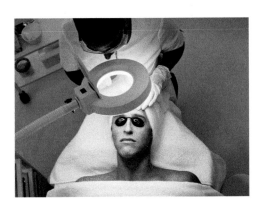

6 Analice con detenimiento la piel del cliente con la lámpara con lupa.

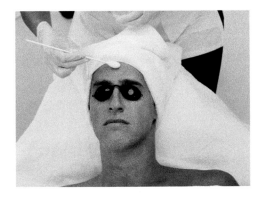

7 Con un hisopo de algodón con punta grande, aplique la exfoliación comenzando por la frente y moviéndose hacia las sienes, luego hacia las mejillas derecha, izquierda, el mentón, el labio superior y la nariz.

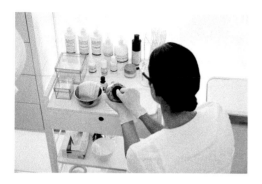

8 Procese de acuerdo a las instrucciones del fabricante (neutralice y retire antes si el cliente no puede tolerar el tratamiento o si la exfoliación se ha procesado antes del tiempo de finalización mínimo recomendado). **Indicador de finalización del servicio: eritema suave**.

> # ¡PRECAUCIÓN!
> Algunas áreas del rostro pueden procesarse antes que otras y es posible que necesite realizar una neutralización y eliminación de manchas en esas áreas. La piel del rostro de algunos clientes permite procesarlo por completo antes del tiempo de procesamiento mínimo recomendado por el fabricante, en cuyo caso deberá neutralizar y eliminar la exfoliación de inmediato.

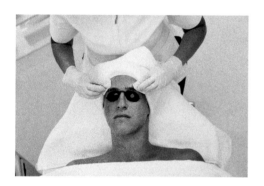

9 Con toallitas estéticas de 2" × 2" (5 cm x 5 cm) humedecidas o el material que elija, neutralice la exfoliación en el mismo orden en que la aplicó, a menos que tenga que neutralizar primero otras áreas debido a que la exfoliación llega antes a su finalización.

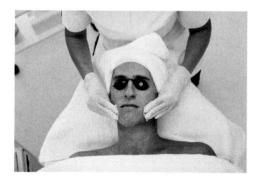

10 Retire la exfoliación con toallitas estéticas mojadas de 4" x 4" (10 cm x 10 cm) o el material que elija.

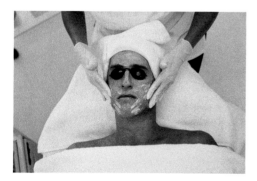

11 Aplique una crema hidratante y protección solar generosamente.

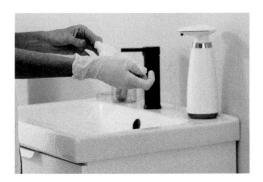

12 Quítese los guantes y lávese las manos.

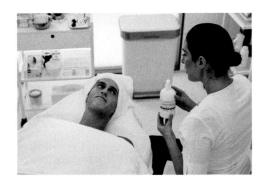

13 Haga observaciones y comente cualquier recomendación con el cliente.

14 Realizar los "Procedimientos 7-2 y 8-9: Etapa posterior al servicio".

Respuesta esperada a la exfoliación con glicólico suave:

Se espera que inicialmente se vea un eritema suave o leve, que puede expresarse en un aspecto desparejo o con manchas. El cliente puede experimentar un hormigueo o comezón mientras la solución se procesa activamente. Busque un eritema suave o leve, ya que se trata de una exfoliación con glicólico suave.

Procedimiento 13-4:
Realizar una microdermoabrasión sin cristales (punta de diamante)

Aviso del organismo regulador: No todos los estados permiten a los esteticistas realizar tratamientos de microdermoabrasión. Consulte con el organismo regulador antes de realizar procedimientos avanzados.

Materiales, implementos y equipos

- ☐ Apósitos de gasa de 2"× 2" o esferas de algodón
- ☐ Apósitos de gasa humedecida de 4"× 4" (o esponjas de un solo uso, compresas de algodón o paños faciales para usar con agua en un recipiente)
- ☐ Crema hidratante
- ☐ Desmaquillador

- ☐ Gafas/Protección para los ojos
- ☐ Guantes
- ☐ Insumos para utilizar después del servicio (solución desinfectante, toallas de papel, etc.)
- ☐ Lámpara con lupa
- ☐ Máquina de microdermoabrasión sin cristales (Punta de diamante) y pieza de mano

- ☐ Preparación estándar de la camilla de tratamiento con ropa blanca
- ☐ Protección solar
- ☐ Sanitizante de manos
- ☐ Tonificante (adecuado para el tipo de piel del cliente)

Procedimiento

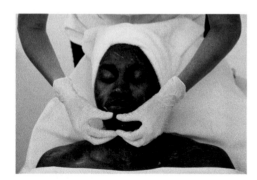

1 Complete el procedimiento 7–1: Antes del servicio. Asegúrese de que el cliente no tiene dudas sobre el servicio que desea antes de proceder.

2 Limpie y analice la piel. Aplique un limpiador adecuado para la piel del cliente para quitar el maquillaje con los guantes puestos. Masajee suavemente el limpiador con movimientos circulares. Retire el limpiador con apósitos de gasa humedecidas de 4" x 4" o el material que elija. Complete el procedimiento 5–1: Análisis de la piel.

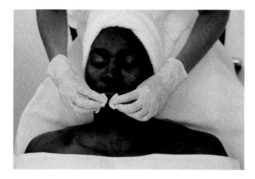

3 Con toallitas estéticas o esferas de algodón de 2"× 2" (5 cm x 5 cm) humedecidas con tonificante, retire cualquier residuo.

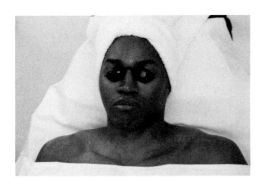

4 Coloque gafas o antiparras al cliente para proteger el área de los ojos.

5 Conecte la pieza de mano sin cristales a la manguera de la máquina de microdermoabrasión. Pruebe la intensidad de la succión sobre su mano con los guantes puestos y ajuste según corresponda.

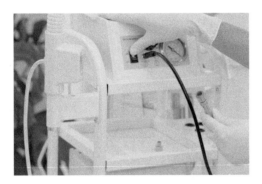
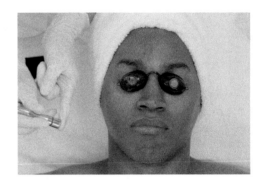

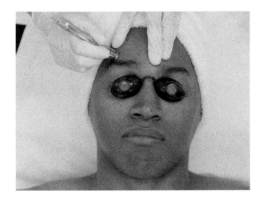

6 Comience por la frente y siga hacia las sienes, luego hacia las mejillas derecha, izquierda, el mentón, el labio superior y la nariz.

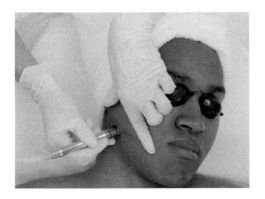

7 Use una presión suave y uniforme que mantenga la piel tensa entre el pulgar y el índice al pasar de una sección a la siguiente.

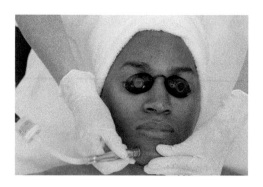

8 El número de pasadas debe oscilar entre uno y tres, según el grosor y la sensibilidad de la piel del cliente, la configuración de la máquina y el punto en que se produce el eritema. Se realizan menos pasadas a los clientes y áreas más sensibles.

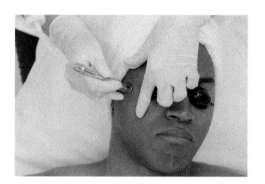

9 Las pasadas comúnmente se realizan de la siguiente forma: horizontal, vertical y luego diagonal. Las pasadas se pueden realizar de forma independiente en toda el rostro y luego pasar a la siguiente dirección hasta que se complete el tratamiento. Sin embargo, se utiliza con mayor frecuencia el método cruzado con dos pasadas que consisten en una acción horizontal y luego, vertical.

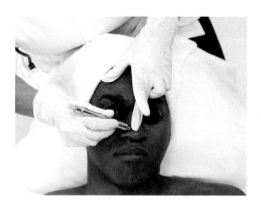

10 Para áreas más pequeñas, como el labio superior y la nariz, cambie el tamaño de la punta de diamante para usar el que mejor se adapte al área que está tratando.

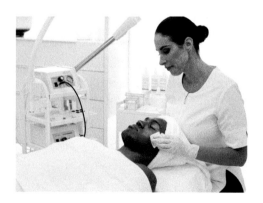

11 Con toallitas estéticas o esferas de algodón de 2" × 2" (5 cm x 5 cm) humedecidas con tonificante, retire cualquier residuo.

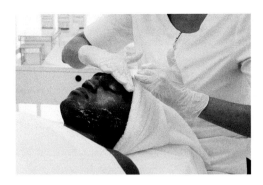

12 Aplique una crema hidratante y protección solar.

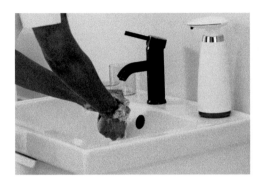

13 Quítese los guantes y lávese las manos.

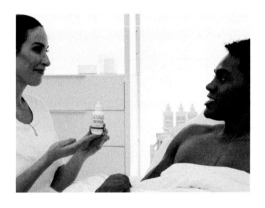

14 Haga observaciones y comente cualquier recomendación con el cliente.

15 Realizar los "Procedimientos 7-2 y 8-9: Etapa posterior al servicio".

Respuesta esperada a la microdermoabrasión:

Se espera ver inicialmente un eritema suave o leve. El cliente puede experimentar presión y una ligera sensación de abrasión asociada con la pieza de mano. Busque un eritema suave o leve, no rojez, ya que se trata de una microdermoabrasión de nivel estético. Indicador de finalización del servicio: eritema suave.

¿Cómo le está yendo con los temas y tratamientos avanzados? **A continuación, marque los objetivos de aprendizaje del capítulo 13 que considere que domina, deje sin marcar aquellos objetivos a los que deberá volver:**

☐ Explicar temas y tratamientos avanzados para el cuidado de la piel para esteticistas con licencia y capacitados.

☐ Identificar cómo utilizar la exfoliación y la limpieza química de forma segura y efectiva.

☐ Analizar los beneficios de la microdermoabrasión por tipo de dispositivo.

☐ Explicar los beneficios de la tecnología láser.

☐ Explicar los tipos de terapias de luz y sus beneficios.

☐ Analizar los tratamientos con microcorriente.

☐ Analizar el ultrasonido.

☐ Analizar las inyecciones con microagujas y la nano infusión.

☐ Describir tratamientos corporales de spa.

☐ Analizar tratamientos comunes utilizados para tratar la celulitis.

☐ Explicar los beneficios del drenaje linfático manual.

☐ Describir el campo de la medicina estética.

GLOSARIO

abdominoplastia	pág. 681	procedimiento que elimina los depósitos de exceso de grasa y la piel floja del abdomen para tensar y acomodar el área.
ayurveda	pág. 673	uno de los sistemas de curación holística más antiguos del mundo; se originó en la India y se cree que tiene hasta 5000 años de antigüedad; Ayurveda se traduce del sánscrito como "ciencia de la salud o el bienestar".
balneoterapia	pág. 672	tratamientos corporales que utilizan barro o fango, sales del mar Muerto, algas marinas, enzimas o baños de turba.
blefaroplastia transconjuntiva	pág. 679	procedimiento que se realiza dentro del párpado inferior y cuyo fin es eliminar los abultamientos de grasa, que muchas veces son congénitos.
blefaroplastia	pág. 679	un procedimiento de cirugía plástica que elimina el exceso de piel y/o grasa en los párpados superiores o inferiores.
Botox®	pág. 678	suero de bloqueo neuromuscular (toxina botulínica) que paraliza las células nerviosas del músculo cuando se inyecta en él.
celulitis	pág. 674	hoyuelos en la piel de grasa subcutánea que sobresalen. Debido a una irregularidad en la distribución de la grasa en el área, que generalmente se encuentra en los muslos, las caderas, las nalgas y el abdomen.

cirugía cosmética	pág. 679	también conocida como cirugía estética, es una cirugía optativa para mejorar y modificar la apariencia.
cirugía reconstructiva	pág. 678	definida para restablecer una función corporal. Es necesaria para personas sobrevivientes a accidentes, con desfiguraciones congénitas u otras enfermedades.
cromóforo	pág. 664	las células de color u objetivo en la epidermis o dermis que absorbe la energía térmica de un rayo láser, causando la lesión deseada o la destrucción del material.
dermoabrasión	pág. 680	procedimiento médico; método de exfoliación intensa que hace uso de un cepillo mecánico para eliminar físicamente el tejido que llega hasta la dermis.
diodo emisor de luz	pág. 664	Se abrevia LED, dispositivo médico que se usa para disminuir el acné, aumentar la circulación de la piel y mejorar el contenido de colágeno en la piel.
endermología	pág. 673	tratamiento para la celulitis, ayuda a estimular la reducción del tejido adiposo mediante un masaje de vacío que combina un masaje vigoroso junto con la succión.
envolturas corporales	pág. 670	envolturas que remineralizan, hidratan, estimulan o relajan mediante el uso de áloe, gel, lociones, aceites, algas marinas, hierbas, arcilla o barro.
exfoliación con ácido tricloroacético (TCA)	pág. 680	exfoliación fuerte cuyo fin es disminuir el daño solar y las arrugas.
exfoliación de Jessner	pág. 644	exfoliación de suave a media que consiste en ácido láctico, ácido salicílico y resorcinol en un solvente de etanol.
exfoliantes para el cuerpo	pág. 671	uso de productos y fricción para exfoliar, hidratar, aumentar la circulación y nutrir la piel.
factor de renovación celular	pág. 643	abreviado como CRF, también conocido como índice de renovación celular, es la velocidad de la mitosis y de la migración celular desde la dermis hasta la parte superior de la epidermis.
fenol	pág. 680	acido carbólico, veneno cáustico; se utiliza para las exfoliaciones y para desinfectar los implementos metálicos.
hidroterapia	pág. 671	tratamiento de spa que usa agua
liposucción	pág. 681	procedimiento que elimina quirúrgicamente las acumulaciones de grasa.
luz amarilla	pág. 665	un diodo emisor de luz que ayuda a reducir la inflamación y la hinchazón.
luz azul	pág. 665	un diodo emisor de luz para uso en los clientes para mejorar el acné y reducir las bacterias.
luz pulsada intensa	pág. 663	abreviado como IPL, dispositivo médico que emplea diversos colores y longitudes de onda (amplio espectro) de luz concentrada para tratar arañas vasculares, hiperpigmentación, rosácea y enrojecimiento, arrugas, folículos pilosos y poros agrandados y exceso de vello.
luz roja	pág. 665	un diodo emisor de luz para la utilización en clientes para la estimulación de la circulación de la sangre y la producción de c$_o$lágeno y elastina.

luz verde	pág. 665	un diodo emisor de luz para uso en clientes con hiperpigmentación o para desintoxicar la piel.
láseres	pág. 660	acrónimo inglés de amplificación de luz por emisión estimulada de radiación. Dispositivo médico que utiliza radiación electromagnética para depilación y tratamientos de la piel.
mamoplastia	pág. 681	cirugía para cambiar la forma o los contornos de la mama.
masaje con piedras	pág. 672	uso de piedras calientes y frías para masajes u otros tratamientos.
mascarillas corporales	pág. 671	un tratamiento corporal que implica la aplicación de una mascarilla exfoliante, hidratante, purificante o desintoxicante en todo el cuerpo. Las mascarillas pueden incluir bases de arcilla, crema, gel o algas.
microcorriente	pág. 666	utilizado en un dispositivo que imita la energía eléctrica natural del cuerpo para reeducar y tonificar los músculos faciales; mejora la circulación y aumenta la producción de colágeno y elastina.
microdermoabrasión	pág. 655	forma de exfoliación mecánica.
inyecciones con microagujas	pág. 670	el uso de un rodillo dérmico o una pieza de mano electrónica para inducir heridas punzantes en la piel que inducen la formación de colágeno durante el proceso de curación de la herida.
no ablativo	pág. 677	procedimiento que no quita tejido. Los tratamientos para reducir arrugas que utilizan luz pulsada intensa que pasa a través de la epidermis sin dañarla y llega a la dermis donde estimula la producción de colágeno son no ablativos.
realización de un alisamiento con láser	pág. 680	un procedimiento con láser que utiliza un láser de CO_2 o un láser de erbio que implica la vaporización de la epidermis y/o la dermis para el rejuvenecimiento facial. Se usa para suavizar las arrugas o aclarar las cicatrices del acné y estimular el crecimiento de colágeno nuevo.
reflexología del pie	pág. 672	técnica de aplicar presión a los pies con base en un sistema de zonas y áreas en los pies que corresponde directamente a la anatomía del cuerpo. La reflexología también se realiza en manos y orejas.
reiki	pág. 673	energía de fuerza vital universal transmitida a través de las palmas de las manos que ayuda a elevar los espíritus y proporciona equilibrio a todo el ser: alinea el cuerpo, la mente y el espíritu.
rellenos dérmicos	pág. 678	productos que se utilizan para rellenar líneas de expresión, arrugas y otras imperfecciones faciales.
rellenos inyectables	pág. 678	sustancias que se utilizan en procedimientos no quirúrgicos para rellenar o levantar áreas de la piel. El Botox® y los rellenos dérmicos son inyectables.
rinoplastia	pág. 680	cirugía plástica o reconstructiva realizada en la nariz para cambiar o corregir su apariencia.
ritidectomía	pág. 679	procedimiento de estiramiento facial que elimina el exceso de grasa en la línea de la mandíbula, tensa los músculos flojos y atrofiados y elimina la piel floja.

ultrasónico	pág. 668	frecuencia por encima del rango de sonido audible para el oído humano. Las vibraciones, creadas a través de un medio acuoso, ayudan a limpiar y exfoliar la piel eliminando las células muertas de la piel. Las contraindicaciones incluyen epilepsia, embarazo y lesiones cancerosas. Es sinónimo de ultrasónico.
ultrasonido	pág. 668	frecuencia por encima del rango de sonido audible para el oído humano. Las vibraciones, creadas a través de un medio acuoso, ayudan a limpiar y exfoliar la piel eliminando las células muertas de la piel. También se utiliza para la penetración del producto; reducción de la celulitis, estimular el tejido, aumentar el flujo sanguíneo y promover la oxigenación.

Apéndice A: Recursos

Alberts, B. y Johnson, A. D. (2015). *Biología molecular de la célula*, sexta edición. Nueva York: Garland Science.

Baker, J. T. (2016). *Secrets of Successful Spa Owners (Secretos de un propietario de spa exitoso)*. Autopublicado.

Bialosky, Joel E. *et al.* (2008). "The mechanisms of manual therapy in the treatment of musculoskeletal pain: a comprehensive model" (Mecanismos de la terapia manual en el tratamiento del dolor musculoesquelético: modelo integral) *Manual Therapy 14*(5): 531–538. Disponible en https://www.ncbi.nlm.nih.gov/pmc/articles/PMC2775050/.

Crane J. D. *et al.* (2012). "Massage therapy attenuates inflammatory signaling after exercise-induced muscle damage" (El masaje atenúa la inflamación tras el daño muscular causado por el ejercicio) *Science Translational Medicine*. doi: 10.1126/scitranslmed.3002882. Disponible en https://www.medpagetoday.com/neurology/painmanagement/30996.

Culp, J. y Campbell, T. (2013). *Esthetician's Guide to Client Safety and Wellness* (Guía del esteticista para la seguridad y el bienestar del cliente). Nueva York: Cengage Learning.

Deitz, S. (2013). *Skin Care Practices and Clinical Protocols* (Prácticas para el cuidado de la piel y protocolos clínicos). Nueva York: Cengage Learning.

Goldberg, D. J. y Alexander, L. B. (2018). *Disorders of Fat and Cellulite* (Trastornos de la grasa y celulitis). Nueva York: Informa Healthcare.

James, W. D., Elston, D. M. y McMahon, P. J. (2018). *Andrews' Diseases of the Skin Clinical Atlas* (Atlas clínico de enfermedades de la piel de Andrews). Nueva York: Elsevier.

Kolster, B. C. y Waskowiak, A. (2018). *The Reflexology Atlas* (Atlas de reflexología). Nueva York: Simon & Schuster.

Lees, M. (2014). *Clearing Concepts: A Guide to Acne Treatment* (Conceptos de belleza: guía para el tratamiento del acné). Nueva York: Cengage Learning.

Lees, M. (2012). *Skin Care Beyond the Basics* (Cuidados de la piel más allá de lo básico), cuarta edición. Nueva York: Cengage Learning.

Lees, M. (2011). *The Skin Care Answer Book* (El libro de respuestas sobre el cuidado de la piel). Nueva York: Cengage Learning.

Martini, F. H., Tallitsch, R. B. y Nath, J. L. (2017). *Anatomía humana*, novena edición. Nueva York: Pearson.

Michalun, M. V. y DiNardo, J. C. (2014). *Skin Care and Cosmetic Ingredients Dictionary* (Diccionario sobre cuidado de la piel e ingredientes cosméticos), cuarta edición. Nueva York: Cengage Learning.

Pierce, A. (2013). *Milady's Aesthetician Series: Treating Diverse Pigmentation* (Serie de esteticistas de Milady: tratamiento de diversas pigmentaciones). Nueva York: Cengage Learning.

Pugliese, M. Q., y Hancock, S. (2018). *The Esthetician's Guide to Outstanding Esthetics* (Guía del esteticista para una estética superior). Autopublicado.

Schmaling, S. (2012). *Milady's Aesthetician Series: Aging Skin* (Serie de esteticistas de Milady: envejecimiento de la piel). Nueva York: Cengage Learning.

Shapiro, B. (2018). *Skin Deep: Women on Skin Care, Makeup, and Looking Their Best* (En lo profundo de la piel: qué dicen las mujeres sobre el cuidado de la piel, el maquillaje y su mejor apariencia). Nueva York: New York Times.

Simon, S. (2018). "Cómo detectar el cáncer de piel", American Cancer Society. Disponible en https://www.cancer.org/latest-news/how-to-spot-skin-cancer.html [Acceso el 1 de febrero de 2019].

Touch Research Institute. (2012). Universidad de Miami, Facultad de Medicina Miller. Disponible en http://www6.miami.edu/touch-research/.

Weis-Bohlen, S. (2018). *Ayurveda Beginner's Guide* (Guía sobre ayurveda para principiantes). San Antonio, Texas: Althea Press.

Wolff, K. y Johnson, R. A. (2017). *Atlas en color y resumen de dermatología clínica de Fitzpatrick*, octava edición. Nueva York: McGraw-Hill.

Worwood, V. A. (2016). *The Complete Book of Essential Oils and Aromatherapy* (Libro completo sobre aceites esenciales y aromaterapia). San Rafael, California: New World Library.

Apéndice B: Conversiones métricas

Tablas de conversión del sistema estadounidense al sistema métrico

Las tablas siguientes muestran las conversiones estándar de las unidades de medida de uso habitual en Estética estándar de Milady: principios fundamentales, decimosegunda edición.

Fórmula para convertir pulgadas en centímetros: (número de) pulgadas x 2,54 = centímetros

LONGITUD	
Pulgadas	**Centímetros**
⅛ pulgada (0,125 pulgadas)	0,317 centímetros
¼ pulgada (0,25 pulgadas)	0,635 centímetros
½ pulgada (0,50 pulgadas)	1,27 centímetros
¾ pulgada (0,75 pulgadas)	1,9 centímetros
1 pulgada	2,54 centímetros
2 pulgadas	5,1 centímetros
3 pulgadas	7,6 centímetros
6 pulgadas	15,2 centímetros
12 pulgadas	30,5 centímetros

Fórmula para convertir onzas líquidas estadounidenses en mililitros:
(número de) onzas líquidas estadounidenses (fl oz) x 29,573 mililitros (ml)

Fórmula para convertir onzas líquidas estadounidenses en litros:
(número de) onzas líquidas estadounidenses (fl oz) x 0,029573 litros (l)

VOLUMEN (líquido)	
Onzas líquidas estadounidenses	**Mililitros/litros**
1 onza líquida (⅛ taza)	29. 57 mililitros/0,2957 litros
2 onzas líquidas (¼ taza)	59,14 mililitros/0,05914 litros
4 onzas líquidas (½ taza)	118,29 mililitros/0,11829 litros
6 onzas líquidas (¾ taza)	177,43 mililitros/0,17743 litros
8 onzas líquidas (1 taza)	236,58 mililitros/0,23658 litros
16 onzas líquidas (1 pinta)	473,16 mililitros/0,47316 litros
32 onzas líquidas (1 cuarto de galón)	946,33 mililitros/0,94633 litros
33,81 onzas líquidas (1 litro)	1000 mililitros/1 litro
64 onzas líquidas (½ galón)	1892,67 mililitros/1,8926 litros
128 onzas líquidas (1 galón)	3785,34 mililitros/3,78534 litros

Fórmula para convertir grados Fahrenheit (°F) a grados Celsius (°C): °C = (°F-32) x (5/9) ***

TEMPERATURA	
Grados Fahrenheit (°F)	**Grados Celsius (°C)**
32°	0°
40°	4,444°
50°	10°
60°	15,556°
70°	21,111°
80°	26,667°
98.6°	37°
200°	93,333°
300°	148,889°
400°	204,444°

*** Si tiene una temperatura Fahrenheit de 40 grados y desea convertirla a grados en la escala Celsius: mediante la fórmula de conversión, primero reste 32 a la temperatura Fahrenheit de 40 grados para obtener un resultado de 8. A continuación, multiplique 8 por cinco y divida por nueve (8 x 5)/9 para obtener el valor convertido de 4,444 grados Celsius.

Glosario/Índice

A

Abdominoplastia: procedimiento que elimina los depósitos de exceso de grasa y la piel floja del abdomen para tensar y acomodar el área, *681, 698*

Abducción: músculos que alejan una parte del cuerpo, como un dedo de la mano, un brazo o un dedo del pie, de la línea media del cuerpo o de una extremidad. En la mano, la abducción separa los dedos, *46, 70*

Absorción: transporte de alimentos completamente digeridos hacia el sistema circulatorio con el fin de nutrir los tejidos y las células, *68, 70*

Accutane®. *Ver* Isotretinoína

Aceite de árbol de té: calmante y antiséptico con propiedades antimicóticas, *234, 258*

Aceite de argán: derivado de los granos del árbol de argán, aceite vegetal muy liviano que se utiliza como emoliente, *229, 254*

Aceite de coco: derivado del coco, uno de los aceites más grasos y pesados utilizados como unemoliente, *207, 255*

Aceite de palma: derivado del aceite de palmera, uno de los aceites más grasos y pesados utilizados como un emoliente, *207, 257*

Aceite de semillas de cáñamo: derivado de las semillas de cáñamo, aceite vegetal muy liviano que se utiliza como emoliente, *207, 256*

Aceite mineral: lubricante derivado del petróleo, *232, 257*

Aceites esenciales: aceites derivados de hierbas que tienen diferentes propiedades y efectos sobre la piel y la psique, *213, 255*

Ácido aceláico (Azelex®), *137*

Ácido alfalipoico: una molécula natural que se encuentra en todas las células del cuerpo, es un poderoso antioxidante y es soluble en agua y en aceite, *228, 254*

Ácido ascórbico, *222*

Ácido desoxirribonucleico (ADN): código de información genética que contiene toda la información que controla la función de cada célula viva, *29, 72*
  apariencia personal y, *31*

Ácido hialurónico: fluidos hidratantes de la piel, agente hidrófilo que tiene afinidad por el agua, *93, 117*

Ácido kójico: agente aclarante de la piel, *230, 256*

Ácido retinoico (Retin-A®): derivado de la vitamina A cuya capacidad de alterar la síntesis de colágeno ha sido demostrada. Se utiliza para tratar el acné y los signos visibles del envejecimiento, los efectos secundarios son irritación, fotosensibilidad, sequedad de la piel, enrojecimiento y descamación, *137, 221*

Ácido salicílico: betahidroxiácido con propiedades exfoliantes y antisépticas, sus fuentes naturales incluyen el abedul dulce, la corteza del sauce y la gaulteria, *218, 258*

Ácidos grasos: emolientes. Son ingredientes lubricantes derivados de aceites vegetales o grasas animales, *208, 255*

Ácidos,
  en exfoliación química, *642–643*

Aclaradores, *219*

Acné: trastorno inflamatorio crónico de la piel que afecta las glándulas sebáceas y se caracteriza por la presencia de comedones y manchas. Se conoce como acné simple o acné vulgar, *131, 156*
  alisamiento con láser para cicatrices de, *680*
  alisamiento con láser para cicatrices de acné, *680*
  azufre en los productos para el acné, *234*
  factores desencadenantes, *134–137*
  grados de, *134*
  LED para, *664*
  mascarillas faciales para, *242*
  medicamentos para, *137–138*
  peróxido de bencilo para, *229*
  piel, *236*
  terapia de luz para, *662-666*
  tipos, *131-138*
  tratamientos faciales, *335–344*
    cuidado en el hogar, *337–338*
    procedimiento, *340–344*
    sugerencias para clientes con, *337*
    técnicas de extracción, *338–340*

Acondicionador de labios: hidratante labial que se coloca al comenzar la aplicación del maquillaje, de manera que penetre y humecte los labios antes de aplicar el delineador, la prebase, la base o el labial con efecto volumen, se coloca antes del labial con color, *589, 638*

Acupresión, *391*

Adapaleno (Differin®), *137*

Adhesivo para pestañas, *607*

Adhesivo, *607*

Administración de Drogas y Alimentos (FDA)
sobre el láser, *471*
reglamentaciones para cosméticos, *198–199*

ADN. *Ver* Ácido desoxirribonucleico

Aducción: músculos que acercan una parte del cuerpo, como un dedo de la mano, un brazo o un dedo del pie, al eje medio del cuerpo o de una extremidad. En la mano, la abducción permite juntar los dedos, *46, 70*

Afecciones de la piel
causas, *174–177*
ingredientes beneficiosos, *228–237*
relacionadas con las enfermedades y los trastornos de la piel, *153–154*
vs. tipos de piel, *172–174*
y salud mental, *152–153*

Afeitado, *465*

África, *19*

Agencia de protección ambiental (EPA), registro del desinfectante con, *190*

Agentes colorantes: sustancias como pigmentos o tinturas vegetales o minerales que le dan color a los productos, *214, 255*
tipos de, *214*

Agentes quelantes: sustancia química que se agrega a los cosméticos para mejorar la eficiencia de los conservantes, *212–213, 255*

Agua de hamamelis: se extrae de la corteza del árbol Hamamelis, actúa como calmante y, en una concentración mayor, como astringente, *234, 259*

Agua, *204–205. Ver también* Balneoterapia
película hidrolipídica, *87*

AHA. *Ver* alfahidroxiácidos

Alantoína: derivada de las raíces de la planta consuelda, ayuda a suavizar y proteger mientras calma la piel de forma activa, *228, 254*

Albinismo: ausencia de pigmento de melanina en el cuerpo, por ejemplo, en la piel, el cabello y los ojos. El término técnico para el albinismo es *leucodermia congénita o hipopigmentación congénita, 144, 156*

Álcalis,
en exfoliación química, *642–643*

Alcohol: antiséptico y solvente utilizado en perfumes, lociones y astringentes. Especialmente el alcohol desnaturalizado es una mezcla de etanol con un agente desnaturalizante, *125, 254*

Alcoholes grasos: emolientes. Los alcoholes grasos son ácidos grasos que han sido expuestos al hidrógeno, *208, 255*

Alergia
a productos para el cuidado de la piel, *201*
como tema para la consulta con el cliente, *178*
respuesta de los leucocitos a la, *105*
ronchas por, *125*

Alfahidroxiácidos (AHA): ácidos derivados de las plantas (principalmente frutas) que a menudo se utilizan para exfoliar la piel. Ácidos suaves, ácidos glicólico, láctico, málico y tartárico. Los AHA exfolian la piel ya que favorecen el desprendimiento de los enlaces entre las células muertas del estrato córneo y disuelven la matriz intercelular. Los alfahidroxiácidos también estimulan la renovación celular, *217, 254, 648–652*

Algas marinas: los derivados de las algas marinas tienen propiedades nutritivas. Son conocidas por sus propiedades humectantes e hidratantes, por su contenido de vitaminas, por la estimulación del metabolismo y la desintoxicación y tener efectos reafirmantes, *228, 258*

Algas: derivados de las algas marinas utilizadas como agentes de engrosamiento, agentes mezcladores de agua y antioxidantes, también nutren la piel con vitaminas y minerales, *228, 254*

Alginato: suelen ser mascarillas con base de algas marinas que se aplican luego de una crema o un suero de tratamiento. Vienen en forma de polvo y se mezclan con agua o sueros y se secan para formar una textura engomada, *242, 254*

Alimentación, como desencadenante del acné, *136–137*

Alisamiento con láser: un procedimiento con láser que utiliza un láser de CO_2 o un láser de erbio. Estos provocan la vaporización de la epidermis o la dermis y generan un rejuvenecimiento facial. Se utiliza para suavizar las arrugas o aclarar las cicatrices del acné y estimular el crecimiento de colágeno nuevo, *680, 699*

Aloe vera: producto botánico popular empleado en formulaciones cosméticas. Emoliente y humectante con propiedades hidratantes, suavizantes, reparadoras, antimicrobianas y antinflamatorias, *228, 254*

Ambientación, *268–269*

Ampolla: burbuja grande que contiene un fluido acuoso, similar a una vesícula, pero más grande, *124, 157*

Ampollas: frascos de vidrio sellados pequeños que contienen una sola aplicación de extractos altamente concentrados en una base de agua o aceite, *243, 254*

Anágena: primera etapa del crecimiento del pelo durante la cual se produce el pelo nuevo, *459–460, 548*

Análisis de la piel
  afecciones de la piel, causas, 172–174
  consulta con el cliente, 179-188
  contraindicaciones para el servicio, 177–179
  escala de Fitzpatrick, 167–168
  Formulario de admisión e historia clínica del
    cliente, 180–183
  Formulario de consentimiento del cliente, 183
  hábitos saludables para la piel, 177
  piel sensible, 169
  proceso, 163–164
  práctica, 188–193
  Registro de servicios, 184–185
  Tipos de piel según la escala Fitzpatrick, 170–171
  tipos de piel vs. afecciones de la piel, 172–174
  tipos genéticos de piel, 164–167
Anatomía microscópica, 28

Anatomía: estudio de la estructura del cuerpo que
se puede observar a simple vista y la forma en
que se organizan las partes del cuerpo. Ciencia
que estudia la estructura de los organismos o sus
partes, 28, 71

Anhidro: describe a los productos que no contienen
agua, 206, 254

Anhidrosis: deficiencia en la transpiración,
frecuentemente como resultado de la fiebre
o de ciertas enfermedades de la piel, que
requiere tratamiento médico, 154, 156

Antioxidantes, 220–221

Antonieta, María, (reina), 19

Aorta: la arteria principal que transporta sangre
oxigenada desde el corazón para su distribución
a todo el cuerpo mediante las arterias, 56, 71

Aplicación de pestañas postizas individuales:
procedimiento en que pestañas sintéticas
individuales se adhieren directamente a la base
de las pestañas de la clienta, 607, 637

Armonización, 476

Aromaterapia: uso terapéutico de los aromas de las
plantas y aceites esenciales con propósitos
de tratamientos de salud y belleza. Implica el uso
de aceites esenciales altamente concentrados,
no oleosos y volátiles para inducir reacciones
como relajación y energización, o simplemente
para crear una atmósfera aromática agradable
durante un servicio, 213, 254, 392

Arterias carótidas primitivas: arterias que
suministran sangre a la cabeza, el rostro y el
cuello. Se encuentran en el costado del cuello y
poseen ramificaciones internas y externas, 58, 72

Arterias: conductos musculares y flexibles
de paredes gruesas que llevan sangre oxigenada
desde el corazón a los capilares a través de todo
el cuerpo, 56, 71

cabeza, rostro y cuello, 58
y las capas de la piel, 86

Arteriolas: arterias pequeñas que llevan la sangre
a los capilares, 56, 71

Articulación: unión entre dos o más huesos del
esqueleto, 35, 75

Asia, 18

Asistentes de enfermería certificados (CNA), 7

Asociación de Salud y Seguridad Ocupacional (OSHA,
Occupational Safety and Health Association), 267

Astringentes: también llamado tonificantes, estos
líquidos ayudan a eliminar el exceso de aceite
de la piel, 239, 254

ATP. *Ver* Adenosina trifosfato

Axilas: el término anatómico correcto y profesional
para la región entre el brazo y la pared torácica,
491, 548
  depilación con procedimiento de cera dura, 510–512
  depilación con procedimiento de cera blanda,
    513–515

Ayurveda: uno de los sistemas de curación holística
más antiguos del mundo. Se originó en la India y
se cree que tiene hasta 5000 años de antigüedad.
Ayurveda se traduce del sánscrito como "ciencia
de la salud o el bienestar", 673, 698

Azuleno: derivado de la planta de la manzanilla que
se caracteriza por su color azul profundo. Posee
propiedades antinflamatorias y calmantes, 229, 254

B

Baby boomers, 22

Balneoterapia: tratamientos corporales que utilizan
barro o fango, sales del mar Muerto, algas
marinas, enzimas o baños de turba, 672, 698

Banda para la cabeza, 190

Base (maquillaje de base): cosmético con color que
se utiliza para emparejar el tono y el color de la
piel, cubrir las imperfecciones y proteger la piel,
566–567, 637

Base líquida: tipo de base formulada con
suspensiones de pigmentos orgánicos e
inorgánicos en alcohol y soluciones a base de
agua. Se agrega bentonita (una base de arcilla)
para conservar la mezcla de los productos y
absorber el exceso de grasitud. La fórmula en
líquido suele ser adecuada para los clientes con
piel grasa a normal, que deseen una cobertura
liviana a media, 567, 638

Bayas de acai: bayas ricas en antioxidantes,
vitaminas A, B, C y E; protege, repone,
ayuda a cicatrizar el tejido dañado, 228, 254

Betaglucanos: ingredientes que se utilizan en la formulación de cosméticos antienvejecimiento porque estimulan la formación de colágeno y ayudan a reducir la aparición de arrugas y líneas finas, *226, 254*

Betahidroxiácidos (BHA): ácidos orgánicos exfoliantes y ácidos salicílicos más suaves que los alfahidroxiácidos (AHA). Los BHA disuelven el aceite y son beneficiosos para las pieles grasas, *218, 254*

Bicapas: membrana polar delgada compuesta por dos capas de moléculas lípidas. Estas membranas son láminas delgadas que forman una barrera continua alrededor de las células, *98, 116*

Bicarbonato de sodio: sal inorgánica alcalina que se utiliza como agente amortiguador, neutralizador y regulador del pH, *215, 258*

Bíceps: músculo que forma el contorno del lado frontal e interno del brazo, levanta el antebrazo y flexiona el codo, *45, 71*

Blefaroplastia transconjuntiva: procedimiento que se realiza dentro del párpado inferior y cuyo fin es eliminar los abultamientos de grasa, que muchas veces son congénitos, *679, 700*

Blefaroplastia: un procedimiento de cirugía plástica que elimina el exceso de piel y/o grasa en los párpados superiores o inferiores, *679, 698*

Boca. *Ver también* Labios
  herpes labial, 150
  músculos, 43
  virus del herpes simple 1, 150

Borde bermellón: el borde que marca los límites del labio, *490, 549*

Botánicos: ingredientes derivados de plantas, *216, 254*

Botas y mitones eléctricos, *436–437*

Botox®: suero de bloqueo neuromuscular (toxina botulínica) que paraliza las células nerviosas del músculo cuando se inyecta en él, *678, 699*

Brazos
  depilación con cera, 492
    con procedimiento de depilación con cera blanda, 520–523
    con procedimiento de depilación con cera dura, 516–519
  hirsutismo, 461
  huesos, 35, 39–40
  masaje para, 389
  músculos, 44–47
  pétrissage para, 390

Brillo para labios: puede dar un aspecto brillante e hidratado a los labios, *589, 638*

Brochas (para maquillaje): se utilizan para aplicar y matizar polvo, rubor y sombra, funcionan mejor que las puntas de las esponjas o los dedos. Las brochas vienen en distintos tamaños, formas, materiales, uso, costos y durabilidad. Son la herramienta básica de los artistas, ya que permiten mayor control y matices, *574, 575–578, 637*

Bromidrosis: sudoración con olor fétido, usualmente perceptible en las axilas o en los pies, *154, 157*

Bronceado: aumento de la pigmentación debido a la producción de melanina como defensa contra la radiación ultravioleta, daño visible de la piel. La función de la melanina es ayudar a proteger la piel de los rayos UV del sol, *143, 160*

Bulbo piloso: hinchazón en la base del folículo que proporciona nutrición al cabello. Estructura gruesa claviforme que constituye la parte inferior de la raíz del pelo, *457, 549*

C

Cabello
  ciclo de crecimiento, 458–460
  crecimiento excesivo, 460–463
  folículo, 100–101
  tipos de, 458
Cabeza. *Ver también* Rostro
  arterias y venas, 58–59
  huesos, 36
  músculos, 42–43
  nervios, 50–53
  nervios cervicales, 53, 391

Caléndula: extracto vegetal con propiedades antinflamatorias, *229, 254*

Calor, receptores de la piel para, *87*

Canal folicular, *457*

Cáncer de piel, *128*
  ABCDE, 130–131
  tipos, 129-130

Candelilla: una cera dura que se usa para modificar el punto de fusión y dar mayor resistencia a la cera dura para depilación, *473, 548*

Capa basocelular, *88*

Capa papilar: capa superior de la dermis que se encuentra junto a la epidermis, *86, 92, 100, 118*

Capa subcutánea (hipodermis): tejido adiposo (graso) subcutáneo ubicado debajo de la dermis, amortiguador y protector. Sirve como almacenamiento de energía para el cuerpo, *86, 91, 99, 118*

Capilares: vasos sanguíneos diminutos y de paredes delgadas que conectan las arterias más pequeñas con las venas. Los capilares llevan los nutrientes hacia las células y recogen los desechos, *56, 71*

Carbómeros: ingredientes que se utilizan para espesar las cremas y frecuentemente se usan en productos en gel, *215, 254*

Carbunco: grupo de forúnculos, inflamación grande del tejido subcutáneo producida por la bacteria del estafilococos, similar a un forúnculo (grano), pero más grande, *154, 157*

Carcinoma basocelular: el más común y menos grave de los tipos de cáncer de piel, que a menudo aparece como nódulos claros, perlados. Las características incluyen llagas, parches rojizos o un crecimiento suave con un borde elevado, *129, 156*

Carcinoma espinocelular: tipo de cáncer de piel más grave que el carcinoma basocelular, se caracteriza por la presencia de pápulas o nódulos rojos o rosados y escamosos, también aparece como heridas abiertas o áreas con costras. Puede crecer y propagarse por el cuerpo, *129, 160*

Carnauba: una cera dura que se usa para modificar el punto de fusión y dar mayor resistencia a la cera dura para depilación, *473, 548*

Carpo (muñeca): una articulación flexible compuesta de ocho huesos pequeños e irregulares (carpos) unidos por ligamentos, *40, 71*

Carrera profesional
artista del maquillaje, 9
ciencia funeraria, 9
columnista de estética, 11
en educación, 13
en maquillaje, 611–614
especialistas en cejas, 7–9
especialistas en depilación con cera, 7–9
esteticista capacitado en oncología, 15–16
esteticista en un spa de día, 6–7

Carrito: carro rodante que contiene herramientas, insumos y productos, *270, 295*

Cataforesis: proceso por el cual un producto ácido (positivo) es introducido en los tejidos más profundos mediante el uso de corriente galvánica, desde el polo positivo hacia el polo negativo. Tensa y calma la piel, *428, 452*

Catágena: segunda etapa de transición del crecimiento del cabello. En la etapa catágena, el tallo del cabello crece hacia arriba y se desprende del bulbo, *460, 548*

Cejas
color, 570, 588
depilación con cera, 488–489
procedimiento de depilación con cera dura, 499–501
procedimiento de depilación con cera blanda, 502–504
depilación con pinzas, 496–498
especialistas, 7–9
maquillaje para, 597–599
músculos alrededor, 42–43
tintura de, 608–609

Cejas. *Ver Cejas*

Células inmunes de Langerhans: células protectoras del sistema inmunológico que detectan invasores extraños no reconocidos, como las bacterias, y producen estos antígenos para eliminarlos a través del sistema linfático, *93, 96, 117*

Células T: identifican las moléculas que tienen péptidos externos y ayudan a regular la respuesta inmune, *105, 118*

Células troncales de las plantas: derivadas de plantas para proteger o estimular nuestras propias células troncales de la piel, tienen beneficios para la salud y previenen el envejecimiento de la piel, *225, 258*

Células: unidad básica de todo ser vivo. Pequeña masa de protoplasma capaz de llevar a cabo todas las funciones esenciales de la vida, *28, 72*
metabolismo, 30
piel, 85-86

Celulitis: hoyuelos en la piel de grasa subcutánea que sobresalen. Debido a una irregularidad en la distribución de la grasa en el área, que generalmente se encuentra en los muslos, las caderas, las nalgas y el abdomen, *674–675, 699*

Cepillo giratorio: máquina que se utiliza para exfoliar ligeramente la piel y estimularla, también ayuda a eliminar el exceso de grasa, la suciedad y la acumulación de células muertas, *419–421, 453*

Cepillo para cejas: una herramienta que se usa para cepillar las cejas en la posición deseada, crea un aspecto finamente arreglado. Además del peine, algunos poseen un cepillo del otro lado, *574, 636*

Cera de colofonia: un aditivo presente en la cera blanda, *469, 549*

Cera de parafina, *435–436*

Ceramidas: materiales glucolípidos que naturalmente forman parte de la matriz intercelular y función de protección de la piel, *107, 116*

Cerebro: parte del sistema nervioso central que se encuentra dentro del cráneo. Es el tejido nervioso más grande y más complejo del cuerpo, controla las sensaciones, los músculos, las actividades de las glándulas y la capacidad de pensar y sentir emociones, *49, 71. Ver Cráneo*
sistema endocrino y, 63
y la médula espinal, 49

Certificado o licencia del esteticista, campo de acción, *388–389*

Cetrino: piel con una tonalidad amarillenta, *559, 638*
China, *18*

Cicatriz: una marca clara y levemente elevada en la piel que se forma después de que se ha curado una herida o lesión. El tejido se endurece para cerrar la herida. Las cicatrices elevadas son hipertróficas; un queloide es una cicatriz hipertrófica (anormal), *127, 160*

Ciencia funeraria, *9*

Cigomático: compuesto de un músculo mayor y menor que se extienden desde el hueso cigomático hasta el ángulo de la boca y eleva el labio, como al reír, *43, 81*

Circulación pulmonar: envía sangre desde el corazón hacia los pulmones para purificarse, y luego de vuelta al corazón, *56, 78*

Circulación sistémica: circulación que transporta la sangre desde el corazón hacia todo el cuerpo y nuevamente hacia el corazón, *56, 80*

Cirugía cosmética (estética): cirugía optativa para mejorar y modificar la apariencia, *679*
    esteticista clínico para, *681, 699*
    procedimientos, *678–681*

Cirugía estética. *Ver Cirugía cosmética*

Cirugía reconstructiva: su función es restablecer una función corporal. Es la cirugía necesaria para personas que han sufrido accidentes o que tienen desfiguraciones congénitas u otras enfermedades, *678–679, 700*

Clavícula (hueso del cinturón escapular): hueso que une el esternón a la escápula, *39, 72*

Cliente
    consulta para depilación, *478–483*
    consulta sobre cuidado en el hogar, *319–320*
    cubrir al cliente y lavarse las manos, *310–311*
    Cuestionario del cliente (de maquillaje), *580*
    en cronograma, *302*
    Ficha del cliente (de maquillaje), *581*
    Formulario de admisión del cliente, *307-309*
    Formulario de consentimiento del cliente (análisis de la piel), *183*
    Formulario de evaluación del cliente (procedimientos para la depilación con cera), *478, 479*
    Formularios de admisión e historia clínica del cliente (análisis de piel), *180–183*
    hoja de instrucciones para el cuidado en el hogar sobre los productos para la piel, *250*
    indicaciones y contraindicaciones, *481, 482*
    recepción y saludo, *302–303*
    formulario de admisión para depilación con cera, *479*
    Formulario de exención para la depilación con cera (procedimientos para la depilación con cera), *478–480*
    preparación para los tratamientos faciales, *303-304*

Registro de servicios (análisis de piel), *184–185*

Clindamicina, *137*

Coenzima Q10: poderoso antioxidante que protege y revitaliza las células de la piel, *230, 255*

Colagenasa, *93*

Colágeno: tejido conectivo fibroso compuesto de proteínas. Se halla en el estrato reticular de la dermis y es responsable de la firmeza de la piel. En forma tópica, proteína molecular que forma cadenas largas, se encuentra en la superficie de la piel y tiene afinidad por el agua. Deriva delas placentas bovinas y otras fuentes, *92, 116*

Colofonia: resina utilizada en la fabricación de la cera blanda, *140–141, 473, 549*

Color de los ojos, *560–562*

Color del cabello, *562*

Color(es)
    análogo, *554*
    base (base de maquillaje), *566–567*
    cabello, *562*
    cejas, *588*
    complementario, *554*
    cálidos, *556*
    fríos, *556*
    intensidad, *560*
    labios, *588–589*
    luz pulsada intensa, *663–664*
    ojo, *560–562*
    piel, *87*
    primario, *553*
    rueda, *552–554*
    saturación, *554–555*
    secundario, *553*
    selección, *557–563*
    terciario, *553–554*

Colores análogos: colores que se ubican directamente uno junto al otro en la rueda de colores, *554, 636*

Colores cálidos: gama de colores con matices amarillos que van del amarillo al dorado, pasando por los anaranjados, rojizos anaranjados, la mayoría de los rojos y hasta algunos amarillos verdosos, *556, 639*

Colores certificados: agentes colorantes inorgánicos también denominados *sales metálicas.* Figuran como D&C en las etiquetas de ingredientes (fármaco y cosmético), *214, 254*

Colores complementarios: los colores primarios y secundarios que en la rueda de colores se hallan ubicados en posiciones opuestas, *554, 637*

Colores fríos: colores con un matiz azulado que sugieren frialdad, entre los que predominan los azules, los verdes, los violetas y los azules rojizos, *556, 637*

Colores no certificados: colores que son orgánicos, es decir, derivan de extractos animales o vegetales, también pueden ser pigmentos minerales naturales, *214, 257*

Colores primarios: rojo, azul y amarillo, colores básicos que no se pueden obtener a partir de una mezcla, *553, 638*

Colores secundarios: colores que se obtienen mezclando partes iguales de dos colores primarios, *553, 638*

Colores terciarios: colores intermedios que se logran al mezclar partes iguales de un color secundario y el color primario próximo en la rueda de colores, *553–554, 639*

Columna vertebral, *38*

Comedogénica: tendencia de un ingrediente a bloquear los folículos y favorecer la acumulación de células muertas de la piel, lo que produce comedones (espinillas), *136, 157, 203*

Comedón: masa de sebo endurecido y células de la piel en un folículo piloso. Un comedón abierto o una espinilla negra está abierto y expuesto al oxígeno. Los comedones cerrados son puntos blancos que están bloqueados y no poseen una abertura folicular, *132, 157*

Comedones solares: comedones abiertos grandes, generalmente alrededor de los ojos, causados por la exposición solar, *174, 195*

Comezón. *Ver* Urticaria

Comunicación. *Ver también* Consulta con el cliente
    esteticista, *299*
    feromonas y, *104*
    importancia de, antes de la depilación con cera en el área del bikini, *494*

Concentrado
    aceites esenciales para aromaterapia, *392*
    productos para mascarilla (máscara), *241–243*
    sueros, *243–244, 317*

Conjuntivitis (conjuntivitis aguda): infección muy contagiosa de la membrana mucosa alrededor del ojo por causas químicas, bacterianas o virales, *149, 157*

Conservantes: agentes químicos que inhiben el crecimiento de microorganismos en las formulaciones cosméticas, matan a las bacterias y evitan que los productos se deterioren, *211, 258*
    tipos, *212–213*

Consulta con el cliente, *579–581*
    análisis de la piel, *179–188*
    para depilación, *478–483*
    preguntas que se realizan durante, *186–188*

Consumo de tabaco
    envejecimiento de la piel, *176*
    y salud de la piel, *111–112*

Contorno: son los colores de maquillaje que consisten en tonos más oscuros que se utilizan para dar definición a los pómulos y hacer que los rasgos parezcan más pequeños, *584, 637*

contraindicaciones, *665–666*

Contraindicaciones: factor que prohíbe la realización de cierto tratamiento debido a una afección. Los tratamientos podrían tener efectos secundarios perjudiciales o negativos en aquellas personas que padecen afecciones médicas o cutáneas específicas, *177, 194*
    embarazo, *433*
    epilepsia, *433*
    exfoliaciones con solución de Jessner y TCA, *653–654*
    exfoliación AHA y BHA, *651–652*
    masaje facial, *388–389*
    máquinas de alta frecuencia, *433*
    para botas y mitones eléctricos, *437*
    para cera de parafina, *436*
    para el análisis de la piel, *177–178*
    para el cepillo giratorio, *420*
    para electroterapia, *413*
    para el procedimiento de depilación con cera, *481, 482*
    para exfoliación química, *645–646*
    para exfoliantes con enzimas, *648*
    para las toallas entibiadas desde un gabinete para toallas calientes, *414–415*
    para LED *665–666*
    para lámpara con lupa, *416–417*
    para lámpara de Wood, *418*
    para microcorriente, *667*
    para microdermoabrasión, *657–658*
    para máquina de succión, *425*
    para máquina galvánica, *429*
    para máquina rociadora, *435*
    para servicios de depilación, *481*
    para tratamientos para la piel, *178–179*
    para vaporizador, *422–423*
    pestañas artificiales, *607–608*
    presión arterial alta, *433*
    ultrasónico y ultrasonido, *669*

Control de infecciones, maquillaje, *578–579*

Corazón: órgano muscular en forma de cono que mantiene la sangre en movimiento dentro del sistema circulatorio, *55–56, 74*

Corium, *92*

Corneocitos: otro nombre para las células del estrato córneo, endurecido, a prueba de agua, queratinocitos protectores, estas células de proteína "muertas" se secan y carecen de núcleo, *97, 116*

Corpúsculo de Pacini, *91*

Correctores: cosméticos que se utilizan para cubrir las manchas y las decoloraciones, se pueden aplicar antes o después de la base, *568, 584, 637*

Corriente galvánica, *426–430*
    contraindicaciones para, 429
    cuándo se usa, 426–427
    efectos del uso, 427–429
    iontoforesis, 428–429
    seguridad y mantenimiento, 430

Corriente sinusoidal: corriente alterna suave y repetitiva, forma de onda de corriente alterna que se utiliza con mayor frecuencia en la máquina de alta frecuencia y puede producir calor, *430, 453*

Cosmecéutico: término utilizado para describir los productos de alta calidad o los ingredientes destinados a mejorar la salud y la apariencia de la piel, *199, 255*

Cosméticos: como los define la Administración de Medicamentos y Alimentos de los Estados Unidos (FDA), artículos que pueden frotarse, verterse, rociarse o aplicarse en el cuerpo humano o en parte de este, para limpiar, embellecer, mejorar el atractivo o alterar la apariencia, *198, 255. Ver también* Productos para el cuidado de la piel
    como desencadenante del acné, 136
    comprador de, 11
    definición de la Ley FD&C, 198–199
    fuentes de los ingredientes *frente a* nombres de productos, 201–204
    reglamentaciones de la FDA para, 198–199
    tabla para comparar líneas de productos, 252

Costillas: doce pares de huesos que forman la pared del tórax, *38, 79*

Costra: células muertas que se acumulan sobre una herida o mancha que está en proceso de curación. Resulta en una acumulación de sebo y pus, mezclado a veces con material epidérmico. Un ejemplo es la costra en una escara, *126, 157. Ver también* Desincrustación

Cráneo, *34–40, 53*

Cráneo: caja ósea de forma oval que protege el cerebro, *36, 72*

Crema, *567*

Cremas hidratantes: productos formulados para agregar humedad a la piel, *199, 244–245, 257, 317*
    hoja de instrucciones para el cuidado del cliente en el hogar, 250

CRF. *Ver* Factor de renovación celular

Cuadro con imágenes digitales, *578*

Cúbito: hueso interno, el más grande del antebrazo, que está unido a la muñeca del lado del dedo meñique, *40, 80*

Cuello
    arterias y venas, 58–59
    huesos, 38
    maquillaje, 591–594
    músculos, 44, 53, 391
    nervios, 50–53, 391
    opciones de tratamiento, 171
    puntos nerviosos motores, 391

Cuello tecnológico: arrugas que se desarrollan a causa del movimiento repetitivo de mirar hacia abajo al celular o a otro dispositivo electrónico, *171, 195*

Cuidados en el hogar
    hoja de instrucciones para el cuidado de la piel, 250
    para el acné, 337-338
    productos para el cuidado de la piel, 248–250

Culebrilla. *Ver* Herpes zóster

Cuperosis: enrojecimiento, capilares dañados que se han transformado en vasos sanguíneos distendidos o más grandes. Generalmente observado con la telangiectasia, *114, 116, 172*

Cutícula, de la uña, *102*

Cutis, *92*

D

DAEU. *Ver* Departamento de Agricultura de los Estados Unidos

Dedos
    huesos de, 39–40
    nervio motor y sensorial para, 54
    técnicas de masaje con, 389

Defecación: eliminación de heces del cuerpo, *68, 72*

Delineador de ojos: maquillaje que se usa para realzar los ojos, está disponible en forma de lápiz, líquido o compacto, *570, 587, 637*

Delineadores de labios: lápices de color que se utilizan para delinear y definir los labios, *572, 589, 638*

Deltoides: músculo grande y triangular que cubre la articulación del hombro y que permite que el brazo se extienda hacia fuera y hacia los costados del cuerpo, *45, 72*

Departamento de Agricultura de los Estados Unidos (DAEU), *202*

Depilación
    cera blanda
        armonización, 476
        cuidado posterior al tratamiento, 476
        depilación con cera exprés, 476
        lo que se debe y no se debe hacer, 476
        tratamiento previo para, 475
        técnicas para, 475
    cera dura, 473–475
        cuidado posterior al tratamiento, 474

lo que se debe y no se debe hacer, 474–475
tratamiento previo para, 473–474
técnica, 474
ciclo del crecimiento del pelo, 458–460
consulta con el cliente, 478–483
dura *frente a* blanda, 477
enfermedades, trastornos y síndromes que afectan el crecimiento del vello, 462–463
estructura del pelo, 456–458
importancia de, 455-456
medicamentos que afectan el crecimiento del pelo, 463
métodos de, 463–472
permanente, 470-472
procedimientos
depilación con pinzas de las cejas, 496–498
depilación de la cejas con cera dura, 499–501
depilación de la espalda masculina con cera blanda, 532–535
depilación de la espalda masculina con cera dura, 528–531
depilación de las axilas con cera blanda, 513–515
depilación de las axilas con cera dura, 510–512
depilación de las cejas con cera blanda, 502–504
depilación de las piernas con cera blanda, 542–547
depilación del bozo con cera blanda, 507–508
depilación del bozo con cera dura, 505–506
depilación del mentón con cera dura, 509
depilación del pecho masculino con cera blanda, 526–527
depilación del pecho masculino con cera dura 524–525
depilación del área del bikini con cera blanda, 538–541
depilación del área del bikini con cera dura, 536–538
sala de tratamiento de depilación con cera, 483–487
temporal, 464–470
tipos de pelo, 458

Depilación con azúcar: antiguo método de depilación. La receta original es una mezcla de azúcar, jugo de limón y agua. Esta pasta se calienta hasta obtener un jarabe que se moldea en forma de esfera, se presiona sobre la piel y se retira rápidamente, *467–469, 549*

Depilación con cera brasileña, *494*

Depilación con cera de la entrepierna, *493–494, 536–541*

Depilación con cera, *469–470*
axilas, *491, 510–515*
brazos y manos, *492, 516–523*

cejas, *488–489, 499–504*
costados del rostro, *490*
en el rostro durante un tratamiento facial, *477–478*
entrepierna, *493–494, 536–541*
espalda, *493*
espalda de los hombres, *528-535*
lo que se debe y no se debe hacer, *487–488*
mentón, *490*
parte inferior del cuerpo, *493–494*
parte superior del brazo, *492*
parte superior del cuerpo del hombre o de la mujer, *492*
pecho, *492–493*
pecho de los hombres, *524-527*
piernas, *494, 542–547*
área de los labios, *489–490, 505–508*

Depilación con hilos: también conocida como *"banding"*, método de depilación en el que hilos de algodón se tuercen y se hacen rodar por la superficie de la piel de forma tal que enroscan el vello entre ellos y lo levantan del folículo, *466–467, 549*

Depilación con hilos. *Ver* Depilación con hilos

Depilación con láser: tratamiento de fotodepilación para la reducción del vello en el que se aplica un rayo láser sobre la piel mediante el uso de una sola longitud de onda a la vez, lo que impide el crecimiento del vello, radiación electromagnética pulsada intensa, *470, 549*

Depilación con pinzas electrónicas, *464–465*

Depilación con pinzas, *464–465*
cejas, *496-498*

Depilación del brazo con cera, *492*

Depilación: proceso de eliminar el vello al nivel de la piel, *464, 548*

Depilatorio: sustancia utilizada para eliminar temporalmente el vello superfluo disolviéndolo al nivel de la superficie de la piel, por lo general una preparación cáustica alcalina, *466, 548*

Depresor del ángulo de los labios (músculo triangular): se extiende por el lado del mentón y mueve hacia abajo las comisuras de la boca, *43, 72*

Dermatilomanía: una forma de trastorno obsesivo-compulsivo en el que la persona se pellizca o rasca la piel hasta el punto de lesión, infección o cicatrización. Una persona con dermatilomanía encuentra que lo ayuda a aliviar el estrés y no le resulta doloroso, a menudo puede ser socialmente aislado porque la dermatilomanía severa puede ser desfigurante, *152, 157*

Dermatitis atópica: exceso de inflamación, piel seca, enrojecimiento y picazón por alergias e irritantes, *146, 156*

Dermatitis de contacto alérgica, **145–146**

Dermatitis de contacto: inflamación de la piel producto del contacto con un elemento químico o una sustancia. Los trastornos profesionales derivados de los ingredientes presentes en los cosméticos y las soluciones químicas pueden ocasionar dermatitis de contacto (conocida como dermatitis venenata). La dermatitis de contacto alérgica es por exposición a alergénicos. Ladermatitis de contacto irritante es por la exposición a irritantes, *145, 157*
   alérgica, *145–146*
   irritante, *146–147*

Dermatitis perioral: afección similar al acné que se presenta alrededor de la boca. Se trata principalmente de grupos pequeños de pápulas cuya presencia se debe al uso de pasta dental o productos faciales, *147, 159*

Dermatitis por estasis: estado inflamatorio crónico en las piernas debido a una mala circulación. Las piernas a veces pueden presentar ulceraciones, piel escamosa, picazón e hiperpigmentación, *147, 160*

Dermatitis seborreica: forma común de eccema, afecta principalmente las zonas más grasas, se caracteriza por inflamación, descamación o picazón, *147, 160*

Dermatitis: cualquier trastorno inflamatorio de la piel, de formas variadas como eccema, vesículas o pápulas. Las tres categorías principales son atópicas, de contacto y dermatitis seborreica, *145, 157*
   tipos de, 145-148

Dermatología: rama médica de la ciencia que se dedica al estudio de la piel y su naturaleza, estructura, funciones, enfermedades y tratamiento, *122, 157*

Dermatólogo: médico que se especializa en las enfermedades y trastornos de la piel, el cabello y las uñas, *122, 157*

Dermis: también conocida como *derma*, *corium*, *cutis* o *piel verdadera*. capa de respaldo de tejido conectivo, colágeno y elastina debajo de la epidermis, *92, 100, 116*

Descamación, *97, 326, 342, 642*

Deshidratación: es la falta de agua, *172, 194*

Desincrustación: proceso utilizado para suavizar y emulsionar los depósitos de sebo y las espinillas en los folículos pilosos, *314, 383, 427, 452*

Desinfectantes, *145*
   Número de registro de la EPA en la etiqueta, 190
   registro, ejemplo de, 283

Desmaquilladores: fórmulas a base de agua o de aceite que eliminan varios tipos de maquillaje, *571, 638*

Desmosomas: las estructuras que ayudan a mantener a las células juntas, conexiones intercelulares compuestas de proteínas, *96, 116*

Detección del melanoma, *130–131*

Detergentes: tipo de surfactante que se utiliza en los productos como los limpiadores para el cuidado de la piel, *209, 255*
   tipos de, 211

Diaforesis: transpiración excesiva debido a una enfermedad, *155, 157*

Diafragma: pared muscular que separa el tórax de la región abdominal y ayuda a controlar la respiración, *66, 72*

Differin®. *Ver* Adapaleno

Digestión: desintegración de los alimentos a través de medios mecánicos y químicos, *68, 72*

Dígitos: también conocidos como *falanges*, son los huesos de los dedos de las manos. Hay tres en cada dedo de la mano y dos en cada pulgar, que totalizan 14, *40, 73*

Diodo emisor de luz: se abrevia LED, dispositivo médico que se utiliza para disminuir el acné, aumentar la circulación sanguínea y mejorar el contenido de colágeno en la piel, *664–666, 699*

Dióxido de titanio: protector solar físico inorgánico que refleja la radiación UV, *227, 258*

Dispensario: habitación o área destinada a mezclar productos y guardar insumos, *276, 295*

Dispositivo IPL. *Ver* Dispositivo de luz pulsada intensa

Dispositivos y tecnología para el tratamiento facial
   botas y mitones eléctricos, 436–437
   cepillo rotatorio, 419–421
   cera de parafina, 435–436
   compra de equipo, 438
   corriente galvánica, 426–430
      contraindicaciones para, 429
      cuándo se usa, 426–427
      efectos del uso, 427–429
      iontoforesis, 426
      polaridad de las soluciones, 428–429
      seguridad y mantenimiento, 430
   electroterapia, 412–413, 431
   gabinete para toallas calientes, 413–415
      contraindicaciones para, 414–415
      efectos de las toallas entibiadas en, 414
      seguridad y mantenimiento, 415
   importancia de, 411-412
   lámpara con lupa, 416–417
      contraindicaciones para, 416–417
      cuándo usar, 416
      seguridad y mantenimiento, 417
   lámpara de Wood
      contraindicaciones para, 418
      cuándo usar, 418

seguridad y mantenimiento, 419
máquina de succión, 424–426
máquinas rociadora, 434–435
procedimientos, 439–451
    limpieza y desinfección del vaporizador, 442
    realizar la desincrustación y la iontoforesis con
        una máquina galvánica, 443–447
    uso de la máquina de alta frecuencia, 448–449
    uso de la máquina rociadora, 450–451
    uso y cuidado del vaporizador, 439–442
vaporizador, 421–424
Dolor
    masaje de relajación, 385
    terminaciones nerviosas para detectarlo, 86–87
**Dorsal ancho: músculo grande, plano y triangular
    que cubre la parte inferior de la espalda,** 44, 75
**Drenaje linfático manual (DLM): presión suave y
    rítmica en el sistema linfático para desintoxicar
    y eliminar los residuos del cuerpo más
    rápidamente, reduce la inflamación y se utiliza
    antes y después de una cirugía, para el cuidado
    pre y posoperatorio,** 392, 409, 675–676
Ducha Vichy, 671

E

**Eccema: inflamación de la piel acompañada de
    escozor y dolor, de naturaleza aguda o crónica,
    con lesiones secas o húmedas. Esta afección
    debe ser tratada por un médico. La dermatitis
    seborreica, que afecta principalmente las áreas
    grasas, es un tipo común de eccema,** 146, 157
Edad Media, 19
Edema, hinchazón causada por un desequilibrio
    de líquidos en las células o por una respuesta
    a una herida o infección, 154, 157
Editor de belleza, 11
Educación, carrera profesional en, 13
efectos, 665
Efélides: también conocidas como pecas, **son
    pequeñas áreas de la piel con pigmento
    redondas u ovaladas que se encuentran en las
    zonas expuestas al sol (FIGURA 4–11). También
    reciben el nombre de** máculas, **son pequeñas
    manchas planas de color en la piel,** 143, 157
**Effleurage: masaje suave y continuo que se realiza
    con los dedos (digital) o con las palmas (palmar)
    de forma lenta y rítmica,** 389, 409
EGF. Ver Factor de crecimiento epidérmico
Egipto antiguo, 18
Ejercicio
    envejecimiento de la piel por deficiencia, 176
    para el fortalecimiento de las manos y las
        muñecas, 274

Elastasa, 93
**Elastina: proteína fibrosa de la dermis que brinda
    flexibilidad y elasticidad a la piel,** 92, 116
Electricidad,
    electroterapia, 412–413, 431
Electrodo, 412–413, 430–434
**Electrólisis galvánica: corriente continua (CC)
    utilizada en la electrólisis,** 470, 548
**Electrólisis mixta: modalidad de electrólisis que
    combina la corriente continua (CC) y la corriente
    alterna (CA)** 470, 548
**Electrólisis: eliminación del vello mediante una
    corriente eléctrica que destruye la raíz del vello,**
    470–471, 548
**Electroterapia: el uso de dispositivos eléctricos
    para tatar la piel y brindar beneficios
    terapéuticos,** 412, 431
Elementos de un solo uso
    manipulación, 283–284
    sala de tratamiento, 277–278, 280
**Emolientes: ingredientes aceitosos o grasos que
    lubrican, humectan y previenen la pérdida
    de agua,** 206, 255
    tipos de, 207-208
**Emulsionante: surfactantes que hacen que el agua
    y el aceite se mezclen formando una emulsión,
    un ingrediente que hace que dos materiales, que
    normalmente son incompatibles, se unan en una
    mezcla uniforme y bastante estable,** 209–210, 255
**Endermología: tratamiento para la celulitis, ayuda
    a estimular la reducción del tejido adiposo
    mediante un masaje de vacío que combina
    un masaje vigoroso junto con la succión,** 673, 699
Endoteliales, 114
Enfermedad contagiosa, 149–152. Ver también Virus
Enfermedad transmisible. Ver Enfermedad contagiosa
Enfermera matriculada (RN), 7
Enfermeras tituladas (LPN), 7
Entorno
    como desencadenante del acné, 135–136
    salud de la piel y, 110
**Entrecejo: los músculos corrugador y prócero.
    Consiste en el área que se encuentra entre las
    cejas sobre la nariz y sobre el hueso frontal. No
    es específicamente un músculo o hueso,** 43, 74,
    498, 548, 678
Envejecimiento
    factores que lo causan, 174–175
    fisiología del, 113
    hábitos del estilo de vida y, 110–112
    piel, 237
    radiación UVA y UVB, 107–108
    tratamientos faciales para, 325-330

Envolturas corporales: envolturas que remineralizan, hidratan, estimulan o relajan mediante el uso de áloe, gel, lociones, aceites, algas marinas, hierbas, arcilla o barro, *670–671, 698*

Enzimas (para exfoliación): brindan una exfoliación suave y disuelven las proteínas de la queratina dentro de las células muertas de la piel en la superficie, *217, 255*

Enzimas digestivas: sustancias químicas que transforman ciertos tipos de alimentos para que puedan ser utilizados por el cuerpo, *67, 72*

Enzimas: un grupo de proteínas complejas producidas por las células vivas que actúan como catalizadores en ciertas reacciones químicas del cuerpo, como la digestión *68, 73*
    colagenasa y elastasa, 93

EPA. *Ver* Agencia de Protección Ambiental

Epicráneo (frontal occipital): músculo ancho que cubre la parte superior del cráneo y que está formado por el occipital y el frontal, *42, 73*

Epidermis: capa externa de la piel. Fina capa protectora con muchas células, mecanismos y terminaciones nerviosas, compuesta de cinco capas, estrato germinativo, estrato espinoso, estrato granuloso, estrato lúcido y estrato córneo, *86, 94–95, 99, 100, 116*

Epilación: elimina el vello desde el folículo, depilación con cera o pinzas, *464, 548.*

Epilepsia, tratamientos contraindicados para, *433*

Época de la extravagancia, *19*

Equinácea, derivado de la cabezuela púrpura, previene la infección y tiene propiedades cicatrizantes. Se usa internamente para dar apoyo al sistema inmunológico, *230, 255*

Equipos para la depilación con cera, *483–487*
    cobertores y protectores descartables, 485–486
    control de infecciones e higiene, 485
    desecho de los residuos contaminados, 486
    dominar la limpieza, 486
    elementos desechables, 484
    guantes, 486
    materiales de consumo, 484
    medidas adecuadas para el lavado de manos y el control de infecciones, 486
    protección de la camilla y la silla, 485

Equipos. *Ver también* Muebles
    estación de maquillaje e insumos, 572–578
    compra de máquinas para tratamientos faciales, 438

Era victoriana, *19*

Ergonomía en la sala de tratamiento, *273*

Eritema: enrojecimiento causado por una inflamación, una lesión de color rojo es eritematosa, *154, 157*

Escala de Fitzpatrick: escala que se utiliza para medir la tolerancia de un tipo de piel a la exposición solar, *167–168, 194*

Escama: células muertas de la piel, cualquier placa delgada de células epidérmicas, secas o grasas. Un ejemplo es la caspa anormal o excesiva, *127, 160*

Escápula (omóplato): uno de los dos huesos grandes, planos y triangulares del hombro, *38, 79*

Escualano: derivado de las aceitunas, desensibiliza, es emoliente y nutritivo, *233, 258*

Especialista en maquillaje independiente, *612–613*

Especialistas en depilación con cera, *7–9*

Espesantes, *215*

Espinilla. *Ver* Comedón

Estación facial: se conoce también como *mostrador facial*. Área de tratamiento para el cuidado de la piel dentro del área de recepción o de venta al por menor del establecimiento, donde los clientes pueden hacerse tratamientos exprés para el cuidado de la piel sin tener que cambiarse la ropa, *279, 295*

Esteatoma: quiste sebáceo o tumor subcutáneo lleno de sebo, cuyo tamaño varía entre un chícharo y una naranja. Suele observarse en el cuero cabelludo, el cuello y la espalda, también se conoce como *lipoma*, *154, 160*

Éster de vitamina C, *222*

Ésteres grasos: emolientes producidos a partir de ácidos grasos y alcoholes grasos, *208, 256*

Esternocleidomastoideo: músculo del cuello que se encarga de bajar y rotar la cabeza, *44, 79*

Esternón (hueso del pecho): hueso plano que forma el soporte ventral (frontal) de las costillas, *39, 79*

Estética clínica: conocida previamente como *estética médica*. La integración de procedimientos quirúrgicos y tratamientos estéticos, *7, 24*
    carreras profesionales en, 7

Estética médica, *676–681*

Estética, *6*

Estética: del vocablo griego *aesthetikos* (que significa "perceptible a los sentidos"), la rama de la anatomía que trata de la salud y del bienestar general de la piel, el órgano más extenso del cuerpo humano, *6, 24*
    escritor, 11
    futuro de, 20–24
    oncología, 130
    tipos de, 16–20

Esteticista con licencia. *Ver* Certificado o licencia del esteticista

Esteticista en un spa de día, *6–7*

Esteticista: un especialista en la limpieza, el embellecimiento y la preservación de la salud de la piel de todo el cuerpo, incluidos el rostro y el cuello, *6, 24. Ver también* Carrera, Imagen profesional

alternativas comerciales para, *17*

aspecto profesional, elementos de, *264–265*

campo de acción, *388–389*

capacitado en oncología, *15–16*

certificado o licencia para ejercer, *389*

ingredientes y productos para el cuidado de la piel y, *197–198*

lista de verificación de imagen profesional, *265*

nervios craneales importantes para, *51–52*

tipos de movimientos de masaje usados por, *389–392*

Esteticistas clínicos, *681*

Estilo de vida

como desencadenante del acné, *136*

y salud de la piel, *110–112*

Estrato reticular: capa más profunda de la dermis que suministra oxígeno y nutrientes a la piel. Contiene células grasas, vasos sanguíneos, glándulas sudoríparas (excretoras de sudor), folículos pilosos, vasos linfáticos, músculos arrector pili, glándulas sebáceas (grasitud) y terminaciones nerviosas, *86, 92, 100, 118*

Estrés, causa de envejecimiento de la piel, *175*

Estrías: cicatrices dérmicas causadas por la rápida expansión o estiramiento del tejido conectivo que deja líneas profundas rojas, rosadas o púrpuras en la piel. Se atenúan gradualmente hasta llegar a ser rosadas suaves o plateadas. A menudo, se producen durante las fases de crecimiento en la pubertad, en el embarazo y al engordar, *174, 195*

Etanol. *Ver* Alcohol

Eumelanina: un tipo de melanina que es de color marrón oscura o negra, las personas que tienen la piel de color oscuro generalmente producen eumelanina. Existen dos tipos de melanina, el otro tipo es la feomelanina, *98, 116*

Excoriación: herida o raspadura en la piel producida al rascar o raspar, *126, 158*

Exfoliación de Jessner: exfoliación de suave a media con ácido láctico, ácido salicílico y resorcinol en un solvente de etanol, *644, 699*

Exfoliación mecánica, *314*

Exfoliación química, *314, 642–654*

ácido, alcalino y relaciones del pH, *642–643*

AHA y BHA, *648–652*

comparación de exfoliaciones suaves, medias y profundas, *644–645*

contraindicaciones para, *645–646*

efectos generales de, *645*

exfoliación de diseñador, *654*

factor de renovación celular y, *643*

uso seguro y eficaz, *646–654*

Exfoliación: descamación o desprendimiento de la capa externa de la piel, *216, 255. Ver también* Exfoliación química

tipos de ingredientes químicos para, *217–218, 314–315*

Exfoliaciones con enzimas, *646–648*

contraindicaciones, *648*

definición, *646–647*

efectos del, *647*

uso, *647*

Exfoliaciones con TCA. *Ver* Exfoliación con ácido tricloroacético

Exfoliantes corporales: usan productos y fricción para exfoliar, hidratar, aumentar la circulación y nutrir la piel, *671, 698*

Exfoliantes mecánicos: productos utilizados como un método físico para pulir las células muertas de la piel, *240, 257*

Exfoliantes químicos: agentes químicos que disuelven las células muertas de la piel y la matriz intercelular o "pegamento", que las une (desmosomas), *240, 255*

Exfoliantes: productos o procesos mecánicos y químicos que se utilizan para exfoliar la piel, *239–241, 255*

Exhalación: espiración, expulsión de dióxido de carbono de los pulmones, *67, 73*

Exposición solar, *128*

Extensión de pestañas, **609**

Extensión: cuando los músculos se estiran. Por ejemplo, cuando la muñeca, la mano y los dedos forman una línea recta, *47, 73*

Extracción: eliminación manual de impurezas y comedones, *316, 383*

F

Factor de crecimiento epidérmico: se abrevia EGF, estimula la reproducción y cicatrización de las células, *88, 116*

Factor de protección solar: abreviado como FPS, indica la capacidad de un producto para retrasar el eritema causado por el sol, el signo visible de daño solar. La clasificación FPS se basa solo en la protección de los rayos UVB, no la exposición a los rayos UVA, *246, 258*

clasificación, *246–247*

tipos, *247*

Factor de renovación celular (CRF): tasa de renovación celular, *643, 699*

Factores extrínsecos: factores principalmente medioambientales que contribuyen al envejecimiento y su aparición, *176, 194*

Factores hereditarios y genéticos
  apariencia personal y, 31
  color de la piel, 87
  envejecimiento de la piel, 175–176

Factores intrínsecos: factores del envejecimiento de la piel sobre los cuales tenemos poco control debido a que son parte de nuestra genética y herencia familiar, *176, 195*

Falanges (dedos): los huesos de los dedos de las manos, hay tres en cada dedo de la mano y dos en cada pulgar, es decir, **14 en total en cada mano,** *40, 78*

Farmer-Katics, Gaynor, *12*

Fase telógena: también denominada *fase de reposo,* fase final en el ciclo del cabello que dura hasta que se cae el cabello totalmente crecido, *460, 549*

FDA. *Ver Administración de Drogas y Alimentos*

Fenol: acido carbólico, veneno cáustico. Se utiliza para las exfoliaciones y para higienizar los implementos metálicos, *680, 700*

Feomelanina: un tipo de melanina que es de color rojo y amarillo. Las personas que tienen la piel de color claro producen este tipo en su mayoría. Existen dos tipos de melanina, el otro tipo es la eumelanina, *98, 118*

Feromonas, *104*

Férula: la parte de metal que mantiene intacta las brochas para maquillaje, *576, 637*

Fibroblastos: células que estimulan la producción de colágeno, aminoácidos y células que forman proteínas, *88, 116*

Filamentos sebáceos: parecidos a los comedones abiertos, son básicamente pequeños cúmulos de grasitud solidificada sin materia celular, *132, 160*

Fisiología: estudio de las funciones o actividades que realizan las estructuras del cuerpo, *28, 78*
  razones para estudiar histología y fisiología, *83–85*

Fisura: agrietamiento de la piel que penetra la dermis. Las manos o los labios agrietados son ejemplos de fisuras, *126, 158*

Fitzpatrick, Thomas, *167*

Flexión: cuando los músculos mueven una parte del cuerpo hacia el centro del cuerpo. Por ejemplo, cuando los bíceps del brazo se mueven hacia el cuerpo, *46, 74*

Fluido intersticial: plasma sanguíneo que se encuentra en los espacios entre los tejidos, *60, 75*

Foliculitis de la barba **348, 383**

Foliculitis: también conocida como *foliculitis de la barba, sicosis de la barba* o *comezón del barbero.* Inflamación de los folículos pilosos producida por una infección bacteriana debido a los vellos encarnados. La causa suelen ser vellos encarnados por afeitarse o utilizar otros métodos de depilación, *154, 348, 383*

Folículo piloso: masa de células epidérmicas que forman una depresión o cavidad en la piel o el cuero cabelludo en forma de tubo o canal y que contiene la raíz del cabello, *456, 549*

Folículos obstruidos
  causas de, 131–132
  tipos de, 132-133

Folículos: los folículos pilosos y sebáceos son aberturas en forma de tubo en la epidermis, *89, 117*

Formas de ojos, maquillaje para, *594–597*

Formas del rostro, *564–565*

Formulario de admisión y evaluación del cliente, *478, 479*

Formulario de consentimiento informado para los menores de edad, *480*

Formulario de consentimiento: acuerdo por escrito entre el esteticista (salón/spa) y el cliente para la aplicación de un tratamiento, ya sea de rutina o preoperatorio, *186, 194*
  uso, 186

Formulario de exención para la depilación con cera, *478–480*

Fórmulas en gel para cejas: maquillaje que se utiliza para agregar color y dar forma a las cejas, *570, 637*

Forúnculo: también conocido como *grano.* Absceso subcutáneo lleno de pus. Los forúnculos son causado por bacterias en las glándulas o los folículos pilosos, *154, 158*

Fotografía, aplicación de maquillaje, *604*

Fotorrejuvenecimiento, *664*

Fotosensibilidad: alta sensibilidad de la piel a la luz UV, por lo general, tras la exposición solar o la ingesta de determinados medicamentos o productos químicos, que tiene como resultado una respuesta acelerada de la piel a la radiación UV, *176, 195*

FPS. *Ver Factor de protección solar*

Fragancias: proporcionan aroma a los productos, *205, 213–214, 256*

Fricción: técnica de frotación vigorizante que requiere presión en la piel con los dedos o la palma mientras se mueven bajo una estructura subyacente, *390, 409*

Frontal: parte frontal (anterior) del epicráneo. Músculo del cuero cabelludo que permite levantar las cejas, mover hacia delante el cuero cabelludo y arrugar la frente, *42, 74*

Ftalatos: plastificantes utilizados en las fórmulas del cuidado de la piel para humectar y suavizar la piel, y para disolver o mezclar ingredientes, *219, 258*

Función de barrera: la barrera protectora de la epidermis, el córneo y la matriz intercelular protegen la superficie de la irritación y la deshidratación, *87, 116*

G

Gabinete para toallas calientes, *413–415*

Ganglios linfáticos: estructuras de tipo glandular dentro de los vasos linfáticos que filtran los vasos linfáticos y ayudan a combatir las infecciones, *60, 75*

Genética: relacionado con la herencia y la antigüedad del origen, *164, 194*

Gerente de ventas al por menor, carrera profesional, *10*

Glándula pineal: una glándula ubicada en el cerebro. Desempeña un papel importante en el desarrollo sexual, el sueño y el metabolismo, *63, 64, 78*

Glándula pituitaria: glándula que se encuentra en el centro de la cabeza. El órgano más complejo del sistema endocrino. Afecta a casi todos los procesos fisiológicos del cuerpo: el crecimiento, la presión arterial, las contracciones durante el parto, la producción de leche materna, las funciones de los órganos sexuales en hombres y mujeres, la función de la glándula tiroides y la conversión de alimentos en energía (metabolismo), *63, 64, 78*

Glándula tiroides: glándula ubicada en el cuello, controla la velocidad con que el cuerpo quema la energía (metabolismo), produce proteínas y la sensibilidad que debe tener el cuerpo hacia otras hormonas, *64, 80*

Glándulas apocrinas: son estructuras espiraladas adheridas a los folículos pilosos que se encuentran debajo de los brazos y en el área genital. **Son excretoras de sudor,** *104, 116*

Glándulas con conductos, *103–104*

Glándulas ecrinas: glándulas sudoríparas distribuidas por todo el cuerpo con aberturas en la superficie de la piel a través de los poros, no están adheridas a los folículos pilosos. Las secreciones no producen olores molestos, *104, 116*

Glándulas endocrinas: también se denominan *glándulas sin conducto*, son las glándulas que liberan secreciones hormonales directamente en el torrente sanguíneo. Son un grupo de glándulas especializadas que afectan el crecimiento, el desarrollo, las actividades sexuales y la salud de todo el cuerpo, *33, 63, 73*

Glándulas exocrinas: también se denominan *Glándulas con conductos*, producen una sustancia que se desplaza a través de pequeños conductos en forma de tubo. Las glándulas sudoríparas y las sebáceas de la piel pertenecen a este grupo, *34, 73*

Glándulas paratiroideas: regulan los niveles de calcio y fósforo de la sangre para que los sistemas nervioso y muscular funcionen correctamente, *63, 64, 77*

Glándulas sebáceas, *89*

Glándulas sebáceas: protegen la superficie de la piel. Las glándulas sebáceas son apéndices conectados a los folículos, *86, 89, 91, 118, 457*

Glándulas sin conducto: también se denominan *glándulas endocrinas*, glándulas que liberan secreciones llamadas hormonas directamente en el torrente sanguíneo, *63, 73*

Glándulas sudoríparas: excretan el sudor, regulan la temperatura del cuerpo y desintoxican el cuerpo al eliminar el exceso de sal y las sustancias químicas no deseadas, *89, 104, 118*

Glándulas sudoríparas. *Ver* Glándulas sudoríparas

Glándulas suprarrenales, glándulas que se encuentran en la parte superior de los riñones, contribuye en la regulación del metabolismo, la respuesta al estrés y la presión arterial, además mantiene la salud del sistema inmunológico mediante la generación de hormonas específicas, **64,** 70

Glándulas: órganos especializados que eliminan ciertos elementos de la sangre para convertirlos en nuevos compuestos, *62, 74, 103–104*

Glicación: causada por una elevación en el azúcar del cuerpo, la glicación es la unión de una molécula de proteína con una molécula de glucosa en la formación de las estructuras dañadas que no funcionan conocidas como productos finales de glicación avanzada (también conocida como AGES). La glicación altera las estructuras de la proteína y disminuye la actividad biológica, *112–113, 117, 176*

Glicerina: formada por la descomposición de aceites o grasas, es un excelente suavizante y humectante de la piel, fuerte aglutinador de agua. Sustancia dulce, grasa y sin color, utilizada como un solvente y como una crema hidratante en la piel y las cremas corporales, *230, 256*

Glicoproteínas: agentes condicionantes de la piel derivados de los carbohidratos y las proteínas que mejoran el metabolismo celular y la cicatrización de las heridas, *226, 256*

Glóbulos blancos (corpúsculos blancos, leucocitos): son los responsables de destruir los gérmenes que causan enfermedades, *57, 81, 94*

Glóbulos rojos: también llamados *hematíes* o *eritrocitos*, producidos en la médula ósea roja, llevan el oxígeno desde los pulmones hasta las células del cuerpo y de nuevo a los pulmones, *57, 78*

Glucosaminoglicanos: sustancia que tiene afinidad por el agua como un polisacárido (proteína y azúcar complejos) que se encuentran en la fibra de la dermis, *93, 113, 117*

Granger, Mary, *10*

Grano. *Ver* Forúnculo

Gránulos laminares: células epidérmicas compuestas de queratina, lípidos y otras proteínas, *96, 117*

Grecia, antigua, *18*

Guantes, *190, 414*

H

HDS. *Ver* Hojas de datos de seguridad

Henna: una tintura que se obtiene pulverizando las hojas y los brotes de la reseda. Se utiliza para dar al cabello un tinte rojizo y para realizar tatuajes temporales, *18, 25*

Herpes genital. *Ver* Virus del herpes simple 2

Herpes labial. *Ver* Virus del herpes simple 1

Herpes zóster (culebrilla): una infección viral y dolorosa de la piel, causada por el virus de la varicela. Se caracteriza por grupos de ampollas que forman un sarpullido en un anillo o línea, *150, 158*

Herpes. *Ver* Virus del herpes simple 1 envejecimiento y, *113*

Hidradermabrasión, *656*

Hidratación
mascarillas faciales para, *241*
Ver también Agua

Hidratantes: ingredientes que atraen el agua a la superficie de la piel, *220, 244–245, 256*

Hidrolipídico: una película hidrolipídica es un equilibrio de aceite y agua que protege la superficie de la piel, *87, 116*

Hidroterapia: tratamiento de spa que usa agua, *671–672, 699*

Hiedra venenosa, *148*

Hierbas: cientos de hierbas diferentes que contienen fitohormonas se usan en los productos para el cuidado de la piel y cosméticos. Curan, estimulan, calman y humectan, *213, 256*

Hígado: glándula ubicada en la cavidad abdominal que secreta las enzimas necesarias para la digestión, sintetiza las proteínas y desintoxica la sangre. También regula el nivel de azúcar en la sangre, contribuye con la descomposición de los glóbulos rojos y produce las hormonas necesarias para las funciones del cuerpo, *60, 75*

Hiperhidrosis: transpiración excesiva causada por el calor, por predisposición genética, medicamentos o enfermedades. También se conoce como diaforesis, *154, 158*

Hiperpigmentación posinflamatoria: abreviada como *HPI*, pigmentación oscurecida debido a una lesión en la piel o la cicatrización residual después de que se haya resuelto una lesión de acné, a menudo de apariencia de color rojo oscuro, púrpura o marrón, *143, 159*

Hiperpigmentación: superproducción de pigmento, *142, 158, 236–237*

Hiperplasia sebácea: lesiones benignas que se encuentran frecuentemente en las áreas más grasas del rostro. Es un crecimiento excesivo de la glándula sebácea, parecen comedones abiertos, generalmente tienen forma de rosquilla con material sebáceo en el centro, *133, 160*

Hiperqueratosis de retención: factor hereditario en el que las células muertas se acumulan y no se desprenden de los folículos como ocurre con la piel normal, *133, 160*

Hiperqueratosis: engrosamiento de la piel producido por una masa de células queratinizadas (queratinocitos), *148, 158*

Hipertricosis: afección que resulta en el crecimiento anormal del pelo caracterizado por el crecimiento de vello terminal en áreas del cuerpo que normalmente sólo tienen vello suave, *173, 194, 461*

Hipertrofia: crecimiento anormal de la piel, muchas son benignas o inocuas, *148, 158*

Hipoalergénico: se refiere a los ingredientes o productos con poca probabilidad de provocar reacciones alérgicas, *203, 256*

Hipodermis, *99*

Hipopigmentación: ausencia de pigmento que da como resultado manchas claras o blancas, *142, 158*

Hirsutismo: condición de crecimiento excesivo de vello o la formación de una cubierta de vello, *173, 194, 461–462*

Histología: también conocida como *anatomía microscópica*, es el estudio de la estructura y composición de los tejidos, *28, 74*
razones para estudiar fisiología y, *83–85*

Hoja de instrucciones para el cuidado del cliente en el hogar, *250*

Hojas de datos de seguridad (HDS), *273*

Holísticamente: sistema de evaluación del individuo en su totalidad de manera interdisciplinaria con el fin de ver que los sistemas del cuerpo funcionan sinérgicamente, *166, 194*

Hombres
    depilación con cera
        cejas, con cera blanda, 489
        espalda, 493
        parte inferior del cuerpo, 493–494
        parte superior del cuerpo, 492
    depilación con cera en la espalda
        con procedimiento de depilación con cera
            blanda, 532–535
        con procedimiento de depilación con cera dura,
            528–531
    depilación del pecho
        con procedimiento de depilación con cera
            blanda, 526–527
        con procedimiento de depilación con cera dura,
            524–525
    hirsutismo, 461
    tratamientos faciales, 344-348
Hombro
    huesos, 38
    músculos, 45–47
Hormonas: secreción producida por una de las
    glándulas endocrinas que es transportada por
    el torrente sanguíneo o los fluidos corporales a
    otra parte del cuerpo o a un órgano con el fin de
    estimular una actividad funcional o secreción, como
    la insulina, la adrenalina y el estrógeno, *63, 74*
    como desencadenante del acné, 135
    envejecimiento de la piel, 176
    envejecimiento y, 113
    feromonas, 104
    funciones de la piel controladas por, 85
    telangiectasia y, 114
HPI. *Ver* Hiperpigmentación posinflamatoria
Hueso del cinturón escapular, *39*
Hueso del pecho, *39*
Hueso esfenoides: forma los lados de la cavidad del
    ojo, *36, 37, 79*
Hueso etmoides: hueso liviano y esponjoso que se
    encuentra entre las cavidades oculares y forma
    parte de las cavidades nasales, *36, 37, 73*
Hueso frontal: es el hueso que forma la frente,
    36, 37, 74
Hueso hioides: hueso en forma de U en la base de
    la lengua, en el que se apoyan la lengua y su
    músculo, *38, 74*
Hueso occipital: el hueso que se encuentra
    más atrás del cráneo, debajo de los huesos
    parietales, y que forma la parte de atrás del
    cráneo encima de la nuca, *36, 77*
Huesos cigomáticos (huesos malares, pómulos): los
    dos huesos que forman la prominencia de las
    mejillas, *37, 81*

Huesos lagrimales: huesos pequeños y delgados
    que se encuentran en la pared media interior de
    las órbitas (cavidad ocular), *37, 75*
Huesos malares, *37*
Huesos maxilares: forman el maxilar superior, *37, 76*
Huesos nasales: huesos que forman el puente de la
    nariz, *37, 76*
Huesos parietales: huesos que forman los lados
    y la parte superior del cráneo, *36, 77*
Huesos temporales: huesos que forman los costados
    de la cabeza en el área de la oreja, *36, 80*
Humectantes: ingredientes que atraen el agua,
    los humectantes aportan humedad a la piel y
    suavizan su superficie, a la vez que reducen las
    líneas causadas por la deshidratación, *220, 256*
Húmero: hueso superior y más largo del brazo
    que se extiende desde el codo hasta el
    hombro, *40, 74*

I

Iluminación, *582*
Iluminadores, *219*
Iluminadores: maquillaje más claro que el color de
    la piel, acentúa y realza ciertos rasgos, como los
    huesos de las cejas, las sienes, el mentón y los
    pómulos, *569, 584, 637*
Imagen profesional de un spa, *268–269*
Imagen profesional, selección de la línea profesional
    de cuidado de la piel, *251–253*
Impétigo: infección bacteriana contagiosa que
    con frecuencia se presenta en niños y que se
    caracteriza por grupos de pequeñas ampollas o
    lesiones con costra, *150, 158*
Implementos: herramientas que utilizan los técnicos
    para realizar servicios. Los implementos pueden
    ser reutilizables o desechables, *276, 295*
    recordatorio sobre limpieza y desinfección,
        282–283
INCI. *Ver Ingrediente Cosmético de Nomenclatura
    Internacional*
India, sistema de curación ayurvédico de, *673*
Industria de viajes, **13**
Influencia relajante, *673*
    aromaterapia, 392
    mascarillas faciales, 241
    shirodhara, 673
Ingestión: alimentarse o incorporar alimentos al
    cuerpo, *68, 74*
Ingrediente Cosmético de Nomenclatura Internacional
    (INCI), *200*

Ingredientes cosméticos
    fuentes *frente a* nombres de productos, 201–204
    natural *frente a* sintético, 201–202
    tipos principales en la química cosmética, 204–227
Ingredientes de rendimiento: ingredientes de los productos cosméticos que producen cambios reales en la apariencia de la piel, *204, 257*
Ingredientes del protector solar, *226–227*
Ingredientes funcionales: ingredientes de los productos cosméticos que permiten que estos se esparzan, les otorgan cuerpo y textura, y les dan una forma específica como loción, crema o gel. Los conservantes también se consideran ingredientes funcionales, *204, 256*
Ingredientes vegetales curativos: sustancias de las plantas como la manzanilla, el áloe, las células troncales de las plantas y aceites vegetales que ayudan a cicatrizar la piel, *224, 256*
Inhalación: respirar por la nariz o la boca, para que de ese modo, el oxígeno sea absorbido por la sangre, *67, 74*
Inserción: punto en el que el músculo óseo se une a un hueso o a otra parte del cuerpo con mayor movilidad, *41, 74*
    masajear desde, hasta el origen del músculo, *395*
Inspector que otorga licencia del estado, *14*
Instrucciones y precauciones posteriores a la depilación con cera, *481*
Instructor, *13*
Intestinos, *69*
Inyecciones con microagujas: uso de un rodillo dérmico o una pieza de mano electrónica para generar heridas punzantes en la piel que inducen la formación de colágeno durante el proceso de curación de la herida, *670, 700*
Iones: son átomos o moléculas que transportan una carga eléctrica, *428, 452*
Ionización: separación de un átomo o de una molécula en iones positivos o negativos, *428, 452*
Iontoforesis (ionización): proceso de infundir productos solubles en agua dentro de la piel mediante corriente eléctrica, como por ejemplo con el uso de los polos positivo y negativo de una máquina galvánica o un dispositivo de microcorriente, *426, 428–429, 452*
Irritación de la piel producida por el afeitado. *Ver* Pseudofoliculitis
Isotretinoína (nombre comercial: Accutane): medicamento de prescripción controlada derivado de la vitamina A que se utiliza para tratar el acné grave que no respondió a otros tratamientos, *137, 178, 195*

J

Jabones antibacterianos, *190*
Japón, *18. Ver también* Reiki, Shiatsu
Jojoba: aceite muy utilizado en cosméticos, se extrae de las semillas con forma de frijol de un arbusto del desierto, utilizado como un lubricante y emoliente no comedogénico e hidratante, *243, 256*

K

Kosmetikos: palabra griega que significa diestro en el uso de los cosméticos, *18, 25*

L

La era del renacimiento, *19*
Labial: maquillaje que proporciona color al rostro y un toque final en el diseño del maquillaje, *571–572, 588–589, 638*
Labios
    agrietados, *126*
    depilación con cera, *489–490*
        depilación con cera blanda, *507–508*
        depilación con cera dura, *505–506*
    maquillaje, *599–601*
    virus del herpes simple 1, *150*
Lacas: pigmentos no solubles que se forman mediante la combinación de una tintura con un material inorgánico, *214, 256*
Lámpara con lupa, *416–417*
Lámpara de Wood: luz negra filtrada que se utiliza para iluminar trastornos de la piel, hongos, trastornos bacterianos y problemas de pigmentación, *188, 195, 417–419, 453*
Lanolina: emoliente con propiedades hidratantes, un emulsionante con gran capacidad de absorción de agua, *203, 256*
Lanugo: el vello de un feto, vello sedoso y suave, *458, 549*
Lápices para cejas: maquillaje que se utiliza para agregar color y dar forma a las cejas, *570, 637*
Láser (acrónimo inglés de amplificación de luz por emisión estimulada de radiación): dispositivo médico que utiliza radiación electromagnética como método de depilación y para tratamientos de la piel, *660, 699*
    alisamiento, *680*
    depilación, *471–472*
    según la FDA, *471*
    tecnología y procedimientos, *660–662*
Lavanda: antialérgica, antiinflamatoria, antiséptica, antibacterial, equilibrante, energizante, calmante y cicatrizante, *204, 256*

Lecitina, **674**

LED. *Ver* Diodo emisor de luz
    contraindicaciones, 665–666
    efectos, 665
    seguridad y mantenimiento, 666

Leeder, Alex, *8*

Lentigo: pecas, pequeñas manchas de color marrón amarillento. Las lesiones que resultan de la exposición a la luz solar son actínicas o solares, las manchas de lentigo se conocen como *máculas grandes*, 142, 158

Lesión rugosa. *Ver* Verruga

Lesiones primarias: se caracterizan por presentar cambios uniformes e imperceptibles en el color de la piel, como los de las máculas o manchas, o elevaciones formadas por un fluido dentro de una cavidad, como en las vesículas, ampollas o pústulas, 123–125, 159

Lesiones secundarias de la piel: lesiones de la piel que se desarrollan en las etapas posteriores de una enfermedad y modifican la estructura de los tejidos o de los órganos, 126–127, 160

Lesiones: marca, herida o anormalidad, cambios estructurales en los tejidos causados por una herida o enfermedad, 123, 158
    primarias, 123–125
    secundarias, 126–127

Leucocitos: glóbulos blancos que poseen enzimas para digerir y matar bacterias y parásitos. Estos glóbulos blancos también responden a las alergias, 94, 105, 117

Leucodermia: trastorno de la piel caracterizado por la presencia de manchas claras anormales, las causas son congénitas o adquiridas, también puede ser una consecuencia de un proceso posinflamatorio o que implique la destrucción de las células que producen pigmento. El vitíligo y el albinismo son leucodermias, 144, 159

LGFB. *Ver* Luzca Bien Siéntase Mejor

Libre de crueldad: término utilizado para describir a los productos que no se prueban en animales en ninguna etapa del proceso de producción y cuyos ingredientes tampoco se prueban en animales, 203, 255

Libre de gluten, *203*
    envejecimiento de la piel, 176

Limpiadores: jabones o detergentes que limpian la piel, 199, 238–239, 255
    hoja de instrucciones para el cuidado del cliente
        en el hogar, 250

Limpieza al final del día, *284*

Limpieza facial, *311–312*
    con tonificante y limpiador, 311–312

Linfa: líquido claro y amarillento que circula por los espacios linfáticos del cuerpo y elimina los desechos e impurezas de las células, 60, 75

Linfocito, *93*

Lípidos: grasas o sustancias similares. Los lípidos ayudan a reparar y proteger la función de barrera de la piel, 206, 257

Liposomas: esferas lipídicas cerradas de dos capas que encapsulan ingredientes, los dirigen a tejidos específicos de la piel y controlan su liberación, 211, 257

Liposucción: procedimiento quirúrgico que elimina las acumulaciones de grasa, 681, 699

LMT. *Ver* Masajista con licencia

Lubricante: recubre la piel y reduce la fricción, el aceite mineral es un lubricante, 208, 257

Lunar: nevus pigmentado, una mancha amarronada cuyo color varía del bronceado al negro azulado. Algunos lunares son planos, parecidos a las pecas, otros son elevados y de color más oscuro, 148–149, 159

Lunares, *130*

Lupa. *Ver* Lámpara con lupa

Luz amarilla,: diodo emisor de luz que ayuda a reducir la inflamación y la hinchazón, 665, 701

Luz azul: un diodo emisor de luz para uso en los clientes para mejorar el acné y reducir las bacterias, 665, 698

Luz pulsada intensa: se abrevia IPL, es un dispositivo médico que emplea diversos colores y longitudes de onda (amplio espectro) de luz concentrada para tratar arañitas vasculares, hiperpigmentación, rosácea y enrojecimiento, arrugas, folículos pilosos, poros agrandados y exceso de vello, 471–472, 663–664, 699

Luz roja: un diodo emisor de luz para la estimulación de la circulación de la sangre y la producción de colágeno y elastina de los clientes, 665, 700

Luz verde: un diodo emisor de luz para uso en clientes con hiperpigmentación o para desintoxicar la piel, 665, 699

Luz visible de alta energía: abreviada como *HEV*. La luz emitida por los dispositivos electrónicos penetra la piel más profundamente que los rayos UV y dañan el colágeno, el ácido hialurónico y la elastina, 108, 117

Luzca Bien Siéntase Mejor (LGFB), *16*

M

Mácula: mancha plana o decoloración de la piel, como una peca. Las máculas no están ni elevadas ni hundidas, 124, 159

Mamoplastia: cirugía para cambiar la forma o los contornos de la mama, *681, 700*

Mandíbula: maxilar inferior, hueso más largo y más fuerte del rostro, *37, 75*

Manos
  agrietados, 126
  depilación con cera, 492
    con procedimiento de depilación con cera blanda, 520–523
    con procedimiento de depilación con cera dura, 516–519
  huesos, 39–40
  mitones eléctricos para, 437

Manzanilla: extracto vegetal con propiedades calmantes y suavizantes, *229, 254*

Maquillaje
  aplicaciones, 558, 563–565
  camuflaje, 605
  carrera profesional como artista del maquillaje, 9
  carreras profesionales en, 611–614
  cepillos/brochas, 575–578
  consejos de comercialización, 613–614
  consultas con el cliente, 579–581
  control de infecciones, 578-579
  especialista en maquillaje independiente, 612–613
  estación e insumos, 572–578
  iluminación, 582
  la estación de maquillaje y el área de consulta, 582–583
  lista de verificación de insumos, 573
  maquillaje cosmético permanente, 609–611
  ocasión especial, 601–603
    novias, 602
    para los ojos, 602–603
  para la cámara y para eventos especiales
    Cuestionario del cliente, 580
    Ficha del cliente, 581
    maquillaje con aerógrafo, 604–605
    para sesiones fotográficas y videos, 604
  pestañas artificiales, 606–608
    adhesivo, 607
    contraindicaciones, 607–608
    eliminación, 608
    tipos de pestañas, 606–607
  procedimientos
    aplicación de pestañas artificiales, 625–629
    aplicación profesional de maquillaje, 616–624
    tintura para cejas y pestañas, 630–635
  relación con las destrezas de un esteticista, 551–552
  selección del color, 557–563
  técnicas de aplicación
    base, 583–584
    color de cejas, 588
    consejos y pautas, 589–590

    corrector, 584
    delineador de ojos, 587
    labial, 588–589
    polvos faciales, 584–585
    realce y sombra, 584
    rímel, 587–588
    rubor, 585
    sombra de ojos, 586–587
  técnicas para iluminar y dar contorno, 591–601
    área de la mandíbula y el cuello, 591–594
    cejas, 597–599
    formas de ojos, 594–597
    labios, 599–601
  teoría del color en cosmética, 552–556
  tintura para cejas y pestañas, 608–609
  tipos de cosméticos y usos, 566–572
    base, 566–567
    color de cejas, 570
    correctores, 568
    delineadores de ojos, 570
    desmaquillador para ojos, 571
    iluminador, 569
    labial, 571–572
    maquillaje mineral, 567–568
    polvos faciales, 568–569
    rímel, 570–571
    rubor, 569
    sombra, 569–570
  uso de la paleta, 575

Maquillaje a base de aceite: bases que contienen aceite mineral u otros aceites, *566, 638*

Maquillaje a base de agua: productos sin aceite, las bases a base de agua generalmente proporcionan un acabado más mate y ayudan a disimular imperfecciones y decoloraciones poco evidentes, *566, 639*

Maquillaje a base de alcohol: se refiere al maquillaje de extensa durabilidad, popular entre los artistas de efectos especiales, al igual que para los tatuajes temporales. El maquillaje a base de alcohol no es recomendable para el uso prolongado, ya que puede empeorar la piel seca, *566, 636*

Maquillaje a base de silicona: productos que son buenos para ocluir la piel y proporcionar una superficie más uniforme, también pueden cubrir imperfecciones, *566, 638*

Maquillaje compacto (también se conoce como prensado): maquillaje de gran cobertura prensado en forma sólida que se aplica en el rostro con una esponja cosmética húmeda, *567, 637*

Maquillaje con aerógrafo, *604–605*

Maquillaje de alta definición: se diseñó para ser invisible ante las cámaras de alta definición, posee micropartículas muy finas que se matizan con la piel para brindar un cutis perfecto, *604, 637*

Maquillaje de camuflaje, *605*

Maquillaje mineral, *567–568*

Maquillaje para videos, *604*

Maquillaje permanente: técnica de implantación cosmética que deposita un pigmento de color en el estrato reticular superior de la dermis, parecido a los tatuajes, *609–611, 638*

Maquillaje teatral: maquillaje pesado que se utiliza para fines artísticos, *567, 637*

Máquina de succión. *Ver* Máquina de succión trastornos, 154–155

Máquina de vacío (de succión): dispositivo que aspira o succiona la piel para eliminar impurezas y estimular la circulación, *424–426, 453*

Máquina rociadora: dispositivo rociador, *434–435, 453*

Marca de nacimiento. *Ver* Nevus

Masaje con piedras: utiliza piedras calientes y frías para masajes u otros tratamientos, *672, 700*

Masaje facial
   anatomía, 393
   aportes importantes en, 386
   beneficios de, 387
   contraindicaciones para, 388–389
   importancia de, 385–386
   incorporación del masaje durante el tratamiento
      facial, 393–396
      cómo aprender las destrezas técnicas, 393
      controlar la presión, 396
      mantener el contacto, 395
      mantener la movilidad de las manos, 394
      masajear desde la inserción hasta el origen, 395
      profesionalismo, 396
      puntos de inicio para masajes, 394–395
      terapia de relajación, 394
      utilizar productos para masaje adecuados, 394
   procedimientos
      colocación de un producto para masaje facial, 399
      masajes para el escote, los hombros y el cuello
         (opcional), 408
      posterior al servicio, 408
      preparación, 398
      realización básica, 398–408
      rutina del masaje facial, 400–407
   realización básica, 396–397
   técnicas alternativas de masaje, 391–392
   tipos de movimientos, 389–392
      effleurage, 389
      fricción, 390
      pétrissage, 390
      tapotement, 390
      vibración, 390–391

Masaje: manipulación manual o mecánica del cuerpo mediante fricción, pellizcos suaves, amasado, golpeteo y otros movimientos para acelerar el metabolismo, aumentar la circulación, estimular la absorción y aliviar el dolor, *385, 409*

Masajista con licencia (LMT), *388*

Mascarilla (paquete, máscara): producto de tratamiento concentrado, a menudo compuesto de hierbas, vitaminas, arcillas minerales, agentes humectantes, suavizantes de piel, aceites para aromaterapia, extractos beneficiosos y otros ingredientes beneficiosos para limpiar, exfoliar, dar firmeza, tonificar, hidratar, nutrir y tratar la piel, *241, 257*
   personalizada, 242–243
   tipos, 241-242

Mascarilla de arcilla: mascarilla de limpieza a base de arcilla que elimina las impurezas de la superficie de la piel a medida que la secan y tensan, *242, 255*

Mascarilla de modelado (mascarilla termal): mascarillas faciales que contienen cristales especiales de yeso, un ingrediente similar a la argamasa, *242, 257*

Mascarillas corporales: un tratamiento corporal que implica la aplicación de una mascarilla exfoliante, hidratante, purificante o desintoxicante en todo el cuerpo. Las mascarillas pueden incluir bases de arcilla, crema, gel o algas, *671, 698*

Mascarillas de cera de parafina: mascarillas que se utilizan para calentar la piel y promover la penetración de los ingredientes mediante el calor atrapado debajo de la superficie de la parafina, *242, 257*

Mascarillas de eliminación. *Ver* Gommage

Mascarillas térmicas. *Ver* Mascarillas de modelado

Masetero: uno de los músculos que se coordinan con el temporal, pterigoideo interno y pterigoideo externo para abrir y cerrar la boca y llevar la mandíbula hacia delante, a veces se denominan músculos de la masticación, *44, 76*

Mastocitos, *94*

Mate: opaco, sin brillo, *566, 638*

Matiz: también denominado *pigmento contribuyente,* **es un matiz tenue de un color, un color sobre el que se ha impuesto otro color y que puede verse a través del segundo, es el color subyacente que emerge durante el proceso de elevación de la melanina que contribuye al resultado final,** *558, 639*

Matriz extracelular (MEC), *94*

Matriz intercelular: sustancias lipídicas entre las células del estrato córneo que las protegen contra la pérdida de agua y la irritación, *88, 117*

Matriz ungueal, *102*

MEC. *Ver* Matriz extracelular

Mechones: pequeños grupos de tres o cuatro pestañas artificiales con un punto de adhesión, *606, 639*

Medicamento
definición de la Ley FD&C, *199*
producto como cosmético y, *199*

Medicamentos
como causas del envejecimiento de la piel, *175*
como desencadenantes del acné, *137–138*

Médula espinal: parte del sistema nervioso central que se origina en el cerebro, se extiende hasta la extremidad inferior del tronco y está protegida por la columna vertebral, *49, 79*

Melanina: pequeños gránulos de pigmento (materia colorante) producidos por los melanocitos y depositados en las células del stratum germinativum de la epidermis y en las capas papilares de la dermis, una proteína que determina el color del cabello, de los ojos y de la piel. Se produce como un mecanismo de defensa para proteger la piel frente a la exposición solar, *96, 98–99, 117*

Melanocitos: células que producen gránulos de pigmento en la capa basal, *96, 98–99, 117*

Melanoma maligno: la forma más grave de cáncer de piel, ya que se puede propagar rápidamente (metástasis). Se caracteriza por la presencia de manchas de color negro o marrón oscuro en la piel, que suelen tener una textura dispareja, elevada o de aspecto dentado. Los melanomas pueden presentar una costra superficial o sangrado, *129, 159*

Melanosomas: pigmentos que transportan gránulos que producen la melanina, una proteína compleja, *88, 96, 98–99, 118*

Melasma: forma de hiperpigmentación que se caracteriza por presentar manchas bilaterales de pigmentación marrón en las mejillas, mandíbula, frente y parte superior del labio, causadas por desequilibrios hormonales, como el embarazo, las píldoras anticonceptivas o las terapias de reemplazo hormonal, *173, 195*

Melasma: también se conoce como *máscara del embarazo*. Afección de la piel causada por las hormonas que genera una pigmentación más oscura en zonas como el labio superior y alrededor de los ojos y las mejillas, *65, 76, 142*

Membrana celular: parte de la célula que envuelve el protoplasma y permite que las sustancias solubles entren y salgan de la célula, *29, 72*
estructura básica de, *29*
reproducción y división, *29–30*

Mentón, depilación con cera, *490, 509*

Metabolismo: (1) proceso químico que tiene lugar en los organismos vivos por medio del cual las células se nutren y llevan a cabo sus funciones y (2) el proceso de transformación de los alimentos en formas que el cuerpo puede utilizar como energía. El metabolismo se divide en dos partes: anabolismo y catabolismo, *30, 76*

Metacarpo (palma): está formado por cinco huesos largos y delgados llamados huesos metacarpianos, *40, 76*

Metilparabeno: uno de los conservantes más utilizados porque presenta un potencial sensibilizador muy bajo, combate las bacterias y el moho y es no comedogénico, *212, 257*

Método de depilación con azúcar de aplicación a mano, *467–468*

Método de depilación con azúcar de aplicación con espátula, *468–469*

Microcirculación, *113–114*

Microcorriente (dispositivo): se utiliza en un dispositivo que imita la energía eléctrica natural del cuerpo para reeducar y tonificar los músculos faciales, mejora la circulación y aumenta la producción de colágeno y elastina, *666–668, 700*
consideraciones de seguridad, *667–668*
contraindicaciones, *667*
efectos, *667*
mantenimiento, *668*
uso, *666–667*

Microdermoabrasión con cristales, *655*

Microdermoabrasión húmeda, *656*

Microdermoabrasión sin cristales, *656*

Microdermoabrasión: forma de exfoliación mecánica, *655–660, 700. Ver también* Dermoabrasión
cristal, *655*
húmeda, *656*
sin cristales, *656*
tiempos y técnica, *656–660*

MicroSpa, *8*

Miembro de la junta estatal, *14–15*

Milia: quistes epidérmicos, pápulas pequeñas y firmes sin abertura visible, masas de sebo y células muertas debajo de la piel con forma de perlas y de color blanco. La milia es más común en pieles secas y se puede formar si la piel sufre un traumatismo, por ejemplo, después de un alisamiento con láser, *132–133, 159*

Miliaria rubra (sarpullido causado por calor): trastorno inflamatorio agudo de las glándulas sudoríparas, que produce una erupción de pequeñas vesículas rojas y ardor y picazón de la piel debido a una exposición excesiva al calor, *155, 159*

Minerales, *223*

Mitocondria: estructura celular llamada ATP, adenosina trifosfato, que absorbe los nutrientes, los descompone y genera energía para la célula, *29, 76*

Mitosis: división de una célula en dos células nuevas (células hijas), el proceso común de reproducción celular de los tejidos humanos, *29, 76, 95*

MLD. *Ver* Drenaje linfático manual

Mobiliario
  lista de verificación de, *269–272*
  sala de tratamiento, *269–272, 274, 284*

Mujeres
  depilación con cera, *488–494*
    parte inferior del cuerpo, *493–494*
    parte superior del cuerpo, *492*
    rostro, *488–489*

Muñeca. *Ver* Carpo

Músculo arrector pili: músculos diminutos, involuntarios, en la base del folículo piloso que producen piloerección cuando el apéndice se contrae, algunas veces conocido como *piel de gallina* y *papilas*, *89, 103, 116, 458*

Músculo buccinador: músculo plano y delgado de la mejilla que se encuentra entre el maxilar y la mandíbula; permite comprimir las mejillas y expulsar aire entre los labios, *43, 71*

Músculo corrugador: músculo facial que permite mover las cejas hacia abajo y fruncir el ceño verticalmente, *43, 72*

Músculo del mentón: músculo que eleva el labio inferior, además de levantar y fruncir la piel del mentón, *43, 76*

Músculo depresor del labio inferior: un músculo asociado con la elevación de la región de la nariz y el labio superior. A menudo se le llama elevador del labio superior, *43, 78*

Músculo elevador del ángulo de los labios: músculo que levanta el ángulo de la boca y la desplaza hacia dentro, *43, 75*

Músculo elevador del labio superior (músculo cuadrado del labio superior): músculo que eleva el labio superior y dilata las fosas nasales, como cuando se expresa disgusto, *43, 75*

Músculo elevador del párpado superior: músculo delgado que controla el párpado y que puede sufrir daños fácilmente durante la aplicación de maquillaje, *43, 75*

Músculo frontal occipital, *42*

Músculo nasal: músculo que se divide en dos partes y cubre la nariz, *43, 76*

Músculo occipital: localizado en la parte trasera del epicráneo, es el músculo que mueve el cuero cabelludo hacia atrás, *42, 77*

Músculo temporal: uno de los músculos que participan en la masticación, *44, 80*

Músculo triangular: también conocido como *depresor del ángulo de los labios*, es el músculo que se extiende por el lado del mentón y mueve las comisuras de la boca hacia abajo, *43, 80*

Músculos auriculares: los tres músculos de la oreja que trabajan juntos para mover la oreja hacia arriba, adelante y atrás, *44, 71*

Músculos de la masticación, *44*

Músculos de la nariz, *43*

N

Natural: o "todo natural" son términos que se utilizan frecuentemente en la comercialización de ingredientes y productos para el cuidado de la piel derivados de fuentes naturales, *202, 257*

Nervio accesorio: también se conoce como *undécimo nervio craneal*, un tipo de nervio motor que controla el movimiento de los músculos del cuello y los hombros, *50, 51, 53, 70*

Nervio auricular mayor: ubicado a un costado del cuello, afecta el rostro, las orejas, el cuello y la glándula parótida, *53, 74*

Nervio auricular posterior: nervio que afecta los músculos que están detrás de la oreja en la base del cráneo, *51, 52, 78*

Nervio auriculotemporal: nervio que afecta el oído externo y la piel que se extiende desde la sien hasta la parte superior del cráneo, *51, 52, 71*

Nervio bucal: nervio que afecta los músculos de la boca, *51, 52, 71*

Nervio cigomático: nervio que estimula la piel de la sien, los costados de la frente y la parte superior de las mejillas, *51, 52, 81*

Nervio cubital: nervio sensorial-motor que, con sus ramificaciones, afecta al brazo del lado del dedo meñique y a la palma de la mano, *54, 80*

Nervio cutáneo cervical: nervio que se ubica a un lado del cuello, afecta el frente y los costados del cuello hasta el esternón, *51, 53, 72*

Nervio digital: nervio sensorial-motor y sus ramificaciones, que envía impulsos a los dedos de la mano, *54, 73*

Nervio facial: es el principal nervio motor del rostro. Comienza desde la parte inferior de la oreja y se extiende hasta los músculos del cuello, *51, 52, 73*

Nervio glosofaríngeo, *50*

Nervio hipogloso, *50*

Nervio infraorbitario: afecta la piel del párpado inferior, el costado de la nariz, el labio superior y la boca, *51, 52, 74*

Nervio infratroclear: nervio que afecta la membrana y la piel de la nariz, *51, 52, 74*

Nervio mandibular: ramificación del quinto nervio craneal que estimula los músculos y la piel de la parte inferior del rostro, también es el nervio que afecta los músculos del labio inferior y el mentón, *51, 52, 76*

Nervio maxilar: afecta a la parte superior del rostro, *51, 52, 76*

Nervio mediano: nervio más pequeño que los nervios cubital y radial que inerva el brazo y la mano, *54*

Nervio mentoniano: nervio que afecta la piel del labio inferior y el mentón, *51, 52, 76*

Nervio nasal: nervio que afecta la punta y las áreas laterales inferiores de la nariz, *51, 52, 76*

Nervio occipital mastoideo: también se conoce como *nervio occipital menor,* está ubicado en la base del cráneo y afecta el cuero cabelludo y los músculos detrás de la oreja, *53, 75*

Nervio occipital mayor: se ubica en la parte posterior de la cabeza, afecta el cuero cabelludo hasta la parte superior de la cabeza, *53, 74*

Nervio occipital menor (nervio occipital mastoideo): ubicado en la base del cráneo, afecta el cuero cabelludo y los músculos detrás de la oreja, *53, 79*

Nervio oculomotor, *50*

Nervio oftálmico: ramificación del quinto nervio craneal que envía impulsos a la piel de la frente, los párpados superiores, la porción interior del cuero cabelludo, las órbitas, el globo ocular y las fosas nasales, *51, 52, 77*

Nervio olfativo, *50*

Nervio óptico, *50*

Nervio radial: nervio sensorial motor que, con sus ramificaciones, envía impulsos al brazo del lado del pulgar y al dorso de la mano, *54, 78*

Nervio supraorbitario: nervio que afecta la piel de la frente, el cuero cabelludo, las cejas y los párpados superiores, *51, 52, 80*

Nervio supratroclear: nervio que afecta la piel entre los ojos y la parte superior de la nariz, *51, 52, 80*

Nervio temporal: nervio que afecta los músculos de la sien, el costado de la frente, las cejas, los párpados y la parte superior de las mejillas, *51, 53, 80*

Nervio trifacial (trigémino): principal nervio sensorial del rostro, sirve como nervio motor de los músculos que controlan la masticación y está compuesto de tres ramificaciones: el nervio oftálmico, el nervio mandibular y el nervio maxilar, *51, 52, 80*

Nervio trigémino: principal nervio sensorial del rostro, sirve como nervio motor de los músculos que controlan la masticación y está compuesto de tres ramificaciones: el nervio oftálmico, el nervio mandibular y el nervio maxilar, *50–52, 80*

Nervio troclear, **50**

Nervio vago: ubicado en la cavidad abdominal, nervio que pertenece al sistema nervioso autónomo, *54, 80*

Nervio vestibulococlear, *50*

Nervios cervicales: nervios que nacen en la médula espinal y sus ramas abastecen los músculos y el cuero cabelludo de la parte posterior de la cabeza y del cuello, afectan el costado del cuello y el músculo cutáneo del cuello, *51, 52*

Nervios motores: también se denominan *nervios eferentes,* envían impulsos desde el cerebro hacia los músculos y las glándulas. Los impulsos transmitidos producen movimientos, *50, 103, 391*

Nervios olfativos: receptores del olor en la nariz que se comunican con partes del cerebro que sirven de almacenes para las emociones y los recuerdos, *214, 257*

Nervios secretorios, *103*

Nervios sensoriales (nervios aferentes): llevan impulsos o mensajes desde los órganos sensoriales hacia el cerebro, donde se experimentan las sensaciones de tacto, frío, calor, vista, audición, gusto, olfato, dolor y presión. Las terminaciones nerviosas sensoriales, denominadas "receptores", se encuentran cerca de la superficie de la piel, *49, 79, 87, 103*

Nervios: cordones blanquecinos constituidos por grupos de fibras nerviosas unidas por el tejido conectivo, mediante los cuales se transmiten los impulsos, *49, 77, 103*
tipos, *49-50*

Neurología: estudio científico de la estructura, la función y las patologías del sistema nervioso, *48, 77*

Neuronas: también denominadas *células nerviosas,* células que conforman los nervios, el cerebro y la médula espinal, y transmiten impulsos nerviosos, *29, 77*

Nevus: también se denominan *manchas de nacimiento,* son malformaciones de la piel debido a una pigmentación anormal o a la dilatación de los capilares, *143, 159*

No ablativo: procedimiento que no elimina tejido. Son no ablativos los tratamientos para reducir arrugas que pasan a través de la epidermis sin dañarla y llegan a la dermis, donde se estimula la producción de colágeno, *677, 700*

Nódulos: generalmente conocidos como tumores, pero son protuberancias más pequeñas causadas por afecciones como tejido cicatrizado, depósitos grasos o infecciones, *124, 159*

NSAID: antinflamatorios no esteroideos, medicamentos de venta libre que se utilizan para reducir la inflamación, como el ibuprofeno, *179, 195*

Nuca: parte posterior del cuello, *36, 76*

Núcleo: la parte central. 1) En histología, es el protoplasma espeso y activo que se encuentra en el centro de la célula eucariota y actúa como el centro de control de la genética. Tiene una función importante en la reproducción celular y en el metabolismo. 2) En química, el centro del átomo, donde se encuentran los protones y neutrones, *29, 77*

Nucleoplasma: fluido del núcleo que contiene proteínas y ADN, y determina nuestra estructura genética, *29, 77*

Nutrición
    envejecimiento de la piel por deficiencia, 176
    la alimentación como desencadenante del acné, 136–137
    piel y nutrición deficiente, 111

O

Ocasión especial, *601–603*
    maquillaje con aerógrafo, 604–605
    novias, 602
    para eventos especiales, 603–605
    para los ojos, 602–603
    para sesiones fotográficas y videos, 604

Ojo rojo. *Ver* Conjuntivitis

Ojos
    aplicación de pestañas artificiales, 625–629
    pestañas artificiales, 606–608
    tintura para cejas y pestañas, 608–609, 630–635

Oncología: el estudio y tratamiento del cáncer y los tumores, *15, 25*
    estética, 130
    esteticista capacitado en el tema, 15–16

Onicomicosis: infección fúngica que produce síntomas de uñas gruesas, quebradizas y decoloradas. El hongo vive de la queratina de las uñas, *150, 159*

Orbicular de los labios: banda muscular situada alrededor de la parte superior e inferior de los labios que permite comprimir, contraer, fruncir y arrugar los labios, *43, 77*

Orbicular de los párpados: músculo circular de la órbita del ojo que cierra los párpados, *43, 77*

Orejas
    músculos, 44
    nervio auricular mayor, 53
    reflexología aplicada a, 672

Orgánico: término utilizado para describir los ingredientes provenientes de fuentes naturales que se cultivan sin la utilización de pesticidas o químicos, *202, 257*

Órganos: estructuras compuestas de tejidos especializados diseñados para realizar funciones específicas en plantas y animales, *32, 77*

Orgánulo: órgano o estructura pequeña dentro de las células que tiene su propia función, *29, 77*

Origen: parte del músculo que no se mueve y que está unida al esqueleto. Por lo general, forma parte de un músculo esquelético, *41, 77*

OSHA. *Ver* Asociación de Salud y Seguridad Ocupacional (Occupational Safety and Health Association)

Ovarios: funcionan en la reproducción sexual y en la determinación de las características sexuales masculinas y femeninas, *64, 77*
    y glándulas endocrinas, 63

Óxido de zinc: ingrediente físico mineral de los protectores solares que refleja los rayos UVA y UVB, también se utiliza para proteger, calmar y curar la piel. En cierto modo, es astringente, antiséptico y antimicrobiano, *205, 259*

Oxígeno, consumo de tabaco y reducción, *111–112*

P

Palpación: manipulación manual de tejido mediante el tacto con el fin de evaluar su condición, *164, 195*

Páncreas: secreta células productoras de enzimas, cuya función es digerir los carbohidratos, las proteínas y las grasas. Las células del islote de Langerhans dentro del páncreas controlan la producción de insulina y glucagón, *64, 77*

Papaya: enzima natural que se utiliza para la exfoliación con enzimas, *240, 257*

Papila pilosa (plural, papilas), pequeñas elevaciones en forma de cono en la base del folículo piloso que encajan en el bulbo piloso. Las papilas están llenas de tejido que contiene vasos sanguíneos y células necesarios para el crecimiento del cabello y la nutrición de los folículos, *92, 117, 457, 549*

Papilas dérmicas: membranas de estriaciones y surcos que se adhieren a la epidermis, contienen terminaciones nerviosas y suministran nutrición a través de los capilares a la piel y los folículos, *86, 92, 116*

Papiloma cutáneo: pequeñas elevaciones o extensiones de la piel benignas, similares a una verruga, comunes debajo de los brazos o en el cuello, *149, 160*

Pápula: espinilla, pequeña elevación de la piel que no contiene fluidos, pero puede acumular pus, *125, 131, 159*

Parabenos: uno de los grupos de conservantes más comúnmente utilizados en la industria de cosméticos, fármacos y alimentos. Los parabenos proporcionan actividad bacteriostática y fungicida contra una diversidad de organismos, *212, 257*

Parafina líquida: ingrediente emoliente derivado de las fuentes de petróleo, *207, 257*

Pecho
  depilación con cera, 492–493
  huesos, 38–39

Pecho: también conocido como *escote.*
Perteneciente al cuello bajo y pecho de una
mujer, *171, 194*

Pectoral mayor y pectoral menor: músculos del
pecho que ayudan en los movimientos oscilantes
del brazo, *44, 77*

Peeling con ácido tricloroacético (TCA): exfoliación
fuerte cuyo fin es disminuir el daño solar y las
arrugas, *680, 700*

Peine para pestañas: se utiliza para separar las
pestañas, de manera que tengan un acabado
prolijo y no queden pegadas ni desordenadas, se
utiliza antes de aplicar el rímel o cuando el rímel
aún está húmedo, *574, 637*

Péptidos: cadenas de aminoácidos que estimulan
los fibroblastos, el metabolismo de las células
y el colágeno, y mejoran la firmeza de la piel.
Las cadenas más largas se llaman polipéptidos,
223, 257

Percusión. *Ver Tapotement*

Pérdida de agua transepidérmica: abreviada como
TEWL, **pérdida de agua causada por evaporación**
en la superficie de la piel, *88, 119, 167*

Peristalsis: alimento que se mueve dentro del tracto
digestivo, *68, 78*

Permanente de pestañas, **609**

Peróxido de benzoilo: es un ingrediente de secado
con propiedades antibacterianas, que se utiliza
generalmente para las manchas y el acné, *229, 254*

Pestañas artificiales, *606–608*
  adhesivo para pestañas, *607*
  contraindicaciones, *607–608*
  eliminación, *608*
  tipos de pestañas, *606–607*

Pestañas individuales: pestañas artificiales separadas
que se aplican sobre las pestañas naturales de
una en una, *606, 637*

Pestañas postizas en tiras: pestañas sobre una tira
que se aplica con adhesivo sobre el contorno
de las pestañas naturales, *606, 636*

Pétrissage: movimiento de amasamiento que
estimula los tejidos subyacentes, consiste en
levantar, apretar y presionar el tejido mediante
una presión suave y firme, *390, 409*

Petrolato: ingrediente emoliente derivado de las
fuentes de petróleo, *233, 258*
  pH, en una exfoliación química, *642–643*

Piel con problemas, **236**

Piel con textura, *563*

Piel de gallina, *103*

Piel deshidratada, *235*

Piel grasa, *235–236*

Piel madura, *237, 563*

Piel mixta, tratamiento, *235*

Piel reactiva, *236*

Piel seca, *235*

Piel sensible, *236*

Piel: capa protectora externa que cubre el cuerpo.
Es el órgano más largo del cuerpo que actúa
como una barrera que protege los sistemas del
cuerpo de elementos externos, *34, 79*
  capas, *91-100*
  características, *85–86*
  como parte del sistema inmunológico, 105
  con textura, *563*
  el folículo piloso como un apéndice, *100–101*
  enfermedades contagiosas de la piel, *149–152*
  funciones, *86–90*
  la uña como un apéndice, *102*
  madura, *563*
  reacciones químicas adversas en el salón, *145*
  salud, *105–115*
  tratamiento para la piel mixta, *235*

Pierna(s)
  depilación con cera, *494, 542–547*
  hirsutismo, *461*

Pigmentación, *418, 587, 649, 662. Ver también*
Melanina
  anormal, *143*
  bronceado, *143*
  melasma, *142*
  trastornos, *142–144, 333–334, 472*
  y microdermoabrasión, *657, 659*

Planificación profesional y para la licencia, *389*

Plaquetas (trombocitos): son mucho más pequeñas
que los glóbulos rojos, contribuyen al proceso
de coagulación de la sangre, que es el encargado
de detener el sangrado, *57, 78*

Plasma: parte fluida de la sangre y la linfa que
transporta nutrientes y secreciones a las células
y elimina el dióxido de carbono, *57, 78*

Platisma: músculo ancho que se extiende desde el
tórax y los músculos del hombro hasta el costado
del mentón y es responsable de bajar el maxilar
y el labio inferior, *44, 78*

Poiquilodermia de Civatte: afección de la piel
causada por el bronceado actínico (exposición
solar crónica) a los lados del rostro y el cuello. La
piel adquiere una tonalidad marrón rojiza con un
parche blanco distintivo debajo del mentón. El
poiquilodermia es benigno, lo que significa que
no es canceroso, *143, 159, 174*

Poliglucanos: ingredientes derivados de las células de levadura que ayudan a fortalecer el sistema inmunológico y estimulan el metabolismo, son hidrófilos, y ayudan a conservar y proteger el colágeno y la elastina, *226, 258*

Polímeros: compuestos químicos constituidos al combinar una cantidad de moléculas pequeñas (monómeros) en largas estructuras similares a cadenas, vehículos avanzados que liberan sustancias en la superficie de la piel a un ritmo microscópicamente controlado, *211, 258*

Polvos translúcidos: maquillaje incoloro y liviano que se mezcla con todas las bases y no cambia de color al entrar en contacto con la piel, *584, 639*

Pomadas para cejas: maquillaje que se utiliza para agregar color y dar forma a las cejas, *570, 637*

Pómulos, *37*

Poro sudoríparo, *91*

Poros: aberturas en forma de tubo de las glándulas sudoríparas en la epidermis, *86, 89, 118*

Posicionar las manos (bracing): técnica donde se utiliza una o ambas manos para no lesionar al cliente, mantiene las manos firmes y al cliente seguro, *586, 636*

Prebases: fórmulas a base de silicona o líquido diseñadas para utilizarse debajo de la base y otros productos, para preparar la piel para el maquillaje y ayudar a que el producto se mantenga en su lugar. Las prebases brindan una superficie suave para el maquillaje, mantienen el producto en la piel y evitan que los aceites naturales de la piel lo afecten, *567, 638*

Presión arterial, *433*

Primeras impresiones, *284*

Probióticos, *225–226*

Procedimiento para la aplicación profesional de maquillaje, *616–624*

Procedimientos, limpieza de los esteticistas
    posterior al servicio, 291–294
        lista de verificación al final del día, 293–294
        lista de verificación al final del servicio, 291–292
    previo al servicio, 285–290
        preparación de insumos, 289
        preparación de la camilla de tratamiento, 287–288
        preparación de la zona de vestidores, 290
        preparación del equipo, 286–287
        preparación para el cliente, 290
        revisión de la agenda diaria, 2869

Prócero: músculo que cubre el puente de la nariz y permite bajar las cejas y fruncir el puente de la nariz, *43, 78*

Producto. *Ver también* Maquillaje
    desarrollo, 13–14

para los labios, 246
para los ojos, 245–246
protección solar, 318
sala de tratamiento, 278
selección para el cuidado de la piel, 238-248
tratamiento, preparación, 280

Productos autobronceantes, *248*

Productos de protección solar, *318*

Productos desechables. *Ver* Elementos de un solo uso

Productos para el cuidado de la piel
    como desencadenantes del acné, 136
    ingredientes, 197–198, 228–237
        aclaradores e iluminadores, 219
        agentes colorantes, 214
        agua, 205–206
        conservantes, 211–213
        emolientes, 206–208
        espesantes, 215
        fragancias, 213–214
        hiperpigmentación, 236–237
        ingredientes controversiales, 219
        ingredientes vegetales, 216
        nutrición, cicatrización y rejuvenecimiento, 220–226
        para exfoliación, 216–218
        para piel grasa, 235-236
        para piel mixta, 235
        para piel problemática y con acné, 236
        para piel seca, 235
        piel madura o envejecida, 237
        piel sensible y reactiva, 236
        protector solar, 226–227
        reguladores de pH, 215
        sistemas de liberación, 210–211
        solventes, 215
        surfactantes, 208–210
        tipos principales, 204–227
        tipos universales, 235
    leyes y reglamentos de rotulación, 199–200
    nombres INCI, 200
    productos para el cuidado en el hogar, 248–250
    seguridad, 200–201
    selección de la línea profesional de cuidado de la piel, 251–253
    selección, 238–248
        autobronceantes, 248
        enzimas, 240–241
        exfoliantes, 239–241
        humectantes e hidratantes, 244–245
        limpiadores, 238–239
        mascarilla, 241–243
        precios y costos, 252–253
        productos para masajes, 243
        productos para ojos y labios, 245–246

protectores solares, 246–248

sueros y ampollas, 243–244

tabla para comparar y calificar líneas de productos, 252

tonificantes, 239

Productos para masajes, *243*

Pronación: cuando los músculos giran hacia adentro, por ejemplo, cuando la palma mira hacia abajo, *47, 78*

Proteínas, *85*

matriz extracelular, 94

Protoplasma: sustancia gelatinosa e incolora que se encuentra en las células y en la que están presentes nutrientes como proteínas, grasas, carbohidratos, sales minerales y agua, *29, 78*

Prueba del parche, *200*

Prurito: picazón persistente, *154, 160*

Pseudofoliculitis (irritación de la piel): se asemeja a la foliculitis, pero sin pus ni infección, *154, 160, 348, 383*

Psoriasis: enfermedad de la piel que se caracteriza por presentar manchas rojas cubiertas por escamas blancas y plateadas. Se produce por una proliferación excesiva de las células de la piel, las cuales se duplican demasiado rápido. Suele ser el resultado de una alteración del sistema inmunológico. La psoriasis suele producir manchas en el cuero cabelludo, *149, 150*

Pulmones: tejidos esponjosos formados por células microscópicas en donde se intercambia el aire inhalado por dióxido de carbono durante un ciclo de respiración, *66, 75*

Pústula: pápula hinchada e inflamada con un centro blanco o amarillo que contiene pus en la parte superior de la lesión, conocida como la cabeza de la espinilla, *125, 131, 160*

Q

Quaternium-15: conservante de uso general activo contra las bacterias, el moho y las levaduras. Probablemente, es el mayor liberador de formaldehído de todos los conservantes para cosméticos, puede causar dermatitis y alergias, *212, 258*

Queloide: cicatriz gruesa que se forma como resultado del crecimiento excesivo de tejido fibroso (colágeno), *126, 158*

Queratina: proteína fibrosa de las células que es también el componente principal de la piel, el cabello y las uñas, proporciona flexibilidad y protección, *95, 117*

Queratinocitos: células epidérmicas compuestas de queratina, lípidos y otras proteínas, *95, 116*

envejecimiento, *95, 113, 117*

Queratolítico: agente que causa exfoliación o desprendimiento de las células de la piel, *221, 256*

Queratoma: parche grueso, adquirido y superficial de la epidermis. Un callo es un queratoma que se produce por la presión o fricción continua y repetida sobre una parte de la piel, especialmente las manos y los pies, *148, 158*

Queratosis: gran acumulación anormal de células, *148, 158*

Queratosis actínica: lesiones precancerosas de color carne o rosa y ásperas o rugosas al tacto, producidas por el daño solar, *129, 156*

Queratosis pilosa: enrojecimiento y formación de protuberancias, frecuente en las mejillas o en la parte superior del brazo, debido al bloqueo de los folículos pilosos. Las manchas de irritación van acompañadas de una textura áspera y una milia blanca pequeña y en punta, *148, 158*

Química cosmética, *13-14*

Química, cosmética, *13–14, 198*

ingredientes en, 204–205

pH, 642–643

Quinto nervio craneal (nervio trifacialo trigémino): es el principal nervio sensorial del rostro, que sirve como nervio motor de los músculos que controlan la masticación. Tiene tres divisiones, *51, 52, 73*

Quiste: saco cerrado, desarrollado en forma anormal, que contiene fluido, infección u otra materia, ubicado encima o debajo de la piel, *131, 157*

R

Radiación UVA (rayos envejecedores): longitudes de onda más largos, entre 320 y 400 nanómetros, que penetran en la piel más profundamente que los rayos UVB, provocan un daño genético y la muerte de las células. Los rayos UVA representan un 95 % de la radiación ultravioleta del sol, *107–108, 119*

Radiación UVB (rayos que queman): estas longitudes de onda van de los 290 a los 320 nanómetros. Los rayos UVB tienen longitudes de onda más cortas que queman y son más fuertes que los rayos UVA, por lo cual provocan más daños. Los rayos UVB pueden quemar la piel, broncearla, provocar envejecimiento y cáncer, *108, 119*

Radicales libres

daño, 109–110

envejecimiento de la piel, 176

Radio: hueso más pequeño del antebrazo que se encuentra del mismo lado que el pulgar, *39, 40, 78*

Raíz del cabello: ancla el pelo a las células de la piel y forma parte del pelo que se ubica en la base del folículo, por debajo de la superficie de la piel. Parte del vello que se encuentra dentro del folículo en su base, donde crece el pelo, *457, 549*

Receptores de frío, *87*

Receptores: terminaciones nerviosas sensoriales que se encuentran cerca de la superficie de la piel, *49, 78*

Reflejo: reacción automática a un estímulo, que implica el movimiento de un impulso desde un receptor sensorial, a lo largo del nervio sensorial, hasta la médula espinal. Se envía un impulso de respuesta mediante una neurona motora hacia un músculo, lo que origina una reacción (por ejemplo, retirar rápidamente la mano de un objeto caliente). Los reflejos no se aprenden, son automáticos, *50, 79*

Reflexología del pie: técnica de aplicar presión a los pies con base en un sistema de zonas y áreas en los pies que corresponde directamente con la anatomía del cuerpo. La reflexología también se realiza en las manos o las orejas, *672, 699*

Refrescantes: tonificantes, lociones refrescantes para la piel y líquidos aplicados luego de la limpieza para suavizar e hidratar, *239, 256*

Regaliz: antiirritante que se utiliza para la piel sensible, ayuda a aclarar la pigmentación, *231, 256*

Reguladores de pH: los ácidos o álcalis (bases) que se utilizan para regular el pH de los productos, *215, 258*

Reiki: energía de fuerza vital universal transmitida a través de las palmas de las manos que ayuda a elevar el espíritu y proporciona equilibrio a todo el ser: el cuerpo, la mente y el espíritu, *673, 700*

Relajación
  aromaterapia, *392*
  shirodhara, *673*

Rellenos dérmicos: productos que se utilizan para rellenar líneas, arrugas y otras imperfecciones faciales, *679, 699*

Rellenos inyectables: sustancias que se utilizan en los procedimientos no quirúrgicos para rellenar o levantar áreas de la piel. El Botox® y los rellenos dérmicos son inyectables, *678, 699*

Representante de un fabricante, *9*

Respiración: proceso de inhalar y exhalar, el acto de respirar. Intercambio de dióxido de carbono y oxígeno en los pulmones y dentro de cada célula, *33, 66, 79*

Retin-A®. *Ver* Ácido retinoico, tretinoína

Retinol: forma natural de la vitamina A, estimula la reparación celular y ayuda a normalizar las células de la piel mediante la generación de células nuevas, *218, 221, 258*

Rímel común: maquillaje que oscurece, define y engrosa las pestañas. Es un buen producto para el uso diario que se puede quitar fácilmente con un desmaquillador de ojos común, *570–571, 638*

Rímel resistente al agua: maquillaje que oscurece, define y engrosa las pestañas, está diseñado para que no se corra ni manche al entrar en contacto con el agua, *571, 639*

Rímel: maquillaje que oscurece, define y engrosa las pestañas, *570, 587–588, 638*

Riñones: uno de los órganos que contribuye con el sistema excretor al eliminar el agua y los desechos, *69, 75*

Rinoplastia: cirugía plástica o reconstructiva realizada en la nariz para cambiar o corregir su apariencia, *680, 700*

Risorio: músculo que mueve la comisura de la boca hacia delante y hacia atrás, como al sonreír, *43, 79*

Ritidectomía: procedimiento de estiramiento facial que elimina el exceso de grasa en la línea de la mandíbula, tensa los músculos flojos y atrofiados y elimina la piel floja, *679, 700*

Rítides: arrugas, *172, 195*

RN. *Ver* Enfermera matriculada

Rojiza: hace referencia a la piel roja, quemada por el viento o afectada por rosácea, *558, 638*

Roma *antigua, 18*

Roncha: lesión inflamada que provoca comezón, causada por un golpe, la picadura de un insecto, una reacción alérgica de la piel o pinchaduras. La urticaria y las picaduras de insectos son tipos de ronchas. La urticaria puede ser el resultado de la exposición a los alérgenos que se utilizan en los productos, *125, 161*

Rosácea: afección crónica que aparece, en primer lugar, en las mejillas y la nariz y que se caracteriza por enrojecimiento, telangiectasia (dilatación o distensión de los vasos sanguíneos) y, en algunos casos, la formación de pápulas y pústulas, *114, 118, 140–141, 331–333*

Rostro de forma ovalada, *564–565*

Rostro. *Ver también* Cejas, Ojos, Labios, Maquillaje
  arterias, *58*
  depilación de los costados de, *490*
  entrecejo, *678*
  hirsutismo, *462*
  huesos, *37–38*
  músculos cigomático mayor y cigomático menor, *43*
  músculos, *42–43*

nervio mandibular, 51, 52
nervios, 50–53
ovalado, 564–565
polvo, 584–585
séptimo nervio craneal, 52–53
venas, 58–59

Rubor: maquillaje que le proporciona al rostro un brillo natural y ayuda a crear un equilibrio en el rostro, *569, 585, 636*

S

Sala de tratamiento
    ambiente, mobiliario y equipos, 268–272, 274
    aspecto profesional del esteticista, 264–265
    atmósfera profesional, 268–269
    características estructurales fundamentales de la
        sala y la estación, 266–268
        agua del grifo, 267
        iluminación adecuada, 268
        pisos y superficies de la estación de trabajo
          lavables, 267
        tamaño, 267
        tomacorrientes, 267
        ventilación apropiada, 267
    como parte integral del tratamiento que se brinda,
        263–264
    ergonomía, 273
    insumos y productos, 276–279, 289
    limpieza y desinfección, 282–284
    limpieza, 284
    lista de verificación de imagen profesional, 265
    para los servicios, 280-282
    preparación de la estación para el tratamiento
        facial, 279–280
    preparación del área de vestidores, 281, 290
    procedimientos, 284–294
Salón o spa
    imagen profesional, 268–269
    reacciones químicas adversas, 145

Sangre: fluido nutritivo que circula por el sistema cardiovascular (corazón, venas, arterias y capilares) para suministrar oxígeno y nutrientes a las células y tejidos, y eliminar el dióxido de carbono y los desechos de ellos, *57, 71*
    contenido de agua de, 30

Saponificación: reacción química que ocurre durante la desincrustación en la cual la corriente transforma el sebo en jabón, *427, 453*

Saturación: pureza de un color o dominio de una tonalidad en un color, *554, 638*

SCM. *Ver* Esternocleidomastoideo

Sebo: grasitud que protege la epidermis de los factores externos y lubrica tanto la piel como el cabello, *89, 103, 118, 131*

Seborrea: grasitud excesiva de la piel; secreción anormal de las glándulas sebáceas, *133, 160*

Secreción, *89*

Seguridad
    de botas y mitones eléctricos, 437
    de la cera de parafina, 436
    de la lámpara con lupa, 417
    de la lámpara de Wood, 419
    de la luz LED, 666
    de la máquina de succión, 425
    de la máquina rociadora, 435
    de la microcorriente, 667–668
    de la microdermoabrasión, 658–660
    de productos, 200-201
    del cepillo rotatorio, 420
    del gabinete para toallas calientes, 415
    del vaporizador, 423–424
    máquinas de alta frecuencia, 434
    para la iontoforesis, 428–429
    para máquina galvánica, 430
    ultrasónica y de ultrasonido, 669
seguridad y mantenimiento, 666

Sensibilización: desarrollo de hipersensibilidad debido a la exposición repetida a un alérgeno, que puede tardar meses o años en desarrollarse según el alérgeno y la intensidad de la exposición, *145, 160*

Séptimo nervio craneal (facial): principal nervio motor del rostro. Comienza cerca de la parte inferior de la oreja y se extiende hasta los músculos del cuello, *51, 52, 79*

Shiatsu, *391–392*

Shirodhara, *673*

Sin fragancia: este término indica que el producto no contiene ningún ingrediente adicional con el fin específico de proporcionar una fragancia. Sin embargo, puede contener ingredientes que tengan algún aroma, *204, 256*

Sin perfume: productos formulados para que no tengan ningún aroma. Como la mayoría de los ingredientes tienen algún olor, se deben agregar más ingredientes para neutralizarlos, *204, 258*

Síndrome de ovario poliquístico (SOP): es una condición hormonal que afecta a las mujeres en sus años fértiles, se cree tiene un componente genético. Los síntomas del SOP incluyen acné y adelgazamiento del cabello en un patrón de calvicie masculina, que es escasa densidad del cabello en la parte frontal y superior del cuero cabelludo. También causa un crecimiento anormal del vello en el rostro, los brazos, los muslos, el cuello y los senos, *139–140, 173*

Síndrome: grupo de síntomas que, combinados, caracterizan una enfermedad o un trastorno

Sistema cardiovascular: el sistema del cuerpo que está compuesto por el corazón, las arterias, las venas y los capilares, por donde circula la sangre a través de todo el cuerpo, *54, 71*

Sistema circulatorio (sistema cardiovascular o vascular): sistema que controla la circulación continua de la sangre a través del cuerpo por medio del corazón y de los vasos sanguíneos, *32, 54–59, 72*

Sistema digestivo (gastrointestinal): se encarga de descomponer los alimentos en nutrientes y desechos. Está compuesto por la boca, el estómago, los intestinos, las glándulas salivales y gástricas, y otros órganos, *33, 67–68, 73*

Sistema endocrino: grupo de glándulas especializadas que afectan el crecimiento, el desarrollo, las actividades sexuales y la salud de todo el cuerpo, *63, 73*

Sistema excretor: grupo de órganos compuesto por los riñones, el hígado, la piel, el intestino grueso y los pulmones, que purifica el cuerpo mediante la eliminación de los desechos, *33, 68–69, 73, 89*
nervio secretor, regulación de, *103*

Sistema gastrointestinal: responsable de transformar los alimentos en nutrientes y desechos, también conocido como sistema digestivo, *67, 74*

Sistema integumentario: la piel y sus órganos secundarios, como las glándulas sebáceas, las glándulas sudoríparas, los receptores sensitivos, el cabello y las uñas, *32, 34, 74, 85*

Sistema linfático/inmunológico: factor fundamental del sistema inmunológico y circulatorio, compuesto por la linfa, los ganglios linfáticos, el timo, el bazo y los vasos linfáticos, que contribuyen con el sistema circulatorio. Los sistemas linfático e inmunológico están estrechamente conectados ya que ambos protegen al cuerpo contra las enfermedades: desarrollan resistencia y destruyen los microorganismos que provocan estas enfermedades, *60–62, 75*

Sistema muscular: sistema del cuerpo que cubre, da forma y sostiene el tejido óseo, contrae y mueve muchas partes del cuerpo, *32, 40–47, 76*

Sistema nervioso autónomo (SNA): parte del sistema nervioso que controla los músculos involuntarios, regula las actividades de los músculos lisos, las glándulas, los vasos sanguíneos y el corazón, *49–71*

Sistema nervioso central (SNC): sistema nervioso cerebroespinal formado por el cerebro, la médula espinal, los nervios espinales y los nervios craneales, *48, 72*

Sistema nervioso periférico (SNP): sistema de nervios y ganglios que conecta las partes periféricas del cuerpo con el sistema nervioso central, posee nervios sensoriales y motores, *48, 77*

Sistema nervioso: sistema del cuerpo formado por el cerebro, la médula espinal y los nervios, controla y coordina todos los demás sistemas y los hace funcionar de manera eficiente y armoniosa, *32, 48–54, 77*
divisiones, *48–49*

Sistema óseo: estructura física del cuerpo compuesta por los huesos y las articulaciones móviles y fijas, *32, 34, 39–40, 79*
cantidad de huesos y composición, 35
funciones primarias, 35

Sistema reproductor: sistema que incluye los ovarios, las trompas de Falopio, el útero y la vagina en la mujer, y los testículos, la próstata, el pene y la uretra en el hombre. Este sistema realiza la función de producir la descendencia y pasar el código genético de una generación a otra, *33, 64–65, 79*
virus del herpes simple 2, 150

Sistema respiratorio: sistema compuesto por los pulmones y las vías respiratorias, lleva a cabo la respiración que aporta oxígeno al cuerpo y elimina los desechos de dióxido de carbono, *33, 66, 79*

Sistemas de liberación: sistemas que liberan ingredientes en los tejidos específicos de la epidermis, *210–211, 255*

Sistemas del cuerpo: también se denominan *sistemas*. Grupos de órganos corporales que actúan conjuntamente para llevar a cabo una o más funciones. El cuerpo humano está compuesto por 11 sistemas principales, *32, 71*

SNA. *Ver* Sistema nervioso autónomo

SNC. *Ver* Sistema nervioso central

SNP. *Ver* Sistema nervioso periférico

Soluble en aceite: compatible con aceite, *218, 257*

Soluble en agua: que puede mezclarse con el agua, *217, 259*

Soluble: que se puede diluir o disolver, *29, 79*

Solventes, *215*

Sombra: grado de saturación, ocurre cuando se añade negro a una tonalidad pura, *555, 638*

Sombras para cejas: maquillaje que se utiliza para agregar color y dar forma a las cejas, *570, 637*

Sombras, *570*

Sombras: maquillaje que se usa para acentuar y dar contorno a los ojos, *569–570, 586*

Sonda. *Ver* Electrodo

SOP. *Ver* Síndrome de ovario poliquístico

Spa. *Ver también* Salón o spa
tratamientos corporales, *670–675*
carrera profesional como esteticista en un spa, *6–7*

Springer, Pamela, *21*

Stratum corneum (capa córnea): capa exterior de la epidermis compuesta de corneocitos, *86, 91, 97–98, 100, 118*

Stratum germinativum: también denominado *capa basocelular*, capa activa de la epidermis sobre la capa papilar. Aquí se produce la mitosis celular para producir nuevas células epidérmicas (responsables del crecimiento), *95–96, 100, 118*

Stratum granulosum (capa granular): capa de la epidermis compuesta por células que parecen gránulos y que están llenas de queratina. Estas células reemplazan a las células que se desprenden del stratum corneum, *86, 91, 100, 118*

Stratum lucidum: capa transparente de la epidermis ubicada debajo del stratum corneum, más gruesa en las palmas de las manos y las plantas de los pies, *86, 91, 97, 100, 118*

Stratum spinosum (capa espinosa): capa de la epidermis sobre la capa del stratum germinativum que contiene desmosomas, las conexiones intercelulares compuestas de proteínas, *86, 91, 96–97, 100, 118*

Sueño, envejecimiento de la piel por deficiencia, *176*

Sueros: ingredientes líquidos concentrados para la piel, diseñados para penetrar en ella y tratar diversas afecciones, *243, 258, 317*

Sulfuro: reduce la actividad de las glándulas sebáceas y elimina las células muertas y secas de la capa superficial de la piel. Se utiliza con frecuencia en los productos para combatir el acné, *234, 258*

Supinación: cuando los músculos rotan, como en el antebrazo, el radio gira hacia afuera y la palma hacia arriba, *47, 80*

Surfactantes, *208*
    tipos, *209-210*

T

Tacto, **receptores la piel, 86–87**

Tallo del cabello: parte del cabello que se proyecta fuera de la piel, consiste en la capa externa (cutícula), la capa interna (médula) y la capa media (corteza). Los cambios de color tienen lugar en la corteza, *91, 457, 549*

Tapotement (percusión): movimientos cortos, rápidos, de golpecitos, palmadas y golpes con el canto, *390, 409*

Tarjeta de memoria de lesiones, **128**

Tazaroteno (Tazorac®), *137*

Té verde: potente antioxidante y agente suavizante, antinflamatorio y estimulante, 231, 256

Técnicas para iluminar y dar contorno, *591–601*
    área de la mandíbula y el cuello, *591–594*
    cejas, *597–599*
    formas de ojos, *594–597*
    labios, *599–601*

Tejido adiposo: un tejido conectivo especializado que se considera grasa, brinda suavidad y forma al cuerpo a la vez que lo aísla y protege, *31, 70, 86, 91*

Tejido conectivo: tejido fibroso que une, protege y brinda sostén a las distintas partes del cuerpo como los huesos, los cartílagos y los tendones. Algunos ejemplos de tejido conectivo son los huesos, los cartílagos, los ligamentos, los tendones, la sangre, la linfa y la grasa, *31, 72*

Tejido epitelial: cubierta protectora de las superficies del cuerpo, como la piel, las membranas mucosas y el recubrimiento del corazón, de los órganos de los sistemas digestivo y respiratorio y de las glándulas, *31, 73*

Tejido muscular: tejido que contrae y mueve diversas partes del cuerpo, *31, 76*

Tejido nervioso: tejido que controla y coordina todas las funciones corporales, *31, 76*

Tejido subcutáneo: también se denomina tejido adiposo, capa adiposa que se encuentra debajo de la dermis y brinda suavidad y forma al cuerpo. Contiene grasa que se utiliza como energía y actúa también como amortiguador protector para la capa externa de la piel, *91, 118*

Tejido: conjunto de células similares que cumplen una función determinada, *31, 80*

Telangiectasia: capilares dañados que se han transformado en vasos sanguíneos distendidos o más grandes, generalmente llamada *piel con cuperosis, 114, 118, 141, 169, 195*

Temas y tratamientos avanzados. *Ver también* Exfoliación química, Exfoliación, Láser, Terapia de luz
    celulitis, *674–675*
    drenaje linfático manual, *392, 675–676*
    estética médica, *681*
    inyecciones con microagujas y nano infusión, *669–670*
    microdermoabrasión, *655–660*
    para esteticistas capacitados y con licencia, *641–642*
    procedimientos
        exfoliaciones con glicólico suave, *690–693*
        facial de espalda con mascarilla de enzimas, *686–689*
        microdermoabrasión sin cristales (punta de diamante), *694–697*
        servicio de mascarilla de enzimas, *682–685*
    tecnología láser, *660–662*
    terapia de luz, *662-666*
    tratamiento con microcorriente, *666–668*
    tratamientos corporales de spa, *670–675*
    ultrasonido y tecnología ultrasónica, *668–669*

Teoría del color
    principios de, *552–556*
    selección del color del maquillaje, *557–563*

Terapia de reemplazo hormonal (TRH), *115*

Terapia del color, *665*

Termólisis: efecto de calor utilizado para la depilación permanente, *431, 453, 661, 700*

Termólisis: efecto de calor, una modalidad de electrólisis que utiliza corriente alterna (CA) y se usa para la eliminación definitiva del vello, *431, 453, 470, 549, 661, 700*

Testículos: órganos masculinos que producen la hormona testosterona masculina, *64, 80*

Tetrahexildecil ascorbato, *222*

TEWL. *Ver* Pérdida de agua transepidérmica

Timo, *63*

Tiña. *Ver* Tinea corporis

Tinea corporis (tiña): infección contagiosa que presenta un patrón de anillos rojos con bordes elevados, *151, 161*

Tinea versicolor: también denominada *manchas de sol*, una infección fúngica no contagiosa que se caracteriza por presentar manchas blancas o de varios colores en la piel, por lo general en los brazos y las piernas, *144, 161*

Tinea: enfermedad contagiosa ocasionada por una infección fúngica (no un parásito), caracterizada por comezón, escamas y, algunas veces, lesiones dolorosas, *151, 161*

Tinte: grado de saturación, resulta cuando se añade blanco a una tonalidad pura, *555, 639*

Tipos de piel: clasificación que describe el tipo genético de piel de una persona, *164, 195*
  cuatro tipos, *164–167*
  ingredientes beneficiosos, *228–237*
  Tipología Fitzpatrick, *167–168*
  Tipos de piel según la escala Fitzpatrick, *170–171*
  vs. afecciones de la piel, *172–174*
  y características específicas, *170–171*

Tirosinasa: enzima que estimula a los melanocitos para que produzcan melanina, *98, 119, 219*

Tonalidad: cualquier color en su forma más pura, sin nada de negro (sombra) ni blanco (pastel). La tonalidad de un color representa solo una dimensión de un color particular, *553, 637*

Tonificantes: también denominados *refrescantes* o *astringentes*, líquidos diseñados para tonificar y reafirmar la superficie de la piel, *239, 258, 317*
  hoja de instrucciones para el cuidado del cliente en el hogar, *250*

Tono (piel): también denominado *tonalidad*. En cuestiones de piel, este término se utiliza para describir si el color de la piel es cálido o frío y suele clasificarse como claro, medio u oscuro, *557, 639*
  Tono de la piel, *557–560*

Tórax: también denominado *pecho o tronco pulmonar*, está compuesto por el esternón, las costillas y las vértebras torácicas, es una caja ósea elástica que sirve como armazón protector del corazón, los pulmones y otros órganos internos, *38, 80*

Trabajo. *Ver* Planificación profesional, Profesiones

Trapecio: músculo que cubre la parte posterior del cuello y la parte media y superior de la espalda, encoge los hombros y estabiliza la escápula, *45, 80*

Trastorno dismórfico corporal: trastorno psicológico en el que el cliente tiene una preocupación por su apariencia, tienden a fijarse en imperfecciones menores en la apariencia y las ven como desfigurantes, *152–153, 156*

Trastornos de la piel. *Ver también* Acné
  afecciones de la piel relacionadas, 153–154
  dermatología y estética, 122–123
  enfermedades contagiosas, 149–152
  hipertrofias, 148–149
  lesiones, 123-127
  razones para estudiarlas, 122

Tratamiento facial: servicio profesional diseñado para mejorar y rejuvenecer la piel, *298, 383*
  atributos de la piel masculina, 344–345
  consulta con clientes sobre cuidado en el hogar, 319–320
  destrezas esenciales necesarias para realizar, 299–302
  duración de la depilación con cera, 477–478
  elementos clave de la interacción con los clientes, 301–302
  exfoliación, 314–315
  extracciones y limpieza profunda de los poros, 316
  foliculitis y seudofoliculítis, 348
  limpieza, 311–312
  lista de verificación posterior al servicio, 318–319
  lista de verificación posterior al servicio, 320
  marketing para hombres, 345–346
  masaje, 316
  mascarillas de tratamiento, 316–317
  para hombres, 344–348
  procedimiento
    análisis profundo de la piel, 312–314
    aplicación de un producto de limpieza, 356–358
    aplicación de una mascarilla en hojas, 379–380
    aplicación y eliminación de compresas de algodón, 372–374
    consulta y análisis inicial, 306–310
    cubrir al cliente y lavarse las manos, 310–311
    eliminación del maquillaje de los ojos y el labial, 353–355
    eliminación del producto (general), 359–361
    lista de comprobación, 305

Tratamiento facial (*continuación*)
    minifacial, 322
    previo al servicio, 349-352
    procedimiento posterior al servicio, 381-382
    procedimientos para el tratamiento del acné,
      340–344
    realizar extracciones, 375–378
    realizar un tratamiento facial básico, 362–371
    toallas de vapor o calientes, 315
  procedimientos de preparación, realización,
    302–304
  productos para el cuidado de la piel, 346–347
  tiempo del procedimiento, 306
  tratamientos para los diferentes tipos y afecciones
    de la piel, 323–334
    hiperpigmentación, 333–334
    piel deshidratada, 324–325
    piel grasa, 334
    piel madura o envejecida, 325–328
    piel seca, 323–324
    rosácea o piel muy sensible, 331–333
  variaciones de lo básico, 321–322
Tratamientos con cera
  nociones básicas, 484
  sala, 483–487
Tratamientos de ojos, 317
Tratamientos faciales
  beneficios de, 298–299
  importancia de, 297-298
  pasos clave de lo básico, 304–319
Tratamientos faciales breves: un servicio profesional diseñado para mejorar la apariencia de la piel que toma menos de 30 minutos, *321–322, 383*
Tratamientos para labios, *317*
Tratamientos para las arrugas, *678*
Tratamientos vegetales "gommage" (mascarilla de eliminación): cremas exfoliantes que se frotan para sacarlas de la piel, *241, 256*
Tretinoína (Retin-A®), **137**
TRH. *Ver* Terapia de reemplazo hormonal
Tríceps: músculo grande que cubre toda la parte trasera superior del brazo y que extiende el antebrazo, *45, 80*
Tricología: estudio científico del cabello, sus enfermedades y cuidado, *456, 548*
Trifosfato de adenosina (ATP): transporta energía química dentro de las células para el metabolismo, *29, 70*
Tronco del encéfalo: estructura que conecta la médula espinal con el cerebro, *49, 71*
Tubérculo: bulto anormal sólido y redondeado, más grande que una pápula, *124, 161*

Tumor: nódulo grande, masa celular anormal que se forma como resultado de la multiplicación celular excesiva, de tamaño, forma y color variables, *125, 161*

U

Úlcera: lesión abierta de la piel o de la membrana mucosa del cuerpo que va acompañada de pus y pérdida de densidad de la piel. Erosión profunda, depresión de la piel que suele ser el resultado de una infección o un cáncer, *127, 161*
Ultrasónico: frecuencia por encima del rango de sonido perceptible para el oído humano. Las vibraciones, creadas a través de un medio acuoso, ayudan a limpiar y exfoliar la piel porque eliminan las células muertas. Las contraindicaciones incluyen epilepsia, embarazo y lesiones cancerosas. Es sinónimo de ultrasónico, *668, 700*
Ultrasonido: frecuencia por encima del rango de sonido perceptible para el oído humano. Las vibraciones, creadas a través de un medio acuoso, ayudan a limpiar y exfoliar la piel porque eliminan las células muertas. Las contraindicaciones incluyen epilepsia, embarazo y lesiones cancerosas. Es sinónimo de ultrasónico, *668–669, 701*
Uña: un apéndice de la piel, *102*
Undécimo nervio craneal (nervio accesorio): nervio motor que controla el movimiento de los músculos del cuello y los hombros, *51, 53, 73*
Unidad pilosebácea: la unidad pilosa que contiene el folículo piloso y los apéndices: la raíz del cabello, el bulbo piloso, las papilas dérmicas, los apéndices sebáceos y el músculo arrector pili, *132, 159*
Urea: las propiedades incluyen mejor capacidad de penetración de otras sustancias, antiinflamatoria, antiséptica y tiene acción desodorante que le permite proteger la superficie de la piel y mantenerla sana, *205, 258*
Urticaria: también conocida como *comezón,* **reacción alérgica causada por la producción de histamina del cuerpo,** *127, 161*

V

Valor: también denominado *brillo de un color,* **el nivel de oscuridad o claridad, que depende de la cantidad de luz que emana del color,** *555, 639*
Vaporizador, *421–424*
Varicela. *Ver* Herpes zóster
Várices: lesiones vasculares, venas dilatadas y retorcidas, generalmente en las piernas, *141, 161*

Vasoconstrictor: proceso que ocasiona el estrechamiento vascular de los capilares y la reducción del flujo sanguíneo, *333, 383*

Vasodilatación: dilatación vascular de los vasos sanguíneos, *140, 161*

Vasos linfáticos: ubicados en la dermis, aportan la nutrición dentro de la piel y eliminan los desechos, *93, 117. Ver* Drenaje linfático manual

Vasos sanguíneos: estructuras en forma de tubo que transportan la sangre desde y hacia el corazón y luego hasta los distintos tejidos del cuerpo, que incluyen las arterias, las arteriolas, los capilares, las vénulas y las venas, *56, 71*

Vegano: un producto que se etiqueta como vegano no puede contener ningún ingrediente animal o subproductos animales, *203, 259*

Vehículos: agentes dispersores e ingredientes que transportan o liberan otros ingredientes en la piel y aumentan su eficacia, *211, 259*

Vello suave: también conocido como *lanugo*, vello corto, fino, in pigmento y sedoso que aparece en el cuerpo, a excepción de las palmas de las manos y las plantas de los pies, *458, 549*

Vello terminal: vello más largo y grueso que se encuentra en la cabeza, el rostro y el cuerpo, *458, 549*

Vena yugular externa: vena ubicada a un costado del cuello que transporta la sangre que regresa al corazón de la cabeza, el rostro y el cuello, *58, 73*

Vena yugular interna: vena ubicada a un costado del cuello que recoge la sangre del cerebro y partes del rostro y el cuello, *58, 75*

Venas: vasos sanguíneos de paredes delgadas que son menos flexibles que las arterias, contienen válvulas unidereccionales que evitan que la sangre retroceda y lleve sangre impura de los distintos capilares de nuevo hacia el corazón y los pulmones, *56, 80*
de la cabeza, el rostro y el cuello, *58–59*
y capas de la piel, *86*

Vendedor, *10*

Venta al por menor, maquillaje, *615*

Vénulas: vasos pequeños que conectan los capilares con las venas. Recogen la sangre de los capilares y la drenan a las venas, *56, 81*

Verruga (lesión rugosa): hipertrofia de las papilas y de la epidermis producida por un virus. Es infecciosa y contagiosa, *152, 161*

Vértebras cervicales: los siete huesos de la parte superior de la columna vertebral, localizados en la región del cuello, *38, 72*

Vesícula: pequeña ampolla o saco que contiene un fluido de color claro. La hiedra venenosa y el roble venenoso producen vesículas, *125, 161*

Vestimenta, guantes, *190*

Vibración: en relación a masajes, movimiento de agitación rápido en el cual el técnico utiliza el cuerpo y los hombros (no solamente la punta de los dedos), para generar el movimiento, *390–391, 409*

Victoria (reina), *19*

Vientre: zona media del músculo, *41, 71*

Virus de la varicela y del zóster. *Ver* Herpes zóster

Virus del herpes simple 1: cepa del virus del herpes que produce herpes febril o labial. Es una infección viral recurrente y contagiosa que consiste en una vesícula o grupo de vesículas sobre una base rojiza e hinchada. Las ampollas suelen aparecer en los labios o las fosas nasales, *150, 158*

Virus del herpes simple 2: cepa del virus del herpes que afecta los genitales, *150, 158*

Visualización rápida del procedimiento del tratamiento facial, *305*

Vitamina A, *221, 223, 234, 336*

Vitamina B. *Ver* Vitaminas del grupo B

Vitamina B3, *223*

Vitamina B5, *222*

Vitamina C, *222*

Vitamina C, fosfato, *222*

Vitamina E, *222*

Vitamina K, *223*

Vitaminas B, *222–223*

Vitaminas, *221–223*
envejecimiento de la piel por una nutrición deficiente, *176*

Vitíligo: enfermedad de pigmentación que se caracteriza por la presencia de parches blancos en la piel debido a la falta de células de pigmentación que empeora con la exposición a la luz solar, *144, 161*

Z

Zona "T": área del centro del rostro que corresponde a la forma de "T" conformada por la frente, la nariz y el mentón, *164, 195*